"十三五"国家重点图书出版规划项目

ICU专科医师文库

重症医学
病理生理紊乱

诊断与治疗临床思路

名誉主编　邱海波

主　　编　杨　毅　陈德昌

执行主编　黄英姿

副 主 编　马晓春　严　静　于湘友　李维勤

上海科学技术出版社

图书在版编目(CIP)数据

重症医学病理生理紊乱:诊断与治疗临床思路 / 杨毅,陈
德昌主编. —上海:上海科学技术出版社,2019.1(2023.4重印)
(ICU专科医师文库)
ISBN 978 - 7 - 5478 - 4009 - 2

Ⅰ.①重… Ⅱ.①杨…②陈… Ⅲ.①险症—诊疗
Ⅳ.①R459.7

中国版本图书馆 CIP 数据核字(2018)第 098501 号

本书出版由上海科技专著出版资金资助

重症医学病理生理紊乱:诊断与治疗临床思路
主编 杨 毅 陈德昌

上海世纪出版(集团)有限公司
上海 科 学 技 术 出 版 社 出版、发行
(上海市闵行区号景路 159 弄 A 座 9F-10F)
邮政编码 201101 www.sstp.cn
浙江新华印刷技术有限公司印刷
开本 889×1194 1/16 印张 39
字数:1050 千字
2019 年 1 月第 1 版 2023 年 4 月第 6 次印刷
ISBN 978 - 7 - 5478 - 4009 - 2/R·1622
定价:188.00 元

本书如有缺页、错装或坏损等严重质量问题,请向工厂联系调换

内容提要

　　本书以重症医学中的各种病理生理紊乱为主线,介绍了重症医学实践中各种临床状况的病理生理变化及其机制、病因、表现、监测及数据解读、诊疗方法和思路等。内容贴近临床实践,凸显重症医学的独特之处,即病理生理紊乱始终贯穿于重症患者的临床诊疗全过程,重症医学临床实践的重要问题是在积极寻找并处理原发病的基础上迅速判断患者的病理生理状况,监测、恢复、调整、稳定器官功能。本书以此为切入点帮助读者串联各知识点,使临床工作者对重症医学中病理生理紊乱的理解融会贯通,从而形成缜密的临床思路,并能快速有效地处理 ICU 中复杂多变的临床状况。

　　本书的主要读者对象是重症医学科临床工作者,同时对其他专业医务人员的重症患者救治工作也有很大帮助,可供急诊科、麻醉科和内外科等专业的医师参考学习。

作者名单

名誉主编·邱海波

主　　编·杨　毅　陈德昌

执行主编·黄英姿

副 主 编·马晓春　严　静　于湘友　李维勤

编 写 者·按姓氏笔画排序

于湘友　新疆医科大学第一附属医院

马绍磊　东南大学附属中大医院

马晓春　中国医科大学附属第一医院

王洪亮　哈尔滨医科大学第二附属医院

尹海燕　暨南大学医学院附属广州红十字会医院

左祥荣　南京医科大学第一附属医院

朱桂军　河北医科大学第四医院

刘　军　苏州市立医院北区

刘　玲　东南大学附属中大医院

刘艾然　东南大学附属中大医院

刘松桥　东南大学附属中大医院

杨　晓　武汉大学中南医院

杨　毅　东南大学附属中大医院

杨从山　东南大学附属中大医院

李　卿　东南大学附属中大医院

李维勤　东部战区总医院

严　静　浙江省浙江医院

邱海波　东南大学附属中大医院

张丽娜　中南大学湘雅医院

张利鹏　内蒙古医科大学附属医院

陈敏英　中山大学附属第一医院

陈德昌　上海交通大学医学院附属瑞金医院

尚　游　华中科技大学同济医学院附属协和医院

周　静　南京中医药大学第三附属医院

周飞虎　中国人民解放军总医院

周丽华　内蒙古医科大学附属医院

於江泉　扬州大学附属苏北人民医院

郑瑞强　扬州大学附属苏北人民医院

胡　波　武汉大学中南医院

莫　敏　东南大学附属中大医院

徐远达　广州医科大学附属第一医院

徐昌盛　东南大学附属中大医院

徐晓婷　东南大学附属中大医院

徐静媛　东南大学附属中大医院

郭　焱　山西医科大学第一医院

郭　强　苏州大学附属第一医院

郭凤梅　东南大学附属中大医院

郭兰骐　东南大学附属中大医院

黄　伟　大连医科大学第一附属医院

黄丽丽　东南大学附属中大医院

黄英姿　东南大学附属中大医院

董　亮　山东大学齐鲁医院

董丹江　南京大学附属鼓楼医院

谢剑锋　东南大学附属中大医院

詹庆元　首都医科大学北京朝阳医院

管向东　中山大学附属第一医院

翟　茜　山东大学齐鲁医院

潘　纯　东南大学附属中大医院

ICU 专科医师文库

序

随着现代医学的发展,重症医学(critical care medicine)作为临床医学的一门新兴学科,逐步发展壮大。重症监护治疗病房(intensive care unit,ICU)作为重症医学专业的临床基地,在医院重症患者救治中,发挥着特殊的医疗功能。ICU 已成为医院现代化和重症患者救治水平的标志。

重症医学专科医师梯队已经逐步形成,专业规范化培训逐步走上正轨,国内 ICU 建设正在高速发展,客观形势需要一套规范的教材,指导从事重症医学专业的中青年医师,为他们搭建临床与基础医学之间的桥梁,把临床思维提升到更高的水平。

在邱海波、陈德昌(上海瑞金医院)、杨毅等重症医学资深教授带领下,经过临床一线中青年专家共同努力,"ICU 专科医师文库"终于问世了。丛书共包括四本:《重症医学病理生理紊乱:诊断与治疗临床思路》《ICU 监测与治疗技术》《ICU 临床思维与病例演练》和《ICU 速查手册》。丛书切合 ICU 医师临床工作和思维的特点,以及读者的认知过程,循序渐进。丛书内容精炼,理论联系实际,探求知识更新,体现学科发展,旨在培养临床医师的临床思维,提高逻辑推理和独立思考的能力。

本套丛书强调临床医师应做好切实的观察,从临床实践中去发现问题。同时,要求临床医师重视基础医学理论的学习,运用病理生理学理论去理解重症疾病的演变过程,从而做出合理的判断和及时有效的治疗。《重症医学病理生理紊乱:诊断与治疗临床思路》根据 ICU 医师临床工作特点,以重症患者多种病理生理紊乱为主线,介绍相关的基本问题及知识、临床表现、监测及数据解读、处理方法等。《ICU 监测与治疗技术》则通过大量的图片和流程图,帮助临床医师方便地学习、掌握重症医学相关技术,不仅介绍 ICU 常用技术,更重点介绍了重症超声、体外膜肺氧合(ECMO)等临床新技术及新进展。《ICU 临床思维与案例演练》选择重症医学典型病案,根据具体病例的临床表现及诊疗的不同阶段中各种监测数据的改变和治疗效应,结合重症医学的理念、最新的指南及循证医学的原则，形成临床诊疗的流程化模式。《ICU速查手册》以简明的编写方式，为年轻医师提供一本速记和速查的实用工具书。

　　本套丛书的诸位作者，以邱海波教授为首，30余年来，专心致志地为我国重症医学的开拓和发展做出了重要的贡献。虽然工作繁忙而紧张，他们仍不遗余力著书立说，以莫大的热忱推进重症医学教学事业。对这种精神我深表钦佩。

　　我们不能忘记我国重症医学是怎么走过来的。在21世纪这个新时代，我们正面临着新的挑战，必须超脱已有的基础，敢于探索知识的新领域，鼓励不同学术见解的辩论和交锋，不迷信，不追风。为争取重症医学的创新，我们大家要坚持不懈地努力工作，不要急功近利。感谢丛书的诸位编著者，我祝他们取得成功！

陈德昌

北京协和医院

2018年11月7日

前　言

　　重症医学是一门年轻的学科,2008 年在我国被列为独立的临床二级学科,目前正处于蓬勃发展阶段。重症医学与多个医学临床专业有交叉,同时具有自己鲜明的学科特点:重症患者的病理生理紊乱是临床救治的核心内容,迅速判断患者的病理生理紊乱状况和发展趋势,及时有针对性地纠正紊乱并稳定病理生理状态,是救治重症患者的基础。因此,建立以病理生理紊乱为中心的临床思维方式,掌握迅速有效的诊断与救治策略和具体方法,是重症医学科医师必备的基本专业素养。

　　我国从事重症医学专业的医师专业背景不一,亟须进行专科医师培养。东南大学附属中大医院重症医学科一直是我国重症医学人才培养的重要基地,在多年的临床工作和人才培养工作中,我们深切体会到,除了一般理论、知识、技能的培养之外,建立符合重症医学学科工作特点和需求的临床思维方式,是重症医学专科医师培养的关键,因此,我们组织编写了这本《重症医学病理生理紊乱:诊断与治疗临床思路》。

　　本书根据重症医学专科医师临床工作特点,以重症医学领域中的各种病理生理紊乱为主线,介绍相关基础知识、临床表现、监测及数据解读、处理方法和思路等,旨在帮助医师形成一套缜密的临床思路,使其能对重症患者病理生理紊乱的理解融会贯通,并能快速、有效地处理。本书编写时强调以重症医学临床工作的实际状况为依据,注重临床实用性,介绍相关基础知识,为理解临床问题服务;力图使本书的架构切合重症医学专科医师临床工作和思考的特点,并符合读者的学习、认知过程;同时,注意精选实用内容,精炼语言,注重实用性细节。

　　希望本书的出版能为广大重症医学专科医师及相关临床医师的专业成长提供帮助,能对读者今后的工作起到指点迷津、开阔思路的作用,能为我国重症医学发展尽绵薄之力。

　　作为本书的主编之一，我衷心感谢重症医学前辈给予的鼓励和指导，感谢同道和朋友们给予的真诚帮助！

　　由于编者时间和水平有限，本书难免存在不足之处，诚望各位专家和同道给予批评、指正。

杨毅

2017 年 9 月

目　录

第一章

呼吸系统重症

第一节　呼　吸　困　难

概述与病理生理

一、定义

呼吸困难是指主观上感觉呼吸费力及不适,客观上表现为呼吸节律变化,呼吸频率、深度增加,辅助呼吸肌参与呼吸动作。

二、发病机制及类型

根据呼吸困难的发病机制,可以将呼吸困难分为以下几种类型。

1. 肺源性呼吸困难　呼吸困难由呼吸系统病变所致,主要表现如下。①吸气性呼吸困难,表现为喘鸣,吸气时胸骨上窝、锁骨上窝及肋间隙凹陷——三凹征。它常见于喉、气管狭窄,如炎症、水肿、异物和肿瘤等。②呼气性呼吸困难,表现为呼气相延长,伴有哮鸣音,常见于支气管哮喘和阻塞性肺疾病。③混合性呼吸困难,常见于肺炎、肺纤维化、大量胸腔积液、气胸等。

2. 心源性呼吸困难　常见于左心功能不全所致的心源性肺水肿,其临床特点如下。①有严重的心脏病史。②呈混合性呼吸困难,卧位及夜间明显。③肺底部可出现中、细湿啰音,并随体位而变化。④X线检查,心影有异常改变;肺门及其附近肺纹理明显增多,典型表现为以肺门为中心的蝶形病变。右心衰竭也可以导致呼吸困难,临床上主要见于慢性肺源性心脏病、某些先天性心脏病或者由左心衰竭发展而来的右心衰竭。

3. 中毒性呼吸困难　各种原因所致的酸中毒使血 pH 降低,刺激外周化学感受器或直接兴奋呼吸中枢,增加呼吸通气量,表现为深而大的呼吸困难。呼吸抑制剂(如吗啡、巴比妥类等)中毒时,可抑制呼吸中枢,使呼吸浅而慢。

4. 血源性呼吸困难　重症贫血可因红细胞减少,氧供不足而致气促,尤以活动后显著。大出血或休克时因缺血及血压下降,刺激呼吸中枢而引起呼吸困难。

5. 神经精神性与肌病性呼吸困难　重症脑部疾病(如脑炎、脑血管意外、脑肿瘤等)直接累及呼吸中枢,出现异常的呼吸节律,导致呼吸困难;重症肌无力可引起呼吸肌麻痹,导致严重的呼吸困难。另外,癔症也可有呼吸困难表现,其特点是呼吸显著增快、表浅。

诊断与鉴别诊断

呼吸困难是患者的主观感受,临床上往往通过病史、伴随症状与体征,结合实验室检查及辅助检查进行诊断与鉴别诊断。

一、诊断

1. 呼吸困难的诊断及性质描述　呼吸困难的诊

断主要依靠患者的自我描述进行。患者对呼吸困难的描述可能对呼吸困难的病因诊断有一定的提示作用。但呼吸困难的具体表述在患者间存在差异,常见的表述呼吸困难的词语有"胸闷""喘息""气短""气促""气急""憋气""气不够用""胸部紧缩感""呼吸费力""呼吸压迫感""窒息感"等。患者对呼吸困难的语言描述具有文化、地域及语种的差异。对呼吸困难性质的描述可能更利于对其病因的鉴别诊断。

2. 严重程度评估　对急性呼吸困难主要进行临床感受评估和严重程度评估,主要通过病史、临床表现、体征及症状问卷等方法。对急性呼吸困难,应首先评估其生命体征是否平稳,症状是否进行性加重,迅速判断气道、呼吸和循环情况,以便进一步临床处理;对慢性呼吸困难,应侧重于评估呼吸困难症状的影响和负担,以便进行长期治疗与管理,主要通过综合问卷或疾病特异性问卷等方法评估。

对呼吸困难严重程度的评估常用一些测量工具,较常用的有:英国医学研究协会的呼吸困难量表(mMRC)、Borg 量表、可视 Analog 问卷(VAS)、WHO 呼吸困难问卷、ATS 呼吸困难评分、基线呼吸困难指数(BDI)、变化期呼吸困难指数(TDI)等。评估呼吸困难症状的影响与负担的常用测量工具有:慢性呼吸系统疾病呼吸困难因素问卷(CRQ)、圣乔

治呼吸问卷(SGRQ)、肺功能状况评分(PFSS)、计算机自适应 BDI/TDI、计算机自适应 CRQ 等。目前虽有很多呼吸困难严重程度的评估方法,但各种方法所得结果间可比性差,导致对疗效的比较与评价十分困难。

二、鉴别诊断

呼吸困难最常见于呼吸、心血管系统和神经肌肉疾病。其鉴别诊断需要医师具备综合判断能力。

首先,应区分急性、慢性和发作性呼吸困难,如急性呼吸困难可见于气道梗阻、突发气胸、急性左心衰竭、肺动脉栓塞等;慢性呼吸困难可见于慢性阻塞性肺疾病,特别是慢性阻塞性肺疾病急性加重;发作性呼吸困难可见于支气管哮喘发作等。这些关系到呼吸困难处理的轻重缓急。急性呼吸困难常见病因的提示诊断要点见表 1-1-1。

其次,应区分两类呼吸困难:一类为病因尚未明确的新发呼吸困难;另一类为已有心肺及神经系统等基础疾病的呼吸困难加重。对前一类,鉴别诊断的目标为尽快明确潜在的疾病;对后一类,鉴别诊断的目标为分清是否为原有疾病的恶化及引起恶化的原因或是否合并新的疾病。

表 1-1-1　急性呼吸困难常见病因的提示诊断要点

病因	提示诊断要点
气道阻塞:喉痉挛、异物吸入	异物吸入或呛咳史;明显三凹征;听诊可在喉部或大气道闻及吸气相哮鸣音
急性呼吸窘迫综合征	有肺部感染、误吸、脓毒症等高危因素;呼吸增快、窘迫;胸部 X 线:两肺浸润性阴影;PaO_2/吸入氧浓度$(FiO_2)<300\ mmHg$;排除心源性肺水肿
肺栓塞	有制动、创伤、肿瘤、长期口服避孕药等诱发因素;常有深静脉血栓的症状与体征;血 D-二聚体测定有助于排除诊断
肺炎	伴有咳嗽、咳痰、发热、胸痛等;肺部听诊及湿啰音与哮鸣音
慢性阻塞性肺疾病急性加重	吸烟史,粉尘接触史,慢性咳嗽、咳痰及喘息病史;进行性呼吸困难,呼气相延长;桶状胸、肺气肿体征等
支气管哮喘急性发作	过敏史,支气管哮喘病史,双肺呼气相哮鸣音
气胸	有抬举重物等用力动作或咳嗽、屏气等诱发因素;合并一侧胸痛;体检发现气管向健侧移位,患侧胸部膨隆,呼吸运动减弱,叩诊呈过清音或鼓音,听诊闻及呼吸音减弱或消失
间质性肺疾病	有职业及环境暴露;进行性呼吸困难;干咳;肺部吸气相湿啰音;杵状指(趾)
精神性因素	有情绪异常、神经质、焦虑和抑郁病态,伴有叹气
心功能不全	多有高血压、冠心病、糖尿病等基础疾病;感染、劳累、过量或过快输液等诱因;体检发现双肺湿啰音,左心扩大,可闻及奔马律或心脏杂音;X 线胸片:肺淤血、心脏增大等征象

监测与治疗

对任何原因引起的呼吸困难,最根本的处理措施为针对患者原发病的治疗,即病因治疗。吸氧对缓解呼吸困难尚有争议,对静息时或轻微活动即有呼吸困难者给予吸氧治疗或许有益。肺康复治疗可减轻部分慢性阻塞性肺疾病患者的呼吸困难。

对病因暂时未明的急性呼吸困难者,首先应迅速对其气道、呼吸和循环状况进行评估判断。对症状紧急、已出现呼吸衰竭或生命体征不稳定者,应立即给予吸氧、无创通气甚至有创通气维持氧合,

监测并稳定生命体征,然后针对可能病因进一步诊治。对于气道梗阻导致呼吸困难的患者,应尽快解除气道梗阻或建立人工气道。对症状紧急、生命体征尚不平稳者,需立即给予生命体征监测,在给予适当呼吸支持的同时针对可能病因进一步诊治;对症状缓和、生命体征平稳者,可详细采集病史和体检,明确呼吸衰竭的病因并据此进行药物治疗与调整。

呼吸困难的诊治流程见图1-1-1。

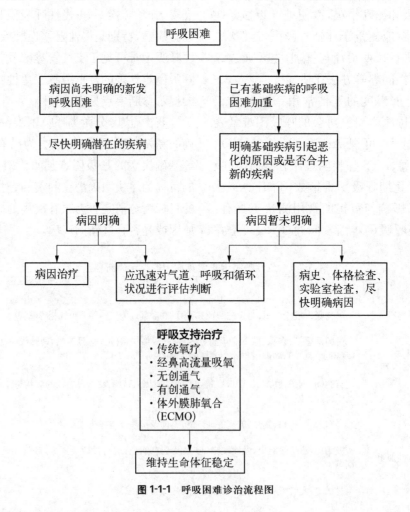

图 1-1-1　呼吸困难诊治流程图

（刘　玲）

呼吸困难诊断、评估与处理的专家共识组. 呼吸困难诊断、评估与处理的专家共识 [J]. 中华内科杂志,2014(53):337－341.

第二节 大 咯 血

概述与病理生理

一、定义

咯血(haemoptysis)是指喉部以下的呼吸器官(即气管、支气管或肺组织)出血,且血液经咳嗽动作从口腔排出的过程,常由呼吸系统、循环系统、血液系统或其他系统性疾病引起。

大咯血(massive haemoptysis)出血量大,病情发展迅猛,易致窒息或休克,属于临床急症,需要快速识别及治疗。对大咯血的定义并无统一意见,临床上常根据24 h出血量来定义大咯血,具体数值从100 ml、200 ml、500 ml、600 ml到1 000 ml不等。从重症医学的角度认识大咯血,则应该从咯血量及其病理生理影响两个方面进行评估,如是否出现危及生命的气道阻塞或血流动力学紊乱,这样才有助于病情的整体判断并规划合适的处理手段。由于气道的解剖无效腔为100~200 ml,若咯血量>200 ml,可以完全充塞患者的气管以及左、右主支气管,引起严重的呼吸功能障碍、低氧血症和窒息,因此可将24 h超过500 ml或者出血速度>100 ml/h作为大咯血的定义。

此外,也有作者建议对"致命性咯血"进行定义,其定义应包括3种情况:①既往肺功能正常或接近正常的患者,咯血速度不小于200 ml/h;②存在慢性呼吸衰竭的患者,咯血量不小于50 ml/h;③静脉应用垂体后叶素,但24 h内仍有2次以上中等量咯血(至少300 ml)。

二、病理生理

咯血的血管来源解剖:肺的血供来自肺动脉及支气管动脉共同构成的双动脉系统,通常90%的大咯血来自支气管动脉,其他如肺动脉、锁骨下动脉、腋下动脉、肋间动脉、乳内动脉、膈动脉、支气管静脉来源者不足10%。由于体循环压显著高于肺循环压力,因此来自支气管动脉的出血容易导致大咯血,也决定了支气管动脉栓塞术是诊治大咯血的有效手段。

此外,肺部的慢性炎症或感染可导致血管解剖的变异或造成支气管动脉的扩张与扭曲,也可使支气管动脉与肺静脉形成新的侧支循环,这些病变均显著增加了咯血的风险与治疗的难度。

三、发病机制

咯血的主要发生机制:不同的肺内、外疾病或全身性疾病所致咯血的机制并不相同。例如创伤使肺血管破裂引起出血;异物引起黏膜损伤、局部充血、水肿及感染而导致出血;各种原因的急慢性炎症侵及血管壁破裂出血;剧咳或剧烈动作导致血管撕裂引起咯血;细菌毒素增加血管壁通透性,使红细胞由毛细血管壁间隙逸入肺泡;肿瘤侵犯邻近血管而致咯血。此外,肺动脉压升高、风湿性心脏病二尖瓣狭窄可由于慢性肺淤血而出现小量咯血,也可由于支气管黏膜下层静脉曲张破裂而出现大咯血;凝血因子缺陷或凝血过程障碍可在全身性出血倾向基础上出现咯血。肺隔离症(叶内型)也常表现为顽固性大咯血,需造影确诊,强调早期手术。

对于大咯血而言,多种病因损害波及大血管,形成假性动脉瘤、动脉-静脉瘘、动脉-动脉瘘、支气管静脉曲张,继而破裂出血,可能是主要原因。

四、病因与危险因素

与普通咯血一样,引起大咯血的主要病变部位也位于气道、肺部和肺内血管三处,具体病因可参见表 1-2-1。

气道病变是引起咯血的最主要原因,支气管炎、支气管扩张及气管源性肿瘤最为多见。

因肺实质病变引起的咯血多数是由感染所致:结核、肺脓肿、肺炎、局灶性真菌感染(通常为曲霉属,被称为真菌球、足菌肿或曲霉肿)。以上慢性炎症和肺部恶性病变是大咯血的最主要病因。其他较为少见的能引起咯血的肺实质性病变还包括 Goodpasture 综合征、隐源性肺含铁血黄素综合征和 Wegener 肉芽肿。

导致咯血的血管病变包括肺栓塞和血管畸形或发育异常。

某些疾病可能并不属于上面提及的分类或涉及多个分类。例如,囊性肺纤维化可以累及气道和肺实质而引起咯血,但咯血的原因主要是气管扩张。另外值得提及的是子宫内膜异位症,它可反复出现与经期同步的咯血,但较为罕见。

表 1-2-1 大咯血与肺泡出血的主要病因

炎症	支气管或肺部病变	血管性
分枝杆菌,尤其是结核分枝杆菌 真菌感染(足菌肿) 肺脓肿 坏死性肺炎(克雷伯菌、葡萄球菌和军团菌) 伴有菌栓的细菌性心内膜炎	支气管扩张症(含囊性肺纤维化) 慢性支气管炎 肺大疱 支气管源性肿瘤 肺部转移癌 肉瘤	肺梗死、肺栓塞 二尖瓣狭窄 动脉-支气管瘘 先天性动静脉畸形 支气管毛细血管扩张 左心衰竭
医源性	**凝血功能障碍**	**药物或毒物**
Swan-Ganz 导管 经支气管镜诊断(活检或刷检) 经支气管镜治疗(扩张、支架置入) 气管内吸引 大剂量肺部短距离放疗	von Willebrand 病 血友病 抗凝治疗 血小板减少症 血小板功能异常 弥散性血管内凝血(DIC)	青霉胺 溶剂 精制可卡因 偏苯三酐 贝伐珠单抗
创伤	**儿童咯血**	**其他**
钝器或穿透伤 抽吸性溃疡 气管-动脉瘘	支气管腺瘤 异物吸入 血管异常	淋巴管肌瘤病 子宫内膜异位症 尘肺 支气管结石症 肺移植 病因不明
寄生虫	**假性咯血**	
包虫病 肺吸虫病	鼻出血 呕血	

诊断与鉴别诊断

一、诊断

1. 病史 详细询问病史,了解咯血量、发生和持续时间、出血及痰的性状,对咯血病因的诊断有重要价值。如有咯血,并且有咳嗽、发热、消瘦等症状,则患者为肺结核的可能性最大。如有反复咯血,长期咳嗽、咳脓痰,则可能为支气管扩张症。脓性痰伴咯血多见于支气管炎、支气管扩张症或肺脓肿。有骨折、长期卧床、有创伤或心脏病、口服避孕药者,如咯血伴胸痛、晕厥,则应考虑肺栓塞。40 岁以上吸烟男性突发咯血,伴刺激性咳嗽,要警惕肺癌的可能。女性患者于月经周期或葡萄胎流产后咯血,需要警惕子宫内膜异位或绒毛膜癌肺转移。对年轻女性反复慢性咯血,不伴其他症状,需考虑支气管腺瘤。若女性患者自幼就出现咯血和自发性气胸且X线胸片提示弥漫性间质性病变,要高度警惕淋巴管肌瘤病。

2. 临床症状 咯血前患者多先有喉痒、胸闷等症状,少量咯血时多为痰中带血,大咯血时根据病因的不同可为间断或连续不等的新鲜血液或暗红色血液,后期可见少量暗红色血块或血痂咳出。咯血的同时患者常伴咳嗽、冷汗、脉速、呼吸急促,面色苍白或恐惧感。此外,基础疾病的症状常对诊断具有重要提示意义。例如咯血伴发热可见于肺结核、肺炎、肺出血型钩端螺旋体病、流行性出血热;咯血伴胸痛可见于大叶性肺炎、肺梗死、支气管肺癌等;脓血痰可见于肺脓肿、空洞型肺结核、支气管扩张症等。咯血伴有皮肤黏膜出血需注意流行性出血热和血液系统疾病;咯血合并鞍鼻、鼻窦炎和鼻中隔穿孔者提示Wegener肉芽肿;咯血合并口腔和生殖部位溃疡、皮肤结节和肺动脉瘤则应考虑白塞病;咯血合并血尿、少尿应考虑Goodpasture综合征。

3. 体格检查 应进行全面的体格检查,详细检查肺部。一侧肺部呼吸音减弱和(或)出现啰音,且对侧肺野呼吸音良好,常提示出血在该侧;局限性肺及支气管部位出现喘鸣音,常提示支气管腔内病变,如肺癌或异物;肺野内血管性杂音,支持动静脉畸形;杵状指多见于肺癌、支气管扩张症及肺脓肿;锁骨上及前斜角肌淋巴结肿大,支持转移癌。

4. 辅助检查

(1)三大常规与凝血机制、免疫指标及细胞学的检查:出血时间、凝血时间、血小板等检查有助于判定咯血是否由全身性疾病引起;细胞学检查(如肿瘤细胞筛查)、免疫学检查(如ANCA、ANA、抗GBM抗体等)、痰内抗酸杆菌、肺吸虫卵、痰培养及真菌培养等均对明确咯血的病因帮助很大。

(2)X线检查:对每个咯血者均应进行胸部X线检查,如发现胸部有圆形支气管影、双轨征,则有利于支气管扩张的诊断;气液平面支持肺脓肿的诊断;团块样阴影有利于肺癌的诊断;肺曲菌病可在圆形团块阴影内见一新月形透亮阴影。

(3)支气管镜检查:是明确支气管、肺咯血原因的重要手段。如果患者情况稳定或出血停止,一般在12~18 h后进行气管镜检查;如果患者情况不稳定,则尽早进行。应注意出血部位的确定,在气道内发现凝血块并不能确诊出血部位,需有活动性出血方能确定。

(4)支气管碘油造影:是诊断支气管扩张症的主要方法,通常在咯血停止2~4周后进行较为安全。目前已逐渐被CT等新的影像学技术所取代。

(5)CT检查:如果患者气管镜检查没有明确诊断但已经不再出血,推荐进行CT或高分辨率CT检查。近年来CT技术的发展极大地提高了成像分辨率和成像速度,并可实现三维成像、虚拟气管镜和CT血管造影等,可弥补常规支气管镜的不足,已成为临床评估大咯血的重要手段。

(6)对经支气管造影和纤维支气管镜检查仍不能确定原因和部位且继续出血的隐匿性咯血者,可采用选择性支气管动脉造影,以显示区域性支气管动脉异常,该方法对发现责任血管具有高度敏感性,对支气管动静脉蔓状血管瘤是唯一的确诊手段。

5. 诊断流程 大咯血相对罕见,发生率小于5%,但病死率可达15%~75%,属于呼吸系统急症,因此其诊断流程需要与气道保护及维持血流动力学稳定同步进行。

目前尚无针对大咯血的共识性的诊断措施,法国学者Sakr和Dutau建议的大咯血诊治流程可供参考(见节末流程图)。已有的研究主要集中于探讨X线胸片、CT和气管镜的应用价值。通常X线胸片可探明33%~82%的大咯血部位,并有约35%的病例可发现其他潜在病因,如结核或肿瘤。CT可探明70%~88.5%的出血部位,且有助于发现肺外病变,如假性动脉瘤等,同时CT还能减少支气管镜的使用并可通过虚拟气管镜发现出血部位,可作为大咯血的一线诊断手段。

对于病情不稳定的活动性出血,需要立即实施镜下治疗或者双侧病变需要确定出血灶者,纤维支气管镜可能是治疗前理想的诊断手段。文献中报道纤维支气管镜可探明73%~93%的大咯血病灶,但理想的操作时间目前尚无共识。

二、鉴别诊断

大咯血的鉴别诊断主要是区别严重的鼻出血和呕血,具体见表1-2-2。若患者无法诉说病史或因出血急剧,咯血的鉴别诊断并非易事,需要医师综合判断,采用边治疗边诊断的策略。

表 1-2-2　大咯血与呕血、鼻出血的鉴别

项目	大咯血	呕血	鼻出血
病史	常有支气管肺癌或心脏病史	常有上腹部疼痛等胃病或肝病史	可有鼻部干燥、鼻阻塞等疾病史,或有高血压等全身性疾病史
引起出血的基础疾病	肺结核、肺脓肿、支气管扩张症、肺癌、二尖瓣狭窄等	消化性溃疡、肝硬化、食管胃底静脉曲张、糜烂性出血性胃炎、胃黏膜脱垂、食管癌、胃癌等	鼻炎、鼻窦炎、鼻腔鼻窦肿瘤、鼻中隔偏曲、毛细血管扩张、特发性出血等
出血前先兆症状	咳嗽、胸闷、胸部不适、喉痒感	上腹部疼痛、恶心、呕吐	鼻部热胀感或鼻腔异物感
血液的排出形式	咳出,凶猛时可同时从口鼻涌出	呕出,也可呈喷射状,凶猛时可同时从口鼻中涌出	多从前鼻孔溢出,剧烈时常同时从口鼻涌出
排出血液的性状	由暗红色至鲜红色,混有气泡或痰液,常呈碱性	胃或十二指肠性呕血多为咖啡样或棕褐色,无泡沫,但常混有食物残渣和胃液;常呈酸性反应;食管性呕血则为鲜红色或暗红色	鲜红色,一般无混杂物,有时可混有鼻涕或痰液
出血后续症状	痰中带血,可持续数日,除非血液被咽下,一般无血便	有血便,很少有痰中带血	一般出血后数日内可有鼻涕中带血丝
检查	肺部叩诊、听诊、X 线检查、支气管镜检查可明确诊断	急诊纤维胃镜检查、X 线钡餐检查常可确诊	鼻腔前部出血易发现,位于鼻腔后部时,可见鼻液从后鼻孔沿咽壁向下流动,后鼻镜检查可确诊

监 测 与 治 疗

大咯血的治疗原则至少应该包括维持气道通畅、确定出血部位和控制出血。

一、一般处理

大咯血患者应收入重症监护病房(ICU)以密切观察病情并确保抢救治疗的实施。给予密切监测生命体征、吸氧、建立静脉通路、禁食、通便、卧床休息等常规治疗。建议采取头低侧卧位,禁向健侧卧位或坐位,避免血液或血块阻塞对侧气管或向肺底部积聚。鼓励患者尽量咳出陈血,勿须强忍咽下,咳嗽剧烈者可适当应用祛痰剂或缓效止咳剂,情绪高度紧张的患者可少量应用镇静药,但严禁吗啡等强效止咳剂或强镇静药,避免抑制呼吸和咳嗽反射而造成窒息。

二、气道管理

尽快清除口腔和气道内的积血,维持呼吸道通畅,防止窒息。如果患者出现神志改变、呼吸功能恶化表现或血流动力学不稳定情况,应及时行气管插管和呼吸机辅助通气,插管时应尽可能选择大号气

管插管,以便于血块或血痂的引流或经支气管镜诊断治疗。

三、抗休克治疗

休克早期液体复苏宜选择晶体液,通过外周或中心静脉通路快速输注,维持血流动力学稳定和重要脏器的灌注。及时检查血型,做好输血准备。

四、止血治疗

止血是急救处理的重点,包括应用药物止血、内镜下止血、介入止血、手术切除病变肺叶(或段)等。

1. 药物止血治疗　大咯血时可选用作用机制不同的 3～5 种药物联合应用。

(1) 缩血管药物:如垂体后叶素。

无禁忌证者以垂体后叶素为首选,止血成功率为 65%～70%。垂体后叶素内含催产素及加压素,其中加压素具有强烈的缩血管作用,可使肺毛细血管、小动脉、小静脉收缩,肺内血流量锐减,肺静脉压下降,破裂血管血流缓而形成血凝块止血。因半衰期短需持续滴注维持止血效果。由于垂体后叶素收

缩冠状动脉、子宫及肠管平滑肌,冠心病、心力衰竭、肺心病、高血压、肠结核患者及孕妇均忌用。具体用法:垂体后叶素 5～10 U＋25％葡萄糖注射液 20～40 ml 缓慢静脉注射(10～15 min 注毕);或垂体后叶素 0.02～0.04 U/min 持续静脉泵入。

(2)扩血管药物:如酚妥拉明。

酚妥拉明为 α 受体阻滞剂,通过扩张肺血管,降低肺动脉压、肺动脉楔压;同时,使体循环血管阻力下降,回心血量减少,肺内血液分流到四肢及内脏循环中,起到"内放血"作用,造成肺动脉和支气管动脉压力降低,达到止血目的。一般用量为 10～20 mg＋5％葡萄糖注射液 250～500 ml 静脉滴注,1 次/日,连用 5～7 日。采用此方法治疗大咯血,有效率约为80％,且不良反应较少,但为了防止体位性低血压及血压下降,用药期间患者应卧床休息。血容量不足者,应在补足血容量基础上再用此药。

(3)止血药物:主要通过抑制纤溶、增强毛细血管及血小板功能、减少毛细血管渗漏而起作用。

1)氨基己酸、氨甲苯酸:通过抑制纤维蛋白溶解而起到止血作用。具体用法:氨基己酸 6.0 g＋5％葡萄糖注射液 250 ml 静脉滴注,2 次/日;或氨甲苯酸 0.1～0.2 g＋25％葡萄糖注射液 20～40 ml 缓慢静脉注射,2 次/日;或氨甲苯酸 0.2 g＋5％葡萄糖注射液 250 ml 静脉滴注,1～2 次/日。

2)酚磺乙胺:通过增强血小板功能和黏合力、减少血管渗透性从而达到止血效果。具体用法:酚磺乙胺 0.25 g＋25％葡萄糖注射液 40 ml,静脉注射,1～2次/日;或酚磺乙胺 0.75 g＋5％葡萄糖注射液 500 ml,静脉滴注,1 次/日。

3)其他:有减少毛细血管渗漏作用的卡巴克络(安络血)、参与凝血酶原合成的维生素 K、对抗肝素的鱼精蛋白,还有云南白药、血凝酶(立止血)等。近期有报道重组凝血因子Ⅶa 成功用于其他止血方法无效的大咯血治疗,疗效值得继续关注。鉴于临床大咯血多由支气管或肺血管破裂所致,故上述药物一般只作为大咯血的辅助治疗药物。

2. 支气管镜治疗 对于采用药物治疗效果不佳的顽固性大咯血患者,应及时行纤维支气管镜检查。其目的:①明确出血部位;②清除气道内的血块;③配合血管收缩剂、凝血酶、气囊填塞等方法进行有效止血。出血较多时,一般先采用硬质支气管镜清除积血,然后通过硬质支气管镜使用纤维支气管镜,

找到出血部位进行止血。目前,借助支气管镜进行止血的常用措施有支气管灌洗、局部用药、气囊填塞。支气管灌洗治疗是采用 4 ℃冰生理盐水 50 ml,通过纤维支气管镜注入出血的肺段,留置 1 min 后吸出,连续数次。一般每个患者所需灌洗液总量以500 ml 为宜。冰盐水灌洗使得局部血管收缩、血流减慢,从而促进了凝血。局部用药则是将 1∶20 000肾上腺素溶液 1～2 ml,或 40 U/ml 凝血酶溶液 5～10 ml 通过纤维支气管镜滴注到出血部位,可起到收缩血管和促进凝血的作用,止血效果肯定。气囊填塞是经纤维支气管镜将 Fogarty 气囊导管送至出血部位肺段或亚段支气管后,通过导管向气囊内充气或充水,填塞出血部位的支气管,达到止血目的。同时,还可防止因出血过多导致的血液溢入健肺,从而有效地保护了健侧肺的气体交换功能。气囊留置24～48 h 后,可放松气囊,观察一段时间后未见进一步出血即可拔管。

3. 选择性支气管动脉栓塞术 近 20 年来,介入治疗,尤其是支气管动脉栓塞术已广泛应用于大咯血的治疗。由于肺部由支气管动脉和肺动脉提供双重血供,当支气管动脉栓塞后,一般不会引起支气管和肺组织坏死,这就为支气管动脉栓塞术治疗大咯血提供了客观依据。对于双侧病变或多部位出血者、肺切除后大咯血复发者、诊断不明但需及时止血者、心肺功能较差不能耐受手术者或晚期肺癌侵及纵隔和大血管者,支气管动脉栓塞术是一种较好的替代手术治疗的方法。当支气管动脉及附属动脉栓塞后出血仍持续存在,需考虑肺动脉出血的可能。最多见的是侵蚀性假性动脉瘤、肺脓肿、肺动脉畸形和肺动脉破裂。此时,还应对肺动脉进行血管造影检查,一旦明确病变,主张同时行相应的肺动脉栓塞。支气管动脉栓塞术治疗大咯血的近期效果肯定,文献报道有效率可达 80％左右。但这毕竟只是一种姑息疗法,不能代替手术、消炎、抗结核等病因治疗。当造影显示脊髓前动脉由出血的支气管动脉发出时,禁用支气管动脉栓塞术,尤其是永久性栓塞,因为其可能造成脊髓损伤和截瘫。

4. 手术治疗 部分经积极保守治疗仍难以止血,且咯血量大危及生命者,应考虑行外科手术治疗,目前多以肺段或肺叶切除术为主。

适应证为:①24 h 咯血量＞1 500 ml,或 24 h 内1 次咯血量达 500 ml,经内科治疗无止血趋势;②反

复大咯血,有引起窒息先兆;③一叶肺或一侧肺有明确的慢性不可逆性病变(如支气管扩张症、空洞性肺结核、肺脓肿、肺曲菌球等),且余肺功能可以代偿。

禁忌证为:①双肺广泛弥漫性病变,如两肺广泛支气管扩张、多发性支气管肺囊肿等;②全身情况差,心、肺功能代偿不全;③非肺源性病变引起的咯血。手术的时机选择较为关键,应根据病史、体检等进行综合判断。尤其是肺切除后对余肺功能的估计,要力求准确。手术宜选择在咯血的间歇期。此期手术并发症少,成功率高。

五、病因治疗

大咯血患者在积极止血治疗的同时要及早明确诊断,针对病因进行治疗。病因治疗能明显缩短病程,提高治愈率,防止复发。

Sakr 和 Dutau 建议的大咯血的诊治流程见图 1-2-1。

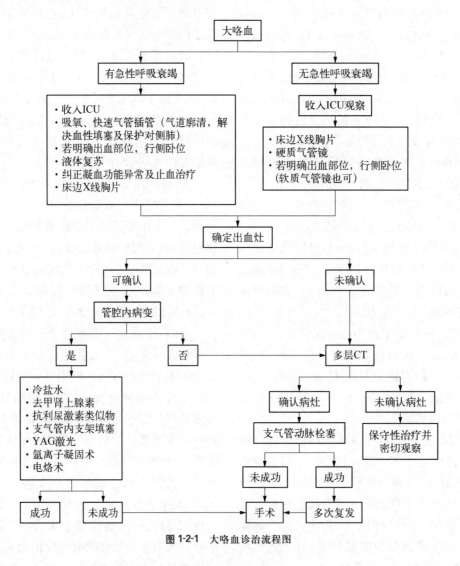

图 1-2-1 大咯血诊治流程图

(黄 伟)

[1] Sakr L, Dutau H. Massive hemoptysis:an update on the role of bronchoscopy in diagnosis and management [J]. Respiration, 2010, 80(1):35-58.
[2] 王娟,王婷,张杰. 大咯血的界定及临床救治原则[J/OL].中华临床医师杂志(电子版),2013,7(21):9416-9418.
[3] Lordan JL, Gascoigne A, Corris PA. The pulmonary physician in critical care *Illustrative case 7:assessment and management of massive haemoptysis [J]. Thorax, 2003,58(9):814-819.
[4] Bidwell JL, Pachner RW. Hemoptysis:diagnosis and management [J]. Am Fam Physician, 2005,72(7):1253-1260.
[5] Jean-Baptiste E. Clinical assessment and management of massive hemoptysis [J]. Crit Care Med, 2000,28(5):1642-1647.

第三节 低氧血症

概述与病理生理

一、定义

低氧血症(hypoxemia)是指各种原因所致的动脉血氧分压(PaO_2)低于同龄人正常值下限的情况,临床上通常以 $PaO_2 < 10.6$ kPa(80 mmHg)作为判断低氧血症的标准。呼吸衰竭是指由于呼吸功能的严重障碍,以致动脉血氧分压低于正常范围,伴有或不伴有二氧化碳分压升高的病理过程。在海平面、静息状态、呼吸空气条件下,$PaO_2 < 8$ kPa(60 mmHg)时定义为呼吸衰竭。低氧(hypoxia),也称缺氧,是指组织的氧供应不足或利用氧障碍导致组织的代谢、功能和形态结构发生异常变化的病理过程。缺氧是临床各种疾病中极常见的一类病理过程,脑、心脏等生命重要器官缺氧也是导致机体死亡的重要原因。临床上有不少概念,如无氧、窒息、呼吸暂停等,容易与低氧血症混淆,这些概念的具体含义可以参见表 1-3-1。

低氧血症的概念强调的是动脉血中氧分压水平的降低,与血中氧含量(具体含义见下文)是否下降无关;而缺氧的概念则包含缺氧原因(组织供氧不足和用氧障碍两方面)和缺氧后果(组织代谢、功能及形态结构的异常变化)两个要素,只有同时具备这两个要素才能称为缺氧。缺氧分为乏氧性缺氧、血液性缺氧和循环性缺氧,组织用氧障碍则属于组织性缺氧。缺氧属于基本病理生理过程的一种,除了乏氧性缺氧时因呼吸功能障碍等原因造成 PaO_2 降低和动脉血氧含量降低外,其他在诸如贫血、循环障碍、血红蛋白病、一氧化碳中毒等引起的缺氧,PaO_2 都是正常的(表 1-3-2),因此这些造成缺氧的病因就不是低氧血症的原因。

对于重症医师而言,需要了解:一方面,适当的 PaO_2 是组织器官进行正常氧合的条件之一;另一方面,组织缺氧的严重程度并不能完全从 PaO_2 上得到良好和及时的反映。呼吸支持治疗的本质是通过改善外呼吸功能而升高 PaO_2,进而改善组织器官氧合,要实现这个目的就需要妥善处理低氧血症与组织缺氧的关系,在适当提高血氧分压的同时兼顾重要脏器的氧合功能。

表 1-3-1 低氧血症相关的概念比较

项目	定义(含英文)
无氧(anoxia)	没有氧供(absence of oxygen supply, no oxygen)
窒息(asphyxia)	无氧供,且存在二氧化碳潴留(absence of O_2 and accumulation of CO_2)
低氧症(hypoxia)	机体的低氧状态,特指组织和肺泡的低氧(low oxygen in the body, often specified tissue hypoxia, alveolar hypoxia)
低氧血症(hypoxemia)	血中的低氧状态,特指经动脉血测定的氧分压低(low oxygen in the blood, specifically, hypoxemia is determined by measuring the partial pressure of oxygen in the arterial blood)
呼吸困难(dyspnea)	对呼吸不适的主观体验(a subjective experience of breathing discomfort)
呼吸暂停(apnea)	一过性呼吸停止,常特指睡眠呼吸暂停(transient cessation of respiration, especially sleep apnea)

表 1-3-2 各型缺氧的血氧变化

缺氧类型	动脉血氧分压	动脉血氧饱和度	血氧容量	动脉血氧含量	动-静脉氧差
乏氧性缺氧	↓	↓	N	↓	↓或N
血液性缺氧	N	↓或N	↓	↓	↓
循环性缺氧	N	N	N	N	↑
组织性缺氧	N	N	N	N	↓

注:N,正常。

二、常用指标

氧代谢的维护与监测是重症医学的核心任务,表 1-3-3 中列出了临床常用的与低氧血症有关的监测指标,并对每个指标的释义与计算进行了简要介绍,可作为日常工作中对氧合情况进行评估的参考。

氧的获得和利用是个复杂的过程,其过程包括从空气中吸入氧气、肺泡气与肺毛细血管内气体进行交换和氧气进入组织细胞参与各项生理功能和氧化代谢(内呼吸)三个步骤,每一步骤出现障碍都可导致缺氧和低氧血症的发生。表 1-3-3 中,肺泡气-动脉血氧分压差($P_{A-a}DO_2$)、氧合指数无效腔率(V_D/V_T)可作为气体交换效率的指标,而氧含量、氧供给、氧消耗和氧摄取率可作为反映气体运输和内呼吸的指标,而反映外呼吸功能的指标目前主要是动脉血二氧化碳分压($PaCO_2$)。

三、对机体的影响

如上所述,理论上低氧血症与呼吸衰竭都是 PaO_2 降低,但程度不同,两者的病因和发病机制类似,主要包括吸入气氧分压过低、肺泡通气不足、弥散功能障碍、肺泡通气/血流比例失调(V/Q 失调)、右向左分流等主要病理生理过程。此处仅简述低氧对机体的影响。

低氧血症时机体的变化可以分为细胞水平的代谢与功能变化和器官水平的代偿与功能变化。

1. 细胞水平的代谢与功能变化 从细胞水平来看,缺氧的本质是细胞对低氧状态的一种反应和适应性改变。缺氧发生后一方面是缺氧所致的细胞膜电位降低、线粒体及溶酶体的损伤;另一方面是细胞的适应性变化,这包括细胞能量代谢将向无氧酵解增加的方向转变,并通过细胞内线粒体数量增多、生物氧化还原酶(如琥珀酸脱氢酶、细胞色素氧化酶)活性增强和含量增多使细胞利用氧的能力增强。此外,其他还包括细胞氧敏感调节与适应性的变化及红细胞与肌红蛋白的增加抵消缺氧对细胞功能的损伤。一般而言,当急性严重缺氧时细胞变化以线粒体能量代谢障碍为主(包括组织中毒性缺氧),慢性轻度缺氧细胞以氧感受器的代偿性调节为主。

2. 缺氧时器官的功能和代谢变化 缺氧对器官的影响,取决于缺氧发生的程度、速度、持续时间和机体的功能代谢状态。

急性严重的缺氧,器官常出现代偿不全和功能障碍,甚至引起重要器官的不可逆损伤,导致机体的死亡;慢性轻度缺氧主要引起器官代偿性反应。缺氧发生后,呼吸系统出现呼吸加深加快和胸廓呼吸运动增加等代偿性反应;循环系统的主要变化是通过心率加快、心肌收缩性增强和静脉回流增加提高心排血量,其他则包括肺血管收缩和血液重分布;血液系统的变化是骨髓造血增强、红细胞增多和氧合血红蛋白解离曲线右移。

中枢神经系统是对缺氧最为敏感的器官,临床上完全缺氧 $5 \sim 8$ min 后可发生不可逆的损伤。急性缺氧可引起头痛、情绪激动,思维力、记忆力、判断力下降或丧失,以及运动不协调等。严重缺氧可使脑组织发生细胞肿胀、变性、坏死及脑间质水肿、颅内压增高和神经系统功能障碍等变化。

表 1-3-3 常用的低氧血症的监测指标

指标		释义	正常值	意义与必要的计算公式
氧分压（PO_2）	动脉血氧分压（PaO_2）	溶解于动脉血液中的氧所产生的张力	13.3 kPa（100 mmHg）	取决于吸入气体的氧分压和肺的呼吸功能，反映外呼吸状况 PaO_2（mmHg）＝$100-0.33×$年龄（岁）$±5$ mmHg
	静脉血氧分压（PvO_2）	溶解于静脉血液中的氧所产生的张力	5.33 kPa（40 mmHg）	可反映内呼吸状况
肺泡气－动脉血氧分压差（$P_{A-a}DO_2$）		肺泡气氧分压与动脉血氧分压的差值	吸空气时≤10 mmHg	为判断肺内气体交换功能正常与否的指标。受到解剖分流、通气灌注比例失调及肺泡-毛细血管屏障功能障碍等因素影响，故不能作为特异性诊断方法 肺泡气氧分压（P_AO_2）＝（$760-47$）×$FiO_2-PaCO_2×1.25$
氧容量（CO_2max）		指在标准状态下 100 ml 血液内血红蛋白在体外所能结合的最大携氧量	20 ml/dl	取决于血液中的 Hb 的质（与 O_2 结合的能力）和量。血氧容量的大小反映血液携氧的能力 $CO_2max＝1.34$（ml/g）×Hb（g/dl）
氧含量（CO_2）	动脉血氧含量（CaO_2）	为 100 ml 动脉血液实际的带氧量	19 ml/dl	主要是 Hb 实际结合的氧和极小量溶解于血浆的氧（0.3 ml/dl）。氧含量取决于氧分压和氧容量
	静脉血氧含量（CvO_2）	为 100 ml 静脉血液实际的带氧量	14 ml/dl	$CaO_2＝PaO_2×0.003\ 2+1.38×HB×SaO_2$ $CvO_2＝PvO_2×0.003\ 2+1.38×HB×SvO_2$
动-静脉氧含量差（$C_{a-v}DO_2$）		动脉血氧含量与静脉血氧含量的差值	5 ml/dl	反映组织从单位容积血液内摄氧多少和组织氧利用能力
氧饱和度（SO_2）	动脉血氧饱和度（SaO_2）	指血液中被氧结合的氧合血红蛋白容量占全部可结合的血红蛋白容量的百分比	95%	主要取决于氧分压，与 PaO_2 之间呈氧合血红素解离曲线的关系 $SO_2＝$[（血氧含量－溶解的氧量）/氧容量]$×100\%$
	静脉血氧饱和度（SvO_2）		70%	主要受 PO_2 的影响，两者的关系可用氧合血红蛋白解离曲线表示
氧合指数（PaO_2/FiO_2）		动脉血氧分压与吸入氧浓度的比值	430～560 mmHg	可提示弥散功能障碍。≤300 mmHg 提示发生急性呼吸窘迫综合征
分流率（Q_s/Q_t）		每分钟经右心排出的血液中未经肺氧合直接进入左心的血流量占心排血量的比率	5%	简易算法为吸纯氧 10～20 min 后测定血气： $Q_s/Q_t＝P_{A-a}DO_2×0.003\ 1/（P_{A-a}DO_2×0.003\ 1+5）$
无效腔率（V_D/V_T）		生理无效腔（解剖无效腔量＋肺泡无效腔）占潮气量的比率	25%～30%	$V_D/V_T＝（PaCO_2-P_{et}CO_2）/PaCO_2$，$P_{et}CO_2$ 为呼出气 CO_2 分压
氧供给或氧运输（DO_2）		机体通过循环系统在单位时间内向外周组织提供的氧量	520～720 ml/（m² · min）	$DO_2＝CI×CaO_2×10$ ml/（m² · min）
氧消耗（VO_2）		单位时间内全身组织消耗氧的总量	110～180 ml/（m² · min）	$VO_2＝CI×C_{a-v}O_2×10$ ml/（m² · min）
氧摄取率（O_2ER）		VO_2 与 DO_2 的比值	22%～30%	反映组织从血液中摄取氧的能力，$O_2ER＝C_{a-v}O_2/CaO_2×100\%$
P_{50}		指在一定条件下 Hb 氧饱度为 50% 时的氧分压	3.47～3.6 kPa	代表 Hb 与 O_2 的亲和力：氧离曲线右移 P_{50} 增大，左移 P_{50} 减小

诊断与鉴别诊断

一、诊断与分级

动脉血气分析是评估低氧血症的唯一标准,临床上常根据 PaO_2(mmHg)和 SaO_2 来划分低氧血症的严重程度。如上所述,由于只有乏氧性缺氧存在 PaO_2 下降,而其他类型的缺氧并不引起 PaO_2 的下降,因此不能凭 PaO_2 判断这些患者的缺氧程度,PaO_2 稍低或下降也不能用于判断患者是否存在严重的缺氧状态(表 1-3-4)。

表 1-3-4　低氧血症的分级

分级	PaO_2(mmHg)	SaO_2(%)	发绀	神志
正常	80～100	＞95		清醒
轻度	60～79	90～94	常无发绀	清醒
中度	40～59	75～89	常有发绀	嗜睡、谵妄或半昏迷
重度	＜40	＜75	发绀明显	昏迷

二、低氧血症的鉴别

低氧血症的鉴别实际就是对血氧分压降低的原因的分析。PaO_2 低于正常表示肺有通气或换气功能障碍。

1. 动脉血气分析　是鉴别肺通气功能障碍和换气功能障碍的客观指标。若 $PaCO_2$ 正常或偏低,而 PaO_2 下降提示为换气功能障碍;若 $PaCO_2$ 升高同时伴有 PaO_2 下降,则提示有通气功能障碍,但也可能同时合并换气功能障碍,如需进一步明确要结合临床并测定(计算)$P_{A-a}DO_2$ 等指标。

此外,临床可根据 PaO_2 和 $PaCO_2$ 之和简便地判断病因:总和若在 14.6～18.6 kPa(110～140 mmHg)提示通气不足;吸氧后也小于 14.6 mmHg(110 mmHg)提示换气功能障碍。

2. 肺泡气-动脉血氧分压差($P_{A-a}DO_2$)　在正常范围内表示换气功能正常;如增大,提示有换气功能障碍,肺无重要病变,可由通气/灌注比例(V/Q)失调、弥散功能障碍和肺内分流等原因造成,但具体机制还需根据下述的吸氧治疗后的血气变化进行分析。

$P_{A-a}DO_2$ 可按照[(年龄/4)＋4]计算,通常在海平面及吸空气时该值为 1.33～2.0 kPa(10～15 mmHg),吸纯氧时该值为 3.3～10.0 kPa(25～75 mmHg)。此外,该值可随年龄的增加而增加,吸入空气时,60～80 岁的 $P_{A-a}DO_2$ 可达 3.3 kPa(25 mmHg),但一般不超过 4.0 kPa(30 mmHg)。

3. 肺内分流(Q_s/Q_t)　是指由于不同的原因肺内血流未经氧合便直接与已氧合的、动脉化的血相混合,使血氧下降,也称为静脉血掺杂。正常支气管静脉和心最小静脉的血不经气体交换,直接进入左心,形成肺内分流,但其量占心排血量的 2%～5% 及以下,超过 7% 以上可认为异常。在 V/Q 失调的改变中,若通气减少血流不变即可引起不同程度的静脉血掺杂,或肺内分流样改变;若通气完全停止,而血流继续,则形成病理性肺内分流。气道梗阻、肺炎、肺不张、肺水肿等疾病均可使毛细血管内血流不能与肺泡气进行交换形成肺内分流,严重肺内病变时,肺内分流可占心排血量的 30%～50% 之多,患者出现严重低氧血症与发绀,非一般吸氧所能纠正。

4. 吸氧时氧分压改变　可对是否存在病理性分流等换气功能障碍的原因进行鉴别:吸入低浓度氧(氧流量 1～3 L/min,FiO_2 25%～33%)后,根据 PaO_2 变化可大致鉴别 3 种不同的换气功能障碍:弥散功能障碍吸氧后 PaO_2 明显上升;V/Q 失调引起的低氧血症吸氧后有一定程度升高;肺内有病理性分流时吸氧后 PaO_2 升高不明显。但是临床上所见低氧血症患者往往由多种原因引起换气功能障碍,因此在鉴别原因时要结合临床综合考虑。

正常人吸纯氧后 PaO_2 可高达 66.5 kPa(500 mmHg),若患者吸纯氧 20～30 min 后,PaO_2 仍在 66.5 kPa 以下,则提示肺内有病理性动-静脉分流存在,而弥散功能障碍或 V/Q 失调引起的低氧血症可经吸纯氧纠正。

此外,在急性呼吸窘迫综合征(ARDS)患者中,若氧合指数(PaO_2/FiO_2)＜200 mmHg,往往提示分流量＞20%。

监 测 与 治 疗

低氧血症的治疗主要包括原发病的治疗和提高氧分压、改善氧代谢有关的治疗,如氧气疗法、气道管理和呼吸机支持治疗等,这里主要介绍氧气疗法(简称氧疗)。

一、氧疗适应证

凡是因肺泡通气降低、V/Q失调、弥散功能降低等病因造成的低氧血症都是氧疗的适应证,但由于机体有一定的代偿和适应机制,因此氧疗应限于中等程度以上的缺氧和有临床表现的患者,目前较公认的氧疗的标准是$PaO_2 < 8.00$ kPa(60 mmHg)。此外,因急性心肌梗死等造成的心排血量减少、严重贫血、一氧化碳(CO)中毒、氰化物中毒、严重创伤、休克、代谢紊乱等疾病和麻醉后恢复等,一般无论PaO_2处于何种水平都可考虑氧疗,尤其是CO中毒可以通过高压氧治疗。长期氧疗(LTOT)对于慢性呼吸功能不全的患者(如慢性阻塞性肺疾病)非常重要,每日低流量吸氧15 h以上,可改善生活质量,提高生存率,降低肺动脉高压。

此外,Ⅰ型呼吸衰竭(如急性肺损伤、ARDS早期)只有低氧而无二氧化碳潴留,可吸入较高浓度的氧(一般不超过50%)。Ⅱ型呼吸衰竭患者宜吸入较低浓度的氧(30%左右),流速为1~2 L/min,原因是二氧化碳潴留造成$PaCO_2$升高并对呼吸中枢产生抑制作用,此时机体主要依靠低氧血症对外周化学感受器的刺激作用反射性兴奋呼吸中枢而调节呼吸。若吸氧浓度增加使PaO_2升高,则低氧血症对呼吸中枢的刺激停止,呼吸中枢抑制进一步加深,二氧化碳潴留加重甚至导致肺性脑病。

二、装置和方法

1. 鼻导管或鼻塞 是临床上最常用的方法,具有简单、价廉、方便、舒适等特点,不影响咳嗽、进食和谈话,患者易于接受。吸入氧流量与吸氧浓度(FiO_2)的关系大致可通过$FiO_2 = 21 + 4 \times$吸入氧流量(L/min)进行计算。使用该公式时应知道FiO_2不仅受制于氧流量,还受潮气量和呼吸频率的影响,患者通

气量越大或呼吸频率越快,FiO_2越低。另外,应用鼻导管或鼻塞时,氧流量不应超过6 L/min,此时鼻咽部解剖无效腔已被氧气完全预充,再提高氧流量不可能进一步增加FiO_2。如要提高FiO_2,须加用氧储气囊。

2. 简单面罩 提供吸入氧浓度较高((FiO_2可达40%~50%),能提供较好的湿化,适用于缺氧严重而无二氧化碳潴留的患者。

3. 附储气囊的面罩 在简单面罩上装配一个乳胶或橡胶制的储气袋,以便为没有气管插管或气管切开的患者输送高浓度的氧。如果面罩和储气袋间没有单向活瓣,称为部分重复呼吸面罩;如果有单向活瓣,即为无重复呼吸面罩。此时患者只能从储气袋吸入气体,呼气时气体从气孔溢出,而不能再进入储气袋。这种面罩能提供高的FiO_2。

4. Venturi面罩 根据Venturi原理,利用氧流量产生负压,吸入空气以稀释氧,调节空气进量,控制FiO_2在25%~50%,面罩内氧气浓度比较稳定,不需湿化,基本上无重复呼吸。Venturi面罩已广泛用于临床,尤其是需严格控制的持续性低浓度氧疗时,因而治疗Ⅱ型呼吸衰竭患者时尤为有益。

5. 高流量鼻导管吸氧 采用高流速气流提供所需气体,可调节吸氧浓度,同时提供主动加温加湿,还可提供一定水平PEEP,是低氧血症的有效治疗方法。

6. 高压氧舱 高压氧治疗是将患者置身于特制的压力超过大气压的高压氧舱内,通过全舱给氧、面罩吸氧或气囊式面罩吸氧的方法,以达到治疗多种疾病(如CO中毒、肺水肿、新生儿窒息、急性呼吸窘迫综合征等)的目的。高压氧舱可提高血液中物理溶解的氧量,可迅速纠正低氧血症,使组织缺氧得到改善。

7. 机械通气给氧 严重缺氧、呼吸衰竭的患者需进行无创通气治疗或建立人工气道,行机械通气。

三、监测和注意事项

(1)吸入氧流量、氧浓度和给氧途径要因病而异。

(2)加强气道的湿化和管理。

(3)动态监测PaO_2、SaO_2和pH等血气分析指标,观察氧合水平有无改善。

(4)评估心肺系统的功能。

（5）避免氧中毒、吸收性肺不张、连接装置的病原菌污染和并发症，如鼻黏膜损伤、分泌物干结等。

（黄　伟）

参 考 文 献

［1］Burton GG，Hodgkin JE，Ward JJ. Respiratory care：a guide to clinical practice［M］. 4th ed. Philadelphia：JB. Lippincott，1997：371-375.
［2］钱桂生. 低氧血症的原因与鉴别［J］. 中华实用内科杂志，2001，21(3)：130-131.
［3］Martin DS，Grocott MP. Oxygen therapy in critical illness：precise control of arterial oxygenation and permissive hypoxemia［J］. Crit Care Med，2013，41(2)：4023-4032.
［4］MacIntyre NR. Supporting oxygenation in acute respiratory failure［J］. Respir Care，2013，58(1)：142-150.
［5］Sjöberg F，Singer M. The medical use of oxygen：a time for critical reappraisal［J］. J Intern Med，2013，274(6)：505-528.

第四节　急性呼吸窘迫综合征

概述与病理生理

急性呼吸窘迫综合征(acute respiratory distress syndrome，ARDS)是重症患者发生呼吸衰竭最常见的原因，也是导致重症患者预后不良的主要因素。重症患者 ARDS 的发生率超过 10%。

一、定义

ARDS 是在严重感染、休克、创伤及烧伤等非心源性疾病过程中，肺毛细血管内皮细胞和肺泡上皮细胞损伤造成弥漫性肺间质及肺泡水肿，导致的急性低氧性呼吸功能不全或衰竭的临床综合征。ARDS 以肺容积减少、肺顺应性降低、严重的 V/Q 失调为病理生理特征，临床上表现为进行性低氧血症和呼吸窘迫，肺部影像学上表现为非均一性的渗出性病变。急性肺损伤(acute lung injury，ALI)是 ARDS 的临床早期阶段，自 2012 年 ARDS 柏林定义推广以来，急性肺损伤被认为相当于轻度 ARDS。

二、病因

1. **直接性损伤**　①误吸：吸入胃内容物、毒气、烟雾，以及溺水、氧中毒等。②弥漫性肺部感染：细菌、病毒、真菌及肺囊虫感染等。③肺钝挫伤。④肺手术：肺移植后、肺部分切除术后。⑤肺栓塞：脂肪栓塞、羊水栓塞、血栓栓塞等。⑥放射性肺损伤。

2. **间接性损伤**　①休克：低血容量性休克、感染性休克、过敏性休克。②严重的非胸部创伤：头部伤、骨折、烧伤等。③急诊复苏导致高灌注状态。④代谢紊乱：急性重症胰腺炎、糖尿病酮症酸中毒、尿毒症等。⑤血液学紊乱：弥散性血管内凝血(DIC)、体外循环、血液透析、大量输血。⑥药物：噻嗪类、水杨酸盐类、巴比妥类催眠剂等。⑦神经源性因素：脑干或下丘脑损伤、颅内压升高等。⑧妇产科疾病：妊娠期高血压综合征、子宫瘤、死胎。

三、发病机制

ARDS 病因各异，但发病机制基本相似。共同的基础是各种原因引起的肺泡-毛细血管膜急性损伤。目前认为，ARDS 是感染创伤导致机体炎症反应失控的结果。外源性损伤或毒素对炎症细胞的激活是 ARDS 的启动因素，炎症细胞在内皮细胞表面黏附及诱导内皮细胞损伤是导致 ARDS 的根本原因。代偿性炎症反应综合征（CARS）和全身炎症反应综合征（SIRS）为炎症反应对立统一的两个方面，一旦失衡将导致内环境失衡，引起 ARDS 等器官功能损害。

感染、创伤导致 ARDS 等器官功能损害的发展过程表现为两种极端，一种是大量炎症介质释放入循环，刺激炎症介质瀑布样释放，而内源性抗炎介质又不足以抵消其作用，结果导致 SIRS。另一种极端是内源性抗炎介质释放过多，结果导致 CARS。SIRS/CARS 失衡的后果是炎症反应扩散和失控，使其由保护性作用转变为自身破坏性作用，损伤局部组织细胞，同时打击远隔器官，导致 ARDS 等器官功能损害。就其本质而言，ARDS 是机体炎症反应失控的结果，也就是说它是 SIRS/CARS 失衡的严重后果。

四、病理生理

1. 肺容积减少　ARDS 患者早期就有肺容积减少，表现为肺总量、肺活量、潮气量和功能残气量明显低于正常，其中以功能残气量减少最为明显。严重 ARDS 患者实际参与通气的肺泡可能仅占正常肺泡的 1/3。因此，ARDS 的肺是小肺（small lung）或婴儿肺（baby lung）。

2. 肺顺应性降低　是 ARDS 的特征之一。主要与肺泡表面活性物质减少引起的表面张力增高和肺不张、肺水肿导致的肺容积减少有关。表现为肺泡压力-容积（P-V）曲线与正常肺组织相比有显著不同，需要较高气道压力，才能达到所需的潮气量。

以功能残气量（FRC）为基点，肺泡压力变化为横坐标，肺容量变化为纵坐标绘制的关系曲线为肺顺应性曲线（肺 P-V 曲线）。正常肺 P-V 曲线呈反抛物线形，分为两段一点，即陡直段和高位平坦段，两段交点为高位转折点（upper inflection point，UIP）。曲线陡直段的压力和容量的变化呈线性关系，较小的压力变化即能引起较大的潮气量变化，提示肺顺应性好；而在高位平坦段，较小的容量变化即可导致压力的显著升高，提示肺顺应性减低，发生肺损伤的机会增加。正常情况下，UIP 时肺容量占肺总量的 85%～90%，跨肺压达 35～50 cmH$_2$O。

ARDS 患者由于肺泡大量萎陷，肺顺应性降低，故肺 P-V 曲线呈现"S"形改变，起始段平坦，出现低位转折点（lower inflection point，LIP），同时 FRC 和肺总量下降，导致中间陡直段的容积显著减少。低位平坦段显示随着肺泡内压增加，肺泡扩张较少，提示肺顺应性低；随着肺泡内压的进一步升高，陷闭肺泡大量开放，肺容积明显增加，肺 P-V 曲线出现 LIP，代表大量肺泡在非常窄的压力范围内开放；随着肺泡内压的进一步增加，正常肺组织和开放的陷闭肺组织的容积增加，出现陡直段；同正常肺组织相似，肺容积扩张到一定程度，曲线也会出现 UIP 和高位平坦段，提示肺泡过度膨胀，肺顺应性降低。

在 ARDS 的纤维化期，肺组织广泛纤维化使肺顺应性进一步降低。

3. V/Q 失调　是导致低氧血症的主要原因。ARDS 由于肺部病变的不均一性，V/Q 升高和 V/Q 降低可能同时存在于不同的肺部病变区域中。

（1）V/Q 降低及功能性分流：间质肺水肿压迫小气道、小气道痉挛收缩和表面活性物质减少均导致肺泡部分萎陷，使相应肺单位通气减少，V/Q 降低。另外，广泛肺泡不张和肺泡水肿引起局部肺单位只有血流而没有通气，即出现功能性分流。ARDS 早期肺内分流率（Q$_s$/Q$_t$）可达 10%～20%，甚至更高，后期可高达 30% 以上。

（2）V/Q 升高：肺微血管痉挛或狭窄、广泛肺栓塞和血栓形成使部分肺单位周围的毛细血管血流量明显减少或中断，导致无效腔样通气。ARDS 后期无效腔率可高达 60%。

4. 肺循环改变

（1）肺毛细血管通透性明显增加：由于大量炎症介质释放使得肺泡内皮细胞、上皮细胞受损，肺毛细血管通透性明显增加。通透性增高性肺水肿是主要的 ARDS 肺循环改变，也是 ARDS 病理生理改变的特征。

（2）肺动脉高压：肺动脉楔压正常是 ARDS 肺循环的另一个特点。ARDS 早期，肺动脉高压是可逆的，与低氧血症和缩血管介质（TXA$_2$、TNF-α 等）引起肺动脉痉挛及一氧化氮生成减少有关。ARDS 后期的肺动脉高压为不可逆的，除上述原因外，主要与肺小动脉平滑肌增生和非肌性动脉演变为肌性动脉等结构性改变有关。值得注意的是，尽管肺动脉压力明显增高，但 ARDS 肺动脉楔压一般为正常，这是与心源性肺水肿的重要区别。

临 床 表 现

1. 症状 呼吸频速、呼吸窘迫是 ARDS 的主要临床表现。起病急、呼吸频速和呼吸困难进行性加重是其临床特点。通常在 ARDS 起病 1～2 日发生呼吸频速,呼吸频率大于 20 次/分,并逐渐进行性加快,可达 30～50 次/分。随着呼吸频率增快,呼吸困难也逐渐明显,危重者呼吸频率可达 60 次/分以上,呈现呼吸窘迫症状。

随着呼吸频速和呼吸困难的发展,缺氧症状也愈明显,患者表现为烦躁不安、心率增速、唇及指甲发绀。缺氧症状以鼻导管或面罩吸氧的常规氧疗方法无法缓解。此外,在疾病后期,多伴有肺部感染,表现为发热、畏寒、咳嗽和咳痰等症状。

2. 体征 疾病初期除呼吸频速外,可无明显的呼吸系统体征,随着病情进展,出现唇及指甲发绀,有的患者两肺听诊可闻及干湿啰音、哮鸣音,后期可出现肺实变体征,如呼吸音减低或水泡音等。

3. 辅助检查

(1) X 线胸片:早期常为阴性,进而出现肺纹理增加和斑片状阴影,后期为大片实变阴影,并可见支气管充气征。ARDS 的 X 线改变常较临床症状延迟 4～24 h,而且受治疗干预的影响很大。为纠正休克进行大量液体复苏时,常使肺水肿加重,X 线胸片上斑片状阴影增加,加强利尿可使肺水肿减轻、阴影减少;机械通气,特别是呼气末正压(PEEP)和其他提高平均气道压力的手段,也可增加肺充气程度,使 X 线胸片上阴影减少,但气体交换异常并不一定缓解。

(2) CT 扫描:与正位 X 线胸片相比,CT 扫描能更准确地反映病变肺区域的大小。通过病变范围可较准确地判定气体交换和肺顺应性变化的程度。另外,CT 扫描可发现气压伤及小灶性的肺部感染。

(3) 肺气体交换障碍的监测:监测肺气体交换对 ARDS 的诊断和治疗具有重要价值。动脉血气分析是评估肺气体交换的主要临床手段。ARDS 早期至急性呼吸衰竭期,常表现为呼吸性碱中毒和不同程度的低氧血症,肺泡气-动脉血氧分压差($P_{A-a}DO_2$)升高,高于 35～45 mmHg。由于肺内分流增加(>10%),通过常规氧疗,低氧血症往往难以纠正。对于肺损伤恶化、低氧血症进行性加重而实施机械通气的患者,PaO_2/FiO_2 进行性下降,可反映 ARDS 低氧血症程度,与 ARDS 患者的预后直接相关,该指标也常常用于肺损伤的评分系统。另外,除表现为低氧血症外,ARDS 患者的换气功能障碍还表现为无效腔通气增加,在 ARDS 后期往往表现为动脉二氧化碳分压升高。

(4) 肺力学监测:是反映肺机械特征改变的重要手段,可通过呼吸机或床边呼吸功能监测仪进行肺力学的监测。ARDS 患者主要表现为肺顺应性降低。

(5) 肺功能检测:肺容量和肺活量、功能残气量和残气量均减少;呼吸无效腔增加,无效腔量/潮气量>0.5;静脉-动脉分流量增加。

(6) 血流动力学监测:对 ARDS 的诊断和治疗具有重要意义。ARDS 的血流动力学常表现为肺动脉楔压正常或降低。监测肺动脉楔压,有助于与心源性肺水肿的鉴别,同时可直接指导 ARDS 的液体治疗,避免输液过多或容量不足。

(7) 支气管灌洗及保护性支气管刷片:是诊断肺部感染及细菌学调查的重要手段,ARDS 患者肺泡灌洗液检查常可发现中性粒细胞明显增高(非特异性改变),可高达 80%(正常小于 5%)。肺泡灌洗液发现大量嗜酸性粒细胞,对诊断和治疗有指导意义。

(8) 肺泡毛细血管屏障功能和血管外肺水:肺泡毛细血管屏障功能受损是 ARDS 的重要特征。测定屏障功能受损情况,对评估肺损伤程度具有重要意义。测定肺泡灌洗液中蛋白质浓度或肺泡灌洗液蛋白质浓度与血浆蛋白浓度的比值,可反映从肺泡毛细血管中漏入肺泡的蛋白质量,是评估肺泡毛细血管屏障功能损伤的常用方法。

肺泡灌洗液中蛋白质含量与血浆蛋白含量之比>0.7,应考虑 ARDS,而心源性肺水肿时比值<0.5。血管外肺水增加也是肺泡毛细血管屏障功能受损的表现。肺血管外含水量测定可用来判断肺水肿的程度、转归和疗效,可通过热燃料双示踪剂稀释法测定。正常人血管外肺水含量不超过 500 ml,ARDS 患者的血管外肺水可增加到 3 000～4 000 ml。目前临床上可通过单指示剂热稀释法在床旁方便地测定血管外肺水指标,正常血管外肺水在 3～7 ml/kg,ARDS 患者的血管外肺水明显增加。血管外肺水增

加是预后不良的独立危险因素。

（9）电阻抗断层成像技术：新近，电阻抗断层成像技术（electrical impedance tomography，EIT），由于无辐射、无创伤等优点被认为是有广泛应用前景的床旁呼吸监测技术。EIT 能较准确地反映肺通气在肺不同区域的分布，EIT 可在床旁实时观察肺复张效果，评估 ARDS 患者肺可复张性，指导 PEEP 的个体化选择。

诊断与鉴别诊断

一、诊断标准

具有全身性感染、休克、重症肺部感染、大量输血、急性胰腺炎等引起 ARDS 的原发病；疾病过程中出现呼吸频速、呼吸窘迫、低氧血症和发绀，常规氧疗难以纠正缺氧；血气分析示肺换气功能进行性下降；X 线胸片示肺纹理增多，边缘模糊的斑片状或片状阴影，排除其他肺部疾病和左心衰竭，应考虑 ARDS。

柏林标准公布以前，临床 ARDS 诊断常用的是 1992 年欧美 ARDS 联席会议提出的诊断标准（表 1-4-1）。ALI 需满足：① 急性起病；② $PaO_2/FiO_2 \leqslant 300$ mmHg（不管 PEEP 水平）；③ 正位 X 线胸片显示双肺均有斑片状阴影；④ 肺动脉楔压（PAWP）$\leqslant 18$ mmHg，或无左心房压力增高的临床证据。而诊断 ARDS 除要满足上述 ALI 的诊断标准外，还需 $PaO_2/FiO_2 \leqslant 200$ mmHg，反映肺损伤处于更严重的程度。

表 1-4-1 ALI 与 ARDS 的诊断标准

项目	起病	氧合障碍程度	X 线胸片	PAWP
ALI	急性	$PaO_2/FiO_2 \leqslant 300$ mmHg	双肺有斑片状阴影	PAWP$\leqslant 18$ mmHg，或无左心房压力增高的临床证据
ARDS	急性	$PaO_2/FiO_2 \leqslant 200$ mmHg	双肺有斑片状阴影	PAWP$\leqslant 18$ mmHg，或无左心房压力增高的临床证据

该标准与以往标准有很大区别：①PEEP 改善氧合的效应具有时间依赖性，而且其水平的提高与氧合改善并不呈正相关，因此不考虑 PEEP 水平。②医师的经验及对指征的掌握等许多因素均影响机械通气的应用，可因未及时采用机械通气而使患者延误诊断，因此也不把机械通气作为诊断条件。③PAWP$\leqslant 18$ mmHg 作为诊断条件，有助于排除心源性肺水肿。④与以往常用的 $PaO_2/FiO_2 \leqslant 100 \sim 150$ mmHg 相比，将$\leqslant 200$ mmHg 作为诊断条件能使患者更早地得到诊断。Moss 等将欧美 ARDS 标准与 Murray 的评分标准做比较，结果显示对于具有明确 ARDS 危险因素的患者来说，特异性分别为 96% 和 94%，敏感性分别为 100% 和 81%，诊断准确率分别为 97% 和 90%，显然前者优于后者。对于无明确 ARDS 危险因素的患者来说，欧美 ARDS 标准也略优于 Murray 的评分标准。因此，欧美 ARDS 标准对临床更有价值，目前已被广泛采用。

柏林标准公布以来，其应用日益广泛（表 1-4-2）。该标准将 ARDS 依据氧合指数分为轻度、中度及重度，并且去除了急性肺损伤的诊断标准。

表 1-4-2 ARDS 的柏林诊断标准

柏林标准	ARDS		
	轻度	中度	重度
起病时间	1 周之内急性起病的已知损伤或者新发的呼吸系统症状		
低氧血症	PaO_2/FiO_2：$201 \sim 300$ mmHg 并且 PEEP$\geqslant 5$ cmH$_2$O	PaO_2/FiO_2：$\leqslant 200$ mmHg 并且 PEEP$\geqslant 5$ cmH$_2$O	PaO_2/FiO_2：$\leqslant 100$ mmHg 并且 PEEP$\geqslant 5$ cmH$_2$O
肺水肿来源	不能被心功能不全或液体过负荷解释的呼吸衰竭**		
X 线胸片	双侧浸润影*	双侧浸润影*	至少累及 3 个象限的浸润影*

* 通过专业影像学培训，不能被胸腔积液、结节、肿块、肺叶塌陷完全解释。

** 如果没有危险因素，需要客观指标的评估。

柏林标准公布以来,多项临床研究评估了其在临床应用中的 ARDS 诊断准确性、预后预测价值等。Thille 等采用尸检评估 ARDS 柏林标准诊断的准确性,纳入 1991 年到 2010 年所有临床尸检的死亡患者 712 例,符合 ARDS 柏林标准的 366 例,结果发现柏林标准用于临床诊断 ARDS 时对诊断弥漫性肺泡损伤(DAD)有较高的灵敏度(89%),但特异度较低(63%)。在满足 ARDS 临床诊断标准的患者中,尸检发现 DAD 的患者比例不足 50%,有可能将无 DAD 病理改变的患者临床诊断为 ARDS。满足 ARDS 诊断标准大于 72 h 的重度 ARDS 患者,尸检发现 DAD 的患者比例为 69%。柏林标准将 ARDS 分为轻度、中度和重度,研究显示临床分级和血管外肺水、肺血管通透性有很好的相关性,可反映 ARDS 的严重程度。

二、鉴别诊断

ARDS 突出的临床征象为肺水肿和呼吸困难。在诊断标准上无特异性,因此需要与其他能够引起与 ARDS 症状类似的疾病鉴别。

1. 心源性肺水肿　见于冠心病、高血压性心脏病、风湿性心脏病和尿毒症等引起的急性左心功能不全。其主要原因是左心衰竭导致肺毛细血管静水压升高,液体从肺毛细血管漏出,致肺水肿和肺弥散功能障碍,水肿液中蛋白质浓度不高。而 ARDS 的肺部改变主要是由于肺泡-毛细血管膜损伤,致通透性增高引起的肺间质和肺泡性水肿,水肿液中蛋白质浓度增高。根据病史、病理基础和临床表现,结合 X 线胸片和血气分析等,可进行鉴别(表 1-4-3)。

表 1-4-3　ARDS 与心源性肺水肿的鉴别诊断

项目	ARDS	心源性肺水肿
发病机制	肺实质细胞损害、肺毛细血管通透性增加	肺毛细血管静水压升高
起病	急	急
病史	感染、创伤、休克等	心血管疾病
痰的性质	非泡沫状稀血样痰	粉红色泡沫痰
痰内蛋白质浓度	高	低
BALF 中蛋白质/血浆蛋白值	>0.7	<0.5
体位	能平卧	端坐呼吸
胸部听诊	早期可无啰音;后期湿啰音广泛分布,不局限于下肺	湿啰音主要分布于双肺底
PAWP(mmHg)	≤18	>18
X 线		
心脏大小	正常	常增大
血流分布	正常或对称分布	逆向分布
叶间裂	少见	多见
支气管血管袖	少见	多见
胸膜渗出	少见	多见
支气管充气征	多见	少见
水肿液分布	斑片状,周边区多见	肺门周围多见
治疗		
强心利尿	无效	有效
提高吸入氧浓度	难以纠正低氧血症	低氧血症可改善

2. 其他非心源性肺水肿　ARDS 属于非心源性肺水肿的一种，但其他多种疾病也可导致非心源性非水肿，如肝硬化和肾病综合征等。另外，还可见于胸腔抽液、抽气过多、过快或抽吸负压过大使胸膜腔负压骤然升高形成的肺复张性肺水肿。其他少见的情况有纵隔肿瘤、肺静脉纤维化等引起的肺静脉受压或闭塞，致肺循环压力升高所致的压力性肺水肿。此类患者的共同特点为有明确的病史，肺水肿的症状、体征及 X 线征象出现较快，治疗后消失也快。低氧血症一般不重，通过吸氧易于纠正。

3. 急性肺栓塞　各种原因导致的急性肺栓塞，患者突然起病，表现为剧烈胸痛、呼吸急促、呼吸困难、烦躁不安、咯血、发绀和休克等症状。PaO_2 和 $PaCO_2$ 同时下降，与 ARDS 颇为相似。但急性肺栓塞多有长期卧床、深静脉血栓形成、手术、肿瘤或羊水栓塞等病史，查体可发现气急、心动过速、肺部湿啰音、胸膜摩擦音或胸腔积液、肺动脉第二心音亢进伴分裂、右心衰竭和肢体肿胀、疼痛、皮肤色素沉着等深静脉血栓体征。X 线胸片检查有时可见典型的三角形或圆形阴影，还可见肺动脉段突出。典型的心电图可见 I 导联 S 波加深、Ⅲ 导联 Q 波变深和 T 波倒置（即 $S_1 Q_Ⅲ T_Ⅲ$ 改变）、肺性 P 波、电轴右偏、不完全或完全性右束支传导阻滞。D-二聚体（＋）。选择性肺动脉造影和 X 线胸片结合放射性核素扫描可确诊本病。

4. 特发性肺间质纤维化　此病病因不明，临床表现为刺激性干咳、进行性呼吸困难、发绀和持续性低氧血症，逐渐出现呼吸功能衰竭，可与 ARDS 混淆。但本病起病隐袭，多属慢性经过，少数呈亚急性；肺部听诊可闻及高调的、爆裂性湿啰音，声音似乎非常表浅，如同在耳边发生一样，具有特征性；血气分析呈 I 型呼吸衰竭（PaO_2 降低，$PaCO_2$ 降低或不变）；X 线胸片可见网状结节影，有时呈蜂窝样改变；血清免疫学检查示 IgG 和 IgM 常有异常；病理上以广泛间质性肺炎和肺间质纤维化为特点；肺功能检查可见限制性通气功能障碍和弥散功能降低。

5. 慢性阻塞性肺疾病并发呼吸衰竭　此类患者既往有慢性胸、肺疾病病史，常于感染后发病；临床表现为发热、咳嗽、气促、呼吸困难和发绀；血气分析示 PaO_2 降低，多合并有 $PaCO_2$ 升高。而 ARDS 患者既往心肺功能正常，血气分析早期以动脉低氧血症为主，$PaCO_2$ 正常或降低；常规氧疗不能改善低氧血症。可见，根据病史、体征、X 线胸片、肺功能和血气分析等检查不难与 ARDS 鉴别。

监 测 与 治 疗

一、病因治疗

ARDS 是 MODS 的一个重要组成部分，对 ARDS 的治疗是防治 MODS 的一部分。其原则为纠正缺氧，提高全身氧输送，维持组织灌注，防止组织进一步损伤，同时尽可能避免医源性并发症，主要包括液体负荷过高、氧中毒、容积伤和医院内感染。在治疗上可分为病因治疗和支持治疗。有效的病因治疗是缓解 ARDS 的基本前提。

1. 控制致病因素　原发病是影响 ARDS 预后和转归的关键，及时去除或控制致病因素是 ARDS 治疗最关键的环节。主要包括充分引流感染灶、有效的清创和合理应用抗菌药物。当然，腹腔、肺部感染的迁延，急性胰腺炎的发展等都使病因治疗相当困难。

2. 调控机体炎症反应　ARDS 为机体过度炎症反应的后果，过度的炎症反应是其根本原因，因此调控炎症反应是 ARDS 病因治疗的重要手段，而且也可能是控制 ARDS、降低病死率的关键。近年来，国内外学者对炎症反应的调控治疗进行了大量研究。

（1）糖皮质激素：全身和局部的炎症反应是 ARDS 发生和发展的重要机制。研究显示，血浆和肺泡灌洗液中的炎症因子浓度升高与 ARDS 病死率呈正相关。长期以来，大量的研究试图应用糖皮质激素控制炎症反应，预防和治疗 ARDS。早期的 3 项多中心随机对照研究观察了大剂量糖皮质激素对 ARDS 的预防和早期治疗作用，结果显示糖皮质激素既不能预防 ARDS 的发生，对早期 ARDS 也没有治疗作用。Meta 分析显示，应用小剂量糖皮质激素治疗早期可改善 ARDS 患者氧合，缩短机械通气时间,降低患者的病死率,提示对于重症 ARDS 患者早期应用小剂量糖皮质激素可能是有利的,但其有益作用仍需要大规模的随机对照研究进一步证实。但对于过敏原因导致的 ARDS 患者,早期应用糖皮质激素经验性治疗可能有效。

持续的过度炎症反应和肺纤维化是导致 ARDS 晚期病情恶化和治疗困难的重要原因。糖皮质激素能抑制 ARDS 晚期持续存在的炎症反应,并能防止过度的胶原沉积,从而有可能对晚期 ARDS 有保护作用。小样本随机对照试验显示,对于治疗 1 周后未好转的 ARDS 患者,糖皮质激素治疗组的病死率明显低于对照组,感染发生率与对照组无差异,高血糖发生率低于对照组。然而,最近 ARDS net 的研究观察了糖皮质激素对晚期 ARDS(患病 7~24 日)的治疗效应,结果显示,糖皮质激素治疗(甲泼尼龙每日 2 mg/kg,分 4 次静脉滴注,14 日后减量)并未降低 60 日病死率,但可明显改善低氧血症和肺顺应性,缩短患者的休克持续时间和机械通气时间。进一步亚组分析显示,ARDS 发病>14 日应用糖皮质激素会明显增加病死率。可见,对于晚期 ARDS 患者不宜常规应用糖皮质激素治疗。

(2)鱼油:富含 ω-3 脂肪酸,如二十二碳六烯酸(DHA)、二十碳五烯酸(EPA)等,也具有免疫调节作用,可抑制二十烷花生酸样促炎因子释放,并促进 PGE_1 生成。研究显示,通过肠道给 ARDS 患者补充 EPA、γ-亚油酸和抗氧化剂,可使患者肺泡灌洗液内中性粒细胞减少,IL-8 释放受到抑制,病死率降低。早期对机械通气的 ALI 患者的研究显示,肠内补充 EPA 和 γ-亚油酸可以显著改善氧合和肺顺应性,明显缩短机械通气时间,但对生存率没有影响。一项针对严重感染和感染性休克的临床研究显示,通过肠内营养补充 EPA、γ-亚油酸和抗氧化剂,明显改善氧合,并可缩短机械通气时间与 ICU 住院时间,减少新发的器官功能衰竭,降低了 28 日病死率。但仍有研究显示,每日 2 次肠内补充 ω-3 脂肪酸、亚麻酸及抗氧化剂并不能减少急性肺损伤患者机械通气时间,也不能改善预后,甚至有可能是有害的。鱼油对 ARDS 患者的有益作用是依赖其抑制炎症反应实现的,ARDS 患者是否应补充鱼油仍有争议。

(3)重组人活化蛋白 C(rhAPC 或称 drotrecogin alfa):具有抗血栓、抗感染和纤溶特性,已被试用于治疗严重感染。Ⅲ期临床试验证实,持续静脉注射 rhAPC 24 μg/(kg·h)×96 h 可以显著改善重度炎症感染患者(APACHE Ⅱ>25)的预后。基于 ARDS 的本质是全身性炎症反应,且凝血功能障碍在 ARDS 发生中具有重要作用,rhAPC 有可能成为 ARDS 的治疗手段。但近期随机对照研究显示,rhAPC 治疗并不能改善 ARDS 患者肺毛细血管通透性,也不能减缓肺损伤改善预后。

(4)其他调控机体炎症反应的药物:环氧化酶抑制剂(布洛芬、吲哚美辛)、前列腺素 E_1、酮康唑、磷酸二酯酶抑制剂(己酮可可碱)、内毒素及细胞因子单克隆抗体等对 ARDS 的治疗作用均不明确,需进一步临床研究证实,也不建议临床应用。

二、呼吸支持治疗

呼吸支持治疗主要包括纠正低氧血症,提高全身氧输送,防止组织缺氧,并尽早进行营养支持。早期积极的呼吸支持治疗,是纠正或改善顽固性低氧血症的关键手段,使患者不至于在早期严重的低氧血症时死亡,为治疗转机赢得时间。

早期有力的呼吸功能支持,纠正低氧血症是 ARDS 治疗的首要任务,而且早期有力的呼吸功能支持是当前 ARDS 治疗的主要手段,其根本目的是保证全身氧输送,改善组织细胞缺氧。

(一)氧疗

氧疗是纠正 ARDS 患者低氧血症的基本手段。ARDS 患者吸氧治疗的目的是改善低氧血症,使动脉血氧分压(PaO_2)达到 60~80 mmHg。可根据低氧血症改善的程度和治疗反应调整氧疗方式,首先使用鼻导管,当需要较高的吸氧浓度时,可采用可调节吸氧浓度的文丘里面罩或带储氧袋的非重吸式氧气面罩。

经鼻高流量氧疗能提供低水平的呼气末正压,在轻度 ARDS 患者中的应用逐渐受到重视。经鼻高流量氧疗(high-flow nasal cannula, HFNC)指通过无需密封的鼻塞导管直接将一定氧浓度的空氧混合高流量气体输送给患者的一种氧疗方式。HFNC 系统内部具有的涡轮及流量感受器,可以提供流速达到 40~60 L/min 的气体,高流量提供的氧混合气体在输出时已经按需要的浓度进行稀释,吸入氧浓度不随患者呼吸状态改变,吸入氧浓度可控。可加温的湿化水罐及内置加热线路的呼吸管路可以提供37℃、湿度为44 mg/L的气体,可以有效保护黏液纤毛转运系统的功能。由于其较普通氧疗具有高效、舒适、无明确禁忌证等特点,在临床的应用也越来越广泛。

HFNC可有效改善部分呼吸衰竭患者的氧合。研究显示HFNC在预防或治疗心胸外科手术拔管后急性低氧性呼吸衰竭方面与无创通气同样有效,且皮肤压疮的发生率更低,患者耐受性更好。Jean PF等将310例$PaO_2/FiO_2 \leqslant 300$ mmHg的急性低氧性呼吸衰竭患者随机分成HFNC、标准氧疗和无创通气3组,发现3种治疗方法28日插管率无显著差异,但对于$PaO_2/FiO_2 \leqslant 200$ mmHg的患者HFNC气管插管率明显低于无创通气及传统氧疗组,同时HFNC组90日病死率最低($P=0.02$)。上述研究提示HFNC具有更好的舒适度,治疗低氧血症性呼吸衰竭具有良好的疗效。但对于存在呼吸窘迫呼吸做功增加的低氧性呼吸衰竭患者,HFNC能否替代无创通气,需持谨慎态度,仍需进一步研究证实。中度、重度ARDS患者往往低氧血症严重,大量的肺泡塌陷导致的肺内分流是其低氧血症最主要的原因,常规的氧疗常常难以奏效,机械通气仍然是最主要的呼吸支持手段。

(二) 无创机械通气(NIV)

NIV可以避免气管插管和气管切开引起的并发症,近年来得到了广泛的推广应用。尽管随机对照试验(RCT)证实NIV治疗慢性阻塞性肺疾病和心源性肺水肿导致的急性呼吸衰竭的疗效肯定,但是NIV在急性低氧性呼吸衰竭中的应用却存在很多争议。但对于符合无创通气条件的轻度ARDS患者,仍可在疾病早期将无创通气作为一线治疗。

早期观察性研究显示,NIV对ARDS治疗的失败率往往超过50%。一项纳入3个随机对照研究的meta分析显示,无创通气并不降低ARDS患者的气管插管率及病死率。值得关注的是,很多研究显示ARDS患者基础氧合指数低及应用无创通气1～2 h后氧合不改善是NIV失败的独立危险因素。一项包括113例低氧性呼吸衰竭(其中82例ARDS)的观察性研究显示,无创通气治疗非ARDS的低氧性呼吸衰竭的失败率为35%,治疗轻度ARDS患者的失败率为31%,而治疗中度、重度ARDS的失败率分别为

62%及84%。近期一项多中心随机对照研究证实,对于早期的肺损伤者,无创通气能够降低气管插管率(1/21对7/19,$P=0.02$),同时有降低住院病死率的趋势。因此,NIV可能适用于轻度ARDS患者,在NIV的过程中需要严密监测氧合的变化。

应用NIV可使部分合并免疫抑制的ARDS患者避免有创机械通气,从而避免呼吸机相关性肺炎(VAP)的发生,并可能改善预后。目前两个小样本RCT研究和一个回顾性研究结果均提示,因免疫抑制导致的急性低氧性呼吸衰竭患者可以从NIV中获益。对40名实体器官移植的急性低氧性呼吸衰竭患者的RCT研究显示,与标准氧疗相比,NIV组气管插管率、严重并发症的发生率、入住ICU时间和ICU病死率明显降低,但住院病死率无差别。而对52名免疫抑制合并急性低氧性呼吸衰竭患者(主要是血液系统肿瘤)的RCT研究也显示,与常规治疗方案比较,NIV联合常规治疗方案可明显降低气管插管率,而且ICU病死率和住院病死率也明显减低。对237例机械通气的恶性肿瘤患者进行回顾性分析显示,NIV可以改善预后。因此,免疫功能低下的患者发生ARDS时,早期可首先试用NIV。

无创通气也可应用于ARDS患者序贯撤机。Vaschetto等研究显示,对机械通气原发病已经控制的患者$PEEP + PS \leqslant 25$ cmH₂O,氧合指数>200 mmHg,并且吸氧浓度小于0.6,可以早期将有创通气转为无创通气,能够缩短患者的机械通气时间。

应用无创机械通气治疗ARDS应严密监测患者的生命体征及治疗反应。一般认为,ARDS患者在以下情况时不适宜应用NIV:①神志不清;②血流动力学不稳定;③气道分泌物明显增加而且气道自洁能力不足;④因面部畸形、创伤或手术等不能佩戴鼻面罩;⑤上消化道出血、剧烈呕吐、肠梗阻和近期食管及上腹部手术;⑥危及生命的低氧血症。应用NIV治疗ARDS时应严密监测患者的生命体征及治疗反应。如NIV治疗1～2 h后,低氧血症和全身情况得到改善,可继续应用NIV。若低氧血症不能改善或全身情况恶化,提示NIV治疗失败,应及时改为有创通气。

(三) 有创机械通气

1. 机械通气的时机选择　ARDS患者经高浓度

吸氧仍不能改善低氧血症时,应气管插管进行有创机械通气。ARDS 患者呼吸功明显增加,表现为严重的呼吸困难,早期气管插管机械通气可降低呼吸功,改善呼吸困难。虽然目前缺乏 RCT 研究评估早期气管插管对 ARDS 的治疗意义,但一般认为,气管插管和有创机械通气能更有效地改善低氧血症,降低呼吸功,缓解呼吸窘迫,并能够更有效地改善全身缺氧,防止肺外器官功能损害。

2. 小潮气量并限制气道平台压　由于 ARDS 患者大量肺泡塌陷,肺容积明显减少,常规或大潮气量通气易导致肺泡过度膨胀和气道平台压过高,加重肺及肺外器官的损伤。ARDS net 研究结果显示,小潮气量保护性通气能够改善 ARDS 患者。机械通气的设置和理想潮气量(以身高为标准计算的理想体重)见表 1-4-4。

表 1-4-4　NIH ARDS net 机械通气模式和参数设置方法

- 通气模式——容量辅助/控制通气
- 潮气容积 6 ml/kg(理想体重*),并保持气道平台压<30 cmH_2O
- 潮气容积 6 ml/kg 时气道平台压>30 cmH_2O,减少潮气容积至 4 ml/kg(理想体重)
- 动脉血氧饱和度或经皮血氧饱和度在 88%~95%
- 不同 FiO_2 对应的预期 PEEP 水平如下:

FiO_2	0.3	0.4	0.4	0.5	0.5	0.6	0.7	0.7	0.7	0.9	0.9	0.9	0.9	1.0
PEEP	5	5	8	8	10	10	10	12	14	14	14	16	18	20~24

* 理想体重的计算公式:男性=50+0.91×[身高(cm)-152.4];女性=45.5+0.91×[身高(cm)-152.4]。

气道平台压能够客观地反映肺泡内压,其过度升高可导致呼吸机相关性肺损伤。ARDS 患者实施机械通气时应采用肺保护性通气策略,气道平台压不应超过 30 cmH_2O。由于 ARDS 肺容积明显减少,为限制气道平台压,有时不得不将潮气量降低,允许动脉血二氧化碳分压($PaCO_2$)高于正常,即所谓的允许性高碳酸血症。允许性高碳酸血症是肺保护性通气策略的结果,并非 ARDS 的治疗目标。急性二氧化碳升高导致酸血症可产生一系列病理生理学改变,包括脑及外周血管扩张、心率加快、血压升高和心排血量增加等。但研究证实,实施肺保护性通气策略时一定程度的高碳酸血症是安全的。当然,颅内压增高是应用允许性高碳酸血症的禁忌证。酸血症往往限制了允许性高碳酸血症的应用,目前尚无明确的二氧化碳分压上限值,一般主张保持 pH>7.20。

当 ARDS 患者病情严重,小潮气量通气时气道平台压仍超过 30 cmH_2O 时,可考虑在体外二氧化碳清除技术的支持下进一步降低潮气量(<6 ml/kg 理想体重),即所谓的"超级肺保护通气"。研究显示,超级肺保护通气可明显降低通气过程中的肺周期性复张/去复张,减轻呼气末肺泡过度膨胀,有助于减缓呼吸机相关性肺损伤。多中心随机对照研究显示,体外二氧化碳清除支持下 3 ml/kg 理想体重的通气策略与常规肺保护通气(6 ml/kg 理想体重)相比,两组间 60 日内的非机械通气时间无统计学差异,但对于严重低氧血症(PaO_2/FiO_2≤150)的患者,极低潮气量组 28 日和 60 日内的非机械通气时间显著延长,两组肺损伤评分、住院时间、住 ICU 时间和住院病死率无差异。虽然该研究中体外二氧化碳清除未出现明显的不良事件且不需要专科操作,提示该技术可以应用于临床,但目前体外二氧化碳清除技术尚未在我国开展。超级肺保护通气结合体外二氧化碳清除与常规的肺保护通气策略相比,可能会减缓重症 ARDS 患者呼吸机相关性肺损伤,然而能否改善 ARDS 的生存率还需要大样本的 RCT 研究进一步证实。

小潮气量通气不仅适用于 ARDS 患者,对于非 ARDS 患者也可预防 ARDS 发生,减少肺内外并发症。近期多项研究显示,对于非 ARDS 手术患者,术中采用小潮气量保护性通气明显降低患者肺部及肺外并发症。因此,应重视对非 ARDS 患者实施保护性通气策略。

3. 肺可复张性评估及肺复张　充分复张 ARDS 塌陷肺泡是纠正低氧血症和保证 PEEP 效应的重要手段。为限制气道平台压而被迫采取的小潮气量通气往往不利于 ARDS 塌陷肺泡的膨胀,而 PEEP 维持肺复张的效应依赖于吸气期肺泡的膨胀程度。目前临床常用的肺复张手法包括控制性肺膨胀、PEEP 递增法及压力控制法(PCV 法)。其中实施控制性肺膨胀采用恒压通气方式,推荐吸气压为 30~45 cmH_2O、持续时间为 30~40 s。临床研究证实肺复张手法能有效地促进塌陷肺泡复张,改善氧合,降低肺内分流。一项 RCT 研究显示,与常规潮气量通气比较,采用肺复张手法合并小潮气量通气可明显改善 ARDS 患者的预后。然而,ARDS net 对肺复张手法的研究显示,肺复张手法并不能改善氧合,试验也因此而中断。有学者认为,得到阴性结果可能与复张的压力和时间不够有关。目前仍无循证医学证据证实肺复张可改善ARDS患者的预后。对于低氧血症严重的中度、重度ARDS患者，采用肺复张手法促进ARDS患者塌陷肺泡复张可能改善氧合。对于轻度ARDS患者，肺复张的效益可能并不明显，而其可能导致肺泡过度膨胀的风险增加。

塌陷肺泡的范围越大，病理生理损害就越重，临床预后就越差，但常规肺复张手法能否实现肺泡复张因患者而异。Gattinoni教授首先提出肺可复张性的想法，并通过CT影像学评估肺的可复张性。可复张性（recruitability）是指肺组织具有的可被复张并且保持开放的能力。Gattinoni等将PEEP由5 cmH$_2$O升至45 cmH$_2$O后，通过CT评估可复张的肺组织>9%的患者，认为肺具有高可复张性。可复张性低的ARDS患者即使采用肺复张手法也很难实现塌陷肺组织的开放，对于此类患者，积极的肺复张还可能导致过度膨胀，同时也无需设置高PEEP。反之，对于可复张性高的ARDS患者，肺复张及高PEEP可能有益。

临床上对每个患者均通过CT来评估肺的可复张性显然并不现实。床旁彩超、肺复张容积的测定以及肺复张后患者氧合及呼吸力学的变化均可作为床旁评估肺可复张性的参考。床旁肺部超声在肺复张过程中可监测到塌陷肺组织的复张情况，但操作需要相应的技术培训且评估的主观性较强，仍需要制订客观的评价标准；可以通过计算不同PEEP水平下的肺复张容积间接评估肺的可复张性；采用EIT床旁监测肺复张前后不同肺区域通气分布的变化可直接观察到重力依赖区塌陷肺泡恢复通气的情况，判断肺的可复张性。此外，还可以通过在床旁将PEEP由5 cmH$_2$O升至15 cmH$_2$O，如果PaO$_2$/FiO$_2$升高、PaCO$_2$降低、肺静态顺应性降低等三项标准中达到两项，则可认为肺具有可复张性。以CT法为金标准，此方法判断肺可复张性的敏感性为71%，特异性为59%。这种方法虽然敏感度及特异度不高，但操作简单，床旁可行性好。另外，研究显示，在PEEP 5 cmH$_2$O机械通气情况下，PaO$_2$/FiO$_2$<150 mmHg的中度、重度ARDS患者的肺可复张性要高于轻度ARDS患者。

肺复张的效应受多种因素影响。除了患者肺是否具有可复张性之外，实施肺复张手法的压力和时间设定对肺复张的效应有明显影响，不同肺复张手法效应也不尽相同。另外，ARDS病因不同，对肺复张手法的反应也不同。一般认为，肺外源性的ARDS对肺复张手法的反应优于肺内源性的ARDS；ARDS病程也影响肺复张手法的效应，早期ARDS肺复张效果较好。值得注意的是，部分塌陷肺泡并不能实现肺复张，过度积极的肺复张可能加重肺损伤。此外，肺复张手法可能影响患者的循环状态，实施过程中应密切监测患者血流动力学的变化。在肺复张的实施过程中，一旦血流动力学明显恶化，应及时终止肺复张。

4. PEEP的设置 肺复张后使用恰当的PEEP以避免去复张是ARDS肺保护性通气策略的重要内容，也是维持氧合的重要手段。ARDS广泛肺泡塌陷可导致顽固的低氧血症，部分可复张的肺泡周期性塌陷开放产生剪切力，会导致或加重呼吸机相关性肺损伤。充分复张塌陷肺泡后应用适当水平PEEP防止呼气末肺泡塌陷，改善低氧血症，并避免剪切力，防治呼吸机相关性肺损伤。由于ARDS肺部病变的不均一性，PEEP的选择需要临床医师在维持肺泡开放及避免过度膨胀的效应间进行权衡。目前尚无研究显示高水平的PEEP可降低ARDS患者的病死率。但ARDS患者的异质性很大，不同ARDS患者的病因及肺泡塌陷的严重程度明显不同，因此可能需要不同的PEEP水平，这也可能是多项随机对照研究未能得出PEEP改善预后结论的主要原因。meta分析中将PaO$_2$/FiO$_2$≤200 mmHg的中度、重度ARDS进行分析，显示高PEEP可降低此类患者的病死率。临床上可根据ARDS net提出的PEEP表格选择PEEP（表1-4-4），也可以根据ARDS严重程度选择PEEP。条件允许的情况下应根据ARDS患者的情况个体化设置PEEP水平。

（1）PEEP设置的一般方法：FiO$_2$-PEEP递增法（PaO$_2$经验法）。

该方法首先设定机械通气的氧合目标，一般为PaO$_2$ 55~80 mmHg，或SaO$_2$ 88%~95%，然后交替提高FiO$_2$和PEEP的水平，以达到氧合目标的PEEP水平为适当的PEEP。该方法简单方便，在临床上最为常用，也用于ARDS net小潮气通气的随机对照研究中（表1-4-4）。但是该方法依赖氧合障碍的严重程度和维持氧合目标来设置PEEP，以维持一定的SaO$_2$，患者所需FiO$_2$越高，设置的PEEP水平越高。可以看出，PEEP的设置基于患者氧合障碍的严重程度。

（2）PEEP 的个体化选择。

1）低位转折点法：首先以低流速法描记 P-V 曲线，以目测法或双向直线回归法测定低位转折点压力（Pinf），以作为设置 PEEP 的依据（Pinf＋2 cmH$_2$O）。该方法是根据肺的弹性力学特征，特别是根据塌陷肺泡复张的特征，指导 PEEP 选择，显然比较符合 ARDS 的病理生理改变。但是部分 ARDS 患者肺静态 P-V 曲线无低位转折点，而且 Pinf 对应的压力仅代表萎陷肺泡开始复张，随着气道压力的升高，萎陷肺泡的复张仍在继续。因此，不少学者认为根据 Pinf＋2 cmH$_2$O 选择 PEEP，并不能实现塌陷肺泡的充分复张。

2）顺应性法：依据床边测定的肺顺应性来滴定 PEEP，即获得最大顺应性所需的 PEEP 水平。以往一般以静态顺应性指导 PEEP 的选择，临床应用十分烦琐，最近 Henzler 等通过 CT 观察肺复张的效果，结果显示肺顺应性的变化比动脉氧合和肺内分流能更好地反映复张后肺通气区域与非通气区域的变化。由此提出以保持最佳肺顺应性为导向的 PEEP 选择方法。具体方法是在充分肺复张的基础上，首先设定较高的 PEEP 水平（如 20 cmH$_2$O），然后逐步缓慢降低 PEEP 水平，同时观察每次 PEEP 调整后的肺动态顺应性变化，直到肺动态顺应性突然下降，然后重新肺复张后将 PEEP 水平调至肺动态顺应性突然下降前的水平。最大顺应性法的实施要求呼吸机具有监测肺动态顺应性的功能，最好能监测每次呼吸肺动态顺应性的变化曲线。

3）肺牵张指数（stress index）：是近年来提出的一项指标，指取容量控制通气恒流的压力-时间曲线吸气支，用曲线回归法计算方程 $Y = a \times t^b + c$，其中，a 表示吸气曲线的斜率，c 表示吸气开始时的气道压力，b 值为肺牵张指数，反映 P-t 曲线吸气支的非线性特征。肺牵张指数可以反映随着 PEEP 增加，肺泡是不断复张还是过度膨胀。研究显示，$b <$ 1 反映随着吸气潮气量增加，肺泡不断复张，肺顺应性持续增加；$b > 1$ 代表随着吸气潮气量增加肺泡和过度膨胀，肺顺应性持续降低；$b = 1$ 对应的是肺泡一直处于开放状态，没有肺泡的塌陷再复张和过度膨胀，避免了塌陷肺泡和细支气管的周期性开放形成的剪切力损伤和肺泡过度扩张导致的过度牵张。因此，有可能根据肺牵张指数，从维持萎陷肺泡复张的角度设置 PEEP，该方法更加符合 ARDS 的病理生理改变，

可能成为设置 PEEP 的主要方法，但其临床实用和可靠性需要循证医学加以证实。

精确测算 b 值需用呼吸功能监护仪记录吸气过程的所有压力及其所对应时间，并应用计算机软件计算出 b 值，步骤烦琐。临床上也可根据容量控制通气压力-时间曲线吸气支的形状，通过目测来粗略判断 b 值。目测的 b 值虽然不够准确，但可操作性好，利于临床应用。

4）CT 导向的 PEEP 递减法：胸部 CT 扫描是反映塌陷肺泡是否复张最为可靠的方法，因此根据胸部 CT 扫描选择最佳 PEEP 被认为是 PEEP 选择的金标准。首先进行充分的肺复张，使塌陷的肺泡充分复张（塌陷肺泡＜5％），然后将 PEEP 设置到较高的水平（如 20 cmH$_2$O），每隔 3～5 min 将 PEEP 递减 2 cmH$_2$O，每一 PEEP 水平均做胸部 CT 扫描，直至出现肺泡明显塌陷（或塌陷肺泡＞5％），此时的 PEEP 为肺泡重新开始塌陷的临界值，该 PEEP 加 2 cmH$_2$O，即为最佳 PEEP。CT 法选择最佳 PEEP 客观、准确，但在操作上需要反复进行 CT 扫描，在临床上缺乏可操作性，仅用于实验和临床研究。

5）最佳氧合法：氧合法选择 PEEP 是以保持最佳氧合为导向的 PEEP 选择方法。由于塌陷肺泡的比例与氧合呈明显负相关，即最佳氧合法与 CT 法具有很好的相关性，但 CT 法烦琐不宜临床实施，不少学者主张将最佳氧合法作为肺复张后 PEEP 选择的金标准。首先实施充分的肺复张，肺复张充分的标准是实施肺复张手法后氧合指数（PaO$_2$/FiO$_2$）＞400 mmHg，或两次肺复张后 PaO$_2$/FiO$_2$ 的变化＜5％。肺复张后直接将 PEEP 设置到较高的水平（如 20 cmH$_2$O），然后每 3～5 min 将 PEEP 降低 2 cmH$_2$O，直至 PaO$_2$/FiO$_2$ 的降低＞5％（提示肺泡重新塌陷），然后重新肺复张后将 PEEP 水平调至 PaO$_2$/FiO$_2$＜400 mmHg 后降低＞5％，此时的 PEEP＋2 cmH$_2$O，即为最佳 PEEP。氧合法选择最佳 PEEP 原理比较简单，但在临床操作上需要反复进行血气分析，可行性受到一定限制。

6）根据跨肺压选择 PEEP：在静态条件下作用于胸膜腔表面对抗肺组织回缩的力量，数值上等于肺组织的弹性回缩力，即肺泡内压（P$_{alv}$）与胸膜腔内压（P$_{pl}$）的差值。通过监测食管压反映胸腔内压，通过气道压替代肺泡内压可计算出跨肺压。滴定 PEEP 使呼气末跨肺压为正值可能减缓呼气末肺泡塌陷。研究显示，与 ARDS net 推荐的 PEEP 滴定法相比，根据跨肺压设置

的 PEEP 明显增高[(12±5)cmH₂O 比(18±5)cmH₂O]，且明显改善氧合。根据跨肺压选择 PEEP 的方法考虑到了胸壁机械力学变化对于整体呼吸系统力学的影响，尤其适用于胸壁顺应性异常的患者。

7) 肺通气分布导向的 PEEP 选择：电阻抗断层扫描(EIT)技术的进步使得床旁通过实时监测肺通气的变化指导 PEEP 的设定成为可能。EIT 通过在胸壁的电极监测肺通气过程中电阻抗的变化，实时监测每次通气过程中不同肺区域的通气分布。在 PEEP 的设置过程中，可根据不同 PEEP 水平下肺重力依赖区及上肺区气体分布的变化判断不同肺区肺泡塌陷及过度膨胀的变化，实现床旁可视的个体化 PEEP 滴定。

5. 自主呼吸　自主呼吸过程中膈肌主动收缩可增加 ARDS 患者肺重力依赖区的通气，改善 V/Q 失调，改善氧合。一项前瞻对照研究显示，与控制通气相比，保留自主呼吸的患者镇静剂使用量、机械通气时间和 ICU 住院时间均明显减少。因此，在循环功能稳定、人机协调性较好的情况下，轻度或中度 ARDS 患者机械通气早期即可考虑保留自主呼吸。但重度 ARDS 患者往往由于呼吸窘迫明显，机械通气早期保留自主呼吸可由于自主吸气努力过强导致跨肺压过大而加重肺损伤。随机对照研究显示，对重度 ARDS 患者早期(48 h 内)在充分的镇静基础上行肌松治疗可明显降低患者的病死率。其抑制患者的自主呼吸，避免人机不同步及跨肺压过大导致的肺损伤可能是病死率降低的原因之一。因此，对于 ARDS 患者是否应保留自主呼吸不应一概而论，应考虑到 ARDS 的严重程度及病程早晚。轻度、中度 ARDS 患者早期即可考虑保留自主呼吸，以发挥其积极作用。而重度 ARDS 患者早期应抑制过强的自主呼吸，避免跨肺压过大加重肺损伤。

6. 俯卧位通气　通过降低胸腔内压力梯度、促进分泌物引流和促进肺内液体移动，明显改善氧合。应用高 FiO₂ 或高气道平台压通气者，若体位改变无明显禁忌证，可采用俯卧位通气。ARDS 病变分布不均一，重力依赖区更易发生肺泡萎陷和不张，相应地，萎陷肺泡的复张较为困难。俯卧位通气降低胸膜腔压力梯度，减少心脏的压迫效应，促进重力依赖区肺泡复张，有利于 V/Q 失调和氧合的改善，同时还有助于肺内分泌物的引流，以利于肺部感染的控制。

俯卧位通气可改善 ARDS 患者氧合，改善肺不均一性，已逐渐成为重症 ARDS 的标准治疗措施。早期随机对照研究采用每日 7 h 俯卧位通气，连续 7 日，结果表明俯卧位通气明显改善 ARDS 患者氧合，但对病死率无明显影响。然而，依据 PaO₂/FiO₂ 对患者进行分层分析结果显示，PaO₂/FiO₂<88 mmHg 的患者俯卧位通气后病死率明显降低。此外，依据简化急性生理评分(SAPS)Ⅱ 进行分层分析显示，SAPSⅡ 高于 49 分的患者采用俯卧位通气后病死率显著降低。上述研究均提示，俯卧通气可能对重症 ARDS 患者有益。法国进行的 PROSEVA 研究对 466 例严重 ARDS 患者随机进行仰卧位和俯卧位通气，严重 ARDS 定义为氧合指数(PaO₂/FiO₂)低于 150 mmHg，FiO₂ 至少为 0.6，呼气末正压至少为 5 cmH₂O，潮气量为 6 ml/kg PBW(理想体重)，结果发现早期实施俯卧位通气(每日 16 h)降低患者 28 日及 90 日病死率。进一步证实每日 16 h 的俯卧位通气可改善重度 ARDS 患者的预后。对于常规机械通气治疗无效的重度 ARDS 患者，可考虑采用俯卧位通气。

7. 体外膜氧合技术(ECMO)　以肺外气体交换供氧和排出二氧化碳，减缓呼吸机相关性肺损伤，让已受损的肺充分休息和修复愈合。

ECMO 可作为 ARDS 的一线治疗策略。ECMO 一方面能够保证充分氧供给及二氧化碳清除，另一方面还可以使受损的肺组织得到充分休息，减少炎症介质释放，促进损伤修复愈合。近年来研究发现，ECMO 能够明显降低 ARDS 患者病死率，接受 ECMO 治疗的 ARDS 患者远期生存率大于 50%。2011 年发表在 JAMA 的文献将 H1N1 导致的重症 ARDS 患者分为 ECMO 治疗组和非 ECMO 治疗组，并根据 Individual、GenMatch、Propensity score 分别进行组间匹配，发现匹配后 ECMO 治疗组患者生存率均明显高于非 ECMO 治疗组，显示 H1N1 相关重症 ARDS 患者 ECMO 治疗的优势明显，但对不同病因导致的重症 ARDS 患者是否均适用 ECMO 仍需进一步探索。

ARDS 患者 ECMO 治疗的时机仍无明确定义。2009 年国外的体外生命支持组织(Extracorporeal Life Support Organization, ELSO)提出的 ECMO 治疗指南指出需要积极进行 ECMO 治疗，但具体应用时机仍无明确定义。2004 年 Mark 等针对 ECMO 上机时机进行研究，指出高水平机械通气超过 7 日属于相对禁忌证。而近年来研究发现，即便高水平机械通气时间超过 7 日，此类患者接受 ECMO 治疗后病死率亦明显高于非 ECMO 治疗者。Peng 等对 ARDS 患者 ECMO 治疗病死率进行研究，发现存活者 ECMO 前机械通气时间在(15.5±12.38)h，

非存活者在(144±160.2)h，提示 ECMO 前长期高水平的机械通气可能与预后不良有关。目前我国越来越多的医学中心开展 ECMO 治疗，也亟待形成适合我国目前情况的 ECMO 规范化操作流程(图 1-4-1)。

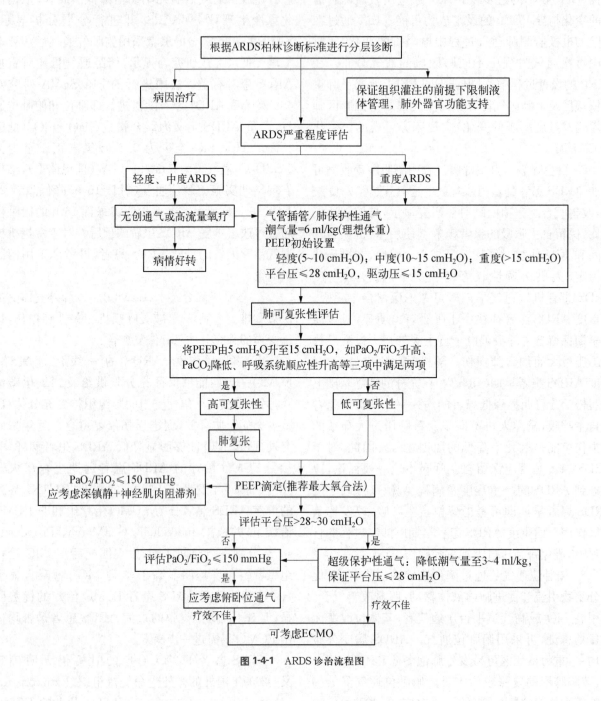

图 1-4-1　ARDS 诊治流程图

（刘　玲）

参考文献

［1］Bernard GR，Artigas A，Brigham KL，et al. The American-European consensus conference on ARDS：definitions，mechanisms，relevant outcomes，and clinical trial coordination［J］. Am J Respir Crit Care Med，1994，149(3 Pt 1)：818-824.

［2］Bellani G，Laffey JG，Pham T，et al. Epidemiology，patterns of care，and mortality for patients with acute respiratory distress syndrome in intensive care units in 50 countries［J］. JAMA，2016，315(8)：788-800.

［3］Sweeney RM，McAuley DF. Acute respiratory distress syndrome［J］. Lancet，2016，388(10058)：2416-2430.

［4］Bellani G，Mauri T，Pesenti A. Imaging in acute lung injury and acute respiratory distress syndrome［J］. Curr Opin Crit Care，2012，18(1)：29-34.

［5］Acute Respiratory Distress Syndrome Network，Brower RG，Matthay MA，et al. Ventilation with lower tidal volumes as compared with traditional tidal volumes for acute lung injury and the acute respiratory distress syndrome［J］. N Engl J Med，2000，342(18)：1301-1308.

第五节 重症哮喘及哮喘持续状态

概述与病理生理

一、定义

支气管哮喘(bronchial asthma，简称哮喘)是一种常见病、多发病。近年来发病有增加趋势，在我国支气管哮喘的患病率为 $0.5\%\sim6\%$。本病严重危害人类的健康，给社会造成了巨大的经济负担，是全世界面临的主要公共卫生问题之一。

重症哮喘是支气管哮喘患者死亡的主要原因之一，重症哮喘通常可分为以下几种临床类型。①哮喘持续状态，指哮喘严重发作并持续 $24\ h$ 以上。②哮喘猝死，有部分哮喘患者在经过一段相对缓解的时期后，突然出现严重急性发作，如果救治不及时，可在数分钟到数小时内死亡，称为哮喘猝死(sudden death asthma)。③潜在性致死性哮喘，包括以下几种情况：长期口服糖皮质激素类药物治疗；以往曾因哮喘严重发作住院抢救治疗；曾因哮喘严重发作而行气管切开、机械通气治疗；既往曾有气胸或纵隔气肿病史；本次发病过程中需超常规剂量使用支气管扩张药，但效果不明显。

二、病因

哮喘的病因还不十分清楚，大多认为其是与基因遗传有关的疾病，同时受遗传因素和环境因素双重影响。

许多调查资料表明，哮喘的亲属患病率高于群体患病率，并且亲缘关系越近，患病率越高。哮喘患儿双亲大多存在不同程度的气道反应性增高。目前哮喘的相关基因尚未完全明确，但有研究表明存在与气道高反应性、IgE 调节和特应性反应相关的基因，这些基因在哮喘的发病中起着重要的作用。

环境因素中主要包括某些激发因素：①吸入物，如尘螨、花粉、真菌、动物毛屑、二氧化硫、氨气等各种特异性和非特异性吸入物；②感染，如细菌、病毒、原虫、寄生虫等；③食物，如鱼、虾、蟹、蛋类、牛奶等；④药物，如普萘洛尔(心得安)、阿司匹林等。气候变化、运动、妊娠等都可能是哮喘的激发因素。

三、病理生理

显微镜下可见气道纤毛上皮剥离，气道上皮下有肥大细胞、嗜酸性粒细胞、淋巴细胞与中性粒细胞浸润,气道黏膜下组织水肿,微血管通透性增加,杯状细胞增殖及支气管分泌物增加,支气管平滑肌痉挛等病理改变。若哮喘长期反复发作,表现为支气管平滑肌肌层肥厚、气道上皮细胞下纤维化、黏液腺增生和新生血管形成等,导致气道重构。

四、发病机制

哮喘的发病机制尚不完全清楚。多数人认为哮喘与变态反应、气道炎症、气道反应性增高及神经机制等因素相互作用有关。

1. 变态反应 当变应原进入具有特应性体质的机体后,可刺激机体通过 T 淋巴细胞的传递,由 B 淋巴细胞合成特异性 IgE,并结合于肥大细胞和嗜碱性粒细胞表面的高亲和性的 IgE 受体($Fc_εR_1$);IgE 也能结合于某些 B 细胞、巨噬细胞、单核细胞、嗜酸性粒细胞、NK 细胞及血小板表面的低亲和性的 $Fc_εR_2$,但是 $Fc_εR_1$ 与 IgE 的亲和性比 $Fc_εR_2$ 高 10~100 倍。若变应原再次进入体内,可与结合在 $Fc_εR$ 上的 IgE 交联,使该细胞合成并释放多种活性介质,导致平滑肌收缩、黏液分泌增加、血管通透性增高和炎症细胞浸润等。炎症细胞在介质的作用下又可分泌多种介质,使气道病变加重,炎症反应增加,产生哮喘的临床症状。

根据变应原吸入后哮喘发生的时间,可分为速发型哮喘反应(IAR)、迟发型哮喘反应(LAR)和双相型哮喘反应(OAR)。IAR 几乎在吸入变应原的同时立即发生反应,15~30 min 达高峰,2 h 后逐渐恢复正常。LAR 在 6 h 左右发病,持续时间长,可达数日,而且临床症状重,常呈持续性哮喘表现,肺功能损害严重而持久。LAR 的发病机制较复杂,不仅与 IgE 介导的肥大细胞脱颗粒有关,而且主要是由气道炎症所致。现在认为哮喘是一种涉及多种炎症细胞和结构细胞相互作用,由许多介质和细胞因子参与的一种慢性炎症疾病。LAR 是慢性炎症反应的结果。

2. 气道炎症 气道慢性炎症被认为是哮喘的本质。表现为多种炎症细胞特别是肥大细胞、嗜酸性粒细胞和 T 淋巴细胞等在气道的浸润和聚集。这些细胞相互作用可以分泌多种炎症介质和细胞因子,这些介质、细胞因子与炎症细胞和结构细胞相互作用构成复杂的网络,使气道反应性增高,气道收缩,黏液分泌增加,血管渗出增多。已知肥大细胞、嗜酸性粒细胞、中性粒细胞、上皮细胞、巨噬细胞和内皮细胞都可产生炎症介质。

3. 气道高反应性(AHR) 表现为气道对各种刺激因子出现过强或过早的收缩反应,是哮喘患者发生和发展的另外一个重要因素。目前普遍认为气道炎症是导致气道高反应性的重要机制,在气道受到变应原或其他刺激后,由于多种炎症细胞、炎症介质和细胞因子的参与,以及气道上皮和上皮内神经的损害等,导致气道高反应性。AHR 常有家族倾向,受遗传因素的影响,AHR 为支气管哮喘患者的共同病理生理特征,然而出现 AHR 者并非都是支气管哮喘,如长期吸烟、接触臭氧、病毒性上呼吸道感染、慢性阻塞性肺疾病(COPD)等也可出现 AHR。

4. 神经机制 神经因素也被认为是哮喘发病的重要环节。支气管受复杂的自主神经支配。除胆碱能神经、肾上腺素能神经外,还有非肾上腺素能非胆碱能(NANC)神经系统。支气管哮喘与 β 受体功能低下和迷走神经张力亢进有关,并可能存在 α 肾上腺素神经的反应增加。NANC 能释放舒张支气管平滑肌的神经介质,如血管活性肠肽(VIP)、一氧化氮(NO)及收缩支气管平滑肌的介质(如 P 物质、神经激肽,两者平衡失调,则可引起支气管平滑肌收缩)。

诊断与鉴别诊断

一、诊断

1. 临床症状 几乎所有的支气管哮喘患者都有长期性和反复发作性的特点,哮喘的发作与季节、周围环境、饮食、职业、精神心理因素、运动和服用某些药物有密切关系。

(1)前驱症状:在变应原引起的急性哮喘发作前往往有打喷嚏、流鼻涕、眼痒、流泪、干咳或胸闷等前驱症状。

（2）喘息和呼吸困难：是哮喘的典型症状,喘息的发作往往较突然。呼吸困难呈呼气性,表现为吸气时间短,呼气时间长,患者感到呼气费力,但有些患者感到呼气和吸气都费力。

当呼吸肌收缩克服气道狭窄产生的过高支气管阻力负荷时,患者即可感到呼吸困难。一般来说,呼吸困难的严重程度和气道阻力增高程度成正比。但有15%的患者当第1秒用力呼气容积（FEV$_1$）下降到正常值的50%时仍然察觉不到气流受限,表明这部分患者产生了颈动脉窦的适应,即对持续的刺激反应性降低。这说明单纯依靠症状的严重程度来评估病情有低估的危险,需结合其他的客观检查手段来正确评估哮喘病情的严重程度。

（3）咳嗽和咳痰：咳嗽是哮喘的常见症状,由于气道的炎症和支气管痉挛引起。干咳常是哮喘的前兆,哮喘发作时,咳嗽、咳痰症状反而减轻,以喘息为主。哮喘发作接近尾声时,支气管哮喘和气道狭窄减轻,大量气道分泌物需要排出时,咳嗽、咳痰可能加重,咳出大量的白色泡沫痰。部分哮喘患者,以刺激性干咳为主要表现,无明显的喘息症状,这部分哮喘称为咳嗽变异性哮喘。

（4）胸闷和胸痛：哮喘发作时,患者可有胸闷和胸部发紧的感觉。如果哮喘发作较重,可能与呼吸肌过度疲劳和拉伤有关。突发的胸痛要考虑自发性气胸的可能。

2. 体格检查 哮喘的体征与哮喘的发作有密切的关系,在哮喘缓解期可无任何阳性体征。在哮喘发作期,根据病情严重程度的不同可有不同的体征。哮喘发作时支气管进行性的气流受限可引起肺部动力学、气体交换和心血管系统一系列的变化。为了维持气道的正常功能,肺出现膨胀,伴有残气容积和肺总量的明显增加。肺的过度膨胀使肺内压力增加,产生胸腔内负压所需要的呼吸肌收缩力也明显增加。呼吸肌负荷增加的体征是呼吸困难、呼吸加快和辅助呼吸肌运动。在呼气时,肺弹性回缩压降低和气道炎症可引起显著的气道狭窄,在临床上可观察到喘息、呼气延长和呼气流速减慢。这些临床表现一般与FEV$_1$和呼气高峰流量（PEF）的降低相关。由于哮喘患者气流受限并不均匀,通气的分布也不均匀,可引起肺 V/Q 失调,发生低氧血症,出现发绀等缺氧表现。在吸气期间肺过度膨胀和胸腔负压的增加对心血管系统有很大的影响。右心室受胸腔负压的牵拉使静脉回流增加,可引起肺动脉高压和室间隔的偏移。在这种情况下,受压的左心室需要将血液从负压明显增高的胸腔射到体循环,产生吸气期间的收缩压下降,称为奇脉。

（1）一般体征：哮喘患者在发作时,精神一般比较紧张,呼吸加快,端坐呼吸,严重时可出现口唇和指（趾）发绀。

（2）呼气延长和双肺哮鸣音：在胸部听诊时可听到呼气时间延长而吸气时间缩短,伴有双肺如笛声的高调音,称哮鸣音。单侧哮鸣音突然消失要考虑自发性气胸的可能。重症哮喘患者,支气管发生极度狭窄,出现呼吸肌疲劳时,喘鸣音反而消失,称为寂静肺（silent lung）,是病情危重的表现。

（3）肺过度膨胀体征：即肺气肿体征。表现为胸腔的前后径扩大,肋间隙增宽,叩诊呈过清音,肺肝浊音界下降,心浊音界缩小。长期哮喘的患者可有桶状胸,儿童可有鸡胸。

（4）奇脉：重症哮喘患者发生奇脉是吸气期间收缩压下降幅度（一般不超过 1.33 kPa,即 10 mmHg）增大的结果。严重的奇脉（≥3.33 kPa,即 25 mmHg）是重症哮喘患者的可靠指征。

（5）呼吸肌疲劳的表现：表现为辅助呼吸肌的动用,肋间肌和胸锁乳突肌的收缩,还表现为反常呼吸,即吸气时下胸壁和腹壁向内收。

（6）重症哮喘的体征：随着气流受限的加重,患者变得更窘迫,说话不连贯,皮肤潮湿,呼吸和心率增加,并出现奇脉和呼吸肌疲劳的表现。呼吸频率≥25次/分、心率≥110 次/分、奇脉≥25 mmHg 是重症哮喘的指征。患者垂危状态时可出现寂静肺或呼吸乏力、发绀、心动过缓、意识恍惚或昏迷等表现。

3. 辅助检查

（1）血液学检查：发作时可有嗜酸性粒细胞增高,但多不明显,如并发感染可有白细胞计数增高,中性粒细胞比例增高。

（2）痰液检查：涂片在显微镜下可见较多嗜酸性粒细胞,可见嗜酸性粒细胞退化形成的尖棱结晶、黏液栓和透明哮喘珠。如合并呼吸道细菌感染,痰涂片革兰染色、细菌培养及药物敏感试验有助于病原菌诊断及指导治疗。

（3）呼吸功能检查：在哮喘发作时有关呼气流量的全部指标均显著下降,FEV$_1$、第 1 秒用力呼气容积占用力肺活量比值（FEV$_1$/FVC%）、最大呼气中期流量（MMEF）、25％与50％肺活量时的最大呼气中期流量（MMEF$_{25\%}$、MMEF$_{50\%}$）及高峰呼气流量（PEF）均减少。缓解期可逐渐恢复。有效支气管舒张药可使上述指标好转。在发作时可有用力肺活量减少、残气容积增加、功能残气量和肺总量增加，残气容积占肺总量百分比增高。

（4）动脉血气分析：哮喘严重发作时可有缺氧，PaO$_2$降低，由于过度通气可使PaCO$_2$下降，pH上升，表现为呼吸性碱中毒。如果重症哮喘，病情进一步发展，气道阻塞严重，可有缺氧及二氧化碳潴留，PaCO$_2$上升，表现为呼吸性酸中毒。如果缺氧明显，可合并代谢性酸中毒。

（5）胸部X线检查：早期在哮喘发作时可见两肺透亮度增加，呈过度充气状态；在缓解期多无明显异常。如并发呼吸道感染，可见肺纹理增加及炎性浸润阴影。同时要注意肺不张、气胸或纵隔气肿等并发症的存在。

（6）支气管激发试验：用于测定气道反应性。哮喘患者的气道处于一种异常敏感状态，对某些刺激表现出一种过强和（或）过早的反应，称为气道高反应性。

（7）支气管舒张试验：测定气流受限的可逆性。对于一些已有支气管痉挛、狭窄的患者，采用一定剂量的支气管舒张药物使狭窄的支气管舒张，以测定其舒张程度的肺功能试验，称为支气管舒张试验。若患者吸入支气管舒张药物后，FEV$_1$或PEF改善率≥15％，可诊断为支气管舒张试验阳性。

（8）呼气高峰流量的测定和监测：PEF是反映哮喘患者气流受限程度的一项客观指标。通过测定大气道的阻塞情况，对于支气管哮喘诊断和治疗具有辅助价值。哮喘患者PEF值的变化规律是凌晨最低，午后或晚上最高，昼夜变异率≥20％则提示哮喘诊断。在相同气流受限程度下，不同患者对呼吸困难的感知能力不同，许多患者感觉较迟钝，往往直至PEF降至很低时才感到呼吸困难，往往延误治疗。

（9）特异性变应原监测：变应原是一种抗原物质，能诱导机体产生IgE抗体。变应原检测可分为体内试验（变应原皮试）、体外特异性IgE抗体检测、嗜碱性粒细胞释放能力检测、嗜酸性粒细胞阳离子蛋白检测等。

4. 诊断标准

（1）反复发作喘息、气急、胸闷或咳嗽，多与接触变应原、冷空气、物理刺激、化学刺激以及病毒性上呼吸道感染、运动等有关。

（2）发作时在双肺可闻及散在或弥漫性、以呼气相为主的哮鸣音，呼气相延长。

（3）上述症状和体征经治疗缓解或自行缓解。

（4）除外其他疾病所引起的喘息、气急、胸闷和咳嗽。

（5）临床表现不典型者（如无明显喘息或体征），应至少具备以下1项试验阳性：支气管激发试验或运动激发试验阳性；支气管舒张试验阳性FEV$_1$增加≥12％，且FEV$_1$增加绝对值≥200 ml；呼气流量峰值（PEF）日内（或2周）变异率≥20％。

（6）哮喘持续状态指哮喘严重发作并持续24 h以上者。

二、鉴别诊断

1. 心源性哮喘 见于冠心病、高血压性心脏病、风湿性心脏病等引起的左心衰竭。发作时的症状与支气管哮喘相似，但心源性哮喘多有上述基础疾病史。阵发性咳嗽，常咳出粉红色泡沫样痰，两肺可闻及广泛的湿啰音和哮鸣音，左心界扩大，心率增快，心尖部可闻及奔马律。胸部X线检查时，可见心脏增大，肺淤血征，有助于鉴别。若一时难以鉴别，可雾化吸入β$_2$受体激动剂或静脉注射氨茶碱，症状缓解后进一步检查。

2. 喘息型慢性支气管炎 实际上为慢性支气管炎合并哮喘，多见于中老年人，有慢性咳嗽史，喘息长年存在，有加重期。有肺气肿体征，两肺可闻及湿啰音。

3. 肺嗜酸性粒细胞浸润症 见于热带性嗜酸细胞增多症、肺嗜酸性粒细胞增多性浸润、外源性变态反应性肺泡炎等，致病原为寄生虫、花粉、化学药品、职业粉尘等，多有接触史，症状较轻，患者常有发热，胸部X线检查可见多发性、此起彼伏的淡薄斑片浸润阴影，可自行消失或再发。肺组织活检也有助于鉴别。

4. 变态反应性支气管肺曲霉病 是一种曲霉在具有特异性个体中引起的一种变态反应性疾病。其与哮喘的鉴别要点如下：典型者咳出棕褐色痰块，内含多量嗜酸性粒细胞；X线胸片呈游走性或固定性浸润病灶；支气管造影可以显示近端支气管呈囊状或柱状扩张；痰镜检或培养发现曲霉；曲霉抗原皮试呈速发反应阳性；曲霉抗原特异性沉淀抗体（IgG）测定阳性；曲霉抗原皮试出现Arthus现象；曲霉特异性 IgE 水平增高。

5. 气管、支气管软化及复发性多软骨炎 由于气管支气管软骨软化,气道不能维持原来正常状态,患者呼气或咳嗽时胸膜腔内压升高,可引起气道狭窄,甚至闭塞,临床表现为呼气性喘息,其特点为剧烈持续性,甚至犬吠样咳嗽;气道断层摄影或 CT 显示气管、大气管狭窄;支气管镜检查时可见气道呈扁平状,呼气或咳嗽时气道狭窄。

监测与治疗

一、脱离变应原

部分患者能找到引起哮喘发作的变应原或者其他非特异性刺激因素,应立即使患者脱离变应原。

二、药物治疗

治疗哮喘的药物可以分为控制药物和缓解药物。①控制药物:是指需要长期每日使用的药物。这些药物主要通过抗感染作用使哮喘维持临床控制,其中包括吸入糖皮质激素(简称激素)、全身用激素、白三烯调节药、长效 β_2 受体激动剂(LABA,须与吸入激素联合应用)、缓释茶碱、色甘酸钠、抗 IgE 抗体及其他有助于减少全身激素剂量的药物等。②缓解药物:是指按需使用的药物。这些药物通过迅速解除支气管痉挛从而缓解哮喘症状,其中包括速效吸入 β_2 受体激动剂、全身用激素、吸入性抗胆碱能药物、短效茶碱及短效口服 β_2 受体激动剂。

(1) 激素:是最有效的控制气道炎症的药物。给药途径包括吸入、口服和静脉应用等,吸入为首选途径。

(2) β_2 受体激动剂:通过对气道平滑肌和肥大细胞等细胞膜表面的 β_2 受体的作用,舒张气道平滑肌,减少肥大细胞、嗜碱性粒细胞脱颗粒和介质的释放、降低微血管的通透性、增加气道上皮纤毛的摆动等,缓解哮喘症状。

(3) 白三烯调节药:包括半胱氨酰白三烯受体拮抗药和 5-脂氧化酶抑制药。除吸入激素外,它是唯一可单独应用的长效控制药,可作为轻度哮喘的替代治疗和中重度哮喘的联合治疗用药。

(4) 茶碱:具有舒张支气管平滑肌作用,并具有强心、利尿、扩张冠状动脉、兴奋呼吸中枢和呼吸肌等作用。

(5) 抗胆碱药物:吸入抗胆碱药物如溴化异丙托品、溴化氧托品和溴化泰乌托品等,可阻断节后迷走神经传出支,通过降低迷走神经张力而舒张支气管。其舒张支气管的作用比 β_2 受体激动剂弱,起效也较慢,但长期应用不易产生耐药。

(6) 抗 IgE 治疗:抗 IgE 单克隆抗体可应用于血清 IgE 水平增高的哮喘患者。目前它主要用于经过吸入糖皮质激素和 LABA 联合治疗后症状仍未控制的严重哮喘患者。

(7) 变应原特异性免疫疗法:通过皮下给予常见吸入变应原提取液(如尘螨、猫毛等),可减轻哮喘症状和降低气道高反应性,适用于变应原明确但难以避免的哮喘患者。

三、重症哮喘发作的治疗

对于具有哮喘相关死亡高危因素的患者需要给予高度重视,除氧疗外,应重复使用速效 β_2 受体激动剂,可通过压力定量气雾剂的储雾器给药,也可通过射流雾化装置给药。推荐在初始治疗时连续雾化给药,随后根据需要间断给药(每 4 h 1 次)。重症哮喘急性发作应尽早使用全身激素,特别是对速效 β_2 受体激动剂初始治疗反应不完全或疗效不能维持,以及在口服激素基础上仍然出现急性发作的患者。可采用静脉注射或滴注,如甲泼尼龙 80～160 mg,或氢化可的松 400～1 000 mg 分次给药。

重度和危重哮喘发作经过上述药物治疗,临床症状和肺功能无改善甚至继续恶化者,应及时给予机械通气治疗,其指征主要包括:意识改变、呼吸肌疲劳、pH≤7.30 等。可先采用经鼻(面)罩无创机械通气,若无效应及早行气管插管机械通气。重症哮喘发作机械通气需要较高吸气压,可使用适当水平的呼气末正压(PEEP)治疗。如果需要过高的气道峰压和平台压才能维持正常通气容积,可试用允许性高碳酸血症通气策略以减少呼吸机相关性肺损伤。

重症哮喘的诊治流程见图 1-5-1。

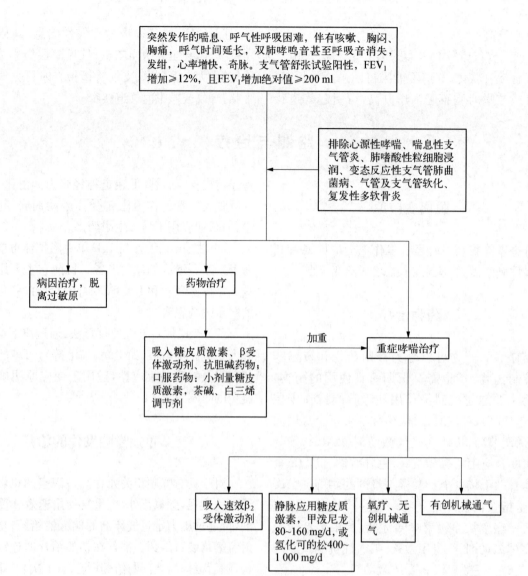

图 1-5-1 重症哮喘诊治流程图

（於江泉　郑瑞强）

［1］Harkness LM, Ashton AW, Burgess JK. Asthma is not only an airway disease, but also a vascular disease [J]. Pharmacology & Therapeutics, 2015,148:17 - 33.

［2］Krishnan JA, Lemanske RF Jr, Canino GJ, et al. Asthma outcomes: asthma symptoms [J]. J Allergy Clin Immunol, 2012,129(30):S124 - S135.

［3］Bateman ED, Hurd SS, Barnes PJ, et al. Global strategy for asthma management and prevention: GINA executive summary [J]. Eur Respir J, 2008,31:143 - 178.

［4］Anderson DE, Kew KM, Boyter AC. Long-acting muscarinic antagonists (LAMA) added to inhaled corticosteroids (ICS) versus the same dose of ICS alone for adults with asthma [J]. Cochrane Database Syst Rev, 2015,8:CD011397.

［5］Leatherman James. Mechanical ventilation for severe asthma [J]. Chest, 2015,147(6):1671 - 1680.

［6］Beasley Richard, Semprini Alex, Mitchell EA. Risk factors for asthma: is prevention possible? [J]. Lancet, 2015,386:1075 - 1085.

［7］Bruijnzeel PL B, Uddin M, Koenderman L. Targeting neutrophilic inflammation in severe neutrophilic asthma: can we target the disease-relevant neutrophil phenotype? [J]. J Leukoc Biol, 2015,98(4):549 - 556.

［8］Jia CE, Zhang HP, Lv Y, et al. The asthma control test and asthma control questionnaire for assessing asthma control: systematic review and meta-analysis [J]. J Allergy Clin Immunol, 2013,131:695 - 703.

［9］刘又宁,王辰,康健,等.呼吸内科学高级教程[M].北京:人民军医出版社,2014:223 - 238.

［10］Chung KF, Wenzel SE, Brozek JL, et al. International ERS/ATS guidelines on definition, evaluation and treatment of severe asthma [J]. Eur Respir J, 2014,43:343 - 373.

第六节 慢性阻塞性肺疾病急性加重期

概述与病理生理

一、定义

慢性阻塞性肺疾病(chronic obstructive pulmonary disease，COPD)是一种可以预防和治疗的常见疾病，其特征是持续存在的气流受限。气流受限呈进行性发展，伴有气道和肺对有害颗粒或气体所致慢性炎症反应的增加。急性加重和合并症影响患者整体疾病的严重程度。急性加重期，指在疾病过程中，短期内咳嗽、咳痰、气短和(或)喘息加重，痰量增多，呈脓性痰或黏液脓性痰，可伴发热等症状，并需改变COPD的基础日常用药。

二、危险因素

COPD的确切病因尚不清楚，所有与慢性支气管炎和阻塞性肺气肿发生有关的因素都可能参与COPD的发病。已经发现的危险因素可以分为外因(即环境因素)与内因(即个体易患因素)两类。

1. 外因

(1) 吸烟：是目前公认的COPD已知危险因素中最重要者。国外较多流行病学研究结果表明，与不吸烟人群相比，肺功能异常的发生率明显升高，出现呼吸道症状的人数明显增多，肺功能检查中反映气道是否有阻塞的核心指标第1s用力呼气末容积(FEV_1)的年下降幅度明显增快；经过长期观察，目前已经明确吸烟量与FEV_1的下降速率之间存在剂量-效应关系，即吸烟量越大，FEV_1下降越快。对于已经明确有COPD者，吸烟者病死率明显高于不吸烟者。实验室研究结果表明，吸烟可以从多个环节上促进COPD的发病，如能使支气管上皮纤毛变短，

排列不规则，使纤毛运动发生障碍，降低气道局部的抵抗力；可以削弱肺泡吞噬细胞的吞噬功能；还可以引起支气管痉挛，增加气道阻力。

(2) 吸入职业粉尘和化学物质：纵向研究资料证明，煤矿工人、开凿硬岩石的工人、隧道施工工人和水泥生产工人的FEV_1年下降率因其职业粉尘接触而增大，粉尘接触严重的工人，其对肺功能的影响超过吸烟者。

(3) 空气污染：长期生活在室外空气受到污染的区域可能是导致COPD发病的一个重要因素。对于已经患有COPD的患者，严重的城市空气污染可以使病情加重。

(4) 生物燃料：近年来国内外研究表明，在厨房通风条件不好的情况下，使用木柴、农作物秸秆以及煤等生物燃料作为生活燃料，可以增加COPD的患病风险。

(5) 呼吸道感染：对于已经罹患COPD者，呼吸道感染是导致疾病急性发作的一个重要因素，可以加剧病情进展。

(6) 社会经济地位：与COPD的发病之间有密切关系，社会经济地位较低的人群发生COPD的概率较大，可能与室内和室外空气污染、居室拥挤、营养较差及其他社会经济地位较低相关联的因素有关。

2. 内因

(1) 遗传因素：流行病学研究结果提示，COPD易患性与基因有关，但COPD肯定不是一种单基因疾病，其易患性涉及多个基因。目前唯一比较肯定的是，不同程度的 α_1-抗胰蛋白酶缺乏可以增加COPD的发病风险。

(2) 气道高反应性：国内外的流行病学研究结果均表明，气道反应性增高者其COPD的发病率明显

增高,两者关系密切。

(3) 肺发育、生长不良:在妊娠期、新生儿期、婴儿期或者儿童期由于各种原因导致肺发育或者生长不良的个体在成年后容易罹患COPD。

三、病理生理

1. 病理学改变 早期表现为上皮细胞的纤毛发生粘连、倒伏、脱失,上皮细胞空泡变性、坏死、增生和鳞状上皮化生;杯状细胞增多和肥大、增生,黏液分泌旺盛,大量黏液潴留;黏膜和黏膜下层充血,浆细胞、淋巴细胞浸润及轻度纤维增生。急性发作时可见大量中性粒细胞浸润及黏膜上皮细胞坏死、脱落。病情较重而病程持久者,炎症由支气管壁向其周围组织扩散,黏膜下层平滑肌束断裂和萎缩。

病变发展至晚期,黏膜有萎缩性病变,支气管周围组织增生,支气管壁中的软骨片发生不同程度萎缩变性,造成管腔僵硬和塌陷。病变蔓延至细支气管和肺泡壁,形成肺组织结构破坏和纤维组织增生。电镜观察可见Ⅰ型肺泡上皮细胞肿胀变厚,Ⅱ型肺泡上皮细胞增生;毛细血管基底膜增厚,内皮细胞损伤,血栓形成和管腔纤维化、闭塞;肺泡壁纤维组织弥漫性增生。镜下可见终末细支气管以远肺组织(包括呼吸性细支气管、肺泡管、肺泡囊、肺泡等)扩张,肺泡壁变薄,肺泡间隔变窄或者断裂,肺泡孔扩大,扩张破裂的肺泡相互融合形成较大的囊腔,肺毛细血管明显减少。

2. 病理生理改变 气道阻塞和气流受限是COPD最重要的病理生理改变,引起阻塞性通气功能障碍。患者还有肺总量、残气容积和功能残气量增多等肺气肿的病理生理改变。大量肺泡壁的断裂导致肺泡毛细血管破坏,剩余的毛细血管受肺泡膨胀的挤压而退化,致使肺毛细血管大量减少。此时肺区虽有通气,但肺泡壁无血液灌流,导致生理无效

腔气量增大;部分肺区虽有血液灌流,但肺泡通气不良,不能参与气体交换,导致血液分流。这些改变产生V/Q失调,肺内气体交换效率明显下降。加之肺泡及毛细血管大量丧失,弥散面积减小,进一步使换气功能发生障碍。通气和换气功能障碍可引起缺氧和二氧化碳潴留,发生不同程度的低氧血症和高碳酸血症,最终出现呼吸衰竭,继发慢性肺源性心脏病。

四、发病机制

各种外界致病因素在易患个体导致气道、肺实质和肺血管的慢性炎症,这是COPD发病的关键机制。中性粒细胞、肺泡巨噬细胞、淋巴细胞(尤其是$CD8^+$细胞)等多种炎性细胞通过释放多种生物活性物质而参与该慢性炎症的发生,如白细胞介素(IL,包括IL-1、IL-4、IL-8)、肿瘤坏死因子-α、干扰素-γ等细胞因子、白三烯类、细胞间黏附分子、基质金属蛋白酶、巨噬细胞炎性蛋白等,都是通过不同环节促进气道慢性炎症的发生和发展。肺部的蛋白酶和抗蛋白酶失衡及氧化与抗氧化失衡也在COPD发病中起重要作用。COPD气道阻塞和气流受限的产生机制主要与下列两个因素有关。

(1) 小气道慢性炎症时细胞浸润、黏膜充血和水肿等使管壁增厚,加上分泌物增多等因素,都可以使管腔狭窄,气道阻力增加。

(2) 肺气肿时肺组织弹性回缩力减低,使呼气时将肺内气体驱赶到肺外的动力减弱,呼气流速减慢;同时,肺组织弹性回缩力减低后失去对小气道的正常牵拉作用,小气道在呼气期容易发生闭合,进一步导致气道阻力上升。

COPD急性加重往往有诱发因素,导致患者呼吸困难加重、痰量增加及痰的脓性程度增加,常见的诱因有呼吸道感染(病毒或细菌等)、空气污染、使用镇静药物等,甚至包括吸氧浓度过高。

诊断与鉴别诊断

一、诊断

根据吸烟等高危因素史、临床症状和体征等资

料,临床可以怀疑COPD。明确诊断依赖于肺功能检查证实有不完全可逆的气道阻塞和气流受限,这是COPD诊断的必备条件。尽管有多个肺功能指标可以反映气道阻力和呼气流速的变化,但以FEV_1%

预计值和 FEV_1/FVC 这两个指标在临床最为实用。吸入支气管舒张剂后 $FEV_1/FVC<70\%$，可确定为不完全可逆性气流受限；若能同时排除其他已知病因或具有特征病理表现的气道阻塞和气流受限疾病，则可明确诊断为 COPD。有少数患者并无咳嗽、咳痰症状，仅在肺功能检查时发现 $FEV_1/FVC<70\%$，在排除其他疾病后亦可诊断为 COPD。

急性加重期患者诊断依据如下。

1. 临床症状　短期内咳嗽、咳痰、气短和（或）喘息加重，痰量增多，呈脓性痰或黏液脓性痰，可伴有发热等症状。

2. 体格检查　COPD 患者早期体征不明显。随着病情的发展，视诊可见胸廓前后径增大，剑突下胸骨下角增宽（桶状胸），呼吸运动减弱，部分患者呼吸变浅、频率增快，严重者可有缩唇呼吸等；触觉语颤减弱或消失，叩诊呈过清音，心浊音界缩小或不易叩出，肺下界和肝浊音界下移，肺下界活动度减少；听诊呼吸音普遍减弱，急性发作期可在背部或双肺底听到干湿啰音，咳嗽后可减少或消失，部分患者可闻及广泛哮鸣音并伴呼气期延长。

3. 辅助检查

（1）肺功能检查：是判断气道阻塞和气流受限的主要客观指标，主要用于稳定期 COPD 患者的诊断，同时可以评估患者疾病严重程度、疾病进展状况、预后及治疗反应。

（2）胸部 X 线检查：COPD 早期 X 线胸片可无异常变化，以后可出现慢性支气管炎和肺气肿的影像学改变。CT 检查对有疑问病例的鉴别诊断有较高价值；高分辨率 CT 对辨别小叶中心型或全小叶型肺气肿以及确定肺大疱的大小和数量，有很高的敏感性和特异性。

（3）血气检查：COPD 晚期或者急性加重期患者可以发生低氧血症、高碳酸血症、酸碱平衡失调及呼吸衰竭等改变，血气分析对其判断具有重要价值。

（4）其他：COPD 急性加重期合并感染时，血白细胞计数增高、核左移，血 C 反应蛋白、降钙素原浓度可增高。

目前对于 COPD 严重程度的肺功能分级主要针对 COPD 稳定期，而关于急性加重期的严重程度评估未达成共识。表 1-6-1 根据临床症状、动脉血气及重要脏器的功能障碍进行 COPD 急性加重期分级，可供参考。

表 1-6-1　COPD 急性加重期的临床严重度分级

分级	特征
Ⅰ级（轻度）	咳嗽加剧，痰量增加或者发热等症状；吸气时 PaO_2 基本正常
Ⅱ级（中度）	上述 COPD 急性加重症状；吸气时 $PaO_2<60$ mmHg 和（或）$PaCO_2>50$ mmHg
Ⅲ级（重度）	上述 COPD 急性加重症状；吸气时 $PaO_2<60$ mmHg 和（或）$PaCO_2>50$ mmHg；伴其他重要脏器的功能衰竭，如神志障碍、休克、肝肾功能衰竭和上消化道出血等

二、鉴别诊断

COPD 需要与其他一些已知病因或具有特征性病理表现的气道阻塞和气流受限疾病鉴别。COPD 急性发作的诊断属于排他性诊断，做出诊断前必须首先排除其他可以引起咳嗽、咳痰、喘息的心肺疾病。

1. 支气管哮喘　单纯型支气管哮喘的鉴别比较容易，支气管哮喘在没有发展到具有不可逆性气道狭窄之前，其临床特点比较鲜明（常于幼年和青年突然起病，一般无慢性咳嗽、咳痰史，喘息呈发作性，发作时两肺布满哮鸣音，缓解后可毫无症状，常有个人或家族过敏史等），不难与 COPD 鉴别。喘息型 COPD 与已经具有一定程度不可逆性气道阻塞的支气管哮喘的鉴别有时十分困难，有人认为此时两者在治疗上有很多相同之处，因此现在正式提出哮喘-慢阻肺重叠综合征（ACOS）的名称。

2. 支气管扩张症　也有慢性反复咳嗽、咳痰，但痰量常较多，且痰性质多为脓性，合并感染时可有发热、大量脓痰，常反复咯血。肺部听诊以湿啰音为主，部位与病灶位置吻合，较固定。病程长的患者可见消瘦、杵状指（趾）。X 线检查常见病变部位纹理粗乱，严重者呈卷发状或蜂窝状，受累肺叶常见容积缩小，易合并肺炎。胸部 CT 检查尤其是高分辨率 CT 多可以明确诊断。

3. 肺结核　患者多有发热、乏力、盗汗及消瘦、咯血等症状，X 线胸片发现肺部病灶，其形态明显不同于 COPD 的 X 线胸片表现。痰抗酸杆菌阳性或结核杆菌培养阳性者可确诊，阴性者需结合各种临床资料以及患者对治疗的反应等进行综合判断。

4. 间质性肺疾病(ILD) 病因很多,详细询问病史可为寻找病因提供重要线索,例如准确、详实的粉尘作业史对于尘肺病的诊断非常关键;临床表现多样,早期可只有咳嗽、咳痰,偶感气短;体检时仔细听诊,在肺下后侧可闻及爆裂音(Velcro 啰音),可逐渐发生杵状指(趾);典型肺功能改变呈限制性通气功能障碍,动脉血氧分压降低;X 线胸片和胸部 CT 见间质性结节影和(或)间质性网格影等,且肺内总的含气量不增加,甚至明显减少,均有助于鉴别。

5. 急性左心衰竭 急性发作时症状与 COPD 急性加重期患者类似,但左心衰竭患者多有心脏病史,如心脏瓣膜疾病、冠心病、心肌病、高血压、心律失常等,可有阵发性夜间呼吸困难,有时咳粉红色泡沫样痰。体格检查可见心力衰竭体征,如心脏扩大,心尖冲动向下外侧移位,奔马律,第一心音减弱,肺部听诊可闻及湿啰音。胸部 X 线片可发现左心房及左心室扩大、肺间质水肿、肺静脉淤血等征象。超声心动图检查心腔的内径、射血分数和室壁活动异常,还能发现左心室扩张和肥厚的程度,同时还能观察瓣膜病变、心包积液等。

监 测 与 治 疗

积极的病因治疗,引起 COPD 急性加重最常见的诱因是气管、支气管感染,主要病原体为病毒、细菌等,其他原因还有痰液干结潴留、气胸、不合理应用镇静安眠药物、脱水、电解质紊乱、高浓度氧气吸入等。应明确诱因并做相应的处理。

一、控制性氧疗

氧疗是 COPD 急性加重期患者住院的基础治疗,保证 88%～92% 的氧饱和度为目标,一般吸入氧浓度为 28%～30%,吸入氧浓度过高时引起 CO_2 潴留的风险加大。

二、抗菌药物

由于多数 COPD 急性加重由细菌感染诱发,故抗菌药物在 COPD 急性加重期患者的治疗中具有重要地位。根据患者的临床特征判断患者具有应用抗菌药物的指征时,应根据患者所在地常见病原菌类型以及患者既往抗菌药物使用情况经验性选用抗菌药物。若对最初选择的抗菌药物反应欠佳,应及时根据痰培养及抗菌药物敏感试验结果调整用药。

三、支气管舒张药物

药物使用同稳定期者,有严重喘息症状者可给予较大剂量雾化吸入治疗。如应用沙丁胺醇 2 500 μg、异丙托溴铵 500 μg 或沙丁胺醇 1 000 μg 加异丙托溴铵 250～500 μg,通过小型雾化吸入器给患者吸入治疗以缓解症状。

四、糖皮质激素

COPD 急性加重期患者宜在应用支气管舒张剂基础上口服或静脉使用糖皮质激素。可静脉给予甲泼尼龙,一般 40～80 mg/d, 3～5 日,有效后尽快减量。

五、氨茶碱

目前认为氨茶碱不仅可以解除气道平滑肌痉挛,还有某些抗感染作用。对于 COPD 急性加重期患者酌情静脉使用氨茶碱 500～1 000 mg/d,同时动态监测氨茶碱血清药物浓度,使其保持在 10～15 μg/ml。

六、机械通气

对于并发较严重呼吸衰竭或者 CO_2 明显潴留、pH 下降至 7.30、呼吸肌明显疲劳等情况的患者可使用机械通气治疗。可通过无创或有创方式给予机械通气,一般首选无创机械通气。无论是无创或有创方式都只是一种生命支持方式,在呼吸支持治疗下积极控制 COPD 急性发作的诱因和并发症。

1. 无创机械通气 COPD 患者急性加重期患者应用无创性正压通气(NPPV)可降低 $PaCO_2$,减轻呼吸困难,从而减少气管插管及有创机械通气的使用,缩短住院时间,降低患者病死率。NPPV 应用适应证及禁忌证见表 1-6-2。

表 1-6-2 NPPV 在 COPD 急性加重期的应用指征

适应证

中度至重度呼吸困难,伴辅助呼吸肌参与呼吸并出现胸腹矛盾运动

酸中毒(pH 7.30～7.35)和高碳酸血症($PaCO_2 > 50$ mmHg)

氧疗后仍难纠正的低氧血症($SpO_2 < 85\%$ 或 $PaO_2 < 50$ mmHg)

禁忌证

呼吸抑制或停止

循环不稳定

嗜睡、神志障碍、昏迷

痰液黏稠或有大量分泌物

头面部明显创伤、烧伤

严重胃肠胀气

近期上消化道手术(相对禁忌)

表 1-6-3 IPPV 在 COPD 急性加重期的应用指征

严重呼吸困难,伴辅助呼吸肌参与呼吸并出现胸腹矛盾呼吸

严重的呼吸性酸中毒(pH<7.25)及高碳酸血症

危及生命的低氧血症($PaO_2 < 40$ mmHg)

呼吸抑制或停止

循环不稳定或严重心血管系统功能并发症

嗜睡、神志障碍、昏迷

痰液黏稠或有大量分泌物

NPPV 失败或存在 NPPV 其他禁忌证

2. 有创机械通气 在积极药物和 NPPV 治疗后,患者呼吸衰竭仍进行性恶化,出现危及生命的酸碱平衡失调和(或)神志改变时宜用有创机械通气治疗(IPPV)。病情好转后可采用无创机械通气进行序贯治疗。在 COPD 急性加重期 IPPV 应用指征见表 1-6-3。

七、其他治疗措施

合理补充电解质以保持机体水电解质平衡。注意补充营养,根据患者胃肠功能状况调节饮食,保证热量和蛋白质、维生素等营养素的摄入,必要时可以选用肠外营养治疗。积极排痰治疗,最有效的措施是保持机体有足够体液,使痰液变稀薄;其他措施如刺激咳嗽、叩击胸部、体位引流等方法,并可酌情选用祛痰药。积极处理伴随疾病(如冠心病、糖尿病等)及并发症(如自发性气胸、休克等)。

诊治流程见图 1-6-1。

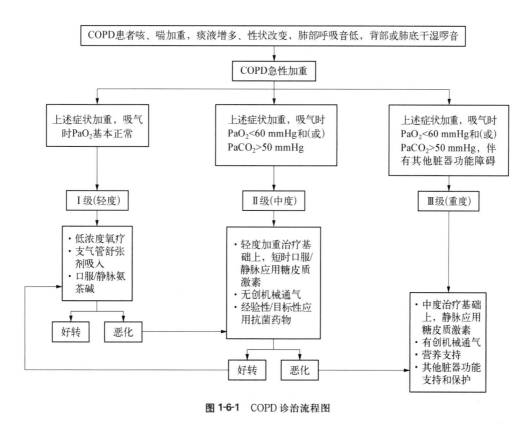

图 1-6-1 COPD 诊治流程图

(於江泉　郑瑞强)

参 考 文 献

[1] Decramer M, Agusti AG, Bourbeau J, et al. The global strategy for the diagnosis, management, and prevention of COPD, global initiative for Chronic Obstructive Lung Disease (GOLD) 2016 [EB/OL]. (2015-12-19) [2016-01-10]. http://www.goldcopd.org/.

[2] 王吉耀,廖二元,黄从新,等. 内科学(上册)[M]. 第 2 版. 北京:人民卫生出版社,2010:38-42.

[3] Agusti A, Hurd S, Jones P, et al. FAQs about the GOLD 2011 assessment proposal of COPD: a comparative analysis of four different cohorts [J]. Eur Respir J, 2013,42(5):1391-1401.

[4] Jones PW, Nadeau G, Small M, et al. Characteristics of a COPD population categorised using the GOLD framework by health status and exacerbations [J]. Respir Med, 2014,108(1):129-135.

[5] Nishimura K, Oga T, Tsukino M, et al. Reanalysis of the Japanese experience using the combined COPD assessment of the 2011 GOLD classification [J]. Respir Investig, 2014,52(2):129-135.

[6] Soriano JB, Alfajame I, Almagro P, et al. Distribution and prognostic validity of the new GOLD grading classification [J]. Chest, 2012,143(3):694-702.

[7] Leivseth L, Brumpton BM, Nilsen TI, et al. GOLD classifications and mortality in chronic obstructive pulmonary disease: the HUNT study, Norway [J]. Thorax, 2013,68(10):914-921.

[8] Haughney J, Gruffydd-Jones K, Roberts J, et al. The distribution of COPD in UK general practice using the new GOLD classification [J]. Eur Respir J, 2014,43(4):993-1002.

[9] Maio S, Baldacci S, Martini F, et al. COPD management according to old and new GOLD guidelines: an observational study with Italian general practitioners [J]. Curr Med Res Opin, 2014,30(6):1033-1042.

[10] Vestbo J, Vogelmeier C, Small M, et al. Understanding the GOLD 2011 strategy as applied to a real-world COPD population [J]. Respir Med, 2014,108(5):729-736.

[11] Agusti A, Edwards LD, Celli B, et al. Characteristics, stability and outcomes of the 2011 GOLD COPD groups in the ECLIPSE cohort [J]. Eur Respir J, 2013,42(3):636-646.

[12] Sillen MJ, Franssen FM, Delbressine JM, et al. Heterogeneity in clinical characteristics and co-morbidities in dyspneic individuals with COPD GOLD D: findings of the DICES trial [J]. Respir Med, 2013,107(8):1186-1194.

[13] Lange P, Marott JL, Vestbo J, et al. Prediction of the clinical course of chronic obstructive pulmonary disease, using the new GOLD classification: a study of the general population [J]. Am J Respir Crit Care Med, 2012,186(10):975-981.

[14] Torres JP, Casanova C, Marin JM, et al. Prognostic evaluation of COPD patients: GOLD 2011 versus BODE and the COPD comorbidity index COTE [J]. Thorax, 2014,69(9):799-804.

[15] Han MK, Mullerova H, Curran-Everett D, et al. GOLD 2011 disease severity classification in COPD gene: a prospective cohort study [J]. The Lancet Respir Med, 2013,1:43-50.

[16] Jones PW, Adamek L, Nadeau G, et al. Comparisons of health status scores with MRC grades in COPD: implications for the GOLD 2011 classification [J]. Eur Respir J, 2013,42(3):647-654.

第七节　重症社区获得性肺炎

概述与病理生理

一、定义

由于我国目前吸烟人群较多、环境恶化、抗生素的不合理应用等因素,肺炎的发病率有逐年增加的趋势。患病环境对肺炎治疗及预后有显著影响,目前依据其患病环境可将其分为社区获得性肺炎(community acquired pneumonia,CAP)及医院获得性肺炎(hospital acquired pneumonia,HAP)。随着研究的不断深入,近年来将呼吸机相关性肺炎(ventilator-associated pneumonia,VAP)及医疗机构相关性肺炎(health care associated pneumonia,HCAP)并入 HAP 行列。肺炎的严重程度主要决定于 3 个主要因素:肺部局部炎症程度、肺部炎症的播散和全身炎症反应程度。对于需要接受通气支持、循环支持或需要加强监测及进一步治疗的患者,应当收入重症医学科(intensive care unit,ICU),此类肺炎常被称为重症肺炎。虽然目前对重症肺炎仍无普遍认同的诊断标准,但各国标准的制定均注重肺部病变的范围、器官灌注和氧合状态三方面因素。

二、致病因素

肺炎的发生主要与两个因素有关:病原体和宿主因素,当出现病原体数量较多、毒性大和(或)宿主呼吸道局部和全身免疫系统受损,即可出现肺炎。感染途径包括空气吸入、血行播散、邻近感染的蔓延、上呼吸道定植菌的移位或误吸、胃食管反流造成的胃肠道定植菌的误吸等。此时若患者存在较为严重的基础疾病、免疫抑制状态、恶性肿瘤、昏迷、长期经鼻留置胃管、耐药菌感染、近期接受手术或抗菌药物治疗、糖皮质激素、已建立人工气道等因素,均可导致病情进展至重症肺炎。

临 床 表 现

重症社区获得性肺炎的临床表现无特异性,多数表现为肺炎的相关症状:咳嗽、咳痰、发热,伴或不伴有胸痛,肺部查体可出现肺实变体征和(或)湿啰音,并发胸腔积液者可出现患侧叩诊浊音、语颤及呼吸运动减弱。随病情进展可出现呼吸困难,表现为呼吸频率增快、呼吸窘迫、发绀,并短时间内出现意识改变、休克、肾功能不全、肝功能不全等其他脏器受累表现。

诊断与鉴别诊断

重症社区获得性肺炎的诊断应建立在 CAP 诊断成立的基础上,应排除非感染因素导致的可出现类似肺炎表现的其他疾病,如肺栓塞、肿瘤、免疫性肺疾病、过敏性肺泡炎等。

一、确定社区获得性肺炎诊断

CAP 是指在医院外罹患的感染性肺实质炎症,包括具有明确潜伏期的病原体感染而在入院后平均潜伏期内发病的肺炎。2013 年中华医学会呼吸病学分会公布的《社区获得性肺炎诊断和治疗指南》诊断标准如下。①新近出现的咳嗽、咳痰,或原有呼吸道疾病症状加重,并出现脓性痰,伴或不伴胸痛。②发热。③肺实变体征和(或)闻及湿啰音。④白细胞>$10×10^9$/L 或<$4×10^9$/L,伴或不伴核左移。⑤胸部 X 线检查显示片状、斑片状浸润性阴影或间质性改变,伴或不伴胸腔积液。

诊断:以上 1～4 项中任何一项加第 5 项,并排除肺结核、肺部肿瘤、非感染性肺间质性疾病、肺水肿、肺不张、肺栓塞、肺嗜酸性粒细胞浸润症及肺血管炎等。

二、评估病情并确定重症获得性肺炎诊断

若患者肺炎诊断成立,应立即评估其病情严重程度并转至适合的医疗部门进行下一步治疗,对于重症肺炎患者应及时识别并进行有效治疗。2013 年中华医学会呼吸病学分会公布的《社区获得性肺炎诊断和治疗指南》的重症肺炎的诊断标准如下。①意识障碍。②呼吸频率≥30 次/分。③PaO_2<60 mmHg,氧合指数(PaO_2/FiO_2)<300 mmHg,需行机械通气治疗。④动脉收缩压<90 mmHg。⑤并发脓毒性休克。⑥胸部 X 线检查显示双侧或多肺叶受累,或入院 48 h 内病变扩大≥50％。⑦少尿,尿量<20 ml/h 或<80 ml/4 h,或并发急性肾衰竭需要透析治疗。

附:2007 年美国感染病学会/美国胸科学会发表的成人 CAP 处理共识指南中,重症社区获得性肺炎的诊断标准如下。

主要标准包括:①需要有创机械通气;②感染性休克需要血管收缩剂治疗。

次要标准包括:①呼吸频率>30 次/分;②氧合指数(PaO_2/FiO_2)≤250 mmHg;③多肺叶浸润;④意识障碍/定向障碍;⑤氮质血症(BUN≥7 mmol/L);⑥白细胞减少(WBC<$4.0×10^9$/L);⑦血小板减少(血小板<$100×10^9$/L);⑧低体温(中心体温<36 ℃);⑨低血压需要强力的液体复苏。

符合 1 条主要标准,或至少 3 项次要标准可诊断。

三、确定病原学诊断

对于已经诊断为重症肺炎的患者,应尽早完成病原学诊断,同时送检血培养及呼吸道标本,并尽可能在应用抗生素之前完成,以减少抗生素对病原体培养结果的影响,但不应耽误患者的治疗。

1. 下呼吸道标本 ①采集:对于无人工气道的重症肺炎患者,因其多存在呼吸窘迫,故留取下呼吸道合格标本较为困难,易造成标本污染,但应在病情允许的情况下按照规范留取:嘱其先行漱口,指导并辅助其深咳嗽,留取脓性痰送检;对于无痰的患者可考虑应用纤维支气管镜吸引以获得标本;对于已留置人工气道的患者,可直接由人工气道吸引留取下呼吸道标本,污染机会较少。②送检:尽快送检,室温下不得≥2 h。延迟送检或待处理标本应置于4 ℃保存,并于24 h内处理。③实验室处理:挑取脓性部分行涂片革兰染色,筛选合格标本(鳞状上皮细胞<10 个/低倍视野,多核白细胞>25 个/低倍视野)行培养。

2. 胸腔积液 合并胸腔积液并能够进行穿刺的患者,应进行诊断性穿刺,并留取胸腔积液常规、生化、病原学检查。

3. 血培养 应在抗生素使用之前、发生寒战或发热高峰到来之前采血,若患者已使用抗生素,则在下次用药前采集。但即使血培养阳性,致病菌也可能为肺外来源,仍应排查其他可能的感染源。

4. 血清学检测 ①病毒:酶标免疫分析法可用于流感病毒、呼吸道合胞病毒、副流感病毒、腺病毒等的检测;②真菌:血清 1,3-β-D 葡聚糖抗原检测(G试验)可用于念珠菌及曲霉感染的检测;血气半乳甘露聚糖试验(GM 试验)用于侵袭性曲霉感染的检测。

5. 侵袭性诊断 对于经验性治疗无效或病情仍有进展者,更换抗菌药物>1 次仍无效者,怀疑特殊感染的患者,免疫抑制宿主抗菌药物治疗无效及需要与非感染性肺部浸润性病变鉴别者,可考虑侵袭性诊断。由于机械通气患者易发生气压伤,因此首选保护性样本刷和肺泡灌洗;对于无机械通气患者可考虑行开胸肺活检、经皮肺活检、经纤维支气管镜肺活检。但对于采用何种方式必须进行充分评估,应包括患者的一般状况、目前的心肺功能、出凝血情况及相关并发症可能对患者造成的影响等。

6. 对于结果的解读

(1) 确定:①血液或胸液培养到病原菌;②经纤维支气管镜或人工气道吸引的标本培养到病原菌浓度≥10^5 cfu/ml(半定量培养＋＋)、支气管肺泡灌洗液标本≥10^4 cfu/ml(半定量培养＋～＋＋)、防污染毛刷样本或防污染肺泡灌洗液标本 10^3 cfu/ml(半定量培养＋);③呼吸道标本培养到肺炎支原体、肺炎衣原体、嗜肺军团菌;④血清肺炎支原体、肺炎衣原体、嗜肺军团菌抗体滴度呈≥4 倍变化(增高或减低),同时肺炎支原体抗体滴度(补体结合试验)≥1：64,肺炎衣原体抗体滴度(微量免疫荧光试验)≥1：32,嗜肺军团菌抗体滴度(间接荧光抗体法)≥1：128;⑤嗜肺军团菌 I 型尿抗原检测(酶联免疫测定法)阳性;⑥血清流感病毒、呼吸道合胞病毒等抗体滴度呈≥4 倍变化(增高或减低);⑦肺炎链球菌尿抗原检测(免疫层析法)阳性(儿童除外)。

(2) 有意义:①合格痰标本培养优势菌中度以上生长(≥＋＋＋);②合格痰标本少量生长,但与涂片镜检结果一致(肺炎链球菌、流感杆菌、卡他莫拉菌);③入院 3 日内多次培养到相同细菌;④血清肺炎衣原体 IgG 抗体滴度≥1：512 或 IgM 抗体滴度≥1：16(微量免疫荧光法);⑤血清嗜肺军团菌试管凝聚试验抗体滴度升高达 1：320 或间接荧光试验 IgG 抗体≥1：1 024。

(3) 无意义:①痰培养有上呼吸道正常菌群的细菌(如草绿色链球菌、表皮葡萄球菌、非致病奈瑟菌、类白喉杆菌等);②痰培养为多种病原菌少量(<＋＋＋)生长。

治 疗

重症肺炎的治疗包括抗感染药物的应用、呼吸支持、循环支持、营养支持、免疫调节等多方面,且重症肺炎易导致多脏器功能障碍,应密切监测各脏器相关指标,及时调整治疗方案。

一、抗感染治疗

抗感染治疗为重中之重,尤其对于重症肺炎患者,早期、适当、充分、广谱的抗感染治疗是挽救其生命的最基本措施。感染无法有效控制,必然导致症状的进一步加重,因此抗感染治疗必须尽快开展。总体原则为应在留取病原学标本后根据患者患病环境及基础疾病情况,快速评估患者的可能致病菌,并结合当地或医院的流行病学特征,在初始诊断的 4 h 内给予广谱强效的抗菌药物,原则上要求应用静脉给药方式。若考虑为多重耐药菌(multiple resistant bacteria, MDR)感染应联合用药,并在初始治疗后 48~72 h 对病情及诊断进行评估,根据临床症状的改善情况及相关病原学结果调整下一步治疗。

1. 铜绿假单胞菌感染的危险因素　包括结构性肺疾病(如支气管扩张症、肺囊肿、弥漫性泛细支气管炎等);应用糖皮质激素(泼尼松>10 mg/d);过去 1 个月中广谱抗生素应用>7 日;营养不良;外周血中性粒细胞计数<$1×10^9$/L(表 1-7-1)。

2. 对于重症社区获得性肺炎的初始经验性抗感染治疗　可根据患者是否有铜绿假单胞菌感染危险因素分别处理(表 1-7-1)。

表 1-7-1　铜绿假单胞菌感染的危险因素

人群	常见病原体	初始经验性治疗药物选择
无铜绿假单胞菌感染危险因素的 CAP 患者	肺炎链球菌、需氧革兰阴性杆菌、嗜肺军团菌、肺炎支原体、流感嗜血杆菌、金黄色葡萄球菌等	①头孢曲松或头孢噻肟联合静脉注射大环内酯类;②静脉注射喹诺酮类联合氨基糖苷类;③静脉注射 β-内酰胺类/β-内酰胺酶抑制剂联合静脉注射大环内酯类;④厄他培南联合静脉注射大环内酯类
有铜绿假单胞菌感染危险因素的 CAP 患者	上述病原体＋铜绿假单胞菌	①具有抗假单胞菌活性的 β-内酰胺类抗生素联合静脉注射大环内酯类,必要时联合氨基糖苷类;②具有抗假单胞菌活性的 β-内酰胺类抗生素联合静脉注射喹诺酮类;③静脉注射环丙沙星或左氧氟沙星联合氨基糖苷类

3. 初始治疗的评估及目标性治疗　在治疗的第 2、3 日,追踪病原学检查结果及患者治疗后的反应,根据疗效调整治疗方案。有效治疗包括体温下降、呼吸道症状改善、循环及其他脏器功能改善或恢复。对于 48~72 h 内有改善的患者,培养阳性应根据结果改用窄谱抗菌药物,5~7 日后再次评估,若培养阴性可考虑停用抗菌药物;对于 48~72 h 内症状无明显改善,培养结果阳性应调整用药并积极寻找原因,若培养阴性,应通过其他检查继续寻找原因。治疗无效的原因包括:①药物未能覆盖致病菌或致病菌耐药,可结合培养结果评估其意义,审慎调整用药,并重复病原学检查;②特殊病原体感染,如分枝杆菌、真菌、肺孢子菌、包括 SARS 和人禽流感在内的病毒或地方性感染性疾病;③出现并发症(脓胸、迁徙性病灶等)或存在影响疗效的宿主因素(如免疫损伤),应进一步检查和明确,进行相应处理;④CAP 或 HAP 诊断错误,重新排查非感染性疾病。

4. 疗程　对于重症肺炎的抗感染治疗无明确的疗程要求,多以临床症状改善或培养结果阴性为治疗终点,但随着抗菌药物的联合用药,呼吸道可出现新的定植菌,此时培养结果多呈阳性,应充分评估定植菌的致病力并结合患者的情况,以决定是否需针对性治疗。

二、机械通气

对于咳痰良好、意识清楚,并可耐受无创呼吸机的患者,可试用无创通气模式,改善患者呼吸窘迫症状,但多数重症肺炎患者咳痰无力,且痰量较多,无创通气治疗多无法有效实施。对于意识障碍、气道保护能力差、存在误吸风险、严重呼吸衰竭患者应尽快建立人工气道,给予有创通气,改善患者的通气及换气功能,提高氧输送。

三、循环支持

患者已出现感染性休克及脏器灌注不足表现,应行积极液体复苏,但对于无呼气末正压支持的心功能不全患者,过多补液可能加重肺水肿,进一步造成氧合下降,补液应更为慎重。

四、其他治疗

1. 对于出现肾功能不全的患者　应避免肾毒性药物的应用,根据时机给予持续肾脏替代(CRRT)治疗,同时根据肌酐清除率调整抗感染药物剂量,有条件的单位应进行血药浓度检测。

2. 对于免疫抑制较重的患者　可给予免疫调节治疗以改善其免疫系统紊乱状态。

3. 营养支持　重症肺炎患者早期由于血流动力学不稳定,且处于高应激状态,无法耐受静脉营养及肠内营养,故早期多无法进行有效的营养支持;若患者休克复苏后呼吸及循环趋于稳定,应尽早进行营养支持,若无禁忌证,应以肠内营养为首选。

附:重症医院获得性肺炎

概述

医院获得性肺炎(hospital acquired pneumonia, HAP)是指患者入院时不存在,也不处于潜伏期,而于 48 h 后在医院内发生的肺炎,包括 VAP 及 HCAP。VAP 指气管插管或气管切开患者在接受机械通气 48 h 后发生的肺炎,HCAP 指在 90 日内因急性感染曾住院≥2 日;居住在医疗护理机构;最近接受过静脉抗生素治疗、化疗或者 30 日内有感染伤口治疗;住过一家医院或进行过透析治疗。但由于我国类似的养老机构同国外的医疗护理机构有明显的不同,几乎没有任何治疗措施,所以我国养老机构的老人所患肺炎是否应纳入 HCAP 尚需更多的循证医学证据。

重症医院获得性肺炎(severe hospital acquired pneumonia,SHAP)尚无明确诊断标准,多采用重症 CAP(SCAP)的诊断标准,常指因病情而需转入 ICU 治疗的医院获得性肺炎。对于晚发型的 HAP 患者(入院＞5 日、机械通气＞4 日)即使不完全符合重症肺炎的标准,也应视为重症医院获得性肺炎。SHAP 的诊断及治疗同 SCAP 基本相同,故此不做详细阐述。

临床表现

医院获得性肺炎初期临床表现可不典型,进展至 SHAP 后表现同 SCAP 类似,表现为咳嗽、咳痰、发热、胸痛、呼吸困难等,随着病情的进展可出现感染性休克、脏器功能衰竭等表现。

诊断与鉴别诊断

一、HAP 的诊断

依据包括 X 线检查出现新的或进展的肺部浸润影,并伴有以下 2 种以上症状,同时排除肺不张、心力衰竭、肺水肿、急性呼吸窘迫综合征、肺结核、基础疾病肺侵犯、肺栓塞等疾病:①发热;②WBC＞10×10^9/L 或＜4×10^9/L;③脓痰。

二、评估病情并确定重症医院获得性肺炎的诊断

对于病情严重的患者,需要转入 ICU 进一步治疗,但目前对于 SHAP 仍无公认的诊断标准,多采用美国胸科学会(ATS)1996 版诊断标准:①需进入 ICU;②呼吸衰竭(需行机械通气或 F_iO_2 需超过 35％以维持 S_pO_2 达到 90％);③胸片肺部渗出进展迅速、多叶肺炎或空洞形成;④合并严重感染和感染性休克;⑤需血管活性药物维持血压超过 4 h;⑥尿量＜20 ml/h 或 80 ml/4 h;⑦急性肾衰竭需要透析治疗。

三、病原学诊断

对于怀疑 HAP 的患者应在开始应用抗生素治疗前留取病原学标本,方法及结果解读同 SCAP。

治疗

SHAP 的治疗原则同 SCAP,但应着重注意本地区或医院的流行病学情况及耐药菌情况,选择合适的抗感染治疗方案。SHAP 患者多数病情危重,致病菌常为多重耐药菌,因此抗生素多需联合应用(表 1-7-2)。

表 1-7-2　SHAP 患者抗感染治疗方案

常见致病微生物	常用治疗方案
铜绿假单胞菌、产 ESBL 肺炎克雷伯杆菌、不动杆菌属、肠杆菌属、耐甲氧西林金黄色葡萄球菌(MRSA)、军团菌	具有抗假单胞菌作用的头孢菌素或具有抗假单胞菌作用的碳青霉烯类或 β-内酰胺酶类与酶抑制剂的复合制剂 联合具有抗假单胞菌作用的氟喹诺酮或氨基糖苷类 怀疑 MRSA 感染可联合应用万古霉素 怀疑真菌感染时联合抗真菌药物

(顾思超　詹庆元)

参 考 文 献

[1] 中华医学会呼吸病学分会.社区获得性肺炎诊断和治疗指南[J].中国实用乡村医生杂志,2013,20(2):11-15.
[2] American Thoracic Society, Infectious Disease Society of American. Guidelines of the management of adults with hospital-acquired, ventilator-associated, and health-care-associated pneumonia [J]. Am J Respir Crit Care Med, 2005,171(4):388-416.
[3] 中华医学会呼吸分会.医院获得性肺炎诊断和治疗指南(草案)[J].中华结核和呼吸杂志,1999,22:201-202.

第八节　深静脉血栓形成和肺栓塞

概述与病理生理

一、流行病学

静脉栓塞性疾病是继心脏缺血综合征和脑卒中(中风)的第三常见的急性心血管疾病,包括深静脉血栓形成(DVT)和肺栓塞(PE)。住院治疗会提高静脉栓塞性疾病的发生风险达 260 倍。大约 10% 的 ICU 患者入院时就有深静脉血栓形成,30% 未经预防治疗的 ICU 患者在第 1 周内发生深静脉血栓形成,而经过预防治疗的患者也有 11% 的发病率。最常见的深静脉血栓形成发生部位在小腿静脉,骨盆静脉次之,下腔静脉少见。上肢深静脉血栓形成占所有深静脉血栓形成的 18%,但其中多达 36% 发展成肺栓塞,病死率在15%～50%。中心静脉导管是引发上肢深静脉血栓形成的主要潜在因素,发生率为 2%～41%。

30% 的深静脉栓塞患者有肺栓塞症状。有研究报道 70% 的肺栓塞患者存在下肢深静脉血栓形成。多达 95% 的肺栓塞起源于下肢深静脉端的血块(腘静脉、股静脉及髂静脉)。肺栓塞患者 3 个月总死亡率是 17%,如同时合并有血流动力学不稳定者死亡率为 31%。大部分肺栓塞患者的死亡发生在诊断后的第一个 2.5 h 内;50% 的肺栓塞患者有右心室功能紊乱的表现,一旦出现标志着预后不良。

二、病理生理

关于深静脉血栓形成和肺栓塞,临床需要了解的病理生理改变主要包括以下几点。①静脉栓塞性疾病最大的危险因素是近期的大手术。②引起静脉血栓形成的 3 种潜在因素有静脉淤滞、高凝状态和血管内皮受损。这 3 种潜在因素被称为魏克三特征(Virchow's triad)。③引起深静脉血栓形成和肺栓塞的临床危险因素包括大手术、创伤、心肌梗死、脑卒中(中风)、机械通气、神经肌肉阻滞剂、中心静脉导管置入、输血和使用血管加压药。④引起深静脉血栓形成和肺栓塞的患者相关危险因素包括恶性疾病、有静脉栓塞性疾病的既往史、遗传性凝血功能障碍、终末期肾脏疾病、肝素诱导的血小板减少症。⑤肺栓塞最常见的气体交换异常是血氧不足(动脉 PO_2 的下降)和肺泡-动脉血氧梯度的升高。⑥当超过 30% 的肺动脉床闭塞会导致明显的血流动力学改变。⑦肺栓塞时右心室后负荷增加和左心室充盈不足进一步降低血压和冠状动脉血流,造成右心室局部缺血,加重了右心室功能紊乱,更为严重时会造成无脉性电活动及猝死。

诊断与鉴别诊断

肺栓塞的临床诊断现在已经被广泛接受,虽然并不确切,但其是评估肺栓塞可能性的最重要步骤。

一、诊断

1. 病史与临床表现　患者有引起肺栓塞的高危因素,如恶性疾病史,口服避孕药史,深静脉血栓形成和肺栓塞的既往史,近期骨折、创伤、手术史,妊娠期间出现胸痛和呼吸困难等。咯血、呼吸困难、胸痛是经典的肺栓塞三联症,但缺乏特异性和敏感性。患者可存在多种临床表现,如胸膜炎胸痛、端坐呼吸、干咳、循环衰竭等;少数患者还可以表现为晕厥、恶心、呕吐、头晕和癫痫。

2. 体格检查　呼吸急促是最常见的阳性体征,心动过速、休息时或运动时呼吸困难、下肢水肿、小腿压痛等也常常存在。

3. 辅助检查

(1) 实验室检查及解释:肺栓塞常规的实验室检查包括血气分析、心电图、D-二聚体等,其间需要特别了解以下内容。

1) 20%的肺栓塞患者不会出现血氧不足。

2) 肺泡-动脉血氧梯度正常不能排除肺栓塞。

3) 血气分析结果常常显示轻微的碱中毒和肺泡动脉血氧分压差增大。

4) 12 导联心电图:最常见窦性心动过速。

5) 肺栓塞最经典的心电图表现是 $S_I Q_{III} T_{III}$,但只有 26%的肺栓塞患者出现;心电图还可以表现为 $V_1 \sim V_4$ 导联 T 波倒置,V_1 导联出现 QR 模式、不完全性右束支传导阻滞等。

6) 10%的肺栓塞患者 D-二聚体检查阴性,而 D-二聚体检查阳性的患者中只有 30%被确诊为肺栓塞。

7) D-二聚体检查在评估血栓形成危险以及诊断术后危重患者血栓形成的实用性都不好,因此不能用于深静脉血栓形成的诊断监测。

8) 脑利钠肽(BNP)或者 N 末端脑钠肽原(NT-proBNP)升高提示右心室功能紊乱和衰竭。

9) 肺栓塞患者血清肌钙蛋白水平的升高提示死亡风险的升高。

(2) 影像学检查:应在临床评估后再决定是否需要检查。

1) 胸部 X 线平片:肺栓塞患者通常正常,偶尔出现肺不张;肺梗死时可以看到患侧膈肌抬高。

2) 超声心动图:对急性右心室功能不全的诊断和管理有重要意义。右心室游离壁中部运动功能减退,而心尖部收缩功能保留可能是肺栓塞的特征性表现。肺栓塞的超声表现还包括非容量过负荷导致的右心室扩大伴三尖瓣反流,室间隔受压移位,有时可直观显示肺动脉血栓形成或者血栓流经右心。超声心动图的优点在于提供了床旁快速且准确的危险评估,避免了生命体征不稳定患者的转运,并且具有较高的特异性(82%～100%),节约医疗费用,并可动态跟踪监测。

3) 加压超声:已经取代了静脉造影用于诊断深静脉血栓形成。由重症医师完成的目标导向性超声在发现深静脉血栓形成方面具有良好特异性和中度敏感性。

4) 肺血管成像(CTA):是生命体征稳定且肾功能正常患者的第一选择,其敏感性为 96%～100%,特异性为 89%～98%。

5) V/Q 扫描:从 PIOPED 研究(一项肺栓塞诊断的前瞻性研究)后就不再受欢迎了,因为其敏感性较差。有报道称 SPECT V/Q 成像可能具有更高的敏感性,也许未来能提高检测肺部异常的精确度,特别是对于肺底及亚段病变。

6) MRA(磁共振血管造影):只有在具有丰富操作经验的中心以及那些无法完成标准检查的患者(如获取良好质量成像有困难时)中才考虑实施。

二、鉴别诊断

肺栓塞需与以下疾病鉴别。

(1) 低氧血症:包括气胸、肺炎/吸入性肺炎、肺水肿、急性呼吸窘迫综合征/急性肺损伤、败血症、重症脓毒症、肺内分流、肝肺综合征、肺水肿、充血性心力衰竭、阻塞性睡眠呼吸暂停、肺不张等。

(2) 急性冠状动脉综合征。

（3）主动脉夹层。

（4）肺炎。

（5）心包炎。

（6）下肢疼痛：腘窝囊肿破裂、结晶性关节炎、蜂窝织炎、后静脉炎综合征。

预　防

（1）静脉血栓栓塞（VTE）预防是住院患者最重要的安全保障治疗，重症患者发生静脉血栓栓塞的风险高，所有 ICU 患者都应该在入院时接受血栓预防治疗。

（2）标准预防方案：予以普通肝素（UH）5 000 U 皮下注射（SC），q8 h（高风险患者）或者 q12 h（中度风险患者）。

（3）对于 ICU 中发生静脉血栓栓塞的中度风险患者（如内科疾病、术后患者），推荐应用普通肝素或者低分子量肝素（LMWH）。

（4）对于高风险的重症患者，推荐应用 LMWH 预防血栓栓塞。

（5）皮下注射肝素能预防 1/2 的肺栓塞患者及 2/3 的深静脉血栓形成患者。

（6）ICU 患者单独使用机械物理方法预防血栓通常效果不理想，只有在高度出血风险患者中应用。

（7）对于普外科、妇产科或者矫形外科手术的高危患者推荐延长预防治疗时间到 28 日。

（8）新型的直接血栓抑制剂以及口服 Ⅹa 因子直接抑制剂可以用于围手术期 VTE 的预防。

（9）在慢性肝病患者，凝血功能障碍并不能避免医院获得性 VTE 的发生。

（10）在肾功能损害或者老年患者使用 LMWH、磺达肝素、直接血栓抑制剂或者其他抗血栓药时需考虑其是否合适。由于肌酐清除率降低，这些药物会蓄积并增加出血风险。

（11）重症患者选择预防或者治疗药物时，也要考虑药物的半衰期及可逆性。UH 的半衰期是 1.5 h，硫酸鱼精蛋白（很少使用）可以快速完全逆转其作用。LMWH 的半衰期是 4.5～7 h，鱼精蛋白不能完全逆转其作用（不能逆转其直接抗血栓效应）。

（12）在某些特殊的患者群体（如肥胖、肾衰竭、高龄）使用 LMWH 时可以考虑检测抗 Ⅹa 因子活性。

治　疗

一、一线治疗

（1）初始药物治疗：根据体重给予静脉注射肝素，或者皮下注射 LMWH，或者皮下注射普通肝素（UH），或者皮下注射 Ⅹa 因子抑制剂（磺达肝素）。

（2）从治疗的角度，无需辨别是近端或者远端深静脉血栓形成，也不管有无症状，治疗措施都是相同的。

（3）肝素只能起到减少再复发的作用，并不能阻止早期灾难性结果。

（4）在第一个 24 h 活化部分凝血活酶时间（APTT）没有达到治疗目标（正常值的 1.5～2 倍）的患者，VTE 的复发率会增加 3 倍。

（5）肝素可以减缓或者阻止凝块的发生并减少

远期栓塞的危险，因此可以减少肺栓塞的死亡率。

（6）及时有效的抗凝（AC）可以将总死亡率从 30% 减少至 <10%。

（7）推荐使用肝素至少 5 日，直到使用华法林维持 INR≥2 超过 24 h。

（8）肺栓塞患者是否需要溶栓治疗取决于肺栓塞的严重程度、预后及出血危险性。对大多数急性肺栓塞患者并不推荐溶栓治疗。

（9）溶栓治疗在下列两类患者中使用可能获得潜在的疗效：无出血风险或溶栓禁忌的血流动力学不稳定患者和右心衰竭患者。

（10）有症状的浅表静脉血栓治疗可选择皮下注射磺达肝素 2.5 mg/d，维持 45 日。

二、二线治疗

（1）急性深静脉血栓形成和肺栓塞患者推荐尽可能早期下床活动。

（2）华法林会干扰肝脏合成维生素 K 依赖性凝血因子产生，应在静脉或皮下注射足量的抗凝剂 1 日之后进行治疗。

（3）无论凝血酶原时间（PT）时间如何，在口服华法林治疗后的 5～7 日应持续使用肝素。因为维生素 K 拮抗剂在体内要等待维生素 K 依赖促凝血蛋白消耗至一定程度之后，才能发挥抗凝作用。

（4）有研究显示，与只用 6 周的抗凝治疗相比，给予 6 个月抗凝治疗患者复发率可以降低 50%。长期持续抗凝治疗用于存在潜在不可逆危险因素和 DVT、肺栓塞复发的患者。

（5）不同的情况治疗的持续时间不同。

1）上肢深静脉血栓形成：抗凝时间≥3 个月。

2）下肢深静脉血栓形成和肺栓塞：①可逆性原因，3 个月抗凝治疗。②首次发生的自发性近端深静脉血栓形成和肺栓塞，推荐在 3 个月抗凝治疗后都应该评估长期治疗的收益比。③复发的自发性深静脉血栓形成和肺栓塞，需要长期治疗。④癌症相关深静脉血栓形成和肺栓塞，推荐应用低分子量肝素 3～6 个月，然后继续抗凝治疗直到癌症解决。

三、妊娠患者的注意事项

（1）正常情况下，D-二聚体水平会随着妊娠时间而升高。

（2）在妊娠妇女及育龄妇女中，由于辐射暴露的原因，肺灌注扫描是较 CT 血管造影术更好的成像技术选择。

（3）一旦确诊，初始治疗可以皮下注射低分子量肝素或者静脉/皮下注射肝素。

（4）虽然皮下注射低分子量肝素更简单方便，但对于那些有高出血风险的患者，更适合应用半衰期短且可逆的肝素治疗。

（5）低分子量肝素或肝素皮下注射应该在分娩前 24～36 h 停止，并分别在剖宫产术后 12 h 或者阴道分娩后 6 h，没有严重出血并发症时重新应用。

四、老年患者的注意事项

（1）应注意低分子量肝素经肾脏途径清除，需要随时根据肌酐清除率调整用量。

（2）当开始长期抗凝治疗时应评估跌倒的风险。

（3）下腔静脉滤器是存在抗凝治疗禁忌时（如跌倒风险）的替代选择。

五、其他治疗

（1）下腔静脉滤器（Greenfield 静脉滤器）适用于下列情况：急性静脉血栓栓塞患者有抗凝治疗的绝对禁忌证时（如近期手术、出血性脑卒中、严重活动性出血或者近期出血）；存在栓塞复发高风险直接致命的大面积肺栓塞患者；静脉血栓栓塞复发患者。

（2）治疗过程中需注意继发性肺动脉高血压的管理。

（3）弹力袜和加压绷带仅在有症状的深静脉血栓形成患者应用，以预防血栓形成后综合征。

（4）大面积肺栓塞合并休克、溶栓失败或者溶栓禁忌证患者可考虑选择肺栓子切除术治疗。

六、临床注意事项

（1）任何患者均不推荐单独应用阿司匹林预防深静脉血栓形成。

（2）心电图改变通常意味着更严重的肺栓塞，但缺乏心电图的改变并不能排除肺栓塞。

（3）肺灌注扫描和 CT 肺血管造影是诊断肺栓塞的最常用手段。

（4）所有确诊肺栓塞或者临床高度怀疑肺栓塞而出血风险低的患者，第一时间就应使用抗凝治疗。

（5）炎症、创伤和手术等因素所致的非特异性阳性结果常常限制了 D-二聚体检测的临床效用。

（张丽娜）

第九节 弥漫性肺泡出血

概述与病理生理

一、定义

弥漫性肺泡出血（DAH）是以咯血、缺铁性贫血和胸部放射学弥漫肺泡浸润或实变为特征的临床综合征。

DAH是由病因各异、发病机制不同的一组异质性疾病所引起的弥漫性肺损伤使肺泡-毛细血管床损伤而引起的广泛性肺泡内出血。然而在诊断DAH时应首先排除继发于支气管扩张症、肺脓肿、肺炎、肺结核、肺肿瘤和肺血栓栓塞症，以及左心衰竭、二尖瓣狭窄等心肺疾病引起的咯血，以免混淆。

二、病因

1. 肺小血管炎 是坏死性系统性血管炎的一种特殊类型，本质上是一种风湿免疫类疾病，主要包括Wegener肉芽肿、Churg-Straus综合征、微多血管炎等。抗中性粒细胞胞质抗体相关性小血管炎合并DAH者预后差病情进展迅速。

2. 免疫性疾病 并发DAH的免疫性疾病多见于Goodpasture综合征、系统性红斑狼疮、结缔组织疾病等。自身免疫性DAH发病由自身免疫介导，免疫复合物可沉积于肺泡-毛细血管基底膜，激活补体，导致血管活性酶激活、炎症因子释放，细胞损伤、肺泡-毛细血管基底膜的完整性被破坏，红细胞进入肺泡导致DAH。

3. 凝血功能障碍 主要出现在女性患者，与抗磷脂抗体综合征密切相关，但有时也并发于系统性红斑狼疮、风湿性关节炎等。它可以出现在儿童时期，其诱因很多，包括感染、药物、手术等，表现为血小板减少、溶血性贫血，严重者可出现DIC及MODS等。

4. 原发性肺含铁血黄素沉着症 通常出现于16岁以下的儿童，以反复咯血、继发性缺铁性贫血和DAH为特征。

5. 其他 除上述疾病外，感染、中毒、药物、化学性、细胞毒制剂、结缔组织疾病及造血干细胞骨髓移植等疾病或致病因素等均可以不同的发病机制造成肺损害而出现DAH。然而不同的疾病导致的预后转归和治疗截然不同。

诊断与鉴别诊断

一、诊断

1. 病史 DAH主要表现为咯血，咯血量从极少量或无咯血，到致命性大咯血。大咯血虽不常见，但十分危险。一次咯血量大于100 ml即认为大咯血；或咯血伴面色苍白、呼吸急促、发绀或有窒息症状，均认为是大咯血。第二个主要症状是呼吸困难、气憋，伴干咳。此症状可发生在原有基础疾病的基础上，突然加重，亦可"爆发式"发生，随之而来的是患者烦躁、发绀、缺氧，严重者呼吸窘迫，张口呼吸，有濒死感。此时血氧分压明显下降，或伴呼吸性碱中毒，以致呼吸衰竭。这是由于肺泡被出血所充盈，V/Q失调，加之贫血所致。

2. 辅助检查

(1) 血常规：患者的显著特点是与咯血量极不对称的缺铁性、失血性贫血，或短期内贫血加重（24 h 血红蛋白降低 20 g/L 以上）。

(2) 肺功能：反映弥散功能的肺一氧化碳弥散量（DL_{CO}）高于基线值 30%。贫血者 DL_{CO} 下降，但此症患者贫血 DL_{CO} 反升高。

(3) 胸部 X 线片及 CT（HRCT）：是诊断的必要条件。肺浸润有时出现类似肺水肿的表现。双肺弥散或局限浸润，可见支气管充气征。一般 2~3 日吸收而呈网状，1~2 周可望吸收。很少有胸腔渗出及肺不张。

(4) 支气管肺泡灌洗（BAL）检查：目的是确定肺泡出血及出血范围。支气管肺泡灌洗液（BALF）在 DAH 为非外伤引起的血性液体，其红细胞含量明显增多，至少有 3 个不同的支气管回收液为相同的血性液体。亚急性病例，出血 24 h 后，BALF 可见吞噬含铁血黄素的肺泡巨噬细胞达 20% 以上，并可见红细胞、中性粒细胞，此现象对 DAHS 诊断敏感性好。BALF 应同时做细菌培养、真菌、卡氏肺囊虫病原学检查。

3. 诊断要点　凡符合以下临床表现者可确诊为 DAH。①临床症状：咯血，伴不同程度的呼吸困难，咯血量可有很大差异。②胸部放射学影像：弥漫性、两肺或单侧肺、肺泡充填性、融合性实变阴影。③缺铁性贫血：原因不明情况下 24 h 内血红蛋白（Hb）可降低 20 g/L 以上，与咯血量不相匹配。④肺弥散功能（DL_{CO}）增高，超过基线值 30%。⑤支气管肺泡灌洗，多肺段回收液呈血性，出血 48 h 后吞噬含铁血黄素肺泡巨噬细胞计数>20%，普鲁士蓝染色（+）。

二、鉴别诊断

1. 应排除常见的咯血病因　肺炎、肺结核、支气管扩张症、肿瘤等。这些病多有明确病灶、特异病史及体征，而肺内没有弥散阴影。对少见的大叶性肺炎，应提高警惕。大叶性肺炎有明显感染证据，无明显快速进展的贫血及气短症状（如果不合并心力衰竭，一般不十分严重），而且无 DAH 发病的基础疾病。

2. 肺水肿　肺部阴影酷似 DAH。但心源性或非心源性肺水肿均有明确病因及相应体征，而无迅速贫血及 DAH 基础病。近年来测试 B 型利尿钠肽对心源性肺水肿诊断有价值。

3. 肺栓塞　可有气短，少许咯血，肺部阴影非弥散性，气短严重程度不如 DAH 严重，无进行性贫血，无 DAH 基础病，却多有下肢静脉血栓，或有长期卧床、术后等病史。

治　疗

一、激素冲击治疗

DAH 大部分病因与免疫相关，因此治疗以免疫抑制剂及糖皮质激素为主。对严重病例，可行"冲击治疗"，如甲泼尼龙 1 g/d，3 日，静滴治疗结束后，如病情有所缓解，可改为泼尼松 1 mg/(kg·d) 口服。

二、免疫抑制剂治疗

单用糖皮质激素冲击治疗效果不佳者，可并用环磷酰胺冲击治疗 750~1 000 mg/m²，静脉滴注，3~4 周 1 次，病情有所缓解时可改为维持量 1~2 mg/(kg·d)，可与泼尼松维持量合用。其他免疫抑制剂，如硫唑嘌呤、环孢素、吗替麦考酚酯、甲氨蝶呤等亦有应用。维持治疗时间主要依 DAH 缓解情况及基础病情的情况而定。

三、血浆置换

联合采用血浆置换和环磷酰胺冲击治疗可能疗效优于单用激素治疗。血浆置换是治疗抗肾小球基底膜抗体的重要方法，有利于清除血浆抗体、保护肾功能、减轻 DAH。单次血浆置换可以将体内异常免疫球蛋白降低 40% 左右，血管外免疫球蛋白质会重新分布，很快进入血液，再次引起靶器官损害，因此血浆置换多采用每日或隔日疗法。免疫吸附疗法亦有应用。

四、静脉注射免疫球蛋白或丙种球蛋白

我国常采用丙种球蛋白 0.4 g/(kg·d)，3～5 日为一个疗程。人免疫球蛋白的半衰期为 16～24 日，因此必要时 3 周可重复治疗。

五、支持治疗

DAH 多数发病急重，患者迅速进入呼吸衰竭，应充分供氧，及早应用无创及有创机械通气治疗，保证氧合，必要时可行体外膜氧合治疗。伴有肾衰竭者必要时行透析治疗。预防及治疗继发感染，保证静脉营养，维持水电平衡均是重要的支持治疗措施。

弥漫性肺泡出血的诊治流程见图 1-9-1。

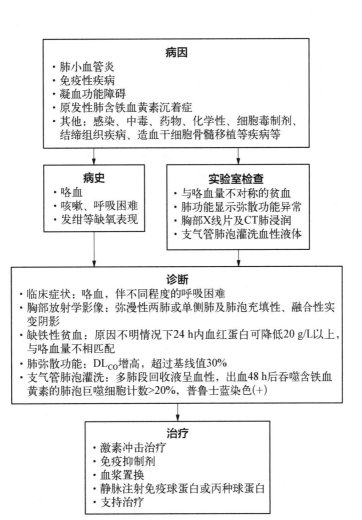

图 1-9-1　弥漫性肺泡出血诊治流程图

（刘　玲）

第十节　肺　纤　维　化

概述与病理生理

一、定义

肺纤维化（pulmonary fibrosis，PF），是以细胞浸润、瘢痕和（或）结构破坏肺实质为特征的，具有临床相关性的，在临床、影像、病理和生理上具有重叠性的一组疾病。肺间质组织由胶原蛋白、弹性素及糖蛋白构成，当成纤维细胞受到化学性或物理性伤害时，会分泌胶原蛋白进行肺间质组织的修补，进而造成肺纤维化。肺纤维化即肺受到伤害后，人体修复产生的结果。

肺纤维化包括特发性肺纤维化、结节病、尘肺、过敏性肺炎、间质性肺炎、药物或放射线导致的肺纤维化等。肺纤维化是成纤维细胞聚集、细胞外基质沉积伴有恶性反应和损伤所导致的组织结构破坏。

肺纤维化终末期的病理学改变目前被称为弥漫性肺实质疾病（diffuse parenchymal lung diseases，DPLD）。DPLD进一步可划分为特发性间质性肺炎（idiopathic interstitial pneumonias，IIP）和由药物、血管胶原蛋白、肉芽肿、淋巴管性肌瘤病、肺朗格汉斯细胞增多症导致的DPLD。

IIP又可分为特发性肺纤维化（idiopathic pulmonary fibrosis，IPF）和其他类型。本文仅就IPF进行论述。

IPF是一种非肿瘤性肺部疾病，特征是在没有明确的刺激因素下肺组织内瘢痕形成，又称为原因不明的纤维化性肺泡炎。

二、流行病学

本病多发于年龄＞50岁人群，发病率和患病率均随年龄增长。目前儿童的发病情况不明确。有报道其发病率为（7～16）/10万，患病率为（14～43）/10万。

三、危险因素

吸烟与IPF紧密相关，尤其是吸烟量＞400支/年时，这种关联现象在家族性IPF和散发性IPF中均存在。病毒及环境刺激等暴露因素与发病有关。一些研究结果显示，胃食管反流（GER）可增加误吸的发生，是导致IPF发病的危险因素之一。约有3%的病例有家族遗传倾向。避免接触烟草、烟雾和环境刺激是其主要预防措施。

四、病理生理与发病机制

IPF的发病机制不明确，但IPF是连续性肺损伤的结果，损伤-愈合反应的最终结果是肺纤维化。导致肺纤维化反应的主要因素包括遗传因素，主要的炎性表型（Th1、Th2）和环境炎症刺激，如吸烟、病毒感染、吸入性毒素等。

诊断与鉴别诊断

一、诊断

1. 病史和临床表现　患者可有进行性呼吸困难、干咳、X 线胸片异常等。询问职业和家族史有助于诊断。所有表现为原因不明的慢性劳力性呼吸难，并且伴有咳嗽、双肺底爆裂音和杵状指（趾）的成年患者，均应考虑 IPF 的可能性。其发病率随年龄增长而增加，典型症状一般在 60～70 岁出现，<50 岁的 IPF 患者罕见。男性明显多于女性，多数患者有吸烟史。

呼吸困难是肺纤维化的最常见症状。轻度肺纤维化时，呼吸困难常在剧烈活动时出现，因此常常被忽视或误诊为其他疾病。当肺纤维化进展时，在静息时也发生呼吸困难，严重的肺纤维化患者可出现进行性呼吸困难。其他症状有干咳、乏力。部分患者有杵状指（趾）和发绀。肺组织纤维化的严重后果，导致正常肺组织结构改变，功能丧失。当大量没有气体交换功能的纤维化组织代替肺泡，可导致氧不能进入血液，患者出现呼吸不畅、缺氧、酸中毒，丧失劳动力，严重者可致死亡。

2. 体格检查　肺部听诊可闻及爆裂音（IPF 最常见），可伴有肺动脉高压的心脏听诊表现。杵状指（趾）可见于 50% 的 IPF 患者。

3. 实验室检查　血常规检查无特异性。红细胞沉降率（血沉）可升高，可出现高丙种球蛋白血症，但缺乏特异性诊断价值。

4. 影像学检查　所有的 IPF 患者均有不正常的胸部影像学。高分辨率 CT 在 IPF 诊断中具有重要的价值。特征为胸膜下和肺基底部的网格状阴影和蜂窝影，常伴有牵张性支气管扩张，尤其是蜂窝影对 IPF 的诊断有很重要的意义。高分辨率 CT 上的蜂窝影指成簇的囊泡样气腔，蜂窝壁边界清楚。囊泡直径在 3～10 mm，偶尔可大至 25 mm。磨玻璃影常见，但病变范围少于网格状影。如果普通型间质性肺炎（UIP 型）合并胸膜病变，如胸膜斑块、胸膜钙化或大量的胸腔积液，则提示 UIP 型病变可能由其他疾病所致。高分辨率 CT 上出现大量微结节、气体陷闭、非蜂窝样囊泡、大量磨玻璃样改变、肺实变或者病变以沿支气管血管束分布为主，应该考虑其他诊断。部分患者可伴纵隔淋巴结轻度增大（短径通常<1.5 cm）。

5. 诊断流程

（1）外科手术或纤维支气管镜活组织检查：诊断困难者可采用活组织检查的方法确定诊断。

（2）肺功能检查：限制性通气功能障碍，肺活量（VC）、残气量（RV）和肺总量（TLC）降低，一氧化碳弥散量（DL_{CO}）下降，肺泡-动脉氧分压差增加。

（3）诊断标准。

1）排除其他已知病因的间质性肺疾病，如家庭和职业环境暴露、结缔组织疾病和药物等。

2）未行外科肺活检的患者，高分辨率 CT 呈现间质性肺炎表现。

3）接受外科肺活检的患者，高分辨率 CT 和肺活检组织病理类型均符合（表 1-10-1、表 1-10-2）。

（4）急性加重的诊断标准。

1）过去或现在诊断为 IPF。

2）1 个月内发生无法解释的呼吸困难加重。

3）低氧血症加重或气体交换功能严重受损。

4）新出现的肺泡浸润影。

5）无法用感染、肺栓塞、气胸或心力衰竭解释。

表 1-10-1　间质性肺炎的高分辨率 CT 诊断分级标准

UIP 型（符合以下 4 项）	可能 UIP 型（符合以下 3 项）	非 UIP 型（具备以下 7 项中任一项）
病灶以胸膜下、基底部为主 网状影 蜂窝肺伴或不伴牵张性支气管扩张 无非 UIP 型的特点	病灶以胸膜下、基底部为主 网状影 无非 UIP 型的特点	病灶以上或中肺为主 病灶以支气管周围为主 广泛的磨玻璃影（程度超过网状影） 许多小结节（两侧分布，上肺占优势） 囊状病变（两侧多发，远离蜂窝肺区域） 弥漫性马赛克征/气体陷闭（两侧分布，3 叶以上或更多肺叶受累） 支气管肺段/叶实变

注：UIP，普通型间质性肺炎。

表 1-10-2　间质性肺炎的病理诊断分级标准

UIP 型(符合以下 4 项)	很可能 UIP 型(符合以下 3 项)	可能 UIP 型(符合以下 3 项)	非 UIP 型(符合以下任一项)
以胸膜下分布为主的明显纤维化和结构破坏,伴或不伴蜂窝样改变 肺实质呈现斑片状纤维化 成纤维细胞灶 无非 UIP 型的特点	明显纤维化和结构破坏,伴或不伴蜂窝样改变 无斑片受累或成纤维细胞灶,但不能两者均无 无非 UIP 型的特点 或仅有蜂窝肺改变	斑片或弥漫肺实质纤维化,伴或不伴肺间质炎症 无 UIP 型的其他特点 无非 UIP 型的特点	透明膜形成机化性肺炎肉芽肿 远离蜂窝区有明显炎性细胞浸润的气道中心性病变 支持其他诊断的特征

注:UIP,普通型间质性肺炎。

二、鉴别诊断

需要和其他类型的弥漫性肺实质疾病,以及其他类型的特发性肺纤维化、结缔组织病、放射性肺炎、进展性结节病、感染性疾病、淋巴管转移癌鉴别。

监 测 与 治 疗

一、治疗措施

目前尚无治疗 IPF 的有效药物,但一些临床药物试验的结果提示某些药物可能对 IPF 患者有益。临床上依据具体情况选用药物(表 1-10-3)。

表 1-10-3　2015 年与 2011 年 ATS/ERS/JRS/ALAT 四学会 IPF 治疗指南推荐变化情况

治疗	2015 指南	2011 指南
新增及修订的推荐		
抗凝药物(华法林)	强不推荐[1]	有条件不推荐[3]
泼尼松＋硫唑嘌呤＋N-乙酰半胱氨酸联合疗法	强不推荐[2]	有条件不推荐[2]
选择性内皮素受体拮抗剂(安贝生坦)	强不推荐[2]	未提到
单靶点酪氨酸激酶抑制剂伊马替尼	强不推荐[1]	未提到
多靶点酪氨酸激酶抑制剂尼达尼布	有条件推荐[1]	未提到
吡非尼酮	有条件推荐[1]	有条件不推荐[2]
双重内皮素受体拮抗剂(波生坦、马西替坦)	有条件不推荐[2]	强不推荐[1]
磷酸二酯酶-5 抑制剂(西地那非)	有条件不推荐[1]	未提到
无变化的推荐		
抑酸治疗	有条件推荐[3]	有条件推荐[3]
N-乙酰半胱氨酸单药治疗	有条件不推荐[2]	有条件不推荐[2]
对于伴肺动脉高压 IPF 患者的肺动脉高压相关治疗	推迟对以前推荐的重新评定	有条件不推荐[3]
肺移植:单侧或双侧肺移植	推迟此推荐的提出	未提到

注:1 示证据等级为中等,2 示证据等级为低,3 示证据等级为非常低。

二、住院患者注意事项

维持氧供，保持 $PaO_2 > 55$ mmHg 或 $SaO_2 >$ 90%，维持心血管系统稳定，重症患者机械通气治疗，防治感染等并发症。

预 后

IPF 的自然病程差异很大，中位生存期为 2～3 年，IPF 死亡多见于冬季。最常见的死亡原因是呼吸衰竭、心力衰竭、缺血性心脏病、感染和肺栓塞等。影响 IPF 患者预后的因素包括呼吸困难的程度、肺功能的下降、高分辨率 CT（HRCT）上纤维化和蜂窝样改变的程度、肺功能和影像学综合的系统评分指标、6 min 步行试验（six minutes walk test，6MWT）的结果、肺动脉高压的程度及是否合并存在肺气肿，尤其是这些参数的动态变化。基线状态下肺弥散功能（DL_{CO}）＜40% 预计值和 6MWT 时 $SpO_2 < 88\%$，6～12 个月内用力肺活量（FVC）绝对值降低 10% 以上或 DL_{CO} 绝对值降低 15% 以上都是预测死亡风险的可靠指标。IPF 急性加重或伴急性呼吸衰竭死亡率可达 57%～91%。IPF 急性呼吸衰竭患者机械通气的死亡率接近 100%。

肺纤维化的诊治流程见图 1-10-1。

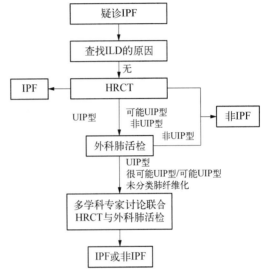

图 1-10-1 肺纤维化诊治流程图

IPF：特发性肺纤维化；ILD：间质性肺疾病；HRCT：高分辨率 CT；UIP：普通型间质性肺炎

（朱桂军）

[1] Raghu G, Collard HR, Egan JJ, et al. An Official ATS/ERS/JRS/ALAT Statement: idiopathic pulmonary fibrosis: evidence based guidelines for diagnosis and management [J]. Am J Respir Crit Care Med, 2011,183(6):788-824.

[2] Raghu G, Rochwerg B, Zhang Y, et al. American thoracic society; European respiratory society; Japanese respiratory society; Latin American thoracic association. An official ATS/ERS/JRS/ALAT clinical practice guideline: treatment of idiopathic pulmonary fibrosis. An update of the 2011 clinical practice guideline [J]. Am J Respir Crit Care Med, 2015,192(2): e3-e19.

[3] American Thoracic Society, European Respiratory Society. International multidisciplinary consensus classification of the idiopathic interstitial pneumonias [J]. Am J Respir Crit Care Med, 2002,165(2):277-304.

[4] Fernández Pérez ER, Daniels CE, Schroeder DR, et al. Incidence, prevalence, and clinical course of idiopathic pulmonary fibrosis: a population-based study [J]. Chest, 2010,137(1):129-137.

[5] Gross TJ, Hunninghake GW. Idiopathic pulmonary fibrosis [J]. N Engl J Med, 2001,345(7):517-525.

[6] Collard HR, Moore BB, Flaherty KR, et al. Idiopathic pulmonary fibrosis clinical research network investigators. acute exacerbations of idiopathic pulmonary fibrosis [J]. Am J Respir Crit Care Med, 2007,176(7):636-643.

[7] Hallstrand TS, Boitano LJ, Johnson WC, et al. The timed walk test as a measure of severity and survival in idiopathic pulmonary fibrosis [J]. Eur Respir J, 2005,25(1):96-103.

[8] Jose R. The 5 minute ICU consult [M]. USA, Philadelphia: Lippincott Williams & Wilkins, 2012:388-389.

第十一节　气　胸

概述与病理生理

一、定义

胸膜腔内积气,称为气胸。

二、流行病学

据报道,气胸在健康人群中发生率为 8/10 万。气胸复发为临床上主要关心的问题,文献报道气胸的复发率可达 20%~60%。

三、病理生理

气胸是指气体在胸膜腔内的异常积聚。胸膜腔在生理状态下是一个呈负压状态的潜在性密闭腔隙,在整个呼吸周期的大部分时间内,其压力均小于体外正常大气压。气体进入胸膜腔可能通过下述 3 种途径:①胸膜腔直接与体外相通,即创伤性气胸(包括外伤、医源性等),胸壁(皮肤、肌肉)和(或)肋骨以及壁层胸膜存在破损;②胸膜腔与体内部分器官(这部分器官原存在与外界相通,如气管、支气管、肺组织、食管甚至胃肠道)交通,其中最常见病因为胸膜表面肺大疱破裂;③胸膜腔感染,胸腔内滋生产气微生物。

正常情况下,胸膜腔内压(简称胸内压)为负压,低于大气压。气胸时胸内负压下降甚至变为正压,使得患侧肺组织萎陷。胸膜腔积气量取决于肺组织萎陷的程度。肺萎陷后肺呼吸面积减少,影响通气和换气功能,V/Q 失调。患侧胸内压减少可引起纵隔向健侧移位,严重时引起循环功能障碍。

四、分类

肺无明显病变,由胸膜下气肿泡破裂形成者称为特发性气胸;继发于慢性阻塞性肺疾病、肺结核等胸膜及肺疾病者称为继发性气胸。

气胸可分为自发性气胸和创伤性气胸,前者又可根据是否合并已知肺部疾病或肺组织异常而分为原发性自发性气胸、继发性自发性气胸和其他类型的自发性气胸,后者主要分为医源性和非医源性气胸。

根据脏层胸膜破口的情况及其发生后对胸腔内压力的影响,按病理生理变化又将其分为闭合性(单纯性)、开放性(交通性)和张力性(高压性)3 类。

1. 闭合性气胸(单纯性)　在呼气肺回缩时,或因有浆液渗出物使脏层胸膜破口自行封闭,不再有空气漏入胸膜腔。胸膜腔内测压显示压力有所增高,抽气后,压力下降而不复升,说明破口不再漏气。胸膜腔内残余气体将自行吸收,胸膜腔内压力即可维持负压,肺亦随之逐渐复张。

2. 张力性气胸(高压性)　胸膜破口形成活瓣性阻塞,吸气时开启,空气漏入胸膜腔;呼气时关闭,胸膜腔内气体不能再经破口返回呼吸道而排出体外。其结果是胸膜腔内气体愈积愈多,形成高压,使肺受压,呼吸困难,纵隔移向健侧,循环也受到障碍,需要紧急排气以缓解症状。若患侧胸膜腔内压力升高,抽气至负压后,不久又恢复正压,应安装持续胸膜腔排气装置。

3. 开放性气胸(交通性)　因两层胸膜间有粘连和牵拉,使破口持续开启,吸气和呼气时,空气自由进出胸膜腔。患侧胸膜腔内压力为 0 上下,抽气后观察数分钟,压力并不降低。

诊断与鉴别诊断

一、诊断

1. 病史　患者常有持重物、屏气、剧烈运动、外伤、医源性操作等病史。有些气胸患者无明显诱因。某些自发性气胸患者有反复发作史。

2. 临床表现　患者突感一侧胸痛、气急、憋气,可有咳嗽,但痰少。小量闭合性气胸先有气急,但数小时后逐渐平稳,X线也不一定能显示肺压缩。若积气量较大者或者原来已有广泛肺部疾病,患者常不能平卧。如果侧卧,则被迫使气胸患侧在上,以减轻气急。患者呼吸困难程度与积气量的多少以及原来肺内病变范围有关。当有胸膜粘连和肺功能减损时,即使小量局限性气胸也可能出现明显胸痛和气急。

张力性气胸由于胸腔内骤然升高,肺被压缩,纵隔移位,出现严重呼吸循环障碍,患者表情紧张、胸闷,甚至有心律失常,常挣扎坐起,烦躁不安,有发绀、冷汗、脉快、虚脱,甚至有呼吸衰竭、意识不清。

在原有严重哮喘或肺气肿基础上并发气胸时,气急、胸闷等症状有时不易觉察,要与原先症状仔细比较,并做胸部X线检查。体格显示气管多移向健侧,胸部有积气体征,患侧胸部隆起,呼吸运动和语颤减弱,叩诊呈过度回响或鼓音,听诊呼吸音减弱或消失。右侧气胸可使肝浊音界下降。有液气胸时,则可闻及胸内振水声。血气胸如果失血过多,血压下降,甚至发生失血性休克。

3. 辅助检查

(1) 血气分析:显示 PaO_2 降低,动脉-肺泡氧分压差增大。

(2) X线表现:为诊断气胸最可靠的方法。可显示肺压缩的程度、肺部情况、有无胸膜粘连、胸腔积液及纵隔移位等。

气胸的典型X线表现为外凸弧形的细线条形阴影,为肺组织和胸膜腔内气体的交界线,线内为压缩的肺组织,线外见不到肺纹理,透亮度明显增加。气胸延及下部则肋膈角显示锐利。少量气体往往局限于肺尖部,常被骨骼掩盖。嘱患者深呼气时,使萎缩的肺更为缩小,密度增高,与外带积气透光区呈鲜明对比,从而显示气胸带。

局限性气胸在后前位X线检查时易遗漏,在X线透视下转动体位方能见到气胸。大量气胸时,则见肺被压缩聚集在肺门区呈圆球形阴影。若肺内有病变或胸膜粘连时,则呈分叶状或不规则阴影。大量气胸或张力性气胸显示纵隔和心脏移向健侧。气胸合并胸腔积液时,则具气液平面,透视下变动体位可见液面也随之移动。若围绕心缘旁有透光带,应考虑有纵隔气肿。

根据X线胸片,大致可计算气胸后肺受压萎陷的程度,这对临床处理有一定的意义。当胸腔内气带宽度相当于患侧胸廓宽度的 1/4 时,肺被压缩大约为 35%;当胸腔内气带宽度相当于患侧胸廓宽度的 1/3 时,肺被压缩约 50%。当胸腔内气带宽度相当于患侧胸廓宽度的 1/2 时,肺被压缩约 75%。由于胸廓状的个体差异,上述数值在不同患者可有一定的差别。

(3) 胸部CT检查:气胸的基本CT表现为胸膜腔内出现极低密度的气体影,伴有肺组织不同程度的压缩、萎缩改变。一般应在低窗位的肺窗条件下观察,含极少量气体的气胸和主要位于前中胸膜腔的局限性气胸的诊断,X线平片可漏诊,而CT上则无影像重叠的缺点,诊断非常容易。多数学者认为,对外伤患者,尤其是进行机械通气的患者,做CT扫描时,应对上腹部、下胸部的CT图像进行肺窗观察,以便发现隐匿型少量气胸;CT还可鉴别位于纵隔旁的气胸与纵隔气肿以及肺气囊,对有广泛皮下气肿存在的患者,CT检查常可发现X线平片阴性的气胸存在。

气胸的CT表现随气胸的类型、气体量的多少以及胸膜、肺原有疾病的不同而不同。含气的胸膜腔无肺纹理存在,密度与空气相同,内缘为线样脏层胸膜,无胸膜粘连时气胸腔呈半月形,胸膜有粘连时则呈不规则形,有时可见条索状粘连纤维组织,如同时伴有积液或积血则可见气液平面,纵隔心脏常偏向健侧,严重者可出现纵隔疝,健侧肺组织纹理增粗,这是由于代偿性肺充血所致。

（4）胸部 MRI 检查：气胸在 MRI 上表现为低信号，如气体量很少，肺组织压缩不明显，则呈低信号，有时可能漏诊。胸腔内有大量的气体，肺组织明显压缩，呈中等信号团块状，纵隔偏向健侧，诊断容易。如伴胸腔积液，则呈气液平面，积液在 MRI 上呈较低信号。MRI 对伴发的胸腔积血非常敏感，在 MRI 加权图像上呈高信号。

X 线检查是诊断气胸的重要方法，可以显示肺萎缩的程度，肺内病变情况以及有无胸膜粘连、胸腔积液和纵隔移位等。纵隔旁出现透光带提示有纵隔气肿。气胸线以外透亮度增高，无肺纹可见。有时气胸线不够显现，可嘱患者呼气，肺体积缩小，密度增高，与外带积气透光带形成对比，有利于发现气胸。大量气胸时，肺向肺门回缩，外缘呈弧形或分叶状，应注意与中央型肺癌鉴别。

肺结核或肺部炎症使胸膜多处粘连。发生气胸时，多呈局限性包囊，有时气腔互相通连。气胸若延及下部胸腔，则肋膈角显得锐利。如果并发胸腔积液，则见液平面（液气胸）。局限性气胸的后前位 X 线检查有时漏诊，在透视下缓慢转动体位，方能发现气胸。

依据病史、查体及影像学检查气胸不难诊断。

二、鉴别诊断

自发性气胸有时酷似其他心、肺疾病，应予以鉴别。

1. 支气管哮喘和阻塞性肺气肿　有气急和呼吸困难，体征亦与自发性气胸相似，但肺气肿呼吸困难是长期缓慢加重的，支气管哮喘患者有多年哮喘反复发作史。当哮喘和肺气肿患者呼吸困难突然加重且有胸痛，应考虑并发气胸的可能，X 线检查可以做出鉴别。

2. 急性心肌梗死　患者亦有急起胸痛、胸闷，甚至呼吸困难、休克等临床表现，但常有高血压、动脉粥样硬化、冠心病史。体征、心电图和 X 线胸透有助于诊断。

3. 肺栓塞　有胸痛、呼吸困难和发绀等酷似自发性气胸的临床表现，但患者往往有咯血和低热，并常有下肢或盆腔栓塞性静脉炎、骨折、严重心脏病、心房纤颤等病史，或发生在长期卧床的老年患者。体检和 X 线检查有助于鉴别。

4. 肺大疱　位于肺周边部位的肺大疱有时在 X 线下被误为气胸。肺大疱可因先天发育形成，也可因支气管内活瓣阻塞而形成张力性囊腔或巨型空腔，起病缓慢，气急不剧烈，从不同角度做胸部透视，可见肺大疱或支气管源性囊肿为圆形或卵圆形透光区，在大疱的边缘看不到发线状气胸线，疱内有细小的条纹理，为肺小叶或血管的残遗物。肺大疱向周围膨胀，将肺压向肺尖区、肋膈角和心膈角，而气胸则呈胸外侧的透光带，其中无肺纹理可见。肺大疱内压力与大气压相仿，抽气后，大疱容积无显著改变。

其他如消化性溃疡穿孔、膈疝、胸膜炎和肺癌等，有时是急起的胸痛、上腹痛和气急等，亦应注意与自发性气胸鉴别。

监 测 与 治 疗

治疗原则在于根据气胸的不同类型适当进行排气，以解除胸腔积气对呼吸、循环所生成的障碍，使肺尽早复张，恢复功能，同时也要治疗并发症和原发病。

一、排气疗法

根据症状、体征、X 线所见以及胸内测压结果，判断其是何种类型气胸，是否需要即刻排气治疗，如需排气，采用何种方法适宜。

1. 闭合性气胸（单纯性气胸）　积气量少于该侧胸腔容积的 20% 时，气体可在 2~3 周自行吸收，不需抽气，但应动态观察积气量变化。气量较多时，可每日或隔日抽气 1 次，每次抽气不超过 1 L，直至肺大部分复张，余下积气任其自行吸收。

2. 张力性气胸（高压性气胸）　病情急重，危及生命，必须尽快排气。紧急时将消毒针头从患侧肋间隙插入胸膜腔，使高度正压胸内积气得以由此自行排出，缓解症状。紧急时，还可用大注射器接连三路开关抽气，或者经胸壁插针，尾端用胶管连接水封瓶引流,使高压气体得以单向排出。亦可用一粗注射针,在其尾部扎上橡皮指套,指套末端剪一小裂缝,插入气胸腔临时简易排气,高压气体从小裂缝排出,待胸腔内压减至负压时,套囊即行塌陷,小裂缝关闭,外间空气不能进入胸膜腔。

为了有效地持续排气,通常安装胸腔闭式水封瓶引流。插管部位一般多取锁骨中线外侧第 2 肋间或腋前线第 4～5 肋间。如果是局限性气胸,或是为了引流胸腔积液,则须在 X 线透视下选择适当部位进行插管排气引流。安装前,在选定部位测压以了解气胸类型,然后在局麻下沿肋骨上缘平行做 1.5～2 cm 皮肤切口,用套管针穿刺进入胸膜腔,拔去针芯,通过套管将灭菌胶管插入胸腔。一般选用大号导尿管或硅胶管,在其前端剪成鸭嘴状开口,并剪一两个侧孔,以利于引流。亦可在切开皮肤后,经钝性分离肋间组织达胸膜,再穿破胸膜将导管直接送入胸膜腔内,导管固定后,另端置于水封瓶的水面下 1～2 cm,使胸膜腔内压力保持在 1～2 cmH$_2$O 以下,若胸腔内积气超过此正压,气体便会通过导管从水面逸出。

未见继续冒出气泡 1～2 日后,患者无气急,经透视或摄片见肺已全部复张时,可以拔除导管。有时虽见气泡冒出水面,但患者气急未能缓解,可能是由于导管不够通畅,或部分滑出胸膜腔;如果导管阻塞,则应更换。

若这种水封瓶引流仍不能使胸膜破口愈合,透视见肺持久不能复张,可选胸壁另处插管,或在原先通畅的引流管端加用负压吸引闭式引流装置。由于吸引机可能形成负压过大,用调压瓶可使负压不超过$-8～-12$ cmH$_2$O,如果负压超过此限,则室内空气即由压力调节管进入调压瓶,因此患者胸腔所承受的吸引负压不会比$-8～-12$ cmH$_2$O 更大,避免了过大的负压吸引对肺造成损伤。

使用闭式负压吸引如 12 h 以上肺仍不复张,应查找原因。若无气泡冒出,肺已完全复张,可夹注引流管,停止负压吸引,观察 2～3 日,如果透视证明气胸未再复发,便可拔除引流管,立即用凡士林纱布覆盖手术切口,以免外界空气进入。

水封瓶要放在低于患者胸部的地方(如患者床下),以免瓶内的水反流入胸腔,在用各式插管引流排气过程中注意严格消毒,以免发生感染。

3. 开放性气胸(交通性气胸) 积气量小且无明显呼吸困难者,在卧床休息并限制活动,或者安装水封瓶引流后,有时胸膜破口可能自行封闭而转变为闭合性气胸。如果呼吸困难明显,或慢性阻塞性肺疾病患者肺功能不全者,可试用负压吸引,在肺复张过程中,破口也随之关闭。若是破口较大,或者因胸膜粘连牵扯而持续开启,患者症状明显,单纯排气措施不能奏效者,可经胸腔镜窥查,行粘连烙断术,促使破口关闭。若无禁忌,亦可考虑开胸修补破口。手术时用纱布擦拭壁层胸膜,可以促进术后胸膜粘连。若肺内原有明显病变,可考虑将受累肺做肺叶或肺段切除。

二、外科手术

手术指征如下:复发性气胸;胸部 X 线片或 CT 证实存在肺大疱;气胸合并胸腔内出血;有效胸腔闭式引流 72 h 后仍有持续气体溢出;患者从事特殊职业,如飞行员、潜水员、高空作业等。

三、其他治疗

吸氧保证充足的氧供。稳定循环系统防止休克。选择合适体位减少呼吸功耗。依据可能的病因和范围选择胸腔穿刺和胸腔引流术。给予相应的液体输注,防治感染等并发症。

预　后

预后依赖于病因;早期诊断和积极治疗能改善临床预后。

并　发　症

如不及时处理可以引起呼吸衰竭、循环衰竭、脓胸、脓毒症等并发症,甚至发生危及生命的多器官功能衰竭。

气胸的诊治流程见图 1-11-1。

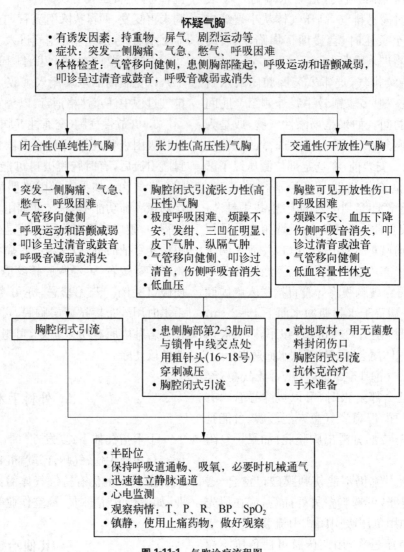

图 1-11-1 气胸诊疗流程图

（朱桂军）

[1] Hirai S, Hamanaka Y, Mitsui N, et al. Therapeutic strategy for spontaneous pneumothorax [J]. Kyobu Geka, 2007,60(3):175-179.

[2] Chiu CY, Chen TP, Wang CJ, et al. Factors associated with proceeding to surgical intervention and recurrence of primary spontaneous pneumothorax in adolescent patients [J]. Eur J Pediatr, 2014,173(11):1483-1490.

[3] Macduff A, Arnold A, Harvey J. Management of spontaneous pneumothorax: British Thoracic Society Pleural Disease Guideline 2010 [J]. Thorax, 2010,65 Suppl 2:18-31.

[4] Tschopp JM, Bintcliffe O, Astoul P, et al. ERS task force statement: diagnosis and treatment of primary spontaneous pneumothorax [J]. Eur Respir J, 2015,46 (2):321-335.

[5] Choi WI. Pneumothorax [J]. Tuberc Respir Dis (Seoul), 2014,76(3):99-104.

第十二节　胸　腔　积　液

概述与病理生理

一、定义

任何原因导致胸膜腔内出现过多的液体均称为胸腔积液。我们常说的胸腔积液,实际上是胸膜腔(脏层胸膜和壁层胸膜之间的腔隙)积液。

二、病理生理

正常人胸膜腔内有 3～15 ml 低蛋白质含量的液体,pH 约为 7.6,在呼吸运动时起润滑作用。但胸膜腔中的积液量并非固定不变。即使是正常人,每 24 h 亦有 500～1 000 ml 的液体形成与吸收。

胸膜腔内液体自毛细血管的静脉端吸收,其余的液体由淋巴系统回收至血液,滤过与吸收处于动态平衡。若由于全身或局部病变破坏了此种动态平衡,致使胸膜腔内液体形成过快或吸收过缓,产生胸腔积液。

健康人的胸膜腔为负压(呼吸时平均为 -5 cmH$_2$O),胸液中含蛋白质,具有胶体渗透压(8 cmH$_2$O)。

胸液的积聚和消散与胸膜毛细血管中渗透压、静水压有密切关系。

壁层胸膜由体循环供血,毛细血管静水压高(30 cmH$_2$O);脏层胸膜则由肺循环供血,静脉压低(11 cmH$_2$O)。

体循环与肺循环血膜以相等的速度被吸收。

三、发病机制

1. 产生胸腔渗出液的主要机制　胸膜通透性增加。临床可见于肺结核、肺炎、肺梗死、结缔组织病所致胸膜炎、恶性肿瘤转移等。

2. 产生胸腔漏出液的主要机制　胸膜毛细血管静水压增高。临床上常见于充血性心力衰竭、缩窄性心包炎、血容量增加、上腔静脉受阻等。

3. 胸膜毛细血管胶体渗透压降低　常见于低蛋白血症、肝硬化、肾病综合征、急性肾小球肾炎、黏液性水肿。

4. 壁层胸膜淋巴管引流障碍　常见于癌性淋巴管阻塞、发育性淋巴管引流异常等。

5. 血胸、脓胸和乳糜胸　常见于主动脉瘤破裂、食管破裂、胸导管损伤等。

四、病因

1. 胸腔漏出液的常见病因　充血性心力衰竭、肝硬化、肺不张、肺栓塞、肾病综合征、低蛋白血症、腹膜透析、黏液性水肿和缩窄性心包炎等。

2. 胸腔渗出液的常见病因　肺炎症性积液、肿瘤(特别是肺癌、乳腺癌、胃肠道肿瘤和淋巴瘤)、结核、肺栓塞、食管破裂、结节病、胸导管损伤乳糜胸、自身免疫性疾病如类风湿关节炎等。

3. 常见伴随疾病　充血性心力衰竭、肺炎、脓胸、肝硬化、恶性肿瘤、创伤和冠状动脉搭桥手术等。

诊断与鉴别诊断

一、诊断

1. **临床表现** 询问病史患者可有进展性呼吸困难、咳嗽或者胸痛病史。

结核性胸膜炎多见于青年人,常有发热病史。中老年人出现胸腔积液时,应提高警惕,可能是恶性病变。肿瘤患者可有气短和体重减轻。

炎性积液多为渗出性,如肺炎患者可有发热、胸痛、咳嗽等表现。由心力衰竭所致胸腔积液为漏出液,可有心力衰竭症状,如下肢水肿、端坐呼吸等。肝脓肿所伴右侧胸腔积液可为反应性胸膜炎,亦可为脓胸。

积液量少于 0.3 L 时患者症状多不明显,查体多无阳性发现;若超过 0.5 L,患者可感到胸闷。

2. **体格检查** 极少量胸腔积液临床查体多无特异性。当胸腔积液多于 0.3 L 时可有患侧呼吸运动减弱,触觉语颤减弱,局部叩击呈浊音,呼吸音减低等。积液量多时,两层胸膜隔开,不再随呼吸摩擦,胸痛亦渐缓解,但呼吸困难会逐渐加剧。若积液进一步增大,使纵隔脏器受压,气管和纵隔向健侧移位,患侧呼吸音进一步减低甚至消失,患者会出现明显的心悸及呼吸困难。

3. **影像学表现** 胸腔积液量为 0.3~0.5 L 时,X 线仅见肋膈角变钝;更多的积液显示有向外侧、向上的弧形上缘的积液影。平卧时积液散开,使整个肺野透亮度降低。液气胸时积液有液平面。大量积液时整个患侧阴暗,纵隔推向健侧。积液时常边缘光滑饱满,局限于叶间或肺与膈之间。

B超可探查液性暗区,并可探查胸液掩盖的肿块,协助胸腔穿刺的定位。CT 检查能根据胸液的密度不同提示判断为渗出液、血液或脓液,尚可显示纵隔、气管旁淋巴结、肺内肿块、胸膜间皮瘤及胸内转移性肿瘤。

CT 检查胸膜病变有较高的敏感性与密度分辨率,较易检出 X 线平片上难以显示的少量积液。CTA 可确定是否是肺栓塞导致的胸腔积液。

肿瘤导致的胸腔积液可选用纤维支气管镜,胸膜活检以确定肿瘤的性质。

4. **实验室检查** 根据 Light 标准,若胸腔积液中蛋白质浓度在 25~35 g/L 者,符合以下任何 1 条可诊断为渗出液:①胸腔积液/血清蛋白>0.5;②胸腔积液/血清 LDH>0.6;③胸腔积液 LDH 水平大于血清正常高值的 2/3。

渗出液与漏出液的区别见表 1-12-1。

表 1-12-1　渗出液和漏出液的区别

类别	漏出液	渗出液
病因	非炎症所致(由血浆渗透压、心力衰竭、肝硬化、静脉淤血等引起)	炎性积液:炎症性或肿瘤、化学或物理性刺激(由感染、恶性肿瘤、外伤、变态反应性疾病、结缔组织病等引起)
外观	透明,淡黄色,不能自凝	呈透明或浑浊,脓性或血色,可自凝(黄色:化脓性细菌感染;乳白色:丝虫病、淋巴结结核及肿瘤等;绿色:铜绿假单胞菌感染;黑色:胸膜曲霉感染)
比重	<1.018	>1.018
pH	>7.3	6.8~7.3
李凡他试验	阴性	阳性
细胞总数(/mm³)	<100	>500
细胞分类	以淋巴细胞为主,偶见间皮细胞,单个核细胞>50%	炎症早期以中性粒细胞为主,慢性期以淋巴细胞为主,恶性积液以淋巴细胞为主 淋巴细胞增多:慢性炎症 中性粒细胞增多:急性炎症 嗜酸性粒细胞增多:过敏状态及寄生虫感染 大量红细胞:出血、肿瘤、结核 少量红细胞:穿刺损伤 肿瘤细胞:恶性肿瘤

（续表）

类别	漏出液	渗出液
葡萄糖	和血糖相近	低于血糖
淀粉酶		>500 U/L。若胸腔积液/血浆>2,约10%为癌
细菌	阴性	可培养出相应致病菌
蛋白质总量(g/L)	<25	>25
积液/血清蛋白值	<0.5	>0.5
乳酸脱氢酶(LDH)(U/L)	<200	>200,如>500 提示癌性
积液/血清 LDH 值	<0.6	>0.6
腺苷酸脱氨酶(ADA)(U/L)	阴性	感染、结核>45,肿瘤<40
胆固醇(mmol/L)	<1.56	>1.56
特殊蛋白	无	SLE 和类风湿等 C_3、C_4 水平降低
癌胚抗原(CEA)	阴性	癌性升高,胸腔积液 CEA>血清 CEA

二、鉴别诊断

胸腔积液一般不难诊断,应首先鉴别渗出液与漏出液,然后再依据病史、体征、实验室检查、影像学检查进一步确定胸腔积液的病因。

监测与治疗

一、药物治疗

1. 无症状的轻度心力衰竭和病毒性胸膜炎患者处理　在严密的监测及适当的治疗下胸腔积液可自行吸收。

2. 抗生素　适应证是肺炎性积液、脓胸、食管破裂穿孔、手术后的瘘等。

3. 抗结核药物　适用于结核性胸膜炎导致的胸腔积液。

4. 利尿剂　适用于充血性心力衰竭、肝硬化等。

5. 抗凝药物　适用于肺栓塞。

6. 胸膜粘连药物　如盐酸多西环素、无菌滑石粉、博来霉素等可有助于胸膜粘连硬化,从而使胸腔积液产生减少甚至消失。但应选择合适适应证,可在肿瘤导致的胸腔积液其他治疗方法不佳时选用。

7. 纤溶药物　对于复杂的肺炎性胸腔积液胸腔引流管引流效果不佳时,可以胸腔内注入纤溶药物,溶解机化组织,促进引流通畅、充分。

二、胸腔穿刺和胸腔引流管放置

1. 一般原则　需要基于潜在的病因制订个体化方案。

2. 治疗措施　胸腔穿刺术既可以用于诊断也可以用于治疗,并能有效缓解呼吸困难症状。胸腔积液的引流量取决于症状的严重程度,但需要限制在1～1.5 L,防止肺复张后肺水肿。

3. 胸腔引流管　放置的指征是脓胸、血胸和严重的胸腔积液。

4. 肺炎性胸腔积液处理　依据积液量和积液性质可分为 4 类。

1 类:胸腔积液极少量,积液侧卧位时<10 mm。

2 类:胸腔积液少至中等量,积液侧卧位时>10 mm,但<患侧胸腔的 1/2。

3 类:胸腔积液大量,积液侧卧位时>患侧胸腔的 1/2;或有分隔的积液;或者伴有壁层胸膜增厚。

4 类:脓性胸腔积液。

1 类和 2 类可视情况不需引流处理,积极治疗原发病后可吸收减少或消失。

3类和4类通常需要引流,放置胸腔引流管及反复胸腔穿刺,或者行外科手术处理。

5. 恶性胸腔积液处理 放置胸腔引流管注入硬化剂对于60%～90%的患者有效,但需要住院观察至少1周以确定临床疗效。

长期放置隧道式胸腔引流管对于门诊非住院患者的症状控制有效性在80%～100%。

三、外科和其他治疗手段

胸腔闭式引流术和胸腔引流管放置术视病情需要进行选择。胸腔镜、开胸手术、胸膜切除术在病情需要时及时选择实施。

四、其他治疗

吸氧保证充足的氧供。稳定循环系统防止休克。选择合适体位减少呼吸功耗。依据可能的原因和范围选择胸腔穿刺和胸腔引流术。大量引流可以缓解呼吸困难,但应注意其他不良反应。大量的非感染性胸腔积液通常不一定是呼吸衰竭和脱机失败的首要原因。适当的液体输注,需要评估仔细后实施。对于低血压患者实施目标导向的液体复苏等。

预 后

预后依赖于病因;早期诊断和积极治疗能改善临床预后,特别是脓胸和血胸。

并 发 症

胸腔积液如不及时处理可以引起呼吸衰竭、毁损肺、脓胸、肺纤维化、脓毒症等并发症,甚至发生危及生命的多器官功能衰竭。

胸腔积液的诊治流程见图1-12-1。

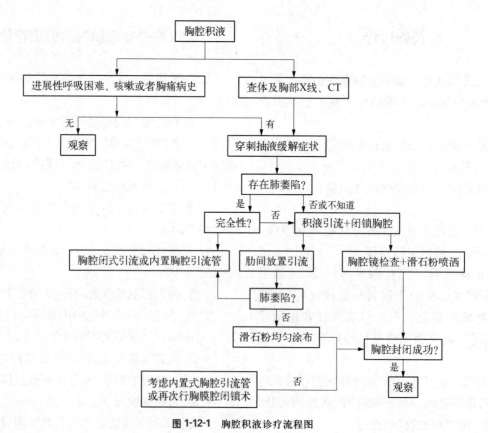

图 1-12-1 胸腔积液诊疗流程图

（朱桂军）

参 考 文 献

[1] Porcel JM, Light RW. Diagnostic approach to pleural effusion in adults [J]. Am Fam Physician, 2006,73(7):1211 - 1220.

[2] Blackmore CC, Black WC, Dallas RV, et al. Pleural fluid volume estimation: a chest radiograph prediction rule [J]. Acad Radiol, 1996,3(2): 103 -109.

[3] Colice GL, Curtis A, Deslauriers J, et al. Medical and surgical treatment of parapneumonic effusions [J]. Chest, 2000,118(4):1158 - 1171.

[4] Light RW. Clinical practice. Pleural effusion [J]. N Engl J Med, 2002,346(25):1971 - 1977.

[5] Spector M, Pollak JS. Management of malignant pleural effusion [J]. Semin Respir Crit Care Med, 2008,29(4):405 - 413.

[6] Hooper C, Lee YC, Maskell N. BTS Pleural Guideline Group. Investigation of a unilateral pleural effusion in adults: British Thoracic Society Pleural Disease Guideline 2010 [J]. Thorax, 2010,65 Suppl 2: ii4 - 17.

[7] Jose R. The 5 minute ICU consult [M]. USA, Philadelphia: Lippincott Williams & Wilkins. 2012: 336 - 337.

第二章

心脏重症

第一节　胸　　痛

概述与病理生理

一、定义

胸痛(chest pain)是临床上常见的症状,主要由心脏和胸部疾病所致,少数由其他疾病引起。胸痛的程度与疾病的严重程度不完全一致,常因个体痛阈的差异而不同。

二、病因

引起胸痛的常见原因为心血管和胸部疾病,常见的有以下几种。

1. 心血管疾病　冠状动脉硬化性心脏病(心绞痛、心肌梗死)、心肌病、心脏瓣膜病(二尖瓣或主动脉瓣病变)、胸主动脉瘤(夹层动脉瘤)、急性心包炎、肺栓塞(梗死)、肺动脉高压等。

2. 呼吸系统疾病　支气管炎、支气管肺癌、胸膜炎、自发性气胸、血胸、胸膜肿瘤等。

3. 胸壁疾病　急性皮炎、皮下蜂窝织炎、带状疱疹、肋间神经炎、肋软骨炎、流行性肌炎、肋骨骨折、多发性骨髓瘤、急性白血病等。

4. 纵隔疾病　纵隔炎、纵隔气肿、纵隔肿瘤等。

5. 其他　食管炎、食管癌、食管裂孔疝、膈下脓肿、肝脓肿、脾梗死等。

三、发病机制

各种物理、化学因素等刺激因子均可刺激胸部的感觉神经产生痛觉冲动,并传至大脑皮质的痛觉中枢引起胸痛。另外,除患病器官的局部疼痛外,还可见远离该器官某部体表或深部组织疼痛,称放射痛或牵涉痛。例如,心绞痛时除出现心前区、胸骨后疼痛外,也可放射至左肩、左臂内侧或左颈、左侧面颊部。

诊断与鉴别诊断

一、临床表现

1. 发病年龄　青壮年胸痛多考虑为自发性气胸、胸膜炎、心肌炎、心肌病、风湿性心瓣膜病,40岁以上需注意心绞痛、心肌梗死和支气管肺癌。

2. 部位　大部分疾病引起的胸痛常发生于一定部位。心绞痛及心肌梗死的疼痛多在胸骨后方和心前区或剑突下,可向左肩和左臂内侧放射,也可向左颈或面颊部放射,可被误认为牙痛;夹层动脉瘤引起的疼痛多位于胸背部,向下放射至下腹部、腰部与两侧腹股沟和下肢;肺尖部肺癌(肺上沟癌、Pancoast癌)引起的疼痛多以肩部、腋下为主,向上肢内侧放射;胸膜炎引起的疼痛多在胸侧部;肋软骨炎引起的胸痛,常在第1、2肋软骨处见单个或多个隆起,局部有压痛,但无红肿表现;食管及纵隔病变引起的胸痛多在胸骨后;带状疱疹所致胸痛,可见成簇的水疱沿一侧肋间神经分布伴剧痛,且疱疹不超过体表中线;肝胆疾病及膈下脓肿引起的胸痛多在右下胸,侵犯膈肌中心部时疼痛放射至右肩部。

3. 性质　胸痛的程度依病因和个体痛阈不同而不同,可呈隐痛、轻微疼痛和剧痛。胸痛的性质也呈多样性。心绞痛呈绞榨样痛并有重压窒息感,心肌梗死则疼痛更为剧烈并有恐惧、濒死感;夹层动脉瘤常突然发生胸背部撕裂样疼痛或锥痛;肺梗死亦常突然发生胸部剧痛或绞痛,并伴呼吸困难与发绀;气胸在发病初期有撕裂样疼痛;胸膜炎常呈隐痛、钝痛和刺痛;肋间神经痛为阵发性灼痛或刺痛;带状疱疹呈刀割样或灼热样剧痛;食管炎多呈烧灼样痛。

4. 疼痛持续时间　平滑肌痉挛或血管狭窄所致疼痛为阵发性。炎症、肿瘤、栓塞或梗死所致疼痛为持续性。如心绞痛发作时间短暂(持续 1～5 min),而心肌梗死疼痛持续时间长(数小时或更长)且不易缓解。

5. 影响疼痛的因素　指疼痛发生的诱因、加重与缓解的因素。心绞痛发作可在劳力或精神紧张时诱发,休息或含服硝酸酯类药物后于 1～2 min 缓解,心肌梗死所致疼痛则服上述药物无效。食管疾病多

在进食时发作或加剧,服用促动力药和抗酸剂可减轻或消失。胸膜炎及心包炎的疼痛可因咳嗽或用力呼吸而加剧。

二、伴随症状

(1) 胸痛伴苍白、大汗、休克:多见于心肌梗死、夹层动脉瘤、主动脉窦瘤破裂和大面积肺栓塞。

(2) 胸痛伴呼吸困难:常提示病变累及范围较大,如大叶性肺炎、自发性气胸、渗出性胸膜炎和肺栓塞等。

(3) 胸痛伴有咳嗽、咳痰和(或)发热:常见于气管、支气管和肺部疾病。

(4) 胸痛伴咯血:主要见于肺炎、肺栓塞、支气管肺癌。

(5) 胸痛伴吞咽困难:多提示食管疾病,如反流性食管炎等。

监 测 与 治 疗

一、监测

对于胸痛的患者,需进行以下监测,有助于识别和诊断胸痛的病因,判断患者疾病的危重程度,导向早期诊断和治疗。

1. 一般监测　监测患者有无面色苍白、呼吸困难、冷汗、发绀、皮肤花斑等。

2. 心电监测　对于冠心病、主动脉夹层、肺栓塞等导致胸痛的患者,需实施心电监测,持续监测心率、血压、呼吸频率和经皮血氧饱和度,防止恶性心律失常、休克和呼吸衰竭等的发生和发展。

3. 血流动力学监测　胸痛合并血流动力学不稳定时,需进行 PICCO、Swan-Ganz 导管置入等血流动力学监测,明确血流动力学紊乱特点,指导治疗。

4. 血气分析　冠心病、肺栓塞等引起的胸痛患者,常出现休克、呼吸衰竭等器官功能障碍和酸碱平衡失调,诊疗过程中需进行血气分析监测。

5. 心电图和心肌酶谱监测　针对可疑或确诊的冠心病、主动脉夹层等为胸痛病因的患者,需动态监测心电图和心肌酶谱的变化。

6. 影像学检查　对于胸痛患者,需进行 X 线、

CT 等影像学检查,有助于明确胸痛的病因和判断病情的变化。

二、治疗

胸痛诊治的关键在于明确导致胸痛的原因,早期处理,不同病因治疗原则不同。尤其对于急性冠状动脉综合征、主动脉夹层、肺栓塞和张力性气胸导致的高危胸痛,需做出快速诊断,快速处理。进行病因诊断时,需重点关注以下方面:①一般资料,包括发病年龄、发病急缓、诱因、加重与缓解的方式;②胸痛表现,包括胸痛部位、性质、程度、持续时间及有无放射痛;③伴随症状,包括呼吸、心血管、消化系统及其他各系统症状和程度。急性冠状动脉综合征的诊断需结合症状、心电图、心肌酶学检查;主动脉夹层和肺栓塞需进行主动脉造影或超声检查,而张力性气胸则需进行胸部影像学或超声检查以确诊。

对于高危胸痛的患者,需给予心电监测,启动早期治疗。心绞痛和心肌梗死的治疗关键在于进行冠状动脉病变的处理、维持血流动力学稳定、防止心律失常等;主动脉夹层需急诊治疗;肺栓塞的治疗需采

用溶栓或抗凝解除血管梗阻,治疗呼吸功能和循环功能紊乱;张力性气胸则需迅速胸腔穿刺减压。

胸痛的诊治流程见图 2-1-1。

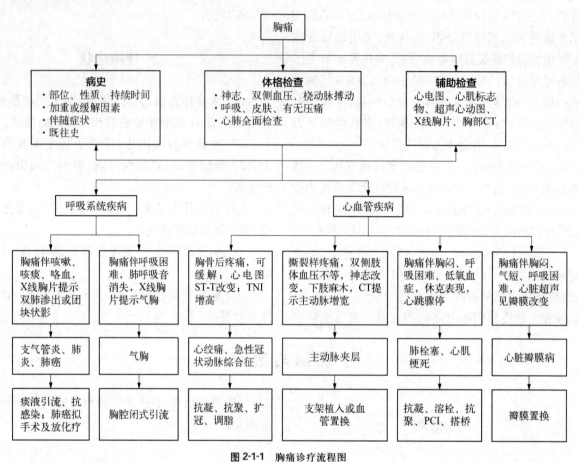

图 2-1-1 胸痛诊疗流程图

（郭凤梅）

第二节 休 克

概述与病理生理

一、定义

休克是各种原因导致的全身有效循环血量明显下降,引起组织器官灌注量急剧减少,导致组织细胞缺氧以及器官功能障碍的临床病理生理过程。

（1）有效循环血量明显降低和器官组织低灌注是休克的血流动力学特征。

（2）组织缺氧是休克的本质。

（3）多器官功能障碍综合征（MODS）是最终结果。

严格来说，休克是多种原因引起的具有相同或相似临床表现的一组临床综合征。

二、病理生理机制

目前，休克发病的病理生理机制包括 3 个学说：休克的微循环学说、休克的氧代谢学说、休克的炎症反应和多器官功能障碍学说。

1. 微循环学说

（1）20 世纪 60 年代提出休克是以急性微循环障碍为特征的临床综合征。

（2）根据微循环的改变可将休克分为微循环缺血期、微循环淤血期和弥散性血管内凝血期 3 个阶段。

2. 氧代谢学说

（1）组织细胞的缺氧是休克的本质。

（2）从氧输送和氧消耗以及组织氧需的关系上，探讨休克对全身及组织缺氧的影响，是在微循环学说基础上对休克认识的深化。

（3）根据休克的发展过程分为内脏器官缺氧期和全身器官缺氧期。

3. 炎症反应和多器官功能障碍学说

（1）20 世纪 90 年代形成了休克的炎症反应和多器官功能障碍学说。

（2）该学说的主要内容包括两个方面。

1）全身性炎症反应可导致休克，即休克是全身性炎症反应的后果。

2）休克又可诱发和加重全身性炎症反应，导致多器官功能衰竭。

三、血流动力学分类和特征

按血流动力学变化，可将休克分为低血容量性休克、心源性休克、分布性休克和梗阻性休克。

1. 低血容量性休克

（1）基本机制是循环容量丢失，大量体液丧失使血容量急剧减少，心脏前负荷不足，导致心排血量下降、氧输送和组织灌注明显减少。

（2）血流动力学特点为中心静脉压和肺动脉楔压下降、心排血量减少、心率加快和体循环阻力增高。

2. 心源性休克

（1）基本机制为泵功能衰竭，指在保证足够前负荷的条件下，心排血量明显下降。

（2）心排血量、左心室射血分数、左心室舒张末期压力及容积等均是反映心脏泵功能的重要指标，监测这些指标有助于明确泵功能衰竭的原因。

（3）血流动力学特征是心脏泵功能衰竭导致心排血量急剧下降，中心静脉压和肺动脉楔压升高，体循环阻力升高。

3. 分布性休克

（1）基本机制为血管收缩舒张功能调节异常。

（2）一部分表现为体循环阻力正常或增高，主要是由容量血管扩张、循环血量相对不足所致。常见原因包括神经节阻断、脊髓休克等神经性损伤或麻醉药物过量等。

（3）另一部分是以体循环阻力降低为主要表现，导致血液重新分布，主要见于感染性休克。

（4）严重的全身性炎症反应可引起分布性休克，主要见于重症急性胰腺炎早期、严重烧伤早期等。

（5）典型的血流动力学特点是心排血量升高或正常，伴体循环阻力降低。低血压、脉搏洪大、四肢末梢温暖是常见的临床特征。

（6）当感染性休克合并心源性或低血容量因素时，症状与体征往往不典型。

4. 梗阻性休克

（1）基本机制是血流通道受阻，如腔静脉梗阻、心包缩窄或填塞、心瓣膜狭窄、肺动脉栓塞等。

（2）心排血量减少导致氧输送降低、组织缺血缺氧，是梗阻性休克的共同特征。

诊断与鉴别诊断

不同类型的休克，其临床过程有不同的特点。

根据休克的病程演变分为两个阶段，即休克代偿期

（休克前期）和休克抑制期（休克期）。

1. 休克代偿期

（1）有效循环血量降低20%以下时，患者的中枢神经系统兴奋性提高，交感神经活动增加。

（2）患者表现为精神紧张或烦躁、面色苍白、手足湿冷、心率加速、过度换气等。血压正常或稍高，脉压缩小。尿量正常或减少。

（3）此期如果及时处理，休克可以很快得到纠正。如果处理不当，则病情发展，进入抑制期。

2. 休克抑制期

（1）有效循环血量降低20%以上或处于失代偿期的休克得不到纠正，则进入休克抑制期。

（2）患者神志淡漠、反应迟钝，甚至可出现神志不清或昏迷、口唇肢端发绀、出冷汗、脉搏细速、血压下降、脉压显著缩小。

（3）严重时全身皮肤黏膜明显发绀，四肢冰冷，脉搏扪不清，血压测不出，无尿。皮肤、黏膜出现瘀斑或消化道出血，提示合并弥散性血管内凝血（DIC）。

（4）并发其他器官功能障碍。

休克的临床表现一般随休克的病程演变而改变（表2-2-1）。

表2-2-1　休克代偿期和休克抑制期的临床特征

项目	休克代偿期	休克抑制期
休克程度	轻	重
神志与精神情况	清楚，伴有痛苦的表现，精神紧张，烦躁	意识模糊，甚至昏迷
口渴	口渴	非常口渴，但可能无主诉
皮肤黏膜色泽	开始苍白	显著苍白，肢端青紫
皮肤黏膜温度	正常，发凉	冰冷（肢端更明显）
脉搏	100次/分以下，有力	速而细弱，或摸不清
血压	收缩压正常或稍升高，舒张压增高，脉压缩小	收缩压在90 mmHg以下或测不到
周围循环	正常	毛细血管充盈非常迟缓，表浅静脉塌陷
尿量	正常或减少	尿少或无尿
估计失血量占全身血容量的百分比（成人）	20%以下（800 ml以下）	20%～40%及以上（800～1 600 ml及以上）

休克的诊断至少应包括以下几方面的内容：休克的病因、血压是否下降、组织灌注不足及组织缺氧的程度和表现以及器官功能的改变。①休克的发生与发展是一个连续的病理生理过程，诊断治疗应当强调"早"。②凡遇到严重损伤、大出血、严重感染、过敏的患者和有心脏病史者，应想到发生休克的可能。③如出现出汗、兴奋、心率加快、脉压小或尿少等症状者，应疑有休克。④若患者出现神志淡漠、反应迟钝、皮肤苍白、呼吸浅快、收缩压降至90 mmHg，或原有高血压的患者收缩压下降40 mmHg及尿少者，则标志患者已进入休克失代偿期。

监 测 与 治 疗

一、监测

（一）一般监测

一般监测包括心率、血压、意识、尿量等监测，是休克监测最基本的指标和内容。

1. **意识状态**　反映脑组织的灌注。患者神志清楚，反应良好，表示循环血量已够；神志淡漠或烦躁、头昏、眼花，或从卧位改为坐位时出现晕厥，则常表示有效循环血量不足。

2. **肢体温度和色泽**　反映末梢灌注。患者四肢温暖，皮肤干燥，轻压指甲或口唇时局部暂时缺血呈苍白，在松压后迅速转红润，表明休克好转；四肢皮肤苍白、湿冷,轻压指甲或口唇时颜色苍白,在松压后恢复红润缓慢,表明休克未纠正。

3. 血压 休克代偿期血管收缩,血压可以保持正常或高于正常;休克抑制期,血压逐渐下降,收缩压低于 90 mmHg,脉压小于 20 mmHg;血压回升,脉压增加,则表明休克有所好转。

4. 心率或脉率 心率加快或脉率细速常常出现在血压下降之前。有时血压仍低,但脉搏清楚、手足温暖,则提示休克趋于好转。休克指数[脉率/收缩期血压(以 mmHg 表示)]有助于判断休克的程度。休克指数正常为 0.5,表示无休克;超过 1.0～1.5 表示存在休克;在 2.0 以上,则表示休克严重。

5. 尿量 是反映肾脏灌注情况的指标,也可反映器官血流灌注情况。

(1) 尿量小于 25 ml/h,尿比重增加,说明肾血管收缩或血容量仍不足。

(2) 血压正常,但尿量仍少,尿比重高,反映肾脏灌注仍然不足。

(3) 如血压正常,尿量少,尿比重低,则可能发生急性肾衰竭。

(4) 尿量稳定在每小时 30 ml 以上时,表示休克好转。

(二)血流动力学和氧代谢监测

休克是各种原因引起有效循环血量减少导致的改变,本质是组织器官的缺血缺氧,血流动力学和氧代谢监测是休克监测的关键环节和方面。

1. 中心静脉压(CVP) 是反映患者血容量状态的指标,正常值为 5～10 cmH_2O。

(1) 一般认为,CVP<5 cmH_2O 提示血容量不足。

(2) CVP>15 cmH_2O 提示输液过多或心功能不全。

(3) 对于重症患者,CVP 的绝对值并不能反映容量状态。有研究分析显示 CVP 的绝对值与血容量相关,其相关性仅为 0.16。

(4) 连续、动态监测 CVP 可能更具有临床意义。通过容量负荷试验观察 CVP 的改变,有助于评估患者的容量及心功能状态。然而,也有研究同样证实 CVP 的变化值不能有效预测容量反应性。

2. 肺动脉楔压(PAWP) 可通过 Swan-Ganz 肺动脉漂浮导管监测,是反映左心室前负荷水平的指标。与 CVP 相比,能够更准确地反映机体容量状态。

(1) 正常值为 8～15 mmHg。

(2) 一般认为,PAWP<6 mmHg 提示容量严重不足。

(3) PAWP<12 mmHg 仍提示容量不足。

(4) PAWP 12～15 mmHg 提示容量正常或容量不足伴左心功能不全。

(5) PAWP>15 mmHg 提示容量过多或伴左心功能不全,有发生肺水肿的危险性。

(6) 同 CVP 一样,对于重症患者,PAWP 的绝对值也不能有效预测患者的容量反应性,而动态观察 PAWP 的改变具有更高价值。

3. 氧代谢监测 主要包括氧输送、氧耗量、氧摄取率及混合静脉血氧分压或饱和度等监测指标。

(1) 氧输送(DO_2):指单位时间内心脏泵血所提供给组织细胞的氧量,由呼吸功能(动脉血氧饱和度和氧分压)、血液系统功能(血红蛋白浓度)和心脏泵功能(心指数)3 个因素决定。DO_2 正常值为每分钟 500～600 ml/m^2。

(2) 氧耗量(VO_2):是单位时间内组织器官所消耗的氧量。正常值为每分钟 160～220 ml/m^2。感染性休克时 VO_2 常常与 DO_2 具有病理依赖关系,即随 DO_2 增加,VO_2 也明显增加。

(3) 氧摄取率(O_2ER):指单位时间内组织的氧耗量占氧输送的比例。正常值为 20%～30%。根据氧需与机体实际 VO_2 的关系,可判断机体是否缺氧。当 VO_2 与氧需的差值大于 0 时,说明机体不缺氧,无氧债。但当 VO_2 与氧需的差值小于 0 时,则组织存在氧债,提示组织缺氧。因此,组织是否缺氧决定于氧供与氧需是否能够保持平衡。

(4) 血乳酸浓度:是监测休克患者氧代谢的重要指标,正常值为 1～1.5 mmol/L。休克时间越长,组织器官低灌注越严重,动脉血乳酸浓度越高。乳酸浓度持续升高,表示病情严重,预后不佳。

二、治疗

(一)基本原则

尽管引起休克的病因不同,但均存在有效循环血量减少、微循环障碍、组织氧债,因此休克的治疗原则包括在尽早去除休克病因的同时,尽快恢复有效循环血量、纠正微循环障碍、纠正组织缺氧和氧债,防止发生 MODS。

(二) 治疗方法

病因治疗和支持治疗。

病因治疗是休克治疗的基础。如果病因不能去除,单纯的支持性治疗不能收到良好的结果。

但是休克的病因治疗大多需要一定的时间,难以立即奏效,患者不可能等到病因去除后再予支持治疗,因此病因治疗也必须与支持性复苏治疗有机地结合,才有可能提高休克的治愈率。

近年来提出"休克复苏"(shock resuscitation)的概念,强调休克尽早治疗的必要性和重要性。在支持治疗中,积极的早期复苏能有效改善器官组织的低灌注,纠正组织缺氧,防止后期出现 MODS。

(三) 休克的复苏目标

确立正确的休克复苏目标是休克治疗的关键。

50 年前,休克复苏治疗以血压纠正作为终点,结果大量休克患者在血压恢复后,发生急性肾衰竭和上消化道出血。目前多数临床医师仍以血压恢复正常、心率下降、尿量恢复、四肢温暖作为休克复苏的目标。从休克的病理生理角度来看,达到上述休克复苏目标后,患者仍然存在内脏器官缺氧,仍有可能发生 MODS。因此,以血压、心率、尿量等恢复作为休克复苏目标显然是不够的。

目前认为,休克复苏应以纠正组织缺氧和氧债为目标。休克的血流动力学和氧代谢紊乱纠正以后,仍然有部分患者因全身炎症反应、缺血再灌注和肠道细菌和(或)毒素移位而最终发生 MODS。可见,实现休克的充分复苏,不仅要纠正休克的血流动力学紊乱和氧代谢紊乱,还需要采取积极措施,防止MODS 的发生。防治 MODS 才是休克复苏治疗的最终目标。

休克复苏不同阶段的目标:根据休克复苏治疗的阶段和目标,可将休克的复苏治疗过程分为 ABC、DE 和 F 3 个阶段(表 2-2-2),分别以纠正血流动力学紊乱、氧代谢紊乱和防止 MODS 为目的,因此也可将复苏治疗的 3 个阶段称为血流动力学恢复阶段、氧代谢恢复阶段和 MODS 防治阶段。

表 2-2-2 休克复苏各阶段的病理生理特征及目标

休克复苏阶段	病理生理特征	阶段目标	具体目标
ABC 阶段 (血流动力学恢复阶段)	血流动力学不稳定,全身器官均存在缺氧	血流动力学稳定	心率<90 次/分 动脉收缩压>120 mmHg 平均动脉压>80 mmHg 尿量>50 ml/h 四肢温暖 动脉血气正常
DE 阶段 (氧代谢恢复阶段)	血流动力学稳定,内脏器官仍存在氧债	纠正氧代谢紊乱	氧输送>600 ml/(m² · min) 氧摄取率<30% 动脉血乳酸正常 混合静脉血氧饱和度>65% 混合静脉血氧分压>35 mmHg 胃黏膜 pH>7.35
F 阶段 (MODS 防治阶段)	血流动力学稳定,氧代谢紊乱基本纠正 机体炎症反应激活 肠道毒素/细菌移位 缺血再灌注损伤	防止发生 MODS	恢复炎症反应平衡 抑制肠道毒素/细菌移位 避免再灌注损伤

休克的诊治流程见图 2-2-1。

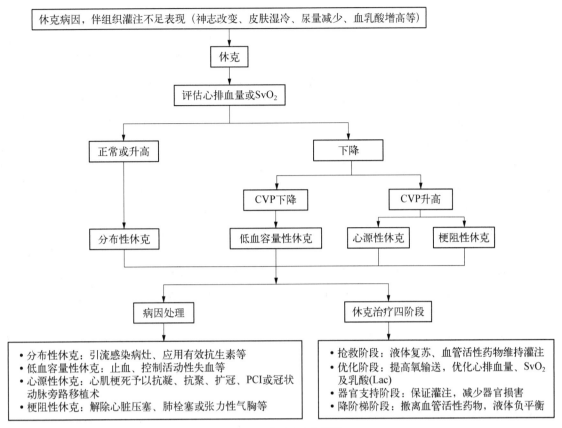

图 2-2-1　休克诊治流程图

（郭凤梅）

第三节　高血压危象

概述与病理生理

高血压危象是包括血压升高和靶器官损害的一组临床情况，一旦发生需紧急处理，以防出现危及生命的并发症。

一、定义

高血压危象又称高血压急症，是指需要立即采取措施降低血压以减轻靶器官损害的临床情况，具体包括高血压脑病、颅内出血、不稳定型心绞痛、急性心肌梗死、伴肺水肿的急性左心衰竭、主动脉夹层动脉瘤、急性肾衰竭、症状性微血管病性溶血性贫血以及先兆子痫/子痫。

二、发病机制

1. 一般发病机制　血压的高低取决于心排血量和总的外周血管阻力。肾素-血管紧张素在血压调节中起重要作用。在许多没有控制的原发性高血压中,肾素-血管紧张素Ⅱ均发挥作用。

高血压危象患者血管张力增大,导致由血管壁释放到血液的血管收缩因子增加,这是高血压危象启动和发展的主要机制。

2. 不同类型高血压危象发病机制及相应的治疗选择

(1) 卒中:脑血流量(CBF)的自身调节取决于脑灌注压(CPP)和脑血管阻力(CVR)之间的相互作用。CPP<60 mmHg 时,CBF 明显降低,导致脑组织供血、供氧不足,引起缺血缺氧性脑病。慢性高血压患者,CPP 和 CBF 之间的关系发生了变化,CPP 的低限高于血压正常者(图 2-3-1)。

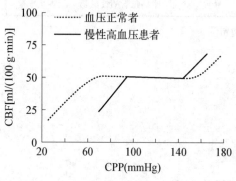

图 2-3-1　脑血流量自身调节示意图

钙通道阻滞剂对 CBF 自身调节无影响甚至有害,ACEI 或中枢性 α 受体激动剂对缺血性脑卒中有益。

(2) 蛛网膜下腔和颅内出血:80%蛛网膜下腔出血是由于动脉瘤引起,严重高血压是蛛网膜下腔出血的常见特征,颅内出血早期经常伴有高血压。尼莫地平可明显改善蛛网膜下腔出血的预后,但一过性低血压为其常见的副作用。颅内出血和蛛网膜下腔出血早期使用二氢吡啶类钙通道阻滞剂,影响脑血流量。

(3) 高血压脑病:发病机制主要是血压快速升高超过自身调节上限,导致脑水肿和脑血流量降低。血压快速升高的主要原因为肾脏缺血引起肾素及血管紧张素Ⅱ分泌增高。使用血管紧张素转换酶抑制剂(ACEI)如卡托普利、依那普利和 β 受体阻滞剂可不同程度地阻断肾素-血管紧张素可以改善脑循环自身调节,提高脑血流量。相反,经验性使用利尿剂或血管扩张剂可以刺激肾素系统的分泌,对高血压脑病患者无效,甚至有害。

(4) 主动脉夹层:主动脉夹层及其并发症的主要决定因素为主动脉波增加的速度,即 d_p/d_t。影响 d_p/d_t 的因素包括心肌收缩力、血压和心率。因此 β 受体阻滞剂和神经节阻滞剂成为主动脉夹层的一线治疗,但一般需联合其他降压药物治疗才能有效控制血压,如硝普钠。

(5) 急性肺水肿和心力衰竭:高血压和急性肺水肿互为因果关系,失代偿性心力衰竭与高血压危象互为因果。反应性肾素-血管紧张素-醛固酮轴以及其他神经激素系统过度激活后左心室收缩和舒张功能障碍。利尿剂联合 ACEI、血管紧张素Ⅱ 1 型受体拮抗剂对治疗心力衰竭有效。

(6) 急性心肌梗死:高血压危象时发生急性心肌梗死,初期通常与肾素系统过度激活有关。ACEI 和 β 受体阻滞剂为急性心肌梗死的标准治疗。相反,研究表明血管扩张剂(硝普钠、短效二氢吡啶类钙通道阻滞剂)对急性心肌梗死有害。

(7) 先兆子痫/子痫。

1) 先兆子痫可能与下列因素有关:①对血管紧张素Ⅱ和其他血管收缩因子的反应性增加;②血管内皮功能异常生成的血管舒张因子产量下降或对其反应性降低。妊娠23~32 周患者可通过限制活动,使病情稳定或缓解。妊娠相关高血压或严重先兆子痫患者静脉使用硫酸镁可减少子痫的发作。舒张压>150 mmHg 或从正常水平快速升至 100 mmHg 时应使用降压药物治疗。

2) 药物选择:①α 甲基多巴;②肼屈嗪;③拉贝洛尔。ACEI、血管紧张素Ⅱ 1 型受体拮抗剂禁用。硝普钠、短效二氢吡啶类钙通道阻滞剂慎用。

诊　　断

高血压危象与慢性高血压的处理原则一样，根据不同发病机制用不同降压药物，打断其病理生理过程，但高血压危象诊断及处理明显要比慢性高血压紧急，并且需要持续、密切地监护。

1. 病史及体格检查　详细询问患者平素血压控制情况及其服药依从性，包括服用的药物类型、靶器官的损害，可以帮助我们判断高血压危象的病因。

2. 实验室检查　相关实验室检查，如心电图、X线胸片、肾功能、血清儿茶酚胺等，可以帮助明确高血压危象发生机制及靶器官损害程度。

监 测 与 治 疗

不同病因导致的高血压危象，采用的治疗药物不同（表 2-3-1）。

表 2-3-1　不同高血压危象的用药方案

类型	推荐方案
急性肺水肿	硝普钠或非诺多泮联合硝酸甘油（最大 200 μg/min）和襻利尿剂
急性心肌梗死	拉贝洛尔或艾司洛尔联合硝酸甘油（最大 200 μg/min），以上药物血压控制不满意时可加用尼卡地平或非诺多泮
高血压脑病	尼卡地平、拉贝洛尔或非诺多泮
急性主动脉夹层	拉贝洛尔联合硝普钠和艾司洛尔
子痫	肼屈嗪，在 ICU，以拉贝洛尔或尼卡地平为首选
急性肾衰竭	非诺多泮或尼卡地平

高血压危象具体药物的使用方法及注意事项如下。

1. ACEI　首先试用 ACEI 判断血清肾素活性程度及其在发病机制中的作用。方法：口服或静脉使用卡托普利，30～60 min 起效，若患者明显血压下降则支持高血压危象发病机制为肾素依赖性。心力衰竭失代偿、急性肺水肿、急性冠状动脉综合征患者应首选 ACEI。先兆子痫或子痫患者禁用。

2. α₁ 受体阻滞剂　口服特拉唑嗪约 1 h 后或静脉使用酚妥拉明即刻出现血压明显降低，则表明 α 肾上腺素在发病机制具有重要作用，对嗜铬细胞瘤和低肾素型高血压患者有效。

3. 利尿剂　襻利尿剂一般在 30～60 min 起效，钠敏感、容量依赖性高血压使用效果明显，出现心力衰竭失代偿、肾衰竭、水肿患者应尽早使用。

4. 中枢 α₂ 受体激动剂　可乐定、胍法辛、α甲基多巴的突然停用可造成撤药综合征，症状与体征类似嗜铬细胞瘤，一旦病史明确诊断后，重新恢复停用药物为首选，联合 α、β 受体阻滞剂同样可减轻症状。如静脉给予拉贝洛尔，或酚妥拉明联合艾司洛尔。经皮肤给可乐定数小时后起效。

5. α 非选择性 β 受体阻滞剂　拉贝洛尔可在急诊室用于高血压危象的治疗，口服起始剂量为 200 mg/d，每小时增加 1 次剂量，直至 1 200 mg。

6. 硝普钠　由于起效迅速、容易滴定经常用于高血压危象的一线治疗，但须注意：①经常容易将血压降至安全水平以下，尤其是在容量不足、同时使用其他降压药物、合并心肌缺血脑缺血的情况下。②毒性作用，硝普钠进入体内后形成氰化物，影响线粒体呼吸，导致细胞氧利用障碍，组织缺氧。可静脉输注维生素 B₁₂ 和硫代硫酸钠。③延迟口服降压药的使用。

高血压危象的诊治流程见图 2-3-2。

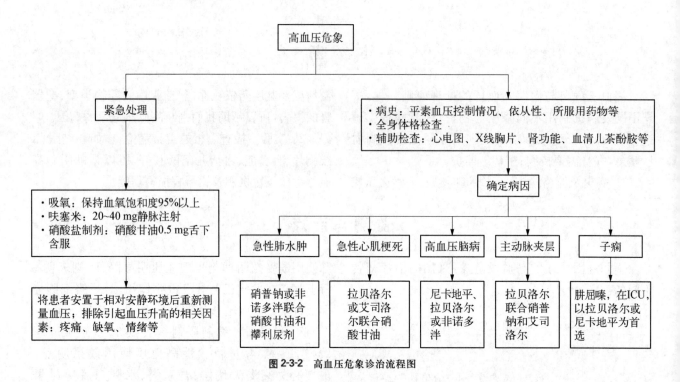

图 2-3-2 高血压危象诊治流程图

（郭凤梅）

第四节　主动脉夹层

概述与病理生理

一、定义

主动脉夹层（aortic dissection）是心血管疾病的灾难性危重急症，为主动脉的血流经内膜撕裂口流入主动脉中层并逐渐扩展，出现主动脉中层的解离，并可能导致主动脉破裂。主动脉夹层引起主动脉破裂的发生率是所有腹主动脉破裂的 2～3 倍。主动脉疾病引起的死亡，主动脉夹层是首因。有报道主动脉夹层的年发生率为（2.6～3.5）/10 万，国内无详细资料。发生率最高的年龄段是 60～80 岁，男性多

见，男性与女性发病率之比为（2～5）：1，确诊的病例中女性年龄高于男性。

二、危险因素

（1）高血压。

（2）吸烟。

（3）血脂异常。

（4）已知的动脉瘤。

（5）吸毒。

（6）动脉壁炎症。

（7）心脏或主动脉手术。

（8）心导管介入手术。

（9）妊娠晚期（可能由未明确的遗传因素导致）。

三、遗传学

（1）马方综合征（Marfan syndrome）：显性常染色体疾病。

（2）先天性结缔组织发育不全综合征（Ehlers-Danlos syndrome）：显性常染色体疾病。

（3）家族性主动脉夹层。

（4）先天性二叶主动脉瓣畸形。

（5）先天性主动脉缩窄。

（6）特纳综合征（Turner syndrome）。

四、病因

（1）外伤：减速性损伤，如车祸。

（2）主动脉炎症：如梅毒、大动脉炎、巨细胞动脉炎等。

（3）医源性：如心脏手术、主动脉手术、主动脉瓣置换手术、瓣环扩张成形术等。

（4）吸毒或药物：如可卡因、安非他命等。

五、通常关联条件

1. 年龄<40岁患者

（1）50%存在马方综合征。

（2）少数患者存在先天性二叶主动脉瓣畸形。

2. 年龄>40岁患者

（1）多数合并高血压。

（2）高脂血症。

六、病理生理

本病常起源于主动脉壁内膜的原发破口，血流随着压力驱动在主动脉壁中层内扩展，在内膜与中层之间形成夹层腔，即假腔。撕裂的夹层可顺行向远心端发展，也可逆行向近心端发展。

遗传性因素与获得性因素导致夹层的途径相同。

主动脉壁内血肿和主动脉溃疡往往是发生主动脉夹层的先兆。一旦有症状发生，则提示主动脉撕裂发生。

七、分级

1. 标准分级

（1）A型：近端主动脉夹层，夹层累及左锁骨下动脉起始处以上的主动脉，无论左锁骨下动脉起始处以下的降主动脉有无累及，约占2/3。

（2）B型：远端主动脉夹层，夹层仅累及左锁骨下动脉起始处以下的主动脉，而无左锁骨下动脉起始处以上的主动脉累及，约占1/3。

2. De Bakey分级

（1）Ⅰ型：起源于升主动脉，累及大部或整个主动脉，此型最多见。

（2）Ⅱ型：起源并局限于升主动脉。

（3）Ⅲ型：起源于降主动脉左锁骨下动脉开口远端，并向远端发展，可直至腹主动脉。

诊断与鉴别诊断

一、诊断

1. 病史

（1）临床表现多种多样。

（2）突然发生的剧烈疼痛。

（3）患者常表述为特征性的刀割样疼痛，有时呈撕裂样疼痛。

（4）胸痛：A型夹层多见，约占79%，B型约占63%。前胸痛通常提示A型夹层。

（5）腹痛：B型夹层多见，约占43%，A型约占22%。

（6）背痛：B型夹层多见，约占64%，A型约占47%。

（7）晕厥：占9.4%。

（8）充血性心力衰竭：占6.6%。

（9）脑血管意外：占4.7%。

（10）无痛性主动脉夹层：占4.5%。

2. 体格检查

（1）低血压：B型夹层更多见，约占70%，A型约占 35%。

(2) 脉搏短绌:A 型多于 B 型。

(3) A 型夹层。

1) 可出现心脏压塞的临床征象。

2) 双侧上肢收缩压差异大于 20 mmHg。

3) 少数可出现急性主动脉瓣关闭不全表现,心前区可闻及舒张期杂音。

4) 颈动脉夹层可导致神经系统功能缺失的体征。

5) Horner 综合征:由于颈上神经节受压导致,症状有瞳孔缩小、眼睑下垂、半侧面部无汗。

3. 实验室及辅助检查

(1) 心电图检查 31% 的患者正常,42% 的患者出现非特异性 ST 段、T 波改变,15% 的患者出现心肌缺血性改变。

(2) 无诊断意义的实验室检查。

1) 平滑肌肌球蛋白升高:已证实主动脉中层平滑肌损害时可释放,但需进一步临床评估。

2) CK、TNI、CBC、D-二聚体、LDH、PT、PTT、INR、BUN、Cr、乳酸等。

(3) 影像学检查。

1) X 线胸片:①可发现纵隔影或主动脉影增宽,A 型患者约占 63%,B 型约占 56%。②也有 12.4% 的患者 X 线胸片基本正常。③出现左侧胸膜渗出通常提示夹层破裂。

2) 经胸超声心动图(TTE):①不能显示升主动脉远端和降主动脉病变,对诊断夹层有局限性。②但能提供其他有关心脏并发症的有用信息,如瓣膜异常等。③有助于发现心脏压塞或其他导致休克的原因。

3) 经食管超声心动图(TEE):①避免了胸壁、肺部气体等因素的干扰,对胸腔内主动脉的显示更清晰。敏感性为 99%,特异性为 89%,结合 M 超时特异性可达 100%。②需插管检查,对血流动力学不稳定的患者可能存在检查困难。③可迅速床边操作,但需要有经验的操作者。

4) CT 扫描:是最常用的诊断夹层的方法。①标准 CT:敏感性为 83%～98%,特异性为 87%～100%,对内膜损伤的诊断有局限性。②螺旋 CT:敏感性及特异性提高,对主动脉弓损伤的诊断更加准确。③需使用造影剂,有潜在肾损伤的风险。

5) 主动脉 MRI:可能是敏感性及特异性最高的检查方法。造影剂安全,无肾毒性。检查时监测困难,不适用于有心脏起搏器或有磁性金属装置的患者。

6) 数字减影血管造影(DSA):仍保留着诊断主动脉夹层"金标准"的地位。敏感性接近 90%,特异性＞90%。由于是有创检查且操作耗时,其应用受限。

4. 病理发现

(1) 组织病理学发现主动脉壁囊样退行性改变,尤其中膜显著。

(2) 遗传性或继发于获得性因素(如动脉粥样硬化),使主动脉壁胶原蛋白和弹性蛋白退变。

(3) 主动脉壁弱化,易形成夹层。

二、鉴别诊断

(1) 心肌梗死。

(2) 心包炎。

(3) 胸膜炎。

(4) 肺动脉栓塞。

(5) 主动脉瘤未破裂。

(6) 主动脉瓣关闭不全。

(7) 肌痛、骨骼痛。

(8) 胰腺炎。

治　疗

一、内科治疗

1. 首选治疗

(1) β受体阻滞剂:控制血压。降低血压至能耐受的并能维持器官灌注的最低水平。

目标收缩压＜120 mmHg、脉搏＜60 次/分,以降低心肌收缩力,降低主动脉血流的峰流速,从而减少血流对主动脉壁的剪切力(d_p/d_t),以防止夹层进一步扩展。

可使用拉贝洛尔或艾司洛尔,后者半衰期较短。

(2) 镇痛治疗:吗啡或其他阿片类药物。

2. 二线治疗

(1) 血管舒张剂。

1）可使用硝普钠,应与β受体阻滞剂联用,以避免增加主动脉血流速率,进一步增加受损主动脉的剪切力损伤。

2）长期应用需警惕氰化物中毒,尤其是有肾损伤患者。

3）在没有使用β受体阻滞剂的情况下,不应使用肼屈嗪和其他血管舒张剂控制血压。

（2）钙通道阻滞剂:是不能耐受β受体阻滞剂患者的替代药物,有效降低血压,可使用地尔硫䓬、维拉帕米(异搏定)、尼卡地平。

3. 其他治疗

（1）一般措施:血流动力学不稳定患者需气管插管,可选择床边 TEE 进行进一步影像学检查。

（2）转诊问题:对于心胸外科医师不能处理的 A型夹层、血管外科医师不能处理的 B 型夹层建议转诊。

二、外科治疗

1. A 型夹层　紧急外科手术治疗,也可选择合适患者进行血管内支架介入治疗。

2. B 型夹层

（1）如无内脏器官缺血的患者,一般可考虑内科药物治疗。

（2）存在合并症的患者,手术风险增加。

（3）慢性 B 型夹层患者可选择介入手术治疗。

（4）对有内脏器官缺血表现的患者,选择合适的患者进行微创手术治疗也可以取得良好的效果。

三、住院期间注意事项

1. 初期治疗

（1）建议收住 ICU。

（2）开放静脉通路。

（3）进行有创动脉血压监测。

（4）留置导尿。

（5）实验室检查。

（6）专科医师会诊。

（7）考虑是否需要进一步影像学检查。

2. 住院原则　所有夹层患者均应住院治疗。

3. 液体治疗　维持合适的灌注,需严密监测肺水肿出现。

4. 监测

（1）定期进行脉搏检查。

（2）神经系统检查。

（3）镇痛。

（4）监测出入量。

（5）控制血压。

（6）维持两条大的外周静脉或一条中心静脉管路通畅。

（7）动脉置管、有创血压监测。

5. 出院标准

（1）能耐受口服药物治疗。

（2）无疼痛。

（3）无灌注不良的体征或实验室检查。

四、随访

1. 进一步推荐

（1）减少主动脉壁的剪切力,积极控制血压＜120/80 mmHg。

（2）定期影像学检查评估主动脉。

（3）出院后每 1、3、6、9、12 个月检查 1 次,以后每 6～12 个月检查 1 次。

（4）必要时再次手术治疗。

2. 患者宣教　告知患者处于高风险状态,严格控制血压。

预　后

（1）所有类型夹层的总体院内病死率为 24％。

（2）5 年生存率为 32％。

1）A 型夹层,无干预治疗下 24 h 病死率为24％,14 日病死率为 49％;外科手术干预治疗下24 h院内病死率为 10％, 14 日病死率为 20％。

2）B 型夹层,无远端器官功能不全,30 日病死率为 10％;合并远端器官功能不全(肾损伤、内脏缺血等),第 2 日病死率为 20％, 30 日病死率为 25％。

（3）主动脉壁内血肿:升主动脉预后与 A 型夹层相似,降主动脉预后与 B 型夹层相似。

并 发 症

(1) 急性冠状动脉综合征。

(2) 主动脉瓣关闭不全。

(3) 心脏压塞。

(4) 血胸。

(5) 肢体功能障碍。

(6) 截瘫。

(7) 肠道缺血。

(8) 肾损伤。

主动脉夹层的诊治流程见图 2-4-1。

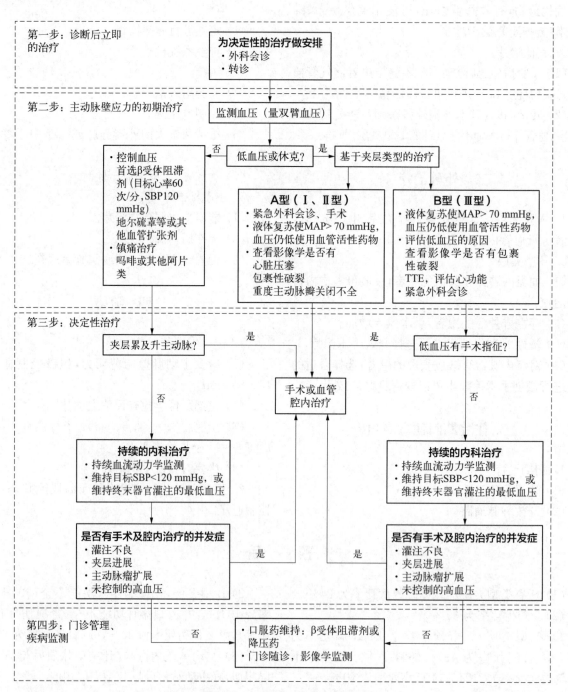

图 2-4-1 主动脉夹层的处理流程图

（董丹江）

参考文献

［1］ Hagan PG, Nienaber CA, Isselbacher EM, et al. The International Registry of Acute Aortic Dissection (IRAD) new insights into an old disease ［J］. JAMA, 2000,283(7):897-903.

［2］ Nienabar CA, Eagle KA. Aortic dissection: new frontiers in diagnosis and management. Part I: from etiology to diagnostic strategies ［J］. Circulation, 2003,108(5):628-635.

［3］ Tsai TT, Nienaber CA, Eagle KA. Acute aortic syndrome ［J］. Circulation, 2005,112(24):3802-3813.

［4］ Lombardi JV. Endovascular management of type B aortic dissection: fenestration, stents and endografts ［J］. Adv Vasc Surg. 2006;12:109-130.

第五节　非 ST 段抬高型急性冠状动脉综合征与急性 ST 段抬高型心肌梗死

非 ST 段抬高型急性冠状动脉综合征

概述与病理生理

一、定义

急性冠状动脉综合征(acute coronary syndrome, ACS)是冠心病的危重状态,以冠状动脉粥样硬化斑块破裂或糜烂、继发闭塞或非闭塞性血栓形成为病理基础,以胸痛为主要表现的一组临床综合征。

按照心电图上 ST 段是否抬高,ACS 分为:①非 ST 抬高型 ACS(non-ST elevation ACS, NSTE-ACS);②ST 抬高型 ACS(ST elevation ACS, STE-ACS)。

NSTE-ACS 包括 UA(不稳定型心绞痛)和 NSTEMI(非 ST 段抬高型心肌梗死),两者病因和临床表现相似,但程度不同,主要差别在于缺血是否严重到引起心肌损伤,临床鉴别取决于急性期是否可以检测到心肌损伤标志物。

NSTE-ACS 是临床上最常见的冠心病类型,其并发症多,病死率高。

二、危险因素

(1) 血脂异常、高血压、糖尿病和吸烟(三高

一吸)。

(2) 年龄(如中老年)。

(3) 性别(如男性)。

(4) 肥胖。

(5) 体力活动减少。

(6) 大量饮酒。

(7) A 型性格。

(8) 遗传等因素。

三、病理生理

1. 病理改变

(1) 动脉粥样硬化是累及体循环大中动脉内膜的疾病。

(2) 脂质是粥样硬化斑块的基本成分。

(3) 冠状动脉粥样硬化斑块的形态与 ACS 发生密切相关,其中斑块破裂和糜烂是最常见的病理基础。

(4) 粥样硬化斑块分为稳定性斑块和易损斑块(vulnerable plaque)。

(5) 与稳定斑块相比,易损斑块通常表现为纤维帽较薄、脂质核心大、富含炎症细胞和组织因子等

特征。

2. 病理生理改变　冠状动脉易损斑块破裂,激活血小板和凝血因子活化,致血栓形成,导致冠状动脉不完全性堵塞,引起心肌缺血或坏死,是 NSTE-ACS 共同的病理生理基础。此外,血管痉挛也参与了 NSTE-ACS 形成(血管动力性因素)。

(1) 易损斑块。

1) 易损斑块是指所有不稳定的和易发生血栓及可能快速进展为"罪犯"斑块的那些粥样病变。

2) 主要标志:活动性炎症、薄纤维帽、大脂核、内皮剥脱、裂隙和重度狭窄。

3) 除斑块以外还有其他因素导致 ACS 的发生:易损血液(高凝状态、易形成血栓的血液)、易损心肌(电生理不稳定、交感神经活性过高、易发生威胁生命的恶性室性心律失常的心肌)。

4) 心血管易损患者是指以斑块、血液或心肌易损性为基础,易发生 ACS 的患者(例如,1 年的危险≥5%)。

(2) 斑块破裂和糜烂。

1) 斑块破裂是最常见的斑块并发症,粥样物质在斑块中所占的比例大于 30% 时,斑块破裂的可能性也明显增加。

2) 破裂的斑块和完整斑块相比,其特征是有富含胆固醇结晶的坏死核心、薄的纤维帽,纤维帽中平滑肌细胞较少。

3) 斑块破裂的主要机制包括:①炎细胞通过各种机制削弱纤维帽强度;动脉壁压力、斑块位置和大小、血流对斑块表面的冲击;冠状动脉内压力升高、血管痉挛、心动过速时心室过度收缩和扩张所产生的剪切力,以及斑块滋养血管破裂,诱发与正常管壁交界处的斑块破裂。②NSTE-ACS 患者通常存在多部位斑块破裂,因此多种炎症、血栓形成及凝血系统激活的标志物增高。③斑块糜烂多见于女性、糖尿病和高血压患者,易发生于轻度狭窄和右冠状动脉病变时。

(3) 炎症。

1) 冠状动脉斑块内巨噬细胞和激活的 T 淋巴细胞反映炎症过程的存在。

2) 单核巨噬细胞或肥大细胞分泌的蛋白酶(如胶原酶、凝胶酶、基质溶解酶等)可消化纤维帽,斑块内 T 淋巴细胞通过合成 γ 干扰素抑制平滑肌细胞分泌间质胶原,使斑块纤维帽变薄,斑块更趋不稳定。

(4) 血栓形成。

1) 冠状动脉易损斑块发生破裂或糜烂后继发急性血栓形成是 ACS 的关键因素。

2) 与 STE-ACS 不同,NSTE-ACS 时冠状动脉虽严重狭窄,但常常冠状动脉不完全闭塞,患者常有一过性或短暂 ST 段压低或 T 波倒置、低平或"伪正常化",也可无心电图改变。血栓成分以富含血小板的白色血栓为主,而溶栓疗法对富血小板血栓效果欠佳或无效。

3) 而 STEMI 时,冠状动脉常常急性完全阻塞,血栓成分是以纤维蛋白和红细胞为主的混合血栓,适合溶栓或者急诊经皮冠状动脉介入治疗(PCI)。因此,需直接行 PCI 或静脉溶栓治疗,以早期、充分和持续开通血管,使心肌充分再灌注。

(5) 血管收缩。

1) NSTE-ACS 时,富含血小板的血栓可释放血栓素 A_2 等缩血管物质,引起冠状动脉斑块破裂部位及远端血管、微血管的收缩。

2) 内皮功能障碍促进血管释放收缩血管介质(如内皮素-1)或抑制舒张血管的介质(如前列环素和一氧化氮等)释放,导致血管收缩。

(6) 心肌缺血和坏死。

1) UA 和 NSTEMI 病因和临床表现相似,但心肌缺血程度不同,主要表现在缺血是否严重到使心肌受到损害。

2) 根据心肌损伤血清生物标志物[肌酸激酶同工酶(CK)-MB 或心脏肌钙蛋白(cardiac troponin,cTn)]测定结果,将 NSTE-ACS 分为 NSTEMI 和 UA。

四、发病机制

冠心病发病机制有多种学说,包括脂质浸润学说、血小板聚集和血栓形成学说、损伤-反应学说和慢性炎症学说等。近年认为,各种危险因素造成冠状动脉血管内皮损伤,引起慢性纤维增生反应,伴有脂质在内膜浸润和血管平滑肌细胞增殖,形成进行性发展的粥样硬化病灶,导致管腔狭窄。血管内皮细胞、单核巨噬细胞、平滑肌细胞、T 淋巴细胞和血小板的受损、迁移、激活和表型改变,在动脉粥样硬化病灶的形成和发展中发挥关键性作用。冠状动脉粥样硬化病变富含脂质的易损斑块破裂、糜烂、血栓形成或冠状动脉痉挛,使冠状动脉发生完全或不完全闭塞时,导致所供应的心肌缺血,严重缺血达半小时以上即开始发生心肌坏死。

诊断与鉴别诊断

对临床怀疑 NSTE-ACS 患者,应根据临床症状、体格检查、心电图和血清生物标志物测定,进行诊断、鉴别诊断和危险分层。

一、诊断

1. 临床症状

(1) 典型心绞痛是 NSTE-ACS 的主要症状。通常表现为发作性胸骨后闷痛或紧缩压榨感,可放射至左肩、下颌部等,呈间断性或持续性,伴有出汗、恶心、呼吸困难、窒息感,甚至晕厥。

(2) 以加拿大心血管病学会(CCS)的心绞痛分级(表 2-5-1)为判断标准,UA 的临床特点如下。

1) 静息时心绞痛发作 20 min 以上,初发性心绞痛(1 个月内新发心绞痛)表现为自发性心绞痛或劳力型心绞痛(CCS 分级 Ⅱ 或 Ⅲ 级)。

2) 原来的稳定型心绞痛最近 1 个月内症状加重,且具有至少 CCS Ⅲ 级心绞痛的特点(恶化性心绞痛);心肌梗死后 1 个月内发作心绞痛。

表 2-5-1 加拿大心血管病学会(CCS)的心绞痛分级

级别	心绞痛临床表现
Ⅰ级	一般体力活动(如行走和上楼)不引起心绞痛,但紧张、快速或持续用力可引起心绞痛发作
Ⅱ级	日常体力活动稍受限,快步行走或上楼、登高、饭后行走或上楼、寒冷或冷风中行走、情绪激动时可发作心绞痛,或仅在睡醒后数小时内发作。正常情况下以一般速度平地步行 200 m 以上或登 2 层以上楼梯受限
Ⅲ级	日常体力活动明显受限,正常情况下以一般速度平地步行 100～200 m 或登 1 层楼梯时可发作心绞痛
Ⅳ级	轻微活动或休息时即可出现心绞痛症状

(3) NSTE-ACS 的不典型表现有牙痛、咽痛、上腹隐痛、消化不良、胸部针刺样痛或仅有呼吸困难。这些常见于老年、女性、糖尿病、慢性肾功能不全或痴呆症患者。临床特征上缺乏典型胸痛特征。特别是当心电图正常或临界改变时,常易被忽略和延误治疗,应注意连续观察。

2. 体格检查 绝大多数 NSTE-ACS 患者无明显的体征。

(1) 高危患者心肌缺血引起心功能不全时,可有新出现的肺部啰音或啰音增加、病理性第三心音或第四心音,以及二尖瓣反流引起的一过性收缩期杂音。

(2) 体格检查时应注意非心源性胸痛表现(如主动脉夹层、急性肺栓塞、气胸、肺炎、胸膜炎、心包炎、心瓣膜疾病),有助于鉴别诊断。

3. 辅助检查

(1) 心电图。

1) 静息心电图是诊断 NSTE-ACS 的重要方法,不仅帮助诊断,而且可根据异常的严重程度和范围评估预后。

2) ST-T 波动态变化是 NSTE-ACS 最有诊断价值的心电图表现:症状发作时可记录到一过性 ST 段改变(常表现为 2 个或以上相邻导联 ST 段下移 $\geq$ 0.1 mV),症状缓解后 ST 段缺血性改变改善,或者发作时倒置 T 波呈"伪正常化"。发作后恢复至原倒置状态更具有诊断意义,并提示有急性心肌缺血或严重冠状动脉疾病。

3) 初始心电图正常或临界改变,不能排除 NSTE-ACS 的可能性;患者出现症状时应再次记录心电图,且需与无症状时或既往心电图对比,注意 ST-T 波的动态变化。

4) 发作时心电图显示胸前导联 T 波对称性深倒置并呈动态改变,多提示左前降支严重狭窄。变异型心绞痛常呈一过性 ST 段抬高。胸痛明显发作时心电图完全正常,还需考虑非心源性胸痛。

通常这些心电图变化随心绞痛的缓解而完全或部分消失。NSTEMI 的心电图 ST 段压低和 T 波倒置比 UA 更加明显和持久,并可有一系列演变过程(如 T 波倒置逐渐加深,再逐渐变浅,部分还出现异常 Q 波)。如果心电图变化持续 12 h 以上,提示为 NSTEMI。约 25% 的 NSTEMI 可演变为 Q 波心肌梗死。其余 75% 则为非 Q 波心肌梗死。类似 NSTE-ACS 的 ST-T 波异常还可由其他原因引起。

如主动脉瓣狭窄、肥厚型心肌病、三环类抗抑郁药和吩噻嗪类药物可引起 T 波明显倒置。

（2）心肌损伤标志物（cTn）。

1）是明确 NSTE-ACS 诊断和危险分层的重要依据，较传统的心肌酶（如 CK、CK-MB）具有更高的特异性和敏感性。如果症状发作后 3～4 h cTn 测定结果为阴性，应该在症状出现后 6～9 h，12～24 h 再次检测。

2）NSTEMI 和 UA 的鉴别主要是 NSTEMI 伴有血清心肌损伤生物标志物升高，而不稳定型心绞痛则血清心肌损伤标志物阴性。

3）cTn 升高也可见于以胸痛为表现的主动脉夹层和急性肺栓塞、非冠状动脉性心肌损伤（如慢性和急性肾功能不全、严重心动过速和过缓、严重心力衰竭、心肌炎、脑卒中、骨骼肌损伤及甲状腺功能减低等疾病），应注意鉴别。

（3）超声心动图：可发现缺血时左心室射血分数（LVEF）减低和心肌节段性运动减弱，甚至消失。负荷超声心动图的阴性预测值较高。超声心动图对主动脉夹层、肺栓塞、主动脉瓣狭窄、肥厚型心肌病及心包积液等疾病的鉴别诊断具有重要价值。

（4）冠状动脉造影：能提供详尽的冠状动脉血管结构方面的信息，帮助评估预后和指导治疗。绝大多数 NSTE-ACS 至少存在一支冠状动脉主支或大分支的狭窄或闭塞。

二、鉴别诊断

在 NSTE-ACS 的鉴别诊断时，应强调对包括胸痛特点、危险因素、家族史在内的病史询问，全面考虑心源性和非心源性胸痛。

1. 主动脉夹层　是最先需要考虑的疾病，超声心动图、CT 或 MRI 检查均有助于鉴别。应注意，当主动脉夹层累及冠状动脉时可能伴发 NSTE-ACS，并使病情恶化。

2. 急性肺动脉栓塞　表现为突发呼吸困难、胸痛、心电图改变、cTn 升高。血气分析、D-二聚体、超声心动图和肺动脉 CT 是首选检查方法，肺动脉 MRI、肺灌注扫描也可作为选择性检查手段。

3. 肥厚型心肌病、主动脉瓣狭窄和（或）反流　某些基础心脏病[如肥厚型心肌病、主动脉瓣狭窄和（或）反流]患者可表现为胸痛症状、心肌损伤标志物升高及相关心电图改变。当这些疾病同时伴有冠状动脉病变时，诊断变得复杂。

4. 心肌炎和（或）心包炎　各种病因所致的心肌炎和（或）心包炎可出现类似 NSTE-ACS 的心绞痛症状、心肌损伤标志物升高、心电图改变及室壁运动异常，但详细分析这些疾病的临床特点，并进行相关检查，鉴别诊断常不困难。

另外还需与心脏神经症鉴别诊断。

三、NSTE-ACS 的危险分层

由于从患者最初就诊直至出院，其临床情况动态演变，因此 NSTE-ACS 危险分层是一个连续的过程。随着干预手段的介入，其风险不断变化，对患者的危险分层也应随之更新，并根据其具体情况进行个体化评估。早期风险评估的目的是明确诊断并识别高危患者，以采取不同的治疗策略（保守或血运重建），并初步评估早期预后。胸痛患者应做早期危险分层，重点根据心绞痛症状、体检发现、心电图变化和心肌损伤标志物等（表 2-5-2）。

表 2-5-2　NSTE-ACS 早期危险分层

项目	高风险	中度风险	低风险
病史	48 h 内缺血症状恶化	既往心肌梗死、脑血管疾病、冠状动脉旁路移植术或使用阿司匹林	
胸痛特点	长时间（>20 min）静息时胸痛	长时间（>20 min）静息时胸痛但目前缓解，有高度或中度冠心病可能；静息时胸痛（<20 min）或因休息或含服硝酸甘油缓解	过去 2 周内新发 CCS Ⅱ～Ⅳ及心绞痛，但无长时间（>20 min）静息时胸痛，有高度或中度冠心病可能
临床表现	肺水肿，新出现二尖瓣关闭不全或原杂音加重，第三心音，新出现啰音或原啰音加重，低血压，心动过速，年龄>75 岁	年龄>70 岁	

（续表）

项目	高风险	中度风险	低风险
心电图	静息时胸痛伴一过性 ST 段改变（>0.05 mV），aVR 导联 ST 段抬高>0.01 mV，新出现 LBBB 或心动过速	T 波倒置>0.2 mV，病理性 Q 波	胸痛时心电图正常或无变化
心肌损伤标志物	明显增高（即 cTnT >0.1 μg/L）	轻度升高（即 cTnT >0.01 μg/L，但 <0.1 μg/L）	正常

注：5 个项目中具备任一项即可；标准不一致时以最高风险为准。

监 测 与 治 疗

NSTE-ACS 的处理主要是根据危险分层采取适当的药物治疗和冠状动脉血运重建策略，以改善严重心肌耗氧与供氧的失衡，缓解缺血症状；稳定斑块，防止冠状动脉血栓形成与发展，降低并发症和病死率。

一、监护和一般治疗

（一）休息和护理

发病后需要严格休息，一般以卧床休息为宜。除病重者外，卧床时间不宜过长（一般为 3～5 日），症状控制、病情稳定者应鼓励早期活动，有利于减少并发症，下肢做被动运动可防止静脉血栓形成。保持大便通畅，排便时避免用力，如便秘可给予缓泻剂。

（二）吸氧

吸氧可以改善心肌缺血缺氧，可有助于减轻疼痛。通常在发病早期用鼻导管或面罩吸氧 2～3 日，3～5 L/min，并发心力衰竭、休克或肺部疾病患者则根据氧分压处理。

（三）监测

在 CCU 内进行心电图、血压和呼吸的监测，并同时注意观察神志、出入量和末梢循环，必要时还需插入 Swan-Ganz 漂浮导管进行血流动力学监测。

（四）饮食

在最初 2～3 日应以流质饮食为主，以后随着症状的减轻而逐渐增加稀饭、面条等及其他容易消化的半流质饮食，宜少量多餐，钠盐和液体的摄入量应根据汗量、尿量、呕吐量及有无心力衰竭而适当调节。

（五）镇痛镇静

缓解疼痛，避免焦虑和紧张，能降低心肌耗氧量，除应用硝酸酯类、β受体阻滞剂等抗心肌缺血药物外，还可考虑吗啡等。如硝酸酯类药物不能使疼痛迅速缓解，应即用吗啡，10 mg 稀释成 10 ml，每次 2～3 ml 静脉注射。哌替啶（杜冷丁）50～100 mg 肌内注射，必要时 1～2 h 后再注射 1 次，以后每 4～6 h 可重复应用，注意呼吸功能的抑制。急性下壁梗死增加迷走神经张力，选用哌替啶更为合适。疼痛较轻者可用罂粟碱，0.03～0.06 g 肌内注射或口服。

二、抗心肌缺血治疗

药物治疗是 NSTE-ACS 抗心肌缺血的基础措施和最重要的内容，不仅可缓解缺血症状，更重要的是改善预后，提高远期生存率。

（一）β受体阻滞剂

如无明确的禁忌证（如急性收缩性心力衰竭时）或对β受体阻滞剂不能耐受，NSTE-ACS 患者应常规使用β受体阻滞剂。对心绞痛基本缓解、血流动力学稳定的患者，发病后 24 h 内开始β受体阻滞剂治疗。

常用β受体阻滞剂包括阿替洛尔、美托洛尔、比索洛尔、卡维地洛等。治疗时宜从小剂量开始，逐渐增加剂量，并观察心率、血压和心功能状况。对心绞痛发作频繁、心动过速、血压较高的患者，可先采用静脉β受体阻滞剂（美托洛尔、艾司洛尔等），以尽快控制血压、心率，缓解心绞痛发作。静脉艾司洛尔的用法：0.5 mg/(kg·min)，约 1 min，随后以 0.05 mg/(kg·min)维持；如疗效不佳，4 min 后可重复给予负荷量并将维持量以 0.05 mg/(kg·min)的幅度递增，最大可加至 0.2 mg/(kg·min)。静脉美托洛尔的用法：首剂 2.5～5 mg(溶于生理盐水后缓慢静脉注射至少 5 min)，30 min 后可根据患者的心率、血压和心绞痛症状缓解情况酌情重复给药，总量不超过 10 mg；病情稳定后改为口服药物治疗。

(二) 硝酸酯类

硝酸酯类通过扩张容量血管，减少静脉回流，降低心脏前负荷和心肌耗氧量，发挥抗心绞痛作用。较大剂量给药时，可以降低外周血管阻力，并扩张冠状动脉血管。

本药用于有胸痛或心肌缺血表现的患者。对无禁忌证的 NSTE-ACS 患者应立即舌下含服硝酸甘油0.3～0.6 mg，每 5 min 重复 1 次，总量不超过1.5 mg，同时评估静脉用药的必要性。静脉给药用于 NSTE-ACS 合并顽固性心绞痛、高血压或心力衰竭的患者。宜采用非吸附性输液器，起始剂量为 5～10 μg/min，每 3～5 min 以 5～10 μg/min 剂量递增，但一般不超过 200 μg/min，收缩压一般应不低于110 mmHg(1 mmHg＝0.133 kPa)。病情稳定后尽快转换成口服制剂。

硝酸酯类与 β 受体阻滞剂联合应用，可以增强抗心肌缺血作用，并互相抵消药物的不良反应(如心率增快)。急性期持续给予硝酸酯类可能会出现耐药性，为此应维持每日至少 8 h 的无药期。其间可用舌下含服硝酸甘油缓解症状，也可以用钙通道阻滞剂预防心绞痛发作；对心绞痛发作频繁的患者，更应评估冠状动脉病变情况，必要时行血运重建治疗。

(三) 钙通道阻滞剂(CCB)

在应用 β 受体阻滞剂和硝酸酯类药物后患者仍然存在心绞痛症状或难以控制的高血压时，可加用长效的二氢吡啶类 CCB；如患者不能耐受 β 受体阻滞剂，应将非二氢吡啶类 CCB(如维拉帕米或地尔硫䓬)与硝酸酯类合用。

由于短效 CCB 易引起血压波动和交感神经激活，故短效 CCB 禁用于 NSTE-ACS 患者。二氢吡啶类 CCB 对血管亲和力高，对心脏收缩、传导功能的影响弱。但非二氢吡啶类 CCB 对心脏收缩和传导功能有明显的抑制作用，因此应尽量避免与 β 受体阻滞剂合用。非二氢吡啶类 CCB 不宜用于左心室收缩功能不良的 NSTE-ACS 患者。

(四) 血管紧张素转换酶抑制剂(ACEI)

ACEI 不具有直接发挥抗心肌缺血作用，但可通过阻断肾素-血管紧张素系统(RAS)发挥心血管保护作用。因此，除非不能耐受，所有 NSTE-ACS 患者应接受 ACEI 治疗。对于不能耐受 ACEI 的患者，可考虑应用血管紧张素受体拮抗剂(ARB)。

(五) 主动脉内球囊反搏术(IABP)

当 NSTE-ACS 患者存在大面积心肌缺血或濒临坏死、血流动力学不稳定时，可在血运重建前后应用 IABP，降低心脏负担，改善心肌缺血，提高患者对手术的耐受能力，有助于术后心功能恢复。

三、抗血小板治疗

NSTE-ACS 患者入院后应尽快给予阿司匹林(ASA，负荷量 150～300 mg)，如能耐受，长期持续治疗(75～100 mg)。对 ASA 过敏或因胃肠道疾病而不能耐受 ASA 时，应使用氯吡格雷(负荷量后每日维持量)。对胃肠道出血史、溃疡或存在多个消化道出血危险因素患者(如幽门螺杆菌感染、＞65 岁、同时使用抗凝剂或类固醇激素)，应使用质子泵抑制剂和胃黏膜保护剂，降低胃肠道出血风险(但尽量不用奥美拉唑)。

(一) 早期保守治疗的 NSTE-ACS 患者

在入院后迅速开始 ASA 及抗凝治疗的基础上，加用氯吡格雷(负荷量后每日维持量)，并持续至少 1 个月，如能延长到 1 年则更好。如临床症状或心肌缺血反复发作，存在心力衰竭或严重心律失常，应行诊断性冠状动脉造影。

(二) 中或高危及准备行早期 PCI 的 NSTE-ACS 患者

入院后(诊断性血管造影前)应尽快开始双联抗血小板治疗，除 ASA 外，在 PCI 前加用氯吡格雷300～600 mg，或替格瑞洛 170 mg；对于已接受 ASA 和 1 种噻吩吡啶类药物并准备行 PCI 的高危 NSTE-

ACS 患者(如 cTn 增高、糖尿病、ST 段明显压低)，而出血风险较小时，可考虑术前静脉给予血小板 GP Ⅱb/Ⅲa 受体抑制剂。

(三) 准备行冠状动脉旁路移植术(CABG)或非心脏性手术的 NSTE-ACS 患者

可继续应用 ASA，但术前停用氯吡格雷 5 日、普拉格雷 7 日或替格瑞洛 5 日，以减少出血并发症。CABG 前 4 h 停用血小板 GP Ⅱb/Ⅲa 受体抑制剂替罗非班。

(四) 无明显冠状动脉阻塞性病变的 NSTE-ACS 患者

应根据情况给予抗血小板治疗，如存在动脉粥样硬化(管腔不规则或血管内超声显像示斑块形成)，则应长期 ASA 治疗和其他二级预防。

NSTE-ACS 患者不宜接受溶栓治疗。不建议使用双嘧达莫做抗血小板治疗。不主张 ASA 与非甾体类抗炎药物(NSAID，包括选择性 COX-2 抑制剂和非选择性 NSAID)联合使用。

四、抗凝治疗

所有 NSTE-ACS 患者在无明确的禁忌证时，均推荐接受抗凝治疗，以抑制凝血酶生成和(或)活性，减少相关心血管事件。

有证据显示，在抗血小板基础上联合抗凝治疗较单一用药更为有效。抗凝和双联抗血小板治疗被推荐为 NSTE-ACS 初始阶段的一线治疗。在行 PCI 时，需严格把握支架类型，药物洗脱支架用于长病变、小血管和糖尿病等;同时，选择经桡动脉途径以减少术中出血。在急性手术期，需即刻停用华法林，在 INR<2.0 时按推荐剂量加用抗血小板和抗凝治疗。二联或三联抗栓治疗的主要并发症是出血，>50% 的自发性出血是胃肠道出血，因此需加用质子泵抑制剂以保护胃黏膜。

五、他汀类治疗

NSTE-ACS 患者应在入院 24 h 内测定空腹血脂水平。如无禁忌证，无论基线低密度脂蛋白胆固醇(LDL-C)水平如何，所有患者(包括 PCI 术后)均应给予他汀类药物治疗，使 LDL-C 达到<2.60 mmol/L (100 mg/dl)，进一步降至<1.82 mmol/L (70 mg/dl) 是合理的。LDL-C 达标后，长期维持治疗，有利于冠心病的二级预防。

六、血运重建治疗

心肌血运重建使 NSTE-ACS 患者缓解症状，缩短住院期和改善预后。其指征和最佳时间以及优先采用的方法(PCI 或 CAGB)取决于临床情况、危险分层、合并症和冠状动脉病变的程度及严重性。

(一) 侵入性策略(冠状动脉造影/PCI)

1. 高危患者

(1) 目前对高危 NSTE-ACS 患者主张于症状发生最初 72 h 内行诊断性冠状动脉造影，然后根据病变情况进行血运重建治疗。这些患者有血清 cTn 或心电图 ST-T 波变化，其次为糖尿病、肾功能不全 [eGFR<60 ml/(1.73 ㎡·min)]、心功能减退(LVEF<40%)、梗死后早期心绞痛、最近 PCI 和以往 CABG 史。

(2) 对心肌缺血极高危患者(即难治性心绞痛伴心力衰竭、危及生命的室性心律失常或血流动力学不稳定)，可行紧急侵入性策略(<2 h)。

(3) 对 GRACE 积分>140 分合并多项其他高危因素(如 cTn 或 ST-T 波变化)的患者，推荐早期行侵入性策略(<24 h)。

2. 早期稳定患者

(1) 对最初稳定的高危 NSTE-ACS 患者，选择早期介入治疗(入院 12~24 h)。

(2) 对最初稳定且无严重合并症和血运重建反指征的 NSTE-ACS 患者，最初可考虑保守治疗，以后的治疗决策(保守或介入)由医师根据病情或患者的意愿决定。

3. 低危至中危患者

(1) 对低危至中危且无症状复发的 NSTE-ACS 患者，行无创性心肌缺血评估。

(2) 心肌血运重建策略(PCI 或 CABG)应基于临床症状和冠状动脉病变严重程度。

(3) 急性 NSTE-ACS 患者 PCI 时，应根据患者的基础临床特征、冠状动脉解剖和出血危险性，选用药物洗脱支架。

(4) 对狭窄不严重的病变不主张 PCI，对低危患者也不主张常规侵入性评估。

4. 严重并存疾病患者 肝功能和肺功能衰竭或癌肿患者,因并存疾病的风险可能超过血运重建的益处,不主张行早期诊断性冠状动脉造影和血运重建。急性胸痛但 NSTE-ACS 可能性较小、不同意行血运重建的患者,也不推荐早期诊断性冠状动脉造影和血运重建。

（二）CABG

约 10% 的 NSTE-ACS 患者需行 CABG,常在内科治疗病情稳定数日后进行。左主干或 3 支血管病变且左心室功能减低（LVEF<50%）的患者（尤其是合并糖尿病时）,CABG 后生存率获益优于 PCI;2 支血管病变且累及前降支近段伴左心室功能减低（LVEF<50%）或无创性检查提示心肌缺血患者宜行 CABG 或 PCI;强化药物治疗下持续心肌缺血而不适宜或不能行 PCI 时,可考虑 CABG。急诊手术时,需注意出血并发症。

并　发　症

NSTE-ACS 患者由于心肌缺血、坏死引起心肌细胞膜离子通道、膜电位和电生理特征发生改变,产生各种类型心律失常。我国调查研究表明,NSTE-ACS 患者中猝死或心律失常死亡为第一死因。同时,心肌缺血、坏死使心肌收缩及舒张功能减退,导致心排血量下降、组织灌注不足,左心室充盈压升高及肺水肿,甚至心源性休克。临床研究观察到,NSTEMI 心源性休克高达 5%,这些患者病死率>60%。规范 NSTE-ACS 并发心律失常、心力衰竭的治疗可以改善患者的预后。

一、心律失常

1. 室性心律失常 室性期前收缩（早搏）是 NSTE-ACS 患者最常见的心律失常。非持续性室性心动过速（室速）发生率为 1%～7%,多数为良性,不影响患者预后。高危、恶性室性心律失常（包括多型性或"R on T"室性期前收缩等）可引发持续性室性心动过速、心室颤动。纠正心肌缺血、电解质紊乱和酸碱平衡失调是治疗的重点。β 受体阻滞剂和尽早血运重建是缓解症状、预防猝死的首选方法。加速性室性自主心律多见于急性缺血和再灌注期,不影响患者预后。

β 受体阻滞剂是治疗多形性室速的有效药物,也可静脉注射胺碘酮或两药合用。与交感风暴不同,顽固性心室颤动是指心室颤动发生后连续 3 次高能量的直流电除颤无效者,预后极差,发生时可迅速推注胺碘酮负荷量 300 mg,需要时再追加 150 mg。

2. 室上性心律失常 NSTE-ACS 患者有临床意义的室上性心律失常包括窦性心动过速、心房颤动及心房扑动。

室上性心动过速应以纠正基础病因为主,合并泵衰竭时行抗心力衰竭治疗,联合使用 β 受体阻滞剂。

心房颤动见于 2%～21% 的 NSTE-ACS 患者（尤其是老年、合并心力衰竭、入院时心率增快）,也是影响预后的独立因素。PCI（尤其急性期 PCI）和早期使用 ACEI、ARB 和 β 受体阻滞剂可减少心房颤动的发生。心房颤动合并顽固性缺血或血流动力学不稳定时,应紧急电复律;静脉注射胺碘酮、β 受体阻滞剂控制心室率;无心力衰竭时可应用非二氢吡啶类 CCB 控制心率,有心力衰竭或严重左心室功能障碍时静脉注射洋地黄制剂,禁用普罗帕酮。

3. 缓慢性心律失常 窦性心动过缓主要见于右冠状动脉受累的患者,有症状或血流动力学不稳定者,可静脉注射阿托品或置入临时心脏起搏器。二度 II 型或三度房室传导阻滞时,需采用起搏治疗。缓慢性心律失常由严重、持续性心肌缺血引起时,应尽早行冠状动脉血运重建。

二、心力衰竭

心力衰竭是 NSTE-ACS 患者最常见及致死性的并发症,在老年患者更为普遍,入院时存在或住院期间发生的心力衰竭均提示预后不良。需连续评估 NSTE-ACS 患者的左心室功能,指导早期治疗策略。NSTE-ACS 并发心力衰竭时建议静脉滴注硝酸甘油。如果不存在低血压（收缩压<100 mmHg 或较基线下降 30 mmHg 以上）或其他已知的禁忌证,对

于伴有肺淤血或 LVEF <40% 的患者应该在最初 24 h 内给予口服 ACEI；不能耐受 ACEI 时，应该给予 ARB。有急性心力衰竭症状、低心排血量或其他心源性休克的危险因素时，静脉应用 β 受体阻滞剂有害。非甾体抗炎药（ASA 除外）能增加死亡率以及再梗死、高血压、心力衰竭和心肌破裂的风险，因此应避免使用非选择性和选择性 COX-2 抑制剂。

急性冠状动脉综合征的诊治见图 2-5-1。

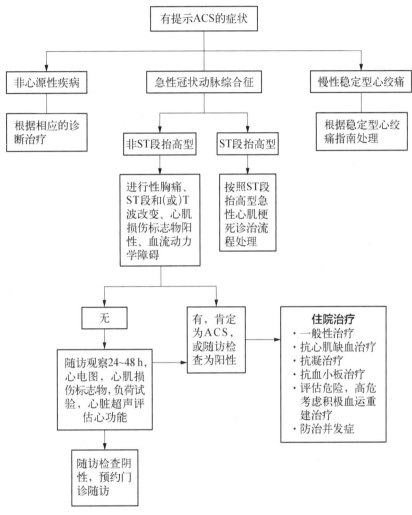

图 2-5-1 急性冠状动脉综合征诊治流程图

急性 ST 段抬高型心肌梗死

概述与病理生理

一、定义

急性心肌梗死（acute myocardial infarction, AMI）是在冠状动脉病变的基础上，由于动脉粥样斑块破裂、溃疡、裂纹、糜烂或夹层，引起一支或多支冠状动脉血栓形成，发生冠状动脉血供急剧减少或中断，使相应的心肌严重而持久的急性缺血伴心肌坏死。临床表现为胸痛，急性循环功能障碍，反映心肌急性缺血、损伤和坏死的一系列特征性心电图演变以及血清心肌酶和心肌结构蛋白的变化。

心电图上 ST 段抬高的 AMI 称为 ST 抬高型

心肌梗死（ST elevation myocardial infarction，STEMI）。此类患者冠状动脉内的血栓多为闭塞性的"红血栓"，多发展为 Q 波心肌梗死（QMI），溶栓治疗效果好。

二、危险因素

主要危险因素包括高血压、血脂异常、糖尿病和吸烟（三高一吸）。

年龄（如中老年）、性别（如男性）、肥胖、体力活动减少、大量饮酒、A 型性格和遗传等因素也参与了 AMI 的发生与发展。

临床实践中，仍有部分 AMI 患者缺乏已知的危险因素。

STEMI 病死率高于 NSTEMI。

三、病理生理

1. 病理改变

（1）心肌梗死在病理上被定义为由于长时间缺血导致的心肌细胞死亡。心肌细胞死亡病理分类为凝固性坏死和（或）收缩带坏死。心肌细胞凋亡在 AMI 发展中起一定作用。

（2）依据心肌梗死范围，AMI 梗死灶分为 3 型：①透壁性心肌梗死；②非透壁性心肌梗死（心内膜下心肌梗死）；③灶性心肌梗死。

（3）STEMI 为透壁性心肌梗死：梗死累及心室壁的全层或大部分，病灶较大，直径在 2.5 cm 以上，多由于闭塞性冠状动脉内血栓形成引起，局限于某一支冠状动脉的血流分布区域；心电图上有 ST 段抬高并大多出现异常 Q 波，此时可称为 Q 波性心肌梗死和 ST 段抬高型心肌梗死，此型较常见。

2. 病理生理改变

（1）红色血栓：AMI 患者冠状动脉内血栓通常在易损斑块上或邻近部位形成，由血小板、纤维蛋白、红细胞和白细胞等组成。STEMI 冠状动脉内的血栓多为急性完全闭塞性的"红血栓"，引起透壁性心肌损伤及坏死，及时溶栓治疗多有效。

（2）心肌缺血性坏死的"波阵"（wave front）概念：冠状动脉闭塞后，AMI 在数小时期间呈动态演变过程。AMI 发生后，心肌坏死分为 3 个阶段：①起始阶段是冠状动脉梗死后 20 min 内，尽管严重心肌缺血，但几乎没有心肌坏死；②第 2 阶段大约在冠状动脉梗死后 20 min 至 6 h，心肌坏死量明显增加，呈凝固性坏死，在该阶段争取抢救时间，可以挽救大量的心肌；③第 3 阶段为冠状动脉梗死 6 h 后，心肌坏死量不再明显增加。从心肌梗死区域看，冠状动脉完全闭塞后，由于心内膜下心肌耗氧量最高，侧支循环流量又最少，故心内膜下心肌缺血最严重，最先出现心肌细胞坏死。在冠状动脉阻断 20 min，即开始心内膜下心肌梗死。随后，坏死的波阵面逐步向心外膜进展，从心内膜下渐累及整个心室壁。

AMI 时心肌梗死灶可波及心包出现反应性心包炎，波及心内膜引起附壁血栓形成。在心腔内压力的作用下，坏死的心壁可破裂（心脏破裂），破裂可发生在心室游离壁、乳头肌或心室间隔处。坏死的心肌细胞随后逐渐溶解，渐有肉芽组织形成。坏死组织在 1～2 周后开始吸收，并逐渐纤维化，在 6～8 周后进入慢性期形成瘢痕而愈合，称为陈旧性心肌梗死。瘢痕大者可逐渐向外凸出而形成室壁膨胀瘤。

（3）左心室功能：冠状动脉急性闭塞时相关心肌依次发生 4 种异常收缩形式：①运动同步失调，即相邻心肌节段收缩时相不一致；②收缩减弱，即心肌缩短幅度减小；③无收缩；④反常收缩，即矛盾运动，收缩期膨出。与梗死部位发生功能异常同时，正常心肌在早期出现收缩增强。由于非梗死节段发生收缩加强，使梗死区产生矛盾运动，因而此种代偿性收缩增强为无效作功。梗死发生后的 2 周时间内，非梗死区的过度收缩减弱，在梗死部位出现某种程度的收缩恢复（尤其是梗死部位有再灌注，心肌顿抑减轻时）。如遭受缺血损伤的范围太大，左心室泵功能受损，心排血量、心搏量、动脉血压和左心室压力曲线 d_p/d_t 峰值降低，收缩末期容积增加。左心室心肌有 20%～25% 停止收缩时，通常出现左心室功能衰竭。如果 40% 以上左心室心肌不收缩，就出现心源性休克。

AMI 时左心室舒张功能亦发生改变。起初是左心室顺应性增加，随后梗死区域心肌水肿、炎细胞浸润和纤维化等导致左心室顺应性下降。如同心肌坏死伴随收缩功能损害一样，舒张功能异常可能也与梗死范围相关。

（4）心室重构。

1）心肌梗死发生后，左心室腔大小、形态和室壁厚度发生变化，总称为心室重构（ventricular remodeling）。心室重构过程反过来影响左心室功能和患者的预后。心室重构是左心室扩张和非梗死心肌肥厚等因素的综合结果。除了梗死范围以外，另两个影响左心室扩张的重要因素是左心室负荷状态和梗死相关动脉的通畅程度。左心室压力升高有导致室壁张力增加和梗死扩展的危险，而通畅的梗死区相关动脉可加快瘢痕形成，增加梗死区组织的修复，减少梗死的扩展和心室扩张的危险。

2）梗死扩展（expansion）：是指梗死心肌节段随后发生的面积扩大，而无梗死心肌量的增加。导致梗死扩展的原因有：①肌束之间的滑动，致使单位容积内心肌细胞减少；②正常心肌细胞碎裂；③坏死区内组织丧失。梗死扩展的特征为梗死区不成比例的变薄和扩张。心尖部是心室最薄的部位，也是最容易受到梗死扩展损伤的区域。梗死扩展后，心力衰竭和室壁瘤等致命性并发症的发生率增高，严重者可发生心室破裂。

3）心室扩大（dilation）：心室心肌存活部分的扩大也可与重构有重要关联。心室重构在梗死发生后立即开始，并持续数月甚至数年。在大面积梗死的情况下，为维持心搏量，有功能的心肌增加了额外负荷，可能会发生代偿性肥厚，这种适应性肥厚虽能代偿梗死所致的心功能障碍，但存活的心肌最终也受损，导致心室的进一步扩张，心脏整体功能障碍，最后发生心力衰竭。心室的扩张程度与梗死范围、梗死相关动脉的开放迟早和心室非梗死的局部肾素-血管紧张素系统的激活程度有关。心室扩大以及不同部位的心肌电生理特征的不一致，使患者有致命性心律失常的危险。

（5）心律失常。

四、发病机制

冠心病的发病机制有多种学说，包括脂质浸润学说、血小板聚集和血栓形成学说、损伤-反应学说和慢性炎症学说等。

冠状动脉粥样硬化病变富含脂质的易损斑块破裂、出血、血管腔内血栓形成，动脉内膜下出血或动脉持续性痉挛，使管腔迅速发生持久而完全的闭塞。

影响冠状动脉闭塞后远端心肌能否存活的因素有侧支循环血流状态、心肌代谢水平、其他冠状动脉有无狭窄和狭窄部位、狭窄发展的速度和狭窄血管供给血液的心肌数量。如该动脉与其他冠状动脉间侧支循环原先未充分建立，即可导致该动脉所供应的心肌严重持久缺血，持续 20～30 min 以上即致心肌坏死。

在粥样硬化病变使冠状动脉管腔狭窄的基础上，发生心排血量骤降（出血、休克或严重的心律失常）或左心室负荷剧增（重度体力活动、情绪过分激动、血压剧升或用力大便）时，也可使心肌严重持久缺血，引起心肌坏死。

诊断与鉴别诊断

一、诊断

根据典型的临床表现、特征性的心电图改变、血清心肌结构蛋白和酶水平等动态改变，3 项中具备 2 项即可确诊，一般并不困难。无症状的患者，诊断较困难。凡年老患者突然发生休克、严重心律失常、心力衰竭、上腹部胀痛或呕吐等表现而原因未明者，或原有高血压而血压突然减低且无原因可寻者，都应想到心肌梗死的可能。

1. 临床症状

（1）疼痛：STEMI 的典型症状为胸骨后或心前区剧烈的压榨性疼痛，可向左上臂、下颌、颈部、背部或肩部放射；胸痛通常持续 10～20 min 及以上；常伴有恶心、呕吐、大汗和呼吸困难等；含硝酸甘油不能完全缓解。应注意不典型疼痛部位和表现及无痛性心肌梗死（特别是女性、老年、糖尿病及高血压患者）。如位于上腹部，常被误认为胃溃疡穿孔或急性胰腺炎等急腹症；位于下颌或颈部，常被误认为牙病或骨关节病。部分患者无疼痛，多为糖尿病患者或老年人,一开始即表现为休克或急性心力衰竭;少数患者在整个病程中都无疼痛或其他症状,而事后才发现患过心肌梗死。

(2)全身症状:主要是发热,伴有心动过速、白细胞计数增高和红细胞沉降率增快等,可由坏死物质吸收引起。一般在疼痛发生后 24～48 h 出现,程度与梗死范围常呈正相关,体温一般在 38 ℃上下,很少超过 39 ℃,持续 1 周左右。

(3)胃肠道症状:约 1/3 有疼痛的患者,在发病早期伴有恶心、呕吐和上腹部胀痛,与迷走神经受坏死心肌刺激和心排血量降低组织灌注不足等有关;肠胀气也不少见;重症者可发生呃逆(以下壁心肌梗死多见)。

(4)心律失常:见于 75%～95% 的患者,多发生于起病后 1～2 周内,尤以 24 h 内最多见。各种心律失常中以室性心律失常最多见,尤其是室性期前收缩;如室性期前收缩频发(每分钟 5 次以上),成对出现,心电图上表现为多源性或落在前一心搏的易损期时,常预示即将发生室性心动过速或心室颤动。各种程度的房室传导阻滞和束支传导阻滞也较多,严重者发生完全性房室传导阻滞。室上性心律失常则较少,多发生在心力衰竭患者中。

(5)心力衰竭:主要是急性左心衰竭,可在起病最初数日内发生或在疼痛、休克好转阶段出现,为梗死后心脏舒缩力显著减弱或不协调所致,发生率为 20%～48%。患者出现呼吸困难、咳嗽、发绀、烦躁等,严重者可发生肺水肿或进而发生右心衰竭的表现,出现颈静脉怒张、肝肿痛和水肿等。右心室心肌梗死者,一开始即可出现右心衰竭的表现。

(6)低血压和休克:疼痛期血压下降常见,可持续数周后再上升,但常不能恢复以往的水平,未必是休克。如疼痛缓解而收缩压低于 80 mmHg,患者烦躁不安、面色苍白、皮肤湿冷、脉细而快、大汗淋漓、尿量减少(<20 ml/h)、神志迟钝,甚至晕厥者,则为休克的表现。休克多在起病后数小时至 1 周内发生,见于 20% 的患者,主要是心源性,为心肌广泛(40%以上)坏死、心排血量急剧下降所致,神经反射引起的周围血管扩张为次要因素,有些患者还有血容量不足的因素参与。严重的休克可在数小时内致死,一般持续数小时至数日,可反复出现。

发生于急性心肌梗死时的心力衰竭称为泵衰竭,根据临床上有无心力衰竭及其程度,常按 Killip 分级法分级(表 2-5-3)。

表 2-5-3 Killip 心功能分级法

级别	临床症状和体征
Ⅰ级	无明显的心力衰竭,肺动脉楔压(PAWP)可升高
Ⅱ级	有左心衰竭,肺部啰音<50%肺野,奔马律、窦性心动过速或其他心律失常,静脉压升高,有肺淤血的 X 线表现
Ⅲ级	肺部啰音>50%肺野,可出现急性肺水肿
Ⅳ级	心源性休克,有不同阶段和程度的血流动力学障碍

急性心肌梗死时,重度左心衰竭或肺水肿与心源性休克同样是由左心室排血功能障碍所引起。在血流动力学上,肺水肿是以左心室舒张末压及左心房压与肺动脉楔压增高为主,而在休克则心排血量和动脉压的降低更为突出,心排血指数比左心衰竭时更低。因此,心源性休克较左心衰竭更严重。此两者可以不同程度合并存在,是泵衰竭的最严重阶段。

Forrester 等对上述血流动力学分级做了些调整,并与临床进行对照,分为以下 4 类。

Ⅰ类:无肺淤血,亦无周围灌注不足;肺动脉楔压和心排血指数正常。

Ⅱ类:单有肺淤血,肺动脉楔压增高>18 mmHg,心排血指数正常。

Ⅲ类:单有周围灌注不足;肺动脉楔压正常,心排血指数降低[<2.2 L/(m² · min)]。这类主要与血容量不足心动过缓有关,可见于右心室梗死。

Ⅳ类:合并有肺淤血和周围灌注不足;肺动脉楔压>18 mmHg,心排血指数降低[<2.2 L/(m² · min)],情况严重。

2.体格检查

(1)急性心肌梗死时心脏体征可在正常范围内,体征异常者大多数无特征性。

(2)心脏可有轻至中度增大;心率增快或减慢;心尖区第一心音减弱,可出现第三或第四心音奔马律。

(3)前壁心肌梗死的早期,可能在心尖处和胸骨左缘之间扪及迟缓的收缩期膨出,是由心室壁反常运动所致,常在几日至几周内消失。

(4)10%～20% 的患者在发病后 2～3 日出现心包摩擦音,多在 1～2 日消失,少数持续 1 周以上。

（5）发生二尖瓣乳头肌功能失调者,心尖区可出现粗糙的收缩期杂音。

（6）发生心室间隔穿孔者,胸骨左下缘出现响亮的收缩期杂音,常伴震颤。

（7）右心室梗死较重者可出现颈静脉怒张,深吸气时更为明显。

（8）除发病极早期可出现一过性血压增高外,几乎所有患者在病程中都会有血压降低,起病前有高血压者,血压可降至正常,起病前无高血压者,血压可降至正常以下,且可能不再恢复到起病之前的水平。

3. 并发症

（1）乳头肌功能失调或断裂:总发生率可高达50%,乳头肌整体断裂极少见,多发生在二尖瓣后乳头肌,多见于下壁心肌梗死。心力衰竭明显,可迅速发生肺水肿。

（2）心脏破裂:为早期少见但严重的并发症,常在发病1周内出现,多为心室游离壁破裂,因产生心包积血以致急性心脏压塞和电机械分离而猝死。偶为心室间隔破裂穿孔,在胸骨左缘第3~4肋间出现响亮的收缩期杂音,常伴震颤,可引起心力衰竭而迅速死亡。心脏破裂也可为亚急性,患者能存活数月。

（3）室壁膨胀瘤(cardiac aneurysm):或称室壁瘤,主要见于左心室,发生率为5%~20%。其为在心室腔内压力影响下,梗死部位的心室壁向外膨出而形成。它见于心肌梗死范围较大的患者,常于起病数周后才被发现。体检可发现心浊音界扩大,心脏搏动范围较广泛,可有收缩期杂音。发生附壁血栓时,心音减弱。心电图示ST段抬高。X线透视和摄片、超声心动图、放射性核素心脏血池显像以及左心室造影可见局部心缘突出,搏动减弱或有反常搏动。并发室壁膨胀瘤易发生心力衰竭、心律失常或栓塞,但在心肌梗死愈合后少有破裂的危险。

（4）栓塞(embolism):为心室附壁血栓或下肢静脉血栓破碎脱落所致,国外一般发生率在10%左右,我国一般在2%以下。其见于起病后1~2周。如栓子来自左心室,可产生脑、肾、脾或四肢等动脉栓塞;如栓子来自下肢深部静脉,可产生肺动脉栓塞。

（5）心肌梗死后综合征:发生率约为10%,于心肌梗死后数周至数月内出现,偶可发生于数日后,可反复发生。表现为心包炎、胸膜炎或肺炎,有发热、胸痛、气急、咳嗽等症状,可能为机体对坏死的物质产生过敏反应所致。

（6）其他:呼吸道(尤其是肺部)或其他部位的感染、肩-手综合征(肩臂强直)等。

4. 辅助检查

（1）白细胞计数:发病1周内白细胞可增至(10~20)×10⁹/L,中性粒细胞多在75%~90%,嗜酸粒细胞减少或消失。

（2）红细胞沉降率:增快,可持续1~3周,能较准确地反映坏死组织被吸收的过程。

（3）心肌损伤标志物。

1）cTn 是诊断心肌坏死最特异和敏感的首选心肌损伤标志物,通常在 STEMI 症状发生后 2~4 h 开始升高,10~24 h 达峰值,并可持续升高 7~14 日。

2）CK-MB 对判断心肌坏死的临床特异性较高,STEMI 时其测值超过正常值上限并有动态变化。溶栓治疗后梗死相关动脉开通时 CK-MB 峰值前移(14 h 以内)。CK-MB 测定也适用于诊断再发心肌梗死。

3）肌红蛋白测定有助于 STEMI 早期诊断,但特异性较差。

必须指出,症状和心电图能够明确诊断 STEMI 的患者不需等待心肌损伤标志物和(或)影像学检查结果,应尽早给予再灌注及其他相关治疗。

（4）心电图。

1）特征性改变:①急性 Q 波心肌梗死,在面向透壁心肌梗死区的导联上出现以下特征性改变:宽而深的 Q 波(病理性 Q 波);ST 段抬高呈弓背向上型;T 波倒置,往往宽而深,两支对称。在背向心肌梗死区的导联上则出现相反的改变,即 R 波增高、ST 段压低和 T 波直立并增高。②急性非 Q 波心肌梗死,不出现病理性 Q 波,持续发生 ST 段压低≥0.1 mV,但 aVR 导联(有时还有 V₁导联)ST 段抬高,或有对称性 T 波倒置。

2）动态性改变:①STEMI 起病数小时内,可尚无异常,或出现异常高大,两肢不对称的 T 波。②数小时后,ST 段明显抬高,弓背向上,与直立的 T 波连接,形成单向曲线(又称 ST 段抬高型心肌梗死)。数小时到2日内出现病理性 Q 波,同时 R 波减低,为急性期改变。Q 波在3~4日内稳定不变,以后70%~80%永久存在。③如不进行治疗干预,ST 段抬高持续数日至2周左右,逐渐回到基线水平,T 波则变为平坦或倒置,是为亚急性期改变。④数周至数月以后,T 波呈 V 形倒置,两肢对称,波谷尖锐,为慢性期改变,T 波倒置可永久存在,也可在数月到数年内逐渐恢复。合并束支阻滞尤其是左束支阻滞时,在原来部位再次发生急性心肌梗死时,心电图表现多不典型,不一定能反映急性心肌梗死表现。

3) 定位和定范围:STEMI 的定位和定范围可根据出现特征性改变的导联数来判断。

(5) 放射性核素心肌显影。

1) 坏死心肌细胞中的钙离子能结合放射性锝焦磷酸盐或坏死心肌细胞的肌凝蛋白,可与其特异性抗体结合,静脉注射^{99m}Tc-焦磷酸盐或^{111}In-抗肌凝蛋白单克隆抗体进行"热点"扫描或显像,主要用于急性期。

2) 坏死心肌血供断绝和瘢痕组织中无血管以致^{201}T1 或^{99m}Tc-MIBI 不能进入细胞,静脉注射这些放射性核素进行"冷点"扫描或显像,均可显示心肌梗死的部位和范围,用于慢性期。

3) 用闪电路 γ 闪烁显像法进行放射性核素心腔造影(常用^{99m}Tc-标志的红细胞或白蛋白),可观察心室壁的运动和左心室的射血分数。有助于判断心室功能,判断梗死后造成的室壁运动失调和室壁瘤。

4) 目前多用单光子发射计算机断层显像(SPECT)来检查,新的方法正电子发射计算机断层扫描(PET)可观察心肌的代谢变化,判断心肌是否存活。

(6) 超声心动图。

1) 根据超声心动图上所见的室壁运动异常可对心肌缺血区域做出判断。

2) 在评估有胸痛而无特征性心电图变化时,超声心动图有助于排除主动脉夹层,评估心脏整体和局部功能、乳头肌功能不全、室壁瘤和室间隔穿孔。

3) 多巴酚丁胺负荷超声心动图检查还可用于评估心肌存活性。

(7) 选择性冠状动脉造影:需施行各种介入性治疗时,可先行选择性冠状动脉造影,明确病变情况,制订治疗方案。

二、鉴别诊断

STEMI 应与心绞痛、主动脉夹层、急性心包炎、急性肺动脉栓塞、气胸和消化道疾病(如反流性食管炎)等引起的胸痛鉴别。这些疾病均不出现 STEMI

的心电图特点和演变过程。

1. 心绞痛　疼痛性质与 AMI 相同,但发作频繁,每次发作历时短,一般不超过 15 min,发作前常有诱发因素,不伴有发热、白细胞增加、红细胞沉降率增快或血清肌钙蛋白、心肌酶增高,心电图无变化或有 ST 段暂时性压低或抬高,很少发生心律失常、休克和心力衰竭,含用硝酸甘油片疗效好等,可资鉴别。应注意不稳定型心绞痛可在短期内演变为心肌梗死。

2. 急性心包炎　可有较剧烈而持久的心前区疼痛,心电图有 ST 段和 T 波变化。但心包炎患者在疼痛的同时或以前已有发热和血白细胞计数增高,疼痛常于深呼吸和咳嗽时加重,坐位前倾时减轻。体检可发现心包摩擦音,病情一般不如心肌梗死严重,心电图除 aVR 外,各导联均有 ST 段弓背向下的抬高,无异常 Q 波出现。

3. 急性肺栓塞　肺动脉大块栓塞常可引起胸痛、咯血、气急和休克,但有右心负荷急剧增加的表现,如发绀、肺动脉瓣区第二心音亢进、三尖瓣区出现收缩期杂音、颈静脉充盈、肝大、下肢水肿等。发热和白细胞增多出现也较早,多在 24 h 内。心电图示电轴偏右,I 导联出现 S 波或原有的 S 波加深,III 导联出现 Q 波和 T 波倒置,aVR 导联出现高 R 波,胸导联过渡区向左移,右胸导联 T 波倒置等。血乳酸脱氢酶总值增高,但同工酶 1 和肌酸磷酸激酶不增高,D-二聚体可升高,其敏感性高但特异性差。肺部 X 线检查、放射性核素肺灌注扫描、CT 和必要时肺动脉造影有助于诊断。

4. 急腹症　包括急性胰腺炎、消化性溃疡穿孔、急性胆囊炎、胆石症等,患者可有上腹部疼痛及休克。可能与急性心肌梗死疼痛波及上腹部者混淆。但仔细询问病史和体格检查,不难做出鉴别,心电图检查和血清肌钙蛋白、心肌酶等测定有助于明确诊断。

5. 主动脉夹层　以剧烈胸痛起病,颇似急性心肌梗死,但无典型的 STEMI 心电图变化者,应警惕主动脉夹层。但疼痛一开始即达高峰,常放射到背、肋、腹、腰和下肢,两上肢血压及脉搏可有明显差别,少数有主动脉瓣关闭不全,可有下肢暂时性瘫痪或偏瘫。X 线胸片示主动脉增宽,CT 或磁共振主动脉断层显像以及超声心动图探测到主动脉壁夹层内的血液,可确立诊断。

三、危险分层

STEMI 危险分层是一个连续的过程,需根据临床情况不断更新最初的评估。高龄、女性、Killip 分级Ⅱ~Ⅳ级、既往心肌梗死史、心房颤动(房颤)、前壁心肌梗死、肺部啰音、收缩压<100 mmHg(1 mmHg＝ 0.133 kPa)、心率>100 次/分、糖尿病、cTn 明显升高等是 STEMI 患者死亡风险增加的独立危险因素。溶栓治疗失败、伴有右心室梗死和血流动力学异常的下壁 STEMI 患者病死率增高。合并机械性并发症的 STEMI 患者死亡风险增大。冠状动脉造影可为 STEMI 风险分层提供重要信息。

监 测 与 治 疗

及早发现,及早住院,并加强住院前的就地处理。治疗原则是保护和维持心脏功能,挽救濒死的心肌,防止梗死面积的扩大,缩小心肌缺血范围,及时处理严重心律失常、泵衰竭和各种并发症,防止猝死,使患者不但能度过急性期,且康复后还能保持尽可能多的有功能的心肌。

一、监护和一般治疗

(一)监测

所有 STEMI 患者应立即给予心电、血压和血氧饱和度监测,并同时注意观察神志、出入量和末梢循环,必要时还需插入 Swan-Ganz 漂浮导管进行血流动力学监测,及时发现和处理心律失常、血流动力学异常和低氧血症。

(二)休息

发病后需要休息,一般以卧床休息为宜,除病重者外,卧床时间不宜过长(一般为 3~5 日),症状控制并且稳定者应鼓励早期活动,有利于减少并发症,及早康复。下肢做被动运动可防止静脉血栓形成。活动量的增加应循序渐进。

(三)吸氧

通常在发病早期用鼻导管或面罩吸氧 2~3 日,3~5 L/min;合并左心衰竭(肺水肿)和(或)机械并发症的患者常伴严重低氧血症,需面罩加压给氧或气管插管并机械通气。

(四)饮食

STEMI 患者需禁食至胸痛消失,然后给予流质饮食(2~3 日)、半流质饮食,逐步过渡到普通饮食。少量多餐。

(五)保持大便通畅

注意保持患者大便通畅,必要时使用缓泻剂,避免用力排便导致心脏破裂、心律失常或心力衰竭。

(六)镇静镇痛治疗

STEMI 伴剧烈胸痛患者如硝酸酯类药物不能使疼痛迅速缓解,应迅速给予有效镇痛剂,如静脉注射吗啡,将 10 mg 吗啡稀释成 10 ml,每次 2~3 ml 静脉注射,必要时间隔 5 min 重复 1 次,总量不宜超过 15 mg。注意吗啡可引起低血压和呼吸抑制。哌替啶 50~100 mg 肌内注射,必要时 1~2 h 后再注射 1 次,以后每 4~6 h 可重复应用,注意呼吸功能的抑制。急性下壁梗死增加迷走神经张力,选用哌替啶更为合适。

二、再灌注治疗

早期、快速和完全地开通梗死相关动脉,使心肌得到再灌注,挽救濒死的心肌或缩小心肌梗死的范围,是改善 STEMI 患者预后的关键。与 NSTE-ACS 相比较,STEMI 的病理基础是血栓形成,造成冠状动脉完全闭塞,因此尽早开通“罪犯”血管并挽救受损心肌是治疗的重要手段。再灌注治疗包括溶栓治疗、经皮冠状动脉介入治疗(PCI)和冠状动脉旁路移植术(CABG)治疗,其中 PCI 作为有效再灌注的手段,其地位在不断提高。

必须指出,症状和心电图能够明确诊断 STEMI 的患者不需等待心肌损伤标志物和(或)影像学检查结果,而应尽早给予再灌注及其他相关治疗。

(一)溶栓治疗

1. 适应证

(1) 发病 12 h 以内,预期 FMC 至 PCI 时间延迟大于 120 min,无溶栓禁忌证。

(2) 发病 12~24 h 仍有进行性缺血性胸痛和至少 2 个胸前导联或肢体导联 ST 段抬高>0.1 mV,或血流动力学不稳定的患者,若无直接 PCI 条件,溶栓治疗是合理的。

(3) 对于计划进行直接 PCI 前不推荐溶栓治疗。

(4) NSTEMI(除正后壁心肌梗死或合并 aVR 导联 ST 段抬高)不应采取溶栓治疗。

(5) STEMI 发病超过 12 h,症状已缓解或消失的患者不应给予溶栓治疗。

2. 绝对禁忌证

(1) 既往脑出血史或不明原因的卒中。

(2) 已知脑血管结构异常。

(3) 颅内恶性肿瘤。

(4) 3 个月内缺血性卒中(不包括 4.5 h 内急性缺血性卒中)。

(5) 可疑主动脉夹层。

(6) 活动性出血或出血素质(不包括月经来潮)。

(7) 3 个月内严重头部闭合伤或面部创伤。

(8) 2 个月内颅内或脊柱内外科手术。

(9) 严重未控制的高血压[收缩压>180 mmHg 和(或)舒张压>110 mmHg,对紧急治疗无反应]。

3. 相对禁忌证 包括:①年龄≥75 岁;②3 个月前有缺血性卒中;③创伤(3 周内)或持续>10 min 心肺复苏;④3 周内接受过大手术;⑤4 周内有内脏出血;⑥近期(2 周内)不能压迫止血部位的大血管穿刺;⑦妊娠;⑧不符合绝对禁忌证的已知其他颅内病变;⑨活动性消化性溃疡;⑩正在使用抗凝药物[国际标准化比值(INR)水平越高,出血风险越大]。

4. 溶栓治疗步骤

(1) 溶栓前检查血常规、血小板计数、出凝血时间、APTT 及血型,配血备用。

(2) 即刻口服阿司匹林 300 mg,以后每日 100 mg,长期服用。

(3) 进行溶栓治疗。

5. 溶栓剂剂量和用法

(1) 阿替普酶:①全量 90 min 加速给药法,首先静脉推注 15 mg,随后 0.75 mg/kg 在 30 min 内持续静脉滴注(最大剂量不超过 50 mg),继之 0.5 mg/kg 于 60 min 持续静脉滴注(最大剂量不超过 35 mg)。②半量给药法,50 mg 溶于 50 ml 专用溶剂,首先静脉推注 8 mg,其余 42 mg 于 90 min 内滴完。

(2) 替奈普酶:30~50 mg 溶于 10 ml 生理盐水中,静脉推注(如体重<60 kg,剂量为 30 mg;体重每增加 10 kg,剂量增加 5 mg,最大剂量为 50 mg)。

(3) 尿激酶:150 万 U 溶于 100 ml 生理盐水,30 min内静脉滴入。溶栓结束后 12 h 皮下注射普通肝素 7 500 U 或低分子肝素,共 3~5 日。

(4) 重组人尿激酶原:20 mg 溶于 10 ml 生理盐水,3 min 内静脉推注;继以 30 mg 溶于 90 ml 生理盐水,30 min 内静脉滴完。

6. 效果评估 溶栓开始后 60~180 min 内应密切监测临床症状、心电图 ST 段变化及心律失常。血管再通的间接判定指标包括以下几项。

(1) 60~90 min 内心电图抬高的 ST 段至少回落 50%。

(2) cTn 峰值提前至发病 12 h 内,CK-MB 酶峰提前到 14 h 内。

(3) 2 h 内胸痛症状明显缓解。

(4) 2~3 h 内出现再灌注心律失常,如加速性室性自主心律、房室传导阻滞(atrio-ventricular block,AVB)、束支阻滞突然改善或消失,或下壁心肌梗死患者出现一过性窦性心动过缓、窦房传导阻滞,伴或不伴低血压。

上述 4 项中,心电图变化和心肌损伤标志物峰值前移最重要。

(5) 冠状动脉造影检查可直接观察血管再通情况,冠状动脉造影所示血流情况通常采用 TIMI 分级。冠状动脉造影判断标准:心肌梗死溶栓 TIMI 2 级或 3 级血流表示血管再通,TIMI 3 级为完全性再通,溶栓失败则梗死相关血管持续闭塞(TIMI 0~1 级)。

7. 溶栓后处理 对于溶栓后患者,无论临床判断是否再通,均应早期(3~24 h 内)进行旨在介入治疗的冠状动脉造影;溶栓后 PCI 的最佳时机仍有待进一步研究。冠状动脉造影和(或)PCI 条件的医院,在溶栓治疗后应将患者转运到有 PCI 条件的医院。

8. 出血并发症及其处理 溶栓治疗的主要风险是出血,尤其是颅内出血(0.9%~1.0%)。高龄、低体重、女性、既往脑血管疾病史、入院时血压升高是颅内出血的主要危险因素。一旦发生颅内出血，应当采取积极措施。

（1）立即停止溶栓、抗血小板和抗凝治疗。

（2）影像学检查（急诊 CT 或磁共振）排除颅内出血。

（3）测定血细胞比容、血红蛋白、凝血酶原、APTT、血小板计数和纤维蛋白原、D-二聚体，并化验血型及交叉配血。

（4）降低颅内压，包括适当控制血压、抬高床头30°、静脉滴注甘露醇，气管插管和辅助通气，必要时行外科脑室造口术、颅骨切除术以及抽吸血肿等。

（5）必要时使用逆转溶栓、抗血小板和抗凝的药物：24 h 内每 6 h 给予新鲜冰冻血浆 2 U；4 h 内使用过普通肝素的患者，推荐用鱼精蛋白中和（1 mg 鱼精蛋白中和 100 U 普通肝素）；如果出血时间异常，可输入 6～8 U 血小板。

（6）适当控制血压。

（二）PCI

目前 PCI 已被公认为首选的最安全有效的恢复心肌再灌注的治疗手段。尽早应用可恢复心肌再灌注，降低近期病死率，预防远期的心力衰竭发生，其效果较溶栓治疗更好，尤其适用于溶栓治疗禁忌证的患者。包括直接 PCI（不做溶栓治疗，直接施行PCI）、补救性 PCI（溶栓治疗后闭塞动脉未再通，PCI作为补救治疗措施）等。

1. 直接 PCI 适应证

（1）发病 12 h 内（包括正后壁心肌梗死）或伴有新出现左束支传导阻滞的患者。

（2）伴心源性休克或心力衰竭时，即使发病超过12 h 者。

（3）发病 12～24 h 内具有临床和（或）心电图进行性缺血证据亦考虑直接 PCI。

（4）除心源性休克或梗死相关动脉 PCI 后仍有持续性缺血外，应仅对梗死相关动脉病变行直接 PCI。

（5）对于病史超过 24 h、无心肌缺血、血流动力学和心电稳定的患者不宜行直接 PCI。

2. 溶栓后 PCI

（1）溶栓后尽早将患者转运到有 PCI 条件的医院，溶栓成功者于 3～24 h 进行冠状动脉造影和血运重建治疗；溶栓失败者尽早实施挽救性 PCI。

（2）溶栓治疗后无心肌缺血症状或血流动力学稳定者不推荐紧急 PCI。

（3）对 STEMI 合并心源性休克患者，不论发病时间也不论是否曾溶栓治疗，均应紧急行冠状动脉造影，若病变适宜，立即直接 PCI，建议处理所有主要血管的严重病变，达到完全血管重建；药物治疗后血流动力学不能迅速稳定者应用主动脉内球囊反搏支持。

（三）CABG

当 STEMI 患者出现持续或反复缺血、心源性休克、严重心力衰竭，而冠状动脉解剖特点不适合行PCI 或出现心肌梗死机械并发症需外科手术修复时可选择急诊 CABG。

三、抗栓治疗

STEMI 的主要原因是冠状动脉内易损斑块破裂诱发血栓性阻塞。因此，抗栓治疗（包括抗血小板和抗凝治疗）十分必要。

（一）抗血小板治疗

1. 阿司匹林　通过抑制血小板环氧化酶使血栓素 A_2 合成减少，达到抗血小板聚集的作用。所有无禁忌证的 STEMI 患者均应立即口服水溶性阿司匹林或嚼服肠溶阿司匹林 300 mg，继以 75～100 mg/d长期维持。

2. 二磷酸腺苷（ADP）受体拮抗剂　其作用机制为干扰 ADP 介导的血小板活化。氯吡格雷为前体药物，需肝脏细胞色素 P450 酶代谢形成活性代谢物。替格瑞洛和普拉格雷具有更强和快速抑制血小板的作用，且前者不受基因多态性的影响。

（1）STEMI 直接 PCI（特别是置入 DES）患者，应给予氯吡格雷 600 mg 负荷量，以后 75 mg/次，每日 1 次，至少 12 个月；或负荷量替格瑞洛 180 mg，以后 90 mg/次，每日 2 次，至少 12 个月。肾功能不全（肾小球滤过率＜60 ml/min）患者无需调整剂量。

（2）STEMI 静脉溶栓患者，如年龄≤75 岁，应给予氯吡格雷 300 mg 负荷量，以后 75 mg/d，维持12 个月。如年龄＞75 岁，则用氯吡格雷 75 mg，以后75 mg/d，维持 12 个月。

（3）挽救性 PCI 或延迟 PCI 时，ADP 受体拮抗剂应用与直接 PCI 相同。

（4）未接受再灌注治疗的 STEMI 患者可给予任何一种 ADP 受体拮抗剂，如氯吡格雷 75 mg，1 次/日；或替格瑞洛 90 mg，2 次/日，至少 12 个月。

（5）正在服用 ADP 受体拮抗剂而拟行 CABG 的患者应在术前停用 ADP 受体拮抗剂，择期 CABG 需停用氯吡格雷至少 5 日，急诊时至少 24 h；替格瑞洛需停用 5 日，急诊时至少停用 24 h。

3. 血小板糖蛋白（glycoprotein，GP）Ⅱb/Ⅲa 受体拮抗剂　在有效的双联抗血小板及抗凝治疗情况下，不推荐 STEMI 患者造影前常规应用 GP Ⅱb/Ⅲa 受体拮抗剂。高危患者或造影提示血栓负荷重、未给予适当负荷量 ADP 受体拮抗剂的患者可静脉使用替罗非班或依替巴肽。直接 PCI 时，冠状动脉内注射替罗非班有助于减少无复流，改善心肌微循环灌注。

（二）抗凝治疗

1. 直接 PCI 患者　静脉推注普通肝素（70～100 U/kg），维持活化凝血时间（activated clotting time，ACT）250～300 s。联合使用 GP Ⅱb/Ⅲa 受体拮抗剂时，静脉推注普通肝素（50～70 U/kg），维持 ACT 200～250 s。出血风险高的 STEMI 患者，单独使用比伐卢定优于联合使用普通肝素和 GP Ⅱb/Ⅲa 受体拮抗剂。使用肝素期间应监测血小板计数，及时发现肝素诱导的血小板减少症。

2. 静脉溶栓患者　应至少接受 48 h 抗凝治疗（最多 8 日或至血运重建），建议：①静脉推注普通肝素 4 000 U，继以 1 000 U/h 滴注，维持 APTT 1.5～2.0 倍（50～70 s）；②根据年龄、体重、肌酐清除率（CrCl）给予依诺肝素。年龄<75 岁的患者，静脉推注 30 mg，继以每 12 h 皮下注射 1 mg/kg（前 2 次最大剂量为 100 mg）；年龄>75 岁的患者仅需每 12 h 皮下注射 0.75 mg/kg（前 2 次最大剂量为 75 mg）。如 CrCl<30 ml/min，则不论年龄，每 24 h 皮下注射 1 mg/kg。

3. 溶栓后 PCI 患者　可继续静脉应用普通肝素，根据 ACT 结果及是否使用 GP Ⅱb/Ⅲa 受体拮抗剂调整剂量。对已使用适当剂量依诺肝素而需 PCI 的患者，若最后一次皮下注射在 8 h 之内，PCI 前可不追加剂量；若最后一次皮下注射在 8～12 h，则应

静脉注射依诺肝素 0.3 mg/kg。

4. 发病 12 h 内未行再灌注治疗或发病>12 h 的患者　须尽快给予抗凝治疗，磺达肝癸钠有利于降低死亡和再梗死，而不增加出血并发症。

四、抗心肌缺血药物治疗

（一）β 受体阻滞剂

（1）β 受体阻滞剂有利于缩小心肌梗死面积，减少复发性心肌缺血、再梗死、心室颤动及其他恶性心律失常，对降低急性期病死率有肯定的疗效。无禁忌证的 STEMI 患者应在发病后 24 h 内常规口服 β 受体阻滞剂。

（2）建议口服美托洛尔，从低剂量开始，逐渐加量。若患者耐受良好，2～3 日后换用相应剂量的长效控释制剂。

（3）以下情况时需暂缓或减量使用 β 受体阻滞剂：①心力衰竭或低心排血量；②心源性休克高危患者（年龄>70 岁，收缩压<120 mmHg，窦性心律，心率>110 次/分）；③其他相对禁忌证：PR 间期>0.24 s，二度或三度房室传导阻滞（AVB）、活动性哮喘或反应性气道疾病。

（4）发病早期有 β 受体阻滞剂使用禁忌证的 STEMI 患者，应在 24 h 后重新评估并尽早使用；STEMI 合并持续性心房颤动、心房扑动并出现心绞痛，但血流动力学稳定时，可使用 β 受体阻滞剂；STEMI 合并顽固性多形性室性心动过速（室速），同时伴交感兴奋电风暴表现者可选择静脉 β 受体阻滞剂治疗。

（二）硝酸酯类

静脉滴注硝酸酯类药物用于缓解缺血性胸痛、控制高血压或减轻肺水肿。收缩压<90 mmHg 或较基础血压降低>30%、严重心动过缓（<50 次/分）或心动过速（>100 次/分）、拟诊右心室梗死的 STEMI 患者不应使用硝酸酯类药物。

静脉滴注硝酸甘油应从低剂量（5～10 μg/min）开始，酌情逐渐增加剂量（每 5～10 min 增加 5～10 μg），直至症状控制、收缩压降低 10 mmHg（血压正常者）或 30 mmHg（高血压患者）的有效治疗剂量。在静脉滴注硝酸甘油过程中应密切监测血压

（尤其是大剂量应用时），如出现心率明显加快或收缩压≤90 mmHg，应降低剂量或暂停使用。静脉滴注二硝基异山梨酯的剂量范围为2～7 mg/h，初始剂量为30 μg/min，如滴注30 min以上无不良反应则可逐渐加量。静脉用药后可过渡到口服药物维持。

使用硝酸酯类药物时可能出现头痛、反射性心动过速和低血压等不良反应。如硝酸酯类药物造成血压下降而限制β受体阻滞剂的应用时，则不应使用硝酸酯类药物。此外，硝酸酯类药物会引起青光眼患者眼压升高；24 h内曾应用磷酸二酯酶抑制剂（治疗勃起功能障碍）的患者易发生低血压，应避免使用。

（三）钙通道阻滞剂

不推荐STEMI患者使用短效二氢吡啶类钙通道阻滞剂（CCB）。对无左心室收缩功能不全或AVB的患者，为缓解心肌缺血、控制房颤或心房扑动的快速心室率，如果β受体阻滞剂无效或禁忌使用（如支气管哮喘），则可应用非二氢吡啶类CCB。STEMI后合并难以控制的心绞痛时，在使用β受体阻滞剂的基础上可应用地尔硫䓬。STEMI合并难以控制的高血压时，可在使用血管紧张素转换酶抑制剂（ACEI）或血管紧张素受体阻滞剂（ARB）和β受体阻滞剂的基础上应用长效二氢吡啶类CCB。

五、RAS阻断剂

（一）ACEI和ARB

（1）ACEI主要通过影响心肌重构、减轻心室过度扩张而减少慢性心力衰竭的发生，降低死亡率。所有无禁忌证的STEMI患者均应给予ACEI长期治疗。

（2）在无禁忌证的情况下，即可早期开始使用ACEI，应从低剂量开始，逐渐加量。不能耐受ACEI者用ARB替代。不推荐常规联合应用ACEI和ARB；可耐受ACEI的患者，不推荐常规用ARB替代ACEI。

（3）ACEI的禁忌证包括STEMI急性期收缩压<90 mmHg、严重肾衰竭（血肌酐>265 μmol/L）、双侧肾动脉狭窄、移植肾或孤立肾伴肾功能不全、对ACEI过敏或导致严重咳嗽者、妊娠及哺乳期妇女等。

（二）醛固酮受体拮抗剂

通常在ACEI治疗的基础上使用。对STEMI后LVEF≤0.40、有心功能不全或糖尿病、无明显肾功能不全［血肌酐男性≤221 μmol/L（2.5 mg/dl）、女性≤177 μmol/L（2.0 mg/dl），血钾≤5.0 mmol/L］的患者，应给予醛固酮受体拮抗剂。

六、他汀类药物治疗

他汀类药物除调脂作用外，还具有抗感染、改善内皮功能、抑制血小板聚集的多效性。因此，所有无禁忌证的STEMI患者在入院后应尽早开始他汀类药物治疗，且无需考虑胆固醇水平。

七、右心室梗死处理

右心室梗死可导致低血压、休克，其处理原则不同于严重左心室功能障碍引起的心源性休克，因此对其及时识别颇为重要。右心室梗死大多与下壁心肌梗死同时发生，也可单独出现。下壁STEMI患者出现低血压、肺野清晰、颈静脉压升高临床三联征时，应怀疑右心室梗死。此三联征特异性高，但敏感性低。右胸前导联（尤为V_{4R}）ST段抬高≥0.1 mV高度提示右心室梗死。因此，所有下壁STEMI和休克患者均应记录右胸前导联。超声心动图检查可能有助于其诊断。

右心室梗死易出现低血压，但很少伴发心源性休克。预防和治疗原则是维持有效的右心室前负荷，避免使用利尿剂和血管扩张剂（如阿片类、硝酸酯类和ACEI/ARB）。若补液500～1 000 ml后血压仍不回升，应静脉滴注血管活性药（如多巴酚丁胺或多巴胺）。合并心房颤动及AVB时应尽早治疗，维持窦性心律和房室同步十分重要。右心室梗死患者应尽早施行再灌注治疗。

八、并发症及处理

（一）心力衰竭

轻度心力衰竭（Killip Ⅱ级）时，利尿剂治疗常有迅速反应。如呋塞米 20～40 mg 缓慢静脉注射,必要时 1～4 h 重复 1 次。合并肾衰竭或长期应用利尿剂者可能需加大剂量。无低血压患者可静脉应用硝酸酯类药物。无低血压、低血容量或明显肾衰竭的患者应在 24 h 内开始应用 ACEI,不能耐受时可改用 ARB。

严重心力衰竭(Killip Ⅲ级)或急性肺水肿患者应尽早使用机械辅助通气,适量应用利尿剂。无低血压者应给予静脉滴注硝酸酯类。急性肺水肿合并高血压者适宜硝普钠静脉滴注,常从小剂量(10 μg/min)开始,并根据血压逐渐增加至合适剂量。当血压明显降低时,可静脉滴注多巴胺[5～15 μg/(kg·min)]和(或)多巴酚丁胺。如存在肾灌注不良时,可使用小剂量多巴胺[<3 μg/(kg·min)]。STEMI 合并严重心力衰竭或急性肺水肿患者应考虑早期血运重建治疗。

STEMI 发病 24 h 内不主张使用洋地黄制剂,以免增加室性心律失常危险。合并快速心房颤动时可选用胺碘酮治疗。

(二) 心源性休克

心源性休克可为 STEMI 的首发表现,也可发生在急性期的任何时段。通常由于大面积心肌坏死或合并严重机械性并发症(如室间隔穿孔、游离壁破裂、乳头肌断裂)所致。

除 STEMI 一般处理措施外,静脉滴注正性肌力药物有助于稳定患者的血流动力学。多巴胺<3 μg/(kg·min)可增加肾血流量。严重低血压时静脉滴注多巴胺的剂量为 5～15 μg/(kg·min),必要时可同时静脉滴注多巴酚丁胺 3～10 μg/(kg·min)。大剂量多巴胺无效时也可静脉滴注去甲肾上腺素 2～8 μg/min。

(三) 心律失常

STEMI 急性期,危及生命的室速和心室颤动发生率高达 20%。室速、心室颤动和完全性 AVB 可能为急性 STEMI 的首发表现,猝死率较高,需要迅速处理。STEMI 急性期心律失常通常为基础病变严重的表现,如持续心肌缺血、泵衰竭或电解质紊乱(如血钾水平异常)、自主神经功能紊乱、低氧血症或酸碱平衡失调。对于这类心律失常处理的紧急程度,取决于血流动力学状况。

1. 室性心律失常

(1) STEMI 急性期持续性和(或)伴血流动力学不稳定的室性心律失常需要及时处理。心室颤动(室颤)或持续多形性室速应立即行非同步直流电除颤。

(2) 单形性室速伴血流动力学不稳定或药物疗效不满意时,也应尽早采用同步直流电复律。

(3) 室颤增加 STEMI 患者院内病死率,但与远期病死率无关。

(4) 有效的再灌注治疗、早期应用 β 受体阻滞剂、纠正电解质紊乱,可降低 STEMI 患者 48 h 内室颤发生率。

(5) 对于室速经电复律后仍反复发作的患者建议静脉应用胺碘酮联合 β 受体阻滞剂治疗。

(6) 室性心律失常处理成功后不需长期应用抗心律失常药物,但长期口服 β 受体阻滞剂将提高 STEMI 患者远期生存率。

(7) 对无症状的室性期前收缩、非持续性室速(持续时间<30 s)和加速性室性自主心律不需要预防性使用抗心律失常药物。

2. 心房颤动(房颤) STEMI 时房颤发生率为 10%～20%,可诱发或加重心力衰竭,应尽快控制心室率或恢复窦性心律。但禁用ⅠC类抗心律失常药物转复房颤。房颤的转复和心室率控制过程中应充分重视抗凝治疗。

3. AVB STEMI 患者 AVB 发生率约为 7%,持续束支阻滞发生率为 5.3%。下壁心肌梗死引起的 AVB 通常为一过性,其逸搏位点较高,呈现窄 QRS 波逸搏心律,心室率往往>40 次/分。前壁心肌梗死引起 AVB 通常与广泛心肌坏死有关,其逸搏位点较低,心电图上呈现较宽的 QRS 波群,逸搏频率低且不稳定。STEMI 急性期发生影响血流动力学的 AVB 时应立即行临时起搏术。

4. 机械性并发症

(1) 左心室游离壁破裂:占心肌梗死住院死亡率的 15%,患者表现为循环"崩溃"伴电机械分离,且常在数分钟内死亡。亚急性左心室游离壁破裂(即血栓或粘连封闭破裂口)患者常发生突然血流动力学恶化伴一过性或持续性低血压,同时存在典型的心脏压塞体征,超声心动图检查发现心包积液(出血),宜立即手术治疗。

(2) 室间隔穿孔:表现为临床情况突然恶化,并出现胸前区粗糙的收缩期杂音。彩色多普勒超声心动图检查可定位室间隔缺损和评估左向右分流的严重程度。如无心源性休克,血管扩张剂(如静脉滴注硝酸甘油)联合 IABP 辅助循环有助于改善症状。外科手术为对 STEMI 合并室间隔穿孔伴心源性休克患者提供生存的机会。对某些选择性患者也可行经皮导管室间隔缺损封堵术。

(3) 乳头肌功能不全或断裂:常导致急性二尖瓣反流,表现为突然血流动力学恶化,二尖瓣区新出现收缩期杂音或原有杂音加重(左心房压急剧增高也可使杂音较轻);X 线胸片示肺淤血或肺水肿;彩色多普勒超声心动图可诊断和定量二尖瓣反流。肺动脉导管表现为肺毛细血管嵌入压曲线呈巨大 V 波。宜在血管扩张剂(如静脉滴注硝酸甘油)联合 IABP 辅助循环下尽早外科手术治疗。

九、恢复期处理

患者出院时间可有不同,经过积极的再灌注方法治疗,没有室性心律失常、反复心肌缺血或充血性心力衰竭等并发症的患者,在 10～14 日内出院是安全的。出院前谨慎地进行心电图运动负荷试验、核素或超声左心室射血分数测定、选择性冠状动脉造影等评估,有助于选择进一步的治疗措施(选用药物、PCI 或 CABG)和安排康复治疗。

(一) 非药物治疗

STEMI 患者应永久戒烟。合理膳食,安排合适的运动(步行、体操、太极拳等),促进体力的恢复。患者出院后仍应注意休息,应加强随访。

(二) 药物治疗

若无禁忌证,所有 STEMI 患者出院后均应长期服用阿司匹林、ACEI 和 β 受体阻滞剂。阿司匹林 75～100 mg/d,有禁忌证者可改用氯吡格雷(75 mg/d)。接受 PCI 治疗的 STEMI 患者术后应给予至少 1 年的双联抗血小板治疗。β 受体阻滞剂和 ACEI 可改善心肌梗死患者生存率,应结合患者的临床情况采用最大耐受剂量长期治疗。不能耐受 ACEI 的患者可改用 ARB 类药物。无明显肾功能损害和高血钾的 STEMI 患者,经有效剂量的 ACEI 与 β 受体阻滞剂治疗后其 LVEF 仍<0.40 者,可应用醛固酮拮抗剂治疗,但须密切观察相关不良反应(特别是高钾血症)。

STEMI 患者出院后应进行有效的血压管理,应控制血压<140/90 mmHg(收缩压不低于 110 mmHg)。坚持使用他汀类药物,使低密度脂蛋白胆固醇(LDL-C)<2.07 mmol/L(80 mg/dl),且达标后不应停药或盲目减小剂量。对较大剂量他汀类药物治疗后 LDL-C 仍不能达标者可联合应用胆固醇吸收抑制剂。

STEMI 患者病情稳定后均应进行空腹血糖检测,必要时做口服葡萄糖耐量试验。合并糖尿病的 STEMI 患者应在积极控制饮食和改善生活方式的同时给予降糖药物治疗。合并糖尿病的 STEMI 患者应强化其他危险因素的控制。

诊治流程见图 2-5-2、图 2-5-3。

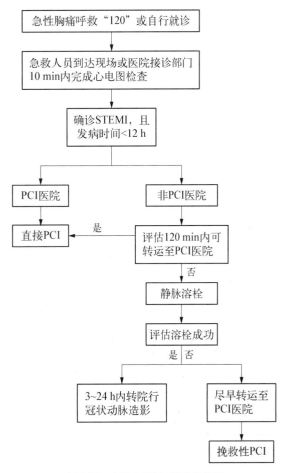

图 2-5-2 急性心肌梗死诊治流程图

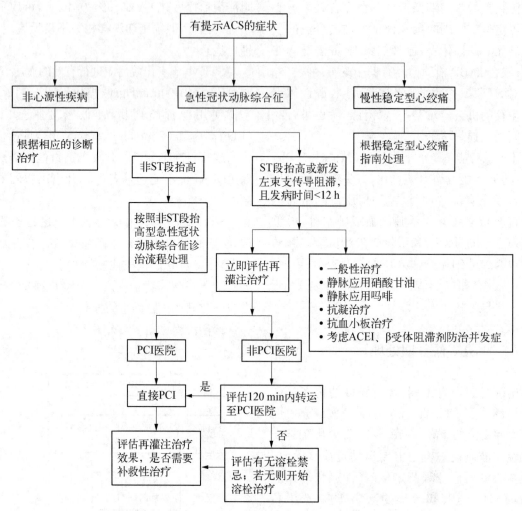

图 2-5-3 ST 段抬高型心肌梗死诊治流程图

(刘　军)

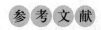

[1] Weber C, Noels H. Atherosclerosis: current pathogenesis and therapeutic options [J]. Nat Med, 2011,17(11):1410 - 1422.
[2] O'Gara PT, Kushner FG, Ascheim DD, et al. 2013 ACCF/AHA guideline for the management of ST-elevation myocardial infarction: a report of the American College of Cardiology Foundation/American Heart Association Task Force on Practice Guidelines [J]. J Am Coll Cardiol, 2013,61 (4): e78 - 140.
[3] Bhatt DL. Timely PCI for STEMI — still the treatment of choice [J]. N Engl J Med, 2013,368(15):1446 - 1447.
[4] Jneid H, Anderson JL, Wright RS, et al. 2012 ACCF/AHA focused update of the guideline for the management of patients with unstable angina/ non-ST-elevation myocardial infarction (updating the 2007 guideline and replacing the 2011 focused update): a report of the American College of Cardiology Foundation/American Heart Association Task Force on Practice Guidelines [J]. J Am Coll Cardiol, 2012,60(7):645 - 681.
[5] Wright RS, Anderson JL, Adams CD, et al. 2011 ACCF/AHA focused update of the guidelines for the management of patients with unstable angina/Non-ST-Elevation myocardial infarction (updating the 2007 guideline): a report of the american college of cardiology Foundation/American heart association task force on practice guidelines developed in collaboration with the american college of emergency physicians, society for cardiovascular angiography and interventions, and society of thoracic surgeons [J]. J Am Coll Cardiol, 2011,57(19):1920 - 1959.
[6] Libby P. Mechanisms of acute coronary syndromes and their implications for therapy [J]. N Engl J Med, 2013,368(21):2004 - 2013.
[7] Moore KJ, Sheedy FJ, Fisher EA. Macrophages in atherosclerosis: a dynamic balance [J]. Nat Rev Immunol, 2013,13(10):709 - 721.
[8] Nabel EG, Braunwald E. A tale of coronary artery disease and myocardial infarction [J]. N Engl J Med, 2012,366(1):54 - 63.
[9] Hansson GK. Inflammation, atherosclerosis, and coronary artery disease [J]. N Engl J Med, 2005,352(16):1685 - 1695.
[10] Libby P. Mechanisms of acute coronary syndromes and their implications for therapy [J]. N Engl J Med, 2013,368(21):2004 - 2013.
[11] Armstrong PW, Gershlick AH, Goldstein P, et al. Fibrinolysis or primary PCI in ST-segment elevation myocardial infarction [J]. N Engl J Med, 2013,368(15):1379 - 1387.
[12] O'Gara PT, Kushner FG, Ascheim DD, et al. 2013 ACCF/AHA guideline for the management of ST-elevation myocardial infarction: executive summary: a report of the American college of cardiology Foundation/American heart association task force on practice guidelines [J]. Circulation, 2013,127(4):529 - 555.
[13] Schmidt M, Jacobsen JB, Lash TL, et al. 25 year trends in first time hospitalisation for acute myocardial infarction, subsequent short and long

term mortality, and the prognostic impact of sex and comorbidity: a Danish nationwide cohort study [J]. BMJ, 2012, Jan 25,344: e356.

[14] Weber C, Noels H. Atherosclerosis: current pathogenesis and therapeutic options [J]. Nat Med, 2011,17(11):1410 - 1422.

[15] Lange RA, Hillis LD. The duel between dual antiplatelet therapies [J]. N Engl J Med, 2013,368(14):1356 - 1357.

[16] Levine GN, Bates ER, Blankenship JC, et al. 2015 ACC/AHA/SCAI focused update on primary percutaneous coronary intervention for patients with ST-elevation myocardial infarction: an update of the 2011 ACCF/AHA/SCAI guideline for percutaneous coronary intervention and the 2013 ACCF/AHA guideline for the management of ST-Elevation myocardial infarction: a report of the American college of cardiology/American heart association task force on clinical practice guidelines and the society for cardiovascular angiography and interventions [J]. Circulation, 2016,133 (11):1135 - 1147.

[17] Paixao AR, Lemos JA. Acute troponin elevation and the classification of myocardial infarction [J]. JAMA, 2014,312(19):2032 - 2033.

[18] Bonow RO, Maurer G, Lee KL, et al. Myocardial viability and survival in ischemic left ventricular dysfunction [J]. N Engl J Med, 2011,364(17): 1617 - 1625.

[19] Grover FL. Current status of off-pump coronary-artery bypass [J]. N Engl J Med, 2012,366(16):1541 - 1543.

第六节　病毒性心肌炎

概述与病理生理

一、定义

心肌炎是指多种病因引起的心肌局灶性或弥漫性炎性病变。各种感染源都可引起心肌炎,病毒感染是常见原因。心肌炎的临床表现不一,可轻如局灶性感染而无症状,亦可重至暴发性心肌炎而引起致命性心力衰竭和心律失常。

二、危险因素

近年来,心肌炎的发病率有逐渐增高趋势,按病因心肌炎可分为以下3类。①感染性,病原体可为细菌、病毒、真菌、立克次体、螺旋体或寄生虫。近年来病毒性心肌炎的发病率显著增多,是当前我国最常见的心肌炎。细菌感染以白喉为著,为该病最严重的并发症。②过敏或变态反应性。③化学、物理或药物性。本章重点叙述病毒性心肌炎。

目前已知能引起心肌炎的病毒有20余种,柯萨奇病毒(Coxsackie)A组及柯萨奇病毒B组、埃可(ECHO)病毒、脊髓灰质炎病毒为致心肌炎的常见病毒,尤其是柯萨奇病毒B组为致心肌炎的最主要病毒;心肌膜受体对柯萨奇病毒B组颗粒有极大的亲和力。研究表明,急性病毒性心肌炎患者心肌中存在病毒感染且可致心肌损害,病毒持续感染与慢性心肌炎及其发展成的扩张型心肌病有关。

复旦大学附属中山医院报道流感流行期间病毒性心肌炎的发病率约为7%;湖北、云南等地病毒性心肌炎暴发流行期间急性病毒感染患者中病毒性心肌炎的发病率达26.8%～50%。国外文献报道,急性病毒感染患者中病毒性心肌炎的发病率为1%～5%,病毒性心肌炎暴发时发病率可达50%。病毒性心肌炎以儿童和40岁以下的成人居多,35%的患者为10～30岁,而且男性多于女性。

三、病理生理

1. 病理改变　病变范围大小不一,可为弥漫性或局限性。病变较重者肉眼见心肌松弛,心腔扩大。病变较轻者在检查时无发现,仅在显微镜下有所发现而难以诊断。

在显微镜下,急性期主要表现为心肌细胞变性、坏死,单核细胞、淋巴细胞等炎症细胞浸润。病变如在心包下区则可合并心包炎,成为病毒性心包心肌炎。病变可涉及心肌与间质,也可涉及心脏的起搏与传导系统如窦房结、房室结、房室束和束支,成为心律失常的发病基础。病毒的毒力越强,病变范围就越广。慢性期则主要表现为纤维细胞增生,胶原纤维增多。

2. 病理生理改变

(1)心功能减退:病毒性心肌炎时病毒侵犯心肌,在心肌细胞内复制而导致心肌溶解,并由此诱发心肌免疫反应,致心肌广泛的炎性病变。心肌损伤通常以左心室为主,导致心肌间质充血,心肌细胞水肿、变性、坏死及凋亡,炎症细胞浸润,产生多种细胞因子,继而造成心肌细胞进一步损伤、坏死,纤维组织增生、瘢痕形成,心肌收缩功能减退。此外,心肌间质充血、水肿,炎症细胞浸润和间质纤维化,导致心脏舒张功能减弱。左心室收缩或舒张功能减弱,回心血液不能有效排出,舒张末期容积增多,心脏逐渐扩大。病程初期根据 Frank-Starling 心脏定律可使收缩力增强,同时心率增快,增加每搏量,心功能代偿性恢复至正常状态。但心肌病变持续加剧,心肌收缩力进一步减退,心脏不能完成有效泵血,心腔扩大、心排血量减少,心力衰竭日益加重,引起肺静脉淤血、肺水肿、肝大、皮下水肿等。严重心排血量减少致心力衰竭、心源性休克及全身组织灌注不足,甚至诱发多器官功能障碍综合征。

(2)心律失常:心肌细胞水肿、变性、坏死,使心肌细胞兴奋性、自律性和传导性发生障碍,加上病变也可以累及心脏的起搏系统和传导系统,合并心脏传导系统的非特异性炎症反应、电解质紊乱、应用药物等因素,引起各种期前收缩和心动过速,严重者甚至发生室性心动过速和心室颤动等恶性心律失常,导致猝死。

(3)心室重构:病毒性心肌炎慢性期主要表现为心肌间质纤维化、瘢痕形成,导致心室重构及慢性心力衰竭。15%~25%的病毒性心肌炎患者可演变为扩张型心肌病,造成心肌永久损伤。

四、发病机制

病毒性心肌炎的发病机制尚未明确,目前认为病毒直接侵犯心脏和机体免疫反应或变态反应是病毒性心肌炎的主要发病机制。

1. 病毒的直接作用 在病毒性心肌炎急性期,大量的病毒在心肌组织中复制,直接致心肌损伤、坏死。研究结果表明,在急性期病毒感染心肌细胞后产生溶细胞物质使细胞溶解。我国云南楚雄地区暴发性心肌炎致死者的尸检心肌标本中发现肠道病毒 RNA,其阳性率达 80%,心肌病变以坏死为主,炎性细胞浸润并不严重,提示可能由于患者免疫功能低下或病毒的毒力强,直接引起严重的心肌坏死。

持续病毒感染是慢性心肌炎及其向扩张型心肌病演变的主要机制之一。病毒 RNA 的持续存在与心肌病变的发展有关。慢性持续病毒感染的发生可能与宿主的遗传背景或免疫功能缺陷有关,主要表现为限制性低水平 RNA 复制,而无完整的感染性病毒颗粒形成。持续存在的病毒 RNA 可能直接或间接损伤心肌组织。

2. 免疫反应 实验动物与人体在病毒性心肌炎起病 9 日后,心肌内已不能再找到病毒,但心肌炎症仍在继续;有些患者的心肌中可能发现抗原抗体复合体。以上都提示免疫机制的存在。实验研究表明病毒性心肌炎有细胞介导的免疫机制存在,细胞毒性主要由 T 细胞所介导。临床上,病毒性心肌炎迁延不愈者,淋巴细胞转化率、补体 C 均较正常人低,抗核抗体、抗心肌抗体、抗补体均较正常人的检出率高,说明病毒性心肌炎时机体免疫功能低下。

诊断与鉴别诊断

一、诊断

1. 临床症状 临床表现取决于病变的广泛程度与部位。重者可致猝死,轻者几乎无症状。多数患者在发病前有发热、全身酸痛、咽痛、腹泻等症状。患者常诉胸闷、心前区隐痛、心悸、乏力、恶心、头晕等。临床上诊断的病毒性心肌炎患者中 90% 左右以心律失常为主诉或首见表现,其中少数患者可由此而发生晕厥或阿-斯综合征。极少数患者起病后发展迅速,出现心力衰竭或心源性休克。

2. 体格检查

(1)心脏增大:轻者心脏浊音界不增大;一般有暂时性心脏浊音界增大,不久即恢复。心脏增大显著者反映心肌炎症范围广泛且病变严重。

(2)心率改变:心率增速与体温不相称,或心率异常缓慢,均为病毒性心肌炎的可疑征象。

(3)心音改变:心尖区第一心音可减低或分裂。心音呈胎心样。心包摩擦音的出现反映有心包炎存在。

(4)杂音:心尖区可能有收缩期吹风样杂音或舒张期杂音,前者为发热、贫血、心腔扩大所致,后者因左心室扩大造成的相对性二尖瓣狭窄所致。

(5)心律失常:极常见,各种心律失常都可出现,以房性与室性期前收缩最常见,其次为房室传导阻滞。此外,心房颤动、病态窦房结综合征均可出现。心律失常是造成猝死的原因之一。

(6)心力衰竭:重症弥漫性心肌炎患者可出现急性心肌泵血功能衰竭,左、右心同时发生,引起心排血量过低,故除一般心力衰竭表现外,易合并心源性休克。

3. 辅助检查

(1)实验室检查:白细胞计数可升高,急性期红细胞沉降率可增速,部分患者血清心肌酶增高。心肌肌钙蛋白 I 或肌钙蛋白 T 的定量增高具有较高的诊断价值,一般在发病后 2～4 h 开始升高,维持 2～3 周降至正常,少数可持续 2～3 个月,对判断心肌损伤范围和预后有一定价值。

(2)心电图。

1)ST-T 变化:T 波倒置或下降常见,ST 段可有轻度移位。

2)心律失常:除窦性心动过速与窦性心动过缓外,异位心律与传导阻滞常见。房性、室性、房室交界性期前收缩均可出现,约 2/3 的患者以室性期前收缩为主要表现,可无其他发现。室性期前收缩可为单源性,也可为多源性。室上性或室性心动过速比较少见,但室性心动过速有可能引起晕厥。心房颤动与扑动也可见到,扑动相对较少。约 1/3 的患者起病后迅速发展为三度房室传导阻滞,成为猝死的另一机制。上述各种心律失常可合并出现。心律失常多见于急性期,在恢复期消失,也可随瘢痕形成而造成持久的心律失常。瘢痕灶是引起期前收缩反

复出现的基础之一。

(3)X 线检查:局灶性心肌炎无异常变化。弥漫性心肌炎或合并心包炎的患者心影增大,严重者可见肺淤血或肺水肿。

(4)超声心动图:左心室扩张多不明显,可有收缩或舒张功能异常、节段性及区域性室壁运动异常、室壁厚度增加、心肌回声反射增强和不均匀、右心室扩张及运动异常。此外,超声心动图有助于排除引起心力衰竭的其他原因,如瓣膜性、先天性心脏病及心肌淀粉样变。

(5)磁共振显像(MRI):为心肌炎或心肌损伤最具希望的检查技术,安全可靠,能够进行心脏结构、功能、心肌灌注等一站式扫描以及准确地定量评估,尤其是可以直接观察心肌组织的病理改变特征,能够识别心肌炎患者的心脏功能和形态异常,可直接观察心肌水肿、毛细血管渗漏或充血、细胞坏死及纤维化瘢痕形成等病理改变,且可重复性高,目前已成为国际上评估心肌炎疑似患者心肌炎症的主要无创性检测方法。

(6)核素检查:2/3 的患者可见到左心室射血分数减低。

(7)心内膜心肌活检及心肌组织学诊断:心内膜心肌活检是公认的心肌炎诊断的"金标准",然而由于心肌内炎症病变的分布常较分散,导致心肌活检的灵敏度低,且心内膜活检的并发症较多,可引起严重并发症如心脏穿孔、心脏压塞等。由于心肌活检操作复杂且风险较高,亦无法广泛应用于心肌炎的临床诊断中。

(8)病毒学检查:包括从咽拭子、粪便或心肌组织中分离出病毒,检测血清中特异性抗病毒抗体滴度,心肌活检标本中用免疫荧光法找到特异抗原或在电镜下发现病毒颗粒,以及用 PCR 技术在粪便、血清、心肌组织中检测病毒 RNA。

4. 诊断标准 病毒性心肌炎的诊断必须建立在有心肌炎和病毒感染的证据基础上。心肌炎证据包括:出现胸闷、心悸,心脏增大、心律失常或心力衰竭,心电图上 ST-T 改变与异位心律或传导障碍反映心肌病变的存在。病毒感染的证据有以下各点。①有发热、腹泻或流感症状,发生后不久出现心脏症状或心电图变化。②血清病毒中和抗体测定结果阳性。由于柯萨奇病毒 B 组最为常见,通常检测此组病毒的中和抗体,如二次抗体效价示 4 倍以上或其中一

次≥1∶640,可作为近期感染该病毒的依据。③咽、肛门采样病毒分离,如阳性有辅助意义。④用 PCR 技术从粪便、血清或心肌组织中检出病毒 RNA。⑤心肌活检病毒检测和病理学检查对心肌炎的诊断有帮助。

1999 年全国心肌炎心肌病专题座谈会提出的成人急性病毒性心肌炎诊断参考标准可作为诊断本病的参考。

(1) 病史与体征:在上呼吸道感染、腹泻等病毒感染后 3 周内出现的心脏表现,如出现不能用一般原因解释的感染后重度乏力、胸闷、头晕(心排血量降低所致)、心尖第一心音明显减弱、舒张期奔马律、心包摩擦音、心脏扩大、充血性心力衰竭或阿-斯综合征等。

(2) 上述感染后 3 周出现下列心律失常或心电图改变。

1) 窦性心动过速、房室传导阻滞、窦房阻滞、束支阻滞。

2) 多源、成对室性期前收缩、自主性房性或交界性心动过速、阵发性或非阵发性室性心动过速、心房或心室扑动或颤动。

3) 两个以上导联 ST 段呈水平型或下斜型下移≥0.01 mV,或 ST 段抬高或出现异常 Q 波。

(3) 心肌损害的参考指标:病程中血清肌钙蛋白 I 或肌钙蛋白 T(强调定量测定)、CK-MB 明显增高。超声心动图示心腔扩大或室壁活动异常和(或)核素心功能检查证实左心室收缩或舒张功能减弱。

(4) 病原学依据。

1) 在急性期从心内膜、心肌、心包或心包穿刺液中检测出病毒、病毒基因片段或病毒蛋白抗原。

2) 病毒抗体:第二份血清中同型病毒抗体(如柯萨奇病毒 B 组中和抗体或流行性感冒病毒血凝抑制抗体等)滴度较第一份血清升高 4 倍(2 份血清应相隔 2 周以上)或一次抗体效价≥1∶640 者为阳性,≥320 者为可疑阳性(如以 1∶32 为基础者则宜≥256 者为阳性,≥128 为可疑阳性,根据不同实验室

3) 病毒特异性 IgM 以≥1∶320 者为阳性(按各实验室诊断标准,需在严格质控条件下)。如同时有血中肠道病毒核酸阳性者更支持有近期病毒感染。

对同时具备上述(1)、(2)的第 1)、2)、3)中任何一项,(3)中任何 2 项,在排除其他原因心肌疾病后,临床上可诊断急性病毒性心肌炎。如同时具备(4)中任意一项者,可从病原学上确诊急性病毒性心肌炎;如仅具有(4)中第 2)、3)项者,在病原学上只能拟诊为急性病毒性心肌炎。如患者有阿-斯综合征发作、充血性心力衰竭伴或不伴心肌梗死样心电图改变、心源性休克、急性肾衰竭、持续性室性心动过速伴低血压或心肌心包炎等一项或多项表现,可诊断为重症病毒性心肌炎。如仅在病毒感染后 3 周内出现少数期前收缩或轻度 T 波改变,不宜轻易诊断为急性病毒性心肌炎。

对难以明确诊断者,可进行长期随访,有条件时可做心内膜心肌活检进行病毒基因检测及病理学检查。

二、鉴别诊断

1. 风湿性心瓣膜病 若伴有感染、高热,应与风湿性心瓣膜病鉴别。风湿活动表现有高热、多发性游走性大关节炎、环形红斑及皮下小结等,查体可闻及心脏瓣膜区杂音,红细胞沉降率增快,C 反应蛋白升高,心脏超声检查可见瓣膜异常。

2. 急性心肌梗死 若心电图显示酷似急性心肌梗死,则要与之鉴别。急性心肌梗死患者多有高血压、高脂血症、冠状动脉粥样硬化性心脏病等病史,心电图 ST-T 有区域性动态演变,冠状动脉造影显示血管异常,灌注 CMR 成像可见内膜下节段性缺损。

3. 克山病 在特定地区、季节和特定人群中多发,患者要具备克山病的流行病学特点。

监测与治疗

一、一般治疗

早期卧床休息,一般应卧床至患者症状消失、心电图恢复正常。给予富含维生素、蛋白质的易消化

饮食。

二、免疫抑制治疗

糖皮质激素可能通过抑制心肌的炎症和水肿、

消除变态反应,改善严重心力衰竭,减轻或消除严重心律失常(如高度房室传导阻滞)。研究表明激素能抑制干扰素的合成和释放,加速病毒增殖,引起感染加重,故目前认为一般患者不必应用,尤其是发病最初的 10 日内。但临床实践证明,对重症患者或免疫反应强烈者,在发病后 10 日至 1 个月内,也可考虑应用激素。常用泼尼松、地塞米松,疗程不超过 2 周,若用药 1 周仍无效,应停用。或静脉滴注氢化可的松,短疗程应用,之后逐渐减量。

对一般心肌炎患者,应用激素、环孢素等作为免疫抑制治疗未证明有益。近来有报道静脉注射免疫球蛋白治疗急性病毒性心肌炎。

三、抗病毒治疗

目前各种抗病毒药物的疗效均不理想,对该类药物能否进入心肌细胞杀灭病毒尚不明确。抗病毒治疗仅用于暴发性心肌炎。临床常用干扰素、阿昔洛韦、利巴韦林(病毒唑)、更昔洛韦治疗柯萨奇病毒或腺病毒等感染。

四、控制心力衰竭

病毒性心肌炎患者多存在心力衰竭,可按标准抗心力衰竭方案,根据病情使用利尿剂、血管紧张素酶抑制剂(ACEI)、洋地黄等进行治疗,但对于该方案在何种条件、何种时机使用及何时停用仍缺乏循证医学证据。应用洋地黄类药时须谨慎,宜从小剂量开始,逐步增加,以避免发生毒性反应。对难治性心力衰竭可考虑使用多巴胺、多巴酚丁胺、米力农、左西孟旦等。如出现严重心源性休克需给予主动脉球囊反搏(IABP)或体外膜肺氧合(ECMO)。

五、抗心律失常

偶发室性期前收缩无需应用抗心律失常治疗。频发室性期前收缩、快速型心房纤颤可考虑用胺碘酮。阵发性室性心动过速可迅速静脉注射胺碘酮或利多卡因,若血流动力学不稳定应尽早采用直流电击复律。心室扑动或颤动者应立即实施心肺复苏。心动过缓可用阿托品或 β 受体激动剂,如出现二度Ⅱ型或三度房室传导阻滞可根据病情安置临时心脏起搏器。

六、中医药治疗

有研究显示,黄芪可显著改善心律失常、降低CPK 和改善心功能;复方丹参注射液有助于改善心律失常,降低 LDH 水平;参麦(口服)和参麦注射液显著降低心肌酶,改善心功能。但由于临床研究证据质量较低,有待进一步严格验证,应谨慎采用。

七、营养心肌

促进心肌代谢的药物,如三磷酸腺苷、辅酶 A、肌苷、环化腺苷酸、细胞色素 C、1,6-二磷酸果糖、辅酶 Q10、维生素 C、B 族维生素等在治疗中可能有辅助作用,可酌情选用。

病毒性心肌炎的诊治流程见图 2-6-1。

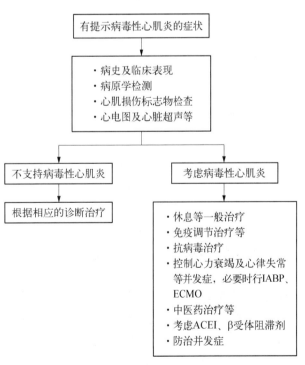

图 2-6-1　病毒性心肌炎诊治流程图

（刘　军）

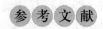

[1] Sagar S, Liu PP, Cooper LT Jr. Myocarditis [J]. Lancet, 2012,379(9817):738－747.
[2] Feldman AM, McNamara D. Myocarditis [J]. N Engl J Med, 2000,343(19):1388－1398.
[3] Cooper LT Jr. Myocarditis [J]. N Engl J Med, 2009,360(15):1526－1538.
[4] Ginsberg F, Parrillo JE. Fulminant myocarditis [J]. Crit Care Clin, 2013,29(3):465－483.
[5] Fung G, Luo H, Qiu Y, et al. Myocarditis [J]. Circ Res, 2016,118(3):496－514.
[6] Elamm C, Fairweather D, Cooper LT. Pathogenesis and diagnosis of myocarditis [J]. Heart, 2012,98(11):835－840.
[7] Gheorghiade M, Pang PS. Acute heart failure syndromes [J]. J Am Coll Cardiol, 2009,53(7):557－573.
[8] Schultheiss HP, Kühl U, Cooper LT. The management of myocarditis [J]. Eur Heart J, 2011,32(21):2616－2625.
[9] Kindermann I, Barth C, Mahfoud F, et al. Update on myocarditis [J]. J Am Coll Cardiol, 2012,59(9):779－792.

第七节　感染性心内膜炎

概述与病理生理

一、定义

感染性心内膜炎(infective endocarditis)指因细菌、真菌和其他微生物(如病毒、立克次体、衣原体、螺旋体等)直接感染而产生心瓣膜或心室壁内膜的炎症,有别于风湿热、类风湿、系统性红斑狼疮等所致的非感染性心内膜炎。

二、危险因素

近年来随着医学发展,抗生素应用广泛和病原微生物的变化,本病临床表现变得不典型:发生感染性心内膜炎的平均年龄增大;无器质性心脏病患者明显增加;草绿色链球菌感染减少,而金黄色葡萄球菌感染增加;超声心动图检出赘生物明显提高;脑梗死死亡者减少;发生急性左心衰竭的死亡者增加。此外,由于对本病的警惕性提高,做到了积极防治,本病的发生率也有所降低。因此,二尖瓣脱垂和(或)主动脉瓣脱垂、退行性瓣膜病变以及静脉药物滥用已替代风湿性心脏病而成为感染性心内膜炎最常见的致病因素。日益增多的心血管病的创伤性检查和介入治疗,各种血管内、胃肠道和泌尿生殖道内镜检查等诊断技术的应用,血液透析、经静脉植入人工心脏起搏器和心内直视手术等治疗方法的开展,以及人工流产手术的广泛应用,使医源性获得性感染性心内膜炎更为常见。

各种先天性心脏病中,动脉导管未闭、室间隔缺损、法洛四联症最常发生本病;在单个瓣膜病变中,二叶式主动脉瓣膜狭窄最易发生本病;瓣膜脱垂(主动脉瓣、二尖瓣)也易患本病。在发达国家,二尖瓣脱垂是感染性心内膜炎最常见的病因。肥厚型心肌病、冠心病患者罹患本病也有报道。

急性感染性心内膜炎常因化脓性细菌侵入心内膜引起,多由毒力较强的病原体感染所致。长期以来,国内外公认草绿色链球菌是感染性心内膜炎的最主要致病菌,但近年来由于广谱抗生素的普遍使用,致病菌种发生改变,几乎所有已知的致病微生物都可引起本病,且过去罕见的耐药微生物病例增加。尽管目前草绿色链球菌心内膜炎的比例有所下降,但链球菌,包括各种不同类型的变异体以及葡萄球菌仍是最常见、毒性最强的致病菌。金黄色葡萄球菌(金葡菌)、肠球菌、表皮葡萄球菌(表皮葡菌)、革兰阴性菌或真菌的比例明显增高,厌氧菌、放线菌、李斯特菌偶见,两种细菌的混合感染时有发现。葡萄球菌感染是医源性和静脉内给药滥用者的感染性心内膜炎最主要的原因。心脏起搏器植入者患感染性心内膜炎多为表皮葡萄球菌和金黄色葡萄球菌感染。真菌多见于心脏手术和静脉注射麻醉药依赖者中,长期应用抗生素或激素、免疫抑制剂、静脉导管输给高营养液等均可增加真菌感染的机会,其中以念珠菌属、曲霉菌属和组织胞浆菌属较多见。

在心瓣膜病损、先天性心血管畸形或后天性动静脉瘘的病变处,存在着异常的血液压力差,引起局部心内膜的内皮受损,可形成非细菌性血栓性心内膜炎,涡流可使细菌沉淀于低压腔室的近端、血液异常流出处受损的心内膜上,使之转为感染性心内膜炎。反复的暂时性菌血症使机体产生循环抗体,尤其是凝集素,它可促使少量的病原体聚集成团,易黏附在血小板纤维素血栓上引起感染。血小板、血浆蛋白及血管内皮细胞与病原体间通过复杂的相互作用共同导致感染性心内膜炎的发生。

Q热感染性心内膜炎近年来引起人们的关注。Q热是由伯氏柯克斯体引起的感染性疾病,伯氏柯克斯体专门感染单核或吞噬细胞,慢性Q热患者常表现为心内膜炎的症状,此类患者的单核或吞噬细胞的杀菌能力减低,不能有效地清除病原体。

三、病理生理

1. 病理改变　基本病理变化为在心瓣膜表面附着由血小板、纤维蛋白、红细胞、白细胞和感染病原体沉着而组成的赘生物。后者可延伸至腱索、乳头肌和室壁内膜。赘生物下的心内膜有炎症反应和灶性坏死。以后感染病原体被吞噬细胞吞噬,赘生物被纤维组织包绕,发生机化、玻璃样变或钙化,最后被内皮上皮化。但部分赘生物的愈合程度不一,有些愈合后还可复发,重新形成病灶。病变严重者,心瓣膜可形成深度溃疡,甚至发生穿孔。偶见乳头肌和腱索断裂。

2. 病理生理改变　本病的赘生物较风湿性心内膜炎所产生的大而脆,容易碎落成感染栓子,随循环血流播散到身体各处产生栓塞,以脑、脾、肾和肢体动脉为多,引起相应脏器的梗死或脓肿。栓塞阻碍血流,或破坏血管壁,引起囊性扩张形成细菌性动脉瘤,常为致命的并发症,如脑部的动脉滋养血管栓塞而产生动脉瘤,往往可突然破裂而引起脑室内或蛛网膜下腔出血导致死亡。

本病常有微栓或免疫机制引起的小血管炎,如皮肤黏膜瘀点、指甲下出血、Osler 结节和 Janeway 损害等。感染病原体和体内产生的相应抗体结合成免疫复合物,沉着于肾小球的基底膜上,引起局灶性、弥漫性或膜型增殖肾小球肾炎,后者可致肾衰竭。

四、发病机制

本病多见于器质性心脏病患者。血流动力学因素和机械因素等造成心内膜损伤、非细菌性血栓性心内膜、菌血症及细菌的数量、毒力、侵袭性和黏附于黏膜的能力等均与心内膜炎发病有关。血液中细菌可直接入侵心内膜,或黏附于内皮受损的心内膜,在心内膜局部生长、繁殖,病原体、心脏瓣膜表面内皮细胞、血小板、凝血因子及血浆蛋白等通过复杂的相互作用诱导瓣膜炎症反应和瓣膜损伤,导致感染性心内膜炎。

诊断与鉴别诊断

一、诊断

1. 临床症状　根据病程、有无全身中毒症状和其他临床表现常把感染性心内膜炎分为急性和亚急性,但两者有相当大的重叠性。

(1)急性感染性心内膜炎:多发生于正常的心脏。病原菌通常具有高毒力,如金黄色葡萄球菌或真菌。起病往往突然,伴高热、寒战、全身毒血症症状明显,常是全身严重感染的一部分,病程多急骤凶险,易掩盖急性感染性心内膜炎的临床症状。由于心瓣膜和腱索的急剧损害,患者在短期内出现高调的杂音或原有的杂音性质迅速改变,常可迅速地发展为急性充血性心力衰竭导致死亡。静脉注射麻醉药依赖者发生的右心心内膜炎也多属急性。

在受累的心内膜上,尤其是霉菌性感染的患者,可附着大而脆的赘生物,脱落的带菌栓子可引起多发性栓塞和转移性脓肿,包括心肌脓肿、脑脓肿和化脓性脑膜炎。若栓子来自感染的右侧心腔,则可出现肺炎、肺动脉栓塞和单个或多个肺脓肿。皮肤可有多形瘀斑和紫癜样出血性损害。少数患者可有脾大。

(2) 亚急性感染性心内膜炎:多数起病缓慢,有全身不适、疲倦、低热及体重减轻等非特异性症状。少数以并发症形式起病,如栓塞、不能解释的卒中、心瓣膜病的进行性加重、顽固性心力衰竭、肾小球肾炎和手术后出现的心瓣膜杂音等。

2. 体格检查 发热最常见,热型以不规则热为多见,可为间歇热或弛张热,伴有畏寒和出汗。体温大多在 37.5~39 ℃,可高达 40 ℃以上,也可仅为低热。3%~15%的患者体温正常或低于正常,多见于老年、伴有栓塞或真菌性动脉瘤破裂引起的脑出血和蛛网膜下腔出血以及严重心力衰竭、尿毒症的患者。此外未确诊本病前已应用过抗生素、退热药、激素者也可无发热。70%~90%的患者有进行性贫血。关节痛、低位背痛和肌痛在起病时较常见,主要累及腓肠肌、股部肌肉、踝及腕等关节,也可呈多发性关节受累。若有严重的骨痛,应考虑可能由于骨膜炎、骨膜下出血或栓塞、栓塞性动脉瘤压迫骨部或骨血管动脉瘤引起。老年患者可呈低热或无发热,心脏杂音不明显,而表现为神经精神改变、心力衰竭或低血压,易发生神经系统的并发症和肾功能不全。

体征主要是可听到原有心脏病的杂音或原来正常的心脏出现杂音,多出现瓣膜关闭不全的反流性杂音。在病程中杂音性质的改变往往由于贫血、心动过速或其他血流动力学上的改变所致。约有 15%的患者开始时没有心脏杂音,而在治疗期间出现杂音,偶见治愈后多年无杂音出现者。2/3 的右心心内膜炎,特别是侵犯三尖瓣者,赘生物增生于心室壁的心内膜,以及赘生物增殖于主动脉粥样硬化斑块上时,也可无杂音,但后者罕见。皮肤和黏膜瘀点、甲床下出血、Osler 结节、Janeway 损害及杵状指(趾)等皮损近年来发生率均有较明显下降。瘀点常成群或个别出现,其发生率最高,但已由应用抗生素前的 85%下降到 10%~40%。其多见于眼睑结合膜、口腔黏膜、胸前和手足背皮肤,持续数日,消失后再现,中心可发白。全身性紫癜偶可发生。甲床下出血为线状,远端不到达甲床前边缘,可有压痛。Osler 结

节的发生率已由过去的 50%下降至 7%~20%,呈紫色或红色,稍高于皮面,直径小者 1~2 mm,大者可达 5~15 mm,多发生于手指或足趾末端的掌面、大小鱼际或足底,可有压痛,常持续 4~5 日才消退。在手掌和足底出现直径 1~4 mm 无痛的出血性或红斑性损害,称为 Janeway 损害,由化脓性栓塞引起。杵状指(趾)现已很少见。少数患者可有视网膜病变。脾常有轻至中度肿大,质软,可有压痛。其发生率已较前明显减少,与病程长短直接相关,在急性感染性心内膜炎中少见。

3. 并发症

(1) 充血性心力衰竭:心力衰竭是本病常见的并发症。早期不发生,以后瓣膜被破坏、穿孔及其支持结构(如乳头肌、腱索等)受损,发生瓣膜功能不全,或使原有的功能不全加重,产生心力衰竭。严重的二尖瓣感染引起乳头肌脓肿或二尖瓣破坏导致连枷样二尖瓣,造成严重二尖瓣反流;或病变发生在主动脉瓣,导致严重的主动脉瓣关闭不全;或两者合并出现,尤易发生心力衰竭。感染影响心肌,如心肌炎症、局部脓肿、大量微栓子落入心肌血管,或较大的栓子进入冠状动脉引起心肌梗死等,均可引起心力衰竭。其他少见的心力衰竭原因为大的左向右分流,如感染的瓦氏窦瘤破裂或室间隔脓肿。心力衰竭是本病的首要致死原因。

(2) 心律失常:当感染累及心肌、侵犯传导系统时,可致心律失常。多数为室性期前收缩,少数发生心房颤动。主动脉瓣的心内膜炎或主动脉窦的细菌性动脉瘤,其病灶可侵袭到房室束或压迫心室间隔引起房室传导阻滞和束支传导阻滞。

(3) 栓塞:是仅次于心力衰竭的常见并发症。发生率为 15%~35%。受损瓣膜上的赘生物被内皮细胞完全覆盖需 6 个月,故栓塞可在发热开始后数日至数月内发生。早期出现栓塞者大多起病急,病情凶险。栓塞最常见部位是脑、肾、脾和冠状动脉。心肌、肾和脾栓塞不易察觉,多于尸检中发现。较大的脾栓塞可突然发生左上腹或左肩部疼痛,少量左侧胸腔积液和脾大,并有发热和脾区摩擦音,偶可因脾破裂而引起腹腔内出血或腹膜炎和膈下脓肿。肾栓塞时可有腰痛和腹痛、血尿或菌尿,但较小的栓塞不一定引起症状,尿液检查变化亦不多,易被漏诊。脑栓塞的发生率约为 30%,好发于大脑中动脉及其分支,常致偏瘫。肺栓塞多见于右侧心脏心内膜炎,如

果左侧心瓣膜上的赘生物小于未闭的卵圆孔时,也可到达肺部造成肺梗死,较小的肺梗死可无明显症状。冠状动脉栓塞可引起突发胸痛、心肌缺血或梗死、休克、心力衰竭、严重的心律失常,甚至猝死。四肢动脉栓塞可引起肢体疼痛、软弱、苍白而冷、发绀,甚至坏死。中心视网膜动脉栓塞可引起突然失明。本病痊愈后1~2年仍有发生栓塞的可能,但不一定就是复发,需密切观察。

(4)菌性动脉瘤:以真菌性动脉瘤最为常见。主要发生于主动脉窦,其次为脑动脉、已结扎的动脉导管、腹部血管、肺动脉、冠状动脉等。不压迫邻近组织的动脉瘤本身几乎无症状,可在破裂后出现临床症状。不能缓解的局限性头痛提示脑部有动脉瘤,局部压痛或有搏动性包块提示该处有动脉瘤存在。

(5)神经精神方面的并发症:发生率为10%~15%,多见于金黄色葡萄球菌感染。临床表现有头痛、精神错乱、恶心、失眠、眩晕等中毒症状;脑部血管感染性栓塞引起的一系列症状,以及由于脑神经和脊髓或周围神经损伤引起的偏瘫、截瘫、失语、定向障碍、共济失调等运动、感觉障碍和周围神经病变。

(6)其他并发症:心肌脓肿常见于金黄色葡萄球菌感染,可为多发性或单个大脓肿。心肌脓肿的直接播散或主动脉瓣环脓肿破入心包可引起化脓性心包炎、心肌瘘管或心脏穿孔。二尖瓣脓肿和继发主动脉瓣感染的室间隔上部脓肿,均可累及房室结和希氏束,引起房室传导阻滞或束支传导阻滞,宜及时行外科手术切除和修补。细菌毒素损害或免疫复合物的作用可致心肌炎等。免疫反应、充血性心力衰竭可引起非化脓性心包炎。还有免疫复合物引起的局灶性肾炎和慢性增殖性肾小球肾炎,较少引起氮质血症。

4.辅助检查

(1)一般化验检查:红细胞和白细胞降低,偶可有溶血现象。白细胞计数在无并发症的患者可正常或轻度增高,有时可见到核左移。红细胞沉降率大多增快。半数以上患者可出现蛋白尿和镜下血尿。在并发急性肾小球肾炎、间质性肾炎或大的肾梗死时,可出现肉眼血尿、脓尿、尿素氮和肌酐增高。肠球菌性和金黄色葡萄球菌性心内膜炎常可导致菌尿症,因此做尿培养也有助于诊断。

(2)血培养:75%~85%的患者血培养阳性。血培养阳性是诊断本病的最直接的证据,而且还可以随访菌血症是否持续存在。急性患者宜在应用抗生素前1~2 h抽取2~3个血标本,亚急性者在应用抗生素前24 h采集3~4个血标本。先前应用过抗生素的患者应至少每日抽取血培养共3日,以提高阳性率。取血时间以寒战或体温骤升时为佳,每次取血10~15 ml,并更换静脉穿刺的部位,皮肤严格消毒。应用抗生素治疗的患者,取血量不宜过多,避免血液中过多的抗生素不能被培养基稀释,影响细菌的生长。要求常规做需氧和厌氧菌培养。在人工瓣膜置换,较长时间留置静脉插管、导尿管,应用广谱抗生素、激素、免疫抑制剂和有药物依赖者,应加做真菌培养。如血培养阴性,更应加强对真菌的培养。观察时间至少2周,当培养结果阴性时应保持到3周,确诊必须2次以上血培养阳性。动脉血培养阳性率并不高于静脉血。罕见情况下,血培养阴性患者,骨髓培养可阳性。阳性者应做各种抗生素单独或联合的药物敏感试验,以便指导治疗。

(3)心电图检查:一般无特异性。在并发栓塞性心肌梗死,心包炎时可显示特异性改变。在伴有室间隔脓肿或瓣环脓肿时可出现不全性或完全性房室传导阻滞、束支传导阻滞或室性期前收缩。颅内菌性动脉瘤破裂,可出现"神经源性"的T波改变。

(4)超声心动图检查:能探测到赘生物所在部位、大小、数目和形态,对血培养阴性的患者有诊断价值。经食管超声心动图检查显著优于经胸壁检查,检出率达90%,能检出直径在1~1.5 mm的赘生物。超声心动图还有助于诊断原来的心脏和瓣膜病变,能探测瓣膜破坏的情况,了解人工机械瓣膜或生物瓣膜的状况、各种化脓性心内并发症,评估瓣膜反流的严重程度和左心室功能,可作为判断预后和确定是否需要手术的参考。

(5)放射影像学检查:胸部X线检查仅对心力衰竭、肺梗死等并发症的诊断有帮助,发现人工瓣膜有异常摇动或移位时,提示可能合并感染性心内膜炎。计算机化X线断层显像(CT)或螺旋CT有助于对怀疑有较大的主动脉瓣周脓肿患者做出诊断,磁共振显像(MRI)的诊断作用可能更大。

(6)心导管检查和心血管造影:对诊断原有的心脏病变、评估瓣膜功能、了解有无冠心病有帮助。但可能使赘生物脱落引起栓塞,加重心力衰竭,须慎重考虑,严格掌握适应证。

(7)血清免疫学检查:常显示免疫功能的应激和

炎症反应。本病亚急性病例病程长达 6 周者,50%的类风湿因子呈阳性,经抗生素治疗后,其效价可迅速下降。有时可出现高球蛋白血症或低补体血症,常见于并发肾小球肾炎的患者,其下降水平常与肾功能不全保持一致。约有 90% 的患者循环免疫复合物(CIC)阳性,且常在 100 μg/ml 以上,比无心内膜炎的败血症患者高,具有鉴别诊断的价值。其他检查还有真菌感染时的沉淀抗体测定、凝集素反应和补体结合试验,金黄色葡萄球菌感染时的膜酸抗体测定等。

5. 诊断标准　由于本病的"经典"临床表现已不常见,有些症状和体征在病程晚期才出现,患者曾接受抗生素治疗和细菌学检查技术上的受限,给早期诊断带来困难,至疾病的中晚期才易诊断。现仍主张对患有瓣膜病、先天性心血管畸形、人工瓣膜置换术、安置心脏起搏器的患者,以及有不明原因发热达 1 周以上者,应怀疑本病的可能,并立即做血培养,如同时有贫血、周围栓塞现象和杂音出现,应考虑本病的诊断。临床上反复短期使用抗生素,发热时常反复,尤在有瓣膜杂音的患者,应警惕本病的可能,超声心动图已成为显示心内膜损伤和赘生物的重要诊断手段。血培养阳性具有决定性诊断价值,并为抗生素的选择提供依据。

对不能解释的贫血、顽固性心力衰竭、卒中、瘫痪、周围动脉栓塞、人工瓣瓣口的进行性阻塞和瓣膜的移位、撕脱等均应注意有无本病存在。在肺炎反复发作,继而肝大、轻度黄疸,最后出现进行性肾衰竭的患者,即使无心脏杂音,亦应考虑右心感染性心内膜炎的可能。

1981 年 VonReyn 曾提出了经严格定义的感染性心内膜炎诊断标准(Beth Israel 标准)。数十年来,由于人工瓣、静脉药物依赖(IVDA)、老年患者发病率的上升、致病菌的改变,本病临床表现已有较大不同。超声心动图的发展,以及急性期手术治疗的应用使本病的诊断与治疗有所改观,许多学者对此标准进行修订。1994 年 Duke 大学将 Beth Israel 标准中重要的诊断依据和经胸、经食管超声所见相结合提出了一个新的标准(Duke 诊断标准)。Duke 诊断标准的特异性达 99%,敏感性为 80% 左右,均较 Beth Israel 标准高。1998 年包括 Duke 大学在内的许多学者在原诊断标准基础上提出了修改的建议(表 2-7-1、表 2-7-2),更完善了感染性心内膜炎的诊断。目前我国尚无类似诊断标准。

表 2-7-1　感染性心内膜炎 Duke 诊断标准

确定为感染性心内膜炎
　病理学标准
　　微生物:由赘生物、栓塞性赘生物或心内脓肿进行培养或组织学证实有细菌
　　病理改变:组织病理证实赘生物或心内脓肿有活动性心内膜炎改变
　临床标准(表 2-7-2):2 项主要标准,或 1 项主要标准加 3 项次要标准,或 5 项次要标准
可能为感染性心内膜炎
　有心内膜炎表现,但不明确,且又不能排除
排除感染性心内膜炎
　心内膜炎的表现符合其他疾病的诊断,或抗生素治疗≤4 日而"心内膜炎"症状完全消失者,或抗生素治疗≤4 日内,手术或活检没有发现感染性心内膜炎证据

表 2-7-2　感染性心内膜炎 Duke 临床标准

主要标准
　1. 感染性心内膜炎血培养阳性
　　A. 两次不同血培养标本出现典型的致感染性心内膜炎微生物
　　　草绿色链球菌、牛链球菌、HACEK 属或
　　　社区获得性金黄色葡萄球菌或肠球菌而无原发感染灶,或
　　B. 与感染心内膜炎相一致的微生物血培养持续阳性包括
　　　血培养抽血间隔时间>12 h 血培养≥2 次,或
　　　所有 3 次,或≥4 次血培养中的大多数(首次和最后一次血培养时间间隔≥1 h)
　2. 心内膜受累的证据
　　A. 感染性心内膜炎超声心动图阳性表现
　　　在瓣膜或其支持结构上,或瓣膜反流路径上,或在医源性装置上出现可移动的物质而不能用其他解剖上的原因解释
　　　脓肿
　　　人工瓣膜裂开

（续表）

    B. 新出现瓣膜反流（增强或改变了原来不明显的杂音）

次要标准

1. 易患因素：既往有心脏病史或静脉成瘾者
2. 发热：体温≥38 ℃
3. 血管征象：主要动脉栓塞、脓毒性肺梗死、细菌性动脉瘤、颅内出血、Janeway 损害
4. 免疫系统表现：肾小球肾炎，Osler 结节，Roth 斑，类风湿因子等阳性
5. 微生物学证据：血培养阳性但不符合上述主要标准 *，或与感染性心内膜炎相符的致病菌的血清学检查
6. 超声心动图表现：发现符合感染性心内膜炎的表现，但不具备上述的主要标准

---

* 不包括凝固酶阴性葡萄球菌和不引起心内膜炎细菌的 1 次培养阳性者。

二、鉴别诊断

    以发热为主要表现而心脏体征轻微者，须与伤寒、结核、上呼吸道感染、肿瘤、结缔组织疾病等鉴别。以神经或精神症状为主要表现者，在老年人中应注意与脑动脉硬化所致脑血栓形成、脑出血及精神改变鉴别。在风湿性心脏病基础上发生本病，经足量抗生素治疗而热不退，心力衰竭不见好转，应怀疑合并风湿活动的可能。发热、心脏杂音、栓塞表现有时亦须与心房黏液瘤鉴别。

监 测 与 治 疗

    及早治疗可以提高治愈率，但在应用抗生素治疗前应抽取足够的血培养，根据病情的轻重推迟抗生素治疗几小时乃至 1～2 日，并不影响本病的治愈率和预后。而明确病原体，采用最有效的抗生素是治愈本病最根本的因素。

一、一般性治疗

    密切监测生命体征及器官功能，适当卧床休息，避免过度劳累和激动。避免容量过负荷或液体摄入不足，同时摄入富含维生素、蛋白质的易消化食物。

二、抗生素治疗

    抗生素是治疗本病最主要的治疗手段。大量的临床研究资料表明，抗生素治疗 4～6 周可以使本病死亡率减少 30％～50％。即使选用了外科手术治疗，在手术前使用有效的抗生素治疗可以最大限度地减少感染的扩散。抗生素治疗的疗程要足够长，剂量要足够大，选择的抗生素要考虑对病原体敏感性、感染瓣膜的类型以及患者个体特征（如对药物的变态反应等）等因素。

    一般选择大剂量的青霉素类、链霉素、头孢菌素类等杀菌剂，并维持血中有效杀菌浓度，使之能穿透血小板纤维素的赘生物基质，杀灭深埋在赘生物中被纤维蛋白和血栓等掩盖的细菌，根治瓣膜的感染，减少复发的危险。抑菌剂和杀菌剂的联合应用有时可获得良好的疗效，疗效取决于致病菌对抗生素的敏感度。若血培养阳性，可根据药物敏感试验选择药物。有条件时可在试管内测定患者血清中抗生素的最小杀菌浓度，一般在给药后 1 h 抽血，然后按照杀菌剂的血清稀释水平至少 1∶8 时测定的最小杀菌浓度给予抗生素。

    对疑似本病的患者，在连续送血培养后，立即给予青霉素每日 600 万 U～1 800 万 U 静脉滴注，并与庆大霉素合用，每日 12 万 U～24 万 U 静脉滴注。若治疗 3 日发热不退，应加大青霉素剂量至 2 000 万 U 以上，如疗效良好，可维持 6 周。应用大剂量青霉素时，应注意脑脊液中的浓度，过高时可致神经毒性表现，如肌疼挛、反射亢进、惊厥和昏迷。此时需注意与本病的神经系统表现鉴别，以免被误诊为本病的进一步发展而增加抗生素剂量，造成死亡。如疗效欠佳宜改用其他抗生素，如半合成青霉素。苯唑西林（ox-acillin）、阿莫西林（羟苄青霉素，amoxycillin）、哌拉西林（氧哌嗪青霉素，piperacillin）等，6～12 g/d，静脉给予；头孢噻吩（cephalothin）6～12 g/d 或万古霉素（vacomycin）2～3 g/d 等。以后若血培养阳性，可根据细菌的药物敏感试验调整抗生素的种类和剂量。一般主张静脉或肌内间歇注射，后者可引起局

部疼痛,常使患者不能接受。

草绿色链球菌感染仍以青霉素为首选,多数患者单独应用青霉素已足够。对青霉素敏感性差者宜加用氨基糖苷类抗生素,如庆大霉素(gentamycin)12万~24万U/d;妥布霉素(tobramycin)3~5 mg/(kg·d)或阿米卡星(丁胺卡那霉素)1 g/d。青霉素和氨基糖苷类药物合用,比单独应用青霉素更有效,可促进后者进入细胞内起作用。对青霉素过敏的患者可用红霉素、万古霉素或第一代头孢菌素。青霉素严重过敏者,如过敏性休克,忌用头孢菌素类,因其与青霉素可出现交叉过敏反应(约1%)。

肠球菌感染对青霉素的敏感性较差,宜首选氨苄西林(氨苄青霉素,ampicillin)6~12 g/d或万古霉素和氨基糖苷类抗生素联合应用,疗程为6周。对万古霉素耐药的菌株,可选用替考拉宁。

金黄色葡萄球菌感染时若为非耐青霉素酶的菌株,仍选用青霉素治疗,1 000万~2 000万U/d和庆大霉素联合应用。耐青霉素酶菌株感染可选用第一代头孢菌素和各种抗青霉素酶的青霉素,如苯唑西林(oxacillin)等。甲氧西林耐药菌株(MRSA)感染应选用万古霉素、利福平及磷霉素联合,万古霉素无效时应改为替考拉宁。治疗过程中应仔细检查是否有必须处理的转移病灶或脓肿,避免细菌从这些病灶再度引起心脏病变处的种植。表皮葡萄球菌也有不同耐药性,可参照金黄色葡萄球菌进行治疗。

革兰阴性杆菌感染病死率较高,但在本病较少见,一般予以β-内酰胺类和氨基糖苷类药物联合应用。可根据药敏选用第三代头孢菌素,如头孢哌酮4~8 g/d、头孢噻肟(aefotaxime)6~12 g/d、头孢曲松2~4 g/d,也可用氨苄西林(氨苄青霉素)和氨基糖苷类联合应用。

铜绿假单胞菌感染可选用第三代头孢菌素,其中以头孢他啶最优,6 g/d。也可选用哌拉西林和氨基糖苷类合用,或多黏菌素B 100 mg/d、多黏菌素E 150 mg/d。

沙雷菌属感染可用第三代头孢菌素联合氨基糖苷类药物。厌氧菌感染可用0.5%甲硝唑1.5~2 g/d,分3次静脉滴注,或头孢西丁4~8 g/d。也可选用头孢哌酮(对厌氧菌属中的弱拟杆菌无效)。

真菌性感染死亡率高达80%~100%,药物治愈极为罕见,应在抗真菌治疗期间早期手术切除受累的瓣膜组织,尤其是真菌性的人工瓣膜感染性心内膜炎(PVE),且术后继续抗真菌治疗才有可能提供治愈的机会。药物治疗以两性霉素B为优,0.1 mg/(kg·d)开始,逐步增加至1 mg/(kg·d),总剂量1.5~3 g。两性霉素B的毒性较大,可引起发热、头痛、显著胃肠道反应、局部的血栓性静脉炎和肾功能损害,并可引起神经系统和精神方面的改变。氟康唑和氟尿嘧啶(5-FU)是两种毒性较低的抗真菌药物,单独使用仅有抑菌作用,如与两性霉素B联合应用,可增强杀真菌作用,减少两性霉素B的用量。5-FU用量为150 mg/(kg·d),氟康唑用量为200~400 mg/d,均静脉滴注。

立克次体心内膜炎可选用四环素2 g/d静脉给药,治疗6周。

对临床高度怀疑本病,而血培养反复阴性者,可凭经验按肠球菌及金黄色葡萄球菌感染,选用大剂量青霉素和氨基糖苷类药物治疗2周,同时做血培养和血清学检查,除外真菌、支原体、立克次体引起的感染。若无效,改用其他杀菌剂,如万古霉素和头孢菌素。感染性心内膜炎复发时,应再治疗,且疗程宜适当延长。

三、手术治疗

尽管抗生素治疗方案已使本病预后改观,但手术治疗去除感染组织、恢复瓣膜功能或置换瓣膜,可使死亡率进一步下降,尤其在伴有心力衰竭的患者中,死亡率降低更为明显。正确判断外科手术的安全性和最佳手术时机,需要心脏内科、外科及感染科医师共同选择。

人工瓣膜心内膜炎病死率较自然瓣膜心内膜炎高。单用抗生素治疗的PVE死亡率为60%,采用抗生素加人工瓣膜再手术可使死亡率降至40%左右。因此一旦怀疑PVE宜数小时内至少抽取3次血培养后即使用至少两种抗生素治疗。早期PVE致病菌大多侵袭力强,一般主张早期手术。后期PVE大多为链球菌引起,宜以药物治疗为主。真菌性PVE内科药物治疗仅作为外科紧急再换瓣术的辅助手段,应早期行再换瓣术。耐药的革兰阴性杆菌PVE亦宜早期手术治疗。其他如瓣膜功能失调所致中重度心力衰竭、破坏严重的瓣周漏或生物瓣膜的撕裂及瓣膜狭窄、新的传导阻滞出现、顽固性感染、反复周围栓塞,都应考虑更换感染的人工瓣膜。为了降低感染活动期间手术后的残余感染率,术后应持续使用抗生素4~6周。

心脏起搏器感染性心内膜炎主张手术取出感染的电极导线（少数使用牵引的方法有效），术前尽可能延长抗生素治疗时间。总死亡率约为24%。

绝大多数右心心内膜炎的药物治疗可收到良效，同时由于右心室对三尖瓣和肺动脉瓣的功能不全有较好的耐受性，一般不考虑手术治疗。对内科治疗无效、进行性心力衰竭、伴有铜绿假单胞菌和真菌感染者常需外科手术，将三尖瓣切除或置换。

治疗感染性心内膜炎的手术方式包括瓣膜修补、置换及同种移植物置换。有认为对活动性或急性感染性心内膜炎伴二尖瓣反流的患者施行二尖瓣修补术是一项有效的治疗措施。也有认为对急性感染性心内膜炎的患者早期施行瓣膜置换术，术后短期及长期疗效提高。主动脉同种移植是治疗主动脉瓣急性感染性心内膜炎伴瓣周脓肿的有效方法，其

手术死亡率和再感染率较机械瓣或生物瓣置换术低，急性感染性心内膜炎发生心功能不全时其手术时机应取决于心功能不全的严重程度，心功能Ⅲ或Ⅳ级、肾功能不全、年迈的患者预后差。

四、并发症治疗

自然瓣膜心内膜炎常并发难治性心力衰竭，可考虑手术治疗。其他并发症有药物不能控制的感染，尤其是真菌性和抗生素耐药的革兰阴性杆菌的心内膜炎；多发性栓塞；化脓性并发症，如化脓性心包炎、瓦氏窦菌性动脉瘤（或破裂）、心室间隔穿孔、心肌脓肿等。当出现完全性或高度房室传导阻滞时，可安置临时人工心脏起搏，必要时行永久性心脏起搏治疗。

感染性心内膜炎的诊治流程见图2-7-1。

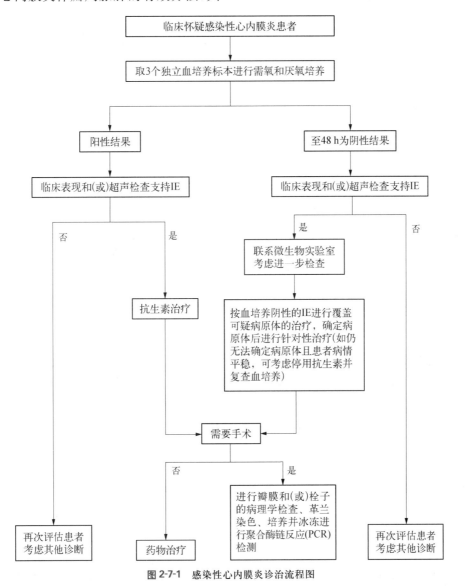

图2-7-1 感染性心内膜炎诊治流程图

（刘　军）

参 考 文 献

[1] Cahill TJ, Prendergast BD. Infective endocarditis [J]. Lancet, 2016,387(10021):882 - 893.
[2] Que YA, Moreillon P. Infective endocarditis [J]. Nat Rev Cardiol, 2011,8(6):322 - 336.
[3] Hoen B, Duval X. Clinical practice. Infective endocarditis [J]. N Engl J Med, 2013,368(15):1425 - 1433.
[4] Mylonakis E, Calderwood SB. Infective endocarditis in adults [J]. N Engl J Med, 2001,345(18):1318 - 1330.
[5] Keynan Y, Rubinstein E. Pathophysiology of infective endocarditis [J]. Curr Infect Dis Rep, 2013,15(4):342 - 346.
[6] Klein M, Wang A. Infective endocarditis [J]. J Intensive Care Med, 2016,31(3):151 - 163.
[7] Alberto San Román J, Vilacosta I. Neurological complications in infective endocarditis [J]. Eur Heart J, 2013,34(45):3467 - 3468.
[8] Taylor J. Heart failure in infective endocarditis [J]. Eur Heart J, 2013,34(47):3591.
[9] Thuny F, Grisoli D, Cautela J, et al. Infective endocarditis: prevention, diagnosis, and management [J]. Can J Cardiol, 2014,30(9):1046 - 1057.
[10] Thuny F, Grisoli D, Collart F, et al. Management of infective endocarditis: challenges and perspectives [J]. Lancet, 2012,379(9819):965 - 975.
[11] Prendergast BD, Tornos P. Surgery for infective endocarditis: who and when [J]? Circulation, 2010,121(9):1141 - 1152.
[12] Kang DH. Timing of surgery in infective endocarditis [J]. Heart, 2015,101(22):1786 - 1791.

第八节　肥厚型心肌病

概述与病理生理

一、定义

肥厚型心肌病(hypertrophic cardiomyopathy, HCM)是以室间隔非对称性肥厚、舒张功能受损、心肌纤维化及可能伴随左心室流出道梗阻为主要特征的常染色体显性遗传性疾病。本病的特征为心室肌肥厚,典型者位于左心室,以室间隔为甚,可呈向心性肥厚。左心室腔容积正常或减小。偶尔有病变发生于右心室。根据左心室流出道梗阻与否,可将肥厚型心肌病分成梗阻型和非梗阻型。根据心室壁肥厚的部位,Maron等将肥厚型心肌病分成4型:①前室间隔肥厚(Ⅰ型);②前和后室间隔肥厚(Ⅱ型);③室间隔与左心室前侧壁均肥厚(Ⅲ型);④肥厚累及后间隔和(或)左心室侧壁,也可仅累及心尖部,前间隔和左心室下(后)壁不厚(Ⅳ型)。其中最常见的是Ⅲ型,占52%;Ⅳ型少见。

二、危险因素

病因未明。目前认为遗传因素是主要病因,其

依据是本病有明显的家族性发病倾向,常合并其他先天性心血管畸形,有些患者出生时即有本病,本病患者中可见到 HLA 抗原的遗传基因型。遗传缺陷引起的发病机制有以下设想:①儿茶酚胺与交感神经系统异常,其证据为本病易伴发神经脊组织疾病、甲亢或胰岛素分泌过多、高血压,用 β 受体阻滞剂有效。②胎儿期间室间隔不成比例的增厚与心肌纤维排列不齐,在出生后未正常退缩。③房室传导过速导致室间隔与左心室游离壁不同步激动和收缩。④原发性胶原异常引起异常的心脏纤维支架,使心肌纤维排列紊乱。⑤心肌蛋白合成异常。⑥小冠状动脉异常,引起缺血、纤维化和代偿性心肌增厚。⑦室间隔在短轴向左凸,在心尖长轴向左凸(正常时均向左凹),收缩时不等长,引起心肌纤维排列紊乱和局部肥厚。至于无家族或遗传证据的散发型病例,其发病机制尚不清楚。

三、病理生理

1. 病理改变　病变以心肌肥厚为主,心脏重量增加。心肌肥厚可见于室间隔和游离壁,以前者为

甚,常呈不对称(非同心)性肥厚,即心室壁各处肥厚程度不等,部位以左心室为常见,右心室少见。室间隔高度肥厚向左心室腔内突出,收缩时引起左心室流出道梗阻者,称为梗阻性肥厚型心肌病(hypertrophic obstructive cardiomyopathy,HOCM)。室间隔肥厚程度较轻,收缩期未引起左心室流出道明显梗阻者,称为非梗阻性肥厚型心肌病。前乳头肌也可肥厚,常移位而影响正常的瓣膜功能。心肌高度肥厚时,左心室腔减小。不成比例的心肌肥厚常使室间隔的厚度与左心室后壁厚度之比>1.3,少数可达3。

病理改变涉及心肌细胞和结缔组织两个方面。显微镜下见心肌细胞排列紊乱,细胞核畸形,细胞分支多,线粒体增多,心肌细胞极度肥大,细胞内糖原含量增多,此外尚有间质纤维增生。电镜下见肌原纤维排列紊乱。2/3的患者二尖瓣叶增大增长,与二尖瓣前叶相对处的左心室内膜壁上有一纤维斑块,是二尖瓣与室间隔碰撞所致。各年龄均可发生本病,但心肌肥厚在40岁以下者比40岁以上者严重,此种肥厚与年龄的关系未明。随病程发展,心肌纤维化增多,心室壁肥厚减少,心腔狭小程度也减轻,呈晚期表现。

2. 病理生理改变

(1)左心室流出道梗阻:心室收缩时,肥厚的室间隔凸入左心室腔,使处于流出道的二尖瓣前叶与室间隔靠近而向前移位,引起左心室流出道狭窄和二尖瓣关闭不全。此作用在收缩中、后期较明显。左心室射血早期,流出道梗阻轻,喷出约30%心搏量,其余70%在梗阻明显时喷出,因此颈动脉波示迅速上升的升支,下降后再度形成一切迹,然后缓慢下降。流出道梗阻指在收缩期左心室腔与流出道之间存在压力差,流出道与主动脉间无压力差。有些患者在静息时流出道梗阻不明显,运动后变为明显。

(2)舒张功能异常:HCM早期以舒张功能不全为主,肥厚的心肌顺应性减低,扩展能力差,使心室舒张期充盈发生障碍,心搏量减少,舒张末期压力可以升高且压迫心室壁内冠状动脉。快速充盈期延长,充盈速率与充盈量均减小。正常人左心室舒张末压在等容舒张期降至最低点,随之心室快速充盈,而此类患者舒张压下降延长到舒张中期,使心室充盈时间缩短。凡增强心肌收缩力、减少心室容量、降低血压的因素,均可加重流出道梗阻;而抑制心肌收缩力、增加前负荷和后负荷的因素可减轻流出道梗阻。疾病晚期,心脏扩张,室壁变薄,呈收缩功能不全性心力衰竭。

(3)心肌缺血:主要是由于心肌肥厚、心肌内小动脉异常(中膜及内膜增厚)、心肌细胞排列异常、左心室压力升高及心肌纤维化引起的冠状动脉血流储备降低,肥厚心肌的需氧量增加也是引起心肌缺血的原因。

四、发病机制

发病机制尚不明确。目前至少已有约20个致病基因,其中13个编码肌节收缩蛋白的基因异常被发现与HCM的发病相关。最常见的是肌球蛋白重链(最先被发现)和肌球蛋白结合蛋白C。尚有一些非肌节蛋白基因的改变也可以导致左心室肥厚。

基因突变为何及如何引起肥厚型心肌病仍在探索中。目前为止,研究结果支持3个学说:①"毒肽"学说,突变基因指导合成"毒肽",干扰正常肌小节蛋白功能;②"单一不足"学说,功能正常的单倍体基因不足以产生足量功能正常的肌小节蛋白;③心肌能量障碍。

诊断与鉴别诊断

一、诊断

有心室流出道梗阻的患者因具有特征性临床表现,诊断并不困难。超声心动图检查是极为重要的无创性诊断方法,无论对梗阻性或非梗阻性的患者

都有帮助。室间隔明显肥厚并有二尖瓣前叶或腱索收缩期移位,运用连续多普勒测量左心室流出道压差,足以区分梗阻性与非梗阻性病例。心导管检查显示左心室流出道压力差可以确立诊断。心室造影对诊断也有价值。临床上在胸骨下段左缘有收缩期杂音需考虑本病,用生理动作或药物作用影响血流

动力学而观察杂音改变有助于诊断。

1. 临床症状　起病多缓慢。约 1/3 有家族史。症状大多开始于 30 岁以前。男女罹患比例相近。

主要症状为:①呼吸困难,多在劳累后出现,由左心室顺应性减低,舒张末期压升高,继而肺静脉压升高、肺淤血导致呼吸困难。与室间隔肥厚伴存的二尖瓣关闭不全可加重肺淤血。②心前区痛,多在劳累后出现,似心绞痛,但可不典型,是由于肥厚的心肌需氧增加而冠状动脉供血相对不足所致。③乏力、头晕与晕厥,多在活动时发生,心率加快,使原已舒张期充盈欠佳的左心室的舒张期进一步缩短,加重充盈不足,心排血量减少;活动或情绪激动时由于交感神经作用使肥厚的心肌收缩力增强,加重流出道梗阻,心排血量骤减而引起症状。④心悸,由于心功能减退或心律失常所致。⑤心力衰竭,多见于晚期患者,由于心肌顺应性减低,心室舒张末期压显著增高,继而心房压升高,且常合并心房颤动。晚期患者心肌广泛纤维化,心室收缩功能也减弱,易发生心力衰竭与猝死。

2. 体格检查　常见的体征为:①心浊音界向左扩大,心尖搏动向左下移位,有抬举性搏动。②胸骨左缘下段心尖内侧可听到收缩中期或晚期喷射性杂音,向心尖传播,可伴有收缩期震颤,见于有心室流出道梗阻的患者。凡增加心肌收缩力或减轻心脏负荷的措施,如洋地黄类药物、异丙肾上腺素、亚硝酸异戊酯、硝酸甘油、做 Valsalva 动作、体力劳动后、期前收缩后均可使杂音增强;凡减弱心肌收缩力或增加心脏负荷的措施,如血管收缩药、β 受体阻滞剂、下蹲、紧握拳时均使杂音减弱。约半数患者同时可听见二尖瓣关闭不全的杂音。③第二心音可呈反常分裂,是由于左心室喷血受阻,主动脉瓣延迟关闭所致。第三心音常见于伴有二尖瓣关闭不全的患者。

3. 辅助检查　心电图表现:①ST-T 改变,见于 80% 以上的患者,大多数冠状动脉正常,少数心尖区局限性心肌肥厚的患者由于冠状动脉异常而有巨大倒置的 T 波。②左心室肥大征象,见于 60% 的患者,其存在与心肌肥大的程度及部位有关。③异常 Q 波的存在。V_6、V_5、aVL、Ⅰ导联上有深而不宽的 Q 波,反映不对称性室间隔肥厚,不能被误认为心肌梗死。有时在Ⅱ、Ⅲ、V_1、V_2 导联上也可有 Q 波。④左心房波形异常,可能见于 1/4 患者。⑤部分患者合并预激综合征。

超声心动图:目前仍是肥厚型心肌病最常用、可靠和经济的诊断方法。表现为:①不对称室间隔肥厚,左心室肥厚形态可呈壶腹状,即中间大,两头小或弥漫至心尖部。病变部位室壁运动幅度减低,收缩期增厚。严重者心室腔明显变小,收缩期甚至呈闭塞状。近年来研究发现,少数患者可表现为弥漫性对称性肥厚,诊断时需结合临床排除能导致左心室肥厚的各种原因,如主动脉瓣口狭窄、原发性高血压等。心尖肥厚型心肌病肥厚限于心尖部,前侧壁心尖部尤其明显,最厚处可达 14～32 mm,容易漏诊,尤其是心电图异常的患者必须对心尖部仔细检查。②二尖瓣前叶或腱索在收缩期前移。③左心室舒张功能障碍,包括顺应性减低、快速充盈时间延长、等容舒张时间延长。依据多普勒超声测定安静或负荷时(包括运动和药物)左心室流出道阶差,确定有无流出道梗阻。压力阶差＞30 mmHg 可作为 HCM 患者猝死、严重心力衰竭、脑卒中的独立预后因素。

X 线胸片:可能见左心室增大,也可能在正常范围。X 线或核素心血管造影可显示室间隔增厚,左心室腔缩小。核素心肌扫描则可显示心肌肥厚的部位和程度。

心导管检查示心室舒张末压增高。有左心室流出道梗阻者在心室腔与流出道之间有收缩期压力阶差。

基因诊断:准确性达 99.9%,敏感性为 50%～70%,是肥厚型心肌病诊断的金标准。但基因突变者,并不一定出现心肌病的临床表现。目前仍有 30%～50% 心肌病找不到相应的基因突变。

二、鉴别诊断

1. 高血压性心脏病　高血压患者也可出现左心室对称或非对称性肥厚表现,与本病的鉴别较困难。但原发性高血压患者一般不伴有左心室流出道梗阻。Maron 认为肥厚型心肌病与高血压左心室肥厚最可靠的鉴别点在于有无肥厚型心肌病的家族史。

2. 室间隔缺损　收缩期杂音部位相近,但为全收缩期,心尖区多无杂音,超声心动图、心导管检查及心血管造影可以区别。

3. 主动脉瓣狭窄　症状和杂音性质相似,但杂音部位较高,并常有主动脉瓣区收缩期喷射音,第二心音减弱,还可能有舒张早期杂音。X 线示升主动脉扩张。生理动作和药物作用对杂音影响不大。左心导管检查显示收缩期压力差存在于主动脉瓣前后。超声心动图可以明确病变部位。

4. 风湿性二尖瓣关闭不全　杂音相似，但多为全收缩期，血管收缩药或下蹲使杂音加强，常伴有心房颤动，左心房较大，超声心动图显示二尖瓣

病变。

5. 冠心病　心绞痛、心电图 ST-T 改变与异常 Q 波为两者共有，但冠心病无特征性杂音，主动脉多增宽或有钙化，高血压及高血脂多见；超声心动图上室间隔不增厚，但可能有节段性室壁运动异常。

监测与治疗

由于病因不明，预防较困难。超声心动图检出隐性病例后进行遗传咨询可做研究。为预防发病应避免劳累、激动、突然用力。凡增强心肌收缩力的药物（如洋地黄类）、β受体兴奋剂（如异丙肾上腺素）等，以及减轻心脏负荷的药物（如硝酸甘油等）使左心室流出道梗阻加重，应尽量避免应用。如有二尖瓣关闭不全，应预防发生感染性心内膜炎。肥厚型心肌病患者，特别是年龄小于 60 岁者，应每年进行临床检查，包括详细询问患者及其家属病史、超声心动图检查、24 h 或 48 h 动态心电图、直立运动试验时的血压反应等，以进行危险性评估。

HCM 的治疗目的：缓解症状，改善心功能，防止并发症。

一、药物治疗

目前尚无理想的治疗措施，药物治疗为首选。

1. β受体阻滞剂　使心肌收缩减弱，从而减轻流出道梗阻，减少心肌氧耗，增加舒张期心室扩张，且能减慢心率，增加心搏出量。普萘洛尔应用最早，开始每次 10 mg，3～4 次/日，逐步增大剂量，以求改善症状的同时无心率、血压过低，最大剂量可达 200 mg/d左右。近年来使用的β受体阻滞剂有阿替洛尔、美托洛尔（美多心安）等。对梗阻或非梗阻性 HCM 成年患者，推荐使用β受体阻滞剂行对症治疗（心绞痛或呼吸困难），但对有窦性心动过缓或严重传导阻滞的患者应慎用。

2. 钙通道阻滞剂　既有负性肌力作用以减弱心肌收缩，又能改善心肌顺应性而有利于舒张功能。如维拉帕米 120～480 mg/d，分 3～4 次口服，可使症状长期缓解。对血压过低、窦房功能或房室传导障碍者慎用。地尔硫䓬治疗亦有效，用量为 30～60 mg，3 次/日。钙通道阻滞剂常用于β受体阻滞

剂疗效不佳或哮喘患者。对有静息或可激发的左心室流出道梗阻的 HCM 患者，用硝苯地平或其他二氢吡啶类钙通道阻滞剂治疗症状（心绞痛或呼吸困难）有潜在的害处。

3. 抗心律失常药　用于控制快速室性心律失常与心房颤动，以胺碘酮较为常用。药物治疗无效时可考虑电复律。

4. 控制心力衰竭　对晚期已有心室收缩功能损害而出现充血性心力衰竭者，其治疗与其他原因所致的心力衰竭相同。对发生了收缩功能不全、射血分数≤50％的非梗阻型 HCM 患者，应像其他类型心力衰竭伴 EF 降低的成年患者，根据循证医学证据水平来治疗，包括应用 ACEI、ARB、β受体阻滞剂和其他有适应证的药物。

二、非药物治疗

对于药物治疗效果不佳或不能耐受的 HCM 患者，可能需要借助非药物治疗方法，包括外科手术、酒精消融及双腔起搏等方法，减低和解除流出道梗阻。

1. 手术治疗　梗阻性肥厚型心肌病可以通过手术切除肥厚的室间隔，加宽左心室流出道，减少左心室流出道压力差，改善症状及预后，已成为治疗儿童和成人药物难治性 HCM 的主要方法。手术指征：左心室流出道压力差（休息或激发）≥50 mmHg；室间隔厚度＞18 mm；无症状患者只有休息压力差＞75～100 mmHg 时，才考虑手术。

2. 介入治疗　经皮穿刺腔内间隔心肌消融术是通过导管注入无水酒精，闭塞冠状动脉的间隔支，使其支配的肥厚室间隔心肌缺血、坏死、变薄、收缩力下降，使心室流出道梗阻消失或减轻，从而改善 HOCM 患者的临床症状。适应证与手术相同。

3. 起搏器植入　近年来应用双腔永久起搏器做右心房顺序起搏以缓解梗阻型患者的症状，取得一定疗效。但目前尚无证据表明双腔起搏器能够降低肥厚型心肌病患者心源性猝死率，或改善非梗阻性肥厚型心肌病患者的症状。

肥厚型心肌病的诊治流程见图 2-8-1。

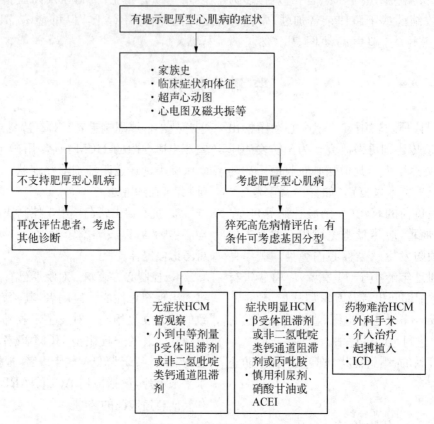

图 2-8-1　肥厚型心肌病诊治流程图

（刘　军）

[1] Maron BJ, Maron MS. Hypertrophic cardiomyopathy [J]. Lancet, 2013,381(9862):242 - 255.
[2] Elliott PM, Anastasakis A, Borger MA, et al. 2014 ESC guidelines on diagnosis and management of hypertrophic cardiomyopathy: the task force for the diagnosis and management of hypertrophic cardiomyopathy of the European Society of Cardiology (ESC) [J]. Eur Heart J, 2014,35(39): 2733 - 2779.
[3] Semsarian C, Ingles J, Maron MS, et al. New perspectives on the prevalence of hypertrophic cardiomyopathy [J]. J Am Coll Cardiol, 2015,65 (12):1249 - 1254.
[4] Pantazis A, Vischer AS, Perez-Tome MC, et al. Diagnosis and management of hypertrophic cardiomyopathy [J]. Echo Res Pract, 2015,2(1): R45 - 53.
[5] Hamada M, Ikeda S, Shigematsu Y. Advances in medical treatment of hypertrophic cardiomyopathy [J]. J Cardiol, 2014,64(1):1 - 10.
[6] Frey N, Luedde M, Katus HA. Mechanisms of disease: hypertrophic cardiomyopathy [J]. Nat Rev Cardiol, 2011,9(2):91 - 100.
[7] Hensley N, Dietrich J, Nyhan D, et al. Hypertrophic cardiomyopathy: a review [J]. Anesth Analg, 2015,120(3):554 - 569.
[8] Maron BJ. Hypertrophic cardiomyopathy: a systematic review [J]. JAMA, 2002,287(10):1308 - 1320.
[9] Sen-Chowdhry S, Jacoby D, Moon JC, et al. Update on hypertrophic cardiomyopathy and a guide to the guidelines [J]. Nat Rev Cardiol, 2016,13 (11):651 - 675.
[10] Coats CJ, Hollman A. Hypertrophic cardiomyopathy: lessons from history [J]. Heart, 2008,94(10):1258 - 1263.

第九节　扩张型心肌病

概述与病理生理

一、定义

扩张型心肌病（dilated cardio myopathy，DCM）是一种原因未明的原发性心肌疾病。本病的特征为左心室、右心室或双侧心室扩大，并伴有心室收缩功能减退，伴或不伴充血性心力衰竭。室性或房性心律失常多见。病情呈进行性加重，死亡可发生于疾病的任何阶段。

二、病因

（1）病毒感染（肠道病毒、巨细胞病毒）。

（2）基因及自身免疫，家族性占 40%～60% 或更高，大多数 DCM 家族为常染色体显性遗传，少数为常染色体隐性遗传、线粒体和 X 连锁遗传。另一方面，免疫反应的改变可增高对疾病的易患性，亦可导致心肌自身免疫损伤。

（3）细胞免疫，抑制性 T 淋巴细胞数量及功能减低，由此发生细胞介导的免疫反应，引起血管和心肌损伤。

（4）与冠状动脉微循环栓塞引起的心肌缺血有关。

（5）酒精中毒及原虫感染。

（6）某些代谢过程的障碍。

三、病理生理

（1）非特异性心肌细胞肥大、变性，混合有不同程度的纤维化病变。

（2）以心腔扩张为主，心室扩张，室壁变薄，纤维瘢痕形成。

（3）心腔内有附壁血栓。

（4）室壁运动减弱，二尖瓣、三尖瓣反流。

（5）体循环、肺循环淤血。

（6）慢性心力衰竭（左心衰竭、右心衰竭）。

诊断与鉴别诊断

一、诊断

1. 病史

（1）起病多缓慢，有时可达 10 年以上。

（2）气短最为常见，为进行性加重，可有夜间阵发性呼吸困难。

（3）乏力，活动耐力下降。

（4）食欲下降，腹胀，水肿。

（5）偶有栓塞或猝死。

2. 体格检查

（1）心率加快，心尖冲动向左下移位，可有抬举

性搏动，心浊音界向左扩大，常可听得第三心音或第四心音，心率快时呈奔马律。

（2）心腔扩大，可有相对性二尖瓣或三尖瓣关闭不全所致的收缩期吹风样杂音，此种杂音在心功能改善后减轻。

（3）晚期病例血压降低，脉压小，出现心力衰竭时舒张压可轻度升高。交替脉提示左心衰竭，脉搏常较弱。

（4）心力衰竭时两肺可有啰音。右心衰竭时肝大，水肿从下肢开始出现。

（5）晚期可有胸腔积液、腹水、心律失常、高度房室传导阻滞、心室颤动、窦房阻滞，可导致阿-斯综合

征,成为致死原因之一。

此外,尚可有脑、肾、肺等处的栓塞。

3. 辅助检查

(1) X 线检查:心脏扩大为突出表现,心胸比>50%,肺淤血。

(2) 心电图:可见各种心律失常。包括:①不同程度的房室传导阻滞,右束支传导阻滞常见;②广泛 ST-T 改变,左心室高电压,左心房肥大;③由于心肌纤维化可出现病理性 Q 波;④各导联低电压。

(3) 超声心动图:心腔扩大,室壁运动普遍减弱,二尖瓣、三尖瓣反流。

(4) 同位素检查:同位素心肌灌注显影,主要表现有心腔扩大,尤其两侧心室扩大,心肌显影呈弥漫性稀疏。

(5) 心内膜心肌活检:近年来国内外开展了心内膜心肌活检,诊断本病敏感性较高,但特异性较低。有助于诊断心肌炎。

(6) 冠状动脉 CTA:排除缺血性心肌病。

(7) 血液和血清学检查:BNP 或 NT-proBNP 鉴别呼吸困难。

(8) 冠状动脉造影和心导管检查:有助于排除冠心病。

总之,扩张型心肌病是一个排除性诊断,即排除其他特异性原因造成的心脏扩大,心功能不全,根据临床表现及辅助检查即可做出诊断。

二、鉴别诊断

与病因明确的器质性心脏病鉴别:①心脏瓣膜病;②高血压性心脏病;③冠心病;④先天性心脏病。

治　疗

一、治疗原则

(1) 保持正常休息,必要时使用镇静剂,心力衰竭时低盐饮食。

(2) 防治心律失常和心功能不全。

(3) 有栓塞史者做抗凝治疗。

(4) 有大量胸腔积液者,行胸腔穿刺抽液。

(5) 严重患者可考虑人工心脏辅助装置或心脏移植,可以行心脏再同步治疗(CRT)。

(6) 对症、支持治疗。

二、心力衰竭的治疗

(1) 必须强调休息及避免劳累,如有心脏扩大、心功能减退者更应注意,宜长期休息,以免病情恶化。

(2) 有心力衰竭者采用:①ACEI/ARB;②β 受体阻滞剂;③强心药;④利尿剂;⑤扩血管药,二硝酸异山梨酯;⑥盐皮质激素受体拮抗剂。

(3) 有心律失常,尤其有症状者,需用抗心律失常药或电学方法治疗,对快速室性心律与高度房室传导阻滞而有猝死危险者应积极治疗。

(4) 对预防栓塞性并发症可用口服抗凝药或抗血小板聚集药。

(5) 对长期心力衰竭,内科治疗无效者应考虑心脏移植,术后积极控制感染,改善免疫抑制,纠正排斥,1 年后生存率可达 85% 以上。

三、用药注意事项

(1) 心肌病变时对洋地黄类药物敏感,应用剂量宜较小,并注意毒性反应,或使用非强心苷正性肌力药物。

(2) 应用利尿剂期间必须注意电解质平衡。

(3) 使用抑制心率的药物或电转复快速型心律失常时,应警惕同时存在病态窦房结综合征的可能。

(4) 对合并慢性完全性房室传导阻滞、病态窦房结综合征者可安装永久性人工心脏起搏器。

(5) 在应用抗心律失常药物期间,应定期复查心电图。

(6) 使用抗凝药期间,应注意出血表现,定期复查出凝血时间、凝血酶原时间及 INR。

四、特殊治疗

扩张型心肌病的心脏移植治疗可延长生命,心脏移植后,预后大为改观。

扩张型心肌病的诊治流程见图 2-9-1。

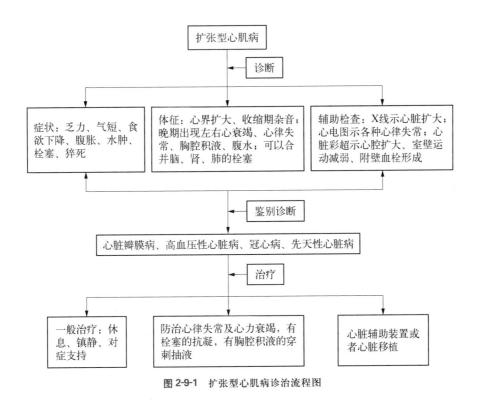

图 2-9-1　扩张型心肌病诊治流程图

（郭　焱）

［1］陈灏珠,林果为,王吉耀.实用内科学［M］.第 14 版.北京:人民卫生出版社,2014.
［2］Robert O, Bonow Douglas, Mann Douglas, et al. Braunwald's heart disease: a textbook of cardiovascular medicine, single volume ［M］. 9th edition. Elsevier, 2011.
［3］Leonard S, Lilly. Pathophysiology of heart disease: a collaborative project of medical students and faculty ［M］. 4th edition. Lippincott Williams & Wilkins, 2006.
［4］Lee Goldman, Andrew I Schafer. Cecil textbook of medicine ［M］. 24th edition. Elsevier, 2015.
［5］马长生,霍勇,方唯一,等.介入心脏病学［M］.第 2 版.北京:人民卫生出版社,2012.

第十节　风湿性心脏瓣膜病

概述与病理生理

一、定义

风湿性心脏瓣膜病亦称慢性风湿性心脏病,是指急性风湿性心肌炎后所遗留的以心脏瓣膜病变为主的一种心脏病。

二、病因

风湿性心脏瓣膜病患者一般先有风湿热病史，如风湿性咽喉炎、风湿性关节炎、风湿性心肌炎等。其致病微生物是 A 型溶血性链球菌。近半数患者无明确急性风湿热病史，但多有反复链球菌扁桃体炎或咽峡炎史。经济落后、生活水平低、卫生条件差的地区较易发病。

三、流行病学

风湿性心瓣膜病是我国最常见的心脏病，在成人心血管疾病中约占 40%，多数患者为 20～40 岁的青壮年，女性稍多。临床上以单纯二尖瓣病变最为常见，占 70%～80%；二尖瓣合并主动脉瓣病变次之，占 20%～30%。单个或多个瓣膜及附属结构的功能或结构异常，导致瓣膜狭窄和（或）关闭不全，造成血流动力学改变，从而出现心脏增大、心力衰竭等临床表现。

四、病理生理

1. 二尖瓣狭窄　为慢性风湿性心瓣膜损害中最

常见的病变。瓣口面积＞1.5 cm^2 为轻度狭窄，1～1.5 cm^2 为中度狭窄，＜1 cm^2 为重度狭窄。左心房压力升高导致肺静脉压升高，肺淤血，肺顺应性下降，从而发生劳力性呼吸困难。当心率增快时，舒张期缩短，左心房压力升高，从而加重肺水肿，如妊娠、心房颤动、感染或贫血时。升高的左心房压力被动向后传递，肺小动脉收缩、硬化，产生肺动脉高压。

2. 二尖瓣关闭不全　由于二尖瓣瓣叶、腱索、乳头肌等纤维变性而缩短、粘连和变形，致瓣膜不能很好地关闭。收缩期血液由左心室反流至左心房，左心房压力增大。舒张期左心室舒张压力增大，导致肺淤血、左心衰竭。晚期出现肺动脉高压，影响到右心。

3. 主动脉瓣狭窄　正常成人主动脉瓣口面积≥3.0 cm^2，当瓣口面积≤1.0 cm^2 时，左心室收缩压明显升高，左心室代偿性肥厚。心肌缺血和纤维化导致左心衰竭。

4. 主动脉瓣关闭不全　舒张期血液由主动脉反流至左心室，左心室舒张压增高，左心房压力增高，导致肺淤血。左心室舒张末压力增高，左心室扩张。失代偿晚期患者心室收缩功能降低，发生左心衰竭。

诊断与鉴别诊断

一、诊断

1. 二尖瓣狭窄

（1）呼吸困难，咳嗽，咯血。

（2）其他症状：声嘶、吞咽困难、食欲减退、腹胀、恶心及呕吐。

（3）严重狭窄体征：二尖瓣面容；剑突下抬举性搏动；颈静脉怒张、肝大及双下肢水肿。

（4）心尖部第一心音亢进和开瓣音；肺动脉瓣第二心音亢进伴分裂。

（5）心尖部舒张中晚期隆隆样杂音，部位局限，不传导；常可触及震颤；三尖瓣区全收缩期吹风样杂音；Graham Steel 杂音。

（6）X 线：肺静脉压增高，Kerley-B 线；心影增大，梨形心；肺动脉干突出，主动脉结缩小和含铁血黄素沉着。

（7）心电图：左心房增大，电轴右偏，右心室肥厚的表现。

（8）超声心动图：M 型超声提示二尖瓣城墙样改变，左心房附壁血栓形成。

总之，心尖区有隆隆样舒张期杂音伴有 X 线或心电图提示左心房增大，一般可诊断为二尖瓣狭窄。

2. 二尖瓣关闭不全

（1）急性二尖瓣关闭不全：突发呼吸困难，严重者急性左心衰竭，心源性休克；抬举性心尖冲动，心尖区收缩期杂音，常可闻及第四心音。

（2）慢性二尖瓣关闭不全：疲乏无力，不同程度的呼吸困难;抬举性心尖冲动,心尖区全收缩期吹风样杂音,强度≥3/6级,可伴有收缩期震颤。第一心音减弱,第二心音分裂增宽,心尖区可闻及第三心音。

(3)X线检查:肺淤血征,左心房、左心室增大,二尖瓣环钙化。

(4)心电图:不典型ST-T改变,左心房增大,房颤常见。

(5)超声心动图:二尖瓣心房侧和左心房内探及收缩期反流束,并可对反流进行定量诊断(表2-10-1)。

表2-10-1 超声心动图对二尖瓣反流量定量诊断

程度	射流面积(cm²)	每次搏动的反流量(ml)	反流分数(%)
轻度	<4	<30	<30
中度	4~8	30~59	30~49
重度	>8	>60	>50

3. 主动脉瓣狭窄

(1)症状出现较晚。

(2)呼吸困难、心绞痛、晕厥是典型主动脉瓣狭窄三联征。

(3)第二心音主动脉瓣成分减弱,第二心音逆分裂,有第四心音。

(4)收缩期喷射性杂音,为吹风样、粗糙、递增-递减型,在胸骨右缘第2肋间最响,并向颈动脉及胸骨左下缘传导,常伴有震颤。

(5)X线检查:心影一般正常,左心房轻度增大,升主动脉根部轻度狭窄后扩张,主动脉瓣钙化。

(6)心电图:左心室肥厚伴ST-T改变和左心房增大。

(7)超声心动图:轻度狭窄,瓣口面积>1.5 cm²;中度狭窄,瓣口面积在1.0~1.5 cm²;重度狭窄,瓣口面积<1.0 cm²。

4. 主动脉瓣关闭不全

(1)急性者出现急性左心衰竭和低血压;听诊第一心音减低,第三心音常见;主动脉瓣舒张期杂音较慢性者短和低。

(2)慢性者可多年无症状;最先出现心悸、心前区不适、头部强烈搏动感等与心搏量增多的症状;晚期出现左心室衰竭,常有体位性头晕,晕厥罕见。

(3)慢性患者脉压增大,周围血管征常见,包括随心脏搏动的点头征(Demusset征)、颈动脉和桡动脉扪及水冲脉、股动脉枪击音(Traube征)及毛细血管搏动征;心尖搏动左下移位,抬举性搏动;第一心音减弱,心底部可闻及收缩期喷射音,心尖区常有第三心音;主动脉瓣第二听诊区舒张期杂音;重度反流者,常在心尖部听到舒张中晚期隆隆样杂音。

(4)X线检查:急性者有肺淤血或肺水肿征,慢性者左心室增大,呈靴形心。

(5)心电图:急性者常见窦性心动过速和非特异性ST-T改变,慢性者有左心室肥厚劳损。

(6)超声心动图:M型显示舒张期二尖瓣前叶或室间隔纤细扑动,彩色多普勒显示主动脉瓣的心室侧可探及全舒张期反流束,并可判断轻重程度。

二、鉴别诊断

1. 二尖瓣狭窄 ①经二尖瓣口的血流增加;②主动脉瓣关闭不全时Austin-Flint杂音;③左心房黏液瘤。

2. 二尖瓣关闭不全 ①三尖瓣关闭不全;②室间隔缺损;③主动脉狭窄;④梗阻性肥厚型心肌病。

3. 主动脉瓣狭窄 ①梗阻性肥厚型心肌病;②先天性主动脉瓣上狭窄;③先天性主动脉瓣下狭窄。

4. 主动脉瓣关闭不全 与Graham Steel杂音鉴别。

治 疗

(1)预防感染性心内膜炎。

(2)无症状者2年复查1次,包括超声心动图定量测定;中度、重度患者6~12个月复查1次。

(3)出现心律失常、心力衰竭等对症治疗。

(4)手术治疗包括人工瓣膜置换术、经皮球囊二尖瓣成形术、二尖瓣分离术、经皮球囊主动脉瓣成形术、瓣膜修补术、经皮主动脉瓣置换术。

预　后

（1）二尖瓣狭窄：死亡原因为心力衰竭、血栓栓塞和感染性心内膜炎。

（2）二尖瓣关闭不全：急性严重反流伴血流动力学不稳定者，死亡率较高，需积极手术。

（3）主动脉瓣狭窄：三联征出现提示预后不良。

（4）主动脉瓣关闭不全：患者晚期常死于心力衰竭。

风湿性心脏瓣膜病的诊治流程见图 2-10-1。

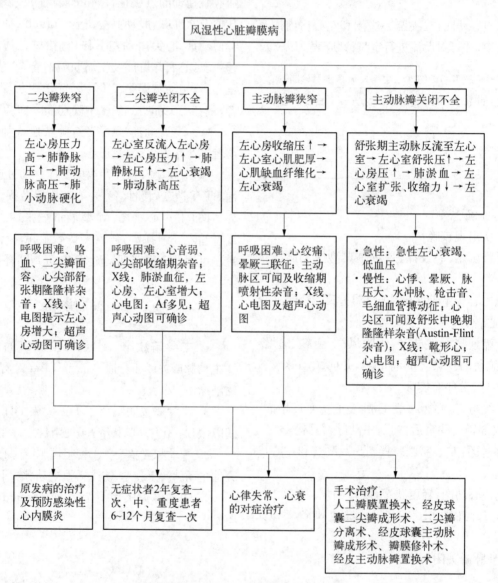

图 2-10-1　风湿性心脏瓣膜病诊治流程图

（郭　焱）

第十一节 心 包 炎

概述与病理生理

一、定义

心包炎（pericarditis）是指心包因细菌、病毒、自身免疫、物理、化学等因素而发生急性炎性反应和渗液，以及心包粘连、增厚、缩窄、钙化等慢性病变。临床上主要有急性心包炎和慢性缩窄性心包炎。心包渗出大量积液可发生急性心脏压塞。

二、病因

心包炎可由多种致病因子所引起，常是全身性疾病的组成部分，或由邻近组织的炎症蔓延而成。

（1）感染：①细菌（包括结核杆菌）；②病毒；③真菌；④寄生虫；⑤立克次体等。

（2）肿瘤：原发性及继发性肿瘤。

（3）自身免疫性疾病：风湿热及其他胶原组织疾病，如系统性红斑狼疮、结节性多动脉炎、类风湿关节炎、心脏损伤后、心包切开后综合征等。

（4）内分泌、代谢障碍：如尿毒症、黏液性水肿、胆固醇性心包炎。

（5）物理因素：①外伤；②放射治疗。

（6）化学因素：①肼屈嗪；②普鲁卡因胺等。

（7）邻近器官疾病。

（8）病因不明的急性非特异性心包炎。

三、病理生理

（1）心包炎时有多核白细胞渗出，心包血管充血、肿胀。

（2）心包表面有纤维蛋白原渗出，导致粘连。

（3）渗出浆液性和血性积液加重心包炎。

（4）肉芽肿心包炎发生于结核、真菌感染及风湿性关节炎、肉瘤病。

诊断与鉴别诊断

一、诊断

1. 病史及体格检查

（1）急性心包炎。

1）由原发疾病引起，如结核可有午后潮热、盗汗。

2）化脓性心包炎可有寒战、高热、大汗等。

3）心包本身炎症可见胸骨后疼痛、呼吸困难、咳嗽、声音嘶哑、吞咽困难等。

4）急性心包炎早期和心包积液吸收后期在心前区可听到心包摩擦音，可持续数小时至数日。

5）心包积液量超过 300 ml 时心尖冲动可消失。

6）心脏排血量显著减少可发生休克。

7）心脏舒张受限，使静脉压增高可产生颈静脉怒张、肝大、腹水、下肢水肿、奇脉等。

总之，诊断急性心包炎需要满足以下 4 个条件中的至少 2 个：①特征性的胸痛；②心包摩擦音；③具有提示性的心电图改变；④新出现的或者加重的心包积液。

（2）慢性缩窄性心包炎。

1）多数是结核性，其次是化脓性。

2）急性心包炎后经过 2～8 个月可有明显心包

缩窄征象。

3）急性心包炎后 1 年内出现为急性缩窄性心包炎，1 年以上为慢性缩窄性心包炎。

4）主要表现有呼吸困难、心尖冲动减弱或消失、颈静脉怒张、肝大、大量腹水和下肢水肿、奇脉等。

2. 辅助检查

（1）实验室检查。

1）心肌酶及肌钙蛋白升高。

2）ESR 升高。

3）CPR、WBC 升高。

4）结核菌素试验、风湿反应、ANA、HIV 抗体检测可能有帮助。

5）很少能检测到病毒血清。

（2）胸部 X 线检查：积液量超过 300 ml 时心影向两侧增大，心膈角变成锐角。超过 1 000 ml 时心影呈烧瓶状，并随体位而异。心脏搏动减弱或消失。

（3）心电图：干性心包炎时，各导联（aVR 除外），ST 段抬高，数日后回至等电位线上，T 波平坦或倒置。心包有渗液时 QRS 波群呈低电压。

（4）超声心动图：显示心包腔内有液性暗区，可显示积液厚度、室间隔位置、突然中断的心室舒张，以及舒张早期三尖瓣在吸气相升高、呼气相下降。

（5）CT 和 MRI：心包膜肿胀，厚度 > 2 mm（75% > 4 mm）。

二、鉴别诊断

（1）AMI。

（2）包括在心包的主动脉夹层动脉瘤。

（3）肺炎或者肺栓塞。

（4）气胸。

（5）食管穿孔。

治　疗

原则为：治疗原发病，改善症状，解除循环障碍。

一、一般治疗

（1）急性期应卧床休息。

（2）呼吸困难者取半卧位，吸氧。

（3）胸痛明显者可给予镇痛剂，必要时可使用可待因或哌替啶。

（4）加强支持疗法。

二、病因治疗

（1）结核性心包炎：给予抗结核治疗，用药方法及疗程与结核性胸膜炎相同，也可加用泼尼松，以促进渗液的吸收减少粘连。

（2）风湿性心包炎：应加强抗风湿治疗。

（3）非特异性心包炎：一般对症治疗，症状较重者可考虑给予皮质激素治疗。

（4）化脓性心包炎：除选用敏感抗菌药物治疗外，在治疗过程中应反复抽脓，或通过套管针向心包腔内安置细塑料导管引流，必要时还可向心包腔内注入抗菌药物。如疗效不佳，应尽早施行心包腔切

开引流术，及时控制感染，防止发展为缩窄性心包炎。

（5）尿毒症性心包炎：应加强透析疗法或腹膜透析改善尿毒症，同时可服用吲哚美辛（消炎痛）。

（6）放射损伤性心包炎：可口服泼尼松，停药前应逐渐减量，以防复发。

三、非甾体类解热镇痛药

（1）布洛芬 300~800 mg，q6~8 h（需要时）。

（2）阿司匹林 500~1 000 mg，q6~8 h。

（3）秋水仙碱（首剂 1~2 mg，维持剂量 0.5~1 mg/d），可有效减少再生积液。

（4）吲哚美辛 25~50 mg，q6~8 h，其他感染时可用。

（5）泼尼松 1.5 mg/（kg·d），可加重结核等导致的感染性心包炎，需慎用。

四、解除心脏压塞

（1）大量渗液或有心脏压塞者，施行心包穿刺引流术。

（2）亚急性发作合并血流动力学不稳定，施行心

包穿刺引流术。

（3）再次发作积液并有严重疼痛，施行心包穿刺

引流术。

（4）再发的心脏压塞可行心包切除术。

预　　后

风湿性及非特异性心包炎很少引起心脏压塞及缩窄性心包炎，结核性、化脓性及放射损伤性心包炎较易发展为缩窄性心包炎，故应早期诊断及时治疗，防止发展。

（郭　焱）

第十二节　心包积液与心脏压塞

心 包 积 液

概述与病理生理

一、定义

心包积液（hydropericardium）是渗出性心包炎及其他非炎症性心包病变（包括创伤）引起的心包慢性或急性液体积聚。当心包积液持续数月以上时，便形成慢性心包积液。

二、病因

心包积液的常见病因分为感染性和非感染性两大类。

1. 感染性心包积液　包括：①真菌；②病毒（柯萨奇、流感等病毒）；③细菌（金黄色葡萄球菌、肺炎球菌、革兰阴性杆菌、结核分枝杆菌等）；④原虫（阿米巴）等。

2. 非感染性心包积液　包括：①肿瘤（尤其是肺癌、乳腺癌、淋巴瘤、纵隔肿瘤等）；②风湿病（类风湿关节炎、系统性红斑狼疮、硬皮病等）；③心脏损伤或大血管破裂；④内分泌代谢性疾病（如甲状腺功能减退、尿毒症、痛风等）；⑤放射损伤；⑥心肌梗死后积液等。

发达国家以恶性肿瘤引起的较多，不发达国家以结核导致心包积液多见。

三、病理生理

心包为一包裹心脏及出入心脏大血管根部的囊样结构。心包腔是指壁层心包与心脏表面的脏层心包之间的空隙。正常心包腔内有少量（30～50 ml）淡黄色液体润滑着心脏表面。脏层心包是正常状态下心包积液和疾病状态下大量渗出液的"源泉"。

少量积液不影响血流动力学。但是如果液体迅速增多，达到200 ml心包即无法伸展，心包内压力急骤上升，引起构成急性心脏压塞的临床表现。慢性心包积液则由于心包伸展适应，积液量可达2 000 ml。

外伤性心脏破裂或心包内血管损伤造成心包腔内血液积存称为血心包或心脏压塞，是心脏创伤的急速致死原因。由于心包的弹力有限，急性心包积血达150 ml即可限制血液回心和心脏跳动，引起急性循环衰竭，进而导致心脏停搏。

诊断与鉴别诊断

一、诊断

临床多通过常规 X 线胸片检查发现心影增大，再经超声心动图、全身系统检查及病因学检查等可诊断本病。

1. 病史　①结核或风湿疾病等病史；②低蛋白血症；③感染性心包炎；④肿瘤，尤其是纵隔肿瘤；⑤抗凝剂的应用；⑥侵入性操作，包括治疗或监测；⑦常有发热；⑧邻近组织或器官受压出现气急、干咳及声音嘶哑、吞咽困难等；⑨可有心前区或上腹部闷胀、乏力、烦躁等。

2. 体格检查

（1）体征视积液多少而不同。心尖冲动减弱或消失。心浊音界向两侧扩大，相对浊音界消失。心率快，心音弱而遥远。

（2）大量积液时，左肩胛下叩诊呈浊音，语颤增强，可闻及管状呼吸音即尤尔特征（Ewart 征）；脉弱，有奇脉；收缩压下降，脉压小。

（3）亚急性或慢性心包炎可出现颈静脉怒张、肝颈回流阳性、肝大、皮下水肿和腹水等。

3. 辅助检查

（1）X 线检查：心影向两侧普遍扩大（积液 300 ml 以上时），积液＞1 000 ml 心影呈烧瓶状，上腔静脉影增宽，透视下心脏搏动弱。肺野清晰可与心力衰竭鉴别。

（2）心电图：常有 QRS 波群低电压、心动过速、大量积液者，可见电交替。

（3）超声心动图：M 型超声在心前壁之间和心后壁之后均见有液性暗区，即当心包膜和心外膜之间最大舒张期暗区＜10 mm 时，则积液为小量；如在 10～19 mm 则为中等量；如暗区＞20 mm，则为大量。

（4）心包穿刺：可证实心包积液的存在，解除心包压塞症状。留取部分积液进行相关病因的实验室检查。

治　　疗

一、内科治疗

1. 药物治疗　激素、抗炎药、抗结核药及其他病因治疗。在没有症状时也可以不用药物而予以观察。

2. 心包穿刺　可减轻症状，可抽取心包内液进行分析，有助于诊断和治疗，但其本身的治疗效果并不确切，已不是主要的治疗手段。

二、外科治疗

手术治疗的目的在于解除已有的或可能发生的心包堵塞，清除心包积液，减少心包积液复发的可能，防止晚期心包缩窄。

本病在诊断明确、药物治疗无效的情况下可行心包引流及心包切除。

1. 经剑突下心包引流　操作简便迅速，损伤较小、近期效果明确，肺部并发症较少，适宜危重、高龄患者；但术后心包积液的复发率较高。为减低复发率，可增加心包切除的范围。

经剑突下心包开窗引流术：切口起自胸骨下端并向下延伸，共长 6～8 cm。正中切开腹白线上段，显露并切除剑突。钝性分离胸骨后壁与心包前壁之间的疏松组织。以外牵开器显露上腹部切口，以一直角拉钩拉起胸骨下端。切开心包前壁，吸除心包内液。将心包切除约 3 cm×3 cm，完成心包开窗。经切口旁另做一小切口放置心包引流管。缝合切口。心包引流管留置 4～5 日。

心包开窗引流术的治疗机制，只是近几年才得以明悉。研究表明，在持续充分引流的基础上，心外膜与心包之间出现纤维粘连，心包腔消失，是心包开窗具有长期疗效的原因。

2. 经胸心包部分或完全切除、胸腔引流　本方法引流完全，复发率低。由于切除了较多心包，减少了产生心包积液和心包缩窄的根源，因此手术效果确切可靠。但手术损伤较大，可能出现肺部及切口并发症。

3. 胸腔镜（VATS）下心包切除、胸腔引流　可在较大的范围切除心包，损伤甚小，引流满意。术后并发症较少。但麻醉较复杂。

应用胸腔镜行心包切除的要点：患者全麻，气管内双腔管插管,右侧卧位,右侧肺通气,左侧胸膜腔开放、左肺萎陷。首先经第 7 肋间穿入 10 mm 套管针以扩张肋间径路放入胸腔镜摄像机。行胸腔内探查。然后沿腋前线经第 6 肋间放入钳夹器,经第 5 肋间放入剪切器。在手术中可应用约 8 cmH_2O 持

续正压的二氧化碳吹入以使肺萎陷并保持,以利于显露心包。辨认膈神经,在其前、后方各做切口,切除心包共 8～10 cm,注意勿伤及左心耳。钳夹出切除的心包片。在心包切除处放置引流管,经肋间引出,术后保留 2～3 日。

心 脏 压 塞

概述与病理生理

一、定义

心脏压塞是由心包腔液体大量或短时间快速积累造成的,其特征为:心腔内压力增高,心室充盈下降,心排血量下降,血压下降,循环衰竭,甚至出现心搏骤停。

二、危险因素

常见危险因素有:①大量的心包积液;②最近的抗凝剂治疗;③并发恶性肿瘤,特别是肺、胸腔的淋巴瘤和白血病;④胸腔内或胸腔外创伤或引流管操作;⑤免疫抑制状态、HIV 感染。

三、病因

绝大多数急性心脏压塞是由穿通伤引起,少部分由胸部钝挫伤引起。

1. 急性 ①胸部创伤,经常导致心包积血;②心肌梗死后心脏破裂;③升主动脉夹层动脉瘤;④近期行抗凝治疗;⑤经皮冠状动脉成形术或自发冠状动脉破裂;⑥近期行冠状动脉搭桥术;⑦侵入性操作,如中心静脉或心脏监测导管的插入。

2. 亚急性 ①特发性心包炎;②AMI 时应用溶栓药;③病毒、细菌等感染,真菌少见;④甲状腺功能减退;⑤结缔组织病,如 SLE、RA 等;⑥肾病终末期或尿毒症期。

四、病理生理

(1) 心包腔是指壁层纤维层心包与心脏表面的脏层浆膜层心包之间的空隙。液体积聚于此腔。

(2) 液体缓慢积聚于心包腔,心包腔适应性扩张尚不导致循环衰竭。

(3) 当足够液体快速进入心包腔,使心包腔内压力快速上升,则心室跨壁压下降,静脉回流受阻。

(4) 最后左右心室充盈均受限,心力衰竭。

(5) 快速的液体积聚于心包腔比慢性积聚更易导致循环衰竭。

(6) 高血压心脏压塞有典型的心脏压塞的特点,但是发生在非常高的收缩压情况下(>200 mmHg),与早期高血压及过多交感风暴有关。

五、常见并发症

(1) 心力衰竭引起心源性休克。

(2) 精神状态改变或意识丧失,为颅内低灌注的表现。

诊断与鉴别诊断

一、诊断

1. 病史
(1) 主诉:呼吸窘迫、呼吸困难。

(2) 胸痛、恶心及上腹痛(肝充血)。

(3) 对急性心脏压塞,最近有手术、创伤或侵入性操作史。

(4) 对慢性心脏压塞,有慢性疾病导致渗出心包积液的描述。

2. 体格检查

(1) 通常存在三重表现:低血压、静脉压升高、颈静脉怒张。

(2) 心音遥远,心动过速,奇脉(吸气时收缩压下降>10 mmHg)、心源性休克或无脉电活动。

(3) 呼吸急促、Ewart 征(大量积液时,左肩胛下叩诊呈浊音,语颤增强,可闻及管状呼吸音,即尤尔特征)。

(4) 下垂部位水肿。

3. 心电图 ①窦性心动过速;②QRS 低电压;③电活动交替;④弥漫的 ST 段弓背向下抬高,T 波倒置。

4. 实验室检查 ①心肌酶升高;②ESR、CRP 升高;③白细胞增多、结核及风湿病、HIV 相应血清学指标升高;④病毒抗体阳性。

5. 影像学检查

(1) X 线检查:心脏轮廓增大提示心包腔积液>200 ml;积液>1 000 ml 心影呈烧瓶状。

(2) 超声心动图:①心包大量液性暗区引起压塞。②心脏在渗出液中摇摆。③吸气时二尖瓣流出速率下降>25%、三尖瓣流出速率下降>40%。④右心室舒张受限是压塞超声的强信号,右主动脉陷闭更敏感。

(3) CT 和 MRI:①能够显示引起压塞的原因,包含了周围血管的结构。②MRI 在急性心脏压塞中作用有限。

二、鉴别诊断

(1) 心肌梗死后心肌或乳头肌破裂。

(2) 走行于心包主动脉段夹层。

(3) 肺栓塞。

(4) 气胸。

治 疗

一、内科治疗

药物仅能延缓积液速度,决定性治疗为引流减少积液。

(1) 多巴胺和去甲肾上腺素可能对低血压有效,但是低血压是需要紧急抽液的指征。

(2) 避免利尿剂、血管舒张剂和 β 受体阻滞剂的应用,这些药物可能导致严重血流动力学紊乱。

二、外科治疗

(1) 急诊在超声或 X 线引导下穿刺引流。

(2) 如果是穿通伤引起心脏压塞,需要立即行胸廓造口术进行监测和修复。

(3) 充分监护,Swam-Ganz 导管可以准确地评估血流动力学。

(4) 气管插管术要谨慎进行,正压通气增加静脉回流阻力,加重低血压。

(5) 外科治疗的并发症:心肌穿刺、气胸、心外膜刺激引起的心律失常。

预 后

及时心包减压预后较好;如反复发生心包炎、心包积液则容易形成缩窄性心包炎,预后差。

(郭 焱)

第十三节 静脉空气栓塞

概述与病理生理

一、定义

静脉空气栓塞是指气体通过静脉器械、手术或CO_2充气(如腹腔镜手术、创伤或压力)进入静脉系统并形成栓塞,50 ml 以内的气体量可导致低血压及心律失常,>300 ml 气体可致命。

二、病理生理

静脉空气栓塞(VAE)的致病性和致死性与空气进入的体积和速度直接相关。

气体进入静脉系统后转运至右心房和右心室。如进入静脉系统的空气体积大,则会阻塞于右心房和右心室,导致流出道梗阻,肺静脉回流下降,左心室前负荷及心搏出量下降。气体进入肺动脉能够影响气体交换,导致肺动脉高压。这些因素最终导致低氧血症、心律失常、心力衰竭甚至猝死。

气体经过未闭合的卵圆孔(PFO,约占普通人群27%)或肺循环(气压伤,解剖分流)可形成动脉空气栓塞。动脉系统气体可进入冠状动脉(通常为RCA),导致急性下壁心肌梗死,或进入全身导致癫痫、脑卒中或肠系膜栓塞。

三、病因

(1) 存在空气和血管系统的直接接触。

(2) 存在压力差,利于空气进入循环系统(而非血管出血)。

(3) 常见相关情况:静脉操作病史(置入或拔除)、近期手术或创伤。

(4) 医学情况:①PFO 病史(动脉栓塞);②严重气压伤/气道压力高(纵隔积气、皮下气肿、心包积气、气胸及腹膜积气)。

诊断与鉴别诊断

一、诊断

1. 病史　在术中、术后、内镜操作、中心静脉置管、穿刺、拔管、静脉造影剂注射、家庭输液治疗或机械通气过程中突发以下症状:①呼吸困难(发生率为 100%);②濒死感,嗜睡;③胸骨后疼痛;④"吸入"声。气体进入肺循环时,有时表现为深吸气或咳嗽。

2. 体格检查

(1) 神经系统:意识状态改变,神经局灶体征,脑梗死导致偏身瘫痪或感觉异常,癫痫发作。

(2) 呼吸系统:呼吸急促,喘鸣,啰音,呼吸衰竭。

(3) 心血管系统:低血压,心动过速,磨坊车轮样杂音(右心室内气泡移动导致的整个心动周期内的搅动样杂音)。右心衰竭体征(RVD),休克。

(4) 皮肤:捻发感,网状青斑(乳内动脉空气栓塞)。

（5）眼：视网膜动脉气泡。

3. 辅助检查

（1）ECG 改变。

1）窦性心动过速。

2）右心功能不全（P 波高尖）。

3）非特异性 ST 段及 T 波改变、Q 波、ST 段抬高提示冠状动脉空气栓塞。

（2）实验室检查。

1）血细胞计数：血小板数量减少。

2）血气分析：低氧血症、高碳酸血症及代谢性酸中毒。

其他临床状况也有类似发现，确定空气栓塞，排除其他疾病需要进一步检查。

（3）影像学检查。

1）X 线摄片检查：①正常（最常见）。②肺（泡）水肿。③其他少见发现：包括肺动脉内气体、局部血量减少（特别是上叶的 Westermark 征）、肺不张、心内气体、肝循环内气体、肺动脉增宽。

2）经胸心脏超声：检测右心房或右心室的气泡、急性右心室扩张和肺动脉高压，检查 PFO。

3）经食管心脏超声：是 VAE 最敏感的检查手段，可检测出小到 0.02 ml/kg 的气泡。

4）CT：可检出中心静脉系统（特别是腋静脉及锁骨下静脉）、右心室或肺动脉的空气栓塞，CT 表现为大的缺损时特异性最佳，因为在增强 CT 检查时，

$10\%\sim25\%$ 可发生小的（<1 ml）、无症状的空气栓塞。

5）心脏多普勒超声：能够检出小至 0.25 ml 的气体，敏感性、特异性很高（>90%）。

（4）特殊情况及检查。

1）HRCT 假阴性可能导致不适当的处理。

2）如进行 VAE 的高风险操作，非特异性表现存在时需要高度怀疑空气栓塞。

（5）经食管听诊：检测磨坊车轮样杂音的敏感性很低。

（6）肺动脉导管（如果存在）：肺动脉压升高为非特异性表现，敏感性为 45%。

（7）Q/V 检查：和肺动脉血栓栓塞表现类似，但空气栓塞缓解更快，通常在 24 h 以内。

（8）呼气末氮气：随着 VAE 升高，尚未广泛应用，但为最敏感的 VAE 检查手段。

（9）呼气末 CO_2 监测：①在 VAE 高风险的操作过程中使用的监测技术。②$ETCO_2$ 下降 2 mmHg 可提示 VAE，但并不特异。

二、鉴别诊断

需要与急性呼吸衰竭、呼吸骤停、心源性肺水肿、非心源性肺水肿（ARDS）、急性肺动脉高压、急性冠状动脉综合征、心搏骤停、脑血管意外、癫痫做好鉴别。

监 测 与 治 疗

一、药物治疗

1. 去甲肾上腺素

（1）静脉注射去甲肾上腺素 $0.5\sim1\ \mu g/min$。

（2）不良反应：HTN、心律失常、哮喘加重、过敏反应。

2. 多巴胺

（1）静脉注射多巴胺 $20\sim50\ \mu g/(kg\cdot min)$。

（2）不良反应：过敏反应、哮喘加重、外渗、坏死、坏疽。

3. 血管加压素

（1）静脉注射血管加压素 $0.01\sim0.04$ U/min。

（2）不良反应：过敏反应、哮喘加重、心动过速、心动过缓、其他类型心律失常、心肌梗死。

二、其他治疗

1. 整体评估　如患者病情稳定，具备设施，可考虑立即转移至高压氧舱。潜在好处包括：①压缩存在的气泡；②产生高弥散压力，加速气泡的消散；③改善缺血组织的氧合，降低颅内压。

如果病情危重，需要 CPR 则无法进行高压氧舱治疗。

2. 手术/其他操作　可放置中心静脉导管或肺动脉漂浮导管尝试吸出空气。

多腔导管或 Swan-Ganz 导管对吸出气体,成功率为 6%～16%。

报道显示清除气体成功率最高(30%～60%)的为 Bunegin-Albin 多孔导管(Cook Critical Care, Bloomington,IN)。

三、住院情况

1. 初步稳定

(1) 如静脉导管开放,立刻夹闭或关闭导管。

(2) 如导管刚拔除,立即予以压迫。

(3) 气道保护,吸氧:对于明显的呼吸窘迫或顽固性低氧血症,予以纯氧吸入并插管。

(4) 立即将患者摆放为 Trendelenberg 位(头低足高位),并转至左侧卧位(Durant 动作)。

(5) 建立静脉输液通道:予以液体复苏,血管加压素/β 受体激动剂,必要时行 CPR,以维持动脉血压。

(6) 可尝试用存在的中心静脉导管抽吸空气,但成功率低。

(7) 静脉输液以维持血管内容量,维持 MAP> 65 mmHg。初始剂量为生理盐水 20 ml/kg。也可以予以其他晶体液。

1) 乳酸林格液。

2) 勃脉力。

2. 进一步护理 治疗时需要禁食。

预 后

(1) 开始 48 h 内死亡率高。

(2) 充分治疗后患者可能出现完全或部分缓解。

并 发 症

(1) 呼吸衰竭。

(2) MI。

(3) 长期神经功能障碍。

(4) 死亡。

静脉空气栓塞的诊治流程见图 2-13-1。

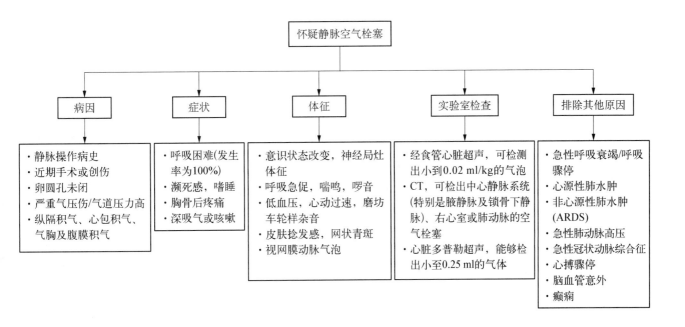

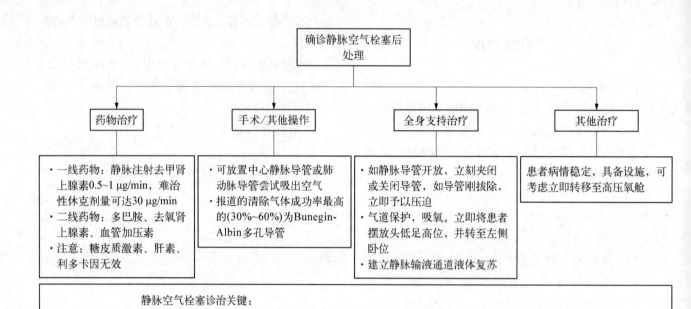

图 2-13-1　静脉空气栓塞诊治流程图

（郭　强）

[1] Leslie K, Hui R, Kaye AH. Venous air embolism and the sitting position: a case series [J]. J Clin Neurosci, 2006,13(4):419 - 422.
[2] Mirski MA, Lele AV, Fitzsimmons L, et al. Diagnosis and treatment of vascular air embolism [J]. J Anesthesiology, 2007,106(1):164 - 177.
[3] Gordy S, Rowell S. Vascular air embolism [J]. J Int J Crit Illn Inj Sci, 2013,3(1):73 - 76.
[4] Groell R, Schaffler GJ, Rienmueller R, et al. Vascular air embolism: location, frequency, and cause on electron-beam CT studies of the chest [J]. J Radiology, 1997,202(2):459 - 462.
[5] Plessis M, Toit-Prinsloo L. Venous air embolism: an under-recognised entity in blunt-force trauma and the importance of radiology [J]. J Med Sci Law, 2017,57(2):95 - 99.

第十四节 脂肪栓塞

概述与病理生理

一、定义

脂肪栓塞(FE)是骨折(特别是骨盆或长骨骨折)、骨折手术或软组织损伤的严重并发症,机体损伤后24~48 h出现呼吸困难、意识障碍和瘀点。本病发病突然,进展迅速,病情极为严重,若诊断治疗不及时,死亡率和病残率甚高。其死亡率最低在0~5.5%,高死亡率多见于股骨干合并多发性骨折,或合并休克者,分别可达50%和62%。

二、病因及发病机制

脂肪栓塞是由于脂肪栓子进入血流阻塞小血管,尤其是阻塞肺内毛细血管,使其发生一系列的病理改变和临床表现。其发病机制主要有两种学说。

1. 机械学说(血管外源说) 脂肪栓塞血管必须具备3个条件:①破裂的脂肪细胞形成脂肪滴;②损伤而开放的静脉,使脂滴进入血循环;③损伤局部或骨折处血肿形成,使局部压力升高,促使脂肪栓子进入血管。

2. 生化学说(血管内源说) 正常时血液中脂类呈乳糜微粒,外伤应激后,交感神经兴奋,在神经-内分泌效应作用下,儿茶酚胺分泌增加,活化腺嘌呤环化酶,继而使脂酶活化,造成机体脂肪动员,使正常血脂乳化状态不稳定,导致乳糜微粒集结成脂肪球、栓塞毛细血管和小血管。

三、病理生理

机械-化学双相反应学说认为脂肪首先在肺部血管形成机械性阻塞,在此基础上,被栓塞的血管内皮细胞受中性脂肪的刺激,释放出大量的脂酶,或因患者外伤后的应激反应,诱发儿茶酚胺分泌。儿茶酚胺可动员脂类,使血脂升高,又可激活腺嘌呤环化酶,从而激活脂酶。中性脂肪在脂酶的作用下,水解成游离脂肪酸和甘油,此时被阻塞的肺部血管受游离脂肪酸的刺激,发生中毒性(或称化学性)血管炎。

中毒性血管炎血管内皮细胞变形,破坏了血管内皮完整性,其渗透性增高,造成肺泡内充满泡沫血性液体,发生弥漫性间质性肺炎、急性肺水肿。此时肺X线片上表现为"暴风雪"样阴影,临床上出现相应的呼吸功能障碍,动脉血氧分压下降。若病情继续发展,则最后出现威胁患者生命的低氧血症,中枢神经系统受损出现神经系统症状。有中枢神经症状者为重型,无神经症状者多为轻型。

诊断与鉴别诊断

1. 临床症状 脂肪栓塞综合征临床表现差异很大,Sevitt将其分为3种类型,即暴发型、完全型(典型症状群)和不完全型(部分症状群,亚临床型)。不完全型按病变部位又可分纯肺型、纯脑型、兼有肺型和脑型两种者,其中以纯脑型最少见。

(1)皮下出血:可出现在伤后2~3日,见于双肩前部、锁骨上部、前胸部、腹部等皮肤疏松部位,也可见于结膜或眼底,伤后1~2日可成批出现,迅速消失,可反复发生。因此,骨折患者入院数日内应注意检查。

（2）呼吸系统症状:主要症状为呼吸困难、咳嗽、咳痰（经常有血性）,但湿啰音不是特有症状。典型肺部X线可见全肺出现"暴风雪"状阴影,并常有右心负荷量增加的影像。但这种阴影不一定都能发现,而且如无继发感染,可以很快消失。因此,对可疑病例,可用轻便X线机反复检查。

（3）神经系统症状:主要表现为头痛、不安、失眠、兴奋、谵妄、错乱、昏睡、昏迷、痉挛、尿失禁等症状。虽很少出现局灶性症状,但偶然可有斜视、瞳孔不等大及尿崩症等。因此,当有些骨折病例出现难以解释的神经系统症状时,应怀疑脂肪栓塞。

2. 辅助检查

（1）创伤后3~5日每日定时进行血气分析、血常规检查。

（2）胸部X线呈典型的"暴风雪"样阴影。

3. 诊断依据

（1）创伤病史。

（2）突发呼吸困难、意识障碍和瘀点的临床表现。

（3）实验室及辅助检查。

1）连续动脉血气检测:如逐渐下降或下降至60 mmHg以下时,对本病的早期诊断具有非常重要的临床意义。

2）肺泡-动脉血氧分压检测:其差增高对早期诊断有参考意义,15±10 mmHg（1.995±1.33 kPa）。

3）气相色谱法检测FFA,可早期诊断脂肪栓塞综合征。

4）经皮氧分压检测。

5）血流动力学检测:脂肪栓子首先进入肺循环,机械性地阻塞肺血管,出现肺动脉高压,患者出现心率增快,呼吸急促,心电图示肺性P波、T波倒置、室性心率、右束支传导阻滞。

6）支气管肺泡灌洗检查（BAL）:检查灌洗液中含脂肪的巨噬细胞及炎性细胞等细胞成分,可以反映FES的病变程度,有助于FES的早期诊断。

7）99m锝（^{99m}Tc）同位素扫描:肺两侧放射性分布不均匀,有放射性减低或缺损区。

8）X线胸片或CT检查:可见"暴风雪"样改变。

9）光镜检查:肺内血及周围静脉血血凝块快速冰冻切片油红O染色,光镜下检查中性脂肪球,是早期诊断的一种新方法。

4. 临床诊断标准　以3项主要标准、2项次要标准和7项参考标准,作为临床诊断依据较为确切。

（1）3项主要标准。

1）点状出血:伤后24~48 h在颈前、前胸、双肩或眼睑结膜处有出血点。

2）呼吸系统症状,X线胸片显示"暴风雪"样改变。

3）无脑外伤的脑症状。

（2）2项次要标准。

1）动脉血氧分压低下:低于60 mmHg以下有诊断意义。

2）血红蛋白下降:一般要低于10 g/dl（100 g/L）。

（3）7项参考标准。

1）脉搏:120次/分以上。

2）发热:体温在38 ℃以上。

3）血小板减少。

4）尿脂肪滴阳性。

5）红细胞沉降率:70 mm/h以上有诊断意义。

6）血清脂肪醇上升。

7）血游离脂肪滴阳性。

当主要标准2项;或主要标准1项、次要标准和参考标准有4项以上时,均可确诊。无主要标准,只有次要标准1项及参考标准4项以上者,应疑为隐性脂肪栓塞综合征。

监 测 与 治 疗

到目前为止,尚没有一种能溶解脂肪栓子,解除脂肪栓塞的药物。治疗主要有对症处理和支持疗法,防止脂肪栓塞的进一步加重,纠正脂肪栓塞的缺氧和酸中毒,防止和减轻重要器官的功能损害,促进受累器官的功能恢复。脂肪栓塞如能早期诊断,处理得当,可以降低病死率和病残率。

十分重要。

一、纠正休克

休克可诱发和加重脂肪栓塞的发生和发展,必须尽早纠正。在休克没有完全纠正之前,应妥善固定骨折的伤肢,切忌进行骨折的整复。否则不但会加重休克,而且将诱发或加重脂肪栓塞的发生。

二、呼吸支持

轻症者有自然痊愈倾向,而肺部病变明显的患者,经适当呼吸支持,绝大多数可自愈。因此,呼吸支持是基本的治疗措施。轻症患者,以鼻管或面罩给氧,使动脉血氧分压维持在 $70\sim80$ mmHg($9.3\sim10.6$ kPa)以上即可。重症患者,应迅速建立人工气道,吸氧或机械辅助通气。

三、减轻脑损害

由于脑细胞对缺氧最敏感,因此脑功能的保护

四、药物治疗

1. 低分子右旋糖酐 改善微循环,预防和减轻严重脂肪栓塞所并发的弥散性血管内凝血。但对伴有心力衰竭和肺水肿的患者,应慎用。

2. 肾上腺皮质激素 效果较好,能减轻或消除游离脂肪酸对呼吸膜的毒性作用,从而降低毛细血管通透性,减少肺间质水肿,稳定肺泡表面活性物质,并减轻脑水肿。如氢化可的松,第 1 日 $500\sim1\ 000$ mg,第 2 日 500 mg,第 3 日 300 mg,停用后副作用很小。

3. 抑肽酶 可降低骨折创伤后一过性高脂血症,防止脂肪栓塞对毛细血管的毒性作用;抑制骨折血肿激肽释放和组织蛋白分解,减慢脂肪滴进入血流的速度;对抗血管内高凝和纤溶活性。

4. 白蛋白 由于其和游离脂肪酸结合,后者毒性作用大大降低,故对肺脂肪栓塞有治疗作用。

脂肪栓塞的诊治流程见图 2-14-1。

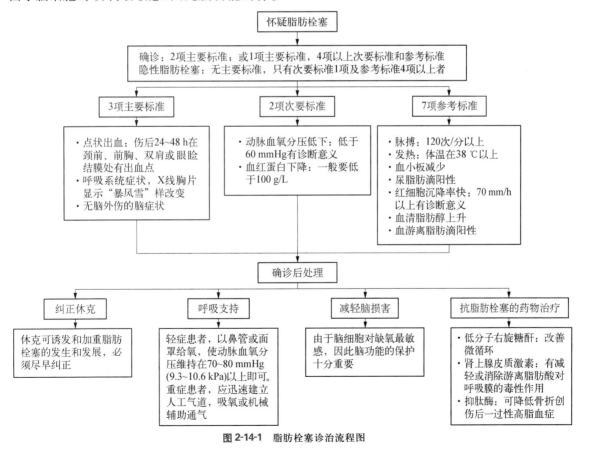

图 2-14-1 脂肪栓塞诊治流程图

（郭 强）

第十五节　恶性心律失常

概述与病理生理

一、定义

心律失常(arrhythmia)是指心脏冲动的频率、节律、起源部位、传导速度或激动次序异常。恶性心律失常是指发生心室颤动或心脏停搏之前出现的心脏自律性或传导性异常的心律失常,伴有严重血流动力学障碍,为致命性心律失常,多为室性心律失常,是导致心源性猝死的主要原因,也是一类需要紧急处理的心律失常。

常见的室性心律失常临床类型有以下几种。

1. 室性期前收缩(ventricular premature contraction, VPC)　QRS波群宽大复杂,孤立或成对出现。

2. 室性心动过速(ventricular tachycardia, VT)　QRS波群宽大复杂,心室率在100～250次/分。

(1) 非持续性室速发作时间短于30 s,可自行终止。

(2) 持续性室速发作时间大于30 s,需要药物或电复律方能终止,常伴有明显血流动力学障碍与心肌缺血。

(3) 单形性室性心动过速。

(4) 多形性室性心动过速:多由自律性增高或触发活动所致,被认为是引起心源性猝死的机制。

(5) 尖端扭转性室性心动过速。

3. 心室颤动(ventricular fibrillation, VF)　心室肌丧失有效的整体收缩能力,被各部心肌快而不协调的颤动所代替,导致血流动力学崩溃。

二、流行病学

(1) 室性心律失常的总体发病率为每年0.1%～0.2%。

(2) 多达3%的健康男性会出现室性期前收缩、阵发性室性心动过速。

(3) 心肌梗死后80%的患者会出现室性期前收缩、6.8%出现阵发性室性心动过速、0.1%心肌梗死后24 h内出现持续性室性心动过速。

(4) 48%置入心脏复律除颤器(implantable cardiac defibrillator, ICD)的心肌病、左心室射血分数(left ventricular ejection fractions, LVEF)<30%的患者在第一年内仍可发生室性心动过速/心室颤动。

三、危险因素

(1) 器质性心脏病。

1) 近期发生的心肌梗死(多形性室性心动过速)或既往心肌梗死病史(单形性室性心动过速)。

2) 缺血/非缺血性心脏病合并LVEF下降(最大下降至<30%)。

3) 先天性心脏病手术后(法洛四联症)。

4) 心室肥厚、梗阻性肥厚型心肌病。

5) 心脏瓣膜病。

6) 右心室结构异常。

(2) 既往心搏骤停病史。

(3) 家族性心源性猝死病史。

(4) 先天及遗传学因素并存(三染色体)。

四、遗传学因素

(1) Brugada综合征是一种钠离子通道基因异常突变所致的原发性心电疾病,属心源性猝死的高危人群。

(2) 儿茶酚胺敏感性多形性室性心动过速

（catecholaminergic polymorphic ventricular tachycardia, CPVT）。

（3）梗阻性肥厚型心肌病（HOCM）。

（4）离子通道病。

五、病理生理

1. 折返

（1）是缺血性或器质性心脏病发生室性心动过速/心室颤动的最常见发生机制。

（2）陈旧性心肌梗死常为梗死边缘瘢痕心肌组织构成折返。

2. 触发活动（triggered activity）

（1）可见于局部儿茶酚胺浓度增高、缺血再灌注等情况。

（2）可被 Valsalva 手法、腺苷、异搏定（维拉帕米）终止。

（3）室性心动过速常起源于右心室流出道。

3. 自律性增加

（1）通常导致室性心动过速/心室颤动。

（2）如无器质性心脏病，或不能被腺苷终止，需进一步电生理评估。

六、病因

（1）心肌瘢痕组织多发生于心肌梗死或心脏手术后，尤其是起源于梗死后临界区域心肌组织，表现为特征性的单形性室性心动过速。

（2）肌质网钙通道异常（RyR2 与 CASQ2）运动诱发的单形性室性心动过速进行性发展为多形性室性心动过速/心室颤动，还多见于儿茶酚胺敏感的多形性室性心动过速。

（3）早期后去极化常有儿茶酚胺依赖，也见于特发性左心室或右心室流出道室性心动过速。

（4）QT 间期延长。

七、诱发因素

（1）低钾血症。

（2）低镁血症。

（3）含麻黄碱药物。

（4）频繁服用三环类抗抑郁药物可能与 QT 间期延长相关。

（5）COPD。

（6）心包炎。

（7）甲状腺功能亢进。

（8）充血性心力衰竭。

（9）强直性肌营养不良。

（10）心脏肉瘤。

（11）心肌炎。

（12）全身性疾病合并潜在的心肌基质异常。

诊断与鉴别诊断

一、诊断

1. 病史

（1）有心悸、晕厥、胸痛等症状，或有心肌梗死病史。

（2）呼吸短促或有提示充血性心力衰竭的症状。

（3）发生于情绪激动或紧张后的室性心律失常需考虑与儿茶酚胺水平升高有关。

（4）可有家族性猝死的病史。

2. 体格检查

（1）出现需要紧急处理的休克征象，应立即查体，如可触及脉搏，或可测量到血压时可排除心室颤动。

（2）室性心动过速时心室率>100 次/分（偶尔也会出现缓慢性室性心动过速），但一般不超过 250 次/分。

（3）血压或脉搏变异度通常较大，颈静脉可出现巨大 A 波（canon wave），常提示房室分离。

（4）Valsalva 手法或颈动脉窦按摩可导致迷走神经张力升高，延长房室结传导时间与不应期，可使房室 1:1 下传受阻，有助于判断是否存在房室分离。

（5）当出现肺部啰音、发绀、外周水肿时提示充血性心力衰竭。

3. 诊断或干预试验　记录 12 导联心电图是诊断恶性心律失常的基本条件。

（1）呈现 QRS 波群宽大畸形且＞0.12 s 的心动过速，考虑室性心动过速可能性大。

（2）单形性室性心动过速 QRS 波群可呈左束支阻滞型（LBBB）或右束支阻滞型（RBBB）。

（3）诊断室性心动过速必须寻找房室分离的证据，P 波与 QRS 波无关，也可使用 Valsalva 手法进一步明确。

（4）室性心动过速波形可与先前心电图窦性心律时室性期前收缩的波形相同。

（5）如先前已存在束支传导阻滞，当波形转变为对侧的束支传导阻滞时往往提示室性心动过速。

（6）室性心动过速合并束支传导异常与室上性心动过速鉴别非常重要，若有缺血性心脏病史，提示室性心动过速可能性大。

4. 实验室检查　可进行心脏特异性酶学检查（肌钙蛋白、CK 或 CK-MB 等）、血清电解质、甲状腺功能、脑钠肽等实验室检查。

5. 影像学检查

（1）所有室性心动过速/心室颤动患者均需要进行超声心动图检查，以评估左心室功能并明确有无器质性心脏病。

（2）怀疑有缺血性心脏病时，应做运动或药物激发试验，可同时进行超声或核医学影像学检查。

（3）当有生命危险事件时，或有潜在缺血性心脏病可能时，推荐行冠状动脉造影术。

（4）当超声心动图不能提供有用信息时，可行心脏 MRI 或 CT 检查。

二、鉴别诊断

本病需与室上性心动过速合并传导异常、快速心律失常合并潜在预激综合征鉴别。

治 疗 与 监 测

一、治疗

1. 内科治疗　已置入 ICD 的患者，抗心律失常药物主要为备用。

（1）由于缺血导致的血流动力学尚稳定的持续性多形性室性心动过速，推荐静脉使用 β 受体阻滞剂。

（2）持续性单形性、持续性多形性室性心动过速、连续的室性心动过速可考虑使用胺碘酮。

（3）持续性单形性室性心动过速、连续的室性心动过速可考虑使用普鲁卡因胺。

（4）由于缺血导致的单形性室性心动过速，或持续性多形性室性心动过速可考虑使用利多卡因。

2. 其他治疗

（1）电除颤。

1）单向波使用 360 J、双向波使用 150～200 J 进行电除颤。

2）对于持续性室性心动过速，在充分镇静下使用电复律。

3）院外的室性心动过速/心室颤动患者应考虑使用体外自动除颤装置。

（2）埋藏式心脏复律除颤器（ICD）。

1）二级预防的指征：扩张型心肌病、致心律失常的右心室心肌病、室性心动过速/心室颤动存活但 LVEF＜40%、Brugada 综合征、先天性室性心动过速的患者。

2）一级预防的指征：有缺血性或非缺血性心脏病导致左心室收缩功能减退、初发的室性心动过速。

（3）导管射频消融治疗：对于低死亡风险的持续性单形性室性心动过速、束支折返性心律失常、连续的室性心动过速可考虑行导管介入射频消融治疗。

（4）外科手术：射频消融或内科治疗效果不好的患者。

3. 一般措施

（1）应根据血流动力学实施标准支持措施。

（2）进行连续心电监测。

（3）血流动力学不稳定时应收住 ICU 治疗。

（4）纠正电解质紊乱。

（5）缺血性心脏病导致的室性心动过速/心室颤动患者应行血管再通手术（介入或外科治疗）。

4. 住院初期治疗

（1）多数患者需住院治疗。

（2）连续心电及血流动力学监测。

（3）去除病因，如缺血、血管活性药物、电解质紊乱、地高辛中毒。

（4）持续性室性心动过速患者，静脉注射胺碘酮、利多卡因或普鲁卡因胺，并持续泵入。

（5）难治性室性心动过速、影响血流动力学或合并心绞痛的患者，即刻行电复律治疗。

5. 转诊

（1）所有恶性心律失常患者均应请心脏科医师会诊。

（2）对于一级、二级预防植入 ICD 的患者转诊行心脏电生理检查，某些室性心动过速患者也可行射频消融治疗。

二、进一步治疗

1. 随诊　门诊患者应在心脏科保持随诊。

2. 监测

（1）定期心电图检查，定期 ICD 测试（每 3～6 个月随访或每月电话随访）。

（2）需要抗心律失常内科治疗的患者定期进行 LFT、甲状腺功能、肾功能、电解质、心电图监测。

3. 宣教　ICD 特殊宣教包括出现休克时的治疗以及知晓有金属植入物限制的情况，如 MRI 检查、金属探测仪等。

4. 预后　随不同类型的恶性心律失常而不同。

5. 并发症

（1）常见的有晕厥、缺血缺氧性脑病、心肌梗死、器官缺血、急性发作时猝死等。

（2）初次未经治疗的室性心动过速可导致心动过速性心肌病。

心律失常的诊治流程见图 2-15-1。

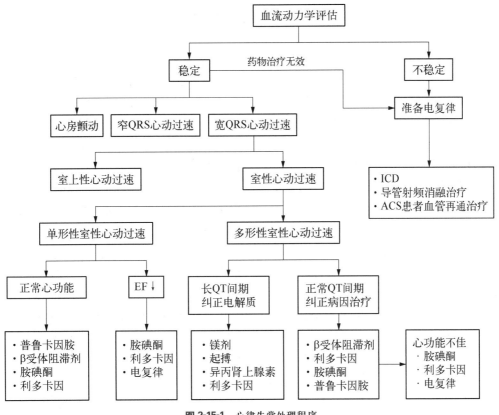

图 2-15-1　心律失常处理程序

（董丹江）

［1］Libby P. Braunwald's heart disease：a textbook of cardiovascular medicine［M］. 8th ed. Philadelphia：Saunders, 2007.
［2］Jouven X, Zureik M, Desnos M, et al. Long-time outcome in asymptomatic men with exercise-induced premature ventricular depolarizations［J］. N

Eng J Med，2000，343(12)：826 - 833.

[3] Maggioni AP，Zuanetti G，Maria Grazia Franzosi，et al. On behalf of GISSI-2 investigators. prevalence and prognostic significance of ventricular arrhythmias after acute myocardial infarction in the fibrinolytic era：GISSI result [J]. Circulation，1993，87(2)：312 - 322.

[4] Freedberg NA，Hill JN，Fogel RI，et al. Recurrence of symptomatic ventricular arrhythmias in patients with implantable cardioverter defibrillator after the first device therapy：Implications for antiarrhythmic therapy and driving restrictions. CARE Group [J]. J Am Coll Cardiol，2001，37(7)：1910 - 1915.

[5] Moss AJ，Zareba W，Hall WJ，et al. The multicenter automatic defibrillator implantation trial II investigators prophylactic implantation of a defibrillator in patients with myocardial infarction and reduced ejection fraction [J]. N Eng J Med，2002，346(12)：877 - 883.

[6] Bardy GH，Lee KL，Mark DB，et al. Sudden cardiac death in heart failure trial (SCD-HeFT) investigators. Amiodarone or an implantable cardioverter-defibrillator for congestive heart failure [J]. N Eng J Med，2005，352(3)：225 - 237.

[7] Lippincott Williams Wilkins. ACC/AHA/ESC 2006 guidelines for management of patients with ventricular arrhythmias and the prevention of sudden cardiac Death-Executive summary [J]. Circulation，2006，114(10)：1088 - 1132.

第十六节　心　力　衰　竭

概述与病理生理

一、定义

心力衰竭是各种心脏结构或功能性疾病导致心室充盈和(或)射血功能受损，心排量不能满足机体组织代谢需要，以肺循环和(或)体循环淤血，器官、组织血液灌注不足为临床表现的一组综合征，主要表现为呼吸困难、体力活动受限和体液潴留。

二、诱因

常见诱因：①感染；②心律失常；③输液、输血过快和(或)过多；④过度体力消耗或情绪激动；⑤药物作用，洋地黄过量或不足、抑制心肌收缩力的药物、引起水钠潴留的药物等；⑥原有心脏病变加重或并发其他疾病，如冠心病发生心肌梗死、风湿性心瓣膜病出现风湿活动、合并甲状腺功能亢进或贫血等；⑦钠盐摄入过多；⑧妊娠和分娩。

三、分类

1. 左心衰竭、右心衰竭和全心衰竭　左心衰竭由左心室代偿功能不全所致，以肺循环淤血为特征，临床上较为常见。单纯的右心衰竭主要见于某些先天性心脏病，以体循环淤血为主要表现。左心衰竭后肺动脉压增高，使右心负荷加重，右心衰竭继之出现，即为全心衰竭。

2. 急性和慢性心力衰竭　急性心力衰竭系因急性的严重心肌损害、心律失常或突然加重的心脏负荷，使心功能正常或处于代偿期的心脏在短时间内发生衰竭或慢性心力衰竭急剧恶化，临床上以急性左心衰竭常见，表现为急性肺水肿或心源性休克。慢性心力衰竭由长期心室负荷过重致心肌收缩力降低、心排量下降、不能满足组织代谢需要而引起。

3. 收缩性和舒张性心力衰竭　收缩期功能障碍，心排血量下降并有循环淤血的表现即为收缩性心力衰竭，临床常见。舒张性心力衰竭是由心室主动舒张功能障碍或心室肌顺应性减退及充盈障碍所致。

四、分级与分期

1. 心力衰竭分期　①A 期，有心力衰竭高危因素，无结构性心脏病或心力衰竭症状体征；②B 期，已有结构性心脏病、无心力衰竭症状；③C 期，结构性心脏病伴心力衰竭症状；④D 期，需特殊治疗的难治性心力衰竭。

2. NYHA 分级 ①Ⅰ级,一般活动不受限;②Ⅱ级,日常活动引起心力衰竭症状,活动轻度受限,休息时无症状;③Ⅲ级,活动明显受限;④Ⅳ级,休息时出现心力衰竭症状。

3. 6 min 步行试验 ①6 min 步行距离<150 m 为重度心功能不全;②6 min 步行距离为 150～425 m 为中度心功能不全;③6 min 步行距离为425～550 m 为轻度心功能不全。

诊断与鉴别诊断

一、诊断

1. 病史 大多数患者有各种心脏疾病史。老年人中主要病因为冠心病、高血压和老年性退行性心瓣膜病,年轻人多由风湿性心瓣膜病、扩张型心肌病、急性重症心肌炎等所致。

2. 症状 慢性心力衰竭是心血管疾病的终末期表现和最主要的死因。

(1)慢性左心衰竭。

1)不同程度的呼吸困难:劳力性呼吸困难是左心衰竭最早出现的症状。因运动使回心血量增加,左心房压力升高,加重肺淤血;端坐呼吸指肺淤血达到一定程度时,患者不能平卧,因平卧时回心血量增多且横膈上抬,呼吸更为困难;夜间阵发性呼吸困难指患者入睡后突然因憋气而惊醒,被迫取坐位,重者可有哮鸣音,称为"心源性哮喘",其多于端坐休息后缓解;急性肺水肿是"心源性哮喘"的进一步发展,是左心衰竭呼吸困难最严重的形式。

2)咳嗽、咳痰及咯血:咳嗽、咳痰是由肺泡和支气管黏膜淤血所致,开始常于夜间发作,坐位或立位时咳嗽可减轻,白色浆液性泡沫痰为其特点,偶可见痰中带血丝。急性左心衰竭发作时可出现粉红色泡沫样痰。长期慢性肺淤血肺静脉压力升高,导致肺循环和支气管血液循环之间在支气管黏膜下形成侧支,此种血管一旦破裂可引起大咯血。

3)乏力、疲惫、运动耐量减低、头晕、心慌等器官、组织灌注不足及代偿性心率加快所致的症状。

4)少尿及肾功能损害症状:严重的左心衰竭血液进行再分配时,肾血流量首先减少,可出现少尿。长期慢性的肾血流量减少可出现血尿素氮、肌酐升高并可有肾功能不全的相应症状。

(2)慢性右心衰竭。

1)消化道症状:胃肠道及肝淤血引起腹胀、食欲不振、恶心、呕吐等是右心衰竭最常见的症状。

2)劳力性呼吸困难:继发于左心衰竭的右心衰竭,呼吸困难已存在。单纯性右心衰竭为分流性先天性心脏病或肺部疾病所致,均有明显的呼吸困难。

3. 体征

(1)慢性左心衰竭。

1)肺部湿啰音:由于肺毛细血管压增高,液体渗出到肺泡而出现湿啰音。随着病情的加重,肺部啰音可从局限于肺底部直至弥漫全肺。侧卧位时下垂的一侧啰音较多。

2)心脏体征:除基础心脏病的固有体征外,一般均有心脏扩大(单纯舒张性心衰除外)及相对性二尖瓣关闭不全的反流性杂音、肺动脉瓣区第二心音亢进及舒张期奔马律。

(2)慢性右心衰竭。

1)水肿:体静脉压力升高使软组织出现水肿,表现为始于身体低垂部位的对称性凹陷性水肿。也可表现为胸腔积液,以双侧多见,单侧者以右侧多见,可能与右膈下肝淤血有关。

2)颈静脉征:颈静脉搏动增强、充盈、怒张是右心衰竭时的主要体征,肝颈静脉反流征阳性更具特征性。

3)肝大:肝淤血肿大常伴压痛,持续慢性右心衰竭可致心源性肝硬化。

4)心脏体征:除基础心脏病的相应体征外,可因右心室显著扩大而出现三尖瓣关闭不全的反流性杂音。

(3)急性心力衰竭:突发严重呼吸困难,呼吸频率常达每分钟 30～40 次,强迫坐位、面色灰白、发绀、大汗、烦躁,同时频繁咳嗽,咳粉红色泡沫状痰。极重者可因脑缺氧而致神志模糊。发病初始可有一过性血压升高,病情如未缓解,血压可持续下降直至休克。听诊时两肺满布湿啰音和哮鸣音,心尖部第一心音减弱,心率快,同时有舒张早期第三心音、奔马律、肺动脉瓣第二心音亢进。

4. 辅助检查

(1)实验室检查。

1)利钠肽:是心力衰竭诊断、患者管理、临床事件风险评估中的重要指标,临床上常用 BNP 及 NT-proBNP,BNP<35 pg/ml,NT-proBNP<125 pg/ml 时不支持慢性心力衰竭诊断。未经治疗者若利钠肽水平正常可基本排除心力衰竭诊断,已接受治疗者利钠肽水平高则提示预后差,但左心室肥厚、心动过速、心肌缺血、肺动脉栓塞、慢性阻塞性肺疾病等缺氧状态、肾功能不全、肝硬化、感染、败血症、高龄等均可引起利钠肽升高,因此其特异性不高。

2) 肌钙蛋白:严重心力衰竭或心力衰竭失代偿期、败血症患者的肌钙蛋白可有轻微升高,但心力衰竭患者检测肌钙蛋白更重要的目的是明确是否存在急性冠状动脉综合征。肌钙蛋白升高,特别是同时伴有利钠肽升高,也是心力衰竭预后不良的强预测因子。

3) 常规检查:包括血常规、尿常规、肝肾功能、血糖、血脂、电解质等,对于老年及长期服用利尿剂、RAAS 抑制剂类药物的患者尤为重要,在接受药物治疗的心力衰竭患者的随访中也需要适当监测。甲状腺功能检测不容忽视,因为无论甲状腺功能亢进或减退均可致心力衰竭。

(2) 心电图:心力衰竭并无特异性心电图表现,但能帮助判断心肌缺血、既往心肌梗死、传导阻滞及心律失常等。怀疑心律失常或怀疑存在无症状性心肌缺血时应做 24 h 动态心电图。

(3) 影像学检查。

1) X 线检查:是确诊左心衰竭肺水肿的重要依据,并有助于心力衰竭与肺部疾病的鉴别。心影大小及形态为心脏病的病因诊断提供了重要的参考资料,心脏扩大的程度和动态改变也间接反映了心脏的功能状态,但并非所有心力衰竭患者都存在心影增大。X 线胸片可反映肺淤血。早期肺静脉压增高时,主要表现为肺门血管影增强,上肺血管影增多与下肺纹理密度相仿甚至多于下肺。肺动脉压力增高可见右下肺动脉增宽,进一步出现间质性肺水肿可使肺野模糊,Kerley B 线是在肺野外侧清晰可见的水平线状影,是肺小叶间隔内积液的表现,是慢性肺淤血的特征性表现。急性肺泡性肺水肿时肺门呈蝴蝶状,肺野可见大片融合的阴影。左心衰竭还可见胸腔积液和叶间胸膜增厚。

2) 超声心动图:更准确地评估各心腔大小变化及心瓣膜结构和功能,方便快捷地评估心功能和判断病因,是诊断心力衰竭最主要的仪器检查。

A. 收缩功能:以收缩末及舒张末的容量差计算 LVEF 作为收缩性心力衰竭的诊断指标,虽不够精确,但方便实用。正常 LVEF>50%。

B. 舒张功能:超声多普勒是临床上最实用的判断舒张功能的方法。可有导致舒张期功能不全的结构基础,如左心房肥大、左心室壁增厚等。心动周期中舒张早期心室充盈速度最大值为 E 峰,舒张晚期(心房收缩)心室充盈最大值为 A 峰,E/A 值正常人不应小于 1.2,中青年更大。舒张功能不全时,E 峰下降,A 峰增高,E/A 值降低。对于难以准确评估 A 峰的心房颤动患者,可利用组织多普勒评估二尖瓣环测 E/E' 值,若>15,则提示存在舒张功能不全。

3) 放射性核素检查:放射性核素心血池显影能相对准确地评估心脏大小和 LVEF,还可通过记录放射活性-时间曲线计算左心室最大充盈速率以反映心脏舒张功能。常同时行心肌灌注显像评估存活/缺血心肌,但在测量心室容积或更精确的心功能指标方面价值有限。

4) 心脏磁共振(cardiac magnetic resonance,CMR):能评估左右心室容积、心功能、节段性室壁运动、心肌厚度、心脏肿瘤、瓣膜、先天性畸形及心包疾病等。因其精确度及可重复性好,成为评估心室容积、肿瘤、室壁运动的金标准。增强磁共振能为心肌梗死、心肌炎、心包炎、心肌病、浸润性疾病提供诊断依据,但费用昂贵,部分心律失常或起搏器植入的患者等不能接受 CMR,故其有一定的局限性。

5) 冠状动脉造影(coronary angiography):对于拟诊冠心病或有心肌缺血症状、心电图或负荷试验有心肌缺血表现者,可行冠状动脉造影明确病因诊断。

(4) 有创性血流动力学检查:右心漂浮导管(Swan-Ganz 导管)和脉搏指示剂连续心排血量监测(pulse indicator continuous cardiac output,PiCCO)。

急性重症心力衰竭患者必要时采用床边 Swan-Ganz 导管检查,经静脉将漂浮导管插入至肺小动脉,测定各部分的压力及血液含氧量,计算心脏指数(CI)及肺小动脉楔压(PCWP),直接反映左心功能,正常时 CI>2.5 L/(m^2·min),PCWP<12 mmHg。

危重患者也可采用 PiCCO 动态监测,经外周动、静脉置管,应用指示剂热稀释法估测血容量、外周血管阻力、全心排血量等指标,可更好地指导容量管理,通常仅适用于具备条件的 CCU、ICU 等病房。

(5) 心肺运动试验:仅适用于慢性稳定性心力衰竭患者,在评估心功能并判断心脏移植的可能性方面切实有效。运动时肌肉需氧量增加,心排血量相应增加。正常人每增加 100 ml/($m^2 \cdot$ min)的氧耗量,心排血量需增加 600 ml/($m^2 \cdot$ min)。当患者的心排血量不能满足运动需求时,肌肉组织就从流经它的单位容积血中提取更多的氧,致动-静脉血氧差值增大。在氧供应绝对不足时,即出现无氧代谢,乳酸增加,呼气中 CO_2 含量增加。①最大耗氧量[VO_2max,ml/(kg·min)]:即运动量虽继续增加,耗氧量不再增加时的峰值,表明心排血量已不能按需要继续增加。心功能正常时,此值应>20,轻至中度心功能受损时为 16~20,中至重度受损时为 10~15,极重度受损<10。②无氧阈值:即呼气中 CO_2 的增长超过了耗氧量的增长,标志着无氧代谢的出现,以开始出现两者增加不成比例时的耗氧量作为代表值,此值愈低说明心功能愈差。

二、鉴别诊断

1. 支气管哮喘 左心衰竭患者夜间阵发性呼吸困难,常称为"心源性哮喘",应与支气管哮喘鉴别。前者多见于器质性心脏病患者,发作时必须坐起,重症患者肺部有干湿啰音,甚至咳粉红色泡沫痰;后者多见于青少年,有过敏史,发作时双肺可闻及典型哮鸣音,咳出白色黏痰后呼吸困难常可缓解。测定血浆 BNP 水平对鉴别心源性和支气管性哮喘有较大的参考价值。

2. 心包积液和缩窄性心包炎 由于腔静脉回流受阻同样可以引起颈静脉怒张、肝大、下肢水肿等表现,应根据病史、心脏及周围血管体征进行鉴别,超声心动图、CMR 可确诊。

3. 肝硬化腹水伴下肢水肿 应与慢性右心衰竭鉴别,除基础心脏病体征有助于鉴别外,非心源性肝硬化不会出现颈静脉怒张等上腔静脉回流受阻的体征。

监 测 与 治 疗

一、监测

监测患者的基本生命体征,全血细胞计数、尿液分析、血生化(包括钠、钾、钙、血尿素氮、肌酐、肝酶和胆红素、血清铁/总铁结合力)、空腹血糖和糖化血红蛋白、血脂及甲状腺功能等。

二、慢性心力衰竭的治疗

1. 病因治疗 对所有可能导致心脏功能受损的常见疾病,如高血压、冠心病、糖尿病、代谢综合征等,在尚未造成心脏器质性改变前即应早期进行有效治疗。对于少数病因尚未明确的疾病如原发性扩张型心肌病等亦应早期积极干预,延缓疾病进展。

2. 去除诱发因素 各种感染(尤其是上呼吸道和肺部感染)、肺梗死、心律失常、电解质紊乱和酸碱平衡失调、贫血、肾功能损害、过量摄盐、过度静脉补液及应用损害心肌或心功能的药物等均可引起心力衰竭恶化,应及时处理或纠正。

3. 一般治疗

(1) 生活方式管理。

1) 指导患者健康生活方式,平稳情绪,适当诱因规避,规范药物服用,合理随访计划。

2) 指导患者管理体重,日常体重监测能简便地反映患者液体潴留情况及利尿剂疗效,帮助指导调整治疗方案。

3) 饮食管理,减少钠盐摄入有利于减轻水肿等症状,但应注意低钠血症的发生。

(2) 休息与活动:急性期或病情不稳定者应限制体力活动,卧床休息,以降低心脏负荷,有利于心功能的恢复。适宜的活动能提高骨骼肌功能,改善运动耐量。

4. 药物治疗

(1) 利尿剂:所有心力衰竭患者,有液体潴留证据或原先有过液体潴留者均应给予利尿剂。常用的利尿剂有襻利尿剂和噻嗪类利尿剂。首选襻利尿剂如呋塞米、托拉塞米等,特别适用于有明显液体潴留或伴有肾功能受损的患者。呋塞米的剂量与效应呈线性关系,剂量不受限制,但临床上也不推荐很大剂量。噻嗪类仅适用于有轻度液体潴留、伴有高血压而肾功能正常的心力衰竭患者。氢氯噻嗪 100 mg/d 已达最大效应,再增量也无效。新型利尿剂托伐普坦是血管加压素 V_2 受体拮抗剂,具有仅排水不利钠的作用,伴顽固性水肿或低钠血症者疗效更显著。

长期使用利尿剂最常见的副作用是电解质紊

乱,特别是低钾血症和高钾血症。利尿剂的使用可激活内源性神经内分泌系统,特别是 RAAS 系统和交感神经系统,故应与 ACEI/ARB 及 β 受体阻滞剂联用。

(2) ACEI/ARB:ACEI 是被证实能降低心力衰竭住院及死亡风险、降低病死率和改善心力衰竭患者预后的一类药物。

适应证:①所有 LVEF<40% 的心力衰竭患者,除非有禁忌证或不能耐受治疗,均应运用;②无症状心功能不全患者,可预防和延缓心力衰竭的发生;③与利尿剂合用,适用于伴有液体潴留者。

禁忌证:曾发生致命性不良反应(如喉头水肿)、严重肾衰竭和妊娠妇女。

以下情况慎用:双侧肾动脉狭窄、血肌酐>3 mg/dl、血钾>5.5 mmol/L、伴症状性低血压(收缩压<80 mmHg)、左心室流出道梗阻等。

不良反应:①与血管紧张素 Ⅱ(Ang Ⅱ)抑制有关的,如低血压、肾功能恶化、高血钾。②与缓激肽积聚有关的,如干咳和血管性水肿。当 ACEI 引起干咳、血管性水肿不能耐受时,可改用 ARB。

(3) β 受体阻滞剂:由于长期持续性交感神经系统的激活和刺激,慢性心力衰竭患者的心肌 β₁ 受体下调和功能受损,β 受体阻滞剂治疗可恢复 β₁ 受体的正常功能,使之上调,从而能减轻症状,改善预后,降低死亡率和住院率。

适应证:①所有慢性收缩性心力衰竭,NYHA Ⅱ级、Ⅲ级患者,LVEF<40% 且病情稳定者均可运用,除非有禁忌证或治疗后出现不稳定状态。NYHA Ⅳ级患者如病情稳定,无液体潴留,体重恒定,且无需静脉用药者可考虑在严密监护下由专科医师指导运用。

禁忌证:支气管痉挛性疾病、症状性心动过缓、血压过低、二度及以上房室传导阻滞未安装起搏器者等。

不良反应:①低血压一般出现于首剂或加量的24～48 h 内,通常无症状可自行消失;②液体潴留和心力衰竭恶化,用药期间,如心力衰竭有轻度或中度加重,应加大利尿剂用量。如病情恶化,且与 β 受体阻滞剂应用或加量有关,宜暂时减量或退回至前一剂量;③心动过缓和房室传导阻滞,如心率低于 55次/分或伴有眩晕等症状,或出现二度或三度房室传导阻滞,应减量甚至停药。

(4) 地高辛:洋地黄类药物通过抑制衰竭细胞心肌细胞膜 Na⁺-K⁺-ATP 酶,使细胞内 Na⁺ 水平升高,促进 Na⁺-Ca²⁺ 交换,提高细胞内 Ca²⁺ 水平,发挥正性肌力作用。研究表明,地高辛可显著改善轻度、中度心力衰竭患者的临床症状,改善生活质量,提高运动耐量,减少住院率,但不能提高生存率。

适应证:适用于慢性收缩性心力衰竭已应用利尿剂、ACEI(或 ARB)、β 受体阻滞剂和醛固酮受体拮抗剂,LVEF≤45%,仍持续有症状的患者,伴有快速心室率的房颤患者尤为适合。已应用地高辛者不宜轻易停用。心功能 NYHA Ⅰ级患者不宜应用地高辛。

禁忌证:①预激综合征伴房颤;②高度房室传导阻滞;③病态窦房结综合征;④肥厚型心肌病;⑤心包缩窄导致的心力衰竭;⑥急性心肌梗死 24 h 内;⑦单纯风湿性心脏病二尖瓣狭窄伴窦性心律的肺水肿。

(5) 伊伐布雷定:是心脏窦房结起搏电流(I_f)的一种选择性特异性抑制剂,以剂量依赖性方式抑制 I_f 电流,降低窦房结发放冲动的频率,从而减慢心率。由于心率减慢,舒张期延长,冠状动脉血流量增加,可产生抗心绞痛和改善心肌缺血的作用。

适应证:适用于窦性心律的慢性收缩性心力衰竭患者。使用 ACEI 或 ARB、β 受体阻滞剂、醛固酮受体拮抗剂,已达到推荐剂量或最大耐受剂量,心率仍然≥70 次/分,并持续有症状(NYHA Ⅱ～Ⅳ级),可加用伊伐布雷定。不能耐受 β 受体阻滞剂、心率≥70 次/分的有症状患者,也可使用伊伐布雷定。

不良反应:心动过缓、光幻症、视力模糊、心悸、胃肠道反应等均少见。

(6) 神经内分泌抑制剂的联合应用。

1) ACEI 和 β 受体阻滞剂的联用:两药合用称为"黄金搭档",可产生相加或协同的有益效应,使死亡危险性进一步降低。两药合用后可交替和逐步递加剂量,分别达到各自的目标剂量或最大耐受剂量。为避免低血压,β 受体阻滞剂与 ACEI 可在 1 日中不同时间段服用。

2) ACEI 与醛固酮受体拮抗剂联用:临床研究证实,两者联合进一步降低慢性心力衰竭患者的病死率,又较为安全,但要严密监测血钾水平,通常与排钾利尿剂合用以避免发生高钾血症。

3) ARB 与 β 受体阻滞剂或醛固酮受体拮抗剂联用:不能耐受 ACEI 的患者,可应用 ARB。此时,ARB 和 β 受体阻滞剂的合用,以及在此基础上加用醛固酮受体拮抗剂,类似于"黄金搭档"和"金三角"。

5. 非药物治疗

(1) 心脏再同步化治疗(CRT):部分心力衰竭患者存在房室、室间和(或)室内收缩不同步,进一步导致心肌收缩力降低。CRT 通过改善房室、室间和(或)室内收缩同步性增加心排量,可改善心力衰竭症状、运动耐量,提高生活质量,减少住院率并降低死亡率。

慢性心力衰竭患者的 CRT 的 Ⅰ 类适应证包括:已接受最佳药物治疗仍持续存在心力衰竭症状、LVEF≤35%、心功能 NYHA 分级 Ⅲ~Ⅳ 级、窦性节律时心脏不同步(QRS 间期>120 ms)。但部分患者对 CRT 治疗反应不佳,完全性左束支传导阻滞是 CRT 有反应的最重要指标。

(2) 左心室辅助装置(LVAD):适用于严重心脏事件后或准备行心脏移植术患者的短期过渡治疗和急性心力衰竭的辅助性治疗。LVAD 的小型化、精密化、便携化可实现,有望用于药物疗效不佳的心力衰竭患者,成为心力衰竭器械治疗的新手段。

(3) 心脏移植:是治疗顽固性心力衰竭的最终治疗方法。但因其供体来源及排异反应而难以广泛开展。

(4) 细胞替代治疗:目前仍处于临床试验阶段,干细胞移植在修复受损心肌、改善心功能方面表现出有益的趋势,但仍存在移植细胞来源、致心律失常、疗效不稳定等诸多问题,尚须进一步解决。

6. 舒张性心力衰竭的治疗

(1) 积极寻找并治疗基础病因,如冠心病、主动脉狭窄,有效控制血压等。

(2) 降低肺静脉压,限制钠盐摄入,应用利尿剂;若肺淤血明显,可小剂量应用静脉扩张剂(硝酸盐制剂)减少静脉回流,但应避免过量致左心室充盈量和心排血量明显下降。

(3) β受体阻滞剂可减慢心率,延长舒张期而改善舒张功能,同时降低高血压,减轻心肌肥厚,改善心肌顺应性。因此其应用不同于收缩性心力衰竭,一般治疗目标为维持基础心率在 50~60 次/分。

(4) 钙通道阻滞剂可降低细胞内 Ca^{2+} 浓度,改善心肌主动舒张功能;降低血压,改善左心室早期充盈,减轻心肌肥厚,主要用于肥厚型心肌病。

(5) ACEI 或 ARB 能降低高血压,改善心肌及小血管重塑,有利于改善舒张功能,最适于高血压性心脏病、冠心病、心力衰竭。

(6) 无收缩功能障碍的情况下,禁用正性肌力药物。

(7) 血运重建治疗,由于心肌缺血可以损害心室的舒张功能,冠心病患者如有症状或证实存在心肌缺血,应行冠状动脉血运重建术。

(8) 如同时有收缩性心力衰竭,以治疗后者为主。

三、急性心力衰竭的治疗

1. 一般治疗

(1) 体位:静息时明显呼吸困难者应取半卧位或端坐位,双腿下垂以减少回心血量,降低心脏前负荷。

(2) 吸氧:适用于低氧血症和呼吸困难明显,尤其指端血氧饱和度<90% 的患者。无低氧血症的患者不应常规应用。

(3) 出入量管理:肺淤血、体循环淤血及水肿明显者应严格限制饮水量和静脉输液速度。保持每日出入量负平衡约 500 ml,严重肺水肿者水负平衡为 1 000~2 000 ml/d,甚至可达 3 000~5 000 ml/d,以减少水钠潴留,缓解症状。3~5 日后,如肺淤血、水肿明显消退,应减少水负平衡量,逐渐过渡到出入量大体平衡。在负平衡下应注意防止发生低血容量、低血钾和低血钠等。同时限制钠摄入<2 g/d。

2. 药物治疗

(1) 吗啡:使患者镇静、减少躁动,减少氧耗,舒张小血管,减轻心脏负荷。

(2) 利尿剂:快速利尿,首选呋塞米静脉注射(呋塞米 20~40 mg 于 2 min 内静脉注射,4 h 后可重复 1 次),有利于减轻心脏负荷、扩张静脉、缓解肺水肿。

(3) 氨茶碱:解除支气管痉挛,并有一定的增强心肌收缩、扩张外周血管作用。

(4) 洋地黄:最适用于有快速心室率的心房颤动并心室扩大伴左心室收缩功能不全者,首剂 0.4~0.8 mg,2 h 后可酌情再给 0.2~0.4 mg。但对急性心肌梗死 24 h 内禁用。

(5) 血管扩张剂:须密切监测血压变化,小剂量慢速给药并合用正性肌力药物。①硝普钠,为动静脉血管扩张剂,静脉注射后 2~5 min 起效,起始剂量 0.3 μg/(kg·min)静脉滴注,根据血压逐步增加剂量,因含有氰化物,用药时间不宜连续超过 24 h。②硝酸酯类,可扩张小静脉,降低回心血量,使 LVEDP 及肺血管压降低,患者对本药的耐受量个体差异很大,及时制订个体化方案。

（6）正性肌力药物：①小到中等剂量多巴胺可通过降低外周阻力，增加肾血流量，增加心肌收缩力和心排血量而有利于改善急性心力衰竭的病情。但大剂量可增加左心室后负荷和肺动脉压而对患者有害。②多巴酚丁胺，起始剂量同多巴胺，根据尿量和血流动力学监测结果调整，应注意其致心律失常的副作用。③磷酸二酯酶抑制剂，米力农兼有正性肌力及降低外周血管阻力的作用。急性心力衰竭时在扩血管利尿的基础上短时间应用米力农可能取得较好的疗效。

3. 非药物治疗

（1）主动脉内球囊反搏术（IABP）：可有效改善心肌灌注，又降低心肌耗氧量和增加心排血量。适应证：①AMI 或严重心肌缺血并发心源性休克，并不能由药物纠正；②伴血流动力学障碍的严重冠心病（如 AMI 机械并发症）；③心肌缺血或急性重症心肌炎伴顽固性肺水肿；④作为左心室辅助装置（LVAD）或心脏移植前的过渡治疗。

（2）机械通气：指征为心跳呼吸骤停而进行心肺复苏及合并Ⅰ型或Ⅱ型呼吸衰竭。

预　后

急性心力衰竭预后很差，住院病死率为 3%，6 个月的再住院率约为 50%，5 年病死率高达 60%。

心力衰竭的诊治流程见图 2-16-1。

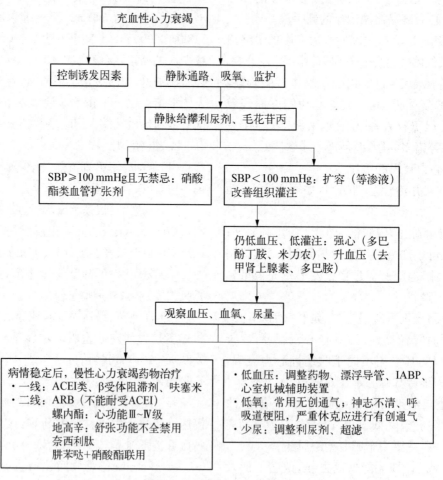

图 2-16-1　心力衰竭诊治流程图

（陈敏英）

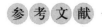

参 考 文 献

［1］ 陈灏珠,林果.实用内科学［M］.第 13 版.北京:人民卫生出版社,2009:1363 - 1382.
［2］ The task force for the diagnosis and treatment of acute and chronic heart failure of the European Society of Cardiology (ESC). 2016 ESC guidelines for the diagnosis and treatment of acute and chronic heart failure ［J］. European Journal of Heart Failure, 2016: 1 - 85.
［3］ 中华医学会心血管病学分会,中华心血管病杂志编辑委员会.中国心力衰竭诊断和治疗指南 2014 ［J］.中华心血管病杂志,2014,42(2):98 - 122.
［4］ Writing Committee Members, Yancy CW, Jessup M, et al. 2016 ACC/AHA/HFSA focused update on new pharmacological therapy for heart failure: an update of the 2013 ACCF/AHA guideline for the management of heart failure ［J］. Circulation, 2016,134(13):1 - 22.

第十七节 心 源 性 休 克

概述与病理生理

一、定义

在血管内容量及左心室充盈压正常的情况下,由于心脏功能不全导致的持续低血压及组织灌注不足。

二、流行病学

1. 发病率　7%～8%的急性心肌梗死患者合并心源性休克。

2. 危险因素

(1) 年龄>75 岁。

(2) 低血压。

(3) 糖尿病。

(4) 血脂异常。

(5) 陈旧性心肌梗死病史。

(6) 冠状动脉成形术后。

(7) 充血性心力衰竭病史。

(8) 前壁心肌梗死。

(9) 低射血分数。

(10) 重度冠状动脉狭窄。

3. 一般预防

(1) 群众教育,以早期识别心肌梗死。

(2) 建立急救转运系统,以快速转运 ST 段抬高型心肌梗死患者至具有 PCI 或冠状动脉手术资质的医院。

(3) 及时识别溶栓失败者,早期转运至具血管重建手术资格的高级医疗中心。

三、病理生理

1. 心肌的病理生理学改变

(1) 心肌梗死、心肌重度缺血将导致左心室功能受损、心肌收缩力减弱,减少心排血量,降低动脉血压。

(2) 冠状动脉血流灌注减少,继而进一步损伤储备冠状动脉。

(3) 交感-肾素血管紧张素系统代偿性激活,循环阻力增加,心动过速,液体潴留。

2. 细胞的病理学改变

(1) 氧输送不足导致细胞内 ATP 产生减少。

(2) 能量代谢方式由有氧代谢转变为无氧代谢,乳酸生成增多。

(3) 在重度缺血及低灌注状态下,心肌细胞将发生线粒体自噬,继而细胞膜破坏、细胞坏死。

四、病因

1. 急性心肌梗死

(1) 泵功能衰竭。

1) 大面积梗死。

2) 左心室功能不全的基础上合并心肌梗死。

3）梗死范围扩大。

4）严重的复发性心肌缺血。

（2）机械并发症。

1）乳头肌断裂导致的急性二尖瓣关闭不全。

2）室间隔缺损。

3）室壁破裂。

4）心脏压塞。

（3）右心室梗死。

2. 其他

（1）心肌疾病晚期。

（2）心肌炎。

（3）长时间体外循环。

（4）感染性休克导致的重度心肌抑制。

（5）左心室流出道受阻。

（6）主动脉瓣狭窄。

（7）肥厚型梗阻性心肌病。

（8）左心室充盈受阻。

（9）二尖瓣狭窄。

（10）左心房黏液瘤。

（11）急性二尖瓣关闭不全。

（12）急性主动脉瓣关闭不全。

（13）急性大面积肺栓塞。

（14）急性应激性心肌病。

（15）嗜铬细胞瘤。

诊断与鉴别诊断

一、诊断

1. 病史　关注相关病史以排查加重休克的因素，如低血容量、低氧血症、脓毒血症、酸中毒、肺动脉栓塞、主动脉夹层、腹主动脉破裂、心脏压塞等。

2. 体格检查

（1）皮肤发冷，青紫或发白，四肢皮肤呈花斑状。

（2）脉搏细速。

（3）颈静脉扩张。

（4）肺水泡音。

（5）末梢水肿。

（6）心动过速，脉压减小。

（7）心音遥远，出现第三、第四心音。

（8）二尖瓣关闭不全或室间隔缺损可闻及收缩期杂音。

（9）胸骨旁震颤提示存在室间隔缺损，收缩早期杂音提示二尖瓣关闭不全。

（10）在进行 Valsalva 动作或起立时，收缩期杂音增强，提示存在梗阻性肥厚型心肌病（特发性主动脉瓣下狭窄）。

（11）意识改变。

3. 辅助检查

（1）实验室检查。

1）生化检查：电解质、肾功能、肝功能。

2）血常规：排除贫血；白细胞计数高提示潜在感染可能；血小板降低提示脓毒症凝血病可能。

3）心肌酶。

4）动脉血气。

5）血清乳酸水平：组织低灌注的标志物，可提示预后。

（2）影像学检查。

1）快速超声心动图评估：十分重要，用以评估全左心室功能及局部左心室功能、右心室大小及功能，发现二尖瓣关闭不全及其他瓣膜异常、心包积液以及室间隔穿孔。

2）X 线胸片检查：可提示左心室衰竭（如出现肺血管扩张、肺间质水肿、克利 B 线、心脏扩大、双侧胸膜渗出征象）或主动脉夹层（纵隔增宽）。

3）冠状动脉造影：用于评估冠状动脉血管结构及是否需要紧急血管重建术。

4. 诊断程序

（1）心电图可表现为 ST 段抬高、ST 段压低、Q 波或左束支传导阻滞等急性心肌梗死的表现；心肌缺血患者心电图也可表现为 T 波倒置。

（2）有创血流动力学监测。

1）可精确测量容量状态、左右心室充盈压及心排血量。

2）可表现为持续性低血压（收缩压＜90 mmHg 或平均动脉压降低＞30 mmHg，伴心率＞60 次/分）。

3）尿量减少[＜0.5 ml/(kg·h)]。

4）肺动脉楔压升高（＞15 mmHg）。

5）右心房压力增高（＞20 mmHg）。

6) 心排血量降低[心指数<2.1 L/(m² • min)]。

7) 体循环阻力增加(>2 100 dyn • s • m² • cm⁻⁵)。

8) 以肺动脉楔压增高为主要表现的右心充盈压增高,同时伴有超声心动图的特征性表现,提示右心室心肌梗死。

9) 肺动脉楔压波形出现大 V 波提示重度二尖瓣关闭不全。

10) 右心房至右心室血氧饱和度递增,可诊断为室间隔缺损。

5. 病理学　心源性休克的病理学标本检测结果大多表现为 ST 段抬高型心肌梗死的并发症,如室间隔穿孔、心室破裂及乳头肌断裂。

二、鉴别诊断

需要与心肌梗死、心肌缺血、心脏破裂、心肌炎、心源性肺水肿、肺动脉栓塞、感染性休克、分布性休克、失血性休克及多系统炎症反应综合征鉴别。

治　疗

一、药物治疗

1. 一线药物

(1) 药物治疗急性冠状动脉综合征。

1) 阿司匹林。

2) 肝素。

3) 急性期禁用 β 受体阻滞剂及硝酸盐类药物。

4) 不适宜侵入性治疗的患者如无禁忌证,必须使用抗血栓药物(ACC/AHA 指南 I 级推荐)。

(2) 血流动力学支持。

1) 多巴胺:起始剂量为 2～20 μg/(kg • min)静脉滴注或泵入。

2) 去甲肾上腺素:起始剂量为 0.5 μg/(kg • min);调整剂量,维持平均动脉压波动于 60 mmHg。

3) 多巴酚丁胺:起始剂量为 2 μg/(kg • min),逐渐滴定剂量不超过 20 μg/(kg • min)。

4) 磷酸二酯酶峰抑制剂:氨力农与米力农。

2. 二线药物

(1) 肺水肿及肺动脉楔压升高的患者可静脉使用利尿剂。

(2) 严重心动过速患者可静脉使用胺碘酮。

二、支持治疗

1. 主动脉内球囊反搏　可于心脏收缩期减少左心室后负荷,于心脏舒张期增加冠状动脉灌注压,从而增加心排血量,增加冠状动脉血流。心源性休克早期有效。

(1) 并发症。

1) 出血。

2) 血小板减少。

3) 溶血。

4) 下肢缺血。

5) 主动脉夹层。

6) 股动脉损伤。

7) 血栓形成。

8) 脓毒症。

(2) 禁忌证。

1) 重度主动脉瓣膜功能不全。

2) 严重周围血管疾病。

3) 主动脉瘤。

2. 心室辅助装置(VAD)

(1) 心排血量极低的患者应考虑使用 VAD[CO<1.2 L/(m² • min)]。

(2) 作为心脏移植的过渡措施。

三、外科治疗/其他治疗

经皮冠状动脉介入手术治疗心肌梗死合并心源性休克安全性高,疗效好,应作为首选治疗措施。

早期外科血管重建可提高心源性休克及造影失败患者的生存率。

四、注意

(1) 初期治疗应进行液体复苏及供氧,避免使用降低心脏前负荷的药物及利尿剂。

(2) 应用升压药物或强心药物,维持收缩压＞90 mmHg。

（3）如无肺水肿的表现，使用生理盐水进行快速液体复苏。

（4）护理应具备有创血流动力学监测的应用经验。

预　后

预后差，短期死亡率高达50%～60%。

并　发　症

（1）右心室梗死。

（2）急性重度二尖瓣关闭不全。

（3）梗死后室间隔穿孔。

（4）左心室壁穿孔。

（5）心脏压塞。

心源性休克的诊治流程见图2-17-1。

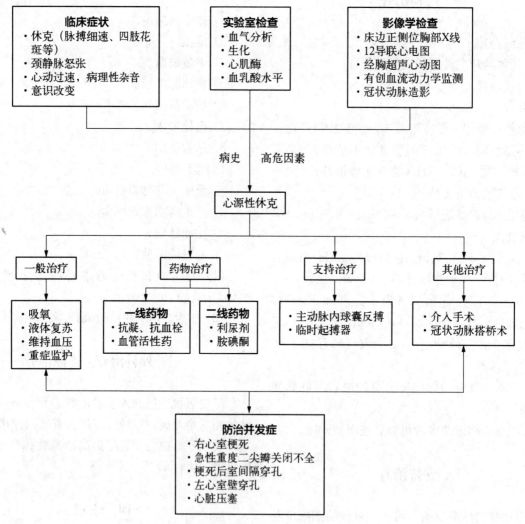

图2-17-1　心源性休克诊治流程图

（陈敏英）

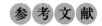 **参 考 文 献**

［1］ Berkowitz MJ，Picard MH，Harkness S，et al. Echocardiographic and angiographic correlation in patients with cardiogenic shock secondary to acute myocardial infarction ［J］. Am J Cardiol，2006，98(8)：1004－1008.

［2］ Antman EM，Anbe DT，Armstrong PW，et al. ACC/AHA guidelines for the management of patients with ST-elevation myocardial infarction：a report of the American college of Cardiology/American heart association task force on practice guidelines（committee to revise the 1999 guidelines for the management of patients with acute myocardial infarction）［J］. J Am Coll Cardiol，2004，44(3)：e1－211.

［3］ Duvernoy CS，Bates ER. Management of cardiogenic shock attribution to acute myocardial infarction in reperfusion era ［J］. J Intens Care Med，2005，20(4)：188－198.

［4］ Hochman JS，Sleeper LA，Webb JG，et al. For the Should We Emergently Revascularize Occluded Coronaries for Cardiogenic Shock（SHOCK）Investigators. Early revascularization in acute myocardial infarction complicated by cardiogenic shock ［J］. N Engl J Med，1993，341(9)：625－634.

第三章

消化系统重症

第一节　急　腹　症

概述与病理生理

一、定义

急腹症是一类以急性腹痛为突出临床征象的急诊情况的总称,是指腹部或盆腔脏器因急性炎症、穿孔、梗阻、绞窄或血管栓塞等引起,以急性腹痛为主要症状的一组疾病。特点是发病急,进展快,变化多,内科、外科、妇科、儿科、神经科及多种全身性疾病均可引起,其中主要依靠外科手段处理的急腹症称为外科急腹症。由于引起急性腹痛的病种繁多,腹腔内各脏器多层次紧密比邻,临床表现十分复杂,病情多变,再加上患者对疾病反应和耐受的差异,有部分患者常难以迅速做出诊断。外科急腹症往往发病急骤,病情复杂,病情较重,如果诊断不准确,治疗不及时,病死率很高。

二、腹痛的分类和特点

急腹症是以急性腹痛为主要表现的临床急诊情况。腹部的疼痛感觉有3种:内脏痛、牵涉痛和躯体痛。

1. 内脏痛　病理性刺激完全由内脏传入纤维传导,躯体感觉神经未参与。

内脏痛的特点:①疼痛定位不明确;②对外界的强烈刺激,如刀割、针刺、烧灼等感觉迟钝;③对张力变化如牵拉、突然膨胀、剧烈收缩,特别是缺血、疼痛感觉十分灵敏;④常伴有恶心、呕吐等消化道症状。

2. 牵涉痛　又称反射痛或感应痛,指内脏痛达到一定强度后,出现相应的浅表部位疼痛和感觉过敏。疼痛的发生有躯体神经的参与。内脏传入神经在进入脊髓的解剖通路中,同时有体表的躯体神经纤维加入;有些内脏传入纤维和躯体传入纤维需要共用同一神经元,此即会聚-辐散机制。这样导致相应部位的躯体出现疼痛感觉为牵涉痛,牵涉痛可分为近位牵涉痛和远位牵涉痛。

3. 躯体痛　即感觉神经传入导致的体表疼痛,又称为壁层腹膜痛,为壁层腹膜受刺激后产生的痛觉。

躯体痛定位准确,痛感敏锐,产生反射性肌紧张或僵直(由于传入冲动强烈时,在脊髓后角形成兴奋区,使同侧脊髓前角的运动细胞受到刺激,产生反射性肌紧张或僵直)。

诊断与鉴别诊断

一、诊断

详细而准确的病史、全面而细致的物理检查、必要的实验室检查和特殊检查是诊断急腹症的基础。

1. 病史

(1) 既往病史:详细询问患者的既往病史,对急腹症的诊断可提供重要帮助。如胆总管结石患者常有黄疸史;消化性溃疡穿孔患者常有胃十二指肠溃疡病史;慢性阑尾炎急性发作者常有右下腹反复疼痛史;粘连性肠梗阻患者常有腹部手术史等。

（2）腹痛：是急腹症所有表现中最常见、最重要的症状，是诊断外科急腹症的重要依据。在询问病史时应着重全面了解与腹痛相关的所有信息。

1）腹痛的诱因：详细了解腹痛的诱因或发病情况，对诊断有重要帮助。如饱餐后上腹部突然剧痛，应考虑溃疡急性穿孔的可能；饮酒或饱餐后的急性腹痛应考虑为急性胰腺炎的可能；进食脂餐后出现的右上腹痛，可能为急性胆囊炎发作；外伤后出现的腹痛应考虑腹内脏器破裂等。

2）腹痛的时间：开始腹痛至就诊的准确时间对诊断帮助很大。如溃疡急性穿孔可以很快出现广泛的上腹痛，随之蔓延至全腹，穿孔 8 h 以上往往腹腔污染严重，一般仅行穿孔修补术，而非行根治性溃疡切除术；急性阑尾炎合并穿孔一般在 24 h 以后。

3）腹痛的性质

A. 阵发性绞痛：其特点为腹痛突然发生，短时间内即达到高峰，持续一定时间后可自行缓解，间隔一定时间后又反复发作，阵发性绞痛腹痛往往提示空腔脏器痉挛或梗阻，如肠梗阻、胆石症、泌尿系结石等，是因平滑肌的间歇性强烈收缩而引起。

B. 持续性胀痛：其特点为持续不断的胀感和痛感，多提示腹内脏器炎症，如急性阑尾炎、盆腔炎、肝脓肿或空腔脏器梗阻等，而不伴平滑肌痉挛，如麻痹性肠梗阻、急性胃扩张等。

C. 持续性钝痛：其特点为持续性剧烈的刀割样疼痛，难以忍受，多见于消化道溃疡急性穿孔、急性重症胰腺炎。

D. 持续性绞痛：其特点为突发性，呈持续不断剧烈的绞痛，多见于肠扭转、卵巢囊肿蒂扭转等。

E. 刺痛：疼痛如针刺样，为炎症渗出的浆膜互相摩擦而产生的一种疼痛，多见于腹膜炎、肝脾周围炎等。

F. 钻顶样疼痛：多见于胆道蛔虫引起的疼痛，为蛔虫引起 Oddi 括约肌痉挛所致。

G. 烧灼样痛：多为胃酸刺激胃十二指肠黏膜所致。

4）腹痛的部位和范围：一般来说，腹痛最初出现的部位或疼痛最重的部位往往提示病变发生的部位，如溃疡急性穿孔，一开始为上腹部突发性痛，急性胆囊炎为右上腹部痛，盆腔炎为下腹部痛，等等。但应该注意的是，急性阑尾炎由于神经传导的干扰因素，可以出现转移性腹痛。另外，如果腹痛由局部逐渐蔓延至全腹，多提示炎症扩散、病情加重。

5）腹痛的程度：受病变严重程度、刺激物强度及患者反应能力等因素影响。病变轻微，腹痛多不严重，病变加重，腹痛多加重；刺激性弱的刺激物（如血、尿等）引起的腹痛多不重，刺激性强的刺激物（如胃酸性内容物、胆汁等）引起的腹痛多剧烈；老年、衰竭患者的反应能力下降，腹痛的程度可能较能耐受。

6）腹痛的伴随症状：腹腔的急性病变多发生在消化道，常伴有消化道症状，如食欲不振、恶心、呕吐、腹胀、腹泻或不排便等。其中恶心、呕吐尤为常见，如急腹症不伴有任何消化道症状，应考虑腹腔以外病变产生腹痛的可能，其他的伴随症状如发热、排尿情况也必须询问。

A. 恶心和呕吐：发生恶心、呕吐的原因包括腹膜或肠系膜的神经末梢受到严重刺激而引起的反射性呕吐，如消化性溃疡急性穿孔、急性胰腺炎、急性阑尾炎等；空腔脏器梗阻而引起的呕吐，如各种原因引起的肠梗阻；毒素吸收后刺激延髓中枢引起的呕吐，如腹膜炎的晚期等。

B. 在询问和分析恶心、呕吐时，应注意几个方面的问题：①恶心、呕吐的时间，外科急腹症所致呕吐，多系炎症刺激所致，因而多出现在腹痛之后，如先呕吐而后腹痛，若只有呕吐而无腹痛，则外科急腹症的可能性不大；②恶心、呕吐的程度，腹部病变轻，可不出现恶心、呕吐或仅有恶心，如恶心、呕吐重或出现连续不断的干呕，常常提示病情严重；③呕吐物的性状，呕吐物的性状提示腹腔内病变的原因，呕吐物为胃内容物者多提示为反射性呕吐或胃内病变；如含有胆汁多提示高位性肠梗阻；如有粪臭样物则提示低位性肠梗阻；如含血液或咖啡样物多为上消化道出血。

C. 排便情况：①便秘，外科急腹症多伴有便秘。由于腹腔内炎症刺激引起胃肠蠕动降低，或由于胃肠道梗阻引起内容物通过受阻，导致排便困难。②腹泻，外科急腹症出现腹泻的情况不多，但肠套叠、假膜性肠炎、盆腔炎症时可见。

D. 排尿情况：如出现血尿多提示泌尿系统疾病；如出现尿痛多提示泌尿系统梗阻或炎症；如出现尿急、尿频多提示泌尿系统感染。但外科急腹症时盆腔有炎症刺激膀胱亦可引起尿急、尿频。

E. 发热：外科急腹症一般都是先腹痛，而后逐渐体温上升。但胆道感染，特别是急性重症胆管炎，往往在腹痛发作后很快就有高热、寒战。如腹痛开始以前即先有高热，应首先考虑内科疾病。

F. 黄疸：如患者伴有黄疸，多提示为肝胆系统疾病。

2. 体格检查

（1）全身检查：对外科急腹症患者，行全身体格检查时应注意以下问题。

1）生命体征：注意检查患者血压、脉搏、呼吸等生命体征，如生命体征不稳定提示病情严重，应迅速抢救。

2）营养状况：营养较差者常常病程较长，如不完全性肠梗阻、腹腔脓肿、癌症等，或在内科基础上并发了外科急腹症。

3）神志：如神志淡漠、烦躁不安或昏迷，多提示病情危重。

4）皮肤、巩膜：如皮肤苍白提示患者严重贫血或休克。

5）体位：腹膜炎患者多双下肢屈曲静卧，以减轻疼痛，而机械性肠梗阻、胆石症、输尿管结石患者发作时辗转不安，发作间歇期可无明显症状。

（2）视诊。

1）腹式呼吸：注意腹式呼吸是否存在、减弱或消失，腹膜炎患者腹式呼吸减弱或消失，腹胀亦可影响腹式呼吸。

2）腹胀：弥漫性腹胀见于低位肠梗阻、急性腹膜炎晚期等，局部隆起常见于腹内肿瘤、肠套叠、闭襻性肠梗阻、肠扭转等。

3）胃肠蠕动波：胃肠蠕动波明显，提示胃肠蠕动增强，可能有肠梗阻存在。

4）腹壁陈旧性手术切口瘢痕：详细了解既往手术史，如有腹腔内手术史，应考虑粘连性肠梗阻可能。

5）腹股沟区肿块：多提示嵌顿性疝。

（3）触诊：应从健侧到患侧，从浅到深，手法轻柔，同时注意观察患者的表情反应。

1）腹膜刺激征：腹部压痛、腹肌紧张和反跳痛，三者构成腹膜刺激征，特别是前两者意义更重要。腹膜刺激征是诊断急性腹膜炎最重要的临床表现。病情严重者或年老体弱者，因反应能力差，腹膜刺激征可能不明显；婴幼儿因体检不配合，腹膜刺激征不准确，应全面了解病情，综合判断。

2）腹部包块：检查时如发现腹部包块，应注意了解包块的部位、大小、硬度、活动度、表面光滑度及边界压痛，以判断肿块的来源和性质。右上腹囊性肿块提示急性胆囊炎、胆囊积液；右下腹压痛性肿块提示阑尾脓肿；盆腔压痛性肿块提示卵巢肿瘤扭转等。

3）肝脾：肝大时多考虑有无肝脓肿、肝脏肿瘤破裂等；脾大时多考虑有无脾脓肿等。

（4）叩诊：应了解患者有无腹胀，有无叩击痛，有无移动性浊音及肝浊音界变化等情况。叩诊呈鼓音，提示胃肠道胀气或者气腹，常见于肠梗阻、急性重症胰腺炎所致肠麻痹等；肝脾区叩击痛多提示肝脾部位病变，如肝脾外伤、肝脓肿、膈下脓肿等；肾区叩痛提示肾脏或输尿管病变；移动性浊音提示腹腔有腹水或积血；肝浊间界缩小提示腹腔内有游离气体，多见于胃肠道穿孔等。

（5）听诊：主要了解患者的肠鸣音及有无震水音。肠鸣音反映肠蠕动情况，听诊时应注意其强弱、频率和音调，并在多部位听。听诊时间应足够长，以免遗漏有价值的肠鸣音。肠鸣音亢进常见于肠梗阻、肠痉挛等，机械性肠梗阻时，肠鸣音亢进的同时常伴有气过水声或高调金属音；肠鸣音减弱常见于急性腹膜炎、肠麻痹等。严重时肠鸣音消失，如溃疡急性穿孔、绞窄性肠梗阻等。震水音多见于幽门梗阻、急性胃扩张等。

（6）直肠指检：外科急腹症诊断不明的，应做直肠指诊检查。通过直肠指诊，可以发现直肠病变、某些盆腔疾病、涉及盆腔的某些腹部疾病。如盆腔位急性阑尾炎、盆腔积液、盆腔脓肿等，常在直肠指检时有触痛或包块等征象；绞窄性肠梗阻患者指套可有血迹；肠套叠患者指套大便呈果酱色；直肠肿瘤引起的低位肠梗阻可扪及直肠肿块。

3. 辅助检查 根据病史、体征，大部分外科急腹症患者可得到初步诊断，然后根据患者需要选择性进行必要的辅助检查。

（1）实验室检查。

1）血常规：①血红蛋白及红细胞计数，腹腔脏器出血者血红蛋白及红细胞计数可降低；②白细胞计数及分类，外科急腹症患者常伴有白细胞计数及中性粒细胞分类升高，对诊断及病情程度的判断有一定的帮助。

2）尿常规：泌尿道结石患者尿中可见红细胞，尿路感染或腹、盆腔炎症波及输尿管、膀胱时，尿内可见脓细胞、白细胞等。老年人应重视尿糖检查,梗阻性黄疸患者的尿中胆红素升高。

3) 粪便常规:消化道出血患者粪便隐血试验呈阳性;绞窄性肠梗阻常有血便;肠套叠患者粪便呈果酱样。

4) 肝功能:进行肝功能检查,对肝胆系统疾病诊断有重要价值。总胆红素及结合胆红素升高,提示胆总管结石或胰头部病变等;转氨酶升高提示肝功能受损。

5) 肾功能:外科急腹症患者如伴有尿素氮及肌酐升高,提示肾功能受损,应分析是肾前性因素、肾脏本身因素或肾后梗阻因素。

6) 生化检查:测定钾、钠、氯、二氧化碳结合力等,以了解患者水、电解质紊乱及酸碱平衡情况。

7) 淀粉酶:对疑有急性胰腺炎者应行血、尿淀粉酶检查。但应该注意的是,除急性胰腺炎外,消化性溃疡急性穿孔、小肠梗阻、急性腹膜炎等疾病也可致血淀粉酶升高。

(2) X线检查。

1) 胸部摄片:对疑为肺炎或胸膜炎所致的腹痛可进行该项检查,以了解胸部疾病。

2) 腹部摄片:外科急腹症时,X线检查常见的征象有:①膈下有游离气体,多提示胃肠道穿孔,但亦见于腹腔内产气菌感染、腹部手术后近期等;②膈下局限性气液平,常伴有膈肌抬高、活动受限及同侧胸膜炎性反应,往往提示膈下脓肿;③胃肠道扩张、积气、积液,常见于肠梗阻患者;④泌尿系结石,因其密度较高,一般常能显示;⑤胆囊结石,约 20% 的胆囊结石可显影,而胆总管结石因含钙较少,一般不显影。

3) 胃肠道造影:①钡餐,某些肠梗阻诊断不十分明显者,可口服稀钡或碘油,以显示有无梗阻、梗阻的程度及部位;②钡灌肠或充气造影,可显示结肠梗阻的部位。肠套叠患者可见杯口征,部分患者可随继续加压灌肠而复位。

(3) B超检查:无创、简便、迅速,并可动态监测,在外科急腹症的诊断中有非常重要的价值。B超检查主要了解:①胆道疾病,急性胆囊炎、胆囊结石、胆总管结石、胆管炎等;②肝脏疾病,肝脓肿、肝瘤破裂出血、肝内胆管结石;③胰腺疾病,急性胰腺炎、胰腺囊肿等;④泌尿系结石;⑤妇科疾病,如宫外孕、卵巢肿瘤等;⑥炎症包块,如阑尾炎症包块等;⑦积液或

积脓,如腹腔积液、膈下脓肿、盆腔脓肿等;⑧腹水或腹腔积血,如各种原因引起的腹水、腹部闭合伤时肝脾等实质性脏器损伤引起的腹腔内积血等;⑨彩超对腹主动脉瘤破裂的诊断有重要价值。

(4) 诊断性腹腔穿刺及灌洗术:在外科急腹症的诊断中具有重要意义,在诊断不明时,可行该项检查。穿刺或灌洗引出的腹液,应进行观察分析,或进一步化验检查,以帮助诊断。注意事项:①如患者腹胀严重,应避免穿刺,以防损伤肠管;②穿刺点一般选择在锁骨中线的右下、左下腹部,穿刺前首先让患者向穿刺侧侧卧2～3 min;③穿刺点应施局部麻醉;④穿刺动作应轻柔,注意勿损伤腹腔内脏器;⑤穿刺先选用细针进行,如细针穿刺为阴性,可用 18 号针穿刺;⑥腹腔灌洗置管时,注意套管尖端勿割断导管,导管应多开侧孔。

(5) CT 或 MRI:可提供高清晰度的图像,对某些外科急腹症的诊断有重要价值,如急性胰腺炎、肝脓肿、腹盆腔脓肿、外伤性腹腔实质脏器破裂等。MRCP 检查对梗阻性黄疸患者有独特的诊断价值。

二、诊断分析和鉴别诊断

外科急腹症的诊断是一个辩证思维、分析归纳的过程。通过对病史、症状的了解,经过体格检查及辅助检查,外科医师获得了全面而丰富的第一手资料。然而,这些第一手资料是粗糙的,有些甚至可能存在一定的矛盾和假象,所以必须对这些资料进行分析整理,去粗取精,去伪存真,归纳整理,通过缜密推理,最后得出正确诊断。在外科急腹症诊断的辩证思维过程中应考虑 4 个主要问题。

(一) 有无急腹症

根据患者就诊时提供的病史和症状及初步的体格检查,患者有无急腹症一般不难判断。

(二) 是否为外科急腹症

要回答这个问题必须要掌握各类急腹症的特点。

1. 外科急腹症的特点　①先有腹痛,而后出现其他症状;②腹痛作为主要症状,持续于病程的始终;③腹痛伴有停止排便、排气或伴有黄疸;④腹痛

部位固定;⑤腹部有固定性压痛或有腹部包块;⑥出现腹膜刺激征;⑦腹部有异常浊音区或短期出现移动性浊音并不断加重;⑧肠鸣音亢进及气过水声或肠鸣音减弱或消失;⑨腹痛伴休克或进行性贫血;⑩X线提示膈下游离气体、肠梗阻等征象;⑪B超检查提示胆结石、腹腔肿块、腹腔内脏器破裂出血等征象;⑫腹腔穿刺有阳性发现。

根据上诉症状、体征及辅助检查的特点,通过分析多可做出外科急腹症的诊断。然而,有些患者症状、体征不典型,即使做了辅助检查,一时难以确诊,对这些患者应严密观察,反复检查,以防漏诊,同时应与其他急腹症进行鉴别。

2. 内科急腹症的特点 ①一般先有发热或腹泻,而后出现腹痛;②腹痛部位不明确,往往无固定性压痛,一般无腹肌紧张;③通过对症治疗,腹痛多能缓解。

3. 妇科急腹症的特点 妇科常见急腹症有异位妊娠破裂、急性盆腔炎、卵泡或黄体破裂、卵巢囊肿蒂扭转等。其特点:①腹痛多在中下腹,疼痛常向会阴骶尾部放射;②腹痛多与月经紊乱或生产史有关;③可伴有腹腔内出血或阴道出血;④妇科检查常有阳性发现。

4. 小儿内科急腹症的特点 常见小儿内科急腹症有急性肠系膜淋巴结炎、急性胃肠炎、肠痉挛等,另外大叶性肺炎、过敏性紫癜、流行性腮腺炎等亦常伴有腹痛,诊断时应注意。其特点:①发热先于腹痛;②腹痛范围广,不固定;③常伴有呕吐、腹泻;④无固定性压痛,无腹膜刺激征;⑤腹部外疾病引起腹痛者,有原发病部位表现。

然而,小儿不能准确述说病史,需要医师仔细体检和严密观察来推测患儿的病情,诊断上增加了一定的难度。而且小儿病情变化发展快,如为外科急腹症,可很快导致水、电解质紊乱及酸碱平衡失调,甚至休克。因而,小儿外科急腹症的诊断对医师提出了更多的要求。

(三) 是哪一类型的外科急腹症

常见的外科急腹症有炎症性、穿孔性、出血性、缺血性、梗阻性和肿瘤。各类型外科急腹症特点如下。

1. 炎症性急腹症 ①腹痛呈持续性,并由轻转重,由模糊到明确,如急性阑尾炎等;②常有腹膜刺激征;③可有全身中毒症状;④腹腔穿刺、X线及B超检查可提供诊断依据。

2. 穿孔性急腹症 ①突发性腹痛,呈持续性,并由局部逐渐蔓延至全腹,如胃十二指肠溃疡急性穿孔等,如在炎症发作的基础上发生穿孔,则原来的腹痛可能突然加重,范围迅速扩大,如急性阑尾炎并发穿孔等;②有明显的腹膜刺激征;③肠鸣音减弱或消失;④腹腔穿刺或X线检查有助于诊断。

3. 出血性急腹症 ①常有外伤或停经史,如外伤性实质性脏器破裂、宫外孕破裂等;②腹膜刺激征不明显,可有移动性浊音、腹部膨隆、休克等腹内出血征象;③腹腔穿刺可抽出不凝血;④B超可探及腹腔内液性暗区及受损伤的脏器。

4. 梗阻性急腹症 ①腹痛呈阵发性,多呈绞痛样,如急性机械性肠梗阻、尿路结石、胆石嵌顿;②腹膜刺激征不明显,如为肠梗阻可有肠鸣音亢进、气过水声,如胆管梗阻可扪及胆囊肿大,皮肤巩膜黄染,如为肾、输尿管结石,可有肾区叩痛等;③实验室检查、X线、B超等检查对诊断有帮助。

(四) 是何脏器病变引起的外科急腹症

根据症状、体征和辅助检查,通过分析归纳,大多数外科急腹症多能明确原发病脏器。一般遇到的外科急腹症有30多种,其中最常见的依次为急性阑尾炎、急性胆囊炎和胆管炎、急性肠梗阻、溃疡急性穿孔、急性胰腺炎。这几种病占全部外科急腹症的80%以上。外科急腹症的诊断最好能确定具体疾病,然而有的临床原发病表现不典型,给诊断带来了一定困难,遇到这种情况,应掌握有无手术指征,如手术指征明确,应当机立断剖腹探查,避免进行过多的不必要的辅助检查,以免延误治疗。常见的急腹症原发疾病特点如下。

1. 急性阑尾炎 ①转移性右下腹痛,常有恶心、呕吐;②右下腹固定性压痛及肌紧张、反跳痛;③白细胞总数及中性粒细胞增多。

2. 急性胆囊炎、胆囊结石 ①常在进食油腻食物后发作,并有反复发作史;②剑突下或右上腹绞痛,阵发性发作,疼痛可放射至右肩背部,一般无畏寒、发热;③右上腹压痛,肌紧张,Murphy征阳性;④B超检查对确诊有重要价值。

3. 急性化脓性胆管炎 ①右上腹部绞痛,寒战、高热,黄疸,重者可休克;②右上腹压痛,反跳痛及肌紧张;③白细胞总数及中性粒细胞明显升高;④B超检查可见胆总管扩张或发现结石。

4. 胃十二指肠溃疡急性穿孔 ①多有溃疡病史;②突发性上腹部剧痛,以后疼痛逐渐扩散至全腹;③腹膜刺激征明显,肝浊音界缩小或消失;④白细胞总数及中性粒细胞增多;⑤X线检查多见膈下有游离气体。

5. 急性胰腺炎 ①发病前多有暴饮暴食史或胆道疾病史;②突然发作上腹部剧痛,疼痛区域呈"腰带状"分布,并向背部放射;③腹膜刺激征可显著,亦可轻微;④血清淀粉酶、尿淀粉酶明显升高,腹腔穿刺可抽出血性腹水,腹水淀粉酶升高;⑤B超、CT检查对诊断有重要帮助。

6. 机械性肠梗阻 ①腹部阵发性绞痛,恶心,呕吐,腹胀,停止排便与排气(痛、吐、胀、闭);②腹部膨隆,可见肠型蠕动波、肠鸣音亢进并有气过水声;③腹部X线检查可见肠管扩张、气液平面。

7. 尿路结石 ①突发性一侧腹痛或腰部绞痛,间歇性发作,疼痛向会阴部、大腿内侧放射;②腰背部可有叩击痛,同侧腹部可有压痛,无腹膜刺激征;③肉眼或镜下血尿;④B超、X线检查对诊断有帮助。

8. 异位妊娠破裂 ①有停经史,阴道不规则流血史;②急性下腹部疼痛,短时间可发展为全腹痛,重者可出现休克;③有腹膜刺激征;④腹腔或阴道后穹隆穿刺可抽出不凝血。

9. 卵巢囊肿蒂扭转 ①常有下腹部包块史;②下腹部突然剧痛,伴恶心、呕吐;③下腹部或盆腔可触及包块,并有腹膜刺激征;④B超、CT检查可发现肿块。

监 测 与 治 疗

一、治疗原则

(1) 尽快明确诊断,按病因进行治疗。

(2) 加强支持疗法,及时对症处理。

(3) 严密观察病情,注意全身情况(脉搏、血压、体温及血常规检查)及腹部情况(腹痛及腹膜刺激症状等),如需要可行手术探查。根据生命体征是否稳定、是否需要急诊手术干预分为紧急腹痛和非紧急腹痛。非手术治疗指征:①急性腹痛好转,或腹痛已愈3日而病情无恶化者;②腹膜刺激症状不明显,或腹膜炎已局限化者。

(4) 在未确诊的观察期间,暂禁食,禁用泻药,禁止灌肠,禁止盲目使用止痛剂、抗休克,维持器官灌注,防治并发症。

二、治疗措施

1. 基础治疗 纠正水、电解质紊乱和酸碱平衡失调,密切观察全身状态及腹痛的表现,一旦有外科情况,及时进行处理。

2. 维持器官灌注 应根据病史、体格检查、实验室检查及出入量记录,对液体及电解质紊乱情况做出初步评估,及时补充液体,并继续调整液体平衡,

维持血压和器官灌注,必要时及时加用血管活性药物或正性肌力药物。

3. 胃肠减压 进行胃肠减压是治疗重症消化系统病变导致的急腹症的措施之一,可通过胃管减压胃内容物进行鉴别诊断,并观察上消化道出血等的病情进展。

4. 抗生素的应用 感染性因素导致的急腹症进展快,病情重,需尽快采取有效措施阻止病情恶化,如合并休克者可考虑联合应用抗生素;对于准备进行手术治疗的患者,术前、术中使用抗生素,手术中留取标本尽快转为目标性抗感染治疗。

5. 创伤性急腹症处理 根据脏器损害程度选择非手术及手术方式。

6. 外科急腹症处理 凡病变严重、病情复杂及全身情况不佳者,均应在经过必要的术前准备后,及时采用手术或其他介入治疗。剖腹探查指征包括:①一般处理后病情不好转,发生腹膜炎症状或腹膜炎症状加重者;②疑有腹内出血者;③疑有内脏穿孔或绞窄性病变者。

具体有以下3种情况。

(1) 感染及中毒症状明显已有休克或先兆休克表现的急腹症,如各种原因引起的腹膜炎、绞窄性肠梗阻等。

(2) 难用非手术疗法治愈者,如各种外疝及先天

性畸形所引起的肠梗阻、肿瘤所致的各类急腹症、胆囊结石引起的梗阻性或坏疽性胆囊炎,以及胆总管下端结石引起的梗阻性黄疸及胆道感染等。

（3）反复发作者局部病变虽不严重,但由于反复发作,需经手术切除病变以防止复发者,如复发性阑尾炎、反复发作的胆囊结石等。

7. 防治 MODS　早期诊断休克和处理,防治肝肾功能障碍、腹腔高压综合征等,防治 MODS。

总之,对急腹症患者应尽可能做出正确的判断,患者是否处于紧急状态,是否有生命体征恶化的迹象,是否需要外科干预,即是否属外科急腹症,是否需要急诊手术探查,抑或先采用非手术治疗,密切观察,并进行各种必要的检查,以明确诊断。在观察和监测过程中,需要早期诊断和处理休克等并发症,防治多器官功能障碍,改善患者预后。

急腹症的诊治流程见图 3-1-1。

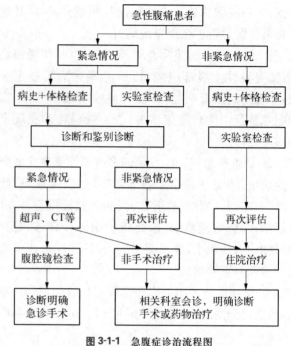

图 3-1-1　急腹症诊治流程图

（刘松桥）

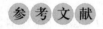

［1］ Gans SL, Pols MA, Stoker J. Guideline for the diagnostic pathway in patients with acute abdominal pain ［J］. Dig Surg, 2015,32(1):23 - 31.
［2］ Savoia G, Coluzzi F, Di Maria C. Italian intersociety recommendations on pain management in the emergency setting (SIAARTI, SIMEU, SIS 118, AISD, SIARED, SICUT, IRC) ［J］. Minerva Anestesiol, 2015,81(2):205 - 225.
［3］ Cervellin G, Mora R, Ticinesi A. Epidemiology and outcomes of acute abdominal pain in a large urban emergency department: retrospective analysis of 5,340 cases ［J］. Ann Transl Med, 2016,4(19):362.
［4］ 王陶然. 妊娠期急腹症的诊治策略和结局［J］. 临床和实验医学杂志,2014,13(6):486 - 489.
［5］ 孙益红. 微创外科时代外科急腹症诊治策略演变［J］. 中国实用外科杂志,2015,5(5):473 - 475.

第二节　消化道出血

概述与病理生理

一、上消化道出血

上消化道包括食管、胃、十二指肠、空肠上段和胆道。上消化道出血的主要临床表现是呕血和便血,或仅有便血。在成人,全身总血量约为体重的 8%。如果一次失血超过全身总血量的 20%（800～1 200 ml 及以上）,并引起休克的症状和体征,称消化道大出血(massive hemorrhage of the upper alimentary tract)。消化道大出血在临床上很常见,其病死率与病因误诊率至今仍较高,分别为 10% 与 20% 左右,必须予以重视。

上消化道出血引起大出血并急需外科处理的,以下列 5 种病因为多见。

1. 胃、十二指肠溃疡 占 40%～50%,其中 3/4 是十二指肠溃疡。大出血的溃疡一般位于十二指肠球部后壁或胃小弯,均由于溃疡基底血管被侵蚀破裂所致,多数为动脉出血。特别在慢性溃疡,因伴有大量瘢痕组织,出血的动脉裂口缺乏收缩能力,往往引起不能自止的出血。年龄在 50 岁以上的患者,因伴有小动脉壁硬化,出血也不易自止。

在胃、十二指肠溃疡中,有两种情况需予以注意。一种是药物损伤引起的溃疡,如阿司匹林和吲哚美辛等有促进胃酸分泌增加和导致胃黏膜屏障损害(抑制黏液分泌,加重胃局部血管痉挛)的作用,长期应用较大剂量可引起急性溃疡形成,或使已有的溃疡活动化,导致大出血。另一种是吻合口溃疡,胃部分切除术后或在单纯的胃空肠吻合术后,在胃和空肠吻合口附近可发生溃疡。前者发生率为 1%～3%,后者可高达 15%～30%。发生时间多在术后 2 年内,也可在手术后 10 余日。50% 的吻合口溃疡会发生出血,且可引起大出血而需手术处理。

2. 门静脉高压症 约占 20%。肝硬化引起门静脉高压症多伴有食管下段和胃底黏膜下层的静脉曲张。黏膜因曲张静脉而变薄,易被粗糙食物所损伤;或由于胃液反入食管,腐蚀已变薄的黏膜;同时门静脉系统内的压力又高,以致曲张静脉破裂,发生难以自止的大出血。原发性肝癌伴门静脉主干癌栓时,常引起急性门静脉高压而发生食管、胃底曲张静脉破裂大出血,且预后极差。

3. 应激性溃疡(stressulcer)或急性糜烂性胃炎(acuteerosivegastritis) 约占 20%。近年来,其发生率已明显上升。多与休克、严重感染、严重烧伤(Curling 溃疡)、严重脑外伤(Cushing 溃疡)或大手术有关。在这种严重情况下,交感神经兴奋,肾上腺髓质分泌儿茶酚胺增多,使胃黏膜下血管发生痉挛性收缩,组织灌流量骤减,导致胃黏膜缺血、缺氧,以致发生表浅的(不超过黏膜肌层)、边缘整齐、底部平坦的溃疡或多发的大小不等的糜烂。这类溃疡或急性糜烂位于胃的较多,位于十二指肠的较少,常导致大出血。

4. 胃癌 由于癌组织的缺血性坏死,表面发生糜烂或溃疡,侵蚀血管而引起大出血。

5. 肝内局限性慢性感染、肝肿瘤、肝外伤 肝内局限性慢性感染可引起肝内胆小管扩张合并多发性脓肿,脓肿直接破入门静脉或肝动脉分支,以致大量血液涌入胆道,再进入十二指肠而出现呕血和便血,此称为胆道出血(hemobilia)。肝癌、肝血管瘤以及外伤引起的肝实质中央破裂也能导致肝内胆道大出血。

二、下消化道出血

传统的下消化道定位是指 Treitz 韧带始直至肛管,下消化道出血是指十二指肠空肠移行部,屈氏韧带以下的小肠和大肠疾病引起的肠道出血,临床常见为慢性出血,若急性大出血每小时失血量可达 100 ml 以上,主要表现为便血。在病理生理及临床上应把下消化道分为中消化道(小肠)及下消化道(大肠)似更为合理。对急性出血灶诊断,前者远比后者为难。而被迫盲目探查手术者,确实又以小肠部位出血多见。常见病因如下。

1. 炎症性肠病 约占下消化道出血的 44.8%,慢性结肠炎约占 28.8%,15～30 岁的青少年患者以慢性结肠炎最多。

2. 息肉 大肠息肉占下消化道出血的 16.3%,小儿结肠息肉可高达 57.5%。

3. 肿瘤 小肠肿瘤中 53% 有出血症状,大肠癌约占下消化道出血的 11.1%,老年人下消化道出血患者中大肠癌可高达 38.6%。

4. 血管病变 血管畸形约占下消化道出血 0.7%,较常见的有血管瘤、毛细血管扩张、静脉曲张等。

5. 肠结构病变 常见的有肠憩室、肠套叠,在小儿占 16.8%,亦见肠重复畸形、肠气囊肿等。

6. 肠寄生虫感染 常见有钩虫、鞭虫、血吸虫、阿米巴肠病等。

7. 肛门直肠病 肛管疾病约占 11.8%,由于反复灌肠等操作造成的医源性损伤在 ICU 患者也较为常见,其他主要有直肠炎、直肠息肉、直肠血管畸形、直肠血管瘤、憩室、直肠子宫内膜异位症等。

8. 全身疾病　常见有白血病、出血性疾病、恶性组织细胞病、结缔组织病、尿毒症等。

9. 其他　如肠道异物损伤、空肠克罗恩病、肠结核、邻近器官肠瘘等。

诊断与鉴别诊断

一、上消化道出血

(一) 诊断

对于上消化道大出血的患者，应在积极抢救基础上，在较短时间内有目的有重点地完成询问病史、体检和化验等步骤，经过分析，初步确定出血的病因和部位，从而采取及时、有效的措施。

1. 出血的速度和出血量的多少　上消化道大出血的临床表现取决于出血的速度和出血量的多少，而出血的部位高低则是次要的。如果出血很急，量很多，既有呕血，也有便血；由于血液在胃肠内停滞的时间很短，呕的血多为鲜血；由于肠蠕动过速，便血也相当鲜红。反之，出血较慢，量较少，则常出现黑粪症，较少为呕血；由于血液在胃肠道内停滞时间较长，经胃肠液的作用，呕出的血多呈棕褐色，便血多呈柏油样或紫黑色。

2. 不同部位出血具有不同特点　①食管或胃底出血（曲张静脉破裂），一般很急，一次出血量常达 $500\sim1\,000$ ml，常可引起休克。临床主要表现是呕血，单纯便血的较少。②胃和十二指肠球部出血（溃疡、出血性胃炎、胃癌），虽也很急，但一次出血量一般不超过 500 ml，并发休克的较少。临床上可以呕血为主，也可以便血为主，经过积极的非手术疗法多能止血，但日后可再出血。③十二指肠球部以下出血（胆道出血），出血量一般不多，一次为 $200\sim300$ ml，很少引起休克。临床上表现以便血为主，但常呈周期性复发，间隔期一般为 $1\sim2$ 周。

3. 详细询问患者病史

(1) 消化性溃疡患者进食和服用制酸药可缓解上腹部疼痛，或曾经内镜或 X 线检查证明有胃十二指肠溃疡。

(2) 肝硬化、门静脉高压症患者常有大量嗜酒、肝炎或血吸虫病史，曾经 X 线或内镜检查有食管静脉曲张。

(3) 进行性体重下降和厌食应考虑消化道肿瘤。

(4) 出血性胃炎常有服用破坏胃黏膜屏障和损伤胃黏膜的药物，如阿司匹林等非甾体类和固醇类药物史，也易发生在严重创伤、大手术、重度感染和休克等应激状态时。

4. 仔细的体格检查　体检时应包括仔细地检查鼻咽部，以排除来自鼻咽部咽下的血液。

如果发现有蜘蛛痣、肝掌、腹壁皮下静脉曲张、肝脾大、腹水、巩膜黄染等，多可诊断为食管、胃底曲张静脉破裂出血。

肝内胆道出血多有类似胆绞痛的剧烈上腹部疼痛的前驱症状，右上腹多有不同程度的压痛，甚至可触及肿大的胆囊。

感染性胆道出血，同时伴有寒战、高热，并出现黄疸，这些症状综合在一起，就能明确诊断。

5. 实验室化验检查　血红蛋白、红细胞计数、血细胞比容、中性粒细胞计数、肝功能试验（胆红素、碱性磷酸酶、清蛋白、谷草转氨酶、谷丙转氨酶）、凝血功能（血小板计数、凝血酶原时间、纤维蛋白原、部分凝血活酶时间）、血液生化（血尿素氮、血尿素氮/血肌酐值大于 25：1，可能提示出血来自上消化道）。

3/4 的上消化道大出血患者，数小时后血中尿素氮常可升高>11.9 mmol/L，可能与血液在消化道中分解产物吸收和低血压引起尿素氮清除率下降有关。氮质血症不仅与上消化道出血量有关，也与肾功能损害严重程度有关。

6. 其他辅助检查

(1) 鼻胃管或三腔管检查。

(2) 纤维胃十二指肠镜检查。

(3) 选择性腹腔动脉或肠系膜上动脉造影。

(4) X 线钡餐检查。

(5) 核素检查。

(二) 鉴别诊断

常见疾病中的某一种虽已明确诊断，但不一定就是出血的原因。例如，在肝硬化门静脉高压症，

20%～30%的大出血可能是门静脉高压性胃病引起的，10%～15%可能是合并的胃、十二指肠溃疡病所致。另一方面，有些十二指肠溃疡和早期胃癌病例，临床上无任何症状，一发病就出现上消化道大出血，也应予以注意。经过临床分析，如果仍不能确定出血的病因，应考虑一些少见或罕见的疾病，如食管裂孔疝、胃息肉、胃和十二指肠良性肿瘤、剧烈呕吐所形成的贲门黏膜撕裂综合征（Mallory-Weisssyndrome）、血友病或其他血液疾病等，并做必要的辅助检查加以鉴别。

1. 应用三腔二囊管检查　三腔二囊管放入胃内后，将胃气囊和食管气囊充气压迫胃底和食管下段，用等渗盐水经第三管将胃内存血冲洗干净。如果没有再出血，则可证明为食管或胃底曲张静脉的破裂出血；如果吸出的胃液仍含血液，则门静脉高压性胃病或胃、十二指肠溃疡出血的可能较大。对这种患者用三腔二囊管检查来明确出血部位，更有实际意义。该检查虽简单易行，但需要取得患者的充分合作。

2. X线钡餐检查　上消化道急性出血期内进行钡餐检查可促使休克发生，或使原已停止的出血再出血，因而不宜施行。休克改善后，为确定诊断以选择决定性治疗，应做钡餐检查。食管静脉曲张或十二指肠溃疡是较易发现的；但胃溃疡，特别是较小的，由于胃内常存有血块，一般较难发现。常规的X线检查要确定有无溃疡龛影，需要手法按压，这可使出血处已凝固的血块脱落，又引起再出血，不宜采用。采用不按压技术做双重对比造影，约80%的出血部位可被发现，同时也较安全。

3. 纤维内镜检查　可帮助明确出血的部位和性质，并可同时进行止血（双极电凝、微波、激光、套扎和注射硬化剂等）。镜检应早期（出血后24 h内）进行，阳性率高达95%。镜检前用冰盐水反复灌洗，不但能发现表浅的黏膜病变，且能在食管或胃底静脉曲张和溃疡两种病变同时存在时，确定何种是引起出血的原因。如发现壶腹部开口处溢出血性胆汁，即为胆道出血。

4. 选择性腹腔动脉或肠系膜上动脉造影以及超选择性肝动脉造影　对确定出血部位尤有帮助。但每分钟至少要有0.5 ml含有显影剂的血量自血管裂口溢出，才能显示出血部位。在明确了出血部位后，还可将导管推进至出血部位，进行栓塞止血。此项检查比较安全，在有条件时应作为首选的诊断方法。

5. ^{99m}Tc标记红细胞的腹部γ-闪烁扫描　可发现出血（5 ml出血量）部位的放射性浓集区，多可在扫描后1 h内获得阳性结果，特别对间歇性出血的定位，阳性率可达90%以上。

6. B超、CT和MRI检查　有助于肝、胆和胰腺结石、脓肿或肿瘤等病变的发现及诊断；MRI门静脉、胆道重建成像，可帮助了解门静脉直径、有无血栓或癌栓以及胆道病变等。

经过上述的临床分析和体检，或加以辅助检查，基本上可明确上消化道大出血的病因和部位，从而针对不同情况有目的地采取有效的止血措施。

二、下消化道出血

(一) 定位及病因诊断

1. 病史

（1）年龄：老年患者以大肠癌、结肠血管扩张、缺血性肠炎多见。儿童以Meckel憩室、幼年性息肉、感染性肠炎、血液病多见。

（2）出血前病史：结核病、血吸虫病、腹部放疗史可引起相应的肠道疾病。动脉硬化、口服避孕药可引起缺血性肠炎。在血液病、风湿性疾病病程中发生的出血应考虑原发病引起的肠道出血。

（3）粪便颜色和性状：血色鲜红，附于粪表面多为肛门、直肠、乙状结肠病变，便后滴血或喷血常为痔或肛裂。右侧结肠出血为暗红色或猪肝色，停留时间长可呈柏油样便。小肠出血与右侧结肠出血相似，但更易呈柏油样便。黏液脓血便多见于菌痢、溃疡性结肠炎，大肠癌特别是直肠、乙状结肠癌，有时亦可出现黏液脓血便。

（4）伴随症状：伴有发热见于肠道炎症性病变，由全身性疾病如白血病、淋巴瘤、恶性组织细胞病及风湿性疾病引起的肠出血亦多伴发热。伴不完全性肠梗阻症状常见于克罗恩病、肠结核、肠套叠、大肠癌。上述情况往往伴有不同程度腹痛，而不伴有明显腹痛的多见于息肉、未引起肠梗阻的肿瘤、无合并感染的憩室和血管病变。

2. 体格检查　应特别注意以下几点。

（1）皮肤黏膜检查有无皮疹、紫癜、毛细血管扩张；浅表淋巴结有无肿大。

（2）腹部检查要全面细致，特别注意腹部压痛及腹部包块。

（3）一定要常规检查肛门及直肠，注意痔、肛裂、瘘管；直肠指检有无肿物。

3. 实验室检查　常规血、尿、粪便及生化检查，疑似伤寒者做血培养及肥达试验，疑似结核者做结核菌素试验，疑似全身性疾病者做相应检查。

4. 内镜及影像学检查　除某些急性感染性肠炎如痢疾、伤寒、坏死性肠炎等之外，绝大多数下消化道出血的定位及病因需依靠内镜和影像学检查确诊。

（1）结肠镜检查：是诊断大肠及回肠末端病变的首选检查方法。其优点是诊断敏感性高，可发现活动性出血，结合活检病理检查可判断病变性质。检查时应注意，如有可能，无论在何处发现病灶均应将镜端送至回肠末段，称全结肠检查。

（2）X线钡剂造影：用于诊断大肠、回盲部及阑尾病变，一般主张进行双重气钡造影。其优点是基层医院已普及，患者较易接受。缺点是对较平坦病变、广泛而较轻炎症性病变容易漏诊，有时无法确定病变性质。因此，对X线钡剂灌肠检查阴性的下消化道出血患者需进行结肠镜检查，已做结肠镜全结肠检查患者一般不强调X线钡剂灌肠检查。

小肠X线钡剂造影是诊断小肠病变的重要方法。X线小肠钡餐检查又称全小肠钡剂造影（small bowel follow-through，SBFT），通过口服钡剂分段观察小肠，该检查敏感性低、漏诊率相当高。小肠钡灌可在一定程度上提高诊断阳性率，但有一定难度，要求经口或鼻插管至近段小肠导入钡剂。

X线钡剂造影检查一般要求在大出血停止至少3日之后进行。

（3）放射性核素扫描或选择性腹腔动脉造影：必须在活动性出血时进行，主要用于内镜检查（特别是急诊内镜检查）和X线钡剂造影不能确定出血来源的不明原因出血。

放射性核素扫描是静脉推注用^{99m}Tc标记的患者自体红细胞或胶体硫进行腹部扫描，出血速度>0.1 ml/min时，标记红细胞在出血部位溢出形成浓染区，由此可判断出血部位。该检查创伤少，但存在假阳性和定位错误，可作为初步出血定位。

对持续大出血患者则宜及时行选择性腹腔动脉造影，在出血量>0.5 ml/min时，可以发现造影剂在出血部位溢出，有比较准确的定位价值。对于某些血管病变如血管畸形和血管瘤、血管丰富的肿瘤兼有定性价值。螺旋CT血管造影是一项新技术，可提高常规血管造影的诊断率。

（4）胶囊内镜或双气囊小肠镜检查：十二指肠降段以下小肠病变所致的消化道出血一直是传统检查的"盲区"。近年发明了胶囊内镜，患者吞服胶囊内镜后，内镜在胃肠道拍摄的图像通过无线电发送至体外接收器进行图像分析。该检查对小肠病变诊断阳性率在60%～70%。传统推进式小肠镜插入深度仅达幽门下50～150 cm，近年发展起来的双气囊小肠镜具有插入深度好、诊断率高的特点，不但可以在直视下清晰地观察病变，且可进行活检和治疗，因此已逐渐成为诊断小肠病变的重要手段。胶囊内镜或双气囊小肠镜检查适用于常规内镜检查和X线钡剂造影不能确定出血来源的不明原因出血，出血活动期或静止期均可应用。

多数下消化道出血有明显血便，结合临床及必要实验室检查，通过结肠镜全结肠检查，必要时配合X线小肠钡剂造影检查，确诊一般并不困难。

不明原因消化道出血（obscure gastrointestinal bleeding，OGIB）的诊断步骤：不明原因消化道出血是指常规消化道内镜检查（包括检查食管至十二指肠降段的胃镜及肛直肠至回肠末段的结肠镜检查）不能确定出血来源的持续或反复消化道出血。多为小肠出血（如小肠的肿瘤、Meckel憩室和血管病变等），虽然不多见（占消化道出血的3%～5%），但其是消化道出血诊断的难点。在出血停止期，先行小肠钡剂检查；在出血活动期，应及时做放射性核素扫描或（和）选择性腹腔动脉造影。若上述检查结果阴性则选择胶囊内镜或（和）双气囊小肠镜检查；出血不止危及生命者行手术探查，探查时可辅以术中内镜检查。

（二）鉴别诊断

1. 排除上消化道出血　下消化道出血一般为血便或暗红色粪便，不伴呕血。但出血量大的上消化道出血亦可表现为暗红色粪便；高位小肠出血乃至右半结肠出血，如血在肠腔停留较久亦可呈柏油样。

为排除上消化道出血可常规胃镜检查。

2. 手术探查　各种检查不能明确出血灶,持续大出血危及患者生命,必须手术探查。有些微小病变特别是血管病变手术探查亦不易发现,此时可借助术中内镜检查帮助寻找出血灶。

监测与治疗

一、上消化道出血

1. 初步处理　首先,建立 1～2 条大的静脉输液通道,最好是经颈内静脉或锁骨下静脉达上腔静脉,以便监测中心静脉压,以保证迅速补充血容量。先输注平衡盐溶液或乳酸钠等渗盐水,同时进行血型鉴定、交叉配血和血常规、血细胞比容检查。要每 15～30 min 测定血压、脉率,并观察周围循环情况,作为补液、输血的参考指标。一般说来,失血量不超过 400 ml,循环血容量的轻度减少可很快地被组织液、脾或肝储血所补充,血压、脉率的变化不明显。如果收缩压降至 70～90 mmHg,脉率增速至每分钟 130 次,这表示失血量约达全身总血量的 25%,患者黏膜苍白,皮肤湿冷,表浅静脉塌陷。此时即应大量补液、输血,将血压维持在 100 mmHg,脉率在每分钟 100 次以下。需要指出,平衡盐溶液的输入量宜为失血量的 2～3 倍。只要保持红细胞比容不低于 0.30,大量输入平衡盐溶液以补充功能性细胞外液的丧失和电解质,有利于抗休克治疗。

已有休克的患者,应置导尿管,记录每小时尿量。留置中心静脉导管进行中心静脉压的测定等血流动力学监测。尿量和中心静脉压可作为指导补液、输血速度和量的参考依据。目前重症超声监测为临床床旁无创监测血流动力学的手段已广泛应用,可有效指导休克患者的液体复苏治疗。

止血药物中可静脉注射维生素 K_1、纤维蛋白原等。通过胃管应用冰盐水(内加肾上腺素 0.02 mg/ml)或 5% Monsel 溶液反复灌洗。血管加压素可促使内脏小动脉收缩,减少血流量,从而达到止血作用,但对高血压和有冠状血管供血不足的患者不适用。近年来多应用特利加压素(Terlipressin),该药是激素原,注射后在患者体内以稳定速率释放加压素,产生的副作用较轻。开始剂量为 2 mg,缓慢静脉注射(超过 1 min),维持剂量为每 4 h 静脉注射 1～2 mg,延续用药 24～36 h,至出血停止。

2. 病因处理

(1) 胃、十二指肠溃疡大出血:治疗消化性溃疡出血的抑酸药物包括 H_2 受体拮抗剂(法莫替丁)和质子泵抑制剂(奥美拉唑、洛赛克等)。也可以用冷盐水反复洗胃,再用去甲肾上腺素 2～4 mg 加生理盐水 100 ml 灌洗,也可注入凝血酶等止血药物。对于中等量的消化性溃疡出血,可经内镜用电凝止血。

年龄在 30 岁以下的胃、十二指肠溃疡大出血患者,常是急性溃疡,经过初步处理后,出血多可自止。但如果年龄在 50 岁以上,或病史较长,为慢性溃疡,这种出血很难自止。经过初步处理,待血压、脉率有所恢复后,应尽早手术。首选胃部分切除术,不仅切除了出血的溃疡,而且是防止再出血的最可靠方法。如果十二指肠溃疡位置很低,靠近胆总管或已穿透入胰头,强行切除溃疡会损伤胆总管及胰头,则可切开十二指肠前壁,用粗丝线缝合溃疡面,同时在十二指肠上、下缘结扎胃十二指肠动脉和胰十二指肠动脉,旷置了溃疡,再施行胃部分切除术。

吻合口溃疡的出血多难自止,应早期施行手术,切除胃空肠吻合口,再次行胃空肠吻合,并同时行迷走神经切断术。重要的是,在这种情况下,一定要探查原十二指肠残端。如果发现原残端太长,有胃窦黏膜残留的可能,应再次切除原残端,才能收到持久的疗效。

由药物引起的急性溃疡,在停用药物后,经过初步处理,出血都会自止。

(2) 门静脉高压症引起的食管、胃底曲张静脉破裂的大出血:对由于门静脉高压症引起的食管或胃底曲张静脉破裂的患者,应视肝功能的情况来决定处理方法。对肝功能差的患者(有黄疸、腹水或处于肝昏迷前期者),应采用三腔二囊管压迫止血,或经纤维内镜局部应用黏合剂、注射硬化剂或套扎止血,加用血管加压素、生长抑素、维生素 K_1、凝血酶原复合物等药物。必要时可急诊行经颈静脉肝内门体分流术(TIPS)。对肝功能好的患者,应积极手术治疗。因其效果可靠,有利于防止反复出血而诱发的肝昏迷。常用的手术方法是贲门周围血管离断术,通过完全离断食管下段和胃底曲张静脉的反常血流,达到确切止血的目的。

(3) 对于应激性溃疡或急性糜烂性胃炎,可静脉注射组胺 H_2 受体拮抗剂雷尼替丁或质子泵阻滞剂,以抑制胃酸分泌而有利于病变愈合和止血。人工合成生长抑素(sandostatin 或 stilamin),不但能减少内脏血流量,抑制促胃液素的分泌,且能有效地抑制胃酸分泌;剂量是 250 μg/h,静脉持续滴注。

经过这些措施后,如果仍然不能止血,则可采用胃大部切除术,或选择性胃迷走神经切断术加行幽门成形术。

(4) 一旦明确为胃癌引起的大出血,应尽早手术。根据癌肿局部情况,行根治性胃大部或全胃切除术。

(5) 胆道出血的量一般不大,多可采用非手术疗法,包括抗感染和止血药。但反复大量出血时,可首先进行超选择性肝动脉造影,以明确病变性质,同时进行栓塞(常用明胶海绵)以止血。如仍不能止血,则应积极采用手术治疗。在确定肝内局限性病变的性质和部位后,即施行肝叶切除术。结扎病变侧的肝动脉分支或肝固有动脉,有时也可使出血停止;但仅仅结扎肝总动脉常是无效的。困难的是有时不易确定出血部位。肝表面有无局限性隆起;切开胆总管分别在左右胆管内插入细导尿管,观察有无血性胆汁流出,以及从哪一侧导管流出,可帮助定位;有条件时,可在术中行胆道造影或胆道镜检,帮助明确出血部位,决定肝切除的范围。

3. 对部位不明的上消化道大出血 经过积极的初步处理后,血压、脉率仍不稳定,应考虑早期行剖腹探查,找到病因,进行止血。

剖腹探查一般行上腹部正中切口或经右腹直肌切口。进入腹腔后,首先探查胃和十二指肠。如果初步探查没有发现溃疡或其他病变,第二步即检查有无肝硬化和脾大,同时要注意胆囊和胆总管的情况。胆道出血时,胆囊多肿大,且因含有血性胆汁呈

暗蓝色;必要时可行诊断性胆囊或胆总管穿刺。如果肝、脾、胆囊、胆总管都正常,进一步就切开胃结肠韧带,探查胃和十二指肠球部的后壁。另外,切不可忽略了贲门附近和胃底部的探查。同时,必须提起横结肠和横结肠系膜,自空肠上端开始,顺序探查空肠的上段。临床实践中,已有不少病例由于空肠上段的病变如良性肿瘤、血管瘤、结核性溃疡等而引起呕血的报道。如果仍未发现病变,而胃或十二指肠内有积血,即可在胃大弯与胃小弯之间、血管较少的部位,纵行切开胃窦前壁,进行探查。切开胃壁时要结扎所有的黏膜下血管,以免因胃壁出血而影响胃内探查。胃壁切口不宜太小,需要时可长达 10 cm 或更长些,以便在直视下检查胃内壁的所有部位。浅在而较小的出血性溃疡容易被忽视。其多在胃底部,常在胃内壁上黏附着的血凝块下面;溃疡中含有一动脉瘤样变的小动脉残端(如 Dieulafoy 病)。如果仔细检查胃内壁后仍不能发现任何病变,最后要用手指通过幽门,必要时纵行切开幽门,检查十二指肠球部后壁靠近胰头的部分有无溃疡存在。经过上述一系列的顺序检查,多能明确出血的原因和部位。

二、下消化道出血

下消化道出血的病因治疗主要针对引起下消化道出血的原发病治疗。可通过胃肠镜判断手术部位和出血原因,进行胃肠镜下治疗和为介入、外科手术治疗提供诊断依据。

除消化道出血的综合治疗外,可采用内镜下局部治疗,直肠肛管部位出血常用去甲肾上腺素生理盐水溶液喷射或保留灌肠,亦可用凝血酶粉末撒洒或局部注射硬化剂、高频电凝、电频电灼、微波、射频、组织黏合剂、圈套套扎、止血夹、水囊葫芦等进行局部止血。手术治疗适用于肿瘤、息肉、肠血管病变、肠结构病变等患者。下消化道介入选择性动脉栓塞术时需要仔细判断责任血管的位置和吻合支代偿程度,其疗效目前无一致看法,应慎用。

消化道出血的诊治流程见图 3-2-1。

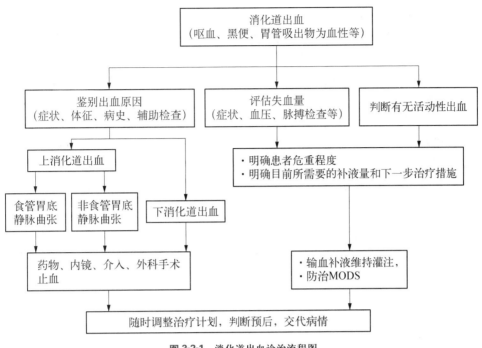

图 3-2-1　消化道出血诊治流程图

（刘松桥）

参 考 文 献

［1］Kirschniak A，Stierle D，Philipp F. Current management of upper gastrointestinal bleeding［J］. Minerva Chir，2011，66(6)：573 - 587.

［2］Gerson LB，Fidler JL，Cave DR. ACG clinical guideline：diagnosis and management of small bowel bleeding. Am J Gastroenterol［J］. 2015，110 (9)：1265 - 1287.

［3］Cárdenas A. Management of acute variceal bleeding：emphasis on endoscopic therapy［J］. Clin Liver Dis，2010，14(2)：251 - 262.

［4］Khamaysi I，Gralnek IM. Acute upper gastrointestinal bleeding (UGIB) — initial evaluation and management. Best pract res clin gastroenterol ［J］，2013，27(5)：633 - 638.

［5］Chen ZJ，Freeman ML. Management of upper gastrointestinal bleeding emergencies：evidence-based medicine and practical considerations［J］. World J Emerg Med，2011，2(1)：5 - 12.

［6］吕云福，谢贤和. 下消化道出血的诊断及治疗进展［J］. 国际外科学杂志，2006，33(5)：356 - 358.

［7］吴东. 急性下消化道出血的诊治［J］. 中华全科医师杂志，2017，16(5)：337 - 341.

［8］李银玲，王炳元. 下消化道出血的诊断［J］. 中国临床医生杂志，2016，44(12)：6 - 9.

［9］中华内科杂志编辑部. 急性非静脉曲张性上消化道出血诊治指南［J］. 中华内科杂志，2016，55(2)：164 - 168.

第三节　急性梗阻性化脓性胆管炎

概述与病理生理

急性梗阻性化脓性胆管炎（acute obstructive　suppurative cholangitis，AOSC）是在胆道梗阻的基

础上伴发胆管急性化脓性感染和积脓,胆道高压,大量细菌内毒素进入血液,导致多菌种、强毒力、厌氧与需氧菌混合性感染,伴有内毒素血症、高胆红素血症、中毒性肝炎、感染性休克、氮质血症及多器官功能衰竭等一系列严重并发症。其中感染性休克、胆源性肝脓肿、严重感染导致的多器官功能衰竭为导致患者死亡的三大主要原因。

1. 胆管内细菌感染　正常人胆管远端 Oddi 括约肌和近端毛细胆管两侧肝细胞间的紧密连接分别构成肠道与胆道、胆流与血流之间的解剖屏障。生理性胆汁流动阻碍细菌存留于胆管黏膜上;生理浓度时,胆汁酸盐能抑制肠道菌群的生长;肝脏 Kupffer 细胞和免疫球蛋白可形成免疫防御屏障,因此正常人胆汁中无细菌。当胆道系统发生病变(如结石、蛔虫、狭窄、肿瘤等)和胆道造影时,可引起胆汁含菌数剧增,并在胆道内过度繁殖,形成持续菌胆症。目前认为,细菌也可通过淋巴管、门静脉或肝动脉进入胆道。AOSC 术中胆汁细菌培养阳性率可高达 95.64%～100%。细菌的种类绝大多数为肠源性细菌,以需氧革兰阴性杆菌阳性率最高,其中以大肠埃希杆菌最多见,也可见副大肠埃希杆菌、产气杆菌、铜绿假单胞菌、变形杆菌和克雷伯杆菌属等。革兰阳性球菌则以粪链球菌、肺炎球菌及葡萄球菌较多见。随着培养、分离技术的改进,胆汁中厌氧菌检出率明显增高,阳性率可达 40%～82%,菌种也与肠道菌组一致,主要为类杆菌属,其中以脆弱拟杆菌、梭状杆菌常见。需氧和厌氧多菌种混合感染,细菌产生大量强毒性毒素是引起本病全身严重感染症状、休克和多器官衰竭的重要原因。细菌是急性胆管炎发病的必要因素,但并非有菌胆症的患者均发病。脓毒症的严重程度及病死率并不完全依赖于侵入微生物的种类和毒力。

2. 胆道梗阻和胆压升高　导致胆道梗阻的原因有多种,我国常见的病因依次为结石、寄生虫感染(蛔虫、中华分支睾吸虫)及纤维性狭窄。其他较少见的梗阻病因有胆肠吻合术后吻合口狭窄、医源性胆管损伤狭窄、先天性肝内外胆管囊性扩张症、先天性胰胆管汇合畸形、十二指肠乳头旁憩室、原发性硬化性胆管炎、各种胆道器械检查操作等。西方国家则以胆管继发结石和壶腹周围肿瘤较多见。胆道梗阻所致的管内高压是急性化脓性梗阻性胆管炎发生、发展和恶化的首要因素。当胆管内压>2.9 kPa

(30 cmH$_2$O)时,细菌及其毒素即可反流入血而出现临床感染症状。在胆道高压状态下胆道循环系统反流的可能途径:①经肝细胞反流,当胆道梗阻和胆汁淤滞时,肝细胞可通过吞噬的方式将胆汁中成分吸入肝细胞胞质内,并转送到 Disse 间隙。②经肝细胞旁路反流,扩张的胆小管通过受损的相邻肝细胞之间的连接复合体或坏死肝细胞与肝血窦之间相通。③胆源性肝脓肿腐蚀损害肝内血管使细菌入血。④胆管黏膜炎性溃烂累及相邻的门静脉分支。⑤经汇管区淋巴间隙反流,可能经肝门淋巴管、胸导管入上腔静脉。动物实验证明,无感染因素的急性胆管高压可引起血压明显下降,同时动物的内脏神经冲动频率显著增加。胆管内高压会强烈刺激管壁自主神经,抑制交感神经活动,可发生神经性低血压、休克,胆管减压后上述改变即刻恢复正常。临床发现,胆管减压术排出高压胆汁后,血压迅速回升和脉率减慢,显然难用单纯感染性休克来合理解释,这表明有神经因素的参与。

3. 内毒素血症和细胞因子的作用　内毒素是革兰阴性菌细胞壁的一种脂多糖成分,其毒性存在于类脂 A 中。内毒素具有复杂的生理活性,在 AOSC 的发病机制中发挥重要作用。

(1) 内毒素直接损害细胞,使白细胞和血小板凝集,内毒素主要损害血小板膜,亦可损害血管内膜,使纤维蛋白沉积于血管内膜上增加血管阻力,再加上肝细胞坏死释放的组织凝血素,因而凝血机制发生严重阻碍。血小板被破坏后可释放血栓素,它可强化儿茶酚胺等血管活性物质,引起外周血管的收缩以及肺循环改变。血小板凝集导致微循环中血栓形成,堵塞微血管,使毛细血管的通透性增加,这种微血管障碍可遍及全身各重要器官,引起肺、肾和肝等局灶性坏死和功能紊乱。

(2) 细菌内毒素等激活,启动免疫系统并与炎症反应细胞因子产生相互促进,导致器官功能损害。

(3) 内毒素激活补体反应:补体过度激活并大量消耗后,丧失其生物效应,包括炎性细胞趋化、调理和溶解细菌等功能,从而加重感染和扩散。补体降解产物刺激嗜碱性粒细胞和肥大细胞释放组胺,加重血管壁的损伤。

(4) 产生免疫复合物:一些细菌产生的内毒素具有抗原性,它与抗体作用所形成的免疫复合物,沉积在各脏器的内皮细胞上,可发生强烈免疫反应,引起细胞发生蜕变、坏死,加重多器官损害。

(5)氧自由基对机体的损害:胆道梗阻、感染、内毒素休克和器官功能衰竭、组织缺血-再灌注均可引起氧自由基与过氧化物的产生,氧自由基的脂质过氧化作用,改变生物膜的流动液态性,影响镶嵌在生物膜上的各种酶的活性,改变生物膜的离子通道,致使大量细胞外钙离子内流,造成线粒体及溶酶体的破坏。氧自由基还可通过激活磷脂酶,催化膜磷脂释放对白细胞具有趋化作用的花生四烯酸和血小板激活因子,从而使白细胞大量积聚,加重炎症反应。这些白细胞又产生大量氧自由基,形成恶性循环,对机体组织和肝胆系统造成严重损害。

4. 高胆红素血症 当胆管压力超过约3.43 kPa(35 cmH$_2$O)时,肝脏毛细胆管上皮细胞坏死、破裂,胆汁经肝窦或淋巴管逆流入血,即胆小管静脉反流,胆汁内结合和非结合胆红素大量进入血循环,引起以结合胆红素升高为主的高胆红素血症。如胆管高压和严重化脓性感染未及时控制,肝组织遭到的损害更为严重,肝细胞摄取与结合非结合胆红素的能力急剧下降,非结合胆红素才明显增高。高胆红素

血症的危害有:①胆红素进行性增高,可导致各脏器胆红素沉着,形成胆栓,影响各主要脏器的功能。②胆汁酸有抑制肠腔内大肠埃希杆菌生长和清除内毒素的作用,当梗阻性黄疸时,肠内缺乏胆酸,大肠埃希杆菌大量繁殖及释放大量内毒素,更加重了胆源性内毒素血症的程度。③肠内缺少胆酸使脂溶性维生素不能吸收,维生素 K 是肝内合成凝血酶原的必需成分,可导致凝血机制障碍。

5. 机体应答反应 全身和局部免疫防御系统的损害是感染恶化的重要影响因素。临床常注意到手术中所见患者的胆道化脓性感染情况与其临床表现的严重程度常不完全一致,而与机体应答反应异常有密切关系。胆道化脓性感染的临床病理表现是宿主对各种感染和非感染性损伤因素异常反应而导致体内急性生理紊乱的结果。原有严重疾病所致器官组织的损害和继发感染固然是重要的启动因素,但由各种损伤动因所触发的体内多种内源性介质反应在严重感染和多器官功能障碍的发病中所起的介导作用也非常重要。

诊断与鉴别诊断

一、诊断

急性化脓性梗阻性胆管炎典型临床表现为腹痛、发热、黄疸的 Charcot 三联征或在三联征基础上出现休克和精神症状的 Reynold 五联征。急性化脓性梗阻性胆管炎都是肝胆外科疾病向严重阶段发展的病理过程,因基础状态胆道梗阻程度不同,临床表现不完全相同。所以不能单纯追求所谓的典型症状,如三联征或五联征,以免延误诊治。

重症急性化脓性梗阻性胆管炎的基本临床表现与其主要病理过程相一致。第 1 阶段多有胆道疾病或胆道手术史,在此基础上发生胆道梗阻和感染,出现腹痛、发热、黄疸等急性症状。但由于胆道梗阻部位有肝内与肝外之别,腹痛与黄疸的程度差别甚大。第 2 阶段由于严重胆道化脓性炎症,胆道高压,内毒素血症,患者表现为持续弛张热型,或黄疸日渐加重,同时肝功能受到损坏,感染中毒症状明显。第 3 阶段病情向严重阶段发展,微循环障碍,水、电解质

紊乱及酸碱平衡失调,患者表现为感染性休克、血压下降、少尿、内环境紊乱、器官功能障碍。第 4 阶段主要为肝、肾、心、肺、胃肠、凝血等相继出现多器官功能障碍。如果病情进一步发展,胆道梗阻与胆道高压不解除,则危及患者生命。

除老弱和机体抵抗力低下者外,多有血白细胞计数显著增高,常达 $20×10^9$/L,程度与感染严重程度成正比,分类见核左移;胆道梗阻和肝细胞坏死可引起血清胆红素、尿胆红素、尿胆素、碱性磷酸酶、血清转氨酶、γ-谷氨酰转肽酶、乳酸脱氢酶等升高。血清淀粉酶升高提示伴有胰腺炎。血小板计数降低和凝血酶原时间延长,提示有 DIC 倾向。血细菌培养阳性,细菌种类与胆汁中培养所得一致。门静脉和周围静脉血中内毒素浓度超过正常人数 10 倍(正常值小于 50 pg/ml)。还可能伴有低氧血症、代谢性酸中毒、低血钾、低血糖等。

根据典型的 Charcot 三联征及 Reynold 五联征,急性化脓性梗阻性胆管炎诊断并不困难。但应注意到,即使不完全具备 Reynold 五联征,临床也不能完

全除外本病的可能。

对于临床无休克者,满足以下 6 项中 2 项即可诊断:①精神症状;②脉搏>120 次/分;③白细胞计数>20×10⁹/L;④体温>39 ℃或<36 ℃;⑤胆汁为脓性或伴有胆道压力明显增高;⑥血培养阳性或内毒素升高。

根据病理生理发展阶段,将病情分为 4 级:1 级,单纯 AOSC,病变多局限于胆管范围内,以毒血症为主;2 级,AOSC 伴休克,胆管炎加重,胆管周围化脓性肝炎发展,胆管、毛细胆管及肝窦屏障进一步受损,严重感染及感染性休克发生率明显增加;3 级,

AOSC 伴胆源性肝脓肿;4 级,AOSC 伴多器官功能衰竭,是严重感染的后期表现。

二、鉴别诊断

在详细了解病史、症状、体征等的准确资料后,依据患者的病情特点,应做好与急性胆囊炎、消化性溃疡穿孔或出血、急性坏疽性阑尾炎、食管静脉曲张破裂出血、重症急性胰腺炎、右侧胸膜炎、右下大叶性肺炎等的鉴别。

监 测 与 治 疗

一、处理原则

一经诊断,应迅速采用强有力的非手术治疗措施。根据患者对治疗的早期反应,来决定进一步采取何种治疗对策。如经过数小时的非手术治疗和观察,病情趋于稳定,全身脓毒症表现减轻,腹部症状和体征开始缓解,则继续采用非手术疗法。一旦对非手术治疗反应不佳,即使病情没有明显恶化或病情一度好转后再度加重,则应积极地进行胆道减压引流。

早期有效地解除胆道梗阻、降低胆压是急性梗阻性化脓性胆管炎治疗的基本着眼点和关键环节。外科手术是最迅速、最确切的胆管减压方法。但是急诊手术也存在一些不利之处:①患者处于严重感染中毒状态下,对手术和麻醉的耐受能力均差,手术死亡率和并发症率较择期手术高;②局部组织因急性炎变,有时合并凝血功能障碍甚至伴有肝硬化、门静脉高压,加以过去胆道手术所形成的瘢痕性粘连等,常给手术带来很大困难;③由于此症常发生在合并有复杂胆道病理改变的基础上,如广泛的肝内胆管结石或肝胆管狭窄,在全身和局部恶劣条件下,不允许较详细地探查和处理肝内胆管和肝脏病变,常需再次手术解决。

近年来,非手术胆管减压术已成为急性梗阻性化脓性胆管炎急症处理方法之一,对胆道起到一定的减压作用,使患者度过急性期,经充分检查和准备后,行计划性择期手术,从而避免因紧急手术时可能遗留的病变而需二期手术处理。

应根据患者的具体病情、梗阻病因及可能的肝胆系统病变范围来选择有利的胆道减压方式和时机,并处理好全身治疗和局部治疗、手术与非手术治疗的关系。

二、治疗措施

1. 一般处理措施　有效地控制感染、恢复内环境稳定、纠正全身急性生理紊乱、积极地防治休克及维护重要器官功能,为患者创造良好的手术时机,是急性梗阻性化脓性胆管炎治疗的基本措施,也是胆道减压术围手术期处理的重要内容。

禁食及胃肠减压;保持呼吸道通畅,给予吸氧;高热者采取物理降温,因用药物降温常对肝脏不利,故应慎用;解痉止痛。

纠正全身急性生理紊乱,包括:①补充血容量和纠正脱水;②纠正电解质紊乱和代谢性酸中毒;③营养和代谢支持。对伴有低蛋白血症及维生素缺乏、凝血机制障碍者,应采取预防措施和全身支持治疗。

2. 抗感染治疗　合理地选择抗菌药物是有效地控制感染的重要环节。急性梗阻性化脓性胆管炎的细菌大多来自肠道,最常见的是混合细菌感染。在选用药物时,应首先选用对细菌敏感的广谱抗菌药物,既要注意能控制需氧菌,又要注意控制厌氧菌,同时强调要足量和联合用药,在胆汁中能达到有效浓度的抗菌药物有青霉素、半合成青霉素、头孢菌素、氯霉素、喹诺酮类药物及甲硝唑类药物。在未能确定胆道感染的致病菌或未行药敏试验的情况下,

可选择第二代或第三代头孢菌素与奥硝唑配伍应用,随着耐药菌的增加,必要时可选择酶抑制剂。

3. 防治休克

(1)扩充血容量:有效血容量不足是感染性休克的突出矛盾,采用早期目标性液体复苏策略,尽早恢复有效循环血量,增加氧供给,改善器官组织灌注。

(2)纠正酸中毒:可以改善微循环,防止弥散性血管内凝血的发生和发展,并可使心肌收缩力加强,提高血管对血管活性药物的效应。

(3)血管活性药物的应用:积极液体复苏仍存在低灌注考虑选用血管活性药物,常用去甲肾上腺素。

4. 积极支持各器官系统功能和多器官功能衰竭预防。

5. 非手术胆道减压 胆管梗阻所致的胆管内高压是炎症发展和病情加重的基本原因,及时有效的胆管减压是缓解病情和降低病死率的关键。

(1)内镜鼻胆管引流(ENBD):是通过纤维十二指肠镜,经十二指肠乳头向胆管内置入 7F 鼻胆管引流管,由十二指肠、胃、食管、鼻引出体外。

(2)内镜胆管内支撑管引流:经纤维内镜置入胆管内支撑管引流,它不仅可以解除胆管梗阻,通畅胆汁引流,排出淤滞的胆汁,而且保证了胆肠的正常循环,是一种比较理想的、符合生理的非手术引流方法。最常见的并发症是胆汁引流不通畅。缺点是不能重复造影,支撑管堵塞时不能冲洗。

(3)经皮经肝穿刺胆管引流(PTCD):是在 PTC 的基础上,经 X 线透视引导将 4～6F 导管置入阻塞以上胆管的适当位置,可获得满意的引流效果。适用于肝内胆管扩张者,特别适用于肝内阻塞型。其具有操作方便、成功率高、疗效显著等特点。PTCD 本身固有的并发症包括出血、胆瘘、诱发加重胆道感染。在老年、危重不能耐受手术者,其可作为首选对象。对于凝血机制严重障碍、有出血倾向或肝肾功能接近衰竭者,应视为禁忌证。

6. 手术治疗 近年来由于强有力的抗菌药物治疗和非手术胆道减压措施的应用,需要急症手术处理的急性化脓性梗阻性胆管炎病例有减少趋势。但各种非手术措施并不能完全代替必要的手术处理,急症手术胆道减压仍是降低此症病死率的基本措施。应密切观察病情变化以及对全身支持治疗和非手术胆管减压的反应,在各器官功能发生不可逆损害病变之前,不失时机地手术行胆道引流。手术治疗的目的是解除梗阻,祛除病灶,胆道减压,通畅引流。

(1)手术适应证:手术时机应掌握在 Charcot 三联征至 Reynold 五联征之间,如在已发生感染性休克或发生多器官功能衰竭时手术,往往为时过晚。恰当地掌握手术时机是提高疗效的关键,延误手术时机则是患者最主要的死亡因素。若出现下列情况时应及时手术:①经积极非手术治疗,感染不易控制,病情无明显好转,黄疸加深、腹痛加剧、体温在 39 ℃以上,胆囊胀大并有持续压痛;②出现精神症状或提示出现脓毒性休克;③肝脓肿破裂、胆道穿孔引起弥漫性腹膜炎。对于年老体弱或有全身重要脏器疾病者,因代偿功能差,易引起脏器损害,一旦发生,难以逆转,故应放宽适应证,尽早手术。

(2)手术方法:手术方式主要根据患者的具体情况而定,其基本原则是以抢救生命为主,关键是行胆道减压,解除梗阻,通畅引流。手术方式应力求简单、快捷、有效,达到充分减压和引流的目的即可。有时为了避免再次手术而追求一次性彻底解决所有问题,在急症手术时做了过多的操作和过于复杂的手术,如术中胆道造影、胆囊切除、胆肠内引流术等,对患者创伤大,手术时间延长,反而可加重病情。对于复杂的胆道病变,难以在急症情况下解决者,可留做二期手术处理。分期分阶段处理,是病情的需要,也是正常、合理的治疗过程。强调应根据患者具体情况采用个体化的手术方法。

1)急诊手术:并非立即手术。在实施手术前,需要 4～8 h 的快速准备,以控制感染、稳定血压及微循环的灌注,保护重要器官,使患者能更好地承受麻醉和手术,以免发生顽固性低血压及心搏骤停,有利于手术后恢复。

胆总管切开减压、解除梗阻及 T 管引流是最直接而有效的术式。胆管减压引流后可否顺便切除胆囊,需慎重考虑。对一般继发性急性胆囊炎,当胆管问题解决后,可恢复其形态及正常功能,故不应随意切除。严重急性胆囊炎症如坏疽、穿孔或合并明显慢性病变,可行胆囊切除术。肝外胆管梗阻者,若寻找胆管非常艰难,病情又不允许手术延续下去,亦可切开肿大的胆囊,证实其与胆管相通后行胆囊造瘘术。

胆肠内引流术应慎重,我国肝内胆管结石、狭窄多见,在不了解肝内病变情况下,即使术中病情许可,加做胆肠内引流术的确带有相当盲目性,可因肝内梗阻存在而发生术后反复发作的反流性化脓性胆管炎,给患者带来更多痛苦及危险。但是,对于部分无全身严重并发症,主要是由于胆道高压所致神经反射性休克,在解除梗阻、大量脓性胆汁涌出后,病情有明显好转,血压等重要生命体征趋于平稳,梗阻病变又易于一次彻底解决的年轻患者,可适当扩大手术范围,包括对高位胆管狭窄及梗阻的探查,如狭窄胆管切开整形和胆肠内引流术。

2) 择期手术:急性炎症消退后,为了去除胆道内结石及建立良好的胆汁引流通道,需要进行择期手术治疗。

A. 胆总管切开后取结石 T 管引流:是最常用的方法,术中运用纤维胆道镜有助于发现及取出结石。

B. 胆肠 Roux-en-Y 式吻合术:有肝内胆管狭窄及结石存在时,可经肝膈面或脏面剖开狭窄胆管,取除肝内结石。胆管整形后与空肠做 Roux-en-Y 式吻合。

C. 肝叶切除手术:病变局限于一叶、段肝脏或因长期胆道梗阻而导致局限性肝叶萎缩及纤维化者,可行病变肝叶切除术。

3) 并发症的处理:如肝脓肿、胆道出血、腹腔脓肿、脓胸和胆管支气管瘘等的处理。

急性梗阻性化脓性胆管炎诊治流程见图 3-3-1。

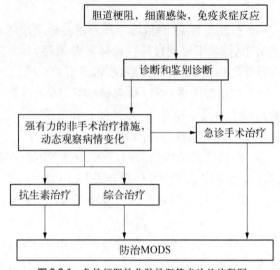

图 3-3-1　急性梗阻性化脓性胆管炎诊治流程图

(刘松桥)

[1] 丁建龙,刘晓晨,豆发福. 经皮经肝胆囊穿刺联合内镜治疗急性梗阻性化脓性胆管炎 [J]. 肝胆外科杂志,2015,23(3):213-215.
[2] 陈鹏飞,任建庄,韩新巍,等. 经皮肝穿刺胆道引流治疗急性梗阻性化脓性胆管炎合并感染性休克的疗效分析 [J]. 介入放射学杂志,2016,25(12):1069-1072.
[3] 周亚龙,程千里,林云志,等. PTCD治疗合并感染性休克的急性梗阻性化脓性胆管炎的疗效及安全性分析 [J]. 湖南师范大学学报(医学版),2015(3):140-142.
[4] Bin OY, Zeng KW, Hua HW. Endoscopic nasobiliary drainage and percutaneous transhepatic biliary drainage for the treatment of acute obstructive suppurative cholangitis: a retrospective study of 37 cases [J]. Hepatogastroenterology. 2012,59(120):2454-2456.
[5] 刘英祥,梁展鹏. 急性梗阻性化脓性胆管炎的手术治疗 [J]. 实用临床医学,2003,4(2):49-50.

第四节　急性肝损伤

概述与病理生理

一、定义

急性肝损伤是指患者在无慢性肝病基础上,由各种病因导致肝脏细胞损伤的临床综合征。临床上轻者表现为血清转氨酶、胆红素升高;严重者可发生肝衰竭、凝血功能障碍、肝性脑病等。急性肝衰竭特征为突然出现明显的肝细胞损害并迅速恶化,其临床表现通常包括肝功能异常、肝性脑病和凝血功能障碍,许多患者进展为多器官功能衰竭,病死率极高。

肝脏具有双重血液供应,来源于肝动脉(腹主动脉分支,25%～30%)的血液供氧,而门静脉(70%)主要提供来源于肠道的营养。肝脏具有双重输出管道,肝静脉将营养代谢降解物引入下腔静脉,胆道系统将脂溶性物质及其代谢产物排入肠道。

肝脏是人体最大的实质性脏器,担负着重要而复杂的生理功能,如代谢功能、排泄功能、合成功能及解毒功能。Kupffer 细胞具有强大的吞噬功能,参与调节肝内微循环,参与某些生化反应(如脂类的分解代谢、合成尿素与胰岛素的降解等)并可分泌多种细胞因子和炎症介质,对机体的防御、免疫功能有着极其重要的作用。

肝损害的各种病因作用于肝组织后,导致上述任何一种或数种肝细胞功能丧失,均可引起不同程度的肝细胞损伤与肝功能障碍,产生肝功能不全,最终发展为肝功能衰竭。肝实质细胞首先发生的是代谢排泄功能障碍(高胆红素血症、胆汁淤积症),其后为合成功能障碍(凝血因子合成减少、低蛋白血症),最后发生解毒功能障碍(激素灭活功能低下,血氨、胺类与芳香族氨基酸水平升高等)。

凡各种致肝损伤因素使肝细胞(包括肝实质细胞和肝巨噬细胞)发生严重损害,使其代谢、排泄、合成、解毒与免疫功能发生严重障碍,机体往往出现黄疸、出血、腹水、继发性感染、肝性脑病、肾功能障碍等一系列临床表现,称为肝功能衰竭(hepatic failure)。

二、病因

急性肝损伤的常见病因包括各种类型休克、外伤及心力衰竭等造成肝脏缺血缺氧、脓毒症、感染(肝炎病毒等)、创伤与手术打击、药物与有毒物质中毒、急性妊娠脂肪肝(AFLP)、肝移植及部分肝叶切除后肝功能损伤,其他还有高热、病毒性肝炎、自身免疫性肝炎等。

1. 缺血性急性肝损伤　缺血性肝炎(hypoxic hepatitis),又称休克肝、缺氧性肝炎,常见于严重的心力衰竭、呼吸衰竭、手术、外伤等各种原因引起的各类休克,导致灌注不足,肝脏缺血缺氧,血清转氨酶在发病后 12～48 h 内急剧突然升高数十倍,甚至数百倍,维持有效血容量和有效灌注治疗后 1～2 周内可降至正常。肝血流量减少导致的肝脏缺血缺氧是缺血性肝炎发生的主要机制。病理特点为肝小叶中央区细胞的坏死,无明显炎性细胞浸润。

2. 感染所致急性肝损伤　急性甲型、戊型、乙型、丙型肝炎等嗜肝病毒感染,常常急性起病,出现乏力、纳差、恶心等消化道症状。急性病毒性肝炎血清转氨酶常升高 10 倍以上,甚至高达 200 倍,血清转氨酶多在黄疸前 2 周升高,黄疸出现后 1 周迅速下降。实验室检查血清各种病毒学指标阳性。

非嗜肝病毒感染如 EB、CMV 等感染常见,免疫功能正常者多为潜伏感染,免疫功能严重低下时可引起严重感染,最常见的临床表现为发热、血液系统改变和肝功能损害、细胞免疫功能下降,白细胞、$CD4^+$ T 淋巴细胞减少,$CD4^+$ 与 $CD8^+$ 比例降低。感染导致的肝功能损害多不严重,但少数患者可发生严重肝炎甚至肝衰竭。临床最常用于诊断 CMV 特异性 IgM 抗体(+)、外周血 CMV DNA 可明确 CMV 感染的诊断。

脓毒症累及肝脏导致肝功能异常,主要由感染毒素以及炎症反应导致,常常与脓毒症原发病的严重程度和进展有关。胆道感染(急性胆囊炎胆石症)是临床上的常见病,患者出现发热、腹痛、皮肤巩膜黄染。血 WBC、中性粒细胞数升高、ALT、AST 升高,胆红素升高(直接胆红素升高为主),超声或腹部 CT 发现胆囊肿大、胆囊结石,其特点是经过抗生素及保肝治疗后 ALT、AST、胆红素恢复较快,常认为是由感染控制后,胆系通畅后胆红素排除所致。

3. 化学毒物导致急性肝损伤　我国急性药物性肝损伤发病呈逐年增加趋势。常见导致肝损伤的药物包括中药、抗生素、降脂药、抗结核、抗肿瘤、治疗皮肤病、甲亢类药物等,占黄疸住院患者的 2%～5%,急性肝炎住院患者的 10%,在老年肝病患者中可达 20% 以上,暴发性肝衰竭患者的 15%～30%,欧美国家急性肝衰竭占 50%,其中 36% 为非甾体类消炎药导致的急性肝衰竭。

4. 妊娠急性脂肪肝　妊娠急性脂肪肝(AFLP)是发生于妊娠晚期的急症,也是导致急性肝衰竭的原因之一。其特点是肝细胞在短时间内发生大量微泡性脂肪浸润,本病所致肝衰竭病死率高。临床特征为恶心、呕吐等消化道症状、黄疸、严重肝功能损伤伴凝血功能障碍(DIC)、肝性脑病,B 超、CT、磁共振检查提示脂肪肝改变,但肝穿刺是诊断 AFLP 的金标准。AFLP 治疗除保肝支持治疗外,应尽快终止妊娠。

5. 放射性肝损伤　放射治疗是肝脏恶性肿瘤治

疗手段。由于对肝癌采用局部放疗或内照射治疗越来越广泛，所以放射性肝损伤（radiation induced liver injury）也逐渐引起人们的关注。RILI 临床表现为肝脏受照后出现非癌性腹水、肝大，无黄疸性碱性磷酸酶高于正常或是治疗前的 2 倍以上，转氨酶高于正常或治疗前 5 倍以上，B 超或 CT 等检查均无肿瘤进展的表现。

6. 其他原因　可能有肝移植及部分肝叶切除后肝功能损伤，肿瘤浸润、急性 Budd-Chiari 综合征、中暑，以及代谢性疾病如威尔森症等。

三、发病机制

1. 自由基与肝损伤　肝细胞内含有丰富的线粒体和内质网，该两种细胞器内含有代谢酶系、单胺氧化酶系、黄嘌呤氧化还原酶系等。线粒体内膜上的氧化呼吸链系统是自由基的产生部位。机体通过物质代谢的电子传递过程和对外源性物质代谢产生自由基。正常情况下体内存在自由基清除系统，如超氧化物歧化酶（SOD）、谷胱甘肽超氧化物酶（GSH-PX）、过氧化氢酶等，通常机体可产生的少量自由基不会引起肝损伤。但当自由基的产生超过机体清除能力时，即可引起肝损伤，主要通过：①改变蛋白质立体结构。②直接损伤肝细胞生命必需基因。③消耗自由基清除剂。④启动肌体脂质过氧化反应，引起肝细胞损伤。

2. 脂质过氧化与肝细胞损伤　脂质过氧化反应是体内不饱和脂肪酸在自由基和某些酶类作用下，所发生的一系列过氧化反应。正常状态下肝脏中含有大量 GSH（谷胱甘肽）等，限制脂质过氧化程度。病理条件下大量自由基的产生，自由基的清除剂过度消耗后便启动脂质过氧化反应。脂质过氧化主要通过扩大自由基的连锁反应、直接损伤肝细胞膜、本身毒性反应、激活脂酶 A_2 和磷脂酶 C 活性等导致肝细胞损伤。

3. 花生四烯酸代谢与肝细胞损伤　花生四烯酸是体内 3 种必需不饱和脂肪酸之一，是细胞膜脂质的重要构成部分。肝脏是体内花生四烯酸代谢、灭活及清除的重要部位。其酸代谢物主要包括前列腺素（PG）、血栓素（TX）和白三烯（LT）。其 3 种代谢产物在肝损伤中发挥不同的作用：①LT 是介导急性肝损伤的重要促炎介质。②TXA_2 具有强烈的血管收缩和血小板聚集作用，在肝脏微循环障碍中发挥重要作用，同时又作为促炎介质介导肝损伤。③前列腺素在多种因素导致的肝损伤的过程中具有明显的抗损伤作用。

4. 肝细胞钙超载与肝细胞损伤　肝细胞内液与外液 Ca^{2+} 浓度相差 10 000 倍；肝细胞内相对于胞外基质呈负电荷；悬殊的电化学梯度是 Ca^{2+} 发挥第二信使作用所必需的条件。肝细胞内具有强有力的 Ca^{2+} 稳态调节机制，同时也使肝细胞处于永恒的危险警界。在肝细胞质的细胞器中内质网和线粒体是肝细胞内最主要的钙库，线粒体在肝细胞内调节钙稳态中起主动的调节作用。毒物缺氧等引起肝细胞膜破坏，线粒体损伤，钙通道蛋白损伤，导致细胞内钙超载。引起膜磷脂分解，蛋白质降解，DNA 水解，ATP 减少，导致肝细胞损伤。

5. 缺血缺氧与肝细胞损伤　缺血缺氧性肝损伤是由于肝血流量明显减少，肝细胞缺氧、缺血，肝细胞膜、线粒体与溶酶体损伤，导致肝细胞损伤。

根据缺血缺氧发生的时间和细胞状态的变化将缺血缺氧性肝损伤分为 3 个时期。

（1）缺血缺氧性肝损伤早期：肝细胞没有发生死亡，缺血时间短暂，没有超过 6 h。

（2）缺血缺氧性肝损伤中期：缺血缺氧发生 6 h 后，枯否细胞活化，释放 TNF-α、IL-1 和氧自由基等进一步加重肝损伤。

（3）缺血缺氧性肝损伤后期：可见中性粒细胞浸润。

6. 细胞因子与肝细胞损伤　各种致伤因素导致 Th1 和肝巨噬细胞产生 TNF-α、IL-1、IL-6、IL-8 等细胞因子，导致肝细胞膜的花生四烯酸分解，大量炎症介质导致肝细胞损伤。

临 床 表 现

患者在原发疾病的临床表现基础上出现肝损伤的表现，短期内患者出现消化道症状，血清 ALT、AST、胆红素升高，肝损伤严重时可发生急性肝衰竭及各种严重并发症，PTA<40%。

缺血性肝损害与急性病毒性肝炎的生化指标变化如转氨酶和胆红素变化有一定的特点。缺血性肝损害的转氨酶和胆红素在受到打击后均迅速升高，随着患者病情的缓解逐步下降，而急性病毒性肝炎等感染性肝损害转氨酶和胆红素均缓慢上升，随病情变化，病情改善后方缓慢下降。

急性肝衰竭临床分期如下。

1. 早期　严重的全身及消化道症状，黄疸迅速加深，血清胆红素≥171 μmol/L，凝血酶原活动度≤40%，但未发生明显的肝性脑病，亦未出现明确的腹水。

2. 中期　发生Ⅱ级以上的肝性脑病或出现明确的腹水。

3. 晚期　发生难治性（或致死性）并发症，如脑水肿、肝肾综合征、上消化道大出血、严重继发性感染等，此期实际上已进入 MOF。

诊断与鉴别诊断

诊断主要依赖病史、临床表现和实验室检查结果。

一、诊断要点

患者出现乏力、厌食、恶心、呕吐、呃逆、明显腹胀、闷胀不适等症状，伴黄疸并进行性加重。严重者可出现急性肝功能衰竭，临床表现为出血倾向，性格改变，不同程度的意识障碍，肌张力增强，扑翼样震颤，并出现肝臭，肝浊音界进行性缩小，出现腹水，或出现肝性脑病。

急性肝衰竭患者实验室检查提示血清胆红素和转氨酶分离（胆酶分离），胆碱酯酶活性显著降低，凝血酶原活动度≤40%，血清胆固醇及胆固醇酯降低，血氨升高，血清 AST/ALT 值增高，血浆支链氨基酸/芳香氨基酸值下降（<1）等。目前广为接受的诊断标准为：血清总胆红素>342 μmol/L，并持续 5 日以上；AST>正常值的 2 倍；PT>20 s，且维生素 K 试验阳性。

二、急慢性肝损伤的鉴别

根据患者病史、体征和辅助检查可对患者急性和慢性肝损伤进行判断，见表 3-4-1。

表 3-4-1　急慢性肝损伤的鉴别

项目	急性	慢性
肝病病史	无	大多数有
肝病体征	无	大多数有（肝病面容、肝掌、蜘蛛痣）
脾大	无	大多数有
B超、CT（门静脉高压征象）	无	肝硬化
ALT	短期内升高	缓慢或反复升高

三、肝功能分级

根据患者的临床表现和相关检查，可以将急性严重肝损伤患者的肝功能分为 Child-Pugh A 级、B 级和 C 级。A 级：1~6 分；B 级 7~9 分；C 级：10~15 分（表 3-4-2）。

表 3-4-2　肝功能 Child-Pugh 分级

项目	1分	2分	3分
白蛋白（g/dl）	>3.5	2.8~3.5	<2.8
PT 延长（s）	1~3	4~6	>6
胆红素（mg/dl）	≤2	2~3	>3
腹水	无	少量	中量
肝性脑病	无	1~2	3~4

四、肝损伤严重程度并与病因关系的判断

重度肝损伤>ALT 升高正常值 20 倍，常见于休克肝、急性病毒性肝炎、药物或毒物损伤；中度肝损伤>ALT 正常值 3~20 倍，常见于慢病毒性、药物性、酒精性、自身免疫性肝炎等；轻度肝损伤>ALT 正常值 1~3 倍，常见于脂肪肝、非酒精性脂肪性、肝硬化等（表 3-4-3）。

表 3-4-3　常见的导致转氨酶显著升高的病因及特点

病因	转氨酶	胆红素	特点
缺血性损伤	升高数十倍	<5 倍	AST>ALT，短时间内迅速恢复
毒性损伤	>10 倍	<5 倍	AST>ALT，药物/毒物接触病史

(续表)

病因	转氨酶	胆红素	特点
急性病毒性肝炎	5～10 倍或>10 倍	5～10 倍或>10 倍	转氨酶逐渐恢复
急性胆道梗阻	5～10 倍或>10 倍	5～10 倍或>10 倍	转氨酶的升高早于胆汁淤积的指标

五、肝细胞损伤和胆汁淤积的鉴别

急性肝损伤患者可表现为以肝细胞损伤为主和以胆汁淤积为主,通过下列指标可进行初步的判断,见表 3-4-4。

表 3-4-4　肝损伤类型的判断

项目	肝细胞损伤	胆汁淤积
化验	肝细胞损伤	胆汁淤积
转氨酶	>8 倍正常值	<3 倍正常值
ALP 值	<3 倍正常值	>8 倍正常值
BIL	增高	增高
PT	延长,对维生素 K 治疗反应差	延长,对维生素 K 治疗反应好
腹痛	不常见	常见(肝外梗阻时)
发热,WBC 增高	不常见	常见(肝外梗阻时)

监 测 与 治 疗

急性肝损伤采取肝功能损伤分级下分层综合治疗。

综合治疗包括进行严密监护,定时监测各项指标,及时观察疾病的动态变化,基础支持治疗,根据致病因素进行病因治疗,减少毒物生成、纠正代谢紊乱,改善肝脏血循环及提高氧供、肝细胞再生,防治可能或已出现的并发症等。

重症患者采用人工肝系统进行支持或必要时进行肝移植治疗。

一、病因治疗

在保肝治疗的同时针对不同病因进行的病因治疗是关键。

1. 药物性肝损伤　立即停用相关药物和可疑药物,同时保肝、降酶、退黄治疗。

2. 感染性原因导致的急性肝损伤　应积极控制感染,胆囊炎及胆结石时消炎利胆解除胆道梗阻。

3. 各种原因导致的缺血性肝损伤　应积极纠正缺血,保证肝脏灌注,同时还要注意保护其他脏器在低灌注中的损伤。

4. 妊娠急性脂肪肝　除保肝支持治疗外,应尽快终止妊娠。

二、保护肝功能

保护肝脏功能,临床常用美能(复方甘草单胺)、还原型谷胱甘肽、易善复(必需磷脂)等药物;肝内胆汁淤积可用熊去氧胆酸等利胆、退黄药物。

有病例报道建议使用 N-乙酰半胱氨酸可能减轻肝损伤,保护肝功能。

轻者可短期康复,一般 1～2 周,误诊未能及时诊治或重者治疗效果差的可进展为慢性肝病,最终可发生肝纤维化和肝硬化。

三、重症肝损伤的治疗

重症肝损伤患者和肝功衰竭者在支持治疗基础上,必要时行人工肝系统支持或肝移植术。

急性肝损伤的诊治流程见图 3-4-1。

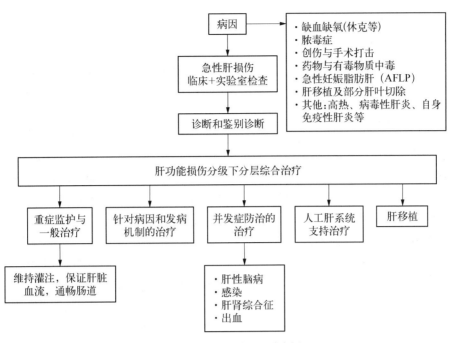

图 3-4-1　急性肝损伤诊治流程图

（刘松桥）

参 考 文 献

[1] Grek A, Arasi L. Acute liver failure [J]. AACN Adv Crit Care, 2016,27(4):420-429.
[2] Bernal W. Acute liver failure: review and update [J]. International anesthesiology clinics, 2017,55(2):92-106.
[3] Damm TW, Kramer DJ. The liver in critical illness [J]. Crit Care Clin, 2016,32(3):425-438.
[4] Polson J, Lee WM. AASLD position paper: the management of acute liver failure [J]. Hepatology, 2005,41(5):1181-1197.
[5] 孟庆华,段忠辉. 2011 美国肝病研究学会急性肝衰竭处理立场声明解读 [J]. 中国医学前沿杂志:电子版,2013,5(1):61-69.
[6] 高泽立.急性肝功能衰竭肝细胞损伤机制与治疗进展 [J].中华传染病杂志,2008,26(1):60-62.
[7] 中华医学会感染病学分会肝功能衰竭与人工肝学组.肝功能衰竭诊治指南(2012 年版) [J].中华传染病杂志,2013,31(3):129-137.

第五节　急性重症肝衰竭

概述与病理生理

一、定义

急性重症肝衰竭指急性病毒性肝炎、药物、肝毒性物质等各种因素,引起急性严重肝脏功能损害,导致其合成、解毒、排泄和生物转化等功能发生严重障碍或失代偿,出现凝血功能障碍和黄疸、腹水,并在发病 2 周内出现Ⅱ度以上肝性脑病的一组临床综合征。其病情迅速恶化,肝脏进行性缩小,黄疸迅猛加深,很快出现肝性脑病、严重凝血机制障碍。

二、病因

约85%的急性肝衰竭患者可以找到相对明确的病因,约15%的患者发生急性肝衰竭的原因不清,部分临床病例可以是多种因素同时致病。在中国引起肝衰竭的主要病因是肝炎病毒(主要是乙型肝炎病毒),其次是药物及肝毒性物质(如乙醇、化学制剂等)。在欧美国家,药物是引起急性、亚急性肝衰竭的主要原因。儿童肝功能衰竭还可见于遗传代谢性疾病。

三、发病机制

发病机制:①内毒素与肝损伤,内毒素使肝脏能量代谢发生障碍。还可诱导中性粒细胞向肝内聚集,并激活中性粒细胞,参与导致大块肝细胞坏死的炎症过程。内毒素作用于肝窦内皮细胞及微血管,引起肝微循环障碍,导致缺血缺氧性损伤。②细胞因子与肝损伤,细胞因子不仅是肝坏死过程的主要因素,还与肝衰竭时肝细胞再生抑制状态有关。③细胞凋亡。④多器官功能障碍与肝衰竭,肝衰竭是多器官功能障碍的主要起因,而多器官功能障碍又可加重肝衰竭。

四、病理生理

1. 病理改变　主要的病理改变是肝细胞广泛坏死或脂肪浸润。坏死的部位和范围因病因和病程不同而异。按照坏死的范围及程度,可分为大块坏死

(坏死范围超过肝实质的 2/3)、亚大块坏死(占肝实质的 1/2~2/3)、融合性坏死(相邻成片的肝细胞坏死)及桥接坏死(较广泛的融合性坏死并破坏肝实质结构)。由病毒感染、药物/毒物中毒、脓毒症和缺血缺氧等引起者,肝细胞多广泛坏死,病变呈弥漫性分布,整个肝小叶细胞溶解坏死,网状支架塌陷,残存的肝细胞肿胀变性,汇管区及其周围大量淋巴细胞、单核细胞、粒细胞浸润。由急性妊娠期脂肪肝、Reye综合征等引起者,由于肝损伤导致脂肪代谢紊乱,肝细胞内有均匀分布的小脂滴,肿胀苍白,很少有肝细胞坏死,也缺乏炎细胞浸润。肉眼观,肝体积显著缩小,尤以左叶为甚,重量减至 600~800 g,质地柔软,表面被膜皱缩。切面呈黄色或红褐色,有的区域呈红黄相间的斑纹状,故又称为急性黄色肝萎缩或急性红色肝萎缩。

2. 病理生理改变　肝细胞广泛坏死或脂肪浸润而肝细胞再生能力不足以代偿进而导致肝细胞合成、解毒和生物转化、转运和排泄等功能障碍为共同病理生理特征。

(1) 肝脏功能减退:导致糖代谢、脂代谢、蛋白质代谢、胆汁胆红素代谢紊乱,凝血因子及补体成分合成障碍,性激素、醛固酮及血管升压素等的降解与灭活减少,体内水潴留,低钠低钾血症等。

(2) 毒素蓄积:肝功能受损,解毒能力下降,造成内毒素血症,并诱导产生各种炎性细胞因子如 TNF-α、IL-1、IL-6,进一步加重肝损伤形成 SIRS、MODS。

(3) 多器官功能障碍综合征:机体受各种刺激因素影响,启动全身炎症反应发病机制引起全身炎症反应,造成全身广泛组织损伤,导致 MODS。

以上各种因素导致患者出现一系列急性肝衰竭的症状。

诊断与鉴别诊断

一、诊断

1. 病史　凡是既往无肝病或虽有肝病但长期无症状的急性缺血缺氧、严重脓毒症、急性药物、有毒

物质中毒、严重创伤与手术打击、急性妊娠脂肪肝以及病毒性肝炎等原发疾病,患者于病程 2 周内出现Ⅱ度及以上肝性脑病且排除其他原因,即可诊断为 ALF。

2. 临床诊断标准　急性起病,2 周内出现Ⅱ度

及以上肝性脑病(按Ⅳ度分类法划分)并有以下表现者:①极度乏力,并伴有明显厌食、腹胀、恶心、呕吐等严重消化道症状。②短期内黄疸进行性加深。③出血倾向明显,凝血酶原活动度(PTA)≤40%,或国际标准化比值(INR)≥1.5,并排除其他原因。④肝脏进行性缩小。

3. 组织病理学表现　肝细胞呈一次性坏死,坏死面积≥肝实质的2/3;或亚大块坏死,或桥接坏死,伴存活肝细胞严重变性、肝窦网状支架不塌陷或非完全性塌陷。

4. 临床表现

(1) 意识障碍并伴随严重消化道症状:急性重症肝炎多伴有严重的消化道症状,如食欲明显减退,甚至出现厌食、频繁呕吐、恶心及高度腹胀,并伴有极度乏力。情绪上也会同时出现烦躁不安、谵妄、狂躁、抑郁等昏迷前驱症状者。

(2) 腹水:急性重症肝炎发病急,会在几日之内迅速出现肝腹水,大多数为漏出液,少数为渗出液或血性,肝脏或肝浊音进行性缩小。正常肝脏浊音界于右锁骨中线第5肋间隙的肋缘,若浊音界缩小,浊音界叩出1~2肋间区叩空,表明肝脏进行萎缩。经肝脏CT及B超检查,可显示明显的肝萎缩。

(3) 全身中毒症状:随着黄疸的加深而出现,表现为高度乏力、厌食、高度腹胀,并且出现计算力及定向力障碍、扑翼样震颤、意识障碍等,精神方面也会出现异常、性格暴躁等症状。

(4) 皮肤出血及晚期呕血:最初可能只是出现皮肤瘀点及瘀斑,尤其是某些接受注射治疗的皮肤部位更易出血,此外也会伴有口腔及牙龈出血。晚期出血症状比较严重,表现为呕血及便血形式。

(5) 肝性脑病:属于急性重症肝炎比较严重时的表现,患者的性格及精神状态改变明显,意识模糊,很容易进入昏迷状态。若伴有呕吐、球结膜水肿、瞳孔大小不等和边缘不整、全身肌张力增高、伸肌强直以及阵发性痉挛等,则表明患者可能已经出现脑水肿,状况非常严重。为了判断神经精神症状的深度、治疗反应及预后,临床常将肝昏迷分成4级:Ⅰ期(前驱期),轻度精神异常,常无阳性神经系统体征。Ⅱ期(昏迷前期),精神错乱,意识模糊,常出现扑翼震颤、腱反射亢进、肌张力增高。Ⅲ期(昏睡期),较重的精神紊乱和定向力障碍,昏睡。Ⅳ期(昏迷期),反射均消失,昏迷状态。

(6) 黄疸迅速加深:急性重型肝炎患者由于肝功能快速损伤,数日内血清总胆红素升高达171 μmol/L以上,而血清丙氨酸转氨酶(ALT)下降甚至正常,肝脏代谢功能迅速减弱,短时间内(2~3日)会出现明显的皮肤巩膜黄染并迅速加深,并伴有浓茶样的尿色改变。

(7) 其他临床表现:高热、低血糖、顽固性低血压和休克、肾衰竭、急性肺水肿与呼吸衰竭以及弥散性血管内凝血(DIC)等。

5. 辅助检查

(1) 血常规:了解有无感染、贫血及血小板减少情况。

(2) 肝功能:转氨酶在ALF时可异常升高,常为正常值上限10倍以上,有时可达数千以上。一般血清丙氨酸转氨酶(ALT)上升幅度高于AST,ALT/AST>1,而当ALT/AST<1时,常提示肝细胞坏死严重。血清总胆红素和直接胆红素通常有明显升高,多超过171 μmol/L,最高可达800 μmol/L以上,如进行性升高提示预后不良。危重患者可有胆酶分离,即开始时胆红素逸到血清中的速度较缓慢,ALT半衰期短,仅2~6日,表现为ALT水平逐渐下降,而胆红素则不断升高,此种情况常提示预后不良。动态观察对预后有一定的参考价值。

(3) 凝血:凝血酶原时间(PT)延长,单纯用维生素K不能纠正。如PT>50 s,则预后不良。凝血酶原活动度(PTA)可降低,严重时可降至40%以下。

(4) 血氨:为估测预后的重要指标之一,大于118 μmol/L提示预后不良。

(5) 其他检查:肝炎病毒标志物及其他病毒抗体的检查有助于病因的诊断。还有血糖测定、甲胎蛋白(AFP)、血尿素氮和肌酐、电解质及酸碱平衡、弥散性血管内凝血(DIC)指标、凝血因子等。

(6) 影像学检查:肝脏超声,必要时行CT扫描,以了解肝脏大小、结构变化,以及胆道系统、脾、胰腺情况,有无腹水等。X线胸片检查有助于排除肺部病变、胸腔积液情况。ECG检查了解心电变化,特别是有无心肌缺血改变等。

二、鉴别诊断

1. 急性黄疸型肝炎 起病症状相似,但临床过程较轻,无肝性脑病症状,肝功能检查可以区别于急性肝衰竭。

2. 急性化脓性胆管炎 由于该病以急性黄疸、发热、右上腹痛、血压下降、精神症状为主要临床表现,应注意与急性肝衰竭鉴别。胆道系统疾病病史,腹部体征可提示该病,影像学检查可帮助确诊。

3. 急性溶血性黄疸 有食物、药物或输血等诱因,黄疸的同时伴有贫血、网织红细胞水平增高,肝功能往往正常。

4. 脓毒症 与急性肝衰竭有很多相似之处:①与急性肝衰竭一样有高动力循环的表现,高心排血量及外周血管阻力降低,平均动脉压下降;②全身性感染,可出现脑病、黄疸、凝血病,极易诊断为急性肝衰竭,检查Ⅷ因子有重要鉴别诊断意义,此因子为肝外合成,在急性肝衰竭时保持正常水平,而在脓毒症患者则降低。

5. 先兆子痫或子痫 与急性肝衰竭特别是妊娠脂肪肝引起的急性肝衰竭很难鉴别,由于两者可重叠出现,增加诊断的困难,但两者治疗却是一致的,即终止妊娠。

6. 慢性肝病基础上发生的肝衰竭 过去有肝病病史者易鉴别,如病史不详时则易误诊。慢性肝病的特有体征、影像学检查及生化检查可提供诊断依据。

监 测 与 治 疗

一、监测

(1) 判断神志是否清醒,性格和行为有无异常,以便及时发现肝性脑病的先兆。

(2) 密切观察生命体征变化,注意每日测量腹围、体重。

(3) 黄疸:了解黄疸的程度,有无逐渐加重。

(4) 出血:注意皮肤、黏膜及消化道等部位有无出血、抽血及穿刺后要长时间压迫穿刺点,防止渗血。

(5) 监测中心静脉压、血气分析变化。

(6) 监测肝功能、凝血功能变化。

(7) 对接受胰岛素-胰高血糖素疗法患者,用药期间随时监测血糖水平,以便随时调整药物的用量。

(8) 应用谷氨酸钾时需监测钾、钠、氯离子的含量,保持电解质平衡。

二、治疗

目前肝衰竭的内科治疗尚缺乏特效药物和手段。原则上强调早期诊断、早期治疗,针对不同病因采取相应的综合治疗措施,并积极防治各种并发症。肝衰竭能否逆转,决定因素是残余肝细胞的数量多少。如果肝细胞坏死殆尽,储备功能丧失,即无再生基础。此时,任何药物均不能使肝衰竭的病程逆转,而肝移植是唯一有效的治疗方法。

1. 一般支持治疗 卧床休息,饮食宜低盐、低脂肪、高糖,保证充足的热量,减少体力消耗,减轻肝脏负担,避免外界刺激,保持水、电解质的平衡,积极寻找病因,去除诱因。

2. 保肝治疗

(1) 应用细胞活性药物:如 ATP、辅酶 A、肌苷、1,6-二磷酸果糖等。

(2) 胰岛素-胰高血糖素疗法:一般可用胰高血糖素 1 mg、胰岛素 10 U,加入 10% 葡萄糖溶液 500 ml内,静脉缓慢滴注,如输注太快可有恶心、呕吐、心悸等不适,每日 1~2 次,有阻断肝细胞坏死和促进 DNA 合成作用,从而促使肝细胞再生。

(3) 促肝细胞生长素促使肝细胞再生,使用促肝细胞生长因子(HGF)。HGF 具有促进肝细胞再生、阻断自由基的脂质过氧化、抑制肿瘤坏死因子活性、阻止肝细胞坏死、增强库普弗细胞的吞噬功能、保护肝细胞等作用。用于重肝治疗,可提高成活率,早中期疗效优于晚期。HGF 的剂量通常为 100~200 mg/d加入葡萄糖液中静滴,直至患者肝功能明显恢复。

(4) 前列腺素 E_1(PGE$_1$)可扩张血管,改善肝微循环,稳定肝细胞膜,防止肝细胞坏死,减少毒性物质积蓄,给肝细胞创造一个良好的再生环境,但疗效尚需进一步确定。

(5)适当补充新鲜血、新鲜血浆及白蛋白,有利于提高胶体渗透压,促进肝细胞的再生和补充凝血因子。补充白蛋白,有利于防治腹水和肝性脑病,维持血容量。新鲜血浆内有大量凝血因子、血小板及免疫活性物质,有利于防治出血及促进肝细胞再生,每日输入100~200 ml是支持疗法中最重要的措施,限制性输血策略可避免急性出血的加重。

(6)抗病毒治疗:对于大多数病毒性急性肝衰竭患者,在过去肝移植是唯一的治疗选择。目前,急性肝衰竭的HBV核苷酸诱导治疗或核苷类似物的应用具有很好的耐受性,可有益地影响疾病的治疗过程。在病情稳定和情况许可时考虑抗病毒治疗,如使用核苷类似物拉米夫定、阿德福韦酯、替比夫定和恩替卡韦。一般不用干扰素。

(7)免疫调解治疗:目前对于肾上腺皮质激素在肝衰竭治疗中的应用尚存在不同意见。非病毒感染性肝衰竭,如自身免疫性肝病、凝血病、急性乙醇中毒等是其适应证。其他原因所致的肝衰竭早期,若病情发展迅速且无严重感染、出血等并发症者,可酌情使用。为调节肝衰竭患者的机体的免疫功能、减少感染等并发症,可选用胸腺素(胸腺肽 α_1)等免疫调节剂。

(8)N-乙酰半胱氨酸(NAC)有可能对药物诱发的肝损伤所致急性肝衰竭有益,仍需进一步研究。研究指出,NAC的使用能够提高肝移植患者的存活率,但NAC没有改善非对乙酰氨基酚引起的急性肝衰竭患者的总体生存率,但可能有益于那些Ⅰ、Ⅱ级肝性脑病患者。

3. 防治并发症

(1)肝性脑病。

1)去除诱因,如严重感染、出血、电解质紊乱等,避免使用麻醉、镇痛、催眠等中枢抑制药物,及时控制感染和上消化道出血,注意纠正水、电解质紊乱和酸碱平衡失调。

2)降低血氨:氨在肝性脑病的发病机制中具有的核心作用,并发脑水肿、颅内高压与ALF的高死亡率相关。①禁止经口摄入白蛋白,尤其动物蛋白,以减少氨的形成;②抑制肠道产氨细菌生长,可口服或鼻饲新霉素1~2 g/d,甲硝唑 0.2 g,每日 4 次;③清除肠道积食、积血或其他含氮物质,应用乳果糖

或拉克替醇,口服或高位灌肠,可酸化肠道,促进氨的排出,减少肠源性毒素吸收;④根据患者的电解质和酸碱平衡情况选用谷氨酸钠、谷氨酸钾、精氨酸等降氨药物;⑤使用支链氨基酸或支链氨基酸和精氨酸混合制剂,以纠正氨基酸失衡,提高支链氨基酸及纠正支链氨基酸/芳香族氨基酸比例,对改善肝功能及防治肝性脑病有一定效果。

3)抽搐患者可酌情使用半衰期短的苯妥英或苯二氮䓬类镇静药物,但不推荐预防用药。

(2)出血。

1)预防胃应激性溃疡出血,可用 H_2 受体拮抗药或质子泵抑制药物。

2)凝血功能障碍者注射维生素 K,可促进凝血因子的合成。血小板减少或功能异常者可输注血小板。胃肠道出血者可用冰盐水加血管收缩药物局部灌注止血。

3)活动性出血或需要接受损伤性操作者,应补充凝血因子,以新鲜血浆为宜。

4)一旦出现 DIC、颅内出血,应积极抢救治疗。

5)对门静脉高压性出血患者,为降低门静脉压力,首选生长抑素类似物,也可使用垂体后叶素(或联合应用硝酸酯类药物)、三腔管压迫止血、内镜下硬化剂注射或套扎治疗止血;内科保守治疗无效时,可急诊手术治疗。

6)应用止血剂防止出血时应考虑出血风险大于血栓性并发症的风险。有必要考虑预防和治疗血栓栓塞事件,同时需要考虑患者的具体因素。

(3)肝肾综合征。

1)及时去除诱因,如避免强烈利尿剂大量放腹水,不使用损坏肾功能的药物。

2)在改善肝功能的前提下,适当输注胶体液,以提高循环血量。

3)补充血容量的同时给予利尿药,可消除组织水肿、腹水,减轻心脏负荷,清除有害物质。

4)应用血管活性药物,以扩张肾血管,增加肾血流。有报道加压素/特利加压素可以成功用于肝肾综合征的治疗。

5)经上述治疗无效时,宜尽早进行血液透析,清除血内有害物质,减轻氮质血症,纠正高钾血症和酸中毒。如果需要透析支持治疗急性肾衰竭,建议用连续模式,而非间断模式。

(4)感染:是急性肝衰竭患者最常见的并发症,

也是急性肝衰竭的主要死因。感染的常见原因是机体免疫功能低下、肠道微生态失衡、肠黏膜屏障作用降低及侵袭性操作较多等。一旦出现感染，应首先根据经验用药，选用强效抗生素或联合应用抗生素，同时可加服微生态调节剂。尽可能在应用抗生素前进行病原体分离及药敏试验，并根据药敏试验结果调整用药，同时注意防治二重感染。但不应使用有肝、肾毒性的药物。感染致病菌可为革兰阴性菌、革兰阳性菌或假丝酵母菌等，预防性抗生素和抗真菌药物未显示可改善 ALF 的总体转归，因此不提倡在所有患者（特别是那些轻度肝性脑病的患者）中使用，研究显示目前对于预防性使用抗生素和抗真菌的治疗，不同医院仍存在明显差异。

（5）脑水肿：颅内压增高者给予高渗性脱水药物。20%甘露醇(0.5～1.0 mg/kg)是最有效的降低颅内压药物；也可应用利尿剂治疗，可与渗透性脱水剂交替使用；头部亚低温治疗也可应用。研究指出30%高渗盐水可起到降低颅内压的作用，但需更多的研究证实。

（6）心肺功能障碍：循环功能障碍和低血压是急性肝衰竭常见的并发症，且往往是多因素损伤的起源。由于口服吸收较差和呕吐所造成的液体损失，以及发生血管舒张，患者的有效血容量可能较低，形成了与发生低血容量性休克一致的条件。急性肝衰竭患者采用的心血管支持治疗的方法，与其他严重疾病患者在早期恢复循环量、全身灌注、输氧等并无明显区别，可应用去甲肾上腺素等药物进行系统性升压支持治疗血容量难治性低血压，或确保合适的中心动脉压(CPP)。

在去甲肾上腺素难治性病例，可添加血管加压素或特利加压素，但在有颅内高压的重度肝性脑病患者应慎用。

循环支持的目标是 MAP≥75 mmHg 和 CPP 60～80 mmHg。但气管插管往往需要控制患者意识水平的降低程度，进展至严重肝性脑病（Ⅲ或Ⅳ级）的患者应进行气管插管。呼吸功能障碍在急性肝衰竭早期较为罕见，其更常见于后期，在肝脏再生阶段或与医院内脓毒血症相关。

4. 血液净化疗法　可清除因肝功能严重障碍而产生的各种有害物质，使血液得以净化，帮助患者度过危险期，血浆置换是较为成熟的血液净化方法，可以去除与血浆蛋白结合的毒物，补充血浆蛋白、凝血因子等人体必需的物质，从而减轻急性肝衰竭患者的症状。

5. 肝替代治疗

（1）人工肝支持治疗：人工肝是指通过体外的机械、物理化学或生物装置，清除各种有害物质，补充必需物质，改善内环境，暂时替代衰竭肝的部分功能的治疗方法，能为肝细胞再生及肝功能恢复创造条件或等待时机进行肝移植。人工肝支持系统分为非生物型、生物型和组合型 3 种。

非生物型人工肝已在临床广泛应用并被证明有一定疗效。目前应用的非生物型人工肝方法包括血浆置换（PE）、血液灌流（HP）、血浆胆红素吸附（PBA）、血液滤过（HF）、血液透析（HD）、白蛋白透析（AD）、血浆滤过透析（PDF）和持续性血液净化治疗（CBP）等。伴有脑水肿或肾衰竭时，可选用 PE 联合 CBP、HF 或 PDF；伴有高胆红素血症时，可选用 PBA 或 PE；伴有水电解质紊乱时，可选用 HD 或 AD。应注意人工肝治疗操作的规范化。生物型及组合生物型人工肝不仅具有解毒功能，而且还具备部分合成和代谢功能，是人工肝的发展方向，现正处于临床研究阶段。

（2）肝移植：是目前被认为治疗急性肝衰竭最有效的治疗手段，研究显示移植后 90 日患者的整体存活率可达到 76%。病情恶化或条件符合肝移植标准的最好在 3 日内接受肝移植手术，但因急性肝衰竭病情的迅速进展及肝源的短缺限制了肝移植的临床应用。在器官供应有限的情况下，可考虑活供体或辅助性肝移植，但其使用仍有争议。肝细胞移植是指门静脉或腹腔内输注分离的人类肝细胞，以增强肝脏功能。该方法已被成功地应用在新生儿和小儿先天性代谢疾病中。

急性肝衰竭的诊治流程见图 3-5-1。

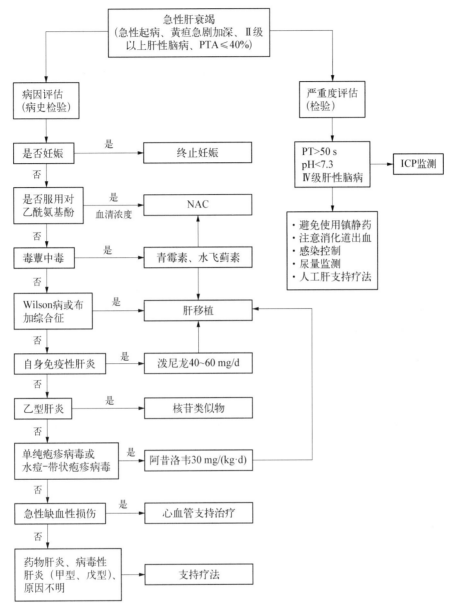

图 3-5-1 急性肝衰竭诊治流程图

（刘松桥）

参 考 文 献

[1] Barton CA. Treatment of coagulopathy related to hepatic insufficiency [J]. Crit Care Med, 2016, 44(10): 1927-1933.

[2] Rabinowich L, Wendon J, Bernal W. Clinical management of acute liver failure: results of an international multi-center survey [J]. World Journal of Gastroenterology, 2016, 22(33): 7595-7603.

[3] McPheeters CM, VanArsdale VM. N-Acetylcysteine use in non-acetaminophen-induced acute liver failure [J]. Advanced Emergency Nursing Journal, 2016, 38(3): 183-189.

[4] Niranjan-Azadi AM, Araz F, Patel YA, et al. Ammonia level and mortality in acute liver failure: a single-center experience [J]. Annals of Transplantation, 2016, 21: 479-483.

[5] Manka P, Verheyen J, Gerken G. Liver failure due to acute viral hepatitis (A-E) [J]. Null, 2016, 32(2): 80-85.

[6] 刘大为. 实用重症医学 [M]. 北京: 人民卫生出版社, 2010: 683-689.

[7] 中华医学会感染病学分会, 中华医学会肝病学分会. 肝衰竭诊治指南（2012 年版）[J]. 中华临床感染病杂志, 2012, 5(6): 321-327.

[8] William M, Anne M, Larson MD, et al. AASLD position paper: the management of acute liver failure: update 2011 [J]. Hepatology, 2011: 1-18.

[9] Bernal W, Wendon J. Acute liver failure [J]. N Engl J Med, 2013, 369(26): 2525-2534.

第六节　肝　硬　化

概述与病理生理

一、定义

肝硬化是指许多不同类型的肝损害导致的不可逆性终末期表现，主要由于弥漫性的肝纤维化导致肝脏血流受阻和肝功能的持久改变，表现为难以逆转的肝细胞衰竭和门静脉高压。

二、危险因素

1. 病毒性肝炎　在中国病毒性肝炎是引起门静脉高压性肝硬化的主要因素，尤其是慢性乙型、丙型肝炎。

2. 酒精性肝病（酒精性脂肪肝）　主要表现为脂肪肝、肝炎、肝硬化，长期酗酒者可有上述一种以上表现。其主要为肝细胞摄取的脂肪超过其正常代谢能力或细胞存在脂肪代谢缺陷所引起的，而糖尿病、肥胖、蛋白质营养不良、全肠外营养、某些药物等因素也与其密切相关。

3. 酒精性肝炎　是肝小叶中央区的急性炎症。肝细胞可出现中性粒细胞浸润和细胞内包涵体，称为 Mallory 小体，是肝细胞出现坏死的典型病理表现。

4. 工业毒物或药物　长期或反复地接触含砷杀虫剂、四氯化碳、黄磷、氯仿等，或长期使用某些药物如对乙酰氨基酚、异烟肼、辛可芬、四环素、甲氨蝶呤、甲基多巴，可产生中毒性或药物性肝炎，进而导致肝硬化。黄曲霉素也可使肝细胞发生中毒损害，引起肝硬化。

5. 循环障碍　慢性充血性心力衰竭、慢性缩窄性心包炎可使肝内长期淤血缺氧，引起肝细胞广泛坏死和纤维化，称淤血性肝硬化，也称为心源性肝硬化。

6. 代谢障碍　如遗传性血色素沉着病和肝豆状核变性（Wilson 病），两者均为常染色体隐性遗传病等。

7. 胆汁淤积　肝外胆管阻塞或肝内胆汁淤积时高浓度的胆红素对肝细胞有损害作用，久之可发生肝硬化，肝内胆汁淤积所致者称原发性胆汁性肝硬化，由肝外胆管阻塞所致者称继发性胆汁性肝硬化。

8. 血吸虫病　由于虫卵在汇管区刺激结缔组织增生成为血吸虫病性肝纤维化，可引起显著的门静脉高压，亦称为血吸虫病性肝硬化。

9. 原因不明　部分肝硬化原因不明，称为隐源性肝硬化。

三、病理生理

各种病理因素引起肝细胞脂肪变、坏死及炎症等，随后在坏死区发生胶原纤维增生。后者主要来自增生的成纤维细胞、局部的贮脂细胞及肝细胞坏死，局部的网状纤维支架塌陷，网状纤维融合形成胶原纤维。初期增生的纤维组织虽形成小的条索，但尚未互相连接形成间隔而改建肝小叶结构时，称为肝纤维化。此时病情可逆，若进一步加重，小叶中央区和汇管区等处的纤维间隔互相连接，最终使肝小叶结构和血液循环被改建而形成肝硬化。

无论是肝脏的原发损伤还是继发损伤，临床症状主要与肝细胞功能的丧失（肝细胞衰竭）或肝脏的血流受阻（门静脉高压）有关。

1. 肝细胞衰竭　包括许多典型临床表现，如黄疸、肌肉损耗、腹水、凝血功能异常、血浆蛋白质和维生素缺乏、葡萄糖失衡及激素代谢失调。我们知道肝脏是人体的"化工厂",当肝功能出现损伤或障碍时,会出现一系列复杂的病理生理变化。蛋白质代谢失调导致凝血因子生成减少和低蛋白血症,血清白蛋白降低会引起血浆渗透压降低从而诱发全身性水肿。以糖原形式存在的葡萄糖储存和释放异常可能引起高血糖或低血糖状态。肝脏胆盐生成减少会损害脂溶性维生素 A、维生素 D、维生素 E、维生素 K从胃肠道的吸收。维生素 D 缺乏则导致骨软化(骨质平衡破坏),维生素 K 缺乏则会严重影响凝血因子的生成。脂蛋白代谢变化可造成异常脂蛋白血症,尤其是高三酰甘油血症。而且,肝细胞衰竭与内源性类固醇激素灭活障碍、蛋白质代谢副产品形成,以及外源性药物和毒素清除障碍有关。雌激素代谢损害可引起男性女性发育(男性乳房发育、阳痿、睾丸萎缩、女性毛发分布)、女性月经失调、肝掌和蜘蛛痣。血氨转化成尿素障碍可导致肝性脑病。

2. 门静脉高压 肝纤维化和肝结构退行性变化导致经过肝内的血流受阻,经肝血流迟缓造成门静脉循环压力增加。这时大部分胃肠道静脉呈充血状态。这种长期持续的静脉压力升高的最终结果是静脉曲张的形成,包括食管胃底静脉曲张、肛肠静脉曲张。而食管胃底静脉曲张最容易破裂,其严重的结局是难以控制的失血性休克。同时门静脉高压可表现为腹腔液体积聚,引起大量腹水。

3. 肝功能分级 参照国外肝功能分级标准,结合我国国情,1983 年全国首届门静脉高压症研讨会制定了我国的肝功能分级标准。

表 3-6-1　肝功能分级标准

项目	I	II	III
血清胆红素(mg%)	<1.2	1.2~2.0	>2.0
血浆白蛋白(g%)	>3.5	2.6~3.4	<2.5
凝血酶原时间延长(s)	1~3	4~6	>6
谷丙转氨酶(U)	<100/40	100~200/(40~80)	>200
腹水	无	少、易控制	多、难控制
脑病	无	无	有

诊断与鉴别诊断

一、诊断

肝硬化的诊断应符合其病理生理变化特征及其产生相应的临床症状,通常依据肝功能的减退和门静脉压力的增高两方面进行诊断。同时超声,CT 等影像学检查征象有助于辅助诊断,肝活检也可以作为诊断手段。

1. 肝功能减退

(1) 包括营养不良、黄疸、出血、贫血、肝掌、蜘蛛痣、肝病面容、男性乳房发育、肝性脑病等。

(2) 其他可行实验室检查:包括肝细胞受损后相应酶学的改变、胆红素代谢障碍、肝脏蛋白合成功能降低等方面诊断。

2. 门静脉高压

(1) 临床表现:主要为脾大、腹水、腹壁静脉曲张及食管胃底静脉曲张等。

(2) 实验室检查:血小板降低是门静脉压力增高的早期信号,随着脾大及其功能亢进的加重,红细胞及白细胞也会出现降低。肝硬化的腹水常成淡黄色,早期为漏出液,当合并继发细菌感染时可能出现颜色性状的改变,而血性腹水常提示肝癌、门静脉血栓或结核性腹膜炎等问题。

(3) 影像学:腹水、脾大、肝脏形态的变化可以通过超声、CT 等常见的影像学获得。同时可以通过超声观测门静脉主干内径的变化,一般其主干内径常大于 13 mm,脾静脉内径大于 8 mm。腹部增强 CT及门静脉成像技术更有助于对门静脉的侧支循环、门静脉血栓及血管海绵样变做出详细的评估。在伴有食管胃底静脉曲张的患者中,胃镜是诊断与治疗的首选。

3. 其他 包括肝硬化的病因的诊断也十分重要,有利于患者的对因治疗,可以从根本上保护患者肝脏功能。

二、鉴别诊断

1. 引起腹水和腹部膨隆的疾病 临床上需与结核性腹膜炎、腹腔内肿瘤、肾病综合征、缩窄性心包炎和巨大卵巢囊肿等鉴别。

2. 肝脏增大　临床上应排除原发性肝癌、慢性肝炎、血吸虫病和血液病等。

3. 肝硬化相关并发症

（1）上消化道出血应与消化性溃疡、糜烂出血性胃炎、胃癌等鉴别。

（2）肝性脑病应与低血糖昏迷、糖尿病酮症酸中毒、尿毒症等鉴别。

（3）肝肾综合征与慢性肾小球肾炎、急性肾小管坏死等鉴别。

（4）肝肺综合征注意与肺部感染、哮喘等鉴别。

治　疗

现有的治疗方法尚不能逆转已发生的肝硬化。对于代偿期患者，治疗旨在延缓肝功能失代偿、预防肝细胞性肝癌；对于失代偿期患者，则以改善肝功能、治疗并发症、延缓或减少对肝移植需求为目标。

4. 保护肝细胞　胆汁淤积时，可以微创方式解除胆道梗阻，可避免对肝功能的进一步损伤。保护肝细胞的药物虽有一定的药理学基础，但普遍缺乏循证医学证据，过多的使用可加重肝脏的负担。

一、保护或改善肝功能

1. 去除或减轻病因

（1）抗 HBV 治疗：复制活跃的 HBV 是肝硬化进展最重要的危险因素，对于 HBV 肝硬化失代偿期，当 HBV 阳性时，不论 ALT 水平如何均应给予抗 HBV 治疗。常用的药物有阿德福韦酯、恩替卡韦及拉米夫定等口服核苷类似物，无固定疗程，需长期应用。失代偿期乙肝肝硬化不宜使用干扰素。

（2）抗 HCV 治疗：适用于肝功能失代偿的肝硬化，尽管对于治疗的耐受性和效果有所降低，但为使病情稳定、延缓或阻止肝衰竭和 HCC 等并发症的发生，可在严密的观察下使用。采用聚乙二醇干扰素-α 联合利巴韦林或干扰素联合利巴韦林等方案，对不能耐受利巴韦林不良反应者，可单用聚乙二醇干扰素-α 或普通干扰素-α。但需要注意，失代偿期丙肝肝硬化不宜使用干扰素。

（3）针对其他病因进行治疗。

2. 慎用损伤肝脏的药物　避免不必要、疗效不明确的药物，减轻肝脏代谢负担。

3. 肠内营养　肝硬化时若糖类供能不足，机体将消耗蛋白质，加重肝脏代谢负担。肠内营养是机体获得能量的最好方式。只要肠道尚可用，应鼓励肠内营养，减少肠外营养，防止肠源性感染十分重要。肝硬化常有消化不良，应进食易消化的食物，以糖类为主，蛋白质的摄入量以患者可耐受为宜，辅以多种维生素，可给予胰酶助消化。对食欲减退、食物不耐受者，可予以预消化的肠内营养剂。肝功能衰竭或有肝性脑病先兆时，应限制蛋白质的摄入。

二、门静脉高压症状及其并发症治疗

1. 腹水

（1）限制钠、水摄入：摄入钠盐 500～800 mg/d（氯化钠 1.2～2.0 g/d），入水量<1 000 ml/d 左右，如有低钠血症，则应限制在 500 ml 以内，但应该保障患者的循环处于稳定状态。

（2）利尿：常联合使用保钾利尿剂及排钾利尿剂，常用螺内酯联合呋塞米。利尿效果不满意时，应酌情配合静脉输注白蛋白。利尿不宜过快，以免诱发肝性脑病、肝肾综合征等。

（3）经颈静脉肝内门腔分流术（TIPS）：可有效缓解门静脉高压，增加肾脏血液灌注，显著减少甚至消除腹水。如果能对因治疗，使肝功能稳定或有所改善，可较长期维持疗效，多数 TIPS 术后患者可不需要限盐、限水及长期使用利尿剂，可减少对肝移植的需求。

（4）排放腹水加输注白蛋白：用于不具备 TIPS 技术、对 TIPS 禁忌及失去 TIPS 机会时顽固性腹水的姑息性治疗。一般每放腹水 1 000 ml，输注白蛋白 80 g。该方法缓解症状时间短，易诱发肝性脑病、肝肾综合征等。当对饮食限钠和使用大量利尿剂时，腹水仍不能缓解，在治疗性腹腔穿刺术后迅速再发，即为顽固性腹水。

（5）自发性腹膜炎：选用肝毒性小、主要针对革兰阴性杆菌并兼顾革兰阳性球菌的抗生素，疗效不满意时针对治疗反应和药敏结果进行调整。由于自发性腹膜炎容易复发，用药时间不少于 2 周。而且，自发性腹膜炎多为肠源性感染，除抗生素治疗外，还应注意保持大便通畅,维护肠道菌群。腹水是细菌繁殖的良好培养基,控制腹水也是治疗的一个重要环节。

2. 食管胃底静脉曲张破裂出血的治疗及预防

(1) 治疗。

1) 药物治疗:尽早给予血管活性药物如生长抑素、奥曲肽、特利加压素及垂体加压素,减少门静脉血流量,降低门静脉压,从而达到止血目的。

2) 内镜治疗:当出血量中等以下,应紧急采用EVL或内镜直视下注射静态栓塞胶至曲张的静脉。止血的成功率与视野是否清楚和操作医师的技术水平有关,主要并发症为局部溃疡、出血、穿孔、瘢痕狭窄及异位栓塞等,谨慎操作和术后妥善处理可使这些并发症相应减少。

3) 经颈静脉肝内门腔分流术(TIPS):由于其对急性大出血的止血率达到95%,新的国际共识认为,对于大出血和估计内镜治疗成功率低的患者应在72 h内行 TIPS。通常择期 TIPS 对患者肝功能要求在 Child-Pugh 评分 B 级,食管胃底静脉曲张紧急大出血时,TIPS 对肝功能的要求可放宽至 Child-Pugh评分 C 级,这与该血管介入微创治疗具有创伤小、恢复快、并发症少和疗效确切等特点有关。

4) 气囊压迫止血:在药物治疗无效的大出血时暂时使用,为后续有效止血起"桥梁"作用。气囊压迫短暂止血效果肯定,但如果患者痛苦大、并发症较多,如吸入性肺炎、窒息、食管炎、食管黏膜坏死、心律失常等,不能长期使用,停用后早期再出血发生率高。当患者合并充血性心力衰竭、呼吸衰竭、心律失常及不能肯定为曲张破裂出血时,不宜使用。

5) 急诊外科手术并发症多,死亡率高,目前多不采用。

(2) 预防。

1) 一级预防:主要针对已有食管静脉曲张但尚未出血者,包括:①对因治疗。②口服 PPI 或 H_2 受体拮抗剂,减少胃酸对曲张静脉壁的损伤。③非选择性 β 受体拮抗剂。④内镜结扎治疗(EVL)可用于中度的食管静脉曲张。

2) 二级预防:指对已经发生过食管静脉曲张出血史者,预防再次出血。首次出血后的再出血率可达 60%,死亡率为 33%。因此,应重视食管胃底静脉曲张出血的二级预防,开始时间应早至出血后的第 6 日。患者在急性出血期已行 TIPS,止血后可不给予预防食管胃底静脉曲张出血的药物,但应采用多普勒超声每 3～6 个月了解分流道是否通畅。患者在急性出血期间未行 TIPS,预防再出血的方法有:①以 TIPS 为代表的部分门-体分流术;②包括EVL、经内镜或血管介入途径向食管胃底静脉注射液态栓塞胶或者其他栓塞材料的断流术;③以部分脾动脉栓塞为代表的限流术;④可考虑口服 PPI 或 H_2 受体拮抗剂,减少胃酸对曲张静脉壁的损伤。⑤非选择性 β 受体拮抗剂。

如何应用这些方法,理论上应根据门静脉高压的病理生理提出治疗策略,具体治疗措施应在腹部增强 CT 门静脉成像的基础上,了解患者的门腔侧支循环开放状态、食管胃底静脉曲张程度、有无门静脉血栓、门静脉海绵样变或动静脉瘘等征象,视其肝功能分级、有无禁忌证及患者的意愿选择某项治疗方法。

三、其他并发症的治疗

1. 胆石症 应以内科保守治疗为主。由于肝硬化并发胆结石手术的死亡率约为 10%,尤其是肝功能 C 级者,应尽量避免手术。

2. 感染 对肝硬化并发的感染,一旦疑诊应立即经验性抗感染治疗。自发性腹膜炎、胆道及肠道感染的抗生素选择,应遵循广谱、足量、肝肾毒性小的原则,首选第三代头孢菌素,一旦培养出致病菌,则应根据药敏试验选择窄谱抗生素。

3. 门静脉血栓形成

(1) 抗凝治疗:对新进发生的血栓应做早期的静脉肝素抗凝治疗,可使 80% 以上的患者出现完全或者广泛再通,口服抗凝药物治疗至少维持半年。

(2) 溶栓治疗:对早期的门静脉血栓也可采用经皮、股动脉插管至肠系膜上动脉置管,用微量泵持续泵入尿激酶进行早期溶栓,可使门静脉再通。

(3) TIPS:适用于血栓时间长、出现机化的患者。

4. 低钠血症 轻症者,通过限水可以改善;中重度者,可选用血管加压素 V_2 受体拮抗剂,增强肾脏的处理水的能力,使水重吸收减少,提高血钠浓度。

5. 肝肾综合征 TIPS 有助于减少缓进型转为急进型,肝移植可以同时缓解这两型肝肾综合征,是该并发症有效的治疗方法。

6. 肝肺综合征 吸氧及高压氧舱适用于轻型、早期的患者,可以增加肺泡内氧浓度和压力,有助于氧弥散。肝移植可逆转肺血管扩张,使氧分压、氧饱和度及肺血管阻力均明显改善。

四、手术治疗

手术治疗包括门静脉高压的各种分流、断流及限流术。肝移植是终末期肝硬化治疗的最佳选择,掌握手术时机,尽可能充分做好术前准备可提高手术存活率。

五、患者教育

(1) 注意休息,避免重体力活和高强度体育锻炼。

(2) 严格禁酒,不宜服用不必要或疗效不明确的药物,以减轻对肝脏代谢负担,避免肝脏毒性。

(3) 以易消化、产气少的食物为主,常吃水果与蔬菜,进食不宜过多、过快,不宜过于粗糙,保持大便通畅。

(4) 盐和水的摄入,肝硬化患者应以低盐饮食为主,TIPS术后患者可相对放宽限制。

(5) 注意个人卫生,避免着凉及用不洁饮食而导致感染。

(6) 了解自身肝硬化的原因,坚持服用针对病因的药物,定期复查。

(7) 保持情绪稳定,减轻心理压力,以理智、乐观的人生态度对待疾病的预后。

肝硬化的诊治流程见图 3-6-1、图 3-6-2。

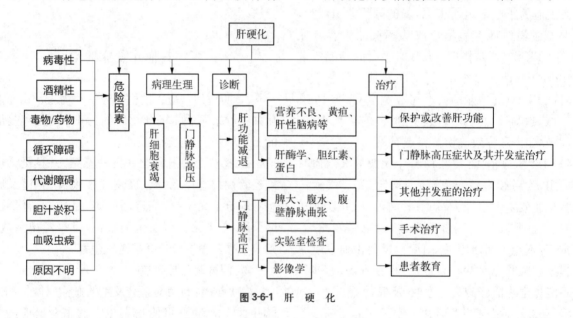

图 3-6-1 肝 硬 化

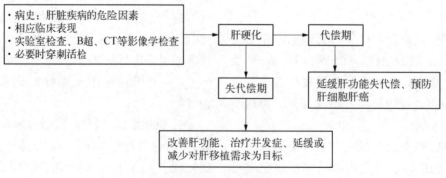

图 3-6-2 肝硬化诊治流程图

（王洪亮）

第七节 肝 性 脑 病

概述与病理生理

一、定义

肝性脑病(hepatic encephalopathy, HE)是指在排除其他已知中枢神经系统疾病的前提下,继发于肝功能紊乱的一系列严重的神经精神综合征。每年约有20%的肝硬化患者伴发显性肝性脑病,为肝衰竭的重要病征特点。

二、发病机制

HE的发病机制尚未完全明确,目前有多种学说。发病机制主要有急、慢性肝功能衰竭或门-体分流等原因,导致肠道吸收的毒性物质不能正常由肝脏清除而经由循环通过血脑屏障,进而引起神经精神功能异常。在此过程中,血氨增高是最重要的病理生理因素。氨主要影响脑部的能量代谢,还可以影响神经递质功能而抑制中枢兴奋性。除氨中毒阐述HE的发病机制外,还有假性神经递质、氨基酸失衡、GABA等学说。

1. 氨中毒学说 氨产生过多或清除不足而导致血氨增高后,通过血脑屏障进入脑组织,干扰脑的能量代谢,消耗 α-酮戊二酸、NADH,并且大量消耗ATP,同时导致脑内兴奋性递质减少,抑制性递质增加,引起脑的代谢和功能异常。

2. 假性神经递质学说 严重肝病时,假性神经递质在脑干网状结构中堆积,竞争性取代神经冲动中的正常递质而导致神经冲动传递障碍,引起中枢神经功能紊乱。

3. 血浆氨基酸失衡学说 严重肝病时,肝脏胰岛素灭活能力减退,肌肉、脂肪组织摄取、利用

BCAA比率上升;而AAA在肝内转化和分解代谢减少,进而表现为血浆BCAA/AAA值下降,引起脑内假神经递质和抑制性递质含量增加,同时正常递质的进一步下降,最终导致中枢功能紊乱。

4. GABA学说 GABA-γ-氨基丁酸,属于抑制性神经递质。肝功能严重障碍会导致GABA分解减少,或出现GABA通过侧支循环绕过肝脏,使其在血中含量增加。尤其当血脑屏障通过度增高时,GABA进入脑内,并在突触间隙产生抑制作用,导致中枢神经系统功能抑制,产生肝性脑病。

三、常见的病理因素

1. 氮负荷增加 氮负荷增加为诱发HE的最常见原因。上消化道出血、过量蛋白质摄入、大量输血等外源性因素导致血氨增高,易诱发本病。各种原因所导致的氮质血症、代谢性或呼吸性碱中毒、感染等内源性因素亦可导致氮负荷过重,诱发HE。

2. 血脑屏障通透性增强 生理状态下神经递质难以通过血脑屏障,但高碳酸血症、脂肪酸、TNF-α、IL-6等可使血脑屏障通透性增高,使神经递质入脑过多,导致发生HE。

3. 脑敏感性增高 严重肝病的患者在体内逐步增高的毒性物质作用下,脑对于药物或氨等物质的敏感度增高。同时,感染、乏氧、内环境紊乱亦可增强脑对毒性物质的敏感性而诱发HE。

四、分期

1. 按病因分类 分为3型。
A型:急性肝衰竭相关的脑病。

B型：门体旁路相关并不伴有固有肝细胞疾病的脑病。

C型：肝硬化源性。

2. 按神经精神症状轻重（West Haven 诊断标准）分期　分为 4 期。

一期（前驱期）：轻微精神症状，表现轻度知觉障碍、欣快或焦虑、难以集中精神、轻微扑翼样震颤。

二期（昏迷前期）：嗜睡、淡漠、轻度时间及地点感知障碍、言语障碍、人格障碍及行为异常、明显的扑翼样震颤。

三期（昏睡期）：精神错乱、时间空间定向障碍、健忘症、言语混乱、昏睡但能唤醒。

四期（昏迷期）：昏迷、对疼痛刺激无反应、无扑翼样震颤。

诊断与鉴别诊断

目前肝性脑病尚无特异性诊断方法，主要应用排他性诊断。以下 5 项中具备 1、3、4、5 者即可诊断为有临床症状的肝性脑病，具备 2、3、4、5 项者可诊断为轻微型肝性脑病。

（1）有引起 HE 的基础疾病。

（2）有神经精神症状及体征。

（3）虽无神经精神症状及体征，但学习、理解、注意力、应急和操作能力出现缺陷。

（4）有引起 HE 的诱因。

（5）排除其他代谢性脑病。

监 测 与 治 疗

阻止肝功能的进一步恶化和及时改善肝功能是预防和治疗肝性脑病的关键措施，但目前的内科治疗在阻止肝功能恶化方面的疗效有限。因此，针对肝性脑病的可能发生机制及其主要诱因采取相应的干预措施，对于及时预防和治疗肝性脑病仍具有重要的价值，也是现实可行的治疗方法。

1. 预防和治疗肝性脑病的基础措施　及时去除诱因，减少肠道 NH_3 和毒性代谢产物的生成与吸收，在预防和治疗肝性脑病中起重要作用，目前常用的方法有：①减少氮负荷，严格控制蛋白质摄入，尤其是动物蛋白质的摄入，同时减少组织蛋白分解；②保证足够的能量供给；③维持电解质及酸碱平衡，避免医源性碱中毒，避免因利尿、低血钾等情况诱发肝性脑病；④预防和及时处理消化道出血；⑤预防和控制各种感染；⑥避免使用可能诱发和加重肝性脑病的药物，使用镇痛、镇静药物时要慎重，如苯二氮䓬类药物（地西泮、艾司唑仑）、巴比妥类等等；⑦抑制肠道细菌的过度繁殖，清洁与酸化肠道，防止便秘，保持大便通畅。

（1）氮平衡和蛋白质摄入的控制：一直以来，限制食物中蛋白质的过量摄入被认为是预防和治疗肝性脑病最重要的基础措施。然而肝硬化与肝衰竭患者的静止能量消耗增加，肝糖原的合成与储备减少，脂肪和蛋白质的分解代谢增强，机体处于负氮平衡状态。虽然限制食物中蛋白质的摄入可以减少肠道

NH_3 的生成与吸收，有助于预防和治疗肝性脑病，但长时间限制摄入蛋白质，会导致机体长期处于负氮平衡状态必然营养不良，甚至容易引起病情的加重和预后恶化。另一方面，通过食物适量摄入蛋白质，机体处于正氮平衡状态，对促进肝细胞再生、增加肌肉清除血 NH_3 的能力是有帮助的，对预防和治疗肝性脑病是有益的。除以上原因外，足够的能量供给有助于降低机体蛋白质分解代谢，减少内源性 NH_3 的生成，并避免骨骼肌萎缩，从而有助于骨骼和肌肉清除血 NH_3，对预防和治疗肝性脑病也是有益的。因此，合理的氮平衡管理和能量供给在预防和治疗肝性脑病中起重要作用。2013 年肝性脑病与氮代谢国际会议（The International Society for Hepatic Encephalopathy and Nitrogen Metabolism, ISHEN）专家共识认为，肝硬化伴有肝性脑病患者每日需要的热量为 $25\sim40$ kcal/kg，需要摄入的食物蛋白质为 $1.0\sim1.5$ g/kg，以植物蛋白质和奶类蛋白质为主，每日至少摄入 $25\sim45$ g 植物纤维，另外应适当补充微量元素锌和多种维生素。

（2）清洁和酸化肠道，保持大便通畅：诱发肝性脑病的 NH_3 与毒性物质主要在肠道产生并吸收入血，所以及时清洁和酸化肠道、保持大便通畅是预防和治疗肝性脑病的重要有效措施。常用的方法有：①乳果糖（$10\sim30$ ml 口服，$2\sim3$ 次/日）或拉克替醇

（5~10 g 口服，2~3 次/日），以便保证每日排出 2~4 次稀软便；②保留灌肠，可用 300 ml 乳果糖或 100 g 拉克替醇灌肠，保留至少 1 h 后排出；③一次性口服 20% 甘露醇注射液 150~250 ml，主要适用于便秘或口服乳果糖与拉克替醇无效的患者，1 周内可重复使用 2~3 次；④生大黄（50~100 g），泡水口服。

（3）抑制肠道细菌的过度繁殖：口服不经肠道吸收的抗菌药物，抑制肠道细菌的过度繁殖，从而减少肠道 NH_3 的产生与吸收也是预防和治疗肝性脑病的重要有效措施。大量循证医学证据表明，长期（15~90 日）口服利福昔明（400 mg，3 次/日）能有效预防和治疗肝性脑病，且无明显的毒副作用。另外，口服新霉素、甲硝唑、巴龙菌素、万古霉素也能有效预防和治疗肝性脑病，但有一定的毒副作用。

（4）维持电解质及酸碱平衡：注意医源性碱中毒，及时纠正低钾、低钠、低氯血症及碱中毒也是预防和治疗肝性脑病的重要有效措施。

（5）慎重使用镇静剂：对于肝硬化和肝衰竭患者，应尽量避免使用苯二氮䓬类药物（地西泮、艾司唑仑）、巴比妥类等有可能诱发或加重肝性脑病的药物。然而，对于明显烦躁且用其他方法无法控制的肝性脑病患者，仍可选用苯二氮䓬类药物（地西泮）进行镇静治疗。

2. 促进氨代谢、拮抗假性神经递质、改善氨基酸平衡

（1）盐酸精氨酸：是目前临床上用于治疗肝性脑病的常用药物，用法为 20 g 加入 250 ml 葡萄糖注射液中静脉滴注，1~2 次/日。精氨酸一方面可通过参与鸟氨酸循环，促进尿素合成，间接参与血 NH_3 的清除；另一方面，在碱中毒时应用，可促进血 NH_3 从肾脏排出，对于在失代偿期肝硬化基础上出现的肝性脑病有较好的治疗作用，但对急性肝衰竭所致肝性脑病的治疗效果较差。

（2）L-鸟氨酸-L-门冬氨酸：在体内分解成鸟氨酸和天门冬氨酸，鸟氨酸作为底物参与尿素合成的鸟氨酸循环，从而促进血 NH_3 的清除；门冬氨酸能刺激转氨酶反应，导致草酸乙酸和丙氨酸形成增加，促进血 NH_3 清除。另外，鸟氨酸能刺激外周（骨骼肌）谷氨酰胺合成酶合成，有利于 NH_3 在外周组织尤其在骨骼肌中被清除，从而降低血 NH_3 水平。国外研究表明，L-鸟氨酸-L-门冬氨酸能显著降低肝硬化患者血 NH_3 水平，并显著改善神经精神症状。有

报告称 L-鸟氨酸-L-门冬氨酸能显著降低急性肝衰竭大鼠血浆和脑脊液 NH_3 水平，延缓动物发生肝性脑病的时间，减轻脑水肿。对于 1~2 期肝性脑病，每日给予 20~40 g；对于 3~4 期肝性脑病，每日给予 100~150 g，稀释后静脉滴注，待意识改善后减量。另有学者报告，口服 L-鸟氨酸-L-门冬氨酸（5 g，3 次/日）能有效预防肝硬化患者发生肝性脑病。

（3）纳洛酮：在中枢神经系统中安酪酸/苯二氮䓬受体复合体和 β-内啡肽等物质增多可能是诱发肝性脑病的重要原因。纳洛酮为特异性阿片受体拮抗剂，能有效拮抗或消除过多的阿片样肽对中枢神经的抑制作用，且易透过血脑屏障，代谢快，作用持续 45~90 min。经临床应用证明纳洛酮可促使肝性脑病患者苏醒，可作为治疗肝性脑病的有效药物。

（4）L-肉毒碱：是蛋氨酸和（或）赖氨酸的降解产物，通过转运短链脂肪酸跨越线粒体膜，增加线粒体三磷酸腺苷水平，促进氨代谢，延缓肝性脑病进展。有 meta 分析显示，口服 L-肉毒碱（3 g，2 次/日）能显著降低肝硬化肝性脑病患者的血 NH_3 水平，对于预防和治疗肝性脑病有较好的疗效。另外，支链氨基酸、多巴胺受体激动剂溴隐亭、BZ 受体拮抗剂氟马西尼（flumazenil）及中药制剂醒脑静等可用于治疗肝性脑病，但疗效有待进一步评估。

肝性脑病的诊治流程见图 3-7-1。

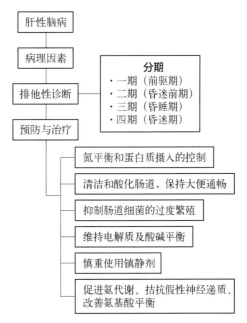

图 3-7-1 肝性脑病诊治流程图

（王洪亮）

第八节 肝肾综合征

概述与病理生理

肝肾综合征（hepatorenal syndrome，HRS）是终末期肝病的一种严重并发症，主要见于伴有腹水的晚期肝硬化患者，亦可发生于急性肝功能衰竭患者。

一、定义

肝肾综合征是慢性肝病患者出现进行性肝功能衰竭和门静脉高压时，以肾功能损害、肾血流灌注减少和内源性血管活性系统异常为特征的一种综合征。

二、危险因素

目前公认的加速肝肾综合征发生的诱因主要有以下几种。

1. 感染　肝硬化或肝功能衰竭的患者机体免疫力低下，易并发各种感染，合并原发性腹膜炎的肝硬化或肝功能衰竭患者肝肾综合征的发生率明显升高。腹腔感染以革兰阴性杆菌为主，此类细菌感染能产生大量的内毒素和细胞因子，前者具有明显的肾脏毒性作用，可引起肾内血管的强烈收缩，肾内血液重新分布，肾皮质血流量减少，肾小球滤过率降低，导致少尿和氮质血症。炎性细胞因子[肿瘤坏死因子（TNF）-α、白细胞介素（IL）-6]和血管扩张因子[如一氧化氮（NO）]的大量产生，诱导炎症反应，导致内脏血管床扩张，损伤循环功能并导致肾衰竭。感染作为 HRS 易患因素可在一定程度上预测 HRS 的发生，积极防治感染对改善患者预后有重要意义。

2. 全身炎症反应综合征　全身炎症反应综合征（SIRS）主要由细菌感染引起，也可由内毒素或促炎因子的释放所诱发。此外，SIRS 亦可由非细菌性炎症引起，如急性胰腺炎、酒精性肝病、门静脉血栓形成等。SIRS 发展会产生大量的促炎因子如 TNF，可促使上皮细胞产生 NO，而 NO 在肝肾综合征的发病过程中起重要作用。

3. 腹水处理不当　利尿剂使用后周围性水肿容易消失，大剂量使用时伴随水肿消失会引起血容量的丢失，且利尿不当会导致严重电解质紊乱，使 HRS 发生率增大。在已经出现肾损害或严重低钠血症的肝硬化患者中，利尿剂的使用更应严格控制。肝硬化患者大量放腹水后有 10% 的患者发生 HRS。大量放腹水后，循环血量下降，这种循环改变称为腹腔穿刺术后循环功能障碍。为维持动脉血压，肾素-血管紧张素系统及交感神经系统被激活，但这些代偿机制会对肾功能产生严重影响。

4. 消化道出血　晚期肝硬化或肝功能衰竭患者消化道出血的风险很大，门静脉高压致食管胃底静脉曲张破裂、门静脉高压性胃病、胃十二指肠溃疡均可致出血。急性上消化道出血可引起低血容量，肾灌注不足。此外，消化道出血后易致肠道细菌移位至腹腔，引起自发性腹膜炎，而自发性腹膜炎尤易诱发 HRS。出血后诱发 HRS 的可能性主要取决于出血量的多少、肝脏的储备能力和是否继发细菌感染。

5. 电解质紊乱　肝硬化患者长期限盐、使用利尿剂、呕吐、腹泻、大量放腹水等易导致低钠血症。低钠血症患者比血钠正常的肝硬化患者更容易发生 HRS，血钠越低 HRS 发生的可能性越大，疾病预后越差。低钠血症患者腹水消退延迟，循环血量难以维持，且肾素、血管紧张素和醛固酮水平较正常血钠者更高，升高的血管活性物质导致肾血管收缩。

6. 肾毒性药物 肝硬化患者肾灌注量的维持依赖前列腺素 E_2 和前列环素的产生。非甾体抗炎药（NSAIDs）可使肾脏前列腺素合成受抑制，从而影响肾灌注，诱发 HRS。此外，NSAIDs 易致利尿剂抗性和低钠血症。肝硬化腹水的患者应避免使用阿司匹林、布洛芬、萘普生、消炎痛（吲哚美辛）等抗炎药，更应避免使用氨基糖苷类对肾脏有不良反应的抗生素。血管紧张素Ⅰ类转化酶抑制剂和血管紧张素受体拮抗剂为目前常用的降压药，两者可导致动脉血压降低、急性肾灌注不足。

三、分型和分期

（一）分型

2012 年美国肝病研究学会（AASLD）肝硬化腹水诊疗指南根据 HRS 临床过程将 HRS 分为Ⅰ型和Ⅱ型。

1. 肝肾综合征Ⅰ型 起病急骤，表现为急进性肾衰竭，2 周内血清肌酐水平倍增并超过 2 倍≥226 μmol/L，或 24 h 肌酐清除率下降到原来的 50%（<20 ml/min），低血钠，动脉血压降低，其病死率很高，平均生存时间为 2 周。这一类型的发生常有诱因，如细菌感染（自发性细菌性腹膜炎、泌尿系统感染、胆道及消化道感染等）、消化道出血、大量放腹水而未补充血容量等，其中以自发性腹膜炎最为常见。

2. 肝肾综合征Ⅱ型 肾衰竭进展速度达不到Ⅰ型标准者，其血清肌酐升高至 133~226 μmoL/L 或血清肌酐清除率<40%，且较长时间保持稳定，通常发生于肝功能储备较好者，其特点是出现利尿剂抵抗性腹水，病死率也比肝肾综合征Ⅰ型低，平均生存时间为 6 个月。

（二）分期

根据肝功能、氮质血症严重程度及病程分为 3 期，即氮质血症前期、氮质血症期和氮质血症终末期。

1. 氮质血症前期 除有门静脉高压、脾大、腹水及肝功能受损外，并有进行性少尿，对利尿剂反应较差，出现利尿剂抵抗性腹水，肾脏对肌酐清除率减低，血尿素氮和血肌酐正常，血钠偏低，此期持续数周或迁延数月余。

2. 氮质血症期 进展至此期常有一种或多种诱因，如感染、消化道出血等，肝病症状加重，尿量进一步减少甚至无尿。氮质血症早期平均为 1~7 日，尿素氮中度升高，血肌酐尚正常，临床表现为食欲不振、全身乏力、消瘦、嗜睡，常伴有难治性腹水，肝功能可有进行性恶化。晚期表现为几日内氮质血症明显加重，血尿素氮和肌酐进行性增高，肝功能严重恶化，消化道症状加重，可出现淡漠、嗜睡及扑翼样震颤等肝性脑病的表现，有明显低钠血症，可有高血钾、少尿，每日尿量少于 400 ml，并逐渐减少。

3. 氮质血症终末期 肝功能明显恶化，可产生肝性脑病、深度昏迷，尿量明显减少或无尿，低血压，最后常死于肝、肾功能不全相关并发症，如感染、消化道出血、肝昏迷、严重电解质紊乱、呼吸及循环衰竭等。

四、病理生理

近年来，大量研究较详细地描述了 HRS 的病理生理学情况，认为其特点是内脏血管床血管扩张的同时体循环血管阻力下降、动脉血压降低和心排血量下降，促使肾脏血管强烈收缩导致肾小球滤过率下降。这些特点主要与肝功能损害、门静脉高压、血液循环功能障碍、心脏病变和肾脏神经、体液调节异常等因素相关。

1. 肝脏病变的影响

（1）肝功能的损害：进展为 HRS 的一个前提条件是存在明显的肝功能紊乱。肝功能减低和肾功能不全的进展之间存在相关性。一旦进展为 HRS，其生存率非常低，尤其为Ⅰ型 HRS 时更甚。大多数伴有 HRS 的患者在行肝移植术后肾功能可恢复至正常，表明肝脏在肾功能紊乱中发挥作用。

（2）门静脉高压：门静脉高压的程度取决于肝血管阻力和门静脉血流情况。决定肝血管阻力的因素包括结构性因素和功能性因素。结构性因素是肝纤维化和再生性结节；功能性因素则包括肝星状细胞、肌成纤维细胞和其他具有收缩能力的细胞。肝内血管窦的明显收缩可造成门静脉高压进展。门静脉高压和肾功能受损存在相关性，甚至在门静脉高压早期就可见肾功能受损。最初的肾功能异常主要是肾脏的钠排泄能力下降，表现为摄入氯化钠后尿钠的排泄能力下降。这些早期表现往往是更严重的肾功能不全的起始阶段,且常与肝功能下降同时出现。健康人游离水的清除率是 10 ml/min,但肝硬化患者则常常降低至<1 ml/min,结果造成稀释性低钠血症(血钠<130 mmol/L)。疾病发展到后期,肾小球滤过率和肾脏血流量均进行性下降,最终导致进展为 HRS。此外,门静脉高压可能触发血液循环异常。

(3) 肝肾反射:多年来,在肝硬化中是否存在肝肾反射现象一直存有争议。近期的肝硬化动物实验和临床研究结果已经为肝脏和肾脏之间存在直接联系提供了证据。在肝硬化患者中可观察到随着门静脉压力的不断增加,肾脏释放内皮素 1 也随之增加,导致研究对象的肾脏血流量明显减少,提示肝肾反射可能存在,且内皮素 1 在此反射中发挥作用。

2. 血液循环功能障碍 HRS 是全身血流动力学障碍的最极端表现和后果,表现为高动力循环状态,主要为内脏血管扩张,体循环血管阻力下降,有效血容量减少,动脉血压下降和心率加快,以及心搏量增加。内脏血管床的血管扩张是通过不同的血管因素间复杂的相互作用加以调节的。肝硬化静脉高压可诱导门静脉血流侧支循环的建立,从而使消化道吸收的有害物质不经过肝脏的灭活而直接进入体循环。肝硬化患者呈现一氧化氮过度产生,在肝硬化患者和实验动物的血液中可检测到的血清一氧化氮水平均明显升高。但是,在肝硬化肝脏的微循环中,一氧化氮的产生是减少的,并由此造成包括血管紧张素Ⅱ、内皮素 1 和半胱氨酸白三烯等具有收缩作用的血管活性因子增加,结果使肝内血管阻力进行性增加导致门静脉高压。然而在肝硬化患者内脏循环的其他部分,一氧化氮过度产生,通常认为这与肝硬化患者小肠黏膜发生渗透性改变相关。因此,造成各种内毒素通过肠黏膜转移到体循环中,这些内毒素对一氧化氮的产生具有明显的促进作用。而且,包括肿瘤坏死因子在内的细胞因子也是诱导一氧化氮产生的因素,其作用在许多动物实验中得到阐明。用肿瘤坏死因子抗体抑制其产生或阻断肿瘤坏死因子介导的信号可使实验动物中一氧化氮的产生正常化,反过来又可使高动力循环状态得到改善。其他被认为在肝硬化外周血管扩张中起作用的因素还包括内源性大麻素,可作用于两类抑制性 C 蛋白偶联受体大麻素Ⅰ型受体和大麻素Ⅱ型受体。通过体内产生的内源性大麻素激活上皮细胞大麻素Ⅰ型受体可引起肝硬化大鼠明显的血管扩张。

3. 肝硬化性心肌病 除了高动力循环状态外,肝硬化患者也存在针对刺激产生的心房收缩功能受损,此类心血管改变称为"肝硬化性心肌病"。由于同时存在相关的体循环血管扩张,通常肝硬化性心肌病患者很少见有心力衰竭发生。

肝硬化患者的心血管系统反应能力受损可能与多种因素联合作用相关。这些因素包括:心肌细胞膜生物化学变化;心肌刺激通路减弱和抑制系统活力增强。此抑制系统包括:①β 肾上腺素受体,心肌细胞收缩能力主要是由刺激性 β 肾上腺素受体系统决定的。儿茶酚胺刺激 β 肾上腺素受体可导致 cAMP 的产生,而 cAMP 则是引起细胞内钙离子流通和心肌收缩的主要启动因子。②毒蕈碱受体活性,毒蕈碱受体刺激可抵消 β 肾上腺素系统刺激效果,发挥对心肌收缩负调节的作用。因此,毒蕈碱受体的刺激阈值增加对心肌收缩产生负调节影响。③膜的流动性,已经有研究结果表明肝硬化患者心肌细胞和心脏其他组织的细胞膜的流动性是减弱的,造成组织生物膜的生理功能受损。膜流动性的改变也影响膜上离子通道的功能,可通过钙离子和钾离子通道的变化改变血管张力的调控。④一氧化氮,在调控体循环和冠状动脉血管张力中发挥作用,有研究结果显示一氧化氮对心肌收缩力也有抑制作用。⑤一氧化碳,是已知的通过环磷酸鸟苷发挥作用的血管扩张剂,同时也有抑制心肌收缩的作用。有研究提示血红素氧合酶-1/一氧化碳通路的激活可参与肝硬化性心肌病的发生。⑥内源性大麻,在慢性肝病患者中发现内源性大麻的信号通路是上调的,内源性大麻在肝硬化患者和动物实验中对心肌收缩起抑制作用。这主要通过与抑制性 C 偶联蛋白受体大麻素Ⅰ型受体和大麻素Ⅱ型受体相互作用而产生效果。

4. 低动脉血压 在肝硬化的不同时期,通过血管扩张和具有相反调节的血管收缩之间的循环调节多呈现出低血压或血压低于正常值下限情况。健康人肾脏的自动调节作用可以维持正常的肾脏血液灌流,无论动脉血压如何改变,只要其平均动脉压水平高于 70 mmHg(1 mmHg=0.133 kPa)即可。但是若低于此水平,肾脏的血流量就直接与肾脏灌注压相关。肝硬化患者随着交感神经活性增加,自动调节曲线可向右偏移。因此,只要存在轻微的动脉血压的下降,就可对肾脏血液灌流和肾功能造成危害。

早期研究结果显示,肝硬化患者的低动脉血压程度与肝功能不全的严重程度、肝硬化失代偿的症状及生存率之间存在相关性。其他与循环和肾功能不全相关的因素是自发性腹膜炎和肝硬化心肌病的存在。两者均可造成低血压,部分是由于心肌收缩功能不全而引起的。此外,肝硬化患者动脉血压降低还与其体循环血管阻力下降密切相关。因此,预防和减少动脉低血压可能是 HRS 治疗的一个重要手段。

5. 肾脏的神经体液调节异常　由于进展性肝硬化患者存在内脏血管扩张、体循环血管阻力下降、高动力循环状态、心排血量减少以及动脉血压降低等现象,导致有效动脉血容量减少,使肾脏血流量减少和肾脏血液灌流下降。此时门静脉压力必须通过激活血管收缩系统来维持。这些系统包括:肾素-血管紧张素-醛固酮系统、交感神经系统和非渗透性分泌的血管加压素系统。这种代偿机制通过收缩血管,有助于维持有效动脉血容量和相对正常的动脉血压,但是对肾脏则产生非常不利的影响。由于上述系统的激活,造成肾脏血管进一步收缩,使得原先已经存在的肾脏血流量减少和肾脏血液灌流不足更为明显,使肾小球滤过率明显下降。同时伴随出现严重的钠水潴留则进一步加重肾脏的负担,从而导致急性肾衰竭,出现 HRS。

上述情况经常会相互影响,共同起作用。

临 床 表 现

一、肝功能失代偿或肝功能衰竭

肝肾综合征患者有严重肝功能失代偿或衰竭的基础病变存在,常有以下临床表现。

1. 肝脏储备功能的下降

(1) 低蛋白血症:肝脏合成白蛋白的能力下降,导致严重的低蛋白血症,可表现为腹水或胸腔积液的形成、双下肢水肿。颜面部水肿较少见,此与肾脏损伤所致水肿有所不同。

(2) 凝血机制障碍:由于肝脏合成凝血酶原的能力下降,使患者凝血机制出现不同程度的障碍,轻者可无症状或仅有牙龈出血,严重者可出现皮肤瘀斑,尤以静脉穿刺部位更为明显。

(3) 胆红素升高:肝脏受损后其代谢功能减弱,体内胆红素代谢不足则导致血清总胆红素升高。临床上可表现为巩膜及皮肤黏膜黄染、小便色深等。

2. 肝功能衰竭　当肝功能衰竭时,患者常表现为明显的消化道及全身症状,出现极度乏力、食欲下降、恶心、呕吐,黄疸进行性加深,有明显出血现象,严重者可很快出现肝性脑病表现,并同时伴有中毒性鼓肠、肝臭、肝浊音界缩小等症状与体征。此外,还可见顽固性低钠血症所致临床表现,如表情淡漠、极度乏力、抽搐、昏迷等。

二、肾功能受损

肾功能障碍的常见临床表现:肝肾综合征时肾脏的变化是一种功能性改变。患者通常既往无慢性肾病史,无血尿、蛋白尿,B 超下肾脏形态无改变,肾组织学无器质性肾病变化。肝肾综合征肾衰竭可于数月、数周内出现,但也可于数日内迅速出现。一般肝病先加重,然后出现肾衰竭,但也可同时出现,随肾衰竭出现肝损害日益加重。表现为进行性少尿或无尿、腹胀加重及氮质血症,并有低钠血症、低钾血症、代谢性酸中毒,严重无尿或少尿者亦可呈高钾血症,甚至可因高血钾而致心脏骤停发生猝死。

三、血流动力学异常

肝硬化门静脉高压症患者体内血管活性物质发生改变,缩血管物质和扩血管物质的平衡被打破,全身动脉系统扩张,内脏血流增加,机体有效循环血量不足,由容量和压力感受器介导的神经体液因子被激活,通过肾脏加强对水、钠的重吸收,机体总血容量进一步增加,与低后负荷一起共同促进心排血量的增加,发生高动力循环。高动力循环主要表现为心率增快,动脉血压降低,心排血量增加,外周血管阻力下降。

诊断与鉴别诊断

一、诊断标准

2012 年国际腹水协会(IAC)提出肝硬化患者 HRS 的 6 条诊断标准:①肝硬化伴有腹水;②血清肌酐>132.6 μmol/L(1.5 mg/dl);③至少停用利尿剂 2 日并且白蛋白扩容(白蛋白推荐剂量为每日 1 g/kg,最大剂量可达每日 100 g)后血清肌酐无改善(下降到 132.6 μmol/L 或更低);④无休克;⑤目前或近期无肾毒性药物使用史;⑥无器质性肾脏疾病,如尿蛋白>500 mg/d、镜下血尿(每高倍镜视野中红细胞>50 个)和(或)异常的肾脏超声改变。

另新增的生物标志物(尿中性粒细胞明胶酶相关脂质运载蛋白,uNGAL)的使用,可以协助肝肾综合征的诊断。

二、鉴别诊断

肝硬化患者常出现与肝肾综合征不同的肾功能损害,需要与之鉴别。

1. 休克后肾衰竭　肝硬化患者常伴有胃肠道出血和细菌感染而至休克,休克时间长可导致急性肾小管坏死(ATN)而发生急性肾衰竭,这类患者的 ATN 特征与无肝病的 ATN 特征相似。但是,需要鉴别的是一些 HRS 患者由于肾血管的进一步收缩可致肾脏缺血而出现 ATN,所以有无休克病史是鉴别的关键。大出血和感染性休克足以导致 ATN,故不能称为 HRS。

2. 细菌感染和肾毒性药物所致的肾衰竭　有研究表明肝硬化患者出现自发性细菌性腹膜炎后,有接近 1/3 的患者发生与感染有关的肾功能损害,这类肾损害经过有效的抗感染治疗后有 1/3 是可以修复的,因此诊断 HRS 需要排除进行性细菌感染。一些药物也可导致肾功能损害,其中最主要的是非固醇类消炎药、氨基糖苷类抗生素、利尿剂等。

3. 肾前性氮质血症　反复呕吐、严重腹泻、腹腔穿刺大量放腹水和过度利尿等均可导致有效循环血容量减少,肾小球滤过率降低,使血清肌酐浓度升高及 24 h 肌酐清除率降低,表现特点与 HRS 相似,但是肾前性氮质血症经扩容后很快得到纠正。HRS 虽经扩容肾功能损害仍不能纠正,所以诊断 HRS 前,有必要停用利尿剂及应用 1.5 L 生理盐水扩容后了解肾功能有无改善。

4. 肾脏本身病变引起的肾功能损害　HRS 无明显的肾小球和肾小管损害,因此无蛋白尿。如果肝硬化患者出现明显的蛋白尿(尿蛋白>500 mg/d)则提示肾小球有损害。若肾功能损害是肾脏本身病变引起的,则不能诊断为 HRS。值得注意的是,与肝病有关的肾小球疾病并不少见,如慢性乙型、丙型肝炎病毒感染以及酒精性肝硬化所形成的免疫复合物沉着在肾小球上引起的肾炎。肾小管正常与否与 HRS 诊断也有关,尿钠浓度升高提示肾小管损害,HRS 患者无肾小管损害,故通常尿钠<10 mmol/L。尿渗透压反映的是肾脏的浓缩功能,HRS 患者肾实质无损害,故尿浓缩功能正常,尿渗透压>血浆渗透压。HRS 患者肾实质无损害,尿钠的重吸收及尿浓缩功能正常,但是 HRS 患者血钠浓度常低于 130 mmol/L,这是 HRS 患者不同于其他肾脏损害的地方。

5. 同时累及肝脏和肾脏的疾病　如多囊性病变、心衰、黄疸肾、结缔组织病、药物中毒等。多囊性病变超声检查可发现问题,慢性充血性心力衰竭者于急性肺水肿发作后数小时产生的具有肝脏损害和功能性肾脏损害,称为心源性肝肾综合征(CHRS),根据病史可以鉴别。严重黄疸时,胆红素逐渐蓄积,使肾小管变性、坏死,肾小管损害,血清肌酐浓度可无变化。其他疾病结合病史及临床检查可以鉴别。

监测与治疗

一、预防治疗

细菌感染的发生,尤其是自发性细菌性腹膜炎(SBP),是 HRS 发生最重要的危险因素。白蛋白输注联合抗生素的使用治疗 SBP 可以减少发展为 HRS 的风险并改善生存率。为了预防 SBP 发生,需要控制由于喹诺酮类抗生素及广谱抗生素的普遍使用引起的多重耐药菌株。这种耐药菌株引起的感染通常与高死亡率密切相关,并且可能会影响到移植术后的护理。因此,为了将耐药菌株出现率降到最低,应该谨慎地限制 SBP 预防性治疗抗生素的使用,限制抗生素治疗时间,尽量选用敏感菌的窄谱抗生素。此外,己酮可可碱在肝硬化、腹水及肌酐清除率在 40～80 ml/min 的患者预防 HRS 发生方面具有一定的效果。

二、治疗措施

(一) 病因治疗

最有效的病因治疗是肝移植手术。HRS 主要的病理生理为肝功能衰竭导致的一系列肾功能损害。在 HRS 早期行肝移植手术,术后肾功能可恢复。

(二) 支持治疗

1. 血液净化治疗　常用来控制肾前性氮质血症以及肝移植术前维持电解质平衡。在临床实践中血液净化治疗是除了肝移植术外确实有效的方法。

2. 白蛋白的输注与血管活性药物(如奥曲肽和米多君)的联合使用　可以作为 I 型 HRS 的治疗手段。针对 I 型 HRS 患者的研究结果显示,奥曲肽(经皮下注射每日 3 次,达到目标浓度 200 μg)和米多君(口服每日 3 次,逐渐达到最大剂量 12.5 mg)联合白蛋白。当患者在 ICU 时,白蛋白的输注与去甲肾上腺素的联合使用也可以作为 I 型 HRS 的治疗手段。

3. 特利加压素　是目前研究最深入最热门的药物,特利加压素联合白蛋白或是不联合白蛋白在逆转 I 型 HRS 时表现均很出色,并且可以不同程度地改善患者肾脏功能以及生存率。在 II 型 HRS 中,缩血管药物也发挥作用。

4. 经颈静脉肝内门体静脉分流术(TIPS)　是近年来用于治疗门静脉高压症伴上消化道出血或顽固性腹水的重要方法,成功率较高,术后有一定的肝性脑病发生率。但 TIPS 在 HRS 治疗中的作用还需进一步的明确。

预　　后

一旦诊断为 HRS 预后极差,生存期不超过 6 个月。

HRS 的诊治流程见图 3-8-1。

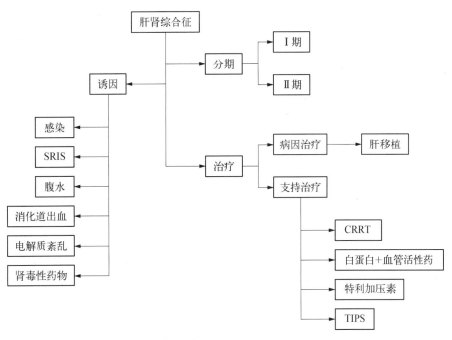

图 3-8-1　HRS 诊治流程图

(王洪亮)

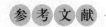参 考 文 献

［1］Salerno F, Gerbes A, Ginès P, et al. Diagnosis, prevention and treatment of hepatorenal syndrome in cirrhosis ［J］. Gut, 2007,56(9): 1310-1318.

［2］European Association for the Study of the Liver. EASL clinical practice guidelines on the management of ascites, spontaneous bacterial peritonitis, and hepatorenal syndrome in cirrhosis ［J］. J Hepatol, 2010,53(3):397-417.

［3］Runyon BA. Management of adult patients with ascites due to cirrhosis: update 2012 ［J］. Hepatology, 2013(2):1-27.

［4］Martín-Llahí M, Guevara M, Torre A, et al. Prognostic importance of the cause of renal failure in patients with cirrhosis ［J］. Gastroenterology, 2011,140(2):488-496.

［5］Fagundes C, Pépin MN, Guevara M, et al. Urinary neutrophil gelatinase-associated lipocalin as biomarker in the differential diagnosis of impairment of kidney function in cirrhosis ［J］. J Hepatol, 2012,57(2):267-273.

［6］Angeli P, Volpin R, Gerunda G, et al. Reversal of type I hepatorenal syndrome with the administration of midodrine and octreotide ［J］. Hepatology, 1999,29(6):1690-1697.

［7］Esrailian E, Pantangco ER, Kyulo NL, et al. Octreotide/Midodrine thera-PY significantly improves renal function and 30-day survival in patients with type 1 hepatorenal syndrome ［J］. Dig Dis Sei, 2007,52(3):742-748.

［8］周晓琳,覃慧敏,谢迎春,等.肝硬化腹腔积液并发肝肾综合征的高危因素探讨[J].中国综合临床,2007,23(6):508-510.

第九节　肠　梗　阻

概述与病理生理

一、定义

肠梗阻是指肠道严重机械性损害或肠内容物不能顺利通过肠道。症状主要包括痉挛性腹痛、呕吐、便秘和停止排气。依据临床表现、体格检查和腹部X线平片检查可确诊。多排螺旋CT及三维重建则能进一步诊断梗阻部位及原因,直接关系到治疗方案(保守/手术)的确定。

二、危险因素

1. 根据肠梗阻发生的原因分类　可以分为机械性、动力性、血运性和假性肠梗阻。

(1) 机械性肠梗阻:临床上最常见,是由于肠腔变狭小或不通,使肠内容物通过发生障碍。机械性梗阻常见的原因又分为肠外因素(粘连带压迫、疝嵌顿、肿瘤压迫等)、肠壁因素(憩室炎、克罗恩病、肠扭转、肠套叠、肠息肉或肿瘤、肠壁血肿或瘢痕、先天性畸形等)和肠腔内因素(异物、蛔虫、胆石或粪块堵

塞),见表3-9-1。

表 3-9-1　机械性肠梗阻不同梗阻部位常见原因

梗阻部位	原因
结肠	肿瘤、憩室炎、肠扭转、粪便嵌顿、先天性巨结肠、克罗恩病
十二指肠	
成人	十二指肠癌、胰头癌
儿童	肠道闭锁、肠扭转、环状胰腺
空肠和回肠	
成人	疝、粘连、肿瘤、异物、梅克尔憩室、克罗恩病、蛔虫病、肿瘤性肠套叠
儿童	胎粪性肠梗阻、肠扭转、肠闭锁、肠套叠

(2) 动力性肠梗阻:是由于神经抑制或毒素刺激引起肠壁肌运动紊乱,使肠蠕动丧失(麻痹性)或者肠管痉挛(痉挛性),致肠内容物不能正常运行,但无器质性的肠腔狭窄。麻痹性肠梗阻较常见,多发生于急性弥漫性腹膜炎、腹部大手术后、腹部创伤等情况下,由于严重的神经、体液及代谢(如低钾血症)改变所致。痉挛性肠梗阻较少见,可发生

于急性肠炎、肠功能紊乱或慢性铅中毒者,见表3-9-2。

表3-9-2 麻痹性肠梗阻常见原因

反射性(神经源性)	手术后、脊髓损伤、腹膜后刺激(手术创伤、血肿、输尿管绞痛、感染)
代谢性	低钾血症、尿毒症、其他电解质紊乱、黏液性水肿、糖尿病性昏迷、甲状腺功能减退
药物性	抗胆碱能药物、自主神经阻滞剂、抗组胺药、精神病药物(苯噻嗪、氟哌啶醇、三环抗抑制剂)、阿片类、可乐定、乙醇、菌类毒物、儿茶酚胺、长春新碱
感染	脓毒症、重症肺炎、腹膜炎、带状疱疹、破伤风、类圆线虫、小肠多发性憩室(细菌过度繁殖)、空回肠短路

(3)血运性肠梗阻:是由于肠系膜血管栓塞或血栓形成,使肠管血运障碍,肠管失去蠕动能力,肠内容物停止运行,故亦可归纳为动力性肠梗阻。但因其可迅速继发肠坏死,在处理上与肠麻痹截然不同。随着人口老龄化及动脉硬化疾病的增多,血运性肠梗阻有增多趋势。

(4)假性肠梗阻:无明显病因,属于慢性疾病,表现为反复发作的肠梗阻症状,有肠蠕动障碍、肠胀气,但十二指肠与结肠蠕动可能正常。治疗以保守治疗为主,仅在并发肠穿孔、坏死等情况下才进行手术治疗。

2. 其他分类

(1)单纯性和绞窄性:根据是否有肠管血液循环障碍,肠梗阻可分为单纯性和绞窄性。绞窄性肠梗阻因有血液循环障碍,其病理生理改变明显有别于单纯性肠梗阻:变化快,可迅速导致肠壁坏死、穿孔与继发腹膜炎,可发生严重的脓毒症,对全身影响巨大,如处理不及时,死亡率极高。

(2)完全性和不完全性:根据梗阻的程度,肠梗阻又可分为不完全性和完全性。完全性肠梗阻的病理生理改变较不完全性梗阻更为明显,需要及时处理。如果一段肠襻的两端均有梗阻,则形成闭襻,称为闭襻性肠梗阻。局部闭合肠襻高度膨胀,局部血液循环障碍,容易发生肠壁坏死、穿孔。结肠梗阻尤其是升结肠、结肠肝曲梗阻,因回盲瓣关闭也会出现闭襻性肠梗阻的症状。

(3)其他:根据梗阻的部位可分为高位、低位梗阻;小肠、结肠梗阻。

根据发病缓急又可分为急性和慢性。不同分类之间有交错,也可能转化,要引起重视,才能早期诊断、合理治疗。

三、病理生理

1. **病理学改变** 单纯性肠梗阻时的肠壁呈暗红色,梗阻近端肠管广泛性扩张、肠壁组织变薄、充血水肿,肠壁可见出血点,肠黏膜皱襞变薄,有炎症细胞浸润。绞窄性肠梗阻时肠管呈紫黑色,肠壁薄,出血,透壁性肠坏死,黏膜皱襞消失,肌层平滑肌断裂,甚至可发生坏死穿孔。

2. **局部病理生理改变及发病机制**

(1)梗阻近端肠腔扩张、积气、积液,梗阻远端肠管则瘪陷、空虚或仅存积少量粪便。肠内容物,包括摄入的液体和食物、消化道分泌物和气体,积聚在梗阻近端,导致近端肠管扩张。肠梗阻部位愈低,时间愈长,肠膨胀愈明显。扩张肠管和瘪陷肠管交界处即为梗阻所在。

(2)肠蠕动增强。高位肠梗阻时肠蠕动频率较快,3～5 min 1次;低位肠梗阻间隔时间较长,10～15 min 1次。如梗阻长时间不解除,肠蠕动可逐渐变弱甚至消失,出现肠麻痹。

(3)肠壁组织变薄、充血、水肿、通透性增加。急性完全性梗阻时,肠管迅速膨胀,肠腔压力不断升高。肠管膨胀最初致静脉回流受阻,肠壁的毛细血管及小静脉淤血、淋巴管淤积,肠壁充血、水肿、呈暗红色。由于组织缺氧,毛细血管通透性增加,肠壁上有出血点,并有血性渗出液渗入肠腔和腹腔。随着肠腔压力的增加,继而出现动脉血运受阻,血栓形成,肠壁失去活力,肠管变成紫黑色。又由于肠壁变薄和通透性增加,腹腔内出现带有粪臭的渗出物。最后,肠管可缺血坏死而溃破穿孔。

3. **全身性病理生理改变及发病机制**

(1)水、电解质和酸碱失衡:肠梗阻时,肠道吸收功能障碍,胃肠道分泌的液体不能被吸收返回全身循环而积存在肠腔内;同时肠壁继续有液体向肠腔内渗出,导致体液在第三间隙的丢失。高位肠梗阻时大量呕吐致酸性消化液及氯离子的丢失,导致代谢性碱中毒；低位小肠梗阻时肠黏膜吸收功能降低而分泌液量增多，近端肠腔中积留大量碱性消化液，加上组织灌注不足、酸性代谢产物剧增，导致严重的代谢性酸中毒。

（2）休克：肠梗阻时体液丢失在肠腔和腹腔内，导致有效血容量下降；同时因蛋白质分解增多，肝合成蛋白的能力下降等，血浆蛋白减少，进一步加重血容量的下降，引起分布性休克。此外肠梗阻时肠黏膜屏障功能损坏，肠道内细菌、内毒素移位，或肠壁坏死穿孔致腹膜炎甚至全身炎症反应，引起感染性休克。绞窄性肠梗阻时，因静脉回流障碍先于动脉阻断，动脉血仍不断流向肠壁、肠腔，还有血流障碍而迅速发生肠坏死，出现低血容量性休克和感染。

（3）脓毒症：肠梗阻时，肠内容物淤积、细菌繁殖，产生的大量毒素直接透过肠壁进入腹腔，以及肠内细菌移位引起腹腔内感染与脓毒症，在低位肠梗阻或结肠梗阻时更为明显。因为结肠有较多的细菌，梗阻时静脉回流障碍，肠内毒素吸收减少，一旦梗阻解除血液循环恢复后毒素大量被吸收而出现脓毒症。因此，低位肠梗阻时解决梗阻之前应先清除肠内积存的感染性肠液。

（4）呼吸和循环功能障碍：肠膨胀时腹压增高，膈肌上抬，影响肺通气；腹痛和腹胀可使腹式呼吸减弱；感染性休克还可诱发 ARDS。腹压增高和血容量不足可使下腔静脉回流量减少，心排血量减少。

概括起来，高位小肠梗阻易发生水、电解质与酸碱失衡。低位肠梗阻易出现肠腔膨胀、感染及中毒。绞窄性肠梗阻易引起休克。结肠梗阻或闭襻性肠梗阻则易出现肠穿孔、腹膜炎。

诊断与鉴别诊断

一、诊断

1. 临床症状　各种类型肠梗阻虽然病因不同，但共同特点是肠管的通畅性受阻，肠内容物不能正常的通过，因此有不同程度的腹痛、呕吐、腹胀和停止排气排便的症状。

（1）腹痛：是机械性肠梗阻最先出现的症状，呈阵发性绞痛，腹痛的同时有高亢的肠鸣音。高位肠梗阻时同时伴有呕吐。单纯性肠梗阻时腹痛进行性加重，如梗阻完全肠管高度膨胀进入麻痹状态，则腹痛减轻但全身症状加重。如疼痛由阵发性转为剧烈的持续性疼痛，应警惕发生绞窄性肠梗阻。麻痹性肠梗阻无阵发性腹痛，表现为持续性胀痛或不适。

（2）呕吐：高位梗阻的呕吐出现早、发作频繁，呕吐物为胃及十二指肠内容物。低位梗阻的呕吐出现晚，初期为胃内容物，后期为粪样的肠内容物，如为棕褐色或血性，为肠管血运障碍的表现。麻痹性肠梗阻时呕吐多为溢出性。

（3）腹胀：高位梗阻时腹胀不明显，常表现为上腹部饱胀感；低位梗阻时全腹广泛性胀气，中腹部明显。闭襻性肠梗阻可出现局限性腹胀。

（4）停止排气排便：是完全性肠梗阻的主要症状。需要注意梗阻早期梗阻部位以下肠内积存的气体或粪便可以排出，要仔细询问病史做出判断。此外肠套叠、肠系膜血管栓塞或血栓形成时，可自肛门排出血性黏液或果酱样粪便。

单纯性梗阻病程后期或绞窄性梗阻，不仅有局部表现，还可发生电解质紊乱、酸碱平衡失调、休克和少尿等全身症状。

2. 体格检查　腹部检查单纯性肠梗阻可见腹胀，肠型是梗阻近端肠襻胀气形成，有助于判断梗阻部位。腹部柔软，梗阻部位压痛，叩诊呈鼓音。肠鸣音亢进、高调，有气过水声。单纯性肠梗阻病程后期或绞窄性肠梗阻，肠壁已有坏死穿孔，腹腔内有感染炎症，腹部查体腹部膨胀，压痛，反跳痛，肠鸣音反而微弱或消失。

3. 辅助检查

（1）实验室检查：单纯性肠梗阻早期变化不明显，晚期失水可血液浓缩表现为白细胞、红细胞、HCT 增高等。高位梗阻因频繁呕吐可出现低钾、低氯和代谢性碱中毒。低位肠梗阻时可有电解质水平降低和代谢性碱中毒。腹胀明显时膈肌上抬影响呼吸，可出现低氧血症和呼吸性酸碱平衡失调。绞窄性肠梗阻或腹膜炎时，白细胞升高、CRP 增高、酸中毒、电解质紊乱、二氧化碳结合力降低、低氧血症、尿比重增加、尿素和肌酐水平增高等。

（2）X线检查：仰卧或立位腹部X线平片可确诊肠梗阻，腹部X线平片可见扩张的肠襻及肠腔内液平。上段空肠梗阻时可无明显液平。绞窄性肠梗阻时肠襻孤立固定，盲肠扭转时中上腹或左上腹孤立固定的大气泡。低位肠梗阻时结肠胀气扩张。腹部X线片在诊断梗阻部位、病因和程度方面存在不足。

（3）超声检查：可见肠腔扩张、肠壁变薄、肠蠕动增快、肠腔内积液，了解梗阻部位及梗阻原因。完全性或绞窄性肠梗阻时，循扩张肠管探查到变窄处，经挤压肠内容物不能通过，可诊断为完全性肠梗阻。如超声表现肠壁厚，肠蠕动减弱或消失，肠壁彩色血流信号减少或无，腹腔液性暗区明显增多且暗区内见密集光点，提示肠绞窄可能。

（4）CT检查：多排螺旋CT不受腹腔条件限制，能清楚地显示梗阻肠段及其系膜、腹膜腔的解剖结构及关系，诊断肠梗阻、梗阻程度、部位、原因，增强扫描还可了解血供情况。

结合症状体征与辅助检查，肠梗阻的诊断应首先确定是否有肠梗阻存在，是机械性还是麻痹性，单纯性还是绞窄性，部分性还是完全性，以利于针对性治疗。

二、鉴别诊断

肠梗阻尤其是绞窄性肠梗阻病情凶险，进展快，如不及时诊断与治疗死亡率高，因此需要与常见的急腹症鉴别。

1. 胃十二指肠溃疡穿孔　多有溃疡病史，突发上腹部剧痛，上腹部腹膜刺激症状重，X线检查可见膈下游离气体。

2. 急性胆囊/管炎　常有油腻饮食史，疼痛位于右上腹，可向右肩背部放射，右上腹腹膜刺激症状，超声提示胆囊肿大、壁毛糙（胆囊炎），胆管扩张（胆管炎），可见结石影。

3. 急性胰腺炎　饮酒或暴食史，上腹或腰背部疼痛，伴有恶心、呕吐，腹胀明显，上腹部压痛，肌紧张，淀粉酶显著增高，B超或CT提示胰腺肿胀、密度不均，周围有渗出。

4. 急性阑尾炎　转移性右下腹痛，右下腹麦氏点压痛。

5. 实质性脏器破裂出血　有外伤史，血压下降，腹腔穿刺抽出不凝血，B超、CT提示空腔器官破裂及腹腔积血。

6. 妇科急症　急性盆腔炎、卵巢囊肿蒂扭转宫外孕破裂等，中青年女性为发病人群，腹痛位置低，B超可明确诊断。

监 测 与 治 疗

一、治疗措施

肠梗阻的治疗包括非手术治疗和手术治疗，治疗方法的选择根据梗阻的原因、性质、部位以及全身情况和病情轻重而定。肠梗阻的基本治疗原则包括：①纠正水、电解质紊乱及酸碱平衡失调；②补液扩容，纠正休克；③降低肠腔内压力；④解除梗阻原因，恢复肠道通畅；⑤抗生素防治感染；⑥绞窄性肠梗阻应早期剖腹探查。

入院前梗阻症状持续时间及入院后持续梗阻时间与外科干预率和不良预后风险相关。老年患者更易发生绞窄，多需要手术治疗。对于已经出现水电解质紊乱及酸碱平衡失调和休克的重症患者，应首先改善患者的全身情况。

二、肠梗阻诊治发展方向

近期临床尝试放置长的鼻肠管，末端通过肠蠕动运行至梗阻近端，实施减压治疗，可以有效缓解梗阻症状，避免急诊手术，老年患者尤其受益。

肠梗阻的诊治流程见图3-9-1。

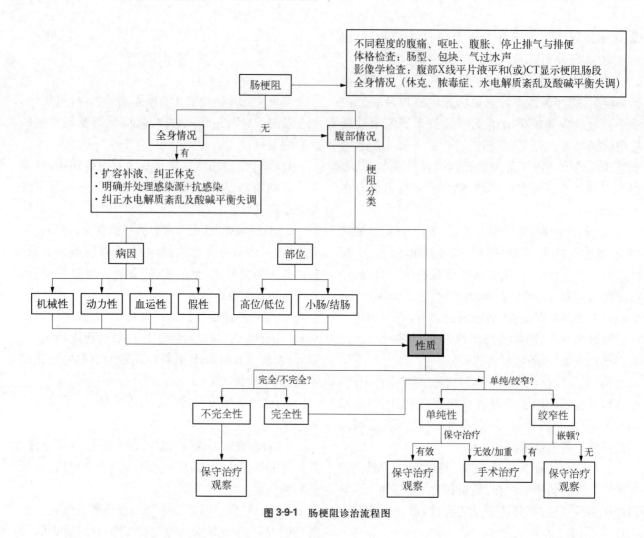

图 3-9-1　肠梗阻诊治流程图

（孙立群）

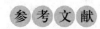

[1] Gore RM, Silvers RI, Thakrar KH, et al. Bowel obstruction [J]. Radiol Clin North Am, 2015,53(6):1225-1240.

[2] Li D, Li R, Tian Q. Efficacy of intestinal decompression with long nasointestinal tube and selective contrast radiography in the treatment of small bowel obstruction in elderly patients [J]. Minerva Chir, 2014,71(2):85-90.

[3] Taylor MR, Lalani N. Adult small bowel obstruction [J]. Acad Emerg Med, 2013,20(6):528-544.

[4] Paulson EK, Thompson WM. Review of small-bowel obstruction: the diagnosis and when to worry [J]. Radiology, 2015,275(2):332-342.

[5] Azagury D, Liu RC, Morgan A, et al. Small bowel obstruction: a practical step-by-step evidence-based approach to evaluation, decision making, and management [J]. J Trauma Acute Care Surg, 2015,79(4):661-668.

[6] Alekperov SF, Pugaev AV, Kalachev OA, et al. Diagnostics and surgical treatment of the tumor obturative intestinal obstruction [J]. Khirurgiia (Mosk), 2012, (11):38-44.

[7] Jaffe T, Thompson WM. Large-Bowel Obstruction in the adult: classic radiographic and CT findings, etiology, and mimics [J]. Radiology, 2015, 275(3):651-863.

[8] Levchenko SV, Kotovshchikova AA, Orlova NV. X-ray diagnostic of partial intestinal obstruction in small intestine diseases: a glance on the problem of radiologist-gastroenterologist [J]. Eksp Klin Gastroenterol, 2013, (7):27-31.

[9] Hefny AF, Corr P, Abu-Zidan FM. The role of ultrasound in the management of intestinal obstruction [J]. J Emerg Trauma Shock, 2012,5(1): 84-86.

[10] Saini DK, Chaudhary P, Durga CK, et al. Role of multislice computed tomography in evaluation and management of intestinal obstruction [J]. Clin Pract, 2013,3(2): e20.

[11] Vorobei AV, ACh S, Lur'e VN. Improving the results of the intestinal obstruction treatment [J]. Khirurgiia (Mosk), 2012, (10):35-39.

[12] Yeo HL, Lee SW. Colorectal emergencies: review and controversies in the management of large bowel obstruction [J]. J Gastrointest Surg, 2013, 17(11):2007-2012.

[13] Eren T, Boluk S, Bayraktar B, et al. Surgical indicators for the operative treatment of acute mechanical intestinal obstruction due to adhesions [J]. Ann Surg Treat Res, 2015,88(6):325-333.

[14] Kothari AN, Liles JL, Holmes CJ, et al. "Right place at the right time" impacts outcomes for acute intestinal obstruction [J]. Surgery, 2015,158 (4):1116-1125. discussion 1125-1127.

第十节 缺血性肠病

概述与病理生理

一、定义

缺血性肠病(ischemic bowel disease,ICBD)是各种原因引起肠道血供不足所致的肠壁缺血性疾病,依据缺血程度不同临床表现轻重不一。主要的原因有动脉粥样硬化致动脉狭窄、肿瘤或血凝块堵塞动脉。中国专家建议,将缺血性肠病分为急性肠系膜缺血、慢性肠系膜缺血和缺血性结肠炎。ICBD在60岁以上老年人中比较常见,尤其是伴有冠心病、心律失常、糖尿病、肿瘤、感染、休克、高凝状态等高危因素者。近年来随着社会人口的日益老龄化,动脉硬化相关疾病发病率增加,ICBD的发病率也有所增加。美国每1 000名急诊监护患者中就有1名是ICBD,我国90%的缺血性结肠炎患者为老年患者。

二、危险因素

引起本病的主要原因是局部血管狭窄甚至堵塞、血流量不足或血液的高凝状态。动脉粥样硬化造成的狭窄是常见原因。高血压性心脏病、心肌梗死、心律失常、心房纤颤、外伤骨折、长期卧床,都可发生栓子形成脱落,堵塞动脉血管。静脉感染、肿瘤浸润压迫、某些血液病和胰腺炎、胰腺癌的高凝集状态、口服避孕药等,都可造成静脉回流受阻,血流不畅通,同样也会造成肠道缺血后果。严重心力衰竭、各种原因的休克、机械性肠梗阻等导致肠壁血流量不足。某些医疗操作如主动脉手术、肠切除术、肠镜、妇科手术等,以及某些药物如地高辛、利尿剂、非甾体抗炎药等都可能导致缺血性肠病。

三、病理生理及发病机制

1. 病理改变 栓子脱落或血栓形成堵塞动脉,以及静脉血栓形成导致肠缺血,病理改变相似。受累肠壁随缺血时间延长病变加重。早期肠黏膜充血、水肿,散在糜烂溃疡及坏死脱落。后期肠管水肿、充血,黏膜下出血,呈发绀或暗黑色。病变肠管呈节段性,与正常肠壁分界清楚。镜下早期见黏膜水肿,腺体结构破坏,炎性细胞浸润和炎性肉芽肿形成,黏膜下层可见含铁血黄素沉着,小血管内纤维素样血栓形成。后期肌肉与浆膜有坏死。

2. 病理生理改变及发病机制 缺血性肠病受累的腹部血管主要有腹腔动脉、肠系膜上动脉和肠系膜下动脉。腹腔动脉主要供应胃和十二指肠,肠系膜上动脉主要供应小肠和右半结肠,肠系膜下动脉主要供应横结肠、降结肠、乙状结肠与直肠。动脉在分支到肠管时,之间有吻合支相连成边缘动脉,由边缘动脉再发出若干小动脉直接供血至肠壁。不论是供应肠道的动脉血流明显减少,还是静脉血回流明显受阻,如果侧支循环不能迅速建立,影响肠道供血都可能发生肠缺血,严重时出现肠坏死。因50%~70%的肠壁供血至黏膜层,一旦发生缺血,病变首先累及黏膜层。缺血10 min肠黏膜的超微结构即有明显改变,缺血1 h后即有清楚的组织学改变。缺血初期肠壁平滑肌先收缩后松弛,血管痉挛消失,肠壁血液淤滞,大量富含蛋白质的液体渗至肠腔。缺血持续存在后,肌肉和浆膜将坏死,大量液体渗出及细菌毒素移位至腹腔内,引起腹膜炎,出现休克和代谢性酸中毒。不同类型的肠缺血,其受累肠管的部位和范围不同,导致病程有急性、亚急性或慢性之分,其病情演变和预后也可以大相径庭。急性肠系膜缺血往往以小肠受累较多见，部分病例可累及右半结肠；结肠缺血受累肠管多为结肠脾曲或左半结肠，如右半结肠受累，则预后往往不佳。

诊断与鉴别诊断

一、诊断

1. 临床症状　根据病变位置及范围、缺血速度及程度、对缺血缺氧的耐受性等，患者的症状与体征严重程度不一。60岁以上患者常见，常表现为腹痛、腹泻、血便，但出血量不多。腹痛是最主要症状。急性病程者病情发展迅速，很快出现血便、腹泻、恶心和(或)呕吐、腹胀、尿频等，甚至出现腹膜炎、休克，预后很差，死亡率为50%～90%，需要早期诊断与早期干预治疗。慢性病程者腹痛为发作性或逐渐发展为持续性疼痛，常表现为大量或高脂饮食1～2 h出现剧烈腹痛，之后有所缓解，伴有恶心、呕吐、腹泻等非特异性表现。

2. 体格检查　早期常缺乏阳性腹部体征，腹部不胀，轻度压痛，肠鸣音存在，当出现肠坏死、腹腔有渗出时腹部出现明显压痛、反跳痛等腹膜刺激症状，肠鸣音消失。

3. 辅助检查

(1) 实验室检查：多无特异性，外周血白细胞及D-二聚体检查可升高，CO_2结合力及pH下降，乳酸和乳酸脱氢酶升高，淀粉酶升高。某些特殊检测如D-乳酸、α-谷胱甘肽转移酶、肠脂肪酸结合蛋白在肠缺血早期诊断和病情发展变化的监测过程中有重要意义。

(2) 腹部X线检查：可见"指压痕"征，为增厚的肠壁黏膜下水肿所致。部分患者肠痉挛致肠腔内气体减少，也有部分混杂因肠梗阻范围较广而肠腔内充满气体。钡灌肠检查可见受累肠段痉挛、激惹。病变进展可见黏膜下水肿、皱襞增厚致肠管僵硬似栅栏样，肠腔内钡剂充盈形成扇形边缘。注意腹膜刺激征阳性患者禁忌行钡剂检查。

(3) 腹部超声检查：具有无创性、操作简单、迅速有效的特点。可见肠壁增厚、腹水、膈下积气等。超声测定血流速度对于腹腔动脉、肠系膜上动脉、肠系膜下动脉和肠系膜上静脉的狭窄和闭塞有较高的诊断价值，可辅助明确肠缺血的范围和部位。

(4) 腹部CT或选择性血管造影：可见受累肠段管壁增厚，肠腔扩张、积液、积气，肠系膜动脉狭窄或阻塞，肠系膜水肿、门静脉及分支内积气等改变。CTA或选择性腹腔动脉造影是诊断缺血性肠病的金标准，尤其是大血管病变，看见圆形或类圆形充盈缺损或远端血管中断，具有较高的敏感性和特异性。注意选择性血管造影正常者，不能排除非闭塞性血管缺血。

(5) 肠镜检查：可见病变肠管黏膜充血、水肿、瘀斑，黏膜下出血，黏膜呈暗红色，血管网消失，可有部分黏膜坏死，继之黏膜脱落、溃疡形成。病变部与正常肠段之间界限清晰，一旦缺血改善，其症状消失快，病变恢复快。镜下所见的出血结节是缺血性结肠炎的特征性表现，由黏膜下出血或水肿形成所致。病理组织学显示为黏膜水肿、炎性细胞浸润、腺体萎缩、间质出血、纤维素渗出等非特异性表现，黏膜下层大量纤维素血栓和含铁血黄素细胞为特征性表现。肠镜及病理活检检查是缺血性结肠炎最常用的检查方法和诊断标准，如无明确禁忌证，应在发病48 h内尽早行结肠镜检查。

二、鉴别诊断

由于缺血性肠病临床表现和辅助检查缺乏特异性，导致临床难以早期诊断，也容易与一些常见病混淆，需要认真鉴别。

1. 炎症性肠病　资料显示，缺血性肠病最易被误诊为炎症性肠病。此病以中年人居多，起病和变化缓慢，表现为脓血便，容易反复发作。肠镜可发现特异性病变损害。

2. 急性细菌性痢疾　表现为脓血便、里急后重、发热，粪便涂片及细菌检查可发现特异性细菌。

3. 急性胰腺炎　发病年龄较轻，腹痛位于上腹部或腰背部，伴有恶心、呕吐，血、尿淀粉酶显著增高，B超和CT提示胰腺病变。

4. 结肠癌　脓血便，起病和变化较慢，结肠镜检查可确诊。

监 测 与 治 疗

根据缺血的严重程度采取不同治疗方案。

1. 保守治疗 包括禁食、肠管内减压、营养支持治疗、早期足量抗生素使用、早期应用血管扩张剂、抗凝及溶栓治疗。大部分轻型患者经过上述治疗可在1周内改善。

2. 介入与手术治疗 如保守治疗后仍继续腹泻、便血,可行 DSA 下介入治疗,可以避免开腹手术,减少并发症,降低死亡率。如早期即有明显梗阻症状、继发肠穿孔或腹膜炎者,仍需外科手术治疗。

预 防

包括补充充足的水分,经常运动,均衡饮食,减少心血管病风险,减少脂肪和热量的摄入,多吃新鲜水果、蔬菜和纤维,降低结肠癌风险。

老年人缺血性肠病的诊治流程见图 3-10-1。

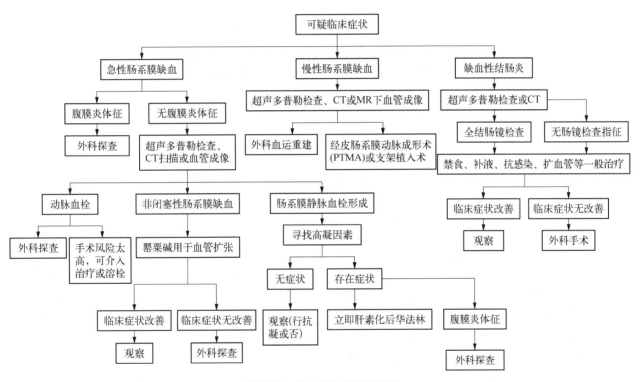

图 3-10-1 缺血性肠病诊治流程图

(孙立群)

[1] Acosta S. Mesenteric ischemia [J]. Curr Opin Crit Care, 2015,21(2):171－178.
[2] 缺血性肠病诊治中国专家建议(2011)写作组,中华医学会老年医学分会,中华老年医学杂志编辑委员会,等. 老年人缺血性肠病诊治中国专家建议(2011)[J]. 中华老年医学杂志,2011,30(1):1－6.
[3] Karkkainen JM, Lehtimaki TT, Manninen H, et al. Acute mesenteric ischemia is a more common cause than expected of acute abdomen in the elderly [J]. J Gastrointest Surg, 2015,19(8):1407－1414.
[4] Cudnik MT, Darbha S, Jones J, et al. The diagnosis of acute mesenteric ischemia: a systematic review and meta-analysis [J]. Acad Emerg Med, 2013,20(11):1087－1100.
[5] Khripun AI, Salikov AV, Priamikov AD, et al. Modern approach to diagnosis and treatment of acute mesenteric ischemia [J]. Khirurgiia (Mosk), 2014,(6):36－42.

[6] Aydin B, Ozban M, Serinken M, et al. The place of D-dimer and L-lactate levels in the early diagnosis of acute mesenteric ischemia [J]. Bratisl Lek Listy, 2015,116(5):343-350.

[7] Guzel M, Sozuer EM, Salt O, et al. Value of the serum I-FABP level for diagnosing acute mesenteric ischemia [J]. Surg Today, 2014,44(11): 2072-2076.

[8] Li X, Liao X. Diagnosis and treatment of acute mesenteric ischemia: clinical analysis for 40 cases of the patients [J]. J Med Assoc Thai, 2015, 98(7):670-676.

[9] Karkkainen JM, Saari P, Kettunen HP, et al. Interpretation of abdominal CT findings in patients who develop acute on chronic mesenteric ischemia [J]. J Gastrointest Surg, 2015,20(4):791-802.

[10] Rosero O, Harsanyi L, Szijarto A. Acute mesenteric ischemia: do biomarkers contribute to diagnosis? [J]. Orv Hetil, 2014,155(41):1615-1623.

[11] Branco BC, Montero-Baker MF, Aziz H, et al. Endovascular therapy for acute mesenteric ischemia: an NSQIP analysis [J]. Am Surg, 2015, 81(11):1170-1176.

[12] Serracant BA, Luna AA, Hidalgo RJM, et al. Acute mesenteric ischemia: utility of endovascular techniques [J]. Cir Esp, 2015,93(9):567-572.

[13] Pecoraro F, Rancic Z, Lachat M, et al. Chronic mesenteric ischemia: critical review and guidelines for management [J]. Ann Vasc Surg, 2013, 27(1):113-122.

[14] Duran M, Pohl E, Grabitz K, et al. The importance of open emergency surgery in the treatment of acute mesenteric ischemia [J]. World J Emerg Surg, 2015,10: 45.

[15] Leone M, Bechis C, Baumstarck K, et al. Outcome of acute mesenteric ischemia in the intensive care unit: a retrospective, multicenter study of 780 cases [J]. Intensive Care Med, 2015,41(4):667-676.

[16] Corcos O, Castier Y, Sibert A, et al. Effects of a multimodal management strategy for acute mesenteric ischemia on survival and intestinal failure [J]. Clin Gastroenterol Hepatol, 2013,11(2):158-165. e2.

第十一节　ICU 相关性腹泻

概述与病理生理

一、定义

腹泻是指排便次数多于平时(≥3 次),粪质稀薄,或带有黏液、脓血、未消化食物,量可达 200~250 g/d (或>250 ml/d)。可伴有肠痉挛、恶心、呕吐、里急后重等症状。ICU 患者多为高龄、血流动力学不稳定、胃肠道低灌注、长期管饲营养制剂、多种抗生素联合应用等,腹泻发病率高达 40%~70%。严重腹泻可导致水电解质丢失、血流动力学不稳定、营养不良、压疮风险增加、伤口愈合延迟、伤口及导管口污染,甚至感染,直接影响患者的转归和预后。

二、危险因素

ICU 的特殊性决定了其腹泻发生的原因与普通病房的以胃肠道炎症、炎症性肠病和肠道肿瘤等为主的有所不同。ICU 腹泻原因构成复杂,常常多种因素混杂。从病因角度,一般将 ICU 相关性腹泻分为疾病相关性、食物/喂养相关性和药物相关性。

(1)疾病相关性腹泻:危重患者胃肠道低灌注、低蛋白血症性胃肠道水肿,可使绒毛受损、吸收能力下降,引起吸收障碍和腹泻。高龄患者各脏器功能代偿能力差,基础病变多,全身免疫力低下,在同等条件下更易发生腹泻。

(2)食物/喂养相关性腹泻:营养支持是危重患者治疗措施的重要组成部分,ICU 多经管饲给予肠内营养,在肠内营养过程中发生腹泻,与营养液滴注过快、用量或浓度过大、液体温度偏低、营养液被污染等有关。

(3)药物相关性腹泻:多种药物可引起腹泻,如组胺拮抗剂、蠕动促进药物、胆碱能药物、山梨糖醇药物(茶碱、洋地黄)等,ICU 中较多见的是抗生素相关性腹泻。过度使用多种抗生素,尤其是经胆汁排泄的广谱抗生素,使正常肠道菌群被杀灭、菌群失调,致病菌异常生长,细菌毒素损伤肠道黏膜,引起炎症反应,出现腹泻。

三、病理生理及发病机制

1. 病理改变　主要为肠炎的病理学表现,肠道黏膜广泛充血水肿、绒毛部分脱落,或有浅表溃疡、出血,黏膜下炎细胞浸润。抗生素相关性肠炎的病理表现主要在黏膜和黏膜下层,轻者只有黏膜充血、水肿、表面点状或斑块状黄色或灰色突起。严重者黏膜有广泛的糜烂和灶性坏死,上有一层由坏死组织、纤维蛋白、炎性细胞、红细胞、黏液和细菌组成的假膜覆盖,故又称为假膜性肠炎。假膜呈片状分布,呈黄绿色或棕色,质软易脱落,剥脱后可显露黏膜的溃疡面。无假膜覆盖的黏膜充血水肿。镜下见黏膜充血,腺管扩张,含有多量稠厚的黏液,重者绒毛和黏膜顶部不同程度的坏死或消失,甚至大片黏膜坏死,坏死黏膜和渗出物中可见大量阳性球菌。黏膜下层充血,水肿,炎细胞浸润。浆肌层很少累及,也可有肠壁全层坏死穿孔者。

2. 病理生理与发病机制　从病理生理角度,腹泻分为渗透性、渗出性、分泌性和动力性。

(1) 渗透性腹泻:由于食物消化和分解不完全或摄入大量不能吸收的溶质引起肠腔内渗透压增高,体液被动进入肠腔引起的腹泻。

(2) 渗出性腹泻:由于肠黏膜因炎症,缺血损伤、溃疡等病变受到损伤,造成大量炎性渗出而引起的腹泻。粪便常含有黏液、脓血。

(3) 分泌性腹泻:由于胃肠道水与电解质分泌过多或吸收受抑制而引起的腹泻。粪便呈水样,量大,无脓血,常因此导致体液丢失而水电解质紊乱及酸碱平衡失调。多见于大肠杆菌、志贺杆菌等细菌感染,也可因胆汁分泌过多,胆汁酸刺激肠黏膜分泌过多导致腹泻。

(4) 动力性腹泻:肠运动功能紊乱,胃肠蠕动增快,以致食糜没有足够的时间被消化和吸收引起的腹泻。

临床中,上述几种机制往往相互掺杂,需要认真细致分析,避免漏诊误诊,延误治疗。

诊断与鉴别诊断

一、诊断

1. 临床症状　排便频率、粪便性状改变:排便次数多于平时,一般≥3次,间隔时间缩短,粪便稀薄,混有黏液、未消化的食物,甚至有脓血或血便。可伴有发热、恶心、呕吐、腹痛、里急后重等。短期大量腹泻可有呼吸加快、尿量减少等脱水表现。严重者出现电解质紊乱、低蛋白血症甚至休克及神志改变等。多处于管饲肠内营养和抗生素使用过程中。

2. 体格检查　病情轻者可有轻度腹胀、腹部压痛,重者体温升高、腹胀明显、全腹压痛、腹肌紧张、肠鸣音活跃。

3. 辅助检查　部分病例可有白细胞升高,中性粒细胞增多,如液体丢失量较大可出现高钠、低钾血症,BUN、Cr升高。渗出性腹泻患者粪便检查可见白细胞、红细胞,假膜性肠炎粪便中可见斑块条索状假膜。菌群失调患者的粪便涂片检查提示革兰阳性球菌增多,杆球菌比例失调。艰难梭菌感染者毒素检测浓度升高。

腹痛患者可行腹部X线检查以排除肠梗阻。血便或脓血便患者,病情允许下可行肠镜检查,可见肠黏膜水肿、出血点或溃疡,假膜性结肠炎镜下可见结肠隆起斑片状覆盖于炎症黏膜表面,不规则或呈带状沿皱襞分布。

二、鉴别诊断

直肠受刺激如肿瘤或异位妊娠破裂患者常有里急后重,排便次数增加,但排便量正常。胃大部切除、胃空肠吻合术后,食物未充分消化直接进入空肠,可引起渗透性腹泻。成人对牛奶中乳糖不耐受也可发生渗透性腹泻,可行乳糖耐量试验鉴别。各种原因致胰液分泌减少、胆汁分泌减少导致食物消化障碍,可以发生腹泻。右心功能障碍体循环淤血者消化道淤血,可引起吸收不良和腹泻。糖尿病患者如累及胃肠道神经病变可出现腹泻。消化道炎症性病变如溃疡性结肠炎、克罗恩病,均可有腹泻表现,肠镜发现肠黏膜特征性变化可以协助诊断。某些内分泌性疾病如甲状腺功能亢进、胃泌素瘤等也可出现腹泻,特异性实验室检查结果可协助诊断。上述有腹泻症状的多属于疾病相关性腹泻,ICU相关性腹泻多在 ICU 住院过程中出现,虽然上述疾病相关性腹泻少见,但由于 ICU 收治患者病情愈来愈复杂,仍需仔细鉴别。

监测与治疗

首先评估患者一般状况,给予维持水电解质平衡、稳定血流动力学和保护组织器官功能等对症治疗。同时应该及时寻找原因治疗原发病。

疾病相关性腹泻患者,应暂缓肠内营养支持治疗,积极治疗原发疾病,稳定血流动力学,改善胃肠道灌注。

食物/喂养相关性腹泻患者,调整管饲营养液的输注速度及浓度,保证营养液温度,如仍不能改善,可暂停肠内营养或更换营养液品种,注意静脉营养补充。为避免交叉感染,应完善医院感染管理制度,严格执行手卫生。乳糖不耐受患者补充乳铁蛋白可缓解腹泻。

药物相关性腹泻患者,暂停相关药物,尤其是胃肠动力药和缓泻剂,调整广谱抗生素的应用,必要时停用。菌群失调者可予以补充活性益生菌,谷氨酰胺是肠黏膜的营养底物,补充谷氨酰胺可保护肠黏膜,利于腹泻的控制。粪菌移植将正常菌群直接灌注于肠道,是近几年逐步开展起来的技术,需要更多临床数据支持。诊断为艰难梭菌感染的患者,指南推荐首选万古霉素口服治疗,因 10~14 日的疗程不足以治疗形成孢子的微生物,对原发性艰难梭菌相关性腹泻,建议疗程延长至 20~30 日,否则极易复发。粪便涂片提示真菌感染者给予口服氟康唑治疗。

ICU 相关性腹泻的诊治流程见图 3-11-1。

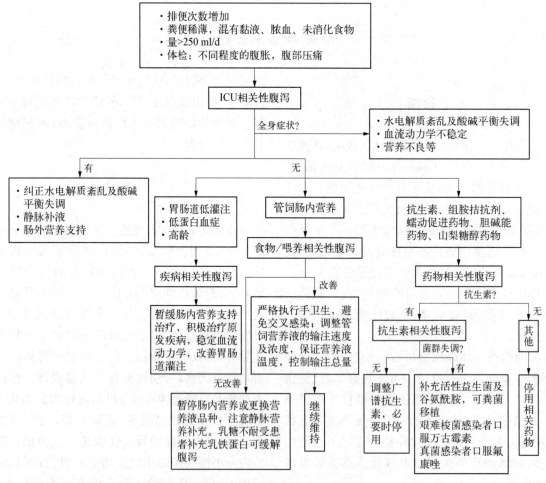

图 3-11-1 ICU 相关性腹泻诊疗流程图

(孙立群)

参 考 文 献

[1] Reintam BA, Malbrain ML, Starkopf J, et al. Gastrointestinal function in intensive care patients: terminology, definitions and management. Recommendations of the ESICM working group on abdominal problems [J]. Intensive Care Med, 2012,38(3):384 - 394.

[2] Reintam BA, Deane AM, Fruhwald S. Diarrhoea in the critically ill [J]. Curr Opin Crit Care, 2015,21(2):142 - 153.

[3] Lordani CR, Eckert RG, Tozetto AG, et al. The knowledge of intensive care professionals about diarrhea [J]. Rev Bras Ter Intensiva, 2014, 26(3):299 - 304.

[4] Thibault R, Graf S, Clerc A, et al. Diarrhoea in the ICU: respective contribution of feeding and antibiotics [J]. Crit Care, 2013,17(4): R153.

[5] Blumenstein I, Shastri YM, Stein J. Gastroenteric tube feeding: techniques, problems and solutions [J]. World J Gastroenterol, 2014,20(26): 8505 - 8524.

[6] Jack L, Coyer F, Courtney M, et al. Diarrhoea risk factors in enteral tube fed critically ill patients: a retrospective audit [J]. Intensive Crit Care Nurs, 2010,26(6):327 - 334.

[7] Chang SJ, Huang HH. Diarrhea in enteral fed patients: blame the diet [J]. Curr Opin Clin Nutr Metab Care, 2013,16(5):588 - 594.

[8] Guenter P. Safe practices for enteral nutrition in critically ill patients [J]. Crit Care Nurs Clin North Am, 2010,22(2):197 - 208.

[9] Morrow LE, Gogineni V, Malesker MA. Probiotic, prebiotic, and synbiotic use in critically ill patients [J]. Curr Opin Crit Care, 2012,18(2):186 - 191.

[10] Morrow LE, Gogineni V, Malesker MA. Probiotics in the intensive care unit [J]. Nutr Clin Pract, 2012,27(2):235 - 241.

[11] Zilberberg MD, Shorr AF. Preventing clostridium difficile infection in the intensive care unit [J]. Crit Care Clin, 2013,29(1):11 - 18.

第十二节　急性胃肠损伤

概述与病理生理

众所周知,胃肠道具有促进营养物质吸收和消化、调整肠道内微生物及其产物的吸收、内分泌及免疫功能。

危重患者胃肠功能不全的问题已经受到广泛的重视,肠道功能是重症患者损伤早而恢复晚的器官,对重症患者的以后有重要意义。

因此,2012 年欧洲危重病医学会提出了相应的定义和处理指南,对于规范临床诊治和科研工作具有重要意义。

一、定义

急性胃肠损伤(acute gastrointestinal injury, AGI)指重症患者由急性疾病所致的胃肠道功能障碍。

二、分类

1. 原发性 AGI　是指由胃肠道系统的原发疾病或直接损伤导致的 AGI(第一打击),常见于胃肠道系统损伤初期、腹膜炎、胰腺或肝脏病理改变、腹部手术、腹部创伤等。

2. 继发性 AGI　是机体对重症疾病反应的结果,无胃肠系统原发疾病(第二打击),无胃肠道系统直接损伤,发生于肺炎、心脏疾病、非腹部手术或创伤、心肺复苏后等。

三、病理生理

(1) 肠道有效血液循环不足,激活黄嘌呤氧化酶,产生过量自由基,损伤肠黏膜。

（2）各种打击导致肠摄取和利用氧的能力降低，肠上皮细胞能量供应减少，影响肠黏膜修复。

（3）肠腔细菌过度繁殖，产生大量代谢产物和毒素，破坏肠黏膜结构。

（4）肠黏膜上皮坏死、肠黏膜通透性增加，修复能力降低以及肠黏膜屏障受损，菌群移位，内毒素入血液后引起全身炎症反应。

诊断与鉴别诊断

根据胃肠功能损害的严重程度，AGI 可分为 4 级，不同的分级对应不同的治疗措施。

1. AGI Ⅰ级　指有明确病因导致暂时胃肠道功能部分损伤。表现为暂时性、自限性，存在胃肠道功能障碍和衰竭的风险。

例如：腹部手术后早期出现恶心和（或）呕吐，休克早期肠鸣音消失、肠动力减弱等。

2. AGI Ⅱ级　胃肠道表现为消化和吸收功能不全，不能满足机体对营养物质和液体的需求。胃肠功能障碍，通过临床治疗能够重建胃肠功能。

例如：胃轻瘫伴有大量胃潴留或反流、下消化道麻痹、腹泻、腹内高压Ⅰ级（IAP：12～15 mmHg）、胃内容物或大便可见出血，存在喂养不耐受，即 72 h 内通过肠内喂养，未达到至少 83.72 kJ/(kg·d)[20 kcal/(kg·d)]的目标。

3. AGI Ⅲ级　胃肠功能丧失，进行干预治疗，胃肠功能仍不能恢复，一般情况不能改善。

例如：尽管已予以治疗，但喂养不耐受持续存在：大量胃潴留，持续胃肠功能麻痹，出现肠扩张或恶化，腹腔内高压进展为Ⅱ级（IAP：15～20 mmHg），腹腔灌注压（APP＜60 mmHg），喂养不耐受存在，可能与 MODS 持续存在或恶化有关。

4. AGI Ⅳ级　胃肠功能衰竭伴有远隔器官功能受损，胃肠损伤明显恶化，加重多脏器功能不全和休克表现，甚至危及生命。

例如：肠道缺血坏死，导致失血性休克的胃肠道出血、结肠假性梗阻综合征（Ogilvies）、腹腔间隔室综合征（abdominal compartment syndrome，ACS），需要减压。

治　疗

1. AGI Ⅰ级　若整体情况在改善，除了静脉内液体复苏外，一般无须特殊干预措施。建议在损伤后 24～48 h 开始早期肠内营养。应减少损害胃肠动力的药物（如儿茶酚胺、阿片类药物）的应用。

2. AGI Ⅱ级　需要采取措施来治疗和预防进展为胃肠功能衰竭：如对腹高压的治疗；恢复胃肠动力的治疗（促胃肠动力药物）；肠内喂养应该开始或持续，为了防止大量胃潴留和反流或喂养不耐受，应该考虑应用少量肠内营养。胃轻瘫的患者，当促动力药物无效时，可以考虑幽门后喂养。

3. AGI Ⅲ级　尽早停用导致胃肠功能麻痹的药物；避免早期（入住 ICU 的第 7 日内）肠外营养来补充肠内营养的不足，因为会增加医院内感染的发生率；常规给予少量肠内营养。

4. AGI Ⅳ级　保守治疗无效，需要剖腹探查或其他紧急措施来挽救生命。鉴别胃肠道急性疾病和慢性疾病非常困难，因此在出现慢性病引起的消化道出血、腹泻等症状时，建议使用与急性胃肠道疾病相同的概念。长期肠外营养的患者，胃肠衰竭缓慢发生，不需要予以紧急干预，但需参照 AGI Ⅲ级处理意见，监测腹内压并排除新的腹部急性疾病。

AGI 的诊治流程见图 3-12-1。

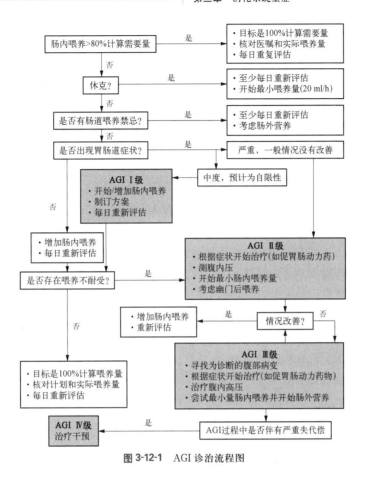

图 3-12-1　AGI 诊治流程图

（张利鹏　周丽华）

Reintam Blaser A，Malbrain ML，Starkopf J，et al. Gastrointestinal function in intensive care patients：terminology, definitions and management. Recommendations of the ESICM working group on abdominal problems [J]. Intensive Care Med. 2012,38(3):384-394.

第十三节　腹　膜　炎

概述与病理生理

一、定义

腹膜炎是常见的急腹症，是由细菌、化学、物理损伤等引起的腹腔壁层腹膜和脏层腹膜的炎症。按发病机制可分为原发性和继发性两类。大多数为继发性腹膜炎，源于腹腔的脏器感染、坏死穿孔、外伤等。其典型临床表现为腹膜炎三联征：腹部压痛、腹肌紧张和反跳痛,以及腹痛、恶心、呕吐、发热、白细胞升高等,严重时可致血压下降和全身感染,如未能及时治疗可死于脓毒症。部分患者可并发盆腔脓肿、肠间脓肿、膈下脓肿、髂窝脓肿、粘连性肠梗阻等并发症。

二、病因

1. 继发性腹膜炎　主要致病菌为大肠埃希菌,其次为厌氧拟杆菌、链球菌、变形杆菌等,一般为混合性感染,故毒性较强。

(1)腹腔空腔脏器(胃、十二指肠、胆囊)穿孔、外伤引起的腹壁和内脏(膀胱)破裂是常见原因。

(2)腹腔内脏器炎症扩散,如急性胰腺炎、急性阑尾炎、女性生殖器官化脓性感染等也是多见原因。

(3)医源性因素,如腹部手术中的腹腔污染,胃肠道、胆管、胰腺吻合口渗漏,异物遗留于腹腔,误伤肠管、胆管、胰管和输尿管后所引起的肠瘘、胆瘘、胰瘘、输尿管瘘等,也是发病原因。

2. 原发性腹膜炎　又称自发性腹膜炎,即腹腔内无原发病灶,感染范围大,主要致病菌为溶血性链球菌。细菌入腹腔的途径如下。

(1)血性播散,如呼吸道或泌尿道的感染,细菌经血行播散至腹腔。

(2)上行性感染:如淋球菌行腹膜炎,细菌多由女性生殖道通过输卵管直接向上扩散至腹腔。

(3)直接扩散:如泌尿系统感染时,细菌可通过腹膜层直接扩散至腹膜腔。

(4)透壁性感染:如肝硬化腹水、肾病、猩红热及营养不良等机体抵抗力低下时,肠腔内细菌即有可能通过肠壁进入腹膜腔引起腹膜炎。

三、发病机制及病理生理

急性腹膜炎的病理变化常因患者全身和腹膜局部的防御能力、病原菌的毒力和数量、感染的来源和方式不同而有明显的差异。

感染源进入腹腔后,机体立即出现炎症反应,表现为腹膜充血、水肿、渗液。大量的浆液性渗出可稀释腹腔内的毒素,并出现大量巨噬细胞、中性粒细胞,加以坏死组织、细菌和凝固的纤维蛋白,使渗出液变浑浊而成为脓液。

细菌及其内毒素激活细胞防御机制,激活炎性介质和弹性蛋白酶大量释放,腹腔渗出液中浓度更高可反映腹膜炎的严重程度。在病程后期,炎症介质、细菌及其内毒素的终末介质 NO 可阻断三羧酸循环而导致细胞缺氧窒息,造成多器官衰竭和死亡。另外,腹腔大量液体渗出、发热、呕吐等可引起机体有效循环血量不足而导致感染性休克。同时可引起电解质紊乱、血浆蛋白减低和贫血,尤其是低钾血症致肠麻痹导致肠管扩张、膈肌抬高而影响心肺功能,使血液循环和气体交换受到影响,加重休克导致死亡。

病损较轻者,病变部位能与邻近的肠管和其他脏器以及移过来的大网膜发生粘连,是病变局限在腹腔内成为局限性腹膜炎,部分形成局限性脓肿。渗出逐渐被吸收,炎症消散,自行修复而痊愈。腹膜炎治愈后多遗留不同程度的肠粘连,大多数肠粘连无不良后果,部分粘连可造成粘连性肠梗阻。

诊断与鉴别诊断

一、诊断

因病因不同,腹膜炎症状可急可缓。如空腔脏器破裂或穿孔所致腹膜炎发病急,而胆囊炎、阑尾炎等引起的腹膜炎发病较缓,常先有原发病症状,后逐渐出现腹膜炎表现。

1. 病史

(1)腹痛:是最主要最常见的临床表现。疼痛程度与发病原因、炎症的轻重、年龄及身体素质等有关,咳嗽、呼吸、转动身体均可使腹痛加剧。大多疼痛剧烈、持续性,难以忍受,如胃、十二指肠、胆囊等器官急性穿破引起弥漫性腹膜炎,消化液刺激腹膜,则骤然产生强烈的全腹疼痛。少数病例在发生细菌感染初期,可因腹膜渗出大量液体,稀释刺激物,腹痛和腹膜刺激征较轻,而随病情进展,腹痛加剧,且疼痛逐渐加重并从病灶区域向全腹扩散,如阑尾、胆囊穿孔。另外腹痛的程度因人而异,有些患者诉异常剧烈的持续性疼痛,另一些仅述钝痛或不适感,尤其年老体弱者常常腹痛表现不明显,容易被忽略。

(2) 恶心、呕吐:由于腹膜受到刺激,引起反射性恶心、呕吐,吐出物多为胃内容物,发生麻痹性肠梗阻时可呕出黄绿色胆汁,甚至棕褐色粪样内容物。

(3) 体温、脉搏:其变化与炎症轻重及患者免疫力有关。开始时常正常,以后体温逐渐升高、脉搏逐渐加快。空腔脏器破裂导致腹膜炎,常发展迅速,早期即表现为感染性休克,此时体温可正常或接近正常,随着休克纠正而腹膜炎继续发展,体温呈上升趋势。若原发病为炎症性,如阑尾炎,发生腹膜炎之前体温已升高,发生腹膜炎后更高。腹膜炎患者脉搏多加快,如脉搏快而体温下降,多预示病情恶化。年老体弱的患者体温可不升高,易被漏诊。

(4) 感染中毒症状:患者可表现为高热、呼吸浅快、脉速、大汗等。病情继续发展可出现感染性休克表现为体温骤升或下降,血压下降,口渴,少尿或无尿,神志恍惚,呼吸急促,四肢发凉甚至湿冷,脉搏细弱,面色苍白等。

2. 体格检查　腹部检查可发现典型的腹膜炎三联征:腹部压痛、腹肌紧张和反跳痛,尤其在原发病灶所在部位最为明显。压痛和反跳痛几乎始终存在,而腹肌紧张程度则随病因及患者全身状况不同而有差异。一般在胃肠或胆囊急性穿孔腹肌紧张时明显,甚至呈"木板样"强直,呈板状腹;而在老年人、幼儿或极度衰弱的患者腹肌紧张可不明显,易被忽视,如肠伤寒穿孔或脓毒症晚期病例,腹肌痉挛或强直征象可很轻微或缺如。腹部叩诊可因腹腔胀气而呈鼓音。腹腔内有多量渗出液时,叩诊移动性浊音阳性。听诊时肠鸣音减弱,肠麻痹时肠鸣音可消失。腹胀加重是病情恶化的重要标志。当炎症局限、形成局限性脓肿或炎性肿块且近腹壁时,可能扪及边缘不清的肿块。在盆腔的肿块或脓肿有时可通过直肠指诊扪及。

3. 辅助检查

(1) 血常规:多数患者白细胞计数及中性粒细胞比例增高,少数机体反应能力低下或病情险恶的患者,白细胞计数可不高,仅中性粒细胞比例增高,甚至外周血涂片有中毒颗粒出现。

(2) 立位腹部 X 线平片:小肠普遍胀气并有多个小液平面是肠麻痹征象。胃肠穿孔时多可见膈下游离气体。

(3) 超声检查:可探查到有腹腔积液。超声引导下穿刺抽液或腹腔灌洗可帮助诊断,结核性腹膜炎多为草绿色透明腹水;空腹时胃肠急性穿孔可抽出黄色、浑浊、无臭味液体,饱食后胃肠穿孔可抽出含有食物残渣的液体;急性重症胰腺炎时可抽出血性、淀粉酶含量高的液体;急性阑尾炎穿孔时可抽出稀薄脓性略有臭味的液体;绞窄性肠梗阻时抽出血性液体且臭味重。如抽出不凝血,应考虑到腹腔内出血可能;如抽出液为全血且放置后凝固,需排除是否刺入血管。除观察腹腔积液性状外,也可以对抽出液进行细菌培养和涂片镜检。

(4) CT 检查:由于气体对超声干扰较大,因此当腹腔胀气明显时,超声检查受到限制,此时亦选 CT 检查。CT 检查对腹腔内实质性脏器病变的帮助较大,根据不同 CT 值对评估腹腔内液体性质也有一定帮助。

(5) 直肠指检:发现直肠前壁饱满、触痛则提示盆腔已有感染或形成脓肿,也可经肛门直肠前穿刺抽液协助诊断。已婚女性患者可行经阴道(超声)检查或后穹窿穿刺检查。

4. 诊断依据　根据病史及典型体征、白细胞计数及分类、立位腹部 X 线平片、腹部超声及 CT 结果综合分析,腹膜炎的诊断一般不难。但对于老年人及机体抵抗力低下而表现不典型者应多加注意,以免漏诊导致不良后果。对于儿童上呼吸道感染同时出现腹痛、呕吐,出现明显的腹部体征时,应仔细分析是原发性腹膜炎还是肺部炎症刺激肋间神经引起的疼痛。

二、鉴别诊断

因原发性腹膜炎只能采取非手术治疗与继发性腹膜炎有区别,因此两者鉴别亦很重要,见表 3-13-1。

表 3-13-1　原发性腹膜炎与继发性腹膜炎的鉴别

鉴别要点	原发性腹膜炎	继发性腹膜炎
病因	肝硬化、肾病综合征等	广泛
起病急缓	缓	急
腹膜炎三联征	不甚明显	明显
腹腔原发病灶	无	有
膈下游离气体	无	常有
腹腔积液培养	单一细菌	混合性细菌

治　疗

一、非手术治疗

对病情较轻,或病程较长超过 24 h,且腹部体征已减轻或有减轻趋势者,或伴有心肺等脏器疾病而不耐受手术者,可行非手术治疗。非手术治疗也可作为手术前的准备工作。

1. 体位　一般取半卧位,以利于腹腔积液流向盆腔,减少吸收并减轻中毒症状,亦有利于积液局限和引流;且可促使腹内脏器下移,腹肌松弛,减轻因腹胀压迫膈肌而影响呼吸和循环功能。休克患者应取平卧位或头、躯干和下肢各抬高约 20°的体位;若情况允许,鼓励患者经常活动双下肢和(或)进行双下肢气压治疗,以防下肢静脉血栓的发生。

2. 禁食、胃肠减压　胃肠道穿孔患者必须禁食,并留置胃管持续胃肠减压,以减轻消化道内容物继续流入腹腔,减轻胃肠内积气,改善胃壁的血运,有利于炎症的局限和吸收,促进胃肠道恢复蠕动。

3. 纠正水电解质紊乱及酸碱平衡失调　由于高热、禁食水、胃肠减压及腹腔积液的原因,患者常出现体内水电解质紊乱和酸碱平衡失调。注意监测生命体征、尿量、中心静脉压、血常规及血气分析等,并调整输液量及速度,适当补充电解质及碳酸氢钠的量,并维持尿量 30~50 ml/h。贫血者可输血,病情严重者可输注血浆及白蛋白以补充消耗及丢失的白蛋白。感染性休克在常规补液基础上可加用血管活性药物,以去甲肾上腺素为首选。上述方法仍难以纠正的休克,可使用一定量激素,首选氢化可的松,以改善因感染性休克而导致的肾上腺皮质功能减退,缓解病情。

4. 抗生素　为急性腹膜炎最重要的内科疗法。一般继发性腹膜炎多为需氧菌与厌氧菌的混合感染,主要为大肠埃希菌、肠球菌和厌氧菌。故早期宜采用广谱抗生素治疗,一般来说,第三代头孢菌素足以杀死大肠杆菌而无耐药性。如能获得病原菌、依药敏试验结果选用抗生素效果更佳。由于氨基糖苷类药物的肾毒性,在腹腔感染的低 pH 环境中效果不大,不提倡使用。需要强调的是,抗生素不能替代手术治疗,尽早通过手术去除原发病灶是最好的治疗办法。

5. 补充热量和营养支持　急性腹膜炎的代谢率约为正常人的 140%,每日需要热量达 12 550~16 740 kJ(3 000~4 000 kcal)。手术时已行空肠造口者,在肠道具备功能时尽早开始肠内营养,暂不能达到喂养目标可予以补充性静脉营养,以改善患者的全身情况及增强免疫力。对长期不能进食的患者应考虑深静脉高营养治疗,补充葡萄糖的同时补充氨基酸以及脂肪乳,在氨基酸提供充足氮源的基础上,对于蛋白质低的患者适当补充白蛋白,对于肝功能异常的患者尽量选用中长链脂肪乳。

6. 镇痛、镇静　对于诊断明确的患者,可予以镇痛基础上的镇静,以减轻患者剧烈疼痛和烦躁不安等不适。诊断不清或要进行观察时,暂不予镇痛,以免掩盖病情。

二、手术治疗

继发性腹膜炎绝大多数需要及时手术治疗。

1. 手术适应证　①经上述非手术治疗 6~8 h后(一般不超过 12 h),腹膜炎症及体征不缓解反而加重者;②腹腔内原发病严重,如胃肠道或胆囊坏死穿孔、较窄性肠梗阻、腹腔内脏器损伤破裂,胃肠手术后短期内吻合口漏所致的腹膜炎;③腹腔内炎症较重,有大量积液,出现严重的肠麻痹或中毒症状,尤其是有休克表现者;④腹膜炎病因不明,无局限趋势者。

2. 麻醉选择　多选用全身麻醉或硬膜外麻醉,个别休克危重患者也可用局部麻醉。

3. 手术处理原则　①明确病因,处理原发病如缝合胃肠穿孔,切除坏疽穿孔的阑尾、胆囊等病灶;②彻底清理腹腔,吸净腹腔内的脓液及液体,清除食物残渣、粪便、异物等,可用甲硝唑及生理盐水灌洗腹腔至清洁,关腹前一般不在腹腔内应用抗生素,以免造成严重粘连;③充分引流,要把腹腔内的残留液和继续产生的渗液通过引流管排出体外,以防止发生腹腔脓肿,严重的感染要放两条以上引流管,并可做腹腔冲洗。

4. 术后处理　继续禁食水、胃肠减压、补液、应用抗生素和营养支持治疗,保证引流管通畅。及时根据药敏结果选用有效的抗生素。待患者全身情况改善,临床感染消失后停用抗生素。一般待引流量小于 10 ml/d,非脓性、无发热、无腹胀等,表示腹膜炎已控制,可拔出腹腔引流管。密切观察病情变化,并进行及时有效的处理。

5. 手术方式的选择 在急性腹膜炎的手术方式选择上,除传统的剖腹探查术之外,还可以选择腹腔镜探查术,不但能明确诊断,避免因诊断不明而导致的病情延误,而且在腹腔镜技术成熟的医院,急诊腹腔镜胃十二指肠溃疡穿孔修补、阑尾切除、胆囊切除等已成为常规手术,为弥漫性腹膜炎的诊治提供微创有效的方法。

预　后

由于诊断和治疗水平的进步,急性腹膜炎的预后已较过去改善。但病死率仍在 5%～10%,发生在肝硬化腹水基础上的原发性腹膜炎甚至高达 40%。延误诊断而且治疗较晚,小儿、老年人及伴心、肺、肾疾病与糖尿病者预后差。

预　防

对可能引起腹膜炎的腹腔内炎症性疾病及早进行适当的治疗是预防腹膜炎的根本措施。任何腹腔手术甚至包括腹腔穿刺等,皆应严格执行无菌操作,肠道手术前应给予抗菌药物口服以减少腹膜炎的发生。

(张利鹏　周丽华)

第十四节　腹　水

概述与病理生理

一、定义

腹膜分为相互连接的壁腹膜和脏腹膜两部分,壁层腹膜覆盖腹壁、横膈脏面和盆壁的内面;脏腹膜覆盖于内脏表面,构成内脏的浆膜层;腹膜腔是壁腹膜和脏腹膜之间的潜在间隙。腹腔内有 75～100 ml 黄色澄清液体,起润滑作用。任何病理状态下腹腔内液体量增加,超过 200 ml 时,称为腹水(ascites)。少量的腹水不一定会有明显的症状与体征,一般腹水多至 1 500 ml 以上才会引起较明显的症状与体征,症状出现的早晚、轻重与个体的差异性有关。

二、病因

根据病因可将腹水分为肝源性、心源性、肾

源性、胰源性、结核性等。腹水的病因及其分类如下。

1. 肝源性腹水　中晚期各型肝硬化、原发性肝癌、病毒性肝炎、急慢性重症肝炎、慢性活动性肝炎、脂肪肝。

2. 心源性腹水　慢性充血性右心衰竭、渗出性心包炎、慢性缩窄性心包炎、限制型心肌病、克山病。

3. 肾源性腹水　慢性肾炎肾病、肾病综合征。

4. 胰源性腹水　急性重症胰腺炎、慢性胰腺炎、胰腺癌。

5. 腹膜疾病　腹膜转移癌、结核性腹膜炎、腹膜间皮瘤、自发性细菌性腹膜炎、多发性浆膜炎、系统性红斑狼疮、黏液性腹水、真菌性腹膜炎（白色念珠菌）、长期腹膜透析性腹膜炎、慢性血透相关性腹膜炎、化学性腹膜炎、Whipple 病、嗜酸性粒细胞性腹膜炎（罕见）。

6. 营养不良性腹水　严重营养不良低蛋白性腹水。

7. 静脉阻塞性腹水　肠系膜血管栓塞及血栓形成、肝静脉阻塞综合征（Budd-Chiari 综合征）、门静脉血栓形成、门静脉高压伴异常部位静脉曲张破裂、肝小静脉闭塞症、下腔静脉阻塞综合征。

8. 胆源性腹水　胆管手术、急性化脓性胆囊炎、胆囊自发破裂、腹外伤致胆囊破裂、肝活检、经皮肝胆管造影。

9. 卵巢疾病相关性腹水　宫外孕、黄体破裂、卵巢或子宫的平滑肌瘤扭转。

三、发病机制

腹水的形成是腹腔内液体的产生和吸收失去动态平衡的结果，每种疾病腹水的形成是几个因素单独或联合作用所致。

1. 全身性因素

（1）血浆胶体渗透压降低：血浆白蛋白低于 30 g/L 时，毛细血管内液体漏入腹腔或组织间隙而形成腹水。此种情况见于重度肝功能不全、中晚期肝硬化（蛋白质合成减少）、营养缺乏（蛋白质摄入不足）、肾病综合征与蛋白质丢失性胃肠病等情况。

（2）内分泌障碍：肝脏对醛固酮和抗利尿激素灭能作用减弱，导致继发性醛固酮增多和抗利尿激素增多。前者作用于远端肾小管，使钠重吸收增加；后者作用于集合管，使水的吸收增加。水钠潴留，尿量减少形成腹水。有效循环血量不足，肾血流减少，肾素-血管紧张素系统激活，肾小球滤过率降低，排钠和排尿量减少，引起腹水。

2. 局部因素

（1）液体静水压增高：因肝硬化及门静脉外来压迫或其自身血栓形成导致门静脉及其毛细血管内压力增高，组织液回吸收减少而漏入腹腔，进而引起腹水。

（2）淋巴流量增多、回流受阻：肝硬化时因门静脉及肝窦压明显增高，包膜下淋巴管如枯树枝状，吸收面积缩小，淋巴液生长增加，超过了淋巴循环重吸收的能力，引起淋巴液淤积。由淋巴管漏出经腹膜脏层或肝表面进入腹腔，加重腹水的积聚。在腹膜后肿瘤、纵隔肿瘤、丝虫病等所引起的胸导管或乳糜池阻塞，以及损伤性破裂，乳糜漏入腹腔形成乳糜性腹水。

（3）腹膜血管通透性增加：腹膜的炎症、癌肿浸润或脏器穿孔，引起胆汁、胰液、胃液、血液渗出，刺激腹膜，促使腹膜的血管通透性增加引起腹水。

（4）腹腔内脏破裂：实质性或空腔脏器破裂与穿孔可分别引起胰源性腹水、胆汁性腹水、血性腹水。

诊断与鉴别诊断

诊断一般包括以下几个方面：①确定是否存在腹水；②鉴别腹水性质，鉴别是渗出液还是漏出液，是感染性腹水（结核性腹水还是非结核性腹水）还是非感染性腹水，是良性腹水还是恶性腹水；③根据病史及体征进行相关检查以鉴别诊断，明确腹水病因。

1. 病史

（1）有肝病的危险因素（饮酒史、病毒性肝炎病史、输血、文身、黄疸、生活在肝炎多发区）、肝病家族史、非酒精性脂肪肝(肥胖、糖尿病、低脂血症)。

(2)恶性肿瘤史(癌性腹水)。

(3)发热(原发或继发性腹膜炎)。

(4)移植、免疫力低下、酗酒性严重营养不良、结核病史。

(5)慢性心力衰竭危险因素。

2.症状

(1)轻度腹水:常见症状有腹胀纳差、恶心等。

(2)重度腹水:可引起呼吸困难、厌食、烦躁,甚至昏迷。

(3)合并有腹水感染时:可有腹部疼痛、发热等症状。

3.体格检查

(1)腹水的体征:患者直立位时下腹部饱满,仰卧位时则腹部两侧膨隆呈蛙腹状。大量腹水时使腹压增高,脐受压而突出形成脐疝。腹部叩诊有移动性浊音是腹水的重要特点,但一般腹水在 1 000～1 500 ml 及以上才能明确叩出有移动性浊音。如腹部少量积液可用肘膝位叩诊法及听诊法(水坑征)诊断,有助于微量腹水的测定。腹部有大量腹水(3 000～4 000 ml)时可有液波震颤现象。

(2)肝脏疾病和肝硬化的体征:腹壁静脉曲张、蜘蛛痣、肝掌、黄疸、肌肉萎缩、男性乳房发育等。

(3)慢性心力衰竭的体征:全身水肿、胸腔积液、颈静脉怒张。

4.辅助检查

(1)超声检查:B超是目前诊断腹水敏感简便的方法,一般腹腔内有 300 ml 左右液体便可探查出,并可鉴别腹水是游离状还是分隔状,其他含液体的结构为卵巢囊肿、腹部脓肿或血肿,通过B超检查也较容易发现和鉴别。B超还可发现腹腔脏器其他病变,对腹水的病因诊断有很大帮助。此外,B超可指导腹腔定位穿刺。

(2)计算机 X 线体层扫描(CT):对腹水诊断的敏感性与B超类似,但特异性比B超高。CT除了可发现腹水存在部位外,还可从CT值较准确地判断腹水的密度及均匀度,对区别液性或脓性、血性有一定参考价值,因一般血和脓性物的CT值高于水。CT能较好地鉴别腹部实性或囊性肿物,对实性肿物中液化坏死区也可显示。

(3)腹腔穿刺:是确定腹水存在最直接的方法,并可观察腹水外观性质及做必要实验室检查,对于所有成年患者新发的腹水均应行腹腔穿刺术。

穿刺部位的选择应在腹部叩诊浊音部位,常用穿刺部位在左下腹,对腹水较少或不易确定部位的最好先用B超定位后再穿刺。术前应排空膀胱,并严格消毒。做诊断性穿刺可选较细针头,治疗性放液时可用较粗针头。为了防止术后液体渗出及腹水感染,穿刺针不宜垂直进入腹腔,一般可斜着慢慢穿刺入腹腔,最好建立"Z"形穿刺通道,可减少腹水外溢。

通过上述方法,一般都能把腹水与其他原因所致的腹胀相区别。

漏出液与渗出液对诊断腹水病因有重要意义,但有时影响因素复杂,有许多交叉情况。肝硬化腹水一般为漏出液,但合并感染时可呈渗出液或介于渗出液与漏出液之间(表 3-14-1)。

表 3-14-1　漏出液与渗出液的鉴别

鉴别点	漏出液	渗出液
病因	肝硬化、心源性、肾源性等非炎症因素	炎性、肿瘤、化学或物理刺激
外观	淡黄色,浆液性	可脓性、血性或乳糜性
透明度	透明或微浊	大多混浊
凝固性	不自凝	自凝
比重	<1.018	>1.018
葡萄糖含量	与血糖相近	低于血糖水平
黏蛋白定性	阴性	阳性
蛋白质含量(g/L)	<30	>30
腹水/血清蛋白值	<0.5	>0.5

（续表）

鉴别点	漏出液	渗出液
细胞计数（$\times 10^9$/L）	<0.1	>0.5
细胞分类	以淋巴细胞、间皮细胞为主	急性感染以中性粒细胞为主,慢性感染以淋巴细胞为主
细菌学检查	一般无细菌	有感染时可找到病原菌
LDH（U）	<200	>200
腹水/血清 LDH 值	<0.6	>0.6
肿瘤细胞	无	恶性腹水时可找到

治　疗

由于引起腹水的病因甚多,无论腹水呈漏出性还是渗出性,均可因多种疾病而引起,因此应尽快明确腹水的性质,继而再积极寻找病因。只有针对病因治疗,腹水才可能减少或消失;如果在病因尚未明确,为了减轻大量腹水引起的症状(包括腹胀、呼吸受限等)可进行必要的对症治疗。此外,像晚期肝硬化、肝功能严重受损、结缔组织病等所致的腹水,虽然针对病因进行了治疗,但其腹水常不能完全消退,有时甚至成为顽固性腹水,这种情况下,也仅能进行综合性治疗。一般而言,腹水的治疗可采取以下措施。

一、病因治疗

治疗原发病,去除引起腹水的原因是治疗腹水的基本原则和主要措施。例如,控制胰腺炎病情发展、改善心功能、门静脉血栓溶栓治疗、宫外孕破裂的手术治疗、肾脏疾病的综合治疗等。

二、药物治疗

1. 限制水、钠的摄入　摄入钠盐 500~800 mg/d（氯化钠 1.2~2.0 g/d）,摄入水量<1 000 ml/d,如有低钠血症,则应限制在 500 ml 以内。饮食上宜进高糖、高蛋白质、高维生素、低脂饮食;低盐饮食也适用于所有的漏出性或渗出性腹水患者,目的是尽可能多地将体内多余的水经肾脏排出体外。

2. 利尿　一般情况下,应联合使用保钾和排钾利尿药,或者联合使用作用于肾脏不同部位的利尿药,以达到最佳疗效,而又不发生电解质紊乱。利尿药的用量应根据不同疾病而定,并应从小剂量开始逐渐增大用量。对于肝硬化腹水:常联合使用保钾和排钾利尿剂,达到目标体重下降 300~500 g/d。常用安体舒通（螺内酯）50~100 mg/d,剂量可每 7 日增加一次,最大量为 400 mg/d;呋塞米 20~40 mg/d,最大量为 160 mg/d。利尿效果欠佳时可配合静脉输注白蛋白。利尿速度不宜过快,避免诱发肝性脑病、肝肾综合征、肾前性肾衰竭,避免安体舒通（螺内酯）导致的高钾血症和男性乳房发育,避免呋塞米导致的低钾血症,利尿剂治疗导致的肌肉痉挛等。

三、其他治疗

1. 经颈静脉肝内门腔分流术（TIPS）　可有效缓解门静脉高压,增加肾脏血液灌注,显著减少甚至消除腹水。如果能对因治疗,可使肝功能稳定或有所改善,可较长时间维持疗效,多数 TIPS 术后患者可不需限盐、限水及长期使用利尿剂,可减少对肝移植的需求。

2. 排放腹水加静脉输注白蛋白　是对于不具备 TIPS 技术、对 TIPS 禁忌及失去 TIPS 机会的顽固性腹水的姑息治疗方法,一般每放 1 L 腹水,输注 80 g 白蛋白。但该方法易于诱发肝肾综合征、肝性脑病等并发症,且缓解症状时间短。

3. 肝移植　失代偿期肝病引起腹水应行肝移植治疗。

（张利鹏　周丽华）

第十五节　急性重症胰腺炎

概述与病理生理

达40％。

一、定义

急性胰腺炎(acute pancreatitis，AP)是指各种病因引起的胰酶激活，继而胰腺组织自身消化、水肿、出血，甚至坏死、感染，伴全身炎症反应，伴或不伴其他器官功能损害的疾病。临床上主要以急性上腹部疼痛、胰腺外分泌功能异常起病并迅速发展。发病前胰腺形态和功能可正常，并可完全恢复。

最新的2012年亚特兰大急性胰腺炎国际共识将急性胰腺炎分为轻症(mild acute pancreatitis，MAP)、中度重症(moderately severe acute pancreatitis，MSAP)和重症(severe acute pancreatitis，SAP)三大类。

1. 轻症急性胰腺炎(MAP)　符合AP诊断标准，并且无脏器衰竭，无局部或全身并发症。临床多见，为自限性疾病。

2. 中度重症急性胰腺炎(MSAP)　符合AP诊断标准，伴有局部或全身并发症，可有一过性(<48 h)的脏器功能障碍。

3. 重症急性胰腺炎(SAP)　符合AP诊断标准，伴有持续性(>48 h)脏器功能障碍，改良Marshall评分≥2分。病情凶险，常继发感染、休克等并发症，病死率高。通常需要接受重症医学科(ICU)加强治疗及外科清创手术。

急性胰腺炎近年来发病率呈现上升趋势，在各个国家和地区的发病率不同，不同原因导致的胰腺炎发病情况也不一致。美国的发病率约为80/10万。SAP约占AP总数的20％左右，尽管近年来SAP的综合治疗已取得重要进展，但病死率高

二、病因

1. 常见原因

(1) 胆石症:30％～60％的AP与之相关。

(2) 高脂血症:发病呈增加趋势,血清甘油三酯水平通常>1 g/dl。

(3) 酒精:在美国占15％～30％。

(4) 药物和毒素:硫唑嘌呤、噻嗪类利尿剂、呋塞米、甲基多巴、异烟肼、丙戊酸、四环素、磺胺、雌激素等。

(5) 医源性:ERCP术后。

(6) 外伤。

(7) 大手术后。

2. 罕见病因

(1) 胰腺血管粥样硬化或灌注不足。

(2) Oddis括约肌功能不良。

(3) 肿瘤:胰腺肿瘤、壶腹部肿瘤。

(4) 高钙血症。

(5) 炎症:巨细胞病毒、柯萨奇病毒、腮腺炎病毒、蛔虫病等。

(6) 自身免疫性疾病:系统性红斑狼疮、坏死性脉管炎等。

(7) 十二指肠球部溃疡穿孔。

三、发病机制

有关急性胰腺炎的确切发病机制目前尚未十分明确。大多数学者认为,急性胰腺炎是致病因素,引起胰腺腺泡细胞内的胰蛋白酶过度激活,进而导致

腺体自身消化和局部炎症反应。当细胞内阻止胰蛋白酶原活化或降低胰蛋白酶活性的保护机制被抑制后,急性胰腺炎随即发生。当胰蛋白酶原激活后,其他一些酶,如弹性蛋白酶、磷脂酶 A$_2$、补体和激肽途经也被激活,进一步加重炎症反应。另外,中性粒细胞、巨噬细胞和淋巴细胞等释放炎症介质(如 IL-1、IL-6、IL-8),胰腺组织内的淋巴细胞释放 TNF-α,这些炎症介质的释放导致了全身的炎症反应和远隔器官的损害。

四、病理生理

胰腺可分泌大量的消化酶,引起严重的细胞和生物损伤。腺泡损伤导致胰腺功能受损,出现外分泌功能停止和内分泌功能改变。在胰腺炎发病初期后的病情持续阶段,造成病情进展而诱导明显炎症和坏死的因素尚不清楚,但缺血和感染可能是很重要的因素。

诊断与鉴别诊断

一、诊断

1. 病史

(1) 腹痛程度轻重不一,典型腹痛常位于上腹部或脐周,但也可播散至整个上腹部或全腹,可有胸、肩、背及下腹部放射痛,呈持续性。

(2) 腹痛取弯腰屈膝位时可减轻疼痛。

(3) 腹胀。

(4) 恶心、呕吐。

2. 体格检查

(1) 全身大汗。

(2) 烦躁、焦虑。

(3) 低热。

(4) 心动过速、呼吸急促。

(5) 低血压,由于血容量不足,以及炎症介质使血管扩张、毛细血管渗漏导致休克。

(6) 腹部膨隆,腹壁紧张,腹部压痛明显,并有反跳痛。

(7) 肠鸣音减弱或消失。

(8) 可触及上腹部包块。

(9) 黄疸,可由胆总管结石、胰头水肿压迫胆总管导致。

(10) 严重坏死性胰腺炎可出现一侧腹部瘀斑(Turner 征)、脐周瘀斑(Cullen 征)。

(11) 可出现单侧或双侧胸腔积液。

(12) 肺不张征象、肺底啰音。

3. 辅助检查

(1) 一般血液检查。

1) 白细胞升高。

2) 代谢性酸中毒。

3) 血液浓缩,Hb 或 HCT 升高(HCT>50%)。

4) 肌酐和尿素氮升高。

5) 低蛋白血症,白蛋白<30 g/L。

6) 血糖升高。

7) 血钙降低。

8) 胆红素升高。

9) 乳酸脱氢酶升高(>500 U/dl)。

10) ARDS 早期出现低氧血症。

(2) 特殊血液检查。

1) 血清淀粉酶:通常升高,也有多达 1/5 的患者血清淀粉酶正常,上升幅度与疾病严重程度无关。发病 72 h 之后开始下降,无论疾病是否仍进展。需鉴别导致血清淀粉酶升高的其他疾病,胰腺疾病(如胰腺肿瘤、假性囊肿、脓肿)和非胰腺疾病(如消化道穿孔、肠梗阻、急性肠系膜缺血、异位妊娠、糖尿病酮症酸中毒等)。

2) 血清脂肪酶:由于脂肪酶检测技术的进步,已发现 AP 早期就有脂肪酶升高,而且与淀粉酶水平升高呈平行状态。在诊断 AP 时,其敏感性和特异性均可达 100%。

3) 其他胰酶:胰蛋白酶原、糜蛋白酶原、弹性蛋白酶等升高,但临床意义不大。

(3) 影像学检查。

1) 腹部超声:对胆道检查可提供有价值的信息,如有无胆囊结石、胆管扩张等;病程后期对于假性囊肿及脓肿诊断有意义。

2) 腹部 CT:增强 CT 扫描有利于显示胰腺及胰周、后腹膜病变,是诊断 SAP 及局部并发症的重要手段,对于评估疾病的严重度和预后有重要意义。

4. 局部并发症

(1) 胰腺坏死。

1) 是指局限性或弥漫性的无活性胰腺组织。

2) 20%～30%的 SAP 患者出现胰周坏死,病死率高达 39%。

3) 增强 CT 扫描可判断胰周坏死的存在和范围,对诊断有价值。

4) 胰周坏死合并感染常在发病 2～3 周出现,主要病原菌为革兰阴性杆菌及真菌。

5) 可行 CT 引导下细针穿刺检查以明确感染病灶,如首次培养阴性,但患者存在发热、白细胞升高等感染的表现,可反复进行引流液、穿刺液的培养检查。

(2) 胰腺假性囊肿和胰腺脓肿。

1) 胰腺假性囊肿是由胰液或液化的坏死组织在胰腺内或其周围包裹所致。囊壁无上皮,仅见坏死肉芽及纤维组织。通常在发病 4～6 周以后形成。当胰腺假性囊肿继发细菌感染时,则成为胰腺脓肿。

2) 可引起腹痛及邻近组织的压迫症状,也可导致胰管梗阻表现。

3) 体格检查时可在上腹部触及明显的包块。

4) 大部分患者可有淀粉酶升高,超声对诊断假性囊肿有意义。

(3) 胰周液体积聚。

1) 通常由主胰管破裂而引起。

2) 诊断主要依据血清淀粉酶升高,以及积聚液体的淀粉酶升高(可>20 000 U)、蛋白质定量升高(>30 g/L)。

二、鉴别诊断

需要和所有引起腹痛、恶心、呕吐、腹部压痛的疾病鉴别。某些疾病也可发现血清淀粉酶升高,但上升幅度较小,CT 显示胰腺及周围组织正常,如胆囊炎、胆管炎、空腔脏器穿孔、肠系膜缺血、肠梗阻等。

监 测 与 治 疗

一、一般措施

(1) 解痉镇痛,胆源性胰腺炎可使用哌替啶,吗啡由于可导致 Oddis 括约肌收缩不推荐使用。

(2) 早期液体复苏能显著降低过度炎症反应和器官功能障碍的发生率,并能降低在院死亡率。

(3) 早期进行经鼻空肠营养。

(4) 胃肠减压可减少胃内容物进入十二指肠所带来的胰腺刺激作用,但没有证据支持是获益的。

(5) 没有证据支持应针对 SAP 患者常规预防性应用抗生素,当发生胰腺坏死伴感染时推荐使用广谱抗生素。

(6) SAP 患者需要接受重症医学科(ICU)的监护和加强治疗。

二、局部并发症的处理

1. 胰腺坏死

(1) 抗生素治疗。

(2) 病情不稳定的胰腺坏死伴感染患者应考虑行坏死组织清除术,并持续应用抗生素治疗。

(3) 病情尚能控制的患者,延期的外科手术可减少并发症产生并改善预后。

最近研究发现,对于胰腺坏死伴感染患者行经皮穿刺引流及局部抗生素治疗可能有效。

2. 胰腺假性囊肿及胰腺脓肿

(1) 无症状的胰腺假性囊肿可观察,绝大部分可自行吸收。

(2) 有症状但病情稳定的患者(无出血、破裂、感染等合并症),连续超声检查提示囊肿体积逐渐减小可采取保守治疗。

(3) 其余情况的假性囊肿应在 CT 引导下行穿刺引流术,必要时手术治疗。

3. 胰周液体积聚

(1) 治疗上主要采取持续胃肠减压、肠外营养支持、穿刺引流等措施。

(2) 生长抑素抑制胰腺外分泌。

(3) 如胰周液体积聚持续存在超过 3 周,可考虑行胰管支架成形术或外科手术治疗。

预　后

5%～10%的 AP 患者呈急性严重发作,病死率接近 40%。

当 SAP 患者存在高龄(年龄＞60 岁)、首次发作胰腺炎、肥胖、手术后发生胰腺炎、低钙血症等因素时预后较差。

多个评分系统有助于评估 SAP 的严重程度,预测并发症和预后,有利于指导初期治疗和追踪生理变化,包括 Ranson 早期预后标准、Imrie 预后标准、APACHE Ⅱ 等评分系统。Ranson 评分方法是其他评分系统的参考标准。并发症发生率及死亡率与达到标准的数目有关,低于 3 分提示预后较好,≥3 分提示 SAP,易合并脓毒症,≥6 分时预示病死率可达 40%以上(表 3-15-1)。

表 3-15-1　急性胰腺炎严重程度(Ranson 标准)

入院时标准
年龄＞55 岁
白细胞＞16×10⁹/L
血糖＞11.2 mmol/L
血清 LDH＞350 IU/L
血清 ACT＞250 IU/L

入院 48 h 内进展标准
血细胞比容下降＞10%
血清 BUN 升高＞1.79 mmol/L
血清钙＜2 mmol/L
动脉血 PO_2＜60 mmHg
碱缺失＞4 mmol/L
估计体液丢失＞6 000 ml

重症急性胰腺炎的诊治流程见图 3-15-1。

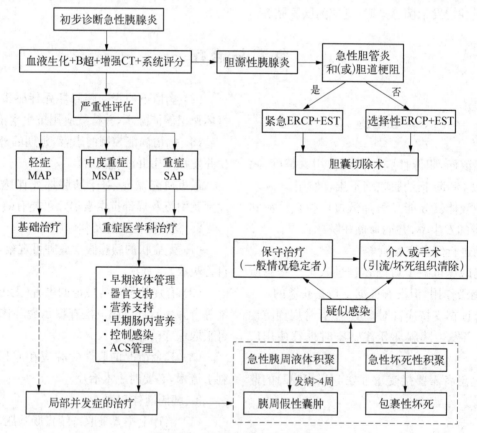

图 3-15-1　重症急性胰腺炎处理流程图

(董丹江)

第十六节 腹腔高压和腹腔间隔室综合征

概述与病理生理

一、定义

腹腔压力(intra-abdominal pressure,IAP)是指腹腔内的稳态压力。成人危重症患者 IAP 为 5～7 mmHg。腹腔灌注压为平均动脉压(mean arterial pressure MAP)与 IAP 之差。腹腔高压(intra-abdominal hypertension,IAH)是指 IAP 持续或反复的病理性升高≥12 mmHg。腹腔间隔室综合征(abdominal compartment syndrome,ACS)是指 IAP 持续升高并且>20 mmHg,伴或不伴有腹腔灌注压(abdominal perfusion pressure,APP)≤60 mmHg,同时合并有新发生的器官功能不全和衰竭。

ICU 危重患者在入院时即发生 IAH 和 ACS 的比例分别为 32.1%、4.2%,男女发病率大致相同。一项涉及 13 家 ICU 的调查中发现,危重症患者 IAH 与 ACS 的总体发病率分别为 58.8%、8.2%。

二、分类与分级

根据世界腹腔间隔室综合征联合会(World Society of the Abdominal Compartment Syndrome,WSACS)推出的共识,IAH 共分为 4 级。

Ⅰ级,IAP 在 12～15 mmHg。

Ⅱ级,IAP 在 16～20 mmHg。

Ⅲ级,IAP 在 21～25 mmHg。

Ⅳ级,IAP>25 mmHg。

2006 年 WSACS 推荐使用膀胱内测压确定腹内压。经膀胱注入最多 25 ml 无菌生理盐水,在仰卧位、呼气末、腹部肌肉无收缩时测得,传感器零点水平置于腋中线处。

三、病因

所有 ICU 入院的危重症患者以及存在新发生或进展的器官功能衰竭患者均需筛查有无 IAH/ACS 的危险因素:①腹壁顺应性降低,腹部手术、严重创伤、俯卧位、肥胖等。②脏器内容物增加,胃轻瘫、胃扩张或幽门梗阻、肠梗阻等。③腹腔内容物增加,急性胰腺炎、腹腔扩张、腹腔积液或积血等。④毛细血管渗漏/液体复苏,大量液体复苏或液体正平衡、大量输血等。

四、病理生理

1. 腹内压力增加 严重时可致腹膨隆、腹壁紧张。腹腔容量/压力(dV/dP)曲线类似氧离解曲线呈 S 形,上升至一定程度后腹腔内容量有较小的增加即可使腹内压显著升高。

2. 心排血量减少 原因有静脉回流减少、胸腔压力升高所致的左心室充盈压增加和心肌顺应性下降、全身血管阻力增加等。心动过速是腹内压升高最先出现的心血管代偿反应。

3. 胸腔压力升高和肺顺应性下降 腹内压力升高使双侧膈肌抬高及运动幅度降低,胸腔容量和顺应性下降,胸腔压力升高。一方面肺泡通气量和功能残气量减少,另一方面肺血管阻力增加,肺血流量减少,导致通气/血流值异常,出现低氧血症、高碳酸血症。

4. 腹内脏器血流减少 腹内压升高导致肾血流减少,肾静脉受压致肾血管流出部分受阻、肾血管阻力增加、肾小球滤过率下降出现少尿。肝动脉、门静脉及肝微循环血流进行性减少。肠系膜动脉血流和肠黏膜血流以及胃十二指肠、胰和脾动脉灌注均减少。

诊断与鉴别诊断

一、诊断

1. 病史

（1）腹部膨隆，腹壁紧张。

（2）呼吸急促，低氧血症。

（3）少尿，甚至无尿。

（4）头晕，甚至晕厥。

（5）恶心、呕吐。

（6）通常存在外伤、急性胰腺炎、腹部外科手术等。

2. 体格检查

（1）腹围增加。

（2）低血压等低灌注表现。

（3）呼吸急促，呼吸频率增加，脉氧饱和度下降，可出现肺部啰音。

（4）机械通气患者吸气峰压及平台压升高。

3. 辅助检查

（1）腹内压测定。

1）应采用经膀胱测压法作为 IAP 监测的标准。

2）如存在 IAH，则在危重症期间应始终连续监测 IAP。

（2）实验室检查。

1）全面代谢检查。

2）肝功能检查。

3）凝血功能检查。

4）心脏标志物测定。

5）尿液分析及电解质。

6）血气分析。

7）血乳酸测定。

（3）影像学检查。

1）X 线胸片检查以明确是否存在肺水肿、肺炎。

2）腹部 CT 或超声检查以明确是否存在空腔脏器的损伤。

4. 诊断过程

（1）至少每 $4 \sim 6$ h 监测 IAP 或持续监测。

（2）采取滴定治疗维持 IAP ＜ 15 mmHg，APP＞60 mmHg。

二、鉴别诊断

（1）腹部闭合伤。

（2）阑尾炎。

（3）胆管炎症。

（4）充血性心力衰竭和急性肺水肿。

（5）小肠疾病。

（6）尿路梗阻。

监 测 与 治 疗

一、IAH/ACS 处理

遵循以下四原则：①执行流程降低 IAP。②加强支持治疗。③开腹减压手术。④术后优化治疗。

二、内科治疗

一旦 IAP＞12 mmHg，则应采取措施降低 IAP。

1. 清空腹腔脏器内容物

（1）鼻胃管减压。

（2）胃/结肠促动力药物。

（3）减少肠内营养。

（4）灌肠。

（5）经结肠镜减压。

2. 去除腹腔内占位性病变

（1）腹部 CT 或 B 超明确腹腔内占位性病变。

（2）经皮穿刺置管引流。

（3）外科手术清除占位性病变。

3. 改善腹壁顺应性

（1）镇痛，镇静。

（2）神经肌肉阻滞剂。

（3）去除缩紧的衣物和焦痂。

（4）避免床头抬高＞20°。

4. 优化液体管理

（1）避免过量液体复苏。

（2）使用胶体液/高渗液。

（3）循环稳定时使用利尿剂减轻水肿。

5. 优化全身/局部灌注

（1）目标导向的液体复苏。

（2）维持 APP＞60 mmHg，必要时使用血管活性药物。

三、外科治疗

何时进行外科手术干预仍有争议。

外科开腹减压手术的强烈指征：①IAP＞25 mmHg 和（或）APP＜50 mmHg，新出现的器官功能障碍或衰竭。②非手术处理不能缓解的 IAH/ACS。

IAH/ACS 的处理流程见图 3-16-1。

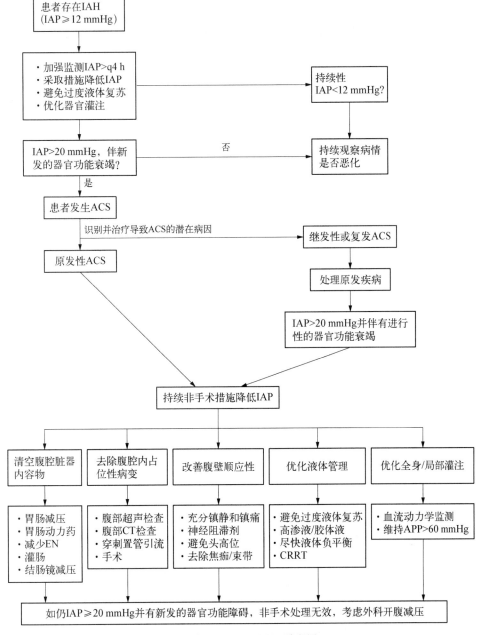

图 3-16-1 IAH/ACS 处理流程图

（董丹江）

第四章

肾脏重症

第一节 急性肾损伤

概述与病理生理

一、定义

急性肾损伤(acute kidney injury,AKI)是临床常见的危重症,严重感染、创伤、中毒、呼吸衰竭、休克、急性重症胰腺炎、腹腔高压综合征等极易使患者发生 AKI。药物、心脏外科手术和脓毒血症是导致 AKI 的主要危险因素,ICU 重症患者 AKI 的发病率高达 23.2%,一项中国的流行病学调查发现普通住院患者 AKI 的发病率高达 11.6%。

肾功能在 48 h 内急剧下降,表现为血清肌酐上升 $\geqslant$ 26 μmol/L 或增加 $\geqslant$ 50%(基础值 1.5 倍)或尿量减少 < 0.5 ml/(kg·h)超过 6 h。

二、危险因素

由于重症患者病情复杂,AKI 的发生常常是多种因素综合作用的结果。有研究显示,80% 的 AKI 患者存在多个致病因素。常见的原因包括严重感染、重大手术、低血压、药物等。

AKI 是大手术术后早期常见的并发症,严重影响患者预后。目前文献报道重大手术后患者 AKI 的发病率在 10%～30%,术前、术中和术后的各种因素都与 AKI 的发生有关。高龄、术前严重感染、休克、慢性基础疾病(高血压、糖尿病)等增加了术后 AKI 发生的风险,术中长时间休克与术后 AKI 发生密切相关,术后难以纠正的休克、并发的严重感染亦容易导致 AKI。腹腔手术、心血管手术术后并发 AKI 最常见。

药物是导致 AKI 的重要原因,约占 AKI 患者的 20%。常见导致 AKI 发生的药物主要包括抗生素(氨基糖苷类、万古霉素)、抗真菌药物(两性霉素 B)、抗病毒药物、造影剂、非甾体抗炎药物、血管紧张素转换酶抑制剂、人工胶体液等。药物相关 AKI(表 4-1-1)的主要机制为急性间质性肾炎、直接肾小管的毒性(如氨基糖苷类、造影剂)以及药物对血流动力学的影响(如非甾体抗炎药物、血管紧张素转换酶抑制剂)。

表 4-1-1 药物导致急性肾损伤的分类

病因		药 物
	肾前性	NSAIDs(非甾体抗炎药)、环氧化酶抑制剂-2、血管紧张素转换酶抑制剂、血管紧张素受体拮抗剂、环孢素、他克莫司、造影剂、白细胞介素-2、利尿剂
肾性	急性肾小管坏死	氨基糖苷类抗生素、两性霉素 B、造影剂、抗反转录病毒药物、顺铂、唑来磷酸、可卡因
	急性过敏性间质性肾炎	抗生素(青霉素、头孢菌素、磺胺类药、环丙沙星、万古霉素、大环内酯类、四环素类、利福平)、NSAIDs、环氧化酶抑制剂-2、质子泵抑制剂、抗惊厥药物(苯妥英钠、丙戊酸钠)、西咪替丁、雷尼替丁、利尿药、可卡因
	肾小球肾炎	NSAIDs、氨苄西林、利福平、锂、青霉胺、肼苯达嗪、金、水银(汞)、海洛因

（续表）

病因		药　物
肾后性		阿昔洛韦、甲氨蝶呤、磺胺嘧啶、膦甲酸、茚地那韦、泰诺福韦、三氨蝶呤、大剂量维生素C（草酸结晶）、麻黄素（肾结石）
其他	渗透性肾病	静脉免疫球蛋白、淀粉类药、甘露醇、造影剂

造影剂是药物相关AKI中不容忽视的原因之一。近年来采取预防措施，造影剂相关AKI（CI-AKI）发病率呈下降趋势，高龄、使用高渗造影剂、慢性基础疾病（慢性肾病、糖尿病）和肾毒性药物联合使用的患者，CI-AKI发病率高，需要透析的风险明显增加。

休克与AKI的发生密切相关。研究结果发现AKI患者血压明显低于非AKI患者，提示平均动脉压越低，AKI发生的可能性越大。另外，多因素分析的结果显示AKI的发生除了与血压降低程度有关，还与低血压持续时间有关。长时间低血压引起严重的组织灌注不足导致AKI，可能比短时间低血压危害更大。

创伤是导致AKI的常见原因，ICU内创伤相关AKI的发病率高达24%～31%。除了创伤直接导致肾脏损伤外，还包括感染、低血压、腹腔高压综合征以及横纹肌溶解症，腹腔创伤和利尿剂的使用也是创伤相关AKI发生的危险因素。肾脏对腹腔高压比较敏感，当腹腔压力＞12 mmHg时，容易发生AKI；当腹腔压力持续＞20 mmHg时，30%以上患者出现AKI。

三、病理生理与发病机制

根据病因学和病理生理学特点可将AKI分为3类：肾前性（占30%～60%）、肾性（占20%～40%）和肾后性或梗阻性（占1%～10%）。

1. **肾前性AKI**　通常是由于各种原因引起的血容量下降或心排血量下降导致肾脏供血不足，另外肾小球血管收缩/扩张调节失衡引起的肾脏血液供应下降也是重要原因。肾小球血流受入球小动脉及出球小动脉流量的动态平衡所控制，从而影响滤过压及下游肾单位的血液供应。所有影响肾脏入球小动脉收缩的多种调节因素发生变化，如交感神经张力上调，去甲肾上腺素、血管紧张素Ⅱ、内皮素、血栓素、白三烯等分泌增加，使入球小动脉收缩，均可引起肾前性AKI。

2. **肾性AKI**　导致肾性AKI的原因包括严重感染、缺血缺氧、急性肾小管坏死、肾毒性药物等原因。

（1）缺血性AKI：肾脏对低灌注和低血压极其敏感，当肾灌注压发生大幅度变化时，肾皮质在一定程度上可通过自身调节机制来维持血流量的相对恒定，但肾髓质缺乏这种机制，对血流灌注和氧供减少的耐受较差，灌注压下降40%～50%，即可发生缺血和急性肾小管坏死。缺血性肾损伤的病理生理过程可以分为5个时期：肾前期、初始期、进展期、维持期和恢复期。

1）肾前期：由于有效循环血量下降，肾脏大血管疾病等，引起肾脏的血流量减少，造成肾小球滤过率（GFR）下降，但细胞的完整性可由肾脏本身的调控机制来维持，肾前期的病变属于"可逆"阶段。

2）初始期：若肾前期肾脏血流量不足的状况没有改善，细胞内的腺嘌呤三磷酸腺苷被消耗掉后就会引起细胞功能异常，进入初始期。一方面肾缺血使肾血管阻力增加，肾血流量进一步下降，肾内血流重新分布，表现为肾皮质血流量减少，肾髓质淤血。另一方面，肾缺氧会导致细胞内的腺嘌呤三磷酸腺苷（adenosine triphosphate，ATP）被迅速分解，腺嘌呤核苷三磷酸腺苷耗尽后会造成细胞骨架的破坏，刷状缘毁损，细胞间的紧密接合和黏着接合消失，细胞极性丧失，细胞脱落，同时由于Na^+在近端肾小管重吸收减少，滤钠分数增加，抵达致密斑的Na^+明显增加，加剧了管-球反馈机制，使肾小球滤过率下降。

3）进展期：肾小管上皮细胞肿胀加重了肾髓质淤血，使髓质血流进一步减少，缺血损伤刺激组织释放炎性介质，激活白细胞上的黏附分子和内皮细胞上的配体，导致内皮细胞与白细胞黏附增加，同时激活凝血系统，肾内血管持续收缩，肾小球滤过率继续下降，进入持续期。

4）持续期：肾小管上皮细胞和内皮细胞受到损害后可引起炎症反应，血管调控机制受到影响造成组织持续缺氧,肾小管上皮内皮细胞部分死亡,死亡细胞堵塞管腔,引起肾间质水肿,造成肾小球滤过率持续下降。

5) 修复期:肾脏一旦血流恢复,上皮细胞即开始修复。细胞表型去分化,在局部产生的多种生长因子的作用下出现细胞增殖或凋亡,最终可通过细胞分化、移行、细胞间或细胞与基质间的相互作用恢复肾小管结构与功能的完整性。

(2) Sepsis AKI:严重感染是重症医学科患者AKI的常见原因,Sepsis AKI 患者病死率居高不下,明显高于单纯 AKI 患者。在 Sepsis AKI 过程中,炎症细胞浸润对肾脏的直接损伤、肾脏总血流量改变、肾脏内皮质和髓质血流量重新分布、凝血和纤溶系统失衡等机制导致肾小球和肾小管内微血栓形成、肾小管细胞凋亡和坏死等共同作用使肾脏失去正常生理功能,导致 AKI,Sepsis AKI 的病理生理特点如下。

1) 严重感染对肾脏血流动力学的影响:严重感染时,内毒素等进入血液循环系统,刺激机体释放大量细胞因子和炎症介质,使心脏舒缩功能障碍和外周血管阻力下降,血压下降,血流重新分布,肾血管代偿性收缩,肾脏血流量代偿性减少,肾小球滤过率下降,导致 AKI。

2) 凝血功能障碍导致肾小球内微血栓形成:严重感染时,各种炎症因子激活体内凝血系统,在肾小球内形成弥漫性微血栓,机械性梗阻导致肾小球滤过率下降,并且高凝状态消耗过量凝血因子,出现继发性组织内出血;加之炎性组织液渗出,在肾小球内可能形成毛细血管腔外压力增高,肾小球有效滤过压进一步降低。肾小管内血栓阻碍上皮细胞重吸收和分泌作用。凝血和炎症反应相互促进,各种细胞因子的直接毒性作用和血栓的机械性梗阻,最终导致代谢产物堆积,并在肾小管周围局部浸润、渗透,加重肾脏损伤。

3) 严重感染时细胞凋亡与急性肾损伤:严重感染时,TNF 和细菌脂多糖共同作用,通过增加促凋亡蛋白的合成和减少抗凋亡蛋白合成,加速肾小球系膜细胞、肾小管上皮细胞凋亡。在各种炎症因子刺激下,凋亡程序启动,凋亡的肾小管细胞与组织黏附减弱、脱落,在肾小管腔内形成管型,导致肾小管功能障碍。

(3) 急性肾小管坏死(acute tubular necrosis,ATN):是肾性 AKI 最常见的原因,随发病人群及所处环境的不同,ATN 的病因也是各不相同。20%～30%的医院获得性 ATN 发生在手术后,多与肾脏低灌注有关;30%～50%与严重感染相关;约 25%为药源性 AKI,包括抗生素、造影剂及抗肿瘤药等。

(4) 药物性 AKI:约有 25%的 AKI 与应用肾毒性药物有关。不同药物引起的 AKI 的病理生理特点是各不相同的,如直接损伤肾小管上皮细胞或肾血管内皮细胞、机械性堵塞肾小管、肾小球内血流动力学改变和免疫炎症损伤等。

1) 直接肾毒性:某些药物自身或其代谢产物可以对肾小球、肾小管、肾血管及肾间质细胞直接产生损伤,其中以近曲肾小管上皮细胞最为常见。抗菌药物及其代谢产物通过近曲肾小管上皮细胞基底膜和刷状缘侧膜上阴离子转运体进行分泌和重吸收,同时在近曲肾小管上皮细胞内大量聚集,导致细胞内有机离子浓度分布改变、膜电位破坏、细胞酶系统损伤等。肾毒性的药物主要包括氨基糖苷类、两性霉素 B 和多烯类抗生素等,其对肾脏细胞损伤的程度与抗菌药物剂量成正比。

2) 急性肾小管阻塞:由于肾小管液 pH 的异常或某些药物、毒物在肾小管内浓度升高,达到过度饱和后引起大量晶体盐类物质析出,沉积在肾小管中,阻塞肾小管,导致 AKI 的发生。如磺胺类、喹诺酮类、阿昔洛韦(无环鸟苷)等,在用量过大、静脉给药速度过快或患者水化不充分的情况下其本身可形成结晶;乙二醇、大剂量维生素 C 等在体内代谢后可形成草酸结晶;过量应用钙剂可引起钙质在肾小管沉积;抗肿瘤药物可引起溶瘤综合征,产生大量尿酸结晶。当患者存在容量不足和潜在肾功能障碍时更容易堵塞肾小管。

3) 肾小球内血流动力学改变:肾脏通过调节入球小动脉和出球小动脉张力来维持或自身调节肾小球内压力和肾小球滤过率。某些药物能通过影响入球小动脉和(或)出球小动脉张力,导致肾小球滤过率下降。如应用血管紧张素抑制剂(包括血管紧张素酶抑制剂和血管紧张素 I 受体阻断剂),其作用以扩张出球小动脉为主,降低肾小球的滤过压,可以使肾小球滤过率呈不同程度的降低。这种影响在血容量不足、原有慢性肾脏疾病、重度肾动脉狭窄或慢性心力衰竭时更明显。非甾体抗炎药可选择性阻断花生四烯酸的合成,导致具有扩血管活性的前列腺素合成减少,从而抑制入球小动脉扩张,引起肾小球滤过率下降。钙蛋白阻滞剂(环孢素、他克莫司)可以引起剂量依赖的入球小动脉收缩,导致肾小球滤过率下降。

4) 免疫炎症:某些药物可以与肾脏内的抗原相结合或本身作为一种外源性抗原沉积于肾脏,激活体内抗原抗体反应,形成循环免疫复合物或原位免疫复合物而产生肾损伤。肾损伤部位主要在肾间质和肾小球,表现为急性间质性肾炎或血管炎。如利福平表现为体液免疫,抗菌药物作为半抗原或抗原可以诱发机体产生抗体,形成免疫复合物,沉积于肾小球基底膜,导致急性肾损伤。磺胺类和 β-内酰胺类药物则表现为细胞免疫,包括 T 淋巴细胞依赖型高敏反应和 T 淋巴细胞的直接细胞毒作用,导致间质性肾炎。

3. 肾后性 AKI　相对少见,国内外报道其发生率均在 10% 以下,常见于各种原因引起的急性梗阻,如前列腺肥大、尿道狭窄引起的尿路阻塞;结石、血块、结晶引起的输尿管阻塞或神经病变、神经节阻滞药应用引起的神经源性膀胱。肾后性 AKI 在 ICU 中少见,大部分的肾后性 AKI 如能及时解除梗阻,肾功能往往能恢复。

诊断与鉴别诊断

急性肾衰竭在病理上有肾小管坏死和修复两个阶段,临床上表现为少尿和多尿两个阶段。

一、少尿期

少尿期一般持续 7～14 日,少尿期越长患者的肾功能损害就越严重,预后越差。

1. 氮质血症　AKI 时蛋白质代谢产物不能经肾脏排泄而潴留在体内,从而发生氮质血症。血中肌酐和尿素氮迅速升高,病情严重,预后差。表现为恶心、呕吐、头痛、烦躁、倦怠、意识模糊,甚至昏迷。氮质血症严重程度与尿素氮的上升速度有关。

2. 水潴留　发病后数小时或数日出现少尿(尿量<400 ml/d)或无尿(尿量<100 ml/d)。肾脏不能有效地清除体内过多的水分时,将导致机体液体平衡失调,出现水潴留、水中毒,常常表现为脑水肿、肺水肿、全身水肿、血压升高等,危及生命,是 AKI 患者主要的死亡原因之一。半数 AKI 患者可因有效血容量剧增及肾素-血管紧张素系统活性增强而出现高血压。

3. 电解质紊乱

(1) 高钾血症:是 ARF 死亡的常见原因之一。患者可出现周身无力、肌张力低下、手足感觉异常、口唇和肢体麻木、神志恍惚、烦躁、嗜睡等一系列神经系统症状。检查时发现腱反射减退或消失,心跳缓慢。影响心脏功能时可出现心律失常,甚至心搏骤停。最初心电图变化表现为 QT 间期缩短及 T 波高尖;若血钾升高至 6.5 mmol/L 以上时,可出现 QRS 间期延长、PR 间期增宽、P 波降低。如不紧急处理,则有引起心室颤动或心搏骤停可能。

(2) 高镁血症:多伴有高镁血症。高血镁引起神经肌肉传导障碍,可出现低血压、呼吸抑制、麻木、肌力减退、昏迷,甚至心搏骤停。心电图表现为 PR 间期延长、QRS 波群增宽和 T 波增高。

(3) 低磷血症和低钙血症:低血钙会引起肌肉抽搐,并加重高血钾对心肌的毒性作用。

(4) 低钠血症:主要是因体内水过多,血液中钠被稀释。同时还有下列情况可能产生低钠血症:钠过多丢失,如呕吐、腹泻、大量出汗时;代谢障碍使"钠泵"效应下降,细胞内 Na$^+$ 不能泵出,细胞外液 Na$^+$ 含量下降;肾小管功能障碍,Na$^+$ 重吸收减少。当血清钠<125 mmol/L 时,可出现疲惫、淡漠、无神、头痛、视力模糊、运动失调等,严重时可发展为嗜睡、谵妄、惊厥以致昏迷。

(5) 低氯血症:低钠血症常伴有低氯血症。若大量胃液丢失,如频繁呕吐时,Cl$^-$ 比 Na$^+$ 丢失更多。

4. 代谢性酸中毒　是 ARF 少尿期的主要病理生理改变,常伴有阴离子间隙(anion gap)增大,酸性代谢产物如硫酸盐、磷酸盐等不能排出,肾小管功能损害丢失碱基和钠盐,以及 Cl$^-$ 不能与 NH$_3$ 结合而排出;无氧代谢增加,造成代谢性酸中毒,并加重高钾血症。突出地表现为呼吸深而快,呼气带有酮味,面部潮红,并可出现胸闷、气急、乏力、嗜睡及神志不清或昏迷,严重时血压下降,心律失常,甚至发生心搏骤停。

5. 代谢产物积聚　血中尿素氮和肌酐快速升

高、病情严重、预后差。血尿素氮还受脱水、肠道积血等因素的影响，血肌酐则由肾排泄，可较好地反映肾功能。当伴有发热、感染、损伤时，分解代谢增加，形成尿毒症。临床表现为恶心、呕吐、头痛、烦躁、倦怠无力、意识模糊，甚至昏迷。可能合并心包炎、心肌病变、胸膜炎及肺炎等。

二、多尿期

多尿期一般历时 14 日，尿量增加可达 3 000 ml 以上，在多尿期开始的 1 周内因肾小管功能尚未完全恢复，尿量虽有所增加，但血尿素氮、肌酐和血钾继续上升。当肾功能逐渐恢复，尿量大幅增加后，可出现低血钾、低血钠、低血镁和脱水现象。此时仍处于氮质血症和水、电解质紊乱状态。

三、恢复期

多尿期后进入恢复期，病程持续数月。由于严重消耗及营养失调，患者仍极其衰弱、消瘦、贫血、乏力，应加强调理，以免发生并发症或发展为慢性肾衰竭。

四、AKI 分层诊断

1. AKI 的临床分期　急性肾损伤早期症状隐匿，可被原发疾病掩盖，容易被忽视。随着 AKI 逐渐进展，临床常常经过以下 5 期：起始期、少尿期、移行期、多尿期和恢复期。

（1）起始期：常有缺血、感染等各种病因的存在，但并未发生明显的肾实质性损伤。起始期时间的长短主要取决于不同的病因，如摄入毒素的量、低血压持续的时间和程度。此期可开始出现容量过负荷、电解质紊乱和酸碱平衡失调、尿毒症的症状和体征。当肾小管上皮发生实质性损伤，肾小球滤过率突然下降，则进入少尿期。

（2）少尿期：典型者此期维持 7～14 日，少数患者仅持续数小时，长者可达 4～6 周。少尿期持续时间长，肾脏损害重，如少尿期超过 1 个月，提示存在广泛的肾皮质坏死。此期患者肾小球滤过率较低，许多患者表现为少尿（<400 ml/d）或无尿（<100 ml/d），但也有部分患者不出现少尿，尿量达 400 ml/d 以上，称为非少尿型急性肾损伤，其病情大多较轻，预后较好。不论尿量是否减少，随着肾功能的减退，临床上可出现一系列尿毒症的表现，患者常出现食欲减退、恶心、呕吐、全身瘙痒等症状，容量负荷过多（多见于少尿型 AKI）的患者出现体重增加、水肿等。并表现为进行性氮质血症、电解质和酸碱平衡失调，血清肌酐每日增加 88.4～176.8 μmol/L，尿素氮增加 7.14～8.93 mmol/L。

（3）移行期：少尿期后尿量超过 400 ml/d 即进入移行期，这是肾功能开始好转的信号。

（4）多尿期：此期肾小球滤过率逐渐接近或恢复正常，可有多尿表现，尿量可多达 4 000～6 000 ml/d，通常持续 1～3 周，血尿素氮仍可进一步上升，后期肾功能逐渐恢复正常。肾小管上皮细胞的功能（溶质和水的重吸收）恢复相对较迟，常需数月。本期易发生容量不足、低钠和低钾血症，应注意监测和纠正。约有 1/4 的患者死于多尿期，原因多为感染和电解质紊乱。

（5）恢复期：肾功能完全恢复需 6 个月至 1 年，少数患者肾功能不能完全恢复，而遗留不同程度的肾脏结构和功能缺陷，甚至需要长期透析以维持生命。

2. KIDGO 分级诊断标准　改善全球肾脏病预后组织（KDIGO）在 2012 年发表指南，提出 AKI 诊断和分级标准。该指南将 AKI 定义为：在 48 h 内，血肌酐上升≥0.3 mg/dl（≥26.5 μmol/L）；或在 7 日内，血肌酐升高≥1.5 倍基线值水平；或连续 6 h 尿量<0.5 ml/(kg·h)。将 AKI 分为 3 期，具体分级标准见表 4-1-2。

表 4-1-2　KDIGO 分级标准

分级	血肌酐	尿量
1	上升至基础水平 1.5～1.9 倍；或上升≥0.3 mg/dl（≥26.5 μmol/L）	连续 6～12 h 尿量<0.5 ml/(kg·h)
2	上升至基础水平 2.0～2.9 倍	连续 12 h 以上尿量<0.5 ml/(kg·h)
3	上升至基础水平 3 倍以上；或上升≥4.0 mg/dl（≥353.6 μmol/L）；或进行肾脏替代治疗；或年龄<18 岁，eGFR<35 ml/(1.73 m² · min)	连续 24 h 以上尿量<0.3 ml/(kg·h)；或连续 12 h 以上无尿

预　防

普通住院患者中急性肾损伤(AKI)的发生率约为5%,而ICU重症患者AKI的发病率高达20%～50%。需要在AKI期间,甚至在更早的临床阶段,早期识别高危因素并采取积极有效的干预措施,以期改善AKI患者预后。

1. 预防AKI的一般措施　寻找病因,积极纠正可逆性的肾前性或肾后性因素是预防AKI的首要环节。目前已经认识到ICU重症患者出现AKI的主要诱因包括:肾脏低灌注、全身性感染/全身炎症反应综合征及使用或接触直接肾毒性的药物毒物,且多数病例往往多种损害因素同时存在(图4-1-1)。

此外,心脏手术、造影剂、年龄、高血压、肾脏病、糖尿病、肝衰竭、机械通气、横纹肌溶解、免疫抑制剂、血管紧张素转换酶抑制剂(ACEI)、血管紧张素受体阻滞剂(ARB)、心力衰竭,以及时程过长/过复杂的手术等,均是导致AKI的危险因素。

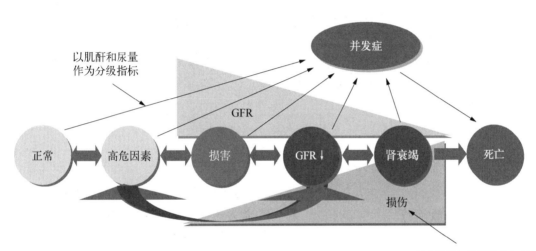

图 4-1-1　急性肾损伤病程模式图

有AKI高危因素的人群应随时监测原发病情变化、每日出入量、血容量、心功能状态等,及时处理各种缺血因素,避免肾损伤进一步加重。避免使用或减量具有肾毒性的药物,防止AKI发生及进展。

2. 预防AKI的具体措施　2010年欧洲重症医学会(ESICM)危重症肾病专家组颁布了《预防ICU内肾损伤、保护肾功能指南》和2012年改善全球肾脏病预后组织(kidney disease:improving global outcomes,KDIGO)发表指南。对AKI预防措施中的液体复苏、利尿剂、血管活性药物、激素等具体措施提出了基于循证医学的具体意见及推荐级别。

(1)确定或疑似脱水患者应给予液体复苏(推荐级别1C)。

(2)晶体液、人血白蛋白、明胶或低取代级羟乙基淀粉均可作为复苏液体,目前尚缺少证据支持哪一种最好。

(3)全身性感染患者应避免应用10% HES 250/0.5(推荐级别1B)或其他高分子的HES,避免使用低分子右旋糖酐(推荐级别2C)。

(4)为防止造影剂相关AKI,推荐应用等张性液体进行积极补液(推荐级别1B),尤其是急诊介入操作,建议静脉输注碳酸氢钠。

(5)为预防药物相关AKI,建议应用等张性液体进行积极补液(推荐级别2C)。

(6)髓襻利尿剂不能用于预防或延缓AKI发生(推荐级别1B)。

（7）建议平均动脉压（MAP）维持于 60～65 mmHg 及以上的水平（推荐级别 1C），对于合并心血管疾病、糖尿病、高龄或腹内压增加等患者，目标血压都应该根据具体情况遵循个体化原则。

（8）由全身性感染或 SIRS 导致血管舒张异常的低血压，推荐在积极液体复苏时，以去甲肾上腺素或多巴胺作为纠正低血压的一线用药（推荐级别 1C）。

（9）当患者的低血容量状态已经纠正并在严密的血流动力学监测下可以应用血管扩张剂（推荐级别 2C）。

（10）非诺多泮（fenoldopam）不建议用于造影剂相关 AKI 的预防（推荐级别 1B）。

（11）茶碱类药物不推荐用于减少造影剂相关 AKI 的风险（推荐级别 2C）。

（12）利钠肽（natriuretic peptides）对重症患者 AKI 无保护作用（推荐级别 2C），但对心外手术患者可考虑应用（推荐级别 2B）。

（13）不推荐将强化胰岛素治疗常规用于重症患者（推荐级别 1A），尽最大可能避免发生低血糖事件，重症患者的血糖应控制 <150 mg/dl（8.3 mmol/L）。

（14）不推荐甲状腺素（thyroxine，推荐级别 2C）、促红细胞生成素（推荐级别 2C）、活性蛋白 C（推荐级别 2C）和糖皮质激素（推荐级别 2C）用于 AKI 的常规预防。

（15）处于 AKI 风险的患者应补充充足的营养，建议经肠内途径补充（推荐级别 2C）。

（16）由于研究结论相互矛盾，口服和静脉用 N-乙酰半胱氨酸（NAC）不建议用于术后 AKI 预防（推荐级别 1A）。对于造影剂相关 AKI 高风险人群，在积极水化、碱化后，建议口服 NAC 预防造影剂相关肾损伤，不建议单独口服 NAC 预防 AKI（推荐级别 2D）。

（17）不建议硒用于 AKI 的常规预防（推荐级别 1B）。

治　疗

一、一般治疗

对所有住院患者，尤其是 ICU 重症患者均应在入院时以及住院期间评估发生 AKI 的风险。患者在住院时应密切监测肾功能，尤其是有 AKI 高危风险的重症患者，血清肌酐清除率（eGFR）<60 ml/（1.73 m^2·min）者为 AKI 高危患者，需密切监测肾功能，必要时应监测并记录每小时尿量。密切监测患者的液体平衡，必要时进一步血流动力学监测，以指导容量治疗。有 AKI 高危因素的患者应考虑停用 ACEI、ARB 类药物。

原发病的治疗。应积极处理导致 AKI 的各种原发病，尽可能去除诱因。如各种原因导致的休克，应在积极判断休克原因及类型的基础上，尽快恢复血流动力学稳定，保证肾脏及其他器官灌注；若怀疑为药物导致的 AKI，临床医师应仔细评估是否能停用肾毒性药物或更换肾毒性更低的药物，并尽可能避免使用非甾体解热镇痛药物（NSAIDs）、氨基糖苷类、两性霉素和多黏菌素等药物；若为毒物中毒，应

杜绝再次与毒物接触，立即彻底清除毒物，使用解毒剂；若为严重感染导致的 AKI，应尽早明确感染的部位、感染种类，尽早使用抗生素，积极液体管理，尽快控制感染。若为造影剂相关 AKI，早期的水化、碱化尿液后仍然不能逆转肾功能恶化，应早期实施 CRRT。

二、对症治疗

密切监测血流动力学指标，积极补液。若出现肺水肿、脑水肿等水中毒表现，可使用利尿剂，但在不能很快缓解时，应尽早考虑 CRRT。

1. 纠正高钾血症

（1）促进钾的排泄：应用呋塞米或其他襻利尿剂治疗可以使肾脏发挥最大排钾作用。口服或直肠应用小剂量聚磺苯乙烯（聚苯乙烯磺酸钠）可以排出钾。严重威胁生命的高钾血症（血清钾大于 6.5 mmol/L）需要行 RRT 治疗。

（2）使钾转移到细胞内：具体药物的剂量、给药途径、起效时间和药物维持时间见表 4-1-3。

表 4-1-3 高钾血症的药物治疗

药物	剂量	给药途径	起效时间	作用维持时间
葡萄糖酸钙	1~2 g	静脉推注 5~10 min	1~2 min	10~30 min
碳酸氢钠	50~100 ml	静脉推注 2~5 min	30 min	2~6 h
胰岛素	5~10 U	与 50 ml 50% 葡萄糖注射液静脉推注	15~45 min	2~6 h
50% 葡萄糖注射液	50 ml	静脉推注 5 min 以上	30 min	2~6 h
10% 葡萄糖注射液	1 000 ml	静脉推注 1~2 h	30 min	2~6 h
呋塞米	20~40 mg	静脉推注	5~15 min	4~6 h
沙丁胺醇	10~20 mg	雾化 10 min 以上	30 min	1~2 h
血透	2~4 h	—	立即	—

2. 纠正代谢性酸中毒 酸中毒导致交感神经兴奋而发生心动过速,严重酸中毒时可导致心动过缓、心肌收缩力降低、血管扩张、血压下降等,当血浆[HCO$_3^-$]低于 15 mmol/L 时,应输注碳酸氢钠纠正代谢性酸中毒。严重酸中毒应尽早行 RRT 治疗。

3. 加强营养支持、增强抵抗力 AKI 患者多出现蛋白质分解增加、负氮平衡、免疫力低下。营养支持的目的是减少蛋白质分解,纠正负氮平衡。补充合适的糖类以减少蛋白质分解,减缓尿素氮、肌酐的升高,减轻代谢性酸中毒和高钾血症。

三、肾脏替代治疗

AKI 患者肾脏替代治疗(RRT)的时机见图 4-1-2。

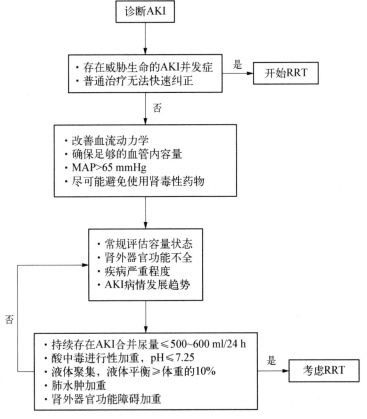

图 4-1-2 AKI 患者使用 CRRT 的时机与指征

(黄英姿)

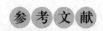

[1] Morcos SK, Thomsen HS, Webb JA. Contrast-media-induced nephrotoxicity: a consensus report. Contrast Media Safety Committee, European Society of Urogenital Radiology (ESUR) [J]. Eur Radiol, 1999, 9(8):1602-1613.

[2] Kellum JA, Mehta RL, Ronco C. Acute dialysis quality initiative (ADQI) [J]. Contrib Nephrol, 2001, (132):258-265.

[3] Bellomo R, Ronco C, Kellum JA, et al. Acute renal failure — definition, outcome measures, animal models, fluid therapy and information technology needs: the Second International Consensus Conference of the Acute Dialysis Quality Initiative (ADQI) Group [J]. Crit Care, 2004, 8(4): R204-R212.

[4] Li-wei Lehman, Mohammed Saeed. Hypotension as a risk factor for acute kidney injury in ICU patients [J]. Computing in Cardiology, 2010, 37: 1095-1098.

[5] The ad-hoc working group of ERBP, Fliser D, Laville M, et al. A European Renal Best Practice (ERBP) position statement on the Kidney Disease Improving Global Outcomes (KDIGO) clinical practice guidelines on acute kidney injury [J]. Nephrol Dial Transplant, 2012, 27(2):4263-4272.

[6] Xin X, Sheng N, Zhang L, et al. Epidemiology and clinical correlates of AKI in chinese hospitalized adults [J]. Clin J Am Soc Nephrol, 2015, 10 (9):1510-1518.

[7] Kellum JA, Bellomo R, Ronco C. Does this patient have acute kidney injury? an AKI checklist [J]. Intensive Care Med, 2016, 42(1):96-99.

[8] Bellomo R. Decade in review-acute kidney injury: acute kidney injury-a decade of progress [J]. Nat Rev Nephrol, 2015, 11(11):636-637.

[9] Chang CH, Yang CH, Yang HY, et al. Urinary biomarkers improve the diagnosis of intrinsic acute kidney injury in coronary care units [J]. Medicine, 2015, 94(40): e1703.

[10] Hum HP. Predictive value of plasma neutrophil gelatinase-associated lipocalin for acute kidney injury in intensive care unit patients after major non-cardiac surgery [J]. Nephrology, 2015, 20(5):375-382.

[11] Ronco C, Ricci Z, De Backer, et al. Renal replacement therapy in acute kidney injury: controversy and consensus [J]. Critical Care, 2015, 19:146.

第二节　急性肾小球肾炎

概述与病理生理

一、定义

急性肾小球肾炎（acute glomerulonephritis, AGN），是以急性出现的血尿、蛋白尿、水肿和高血压为主要临床表现的肾脏疾病，可伴一过性肾功能损害。多种病原微生物如细菌、病毒及寄生虫等均可致病，但大多数为链球菌感染后肾小球肾炎。

二、病理及病理生理机制

急性肾小球肾炎在急性期肾脏体积常较正常增大，病理改变为弥漫性毛细血管内皮细胞增殖、肿胀。肾小球内增生的细胞主要为系膜细胞和内皮细胞。急性期有较多的中性粒细胞及单个核细胞浸润。Masson 染色可见上皮下免疫复合物沉积。间质中可有水肿和炎性细胞浸润。免疫荧光检查可见沿毛细血管壁和系膜区有弥漫性粗颗粒免疫复合物沉积，其主要成分是 IgG 和 C3，IgA 和 IgM 少见。电镜检查可见上皮细胞下"驼峰状"电子致密物沉积。PSGN 病理改变呈自限性，可完全恢复。若起病 1 个月后仍有较强 IgG 沉积，则可致病程迁延不愈。

急性链球菌感染后肾小球肾炎（post-streptococcal glomerulonephritis, PSGN）多为 β 溶血性链球菌"致肾炎菌株"（常为 A 组链球菌中的Ⅻ型）感染后所致。其常在上呼吸道感染、皮肤感染、猩红热等链球菌感染性疾病后发生。易感人群为酗酒、药物依赖、先天性心脏病患者等。本病主要是链球菌胞壁成分 M 蛋白或某些分泌物所引起的免疫反应，导致肾损伤。其发病机制有：①免疫复合物沉淀于肾脏；②抗原原位种植于肾脏；③肾脏正常抗原改变，诱导自身免疫反应。

诊断与鉴别诊断

一、诊断

1. 临床表现　本病主要发生于儿童,高峰年龄为2～6岁,2岁以下或40岁以上的患者仅占所有患者的15%。发作前常有前驱感染,潜伏期为7～21日,一般为10日左右。皮肤感染引起的潜伏期较呼吸道感染稍长。典型急性PSGN临床表现为突发的血尿、蛋白尿、水肿、高血压,部分患者表现为一过性氮质血症。患者的病情轻重不一,轻者可无明显临床症状,仅表现为镜下血尿和血C3的规律性变化,重者表现为少尿型急性肾衰竭。

(1) 尿液改变:多数患者有肾小球源性血尿,近半数患者为肉眼血尿。血尿常伴有轻度、中度的蛋白尿,少数患者表现为肾病综合征水平的蛋白尿。尿量减少者常见,但无尿较少发生。若尿少持续存在,则提示可能有新月体形成或急性肾衰竭。

(2) 高血压:75%以上的患者会出现一过性高血压,一般为轻度、中度。主要原因是水钠潴留,经利尿治疗后可很快恢复正常,约半数患者需要降压治疗。仅少数患者由于血压过高而合并高血压脑病。

(3) 水肿:90%的PSGN患者可发生水肿,常为多数患者就诊的首发症状。水肿的原因是水钠潴留。典型表现为晨起时颜面水肿或伴双下肢凹陷性水肿,严重者可伴有腹水和全身水肿。急性PSGN的水肿和高血压均随利尿后好转,通常在1～2周消失。

(4) 心力衰竭:是临床工作中需紧急处理的急症,可表现为颈静脉怒张、奔马律、呼吸困难和肺水肿。全心衰竭在老年PSGN患者中发生率可达40%。

(5) 肾功能异常:部分患者在起病的早期由于肾小球滤过率降低,尿量减少而出现一过性氮质血症,多数患者予以利尿消肿数日后恢复正常,仅极少数患者发展至急性肾衰竭。

2. 辅助检查

(1) 尿液检查:几乎所有患者都有镜下血尿或肉眼血尿。尿中红细胞多为畸形红细胞。此外,尿沉渣还可见白细胞、小管上皮细胞,并可有红细胞管型、颗粒管型。患者常有蛋白尿,半数患者蛋白

尿<500 mg/d。血尿和蛋白尿会持续数月,常于1年内恢复。若蛋白尿持续异常提示患者为慢性增生性肾炎。

(2) 血常规检查:可有轻度贫血,常与水钠潴留、血液稀释有关。白细胞计数可正常或升高,红细胞沉降率在急性期常加快。

(3) 肾功能检查:在PSGN的急性期,肾小球滤过率(GFR)可下降,表现为一过性氮质血症。肾小管功能常不受影响,浓缩功能多正常。

(4) 有关链球菌感染的细菌学及血清学检查

1) 咽拭子和细菌培养:急性PSGN自咽部或皮肤感染灶培养细菌,其结果可提示A组链球菌的感染。但试验的敏感性和特异性同试验方法有关,一般阳性率仅为20%～30%。相比血清学检查结果,受影响的因素较多。

2) 抗链球菌溶血素“O”抗体(ASO):在咽部感染的患者中,90%ASO滴度可>200 U。在诊断价值上,ASO滴度的逐渐上升比单纯的滴度水平高更有意义。在上呼吸道感染的患者中2/3会有ASO滴度上升。ASO滴度上升2倍以上,高度提示近期曾有链球菌感染。

(5) 免疫学检查:动态观察C3的变化对诊断PSGN非常重要。疾病早期,补体C3和总补体(CH50)下降,8周内逐渐恢复到正常水平,是PSGN的重要特征。血浆中可溶性补体终末产物C5b-9在急性期上升,随疾病恢复逐渐恢复正常。若患者有持续的低补体血症常提示其他疾病的存在,如系膜毛细血管性肾炎、狼疮性肾炎或先天性低补体血症。

3. 诊断标准　链球菌感染后1～3周出现血尿、蛋白尿、水肿和高血压等典型临床表现,伴血清C3的动态变化,8周内病情逐渐减轻至完全缓解者,即可做出临床诊断。若起病后2～3个月病情无明显好转,仍有高血压或持续性低补体血症,或有肾小球滤过率进行性下降,应行肾活检以明确诊断。

二、鉴别诊断

1. 系膜增生性肾小球肾炎(IgA肾病和非IgA系膜增生性肾小球肾炎)　起病可呈急性肾炎综合征表现,潜伏期较短,多于前驱感染后数小时到数日

内出现血尿等急性肾炎综合征症状,但患者血清 C3 无降低,病情反复,IgA 肾病患者的血尿发作与上呼吸道感染有关。

2. 其他病原微生物感染后所致的急性肾炎 其他细菌、病毒及寄生虫等感染所引起的肾小球肾炎常于感染的极期或感染后 3～5 日出现急性肾炎综合征表现。病毒感染所引起的肾炎临床症状较轻,血清补体多正常,水中毒和高血压少见,肾功能正常,呈自限性发展过程。

3. 膜增生性肾小球肾炎 又称系膜毛细血管性肾小球肾炎。临床表现类似急性肾炎综合征(但蛋白尿明显),血清补体水平持续低下,8 周内不恢复,病变持续发展,无自愈倾向。鉴别诊断困难者需做肾活检。

4. 快速进展性肾小球肾炎 临床表现及发病过程与急性肾炎相似,但临床症状常较重,早期出现少尿或无尿,肾功能持续进行性下降。确诊有困难时,应尽快做肾活检明确诊断。

5. 全身性疾病肾脏损害 系统性红斑狼疮、系统性血管炎、原发性冷球蛋白血症等均可引起肾损害,亦可合并低补体血症,临床表现类似急性肾炎综合征,可根据其他系统受累的典型临床表现和实验室检查来鉴别。

治　疗

PSGN 以对症治疗为主,同时防止各种并发症,保护肾功能。

一、一般治疗

急性期应休息 2～3 周,直至肉眼血尿消失、水肿消退及血压恢复正常。水肿明显及血压高者应限制饮食水和钠的摄入。肾功能正常者无需限制饮食中蛋白质的摄入量,氮质血症时应适当减少蛋白质的摄入。

二、感染灶的治疗

上呼吸道或皮肤感染者,应选用无肾毒性的抗生素治疗 10～14 日,如青霉素、头孢菌素等,青霉素过敏者可用大环内酯类抗生素。一般不主张长期预防性使用抗生素。与尿异常相关反复发作的慢性扁桃体炎,可在病情稳定(尿蛋白<＋,尿沉淀红细胞数<10/HP)后行扁桃体摘除术,手术前、后使用抗生素 2 周。

三、对症治疗

限制水、钠摄入,水肿仍明显者,适当使用利尿剂。经上述处理血压仍控制不佳者,应给予降压药,防止心、脑并发症的发生。

四、透析治疗

发生急性肾衰竭有透析指征者应及时行透析治疗。由于本病呈自愈倾向,透析治疗可以帮助患者度过危险期,多数患者肾功能能较快恢复,一般不需维持性透析治疗。

预　后

本病急性期预后良好,尤其是儿童。绝大多数患者于 2～4 周内水肿消退、肉眼血尿消失、血压恢复正常。少数患者的少量镜下血尿和微量白蛋白尿可迁延 6～12 个月才消失。血清补体水平 4～8 周恢复正常。

PSGN 的长期预后,尤其是成年患者的预后报道不一。但多数患者的预后良好,仅有少数部分患者遗留尿常规异常和(或)高血压。也有些患者在 PSGN 发生后 10～40 年才逐渐出现蛋白尿、高血压和肾功能损害。

影响预后的因素主要有:①年龄,成人较儿童差,尤其是老年人;②散发者较流行者差;③持续大量蛋白尿、高血压和(或)肾功能损害者预后较差;④肾组织增生病变重,有广泛新月体形成者预后差。

(黄英姿)

第三节 急性间质性肾炎

概述与病理生理

一、定义

急性肾小管间质性肾炎（acute tubulointerstitial nephritis，ATIN）简称急性间质性肾炎（acute interstitial nephritis，AIN），是由多种病因引起的临床表现为急性肾衰竭，病理以肾间质的炎性细胞浸润、肾小管呈不同程度变性为基本特征的一组临床病理综合征，通常肾小球、肾血管不受累或受累相对轻微。

急性间质性肾炎是急性肾衰竭（ARF）的常见病因，也是许多患者在慢性肾脏病基础上发生急性肾衰竭的主要原因之一。国内大样本的因肾脏病行肾活检患者的资料分析显示，AIN 的检出率为 $0.6\%\sim3.4\%$，而在因急性肾衰竭肾活检患者中，AIN 的检出率为 $12.5\%\sim17.4\%$。

二、病因

导致急性间质性肾炎的主要原因有：①药物；②感染；③自身免疫性疾病；④恶性肿瘤；⑤代谢性疾病；⑥特发性急性间质性肾炎等。在各类病因导致的 AIN 中，药物和感染是最常见的原因，较少见的原因为自身免疫相关的特发性 AIN，国内外的资料显示，$45\%\sim85\%$ 的 AIN 可能是由药物引起。

导致 AIN 的药物种类繁多，主要包括抗生素（尤其是 β-内酰胺类抗生素、磺胺药、氟喹诺酮和利福平）、NSAIDs（包括解热镇痛药）、抗惊厥药、利尿剂、治疗溃疡病药物（尤其是质子泵抑制剂）等；而细

菌、病毒、螺旋体、寄生虫及支原体等均可导致感染相关性 AIN；特发性急性间质性肾炎病因临床难以确定。

三、病理生理

1. 病理改变

（1）药物相关急性间质性肾炎：病变通常呈双侧弥漫性分布。光镜检查的典型病变为肾间质水肿、肾间质内弥漫性或多灶状淋巴细胞及单核细胞浸润（主要为 T 淋巴细胞和单核-巨噬细胞），可伴有数量不等的嗜酸性粒细胞或浆细胞浸润，肾小管上皮细胞通常呈退行性变，通常肾小球及肾血管正常。免疫荧光检查一般均为阴性。

（2）感染相关性急性间质性肾炎：全身感染相关性 AIN 患者的肾活检病理表现与药物相关性 AIN 者十分相似，光镜下以皮髓交界部病变及血管周围病变最为突出，主要特点为肾间质弥漫或多灶状单核和淋巴细胞浸润，肾间质弥漫性水肿，肾小管扩张，上皮细胞变性或灶状坏死。通常情况下肾小球及血管基本正常，免疫荧光常规检查为阴性。

（3）特发性急性间质性肾炎：肾脏病理的组织学特征为典型急性间质性肾炎，常可见到间质水肿伴有大量单核细胞，以 $CD4^+$ T 细胞为主的淋巴细胞浸润，此外可有肾小管坏死。

2. 病理生理改变 肾毒性药物、微生物或代谢毒素等直接或间接造成肾小管上皮中毒性损伤，上皮细胞损伤脱落形成管型并导致肾小管阻塞、肾小球液反漏，肾小管堵塞后一方面直接导致肾小囊内压力增

加,肾小球滤过率(GFR)降低;另一方面,肾小管腔内压增高,引起肾间质水肿。

四、发病机制

1. 药物相关性急性间质性肾炎　绝大多数致病药物是通过免疫机制导致 AIN,免疫反应异常及后续生物学事件是最重要的机制,通常以细胞免疫反应为主,部分药物因具有直接或间接肾毒性,还可同时导致 AIN 和急性肾小管坏死。

2. 感染相关性急性间质性肾炎　细菌、病毒等病原微生物或其毒素可通过直接侵袭肾脏引起肾间质的化脓性炎症,进而导致肾间质组织结构的破坏,引起肾盂肾炎或肾实质脓肿。此外,部分病原微生物或其毒素还可作为外源性抗原或半抗原,通过系统性感染经循环途径与肾小管间质相互作用,引起机体的免疫反应进而导致肾间质炎症。

3. 特发性急性间质性肾炎　发病机制不明,但部分患者的肾组织免疫病理检查可见 IgG、C3 及抗肾小管基底膜(TBM)抗体线性或颗粒样沉积,提示其发病可能有免疫机制参与。

诊断与鉴别诊断

一、诊断

(一) 药物相关急性间质性肾炎

1. 临床表现　与致病药物密切相关:①肾脏损伤表现,急性间质性肾炎的临床表现缺乏特异性,常表现为迅速发生的少尿型或非少尿型急性肾衰竭(ARF),20%～30%的患者呈少尿型,老年患者更多见。患者常主诉双侧或单侧腰痛,但通常其血压正常且无水肿。②全身其他表现,常与药物过敏有关,包括药物性发热、药物性皮疹等。

2. 体格检查　单侧或双侧腰痛,皮疹,可为多形性鲜红色痒疹、多形红斑或脱屑样皮疹,部分患者有轻度关节痛及淋巴结肿大。

3. 辅助检查　尿检见无菌性白细胞尿(包括嗜酸性白细胞尿),可见白细胞管型,镜下血尿或肉眼血尿,轻度至重度蛋白尿(常为轻度蛋白尿,但NSAIDs 引起者蛋白尿可达重度),进行性肾功能减退,氮质血症,B 超示双肾大小正常或偏大。

(二) 感染相关性急性间质性肾炎

1. 临床表现　取决于其致病的病原体。一般来说,患者发病时均有全身感染的临床表现,可有发热、寒战、头痛、恶心、呕吐等感染,甚至败血症的症状,不同病原体感染还可伴有其特征性多脏器受累表现。患者常在感染数日或数周后出现肾脏损害表现,可诉腰痛、尿量异常,突出表现为少尿或非少尿性急性肾衰竭。

2. 体格检查　腰痛,肋脊角压痛。

3. 辅助检查　末梢血白细胞(特别是中性白细胞)增高,核左移,尿检可见轻度至重度蛋白尿、肾性糖尿、血尿及白细胞尿,尿渗透压常降低,超声检查常见双侧肾脏体积增大。

(三) 特发性急性间质性肾炎

1. 临床表现　非特异并多样化,患者常有发热,但很少出现皮疹,肾功能损害表现为可逆性非少尿型急性肾衰竭。肾小管间质性肾炎-眼色素膜炎综合征是特发性间质性肾炎的一种特殊类型,儿童及青少年女性最多见,一般无高血压,约 1/3 的患者可合并眼部症状,80%主要局限于前色素膜,可出现眼痛、畏光、流泪、视力损害等表现,常合并其他非特异性的临床表现,包括疲劳、体重减轻、食欲减退、腹痛、发热、贫血等。

2. 体格检查　肾小管间质性肾炎-眼色素膜炎综合征眼部症状可有眼红、畏光、视力下降,体检可见睫状体充血或混合性充血、房水浑浊、出现角膜后沉积物及虹膜粘连。

3. 辅助检查　轻度至中度蛋白尿(通常 < 2 g/d),尿沉渣镜检偶见红细胞、白细胞及颗粒管型,并常伴有白细胞增多、贫血、ESR 增快、高 γ 球蛋白血症。

二、鉴别诊断

应与其他病因引起的急性肾衰竭、各类肾脏病

（如重症肾小球肾炎、狼疮性肾炎等）伴有的急性肾 间质病变鉴别。

监 测 与 治 疗

一、治疗措施

（一）药物相关急性间质性肾炎

治疗原则为去除病因、支持治疗，以防治并发症以及促进肾功能恢复。

1. 一般治疗　应力争去除病因。首先停用相关药物或可疑药物，避免再次使用同类药物，在确切致病药物未能明确时应根据治疗需要尽量减少用药种类，努力分析出可疑药物，停药后观察反应。支持治疗主要在于对急性肾衰竭及其并发症的非透析治疗措施或透析治疗。

2. 特殊治疗　由于发病机制以细胞免疫介导为主，故理论上免疫抑制治疗应是有效的。如果停用致病药物数日后病情未改善有必要早期给予糖皮质激素，泼尼松 30～40 mg/d[必要时可考虑用至1 mg/(kg·d)]，用药 4～6 周停药，用药 2 周后仍无缓解迹象，则可考虑加用细胞毒类药物，常用环磷酰胺[1～2 mg/(kg·d)]，如治疗有效可继续用药 1～2 个月，并逐步减量，用药至 1 年，如治疗效果不佳，应停用上述药物，改以针对慢性肾脏病的治疗。

（二）感染相关性急性间质性肾炎

针对可疑病原体给予积极的抗感染及支持治疗最为重要，对重症呈少尿或无尿型急性肾衰竭表现或伴有多脏器衰竭者，应按急性肾衰竭治疗原则给予替代治疗。一般无需应用糖皮质治疗。

（三）特发性急性间质性肾炎

主要是支持治疗和免疫抑制治疗，临床上常给予糖皮质激素治疗，若无效或停药后复发，则可考虑应用其他免疫抑制剂（如环磷酰胺或环孢素等）治疗，但需特别注意监测这些药物的副作用。

预 后

与引起急性间质性肾炎的病因及并发症相关，药物相关急性间质性肾炎若诊断并停药及时，患者的临床症状可自发缓解；感染相关性急性间质性肾炎如感染控制良好，肾功能可得到完全恢复或部分缓解，而感染较重或治疗不及时可发展为慢性肾功能不全；特发性急性间质性肾炎多数患者经治疗后可自发缓解，预后良好。早期明确病因，给予积极治疗可降低病死率。

诊治流程见图 4-3-1。

（周 静）

参 考 文 献

[1] 陈惠萍,曾彩虹,胡伟新,等.10 594 例肾活检病理资料分析[J].肾脏病透析及肾移植杂志,2000,9(6):501-509.
[2] 李敛,吴雄飞,余荣杰,等.1 096 例肾脏活检病理总结[J].重庆医学,2006,35(18):1676-1678.
[3] 刘永梅,邹建州,方艺,等.328 例肾脏疾病患者的肾脏病理分析[J].中国临床医学,2006,13(5):801-803.
[4] 刘刚,马序竹,邹万忠,等.肾活检患者肾脏病构成十年对比分析[J].临床内科杂志,2004,21(12):834-838.
[5] 刘玉春,刘平.间质性肾炎//王海燕.肾病病学[M].第 2 版.北京:人民卫生出版社,1996:783-800.
[6] Schwarz A, Krause PH, Kunzendorf U, et al. The outcome of acute interstitial nephritis:risk factors for the transition from acute to chronic interstitial nephritis [J]. Clin Nephrol, 2000,53(3):179-180.
[7] Bake RJ, Pusey CD. The changing profile of acute tubulointerstitial nephritis[J]. Nephrol Dial Transplant, 2004,19(1):8-11.

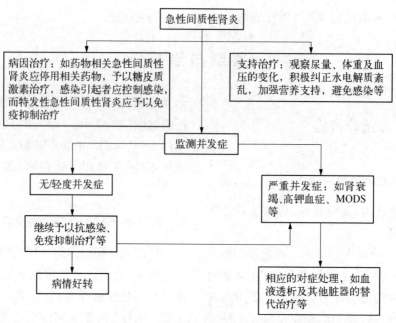

图 4-3-1　急性间质性肾炎诊治流程图

第四节　急性肾小管坏死

概述与病理生理

一、定义

急性肾小管坏死(acute tubular necrosis，ATN)是急性肾缺血(ischaemic)或中毒(toxic)引起的肾小管上皮细胞广泛变性坏死，是引起急性肾功能不全的原因。主要表现为肾小球滤过率明显降低所致的进行性氮质血症，以及肾小管重吸收和排泄功能低下所致的水电解质紊乱和酸碱平衡失调及相关的一系列症状。它是临床上最常见的肾实质性急性肾衰竭。在住院患者中，ATN 最常见于 ICU 患者，其中 30%~50%与脓毒血症有关，尤其在危重症患者同时伴发多脏器功能衰竭。

二、危险因素

导致 ATN 的危险因素可以分为肾组织的缺血缺氧和肾毒素的中毒性损害两大类。其中缺血性的 ATN 包括外伤、烧伤、感染、手术、造影、产科疾病等引起的休克，造成周围器官血流灌注不足，肾小管缺血而发生变性坏死；肾毒素又包括外源性肾毒素和内源性肾毒素。其中外源性肾毒素如药物、重金属和化学毒物及生物毒等。引起 ATN 的常见药物为造影剂、氨基糖苷类抗生素等。重金属类肾毒物如汞、铀、铬和铂等。工业毒物如氰化物、甲苯和氯仿等。生物毒素如蛇咬伤、毒蕈、蜂毒等，也容易引起

ATN。内源性肾毒素如挤压、创伤和非创伤横纹肌溶解致大量肌红蛋白在肾小管内形成管型并阻塞管腔,导致 ATN。

三、病理生理

1. 病理学改变

(1) 急性肾缺血引起的急性肾小管坏死:肾脏苍白肿胀。镜下,各段肾小管均出现上皮细胞损伤,细胞低平并见空泡变性,凝固性坏死,部分崩解脱落,肾小管腔内可见细胞碎片。肾间质水肿,少许炎细胞浸润。远曲肾小管和集合管管腔内可见由细胞碎片和蛋白质构成的管型。

(2) 肾毒性引起的急性肾小管坏死:肾肿胀,发红。光镜下,肾小管上皮细胞质内常有大量空泡。上皮细胞损伤特征性地局限于近曲小管,远曲小管病变不明显,与缺血引起的急性肾小管坏死形成鲜明对照。恢复期可见肾小管上皮细胞再生、修复,细胞扁平,并出现核分裂象。

2. 病理生理改变 急性肾缺血、肾小管阻塞及大量肌红蛋白沉积的直接细胞毒作用,是 ATN 的病理生理特征。

(1) 急性肾缺血:缺血型的 ATN 时肾内血管收缩,肾血浆流量下降,肾内血流重新分布,表现为肾皮质血流量的减少,髓质淤血和持续低灌注致 ATN 发生。

(2) 肾小管阻塞:使肾小球滤液不能排出,一方面直接导致肾小囊内压力增高,使 GRF 下降;另一方面,由于肾小管腔内压力增高,肾小管液通过上皮脱落处和受损的紧密联合处反漏进入肾间质,引起间质水肿,加重髓质淤血,压迫肾小管细胞致 ATN。

(3) 肌红蛋白的肾毒性:大量的肌红蛋白自肾小球滤过后,在肾小管酸性环境中或接触酸性的细胞溶酶体,转换成羟高铁血红素,具有直接的肾毒性。

四、发病机制

急性肾小管坏死的发病机制是多环节的,肾血流动力学改变和急性肾小管损害等为主要因素。

1. 肾血流动力学改变 在 ATN 早期已起主导作用,且常常是始动因素,在出血性休克或严重血容量不足时,由于神经和体液的调节,全身血液重新分配,肾动脉收缩,肾血流量可明显减少,肾灌注压力降低和肾小球入球小动脉明显收缩,造成肾皮质缺血和 ATN 的发生。

2. 肾缺血-再灌注细胞损伤机制 肾组织在急性缺血、缺氧后恢复血供,产生大量氧自由基,同时毛细血管通透性明显增加,渗出增多导致细胞和间质水肿等,自由基等损伤细胞膜又使大量细胞外钙离子进入细胞内,使细胞内钙离子增多,进一步加重并放大细胞损伤,导致 ATN。

3. 急性肾小管损害学说 严重挤压伤和急性毒物中毒,肾小管细胞脱落、坏死等急性损害及肾间质水肿等为主要改变,而肾小球和肾血管改变相对较轻或缺如,说明 ATN 主要发病机制是由于肾小管原发性损害引起 GFR 降低或停止,近几年不少学者又提出肾小管上皮细胞黏附因子和多肽生长因子在 ATN 发生、发展和肾小管修复中的重要作用。

五、病因

ATN 的病因见表 4-4-1。

表 4-4-1 引起急性肾小管坏死的部分外源性肾毒性物质和内源性肾毒性物质

外源性肾毒物	内源性肾毒物
抗生素	横纹肌溶解伴肌红蛋白尿
阿昔洛韦	肌肉损伤:创伤、电休克、高温(恶性高热)
西多福韦	
茚地那韦	剧烈肌肉运动:癫痫、震颤性谵妄、运动
膦甲酸钠	
喷他脒(戊烷咪)	肌肉缺血:长期受压(昏迷)、大血管受损(动脉夹层)
氨基糖苷类	
两性霉素 B	代谢紊乱:低钾血症、低磷血症、低钠或高钠血症、高渗状态
有机溶剂	
乙二醇	感染:流行性感冒、军团病、破伤风等
甲苯	
中毒	免疫性疾病:多发性肌炎、皮肌炎
百草枯	遗传性疾病:肌磷酸化酶、磷酸果糖激酶等
蛇咬	
化疗药	免疫性:输血反应
顺铂	感染和毒液:痢疾、梭状芽孢杆菌、蛇咬伤(响尾蛇、蝮蛇)
异环磷酰胺	
抗炎和免疫抑制剂	原发性尿酸生成增多症:次黄嘌呤-鸟嘌呤磷酸核糖基转移酶缺乏
NSAIDs(COX-2 抑制剂)	
环孢素、FK506	继发性尿酸生成增多症:治疗恶性肿瘤(特别是淋巴增殖和髓增殖性)
静脉注射免疫球蛋白	
造影剂	其他:骨髓瘤轻链、草酸(乙二醇中毒)、非尿酸的肿瘤溶解产物
细菌毒物	

诊断与鉴别诊断

一、诊断

1. 临床表现

(1) 起始期:此期患者可无明显的临床症状或仅表现为轻微的有效循环血容量的不足,常以导致肾脏低灌注的原发病因表现为主,临床不易被发现。部分患者随着病变持续进展,可开始出现容量过多,并出现电解质紊乱和酸碱平衡失调的症状和体征,提示其可能即将进入 ATN 的持续期。

(2) 持续期:一般为 1～2 周,也可更长时间。大多数起病急,常首先出现尿量改变及氮质血症、Scr 水平增高,GFR 下降,并逐渐出现水电解质紊乱和酸碱平衡失调及各种并发症。可伴有不同程度的尿毒素症状。典型 ATN 持续期的患者可以出现少尿,部分甚至无尿。由于病因及病情轻重的不同,少尿持续时间不一致,可数小时至 2 周,少数病例可持续更长时间。少尿期越长,预后越差,病死率越高。但 30%～60% 的 ATN 为非少尿型。常见病因为肾毒性药物、胸腹部大手术或肾移植后的 ARF。

1) 高分解状态:持续期患者由于肾小球滤过率明显降低,患者的肌酐和尿素氮水平明显增高,其每日升高的速度取决于机体蛋白质分解的状态。

2) 伴发水电解质紊乱和酸碱平衡失调:①水钠代谢紊乱,由于 GFR 下降易出现体内水钠潴留。水过多易致全身循环及肾脏局部的血流动力学异常,患者临床过程复杂化。②钾代谢紊乱,高钾血症是 ATN 患者最严重和最常见的并发症,也是 ATN 起病 1 周内最常见的死因,及时处理至关重要。③代谢性酸中毒,急性肾衰竭时由于非挥发性酸性代谢产物排泄减少,肾小管泌酸产氨和保存碳酸氢钠的能力下降,致使血浆 HCO_3^- 降低更快更多。一旦发现 ATN 患者存在酸中毒应及时予以处理。

(3) 恢复期:患者通过肾组织的修复和再生达到肾功能恢复阶段。此期尿量呈进行性增加,少尿或无尿患者尿量超过 500 ml/d。部分患者出现多尿,即尿量超过 2 500 ml/d,可持续 1～3 周或更长时间。对于非少尿型的 ATN,恢复期可无明显的尿量改变。此期血肌酐的下降通常出现在尿量增加后数日。当 GFR 明显增加时,其氮质血症可逐渐减轻,尿素氮可逐步改善。此时肾功能尚未完全恢复,仍可出现水电解质紊乱及各种并发症。

诊断依据主要为肾小球滤过率在短时间内(数小时至数日)下降 50% 以上,同时双肾体积无缩小。如果患者原有慢性肾衰竭的基础,则 GFR 下降幅度超过 15% 即可诊断。如果尿量＜400 ml/d,则为少尿型 ATN;如果无少尿,则为非少尿型 ATN。对于病史不清的患者还应首先排除慢性肾衰竭。当 ATN 诊断明确后,应努力寻找病因,以便针对病因进行治疗。

2. 实验室检查

(1) 血象检查:了解有无贫血及其程度,结合红细胞形态及网织红细胞等,可辅助急慢性肾衰竭的鉴别和病因诊断。白细胞和血小板的变化有助于了解并发症发生的情况。

(2) 尿液检查:ATN 患者的尿液检查对诊断和鉴别诊断甚为重要,但必须结合临床综合判断其结果。

1) 尿量改变:可辅助诊断,少尿或无尿常高度提示 ATN。而突发无尿或间歇无尿提示肾后性梗阻存在的可能。

2) 尿常规检查:尿沉渣检查常出现不同程度血尿,以镜下血尿较为多见。

3) 尿比重降低且较固定,多在 1.015 以下。

4) 尿渗透浓度低于 350 mOsm/kg,尿与血渗透浓度之比低于 1.1。

5) 尿钠含量增高,多在 40～60 mmol/L,因肾小管对钠重吸收减少。

6) 尿尿素与血尿素之比降低,常低于 10,因尿尿素排泄减少,而血尿素升高。

7) 尿肌酐与血肌酐之比降低,常低于 10。

8) 肾衰竭指数常大于 2,由于尿钠排出多,尿肌酐排出少而血肌酐升高,故指数增高。

9) 滤过钠排泄分数(FE_{Na}),代表肾脏清除钠的能力。

上述(5)至(9)尿诊断指数,常作为肾前性少尿与 ATN 的鉴别点,但在实际应用中凡患者经利尿剂、高渗药物治疗后这些指数则不可靠,且有矛盾现象,故仅作为辅助诊断参考。

(3) 肾小球滤过功能检查:血肌酐(Scr)与血尿素氮(BUN)浓度及每日上升幅度,以了解功能损害程度以及有无高分解代谢存在。

（4）对重危病例，动态检查血气分析十分重要。

（5）血电解质检查：少尿期与多尿期均应严密随访血电解质浓度测定，少尿期应特别警惕高钾血症、低钙血症、高磷血症和高镁血症；多尿期应注意高钾血症或低钾血症、低钠血症与低氯血症，以及低钾、低氯性碱中毒等。

（6）肝功能检查：除凝血功能外，还要了解有无肝细胞坏死和其他功能障碍；除了肝功能受损程度外，需了解有无原发肝功能衰竭引起急性肾衰竭。

（7）出血倾向检查：ATN 少尿期若有出血倾向，应怀疑 DIC 发生，这时可见血小板数量减少、功能障碍及凝血障碍，表现为体内消耗性低凝状态，后者乃因弥散性血管内凝血消耗了大量凝血因子和继发性纤维蛋白溶解，表现为低纤维蛋白原血症，血 FDP 浓度明显升高。

3. 影像学检查　以 B 超检查最为常用，是用于鉴别急慢性肾衰竭的首选无创性检查。近年来人们已探索出一些新型影像学技术（如功能性磁成像技术等），在完成形态学诊断的同时用于评估肾脏不同部位的血流灌注、氧合状态及功能情况。其为 ARF 诊断提供新手段。

4. 肾活检　对于临床表现符合 ATN，但少尿期超过 2 周或 ARF 病因不明，且肾功能在 3～6 周仍不能恢复者，临床考虑可能存在其他导致 ARF 的严重肾实质疾病，均应早期进行肾活检，以便明确病因诊断。

二、鉴别诊断

ATN 应与肾前性少尿和肾后性尿路梗阻、重症急性肾小球肾炎或急进性肾小球肾炎、急性肾间质病变鉴别。确定为肾实质性时，还应鉴别是肾小球、肾血管或肾间质病变引起，因不同病因、不同病理改变，在早期有截然不同的治疗方法。

肾活组织检查对急性肾衰竭病因的鉴别有重要意义，有时通过肾活组织检查可发现一些鉴别诊断未考虑到的疾病。

监 测 与 治 疗

一、监测

在高危人群中采取积极的监测手段，根据 ARF 的流行病学资料，目前认为：高龄、已有肾脏灌注血流不良者（如患有心力衰竭、肝脏病、肾动脉狭窄、糖尿病、感染等）、大手术或介入手术后、原有肾功能不全者或因复杂疾病需要使用药物者均应视为 ARF 的高危因素。对于高危人群应随时监测病情变化、每日的体重和出入量、血管内容量状态和心功能状态，以便及时处理各种缺血因素。同时动态监测患者关于有效血容量的临床体征和尿生物学标志物，随时分析用药方案的合理性。根据尿诊断指数及肾功能的变化，随时注意识别肾前性氮质血症和 ATN 的早期发生。

二、治疗

（一）少尿期的治疗

少尿期的治疗重点为调节水电解质和酸碱平衡，控制氮质潴留，供给适当营养，防治并发症和治疗原发病。

1. 卧床休息　所有 ATN 患者都应卧床休息。

2. 饮食　能进食者尽量利用胃肠道补充营养，以清淡流质或半流质食物为主。酌情限制水、钠盐和钾盐。早期应限制蛋白质（高生物效价蛋白质 0.5 g/kg），重症 ATN 患者常有明显胃肠道症状，从胃肠道补充部分营养，不能操之过急。第一步先让患者胃肠道适应，以恢复胃肠道功能为目的，不出现腹胀和腹泻为原则。然后循序渐进补充部分热量 2.2～4.4 kJ/d（500～1 000 kcal）为度。过快、过多补充营养不能吸收，导致腹泻。根据可允许补充液体量适量补充氨基酸液和葡萄糖液，达到 6.6～8.7 kJ/d（1 500～2 000 kcal）热量，减少体内蛋白质分解。若患者必须摄入热量在 6.6 kJ/d（1 500 kcal）以上，则应考虑采用连续性血液滤过方法保证每日所必需的液体补充量。

3. 维护水平衡　少尿期患者应严格计算 24 h 出入量。24 h 补液量为显性失液量及不显性失液量之和减去内生水量。

4. 高钾血症的处理　最有效的方法为血液透析或腹膜透析。若有严重高钾血症或高分解代谢状态，以血液透析为宜。高钾血症是临床危急情况，在准备透析治疗前应予以急症处理。

5. 代谢性酸中毒　对非高分解代谢的少尿期，补充足够热量，减少体内组织分解，一般代谢性酸中毒并不严重。但高分解代谢型代谢性酸中毒发生早，程度严重，有时不易纠正。严重酸中毒可加重高钾血症，应及时治疗。当血浆实际碳酸氢根低于 15 mmol/L，应予以 5％碳酸氢钠 100～250 ml 静脉滴注，根据心功能情况控制滴速，并动态随访监测血气分析。有时每日需补充 500 ml 5％碳酸氢钠，故严重代谢性酸中毒应尽早做血液透析，纠正酸中毒较为安全。

6. 呋塞米和甘露醇的应用　ATN 少尿病例在判断无血容量不足的因素后，可以使用呋塞米。呋塞米可扩张血管，降低肾小血管阻力，增加肾血流量和肾小球滤过率，并调节肾内血流分布，减轻肾小管和间质水肿。早期使用有预防急性肾衰竭的作用，减少急性肾小管坏死的机会。但关于剂量标准是多少，尚无统一意见，大剂量有效是否仍属功能性也有争议。

甘露醇作为渗透性利尿药可应用于预防各种原因引起的 ATN，如用于挤压伤后休克已纠正尚无尿的病例强迫性利尿，并用于鉴别肾前性因素或急性肾衰竭引起的少尿。用法为 20％甘露醇 100～200 ml 静脉滴注，若 1 h 内仍无尿量增加或已确诊为 ATN 的少尿（无尿）患者应停止使用甘露醇，以免血容量过多，诱发心力衰竭、肺水肿。

7. 感染　常见为血液、肺部、尿路、胆道等部位感染，可根据细菌培养和药物敏感试验合理选用对肾脏无毒性作用的抗生素治疗。并注意在急性肾衰竭时抗菌药物的剂量。

8. 营养支持　急性肾衰竭患者特别是败血症、严重创伤、多脏器衰竭等伴有高分解代谢状态，每日分解自体蛋白质常在 200 g 以上，故一旦少尿期延长，每日热量摄入不足，势必导致氮质血症快速进展和高钾血症。营养支持可提供足够热量，减少体内蛋白质分解，从而减慢血氮质升高速度，增加机体抵抗力，降低少尿期死亡率，并可能减少透析次数。营养补充尽可能部分利用胃肠道循序渐增热量，但重危患者由于患者常有消化道症状或因外科手术后，部分或全部热量常需经胃肠道外补充。以高渗葡萄糖提供约 2/3 热量，由脂类供应 1/3。但急性肾衰竭患者能否负荷乳化脂肪及其用量极限，均需进一步研究。由必需氨基酸为主体补充氮源。

9. 血液透析或腹膜透析　早期预防性血液透析或腹膜透析可减少急性肾衰竭发生感染、出血或昏迷等威胁生命的并发症。所谓预防性透析，指在出现并发症之前施行透析，这样可迅速清除体内过多代谢产物，维持水电解质紊乱和酸碱平衡失调，从而有利于维持细胞生理功能和机体内环境稳定，治疗和预防原发病的各种并发症。

10. 连续性动（静）-静脉血液滤过（continuous arteriovenous hemofiltration，CAVH）　具有操作简便、持续低流率替代肾小球滤过的特点。

(二) 多尿期治疗

多尿期开始，威胁生命的并发症依然存在。治疗重点仍为维持水电解质和酸碱平衡，控制氮质血症，治疗原发病和防止各种并发症。部分急性肾小管坏死病例多尿期持续较长，每日尿量多在 4 L 以上，补充液体量应逐渐减少（比出量少 500～1 000 ml），并尽可能经胃肠道补充，以缩短多尿期。对不能起床的患者，尤应防治肺部感染和尿路感染。

多尿期开始即使尿量超过 2 500 ml/d，血尿素氮仍可继续上升。故已施行透析治疗者，此时仍应继续透析，使尿素氮不超过 17.9 mmol/L（50 mg/dl），血肌酐渐降至 354 μmol/L（4 mg/dl）以下并稳定在此水平。临床一般情况明显改善者可试暂停透析观察，病情稳定后停止透析。

(三) 恢复期治疗

一般无需特殊处理，定期随访肾功能，避免使用对肾脏有损害的药物。

新型治疗方案：基于大量动物实验研究结果，一些生长因子被证实具有促进肾小管上皮损伤修复作用。因而被认为可能用于预防或治疗 ATN。但疗效还有待于进一步研究评估。

预　后

急性肾小管坏死是临床重危病，其预后与原发病性质、年龄、原有慢性疾病、肾功能损害的严重程度、早期诊断和早期透析治疗与否、有无多脏器功能衰竭和并发症等因素有关。早诊断、积极治疗可以降低 ATN 的死亡率。

急性肾小管坏死诊治流程见图 4-4-1。

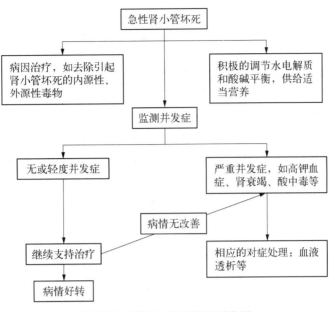

图 4-4-1　急性肾小管坏死诊治流程图

（周　静）

参考文献

［1］王海燕.肾脏病学[M].第 3 版.北京:人民卫生出版社,2008:847-879.
［2］张训,侯凡凡.危重症肾脏病学[M].北京:人民卫生出版社,2009:147.

第五节　横纹肌溶解

概述与病理生理

一、定义

横纹肌溶解(rhabdomyolysis syndrome，RM)是指一系列影响横纹肌细胞膜、膜通道及其能量供应的多种遗传性或获得性疾病导致的横纹肌损伤,细胞膜完整性改变,细胞内容物(如肌红蛋白、肌酸激酶、小分子物质等)漏出,多伴有急性肾衰竭及代谢紊乱。

急性肾衰竭(acute renal failure，ARF)是 RM 的严重并发症,占 $4\%\sim33\%$,其中 $3\%\sim50\%$ 的患者死亡。美国每年大约有近 3 万例横纹肌溶解发生,我国缺乏这方面的确切数据,但不断有病例报道。

二、危险因素

导致 RM 的危险因素可以分为创伤性和非创伤

性两大类。创伤性因素主要是由于灾难、交通事故、剧烈运动、电击等伤害引起的大面积肌肉损伤或缺血,导致横纹肌溶解,包括直接和间接损伤。非创伤性因素导致的横纹肌溶解至少是创伤性横纹肌溶解的 5 倍以上,包括遗传性疾病 40 余种,以及药物、感染、代谢异常等共达 190 余种。有些肌病,如 McArdle 病和内碱棕榈酰基转移酶缺陷,容易发生横纹肌溶解。存在低钾血症和低磷血症的患者也易发生横纹肌溶解。很多药物(包括常规使用的药物和药物滥用)可导致横纹肌溶解,部分他汀类降脂药物(如洛伐他汀、辛伐他汀、普伐他汀)引起的横纹肌溶解已经明确。

三、病理生理

1. 病理学改变

(1) 肌活检:病理可见,横纹肌组织部分肌纤维消失,间质炎性细胞浸润。但 50% 的横纹肌溶解患者无肌肉损伤的病理改变。

(2) 肾脏活检:当合并有急性肾衰竭时,远端肾单位有肌红蛋白管型形成,近端肾小管坏死,上皮细胞脱落。

2. 病理生理改变 肌肉损伤后引起低血容量与肾缺血、肾小管阻塞以及肌红蛋白的直接细胞毒作用,是 RM 的病理生理特征。

(1) 低血容量与肾缺血:肌肉受损后,血浆水分进入受损部位(第三间隙),血管内容量缺失。药物或中毒致患者昏迷,摄入减少,以及非显性失水加重低血容量。

(2) 肾小管阻塞:肌红蛋白与细胞碎片在酸性和尿浓缩的环境下形成管型堵塞肾小管。肌肉溶解导致尿酸产生增加,高尿酸血症使尿酸在小管内沉淀。肾小管堵塞后小管内压增加,肾小球滤过率(GFR)降低。同时释放血栓素使肾血管收缩,降低肾血流量。

(3) 肌红蛋白的肾毒性:肌红蛋白只有在特定的环境下,容量缺失、酸血症,才有肾毒性。在酸性环境下(pH<5.6)时,肌红蛋白解离成羟高铁血红素(相对分子量 670)和相应的珠蛋白分子,羟高铁血红素抑制肾皮质摄取马尿酸。肌红蛋白自肾小球滤过后,在肾小管酸性环境中或接触酸性的细胞溶酶体转换成羟高铁血红素,具有直接的肾毒性。

血红蛋白中的铁有直接肾毒性,通过 Fenton-Haber-Weiss 反应促进羟自由基生成,导致脂质过氧化和细胞坏死。肌红蛋白与血红蛋白均是 Fenton 反应物,通过自由基起有害作用。血红素分子的氧化还原反应使二价铁转换成三价铁,同时铁的氧化状态引起了铁的毒性。

四、病因和发病机制

RM 的病因各异,创伤性 RM 发病机制可以归纳为横纹肌损伤和再灌注损伤。剧烈运动时,肌肉的能量和氧气供应不足,导致细胞膜功能缺陷,大量 Ca^{2+} 内流,内流的 Ca^{2+} 一方面加强肌肉收缩,进一步导致能量不足;另一方面可以激活细胞内大量的酶类(如磷脂酶 A_2 和多种蛋白酶)导致细胞溶解。当休息时横纹肌血流灌注和能量供应重组,细胞内容物大量释放进入细胞外液,进入血液循环;同时白细胞趋化,并释放大量细胞因子和氧自由基,进一步加剧横纹肌溶解。

非创伤性 RM 主要病因是药物和感染,常为多因素所致。

RM 的病因见表 4-5-1。

表 4-5-1　RM 的病因

创伤性	非创伤性
创伤与挤压	**代谢性肌痛**
交通与工程事故	McArdle 病(磷酸化酶缺乏)
灾难	线粒体呼吸链酶缺陷
拷打	肉毒碱棕榈酰转换酶缺乏
虐待	肌腺苷酸脱氨酶缺乏
制动、受压	磷酸果糖激酶缺乏
肌肉低灌注	**毒素**
血管血栓形成	可卡因、海洛因等
栓塞	毒素
血管受压	蛇毒与昆虫毒
休克	水牛鱼(美国)、江鳕鱼(北欧)-Haff 病
肌肉过度或长时间收缩	**药物**
运动	他汀类
癫痫	纤维酸衍生物
精神性激动	奎宁
震颤性谵妄	秋水仙碱等
破伤风	**感染**
哮喘持续状态	病毒:流感病毒 A+B(最常见)、HIV、柯萨奇病毒等
电流	
高压电损伤	细菌:肺炎链球菌、B 族链球菌、金黄色
闪电	葡萄球菌、支原体等
心律转复	寄生虫:恶性疟原虫
体温过高	真菌:假丝酵母、曲霉菌
运动	**电解质紊乱**
高热环境	低钾血症
脓毒血症	低钙血症
恶性高热	低磷血症
	低钠/高钠血症
	高渗状态
	内分泌疾病
	甲状腺功能减退症/甲状腺功能亢进症
	糖尿病酮症酸中毒

诊断与鉴别诊断

一、诊断

1. 临床症状　肢体肌肉肿胀、无力、疼痛。由运动、低磷血症或病毒感染所致者,肌肉损伤是弥漫性的,局部表现可不明显。此类患者表现为全身肌肉轻度疼痛,常常会忽略横纹肌溶解的诊断。严重肌肉损伤可并发间隔室综合征,压迫血管和神经,影响血管和神经,影响肌肉血供,损伤周围神经。组织张力高时,可测定组织压力,必要时切开筋膜减轻张力。

尿外观因肌红蛋白尿呈茶色或红葡萄酒色。出现急性肾衰竭时,可见少尿、无尿及其他氮质血症的表现。

2. 体格检查　肌肉肿胀,触之疼痛,皮肤表面可有红斑。液体复苏后常加重肌肉的肿胀,骨骼肌筋膜腔内压力可急剧上升,筋膜间区内的压力在 20～30 mmHg 时即可诊断存在间隔室综合征。

急性肾衰竭时可出现红褐色尿、水肿、少尿、容量过负荷等。

3. 辅助检查

(1) 血清肌酸激酶(creatine kinase, CK),横纹肌溶解时可明显升高,达正常的 5～10 倍,敏感性达 100%。一般在横纹肌溶解后 24 h 达到高峰,以后每日下降 30%～40%。

(2) 血清中的肌红蛋白检测不可靠,因其半衰期仅为 1～3 h,从尿中快速排出,6 h 内即从循环中清除。尿试纸条检查仅 50% 的 RM 患者阳性。

(3) 血清 LDH、GOT 等非特异性升高。心肌肌钙蛋白约 33% 的 RM 患者可升高。

(4) 电解质紊乱:①高钾血症,与大量肌细胞内钾离子释放和肾衰竭有关。②低钙血症,与大量钙离子进入肌细胞或肾衰竭有关。③高磷血症,肌细胞损伤使磷酸盐化合物降解,释放大量的无机磷入血,并发肾衰竭时更加严重。

(5) 高尿酸血症,大量肌细胞损伤嘌呤释放入血,可导致尿酸性肾病。

(6) 代谢性酸中毒,组织损伤与缺血增加酸负荷。发生肾衰竭后酸血症加重,自细胞内释放的有机酸和无机阴离子(磷)潴留,血阴离子间隙增加。

(7) ARF。

(8) DIC,由损伤的肌细胞内促凝血酶原激酶释放活化凝血所致,是并发急性肾功能损伤的重要因素。

二、鉴别诊断

需要与溶血引起的血红蛋白尿、创伤或肾疾病引起的血尿、急性间歇性卟啉病、高胆红素血症、食用某些食物(大量服用甜菜)和药物(服用维生素 B_{12}、利福平、苯妥英、通便药)等鉴别。

监 测 与 治 疗

积极的病因治疗,阻止进一步肌肉损害,早期积极扩容、碱化尿液,并根据出现的相关并发症进行相应处理。

1. 早期积极静脉给予等渗盐水　是 RM 治疗的重要措施。有研究表明,越早干预,预后越好。对于创伤引起的 RM,在患者没有进入重症监护病房前,在野外时应当迅速开放静脉,输入等渗盐水,按 10～15 ml/(kg·h)(或起始 1～2 L/h)以达到尿量 2～3 ml/(kg·h)或 150～300 ml/h。进入重症监护病房后的主要治疗仍然是扩充容量,由于部分水分可进入肌细胞,因此可能需要大量补液。补液时需要注意输液速度,防止肺水肿。

2. 碳酸氢钠　是 RM 治疗的一线用药,碱化尿液可以阻止肌红蛋白在肾小管的沉积,对于存在中度至重度 RM 以及既往有基础肾病、代谢性酸中毒、失水等情况易发展为 ARF 的 RM 患者,只要其尿量充足即需考虑使用碳酸氢钠。可通过使用碳酸氢钠将尿调整至 pH≥6.5。静脉使用 3～4 h 后,若尿

pH<6.5或出现有症状的高钙血症,碳酸氢钠可重复使用。

碳酸氢钠可以导致碱中毒、血清钾降低、低钙血症和高钠血症,尤其是慢性心功能不全、肝硬化、水肿、使用激素或肾衰竭的患者易引起电解质紊乱,需要警惕。静脉滴注时防止外渗,以免导致局部坏死。

3. 甘露醇 可以预防急性肾损伤,可用于容量已补足但少尿无改善的患者。对于 CK 显著升高(>20 000 U/L)的患者,甘露醇可以最大限度地降低肾小管内血红蛋白的沉积,清除氧自由基。

使用时先给予 1 g/kg 静脉滴注 30 min 以上,再予以 5 g/h 维持,一日用量不超过 120 g。使用期间需每4~6 h 监测血浆渗透压及渗透压间隙。若利尿效果不理想或渗透压间隙>55 mOsm/kg,甘露醇可再次使用。由于该药会骤然增加细胞外的液体量,诱发心力衰竭,快速滴注前后均需监测患者的心血管状况。

4. 呋塞米 通过抑制髓襻升支和远端肾小管钠氯的重吸收从而增加水的排泄。成人常规剂量是20~40 mg 静脉推注,必要时可根据尿量重复使用。但呋塞米可以加重尿液酸化和容量丢失,不推荐首选。

5. 其他 ①一旦利尿效果显现,继续进行积极的液体治疗,直至尿色变淡,血清 CK<10 000 U/L。②连续检测血清 CK 的水平,评估其下降的速度。③严密监测血清钾浓度,积极治疗高钾血症。④严密监测尿量及肾功能。⑤处理有症状的低钙血症。⑥严密监测 DIC,特别是在最初损害的3~5日,对致死性的大出血给予成分输血。⑦当严重的肾衰竭出现尿毒症性脑病、心包积液、难治性高钾血症、代谢性酸中毒或容量过负荷时予以透析治疗。

6. 外科干预 监测筋膜间区内的压力,若>35 mmHg 需尽早行筋膜腔切开术。

预 后

RM 的预后与病因和并发症密切相关,常因高钾血症、肾衰竭死亡。早诊断、积极治疗可以降低 RM 的死亡率。

RM 的诊治流程见图 4-5-1。

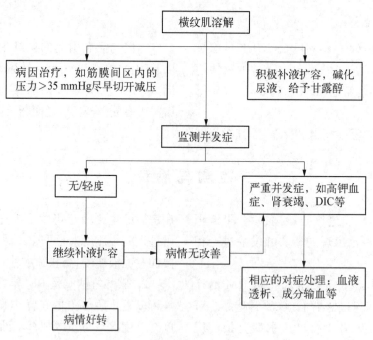

图 4-5-1 横纹肌溶解诊治流程图

(周 静)

参 考 文 献

［1］王海燕.肾脏病学［M］.第3版.北京:人民卫生出版社,2008:897－904.
［2］沈秀阳,景炳文,单红卫.5例非创伤性横纹肌溶解症的救治分析［J］.中华急诊医学杂志,2012,21(12):1386－1388.
［3］汪晓波,尤荣开,吴蓓蕾,等.CVVH治疗横纹肌溶解综合征合并急性肾衰竭［J］.中国急救复苏与灾害医学杂志,2014,9(2):179－180.
［4］张训,侯凡凡.危重症肾脏病学［M］.北京:人民卫生出版社,2009:283－289.

第六节　肾 病 综 合 征

概述与病理生理

一、定义

　　肾病综合征(nephrotic syndrome,NS)是用来概括因多种肾脏病理损害所致的严重蛋白尿及其引起的一组临床表现。主要表现为大量蛋白尿(>3.5 g/d),常伴有低白蛋白血症(<30 g/L)、水肿、高脂血症。

　　肾病综合征可并发感染、血栓及栓塞并发症、急性肾损伤及代谢紊乱等并发症,其中严重感染、血栓及栓塞并发症、急性肾损伤均可危及生命。

二、病理生理

　　1. 病理学改变

　　(1) 微小病变性肾小球病:光镜下肾小球基本正常,肾小管上皮细胞内有脂质沉积。电镜下弥漫性肾小球脏层上皮细胞足突融合。它是引起儿童肾病综合征最常见的病理类型。

　　(2) 局灶性节段性肾小球肾炎。

　　1) 早期:光镜下病变呈局灶性分布,病变肾小球部分毛细血管襻内系膜基质增多,基膜塌陷、硬化。电镜下弥漫性脏层上皮细胞足突消失。免疫荧光可见病变部位有 IgM 和 C3 沉积。

　　2) 晚期:整个肾小球硬化,伴有肾小管萎缩、间

质纤维化。

　　(3) 膜性肾小球病:早期光镜下肾小球基本正常,之后出现肾小球毛细血管壁弥漫性增厚。电镜下上皮细胞肿胀,足突消失,基膜与上皮之间有大量电子致密物沉积。免疫荧光可见免疫球蛋白和补体沉积。它是引起成人肾病综合征最常见的病理类型。

　　(4) 膜增生性肾小球肾炎:分为两个主要类型。Ⅰ型,由循环免疫复合物沉积引起,有补体激活;Ⅱ型,为补体替代途径异常激活,又称致密沉积物病。

　　光镜下肾小球体积增大,系膜细胞和内皮细胞增多,沿毛细血管内皮细胞向毛细血管基底膜广泛插入,导致毛细血管基底膜弥漫增厚,形成"轨道征"。电镜下系膜区和内皮细胞下出现电子致密物。免疫荧光可见 C3 沉积。

　　2. 病理生理改变

　　(1) 大量蛋白尿:肾小球毛细血管壁损伤,血浆蛋白滤过增加,形成大量蛋白尿。

　　(2) 低白蛋白血症:长期大量蛋白尿使血浆蛋白含量减少,形成低白蛋白血症。

　　(3) 水肿:低白蛋白血症造成血浆胶体渗透压降低,组织间液增多,导致水肿。水分从血管进入组织间隙,血容量下降,肾小球滤过减少,刺激醛固酮和抗利尿激素分泌增加,致水钠潴留,水肿

加重。

（4）高脂血症：低白蛋白血症刺激肝脏合成脂蛋白。

三、发病机制

肾病综合征的发病机制因病理改变而不同。

1. 微小病变性肾小球病　很多证据表明与免疫机制相关。免疫机制异常导致细胞因子释放和脏层上皮细胞损伤，引起蛋白尿。

2. 局灶性节段性肾小球肾炎　原发性局灶性节段性肾小球硬化的发病机制目前不明。导致通透性增高的循环因子可能和本病发生相关。其主要由脏层上皮细胞损伤和改变所致。

3. 膜性肾小球病　为慢性免疫复合物介导。自身抗体与肾小球上皮细胞膜抗原发生反应，在上皮细胞与基底膜之间形成免疫复合物。

4. 膜增生性肾小球肾炎　原发性膜增生性肾小球肾炎与循环免疫复合物沉积及补体替代途径激活相关。

四、病因

病因见表 4-6-1。

表 4-6-1　肾病综合征的病因

原发性肾小球疾病	继发性肾小球疾病
微小病变性肾小球病	**糖尿病、系统性红斑狼疮、淀粉样变性、癌症（骨髓瘤、淋巴瘤）**
NSAIDs 的使用	**药物**
副癌综合征	金、锂
局灶阶段性肾小球肾炎	抗微生物药物
高血压	NSAIDs
HIV	青霉素
反流性肾病	卡托普利
既往肾小球损害	他莫昔芬
NSAIDs 的使用	**感染**
肥胖	病毒：HIV、HBV、HCV
膜性肾小球病	支原体
HBV	梅毒
自身免疫性疾病	寄生虫：疟疾、血吸虫、丝虫、弓形虫
甲状腺炎	**先天性疾病**
肿瘤	Alport 综合征
某些药物	先天性终末期肾炎综合征
膜性增生性肾小球肾炎	Pierson 综合征
肾小球的损伤	Nail-patella 综合征
	Denys-Drash 综合征

诊断与鉴别诊断

一、诊断

诊断标准：大量蛋白尿（＞3.5 g/d）、低白蛋白血症（＜30 g/L）、水肿、高脂血症（其中前两条必备）。

1. 临床表现和病史

（1）泡沫尿、新发的水肿、急性或慢性感染、胸痛、少尿、无尿。

（2）近期使用任何新的药物、恶性肿瘤（尤其是肺癌和结肠癌）、家族史（如 Alport 综合征）。

2. 体格检查

（1）水肿（眼睑、下肢、生殖器、腹水、胸腔积液、心包积液）。

（2）颈静脉怒张。

（3）新发的脂肪瘤。

（4）呼吸急促。

3. 辅助检查

（1）实验室检查。

1）尿液分析：尿蛋白 3～3.5 g/d 及以上（排除尿路感染或其他影响因素），肌酐清除率在 300～350 mg/mmol 及以上，红细胞、脂肪体、脂质管型。

2）血清白蛋白＜30 g/L。

3）血清尿素氮和肌酐，评估肾小球滤过率。

4）全血细胞计数、生化、凝血功能、血清钙、C 反应蛋白、红细胞沉降率。

5）血清电泳法、尿电泳法。

6）自身免疫性抗体和肝炎相关抗原、抗体。

（2）影像学检查。

1）肾脏 B 超：估计肾脏大小和观察形态，多普勒观察有无血栓。

2）怀疑深静脉血栓：可行腹部超声、肾静脉 B 超、血管造影、MRI。

3）X线胸片：评估胸腔积液。

4）怀疑下肢深静脉血栓：可行血管多普勒超声。

5）怀疑肺栓塞：可行通气-灌注肺扫描或血管造影。

6）心电图来评估心包积液。

（3）诊断性操作：肾穿刺来明确原发性肾脏疾病的病理类型。

（4）其他：光镜、电镜、免疫荧光、组织学检查、免疫过氧化物酶。

二、鉴别诊断

需与其他原因水肿（肝硬化、心力衰竭）、恶性肿瘤、感染、恶性高血压、结节性多动脉炎、妊娠毒血症等鉴别。

监 测 与 治 疗

一、监测

监测患者的基本生命体征、尿常规、尿蛋白、肾功能、肝功能等，同时密切关注有无并发症的发生。

二、治疗措施

(一) 对因治疗

1. 糖皮质激素

（1）通过抑制免疫炎症反应，抑制醛固酮和抗利尿激素分泌，影响肾小球基底膜通透性等作用而利尿，消除尿蛋白。

（2）用法：泼尼松 1 mg/(kg·d)，口服 8～12 周，之后每 2～3 周减原用量的 10%，最后以 10 mg/d 的最小剂量维持约半年。

（3）原则：起始足量，缓慢减药，长期维持。

2. 免疫抑制剂　激素疗效不满意时，可视病情加用免疫抑制剂，如环磷酰胺、环孢素、吗替麦考酚酯等，一般不作为首选或单独治疗药物。

(二) 对症治疗

1. 减少尿蛋白　血管紧张素转换酶抑制剂（ACEI）或血管紧张素Ⅱ受体拮抗剂（ARB），通过降低肾小球内压和减少肾小球基底膜对大分子的通透性来减少尿蛋白，延缓肾功能恶化，同时能有效控制血压。

2. 消除水肿

（1）利尿剂，如噻嗪类利尿剂、保钾利尿剂、襻利尿剂等，可促进水钠排泄，减轻水肿。

（2）血浆或白蛋白等静脉输注可提高血浆胶体渗透压，促进组织中水分回收并利尿。

3. 降脂治疗　如他汀类药物，可降低血脂，从而减少患者发生心血管疾病的风险。

(三) 其他

饮食上应限盐，限蛋白质，低脂，高热量。

中医、中药治疗。

并 发 症

肾病综合征的并发症包括感染、血栓及栓塞并发症、急性肾损伤及代谢紊乱等，严重感染、血栓及栓塞并发症、急性肾损伤可导致患者预后不佳，甚至死亡。

1. 感染　低免疫球蛋白、免疫功能紊乱及激素的应用均可增加患者的感染风险。外国文献报道，20%的肾病综合征患者会发生感染性并发症，尤其是细菌感染。由于糖皮质激素的应用，感染起病多隐匿，临床表现不典型，为抗感染治疗带来困难。若治疗不及时或不彻底，会导致肾病综合征复发或疗效不佳，感染加重，甚至死亡。

2. 血栓、栓塞并发症　肾病综合征时存在高凝状态，利尿剂、激素的使用可加重高凝状态，使血栓及栓塞并发症事件的发生率增加。肾静脉血栓最为常见,其次为下肢深静脉血栓,其他静脉、动脉血栓偶有发生。肾病综合征中典型肺栓塞表现者不足 5%,约 5% 的患者死于肺栓塞。此类血栓及栓塞并发症是肾病综合征的严重、致死性并发症。下肢动静脉 B 超、腹部 B 超、通气-灌注肺扫描及血管造影等均可用来监测此类并发症,早发现早治疗,提高生存率。

3. 急性肾损伤　过度利尿可诱发患者出现肾前性急性肾衰竭,经补液扩容后,肾功能可得到改善。少数病例出现急性肾损伤后,经补液扩容无效,反而

引起肺水肿,常需透析治疗,属内科危重症之一。此类急性肾损伤的病因不明,称为急性特发性肾衰竭,以微小病变性肾病者居多,其发生与肾间质水肿、肾小管受压有关,重症患者丧失利尿反应,出现大量腹水,压迫肾脏,继而加重肾功能减退,此时需透析,如血液透析、连续肾脏替代治疗、腹膜透析或血浆置换,来清除体内过多液体。多能自然缓解,但恢复缓慢,极少数发展为慢性肾衰竭,需终身透析,国内报道约为 4.5%。

预　后

肾病综合征的预后与病理类型密切相关。微小病变有较好的预后,完全缓解从 2 周到几个月不等,不会进展到肾衰竭,但缓解后易复发。局灶性节段性肾小球肾炎会在 10 年内进展为终末期肾病。膜

性肾病会自然缓解,但是,有 50% 的患者会在 10～20 年进展为肾衰竭。

肾病综合征的诊治流程见图 4-6-1。

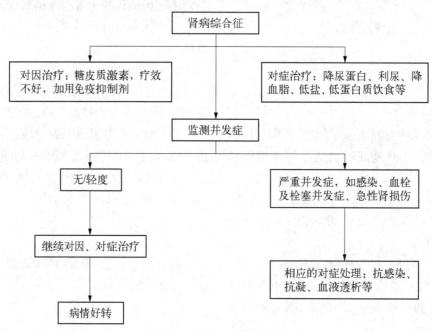

图 4-6-1　肾病综合征诊治流程图

（周　静）

[1] 王海燕.肾脏病学[M].第 3 版.北京:人民卫生出版社,2008:940－954.
[2] 李玉林.病理学[M].第 8 版.北京:人民卫生出版社,2013:268－272.
[3] 庄永泽,张河震,陈建,等.原发性肾病综合征并发重症特发性急性肾功能衰竭的临床特征[J].医学临床研究杂志,2004,21(5):505－509.
[4] Richard P Hull, David J A Goldsmith. Nephrotic syndrome in adults [J]. BMJ, 2008 ,336(7654):1185－1189.
[5] 葛均波,徐永健.内科学[M].第 8 版.北京:人民卫生出版社,2013:477－484.

第七节 嗜铬细胞瘤危象

概述与病理生理

一、定义

嗜铬细胞瘤危象(pheochromocytoma crisis)是指嗜铬细胞自发或在某种因素刺激下,突然释放大量儿茶酚胺(CA)入血,引起心脑等各脏器严重并发症的临床危急情况。

二、危险因素

未被诊断和处理的嗜铬细胞瘤患者均有可能发生嗜铬细胞瘤危象,在使用某些药物(拟交感神经药、单胺氧化酶抑制剂、胰高血糖素、三环类抗抑郁药等)、麻醉、分娩、手术等情况发生危象的可能性更大。

三、病理生理

肿瘤多为圆形或椭圆形,极少数为哑铃形;瘤体切面为灰色或棕褐色,或杂色相间,常有出血、坏死、囊性变或钙化,光镜下可见肿瘤由较大的多角形的嗜铬细胞组成,在电子显微镜下可见细胞核周围有密集的富含肾上腺素和去甲肾上腺素的嗜铬颗粒。恶性嗜铬细胞瘤的直径较良性肿瘤大,在形态学上两者无明显差异,恶性者可有包膜的浸润,血管内可有瘤栓形成,但单凭显微镜所见很难鉴别,主要是观察其有无局部浸润和远处转移。转移的主要部位常为肝脏、骨骼、淋巴结和肺部。家族性嗜铬细胞瘤常为双侧多小结,多中心性病变,其恶性的发生率和复发率较散发型嗜铬细胞瘤高。

嗜铬细胞瘤最常见于肾上腺髓质,占90%,10%来源于其他交感神经组织,如胸腔、颈、椎体旁、颅底、主动脉旁体、膀胱、脑等部位。以20～50岁多见,儿童患者约占10%,男性略高于女性,约10%为恶性。

由于肿瘤细胞合成儿茶酚胺的水平或多或少地要较正常的嗜铬细胞高。而且嗜铬细胞瘤不像正常的肾上腺髓质一样受神经支配,儿茶酚胺的释放与神经冲动不一致,肿瘤的血流变化、直接加压、化学和药物刺激、血管紧张素Ⅱ的增加等均可引起肿瘤细胞组织中的儿茶酚胺释放。

嗜铬细胞瘤细胞不受控制地合成、储存和不规律的大量释放儿茶酚胺,其释放的激素优势激活的受体不同,产生不同的病理生理状态,从而导致危象表现的多样性。

四、发病机制

嗜铬细胞瘤患者大量儿茶酚胺释放,作用于 α 受体,使得外周血管剧烈收缩,发生高血压危象、脑血管意外、心力衰竭等;长时间的血管剧烈收缩,可引起血管损伤、血管通透性增加、血浆外渗等,使得血容量减少,出现低血压休克等危象,同时冠状动脉的收缩,可引起心肌缺氧、缺血,继而心肌损伤,引起儿茶酚胺性心肌病。作用于 β_1 受体,可使得心肌的兴奋性、传导性增高,可引起各种类型的心律失常。作用于 β_2 受体,可引起外周血管扩张,血容量降低,出现休克、低血压;还可以引起各种类型的代谢紊乱,包括基础代谢率增高,糖类、脂肪、电解质代谢紊乱等。

诊断与鉴别诊断

一、诊断

1. 临床表现

（1）嗜铬细胞瘤的表现可以是多种多样的。主要以心血管症状为主，兼有其他系统的表现。可以有持续性或者阵发性高血压、直立性的低血压、高血压和低血压相交替、休克、心悸、心律失常、心力衰竭、头痛、视物模糊、面色苍白、皮肤潮红、高热、出汗、恶心、腹部疼痛，糖类、脂肪及电解质的代谢紊乱。

（2）常见的危象表现

1）高血压危象：是诸危象中发生率较高的。由于肿瘤持续或阵发性释放大量儿茶酚胺入血，使血压呈急进性或阵发性剧烈升高。收缩压可高达 300 mmHg（40 kPa）以上，舒张压可达 130 mmHg（17.3 kPa）以上。伴有剧烈头痛、恶心、呕吐、视力模糊、视盘水肿、眼底出血等。可以迅速出现心肾功能损害，容易并发脑出血；或急性左心衰竭、肺水肿；或由于冠状动脉强烈收缩、闭塞，导致急性心肌梗死。

2）低血压休克：嗜铬细胞瘤出现低血压休克有下述几种情况：①使用了大量 α 受体阻滞剂而未充分补足血容量，儿茶酚胺释放骤停后，突然血压降低导致休克。②由于肿瘤突然释放大量儿茶酚胺，导致高血压发作，常伴急性左心衰竭及肺水肿。儿茶酚胺释放停止后，血管扩张，血容量严重不足，加之心肌损害，造成休克。血压降低后又刺激肿瘤释放儿茶酚胺，血压再度骤升。这样血压极度波动，极易并发脑血管意外及急性心肌梗死。而且治疗十分困难。③手术前缺乏充分内科治疗准备，术中失血失液未充分补偿，结扎肿瘤血管或肿瘤切除后，血压突然下降导致休克。若术前用了过量的长效 α 受体阻滞剂，α 受体被完全阻断，使升压药难以发挥作用，造成难治性休克。④肿瘤内急性出血坏死，造成儿茶酚胺衰竭（肾上腺髓质衰竭），以突然血压下降、严重休克为突出表现。

3）严重心律失常：嗜铬细胞瘤患者可有儿茶酚胺性心肌病伴心律失常，或心肌退行性变、坏死，高血压性心肌肥厚、心脏扩大、心力衰竭等。其中期前收缩、快速性室上性心律失常在嗜铬细胞瘤中比较常见。若出现频发性室性期前收缩，是严重心律失常的先兆。出现阵发性室性心动过速、心室扑动、室颤、阿-斯综合征时，不及时抢救可致猝死。也可出现各种传导阻滞，甚至房室分离。

4）儿茶酚胺脑病型：可表现为神志恍惚、烦躁、剧烈头痛、恶心、呕吐、昏厥、昏迷等。也可表现为血压并非很高，可能是儿茶酚胺（CA）对脑的损害。

5）其他：有的患者可因大量儿茶酚胺引起高热，体温可达 40 ℃ 以上，伴发绀、肢冷、大汗、心动过速及心律失常，类似于甲亢危象。极少数患者由于大量去甲肾上腺素影响，可使胃肠道血管损害甚至闭塞，引起肠梗死、溃疡、出血或穿孔等急腹症。以肾上腺素分泌为主的患者可并发糖尿病酮症酸中毒。恶性嗜铬细胞瘤偶可发生低血糖，甚至昏迷。

根据临床表现、尿或血儿茶酚胺及其代谢产物测定以及定位检查，嗜铬细胞瘤诊断一般并不困难。但对危象发作患者诊断并不容易。通过仔细询问病史，密切观察病情，可以提供重要诊断依据。有下列情况者应考虑到本病危象：①有反复发作性高血压或持续高血压、阵发加剧病史者；②血压波动极大，有直立性低血压或有高血压、低血压休克交替出现者；③高血压伴有畏热、多汗、体重下降、情绪激动、焦虑不安、心动过速、心律失常、四肢震颤等儿茶酚胺分泌过多症状者；④高血压伴有糖耐量减低、糖尿病，甚至酮症酸中毒者；⑤有因外伤、小手术（如拔牙）、按压腹部、排尿及吸烟等因素诱发高血压发作史者；⑥腹部触及包块或 B 超、CT 等发现肾上腺或腹主动脉旁等部位有实质性肿物者；⑦一般降血压药物治疗无效，用利舍平、胍乙啶等促进儿茶酚胺释放的降压药后反使血压升高者；⑧高血压伴不好解释的血白细胞增高者；⑨有嗜铬细胞瘤、多发性内分泌腺瘤的家族史或伴有甲状腺髓样癌、神经纤维瘤、黏膜神经瘤等的高血压患者。

2. 辅助检查

（1）定性诊断：测定血尿中儿茶酚胺及其代谢产物是诊断嗜铬细胞瘤的重要依据。

1）尿儿茶酚胺（UCA）和代谢产物测定：被认为是诊断儿茶酚胺产生过多的一个金标准。目前多测定儿茶酚胺的代谢产物香草基杏仁酸（VMA）、甲氧肾上腺素（MN）和甲氧去甲肾上腺素（NMN），其值敏感性和特异性优于儿茶酚胺，目前成为嗜铬细胞瘤生化诊断的首选，正常高值 2 倍以上具有重要的诊断意义。

2）血儿茶酚胺测定：血浆儿茶酚胺（UCA）和代谢产物（游离甲氧基肾上腺素、甲氧基去甲肾上腺素）的检测，在临床上对疑似嗜铬细胞瘤的患者作为初查工具使用的更多，对比 24 h 尿来讲更为简单、方便。

现在一般推荐对疑诊患者应使用液相色谱质谱分析或电化学法检测血浆或尿中甲氧肾上腺素（MN）和甲氧去甲肾上腺素（NMN）水平，并考虑可能导致假阳性或假阴性结果的药物及食物影响因素。

3）药理试验：①激发试验，对间歇发作患者特别是间歇期长、发作短暂的患者可做激发试验，常用的有胰高血糖素试验、冷加压试验。所有激发试验都有一定危险性，甚至诱发危象发作，试验时应准备 α 受体阻滞剂如酚妥拉明。②抑制试验，对持续高血压或阵发性高血压发作期可进行阻滞试验。一般采用酚妥拉明试验、可乐定试验。可乐定试验是最常使用于本病诊断的抑制试验，方法：抽血测基础状态

下血儿茶酚胺，口服可乐定 0.3 mg，服药前、后 2～3 h 测血儿茶酚胺。可乐定能抑制神经源性因素所引起的儿茶酚胺释放而对嗜铬细胞瘤患者升高的儿茶酚胺无明显抑制作用。本试验安全，但仅适用于试验前原血浆儿茶酚胺异常升高者。

需要注意，冷加压、胰高血糖素试验、酚妥拉明试验皆需要较长时间停用降压、镇静药等，故不推荐危重症患者应用。

（2）定位诊断：绝大部分患者通过 B 超探测、CT 扫描及磁共振成像（MRI）、放射性核素标志的间碘苄胍（MIBG）、PET 显像等检查可以达到准确定位。放射性核素标志的生长抑素类似物奥曲肽做闪烁显像、静脉导管术、膀胱镜等也有助于一定程度上的诊断。

二、鉴别诊断

鉴别方面可以考虑与高血压危象、冠心病、甲亢危象、颅高压等鉴别。

监 测 与 治 疗

一、监测

注意监测患者的各项生命体征。

二、治疗措施

（一）危象急诊处理

嗜铬细胞瘤危象患者病情变化迅速复杂，可从高血压危象突然转为低血压休克，也可有几种危象伴发。因此，必须准确分析病情，灵活采用治疗措施。急救时应立即建立至少两条静脉通道，一条给药，另一条补充液体，同时必须进行心电监护、血压监护及中心静脉压监测。

1. 高血压危象　应首先抬高床头，卧床休息。立即静脉注射酚妥拉明，因其作用迅速静注后 1 min 内见效，作用持续时间短（5～10 min），易于控制剂量不易蓄积。可立即静脉注射 1～5 mg。密切观察

血压，当血压降至 160/100 mmHg 左右时，停止注射。继之以静滴维持（5% 葡萄糖盐水 500 ml 中加入 10～15 mg），滴速根据血压而定，一般来讲，血压控制在 150/90 mmHg 左右即可。也可使用钙通道阻滞剂硝苯地平、血管扩张剂硝普钠等降低血压。

2. 严重心律失常　对于儿茶酚胺所致的心律失常，β 受体阻滞剂有良好效果。常用的有普萘洛尔、阿替洛尔。注意应用 β 受体阻滞药同时应合用 α 受体阻滞药，以免因 $β_2$ 受体阻断后扩张小动脉作用消失，加重高血压。

3. 低血压休克　对休克危象应根据具体情况灵活用药，由于血容量严重不足而休克者应快速补充液体，扩充血容量；对肾上腺髓质衰竭导致低血压休克者，应快速扩充血容量，同时滴注去甲肾上腺素。

4. 急性左心衰竭、肺水肿　通常由血压过高所致，治疗上主要应用 α 受体阻滞药尽快控制血压、减轻心脏负荷。其他治疗措施同一般急性左心衰竭、肺水肿治疗。

5. 心绞痛、心肌梗死　嗜铬细胞瘤所致的心绞

痛、心肌梗死治疗应尽早使用 α 受体阻滞药解除冠状动脉痉挛,改善心肌供血,同时可以应用 β 受体阻滞药防止心律失常。其他治疗方法同心绞痛及心肌梗死。

在危象治疗中,其他综合急救措施,如吸氧、必要时呼吸机辅助呼吸、维持内环境稳定、多脏器保护、抗感染治疗等也不可忽视。

(二) 一般内科治疗

危象控制后,患者可应用 α 受体阻滞药使血压下降、降低心脏负荷等。常用酚苄明,开始剂量为 10 mg,每 12 h 给 1 次,以后根据血压情况调整剂量。不良反应为直立性低血压,鼻黏膜充血,有时由于 α 受体阻滞后 β 受体活性增强而出现心动过速、心律失常。此外,选择性 α 受体拮抗药哌唑嗪、多沙唑嗪可避免全部 α 受体拮抗药的不良后果。哌唑嗪起始口服 0.5 mg 或 1 mg,以后按需增加,剂量介于每次 2～4 mg,每日 2～3 次。多沙唑嗪每日用量为 2～8 mg,控释剂每片 4 mg,每日 1 次,1～2 片,必要时可加量。

(三) 手术治疗

术前充分、合理的内科治疗是手术成功的关键因素。麻醉剂应选用对迷走神经无抑制或对交感神经及肾上腺髓质无兴奋的作用药物,以减少心律失常发生的危险。准备好立刻可用的急救药品,如硝普钠、酚妥拉明、去甲肾上腺素、普萘洛尔、利多卡因、足够的备血、液体等。对大多数较小的嗜铬细胞瘤可行微创腹腔镜手术切除肾上腺肿瘤,对较大和有侵袭性的嗜铬细胞瘤需行开放性切除手术;在肿瘤切除后,患者血压很快下降。如术后仍存在持续性高血压,可能是肿瘤未切除干净或已伴有原发性高血压或肾性高血压。儿茶酚胺在手术后 7～10 日即可恢复正常水平。因此在术后 1 周时要测定儿茶酚胺或其代谢物以明确肿瘤是否完全切除。

对于不能手术的患者或者恶性肿瘤扩散的患者,可以长期药物治疗。多数肿瘤生长很慢。应用肾上腺素能受体阻滞剂等药物长期治疗可有效抑制儿茶酚胺合成。

(四) 恶性嗜铬细胞瘤的治疗

恶性嗜铬细胞瘤的治疗较困难,一般对放化疗不敏感,可用抗肾上腺素药对症治疗,链佐星治疗的效果不一,也可用酪氨酸羟化酶抑制剂 α-甲基对位酪氨酸阻碍儿茶酚胺的生物合成。放射性核素标志的间碘苄胍(MIBG)治疗可获一定效果,用后血压可下降,儿茶酚胺的排出量可减少。

预　　后

危象治疗效果取决于病情凶险程度及急救措施是否及时恰当。发生急性心肌梗死、脑出血、顽固性难治性休克者死亡率高。多数患者属良性腺瘤切除后可治愈。极少数患者于术后 1～2 年肿瘤复发,或因多个散发肿瘤手术时未完全切除,术后症状依旧或仅部分缓解,而需要再次手术治疗。老年人常有动脉硬化、长期高血压致肾功损害及肾动脉硬化,使肿瘤切除后血压不降或仅部分下降,若通过实验室检查证明肿瘤已切净或并无复发,应按高血压继续降压治疗。恶性嗜铬细胞瘤患者的总体预后不佳,总的 5 年生存率为 34%～60%。

(周　静)

参 考 文 献

[1] 王吉耀. 内科学[M]. 第 2 版. 北京:人民卫生出版社,2010:992 - 999.
[2] 吴阶平. 泌尿外科[M]. 济南:山东科学技术出版社,1993:1003 - 1004.
[3] 陈灏珠. 实用内科学[M]. 第 12 版. 北京:人民卫生出版社,2005:1208 - 1215.
[4] 毕格特罗. 麻省总医院危重病医学手册[M]. 杜斌,译. 北京:人民卫生出版社,2009:491 - 492.
[5] 李春盛. 急诊医学高级教程[M]. 北京:人民军医出版社,2010:327 - 330.
[6] 高志红,朱铁虹. 嗜铬细胞瘤危象的临床特点和急救[J]. 天津医药,2000,28(3):175 - 176.
[7] 张淑建. 嗜铬细胞瘤诊断及治疗(附 132 例报告)[J]. 中国医药导报,2008,5(19):58 - 59.
[8] 赵小艳,陈再君. 嗜铬细胞瘤诊断方法的研究进展[J]. 临床荟萃,2004,19(22):1306 - 1308.
[9] 赵军,陆鹏,鞠文. 嗜铬细胞瘤 50 例分析[J]. 临床泌尿外科杂志,2003,18(4):207 - 209.
[10] 王卫庆. 嗜铬细胞瘤的临床诊治规范进展[J]. 上海医学,2009,32(2):90 - 91.

第五章

神经系统重症

第一节　谵　　妄

概述与病理生理

生谵妄,6 个月病死率增加 3 倍。

一、定义

谵妄是重症患者病后短期(数小时或数日)发生的急性可逆性的意识障碍,意识水平往往具有波动性。机械通气患者谵妄的发生率可达 60%～80%,非机械通气患者可达 40%～60%。ICU 患者一旦发

二、危险因素

一般情况下,ICU 患者存在多种谵妄发生的危险因素,表 5-1-1 简单列出了谵妄的常见危险因素。

表 5-1-1　ICU 谵妄的危险因素

宿主因素	重症疾病相关因素 (潜在可防治)	医源性因素 (可防治)
年龄(高龄)	电解质紊乱及酸酸平衡失调	药物(阿片类或苯二氮䓬类)
酒精/药物中毒	贫血	制动
APO-E4 基因多态性	感染/重症感染	睡眠剥夺
痴呆/轻度认知障碍	低血压	>3 种静脉注射药物
抑郁	低氧血症	约束
高血压	病情较重	开放式 ICU
吸烟	颅内病变	无日光照射
视力、听力受损	尿潴留、便秘	无家属探视
营养不良	发热	

三、分类

谵妄分为 3 种亚型:①兴奋型,发生率约为 5%,表现为躁动或躁狂。②抑制型,发生率约为 45%,表现为昏睡、嗜睡、自主活动减少。③混合型,发生率

约为 55%,此型同时具有之前两型的特点。

亚临床谵妄:具有谵妄的一些特点,不完全具备谵妄的临床特征。

大部分谵妄表现为混合型或抑制型:若不进行筛查,容易漏诊。

诊　　断

对于存在谵妄危险因素的患者,可应用以下方法诊断谵妄。

一、ICU 诊断谵妄的意识状态 评估法(CAM-ICU)

其为诊断谵妄的常用评估方法,方便,快捷,特异性为 93%,敏感性为 89%,此法由两步组成。

第一步:使用 RASS 评分评估镇静深度。

如 RASS 评分为 $-4 \sim -5$ 分,患者镇静过深,不适合评估谵妄。

如 RASS 评分为 $-3 \sim +4$ 分,进入第二步。

第二步:患者是否存在谵妄的特征。

特征 1:与基础状态比较,患者意识状态改变,或过去 24 h 意识状态有变化。

特征 2:患者的注意力不集中。

特征 3:患者意识水平改变,RASS$\neq$0 说明患者意识水平发生改变。

特征 4:通过询问患者一些简单的是非题,评估其是否存在思维混乱。

二、ICU 谵妄筛选检查表(ICDSC)

应用以下 8 个项目进行谵妄的筛查(表 5-1-2)。

评分大于 4 分的患者谵妄诊断的特异性为 99%,敏感性为 64%。

表 5-1-2　ICU 谵妄筛选检查表(ICDSC)

筛查项目	描述
意识状态	
A	无反应
B	对于反复的强刺激有反应
C	对于轻中度刺激有反应
D	正常清醒
E	对正常刺激产生夸大的反应
注意力不集中	指令执行困难
定向力障碍	时间、地点、人物定向力障碍
幻觉-幻想	存在相应临床表现或暗示行为
精神运动型激越或者阻滞	需药物镇静或物理约束
不恰当的言语和情绪	语句不连贯
睡眠-觉醒失调	睡眠时间低于 4 h/d,睡眠周期日夜颠倒
症状波动	以上症状间歇性发作
总分(以上每条 1 分)	0～8

注:如意识状态为 A 或 B,则暂时停止评估谵妄。

监 测 与 治 疗

1. 积极去除谵妄的危险因素　尽早纠正低血压、低氧血症等。

2. 早期发现和诊断谵妄　应用以上评估方法早期发现和诊断谵妄。

3. 对于存在危险因素的患者　早期选择合适的镇痛镇静方案预防谵妄的发生:与苯二氮䓬类药物比较,右美托咪定能够明显减少 ICU 谵妄的持续时间。

4. 及时控制谵妄

(1)非药物治疗:舒适体位,尽早解除约束和拔除导管、早期活动、避免脱水、及时佩戴眼镜和助听器等可使谵妄发生率降低 40%。早期运动和康复治疗可使 ICU 谵妄持续时间缩短 50%。

(2)药物治疗:目前尚无治疗谵妄的推荐药物。苯二氮䓬类药物被发现可能会加重谵妄,一般不推荐使用。抗精神病药物常用于治疗谵妄,但尚无随机对照研究证实其有效性。

(3)经典抗精神病药物:氟哌啶醇 $2 \sim 5$ mg,口服或静脉注射,q6 h,老年患者用量减半。氟哌啶醇用量超过 20 mg/d 会导致肌张力异常、镇静过深、恶性高热、锥体外系反应、QT 间期延长,需加强监测。

(4)非经典抗精神病药物。

1)奥氮平:5 mg,口服或舌下,老年患者用量减半。

2)利培酮:0.5 mg,口服,2 次/日,最大剂量为 2.5 mg/d。

3)喹硫平 $25 \sim 50$ mg,口服,q12 h,每 24 h 根据疗效调整剂量。

谵妄的诊治流程见图 5-1-1。

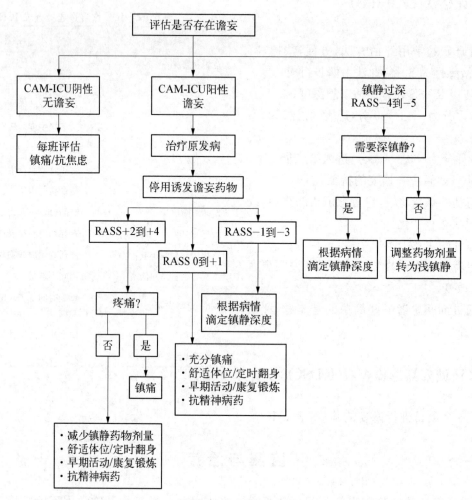

图 5-1-1　谵妄诊治流程图

（徐静媛）

［ 1 ］ Ely EW, Gautam S, Margolin R, et al. The impact of delirium in the intensive care unit on hospital length of stay ［J］. Intensive Care Med, 2001, 27(12):1892 - 1900.

［ 2 ］ Peterson JF, Pun BT, Dittus RS, et al. Delirium and its motoric subtypes: a study of 614 critically ill patients ［J］. J Am Geriatr Soc, 2006, 54(3):479 - 484.

［ 3 ］ Ouimet S, Riker R, Bergeron N, et al. Subsyndromal delirium in the ICU: evidence for a disease spectrum ［J］. Intensive Care Med, 2007, 33(6):1007 - 1013.

［ 4 ］ Riker RR, Shehabi Y, Bokesch PM, et al. Dexmedetomidine vs midazolam for sedation of critically ill patients: a randomized trial ［J］. JAMA, 2009, 301(5):489 - 499.

［ 5 ］ Inouye SK, Bogardus ST Jr, Charpentier PA, et al. A multicomponent intervention to prevent delirium in hospitalized older patients ［J］. N Engl J Med Overseas Ed, 1999, 340(9):669 - 676.

［ 6 ］ Schweickert WD, Pohlman MC, Pohlman AS, et al. Early physical and occupational therapy in mechanically ventilated, critically ill patients: a randomised controlled trial ［J］. Lancet, 2009, 373(9678):1874 - 1882.

［ 7 ］ Patel RP, Gambrell M, Speroff T, et al. Delirium and sedation in the intensive care unit: survey of behaviors and attitudes of 1384 healthcare professionals ［J］. Crit Care Med, 2009, 37(3):825 - 832.

第二节　癫痫持续状态

概述与病理生理

一、定义

癫痫持续状态是指出现两次以上的癫痫发作且在发作期间没有意识恢复，或发作持续 30 min 以上不自行停止，可引起细胞代谢紊乱、葡萄糖和氧耗竭、离子跨膜运动障碍，不能维持细胞正常生理功能导致脑神经元死亡，还可因合并感染、电解质紊乱、酸碱平衡失调、呼吸循环衰竭和肝肾功能障碍加速患者的死亡。

二、危险因素

既往有癫痫持续状态发作史（25％）、肿瘤、创伤、感染、代谢性因素、缺氧、酗酒、中毒、药物剂量改变、脑梗死等。

诊断与鉴别诊断

一、诊断

首先判断是否是癫痫，其次确定发作的类型，最后找出病因或脑损伤部位。根据临床和脑电图表现将癫痫持续状态分为全身癫痫持续状态和局灶性癫痫持续状态。全身癫痫持续状态包括全身强直-阵挛性癫痫持续状态、全身强直性癫痫持续状态、全身阵挛性癫痫持续状态、肌阵挛性癫痫持续状态，局灶性癫痫持续状态包括连续部分性癫痫持续状态、持续性先兆、边缘叶癫痫持续状态和偏侧惊厥-偏瘫-癫痫综合征。

1. 全身强直-阵挛性癫痫持续状态　当反复出现癫痫强直-阵挛性发作，在发作间歇期意识不恢复，或依次发作持续 5 min 以上，且脑电图上有痫样放电时称为强直-阵挛性癫痫持续状态，是所有癫痫持续状态中最常见和最严重的类型，病死率高。

2. 全身强直性癫痫持续状态　可见于儿童或成人，Lennox-Gastaut 综合征的儿童最常见。癫痫发作表现为短暂频繁的肢体强制性收缩，常伴有眼球凝视，面肌、颈肌、咽喉肌的收缩和下肢的外展、脊柱的弯曲，可能导致粉碎性骨折和截瘫。脑电图显示为去同步化，但更典型的为低电压快活动，频率为 20～30 Hz，逐渐减慢为 10～20 Hz，振幅增加，也可见到多棘-慢综合波。对多种地西泮类抗癫痫药物耐药，但总体预后较好。

3. 全身阵挛性癫痫持续状态　占儿童癫痫持续状态的 50％～80％，常合并发热，还可见于智力发育迟滞的儿童。临床表现为反复发作性的双侧肌阵挛，可以不对称，也可为非节律性。脑电图表现为双侧同步的棘波，亦可出现暴发性尖波或节律恢复后出现棘-慢综合波。

4. 肌阵挛性癫痫持续状态　较为少见，多发生于症状性癫痫患者。

5. 连续部分性癫痫持续状态　又称为 Kojewnikow 综合征，典型表现为反复、规律或不规律的、局限于身体某部分的肌阵挛，可持续数小时、数日甚至数年。远端肢体和上肢更易受累，身体运动、感觉刺激或精神活动都可增加肌阵挛的幅度或频率。患者可合并轻偏瘫或其他皮质源性运动障碍如震颤、共济失调等。

6. 持续性先兆 没有明显运动成分的癫痫持续状态。表现为躯体感觉异常、特殊感觉异常、自主神经症状明显及精神异常,脑电图上可表现出痫样放电。持续性先兆一般不会引起明显的神经系统功能损伤,但有些可引起脑功能障碍。

7. 边缘叶癫痫持续状态 起自边缘系统,有临床表现和脑电图明确的癫痫发作,表现为行为紊乱和精神症状,如短暂意识改变、自动症等,发作至少持续 30 min。

8. 偏侧惊厥-偏瘫-癫痫综合征 惊厥后有与惊厥同侧、持续时间不等的单侧偏瘫,同时有起源于颞叶的局灶性癫痫。主要表现为阵挛性发作,头眼转向一侧,偶有肢体的强烈抽搐。偏侧惊厥终止后出现惊厥一侧的运动障碍,程度不等,可为持续而严重的偏瘫,也可为逐渐减轻的轻偏瘫,运动障碍与惊厥持续时间和原发病有关。

二、鉴别诊断

需与短暂性脑缺血发作、癔症和器质性脑病鉴别。

监 测 与 治 疗

癫痫持续状态的治疗包括:维持生命体征稳定和心肺功能支持;终止持续状态的癫痫发作,避免其所致脑神经元损害;明确并去除癫痫的病因和诱因;处理并发症。

1. 维持生命体征稳定,进行心肺功能支持 明确癫痫诊断,保持呼吸道通畅,保证氧供并建立静脉通道,监测血压、体温,纠正水电解质紊乱及酸碱平衡失调。

2. 根据不同的发作类型应用药物终止癫痫持续状态的发作

(1)地西泮:是成人或儿童各型癫痫治疗的首选药,偶可抑制呼吸,需警惕。

(2)10%水合氯醛加等量植物油保留灌肠。

(3)氯硝西泮:药效是地西泮的 5 倍,半衰期为 22～32 h,对各型癫痫状态疗效俱佳,但对呼吸及心脏抑制较强。

3. 明确癫痫发作的病因和处理相关并发症 研究发现抗癫痫药物的突然停用、中枢神经系统感染是癫痫持续状态的最常见病因,急查血药浓度和相关检查可以帮助明确诊断。长时间癫痫发作可能引起脑细胞死亡,需要进行脑保护治疗,预防脑水肿和其他潜在并发症。

癫痫持续状态诊疗流程见图 5-2-1。

表 5-2-1 癫痫持续状态的治疗原则

时间	干 预 措 施
0～30 min	0 min:立即评估气道、呼吸、循环 1 min:监测生命体征 2 min:心电监护 2～10 min:至少建立两条通道,行血常规、生化、电解质、抗癫痫药浓度、动脉血气等 5～10 min:必要时气管插管 如果有不明原因的发热,考虑应用抗生素和行腰椎穿刺 立即开始使用苯妥英钠、磷苯妥英钠或劳拉西泮 心电监护,2 min 测 1 次血压
30～40 min	未缓解 苯妥英或磷苯妥英静脉注射 心电监护,每分钟测 1 次血压 存在苯妥英或磷苯妥英禁忌时,静脉注射丙戊酸钠或左乙拉西坦
30～60 min	未缓解 40 min:苯巴比妥静脉注射 50 min:气管插管 监测 EEG
50～60 min	未缓解 50～60 min:咪达唑仑静脉注射 必要时补液及应用血管活性药维持血压 或者 50～60 min:丙泊酚静脉注射 行头颅 CT
3～24 h	纠正诱因,调整抗癫痫药物
24～48 h	调整咪达唑仑、苯巴比妥、丙泊酚的用量

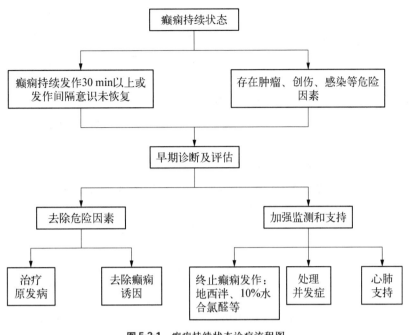

图 5-2-1 癫痫持续状态诊疗流程图

（徐静媛）

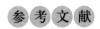

[1] Bauerschmidt A, Martin A, Claassen J. Advancements in the critical care management of status epilepticus [J]. Curr Opin Crit Care, 2017,23(2): 122 - 127.
[2] Pichler M, Hocker S. Management of status epilepticus [J]. Handb Clin Neurol, 2017,140: 131 - 151.
[3] Zelano J, Ben-Menachem E. Treating epileptic emergencies — pharmacological advances [J]. Expert Opin Pharmacother, 2016:1 - 8.
[4] Billington M, Kandalaft OR, Aisiku IP. Adult status epilepticus: a review of the prehospital and emergency department management [J]. J Clin Med, 2016,5(9).
[5] Betjemann JP, Lowenstein DH. Status epilepticus in adults [J]. Lancet Neurol, 2015,14(6):615 - 624.

第三节 缺血缺氧性脑病

概述与病理生理

一、定义

成人缺氧缺血性脑病多见于心跳呼吸骤停、心肺复苏术后，亦可见于休克、中毒等其他原因所致脑灌注不足或脑氧利用障碍，在恢复自主循环和脑灌注后表现出明显的意识障碍及其他神经系统功能受损的临床综合征。

二、病理生理改变

心搏骤停后脑供血停止,脑缺血缺氧,引起破坏性的脑损伤,病理生理变化分为3个阶段:原发性细胞损伤阶段、复苏期间能量恢复阶段和迟发性细胞损伤阶段。

脑组织基本没有氧和营养底物的储备,脑供血供氧停止后,细胞膜上钠钾泵、钙泵功能障碍,细胞膜去极化,兴奋性氨基酸释放,细胞内钙离子积聚,导致细胞毒性水肿、细胞膜裂解,神经细胞死亡。心肺复苏自主循环恢复后,脑氧和灌注恢复,细胞内磷酸肌酸和ATP部分或完全恢复,缺氧造成的脑细胞水肿暂时减轻。在能量恢复阶段,缺血缺氧后仍存活的神经细胞在恢复供血后功能亦恢复,但发病数小时甚至几日后仍可能死亡。这种现象称为迟发性细胞死亡。

迟发性细胞损伤阶段,出现继发性能量衰竭,细胞内发生生化级联反应,最终导致神经元死亡。在迟发性细胞损伤阶段,可出现惊厥、意识障碍、肌张力改变等临床表现。兴奋性毒素的神经毒性、生长因子缺乏、细胞内氧自由基的增加、钙超载、继发的炎症反应、线粒体氧化磷酸化障碍等多种机制参与了这一过程。

诊　断

缺血缺氧性脑病的诊断包括:①存在明确的引起脑缺血缺氧的病因(如呼吸心搏骤停);②恢复自主循环后仍存在严重且持续的神经系统功能受损的症状,如意识改变、瞳孔改变等;③排除其他引起脑缺血缺氧和(或)意识障碍的疾病。

1. 病史　患者有心跳呼吸骤停或其他原因导致的脑组织缺血缺氧的病史。

2. 临床表现　除意识障碍外,癫痫也是缺血缺氧性脑病重要的临床表现之一,其发作会加重脑缺血缺氧,从而进一步影响患者的预后。常见发作类型包括:急性肌阵挛、迟发性肌阵挛、癫痫部分性发作和强直-阵挛性发作。癫痫持续状态亦不少见。肌阵挛是最常见的癫痫发作类型,在原发病纠正后数日或数月,甚至患者意识恢复后仍可出现动作性或意向性肌阵挛,可伴或不伴其他神经系统定位体征。

3. 辅助检查

(1) 脑电图:心跳呼吸骤停后缺血缺氧性脑病的脑电图改变分为5级。1级以正常的α波活动为主,可合并少量θ波或δ波活动。2级以θ波或δ波活动为主,可见到正常的α波活动。3级以θ波或δ波活动为主,无α波活动。4级表现为低电压的δ波活动,可能有短时间的脑电平直,或无反应性的α波活动,也可在低电压活动的基础上出现周期全面性的癫痫样波。5级表现为平直或等电线(10~20 μV及以下)。通常4、5级提示预后不良。

(2) 头颅CT平扫:缺血缺氧性脑病发病5~7 h,头颅CT可表现为弥漫性脑水肿,8~18 h头颅CT可见脑白质广泛低密度影,而晚期(0.5~1年)表现为双侧脑白质对称的稍低密度影、脑沟增宽、脑室扩大。

(3) 头颅磁共振:磁共振反映脑缺氧所致脑水肿较为敏感,且能明确损害部位、范围及与周围结构的关系,对早期诊断及评估预后具有重要的价值。缺血缺氧性脑病早期磁共振可表现为:①脑水肿;②灰白质分界消失;③大脑皮质层状坏死;④颅内出血。而晚期表现为皮质下白质及深部白质脱髓鞘改变;选择性神经元坏死;广泛脑损害;脑萎缩、脑积水等。

监测与治疗

1. 监测心率、血压等生命体征及神志瞳孔的变化　观察有无癫痫的发生,必要时监测脑电图,行头颅CT检查。

2. 维持脑灌注　脑灌注与脑灌注压呈正相关,脑灌注压为平均动脉压和颅内压的差值,平均动脉压过低或颅内压过高都会导致脑灌注压下降,此时需要适当提高平均动脉压或者脱水降低颅内压从而维持脑灌注。

3. 控制癫痫　终止持续状态的癫痫发作,避免其所致脑神经元损害。

4. 亚低温脑保护　是指对心搏骤停后恢复自主循环而仍然昏迷的患者采取的亚低温治疗措施。研究表明,脑缺血后的再灌注损伤涉及许多化学反应,其中包括氧自由基产生、兴奋性氨基酸释放及钙内流等,这些变化引起线粒体损伤和神经细胞凋亡。而亚低温可抑制上述反应,从而减轻再灌注损伤。

5. 其他治疗　防治寒战,纠正水电解质紊乱及酸碱平衡失调等。

缺血缺氧性脑病的诊治流程见图5-3-1。

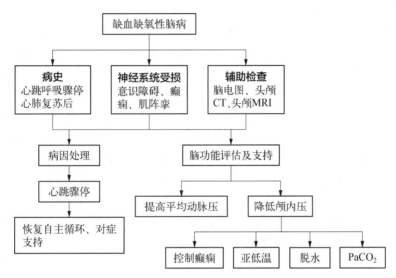

图 5-3-1　缺血缺氧性脑病诊治流程图

（徐静媛）

[1] Greer DM. Mechanisms of injury in hypoxic-ischemic encephalopathy: implications to therapy [J]. Semin Neurol, 2006,26(4):373 - 379.
[2] Douglas-Escobar M, Weiss MD. Hypoxic-ischemic encephalopathy: a review for the clinician [J]. JAMA Pediatr, 2015,169(4):397 - 403.
[3] Dixon BJ, Reis C, Ho WM, et al. Neuroprotective strategies after neonatal hypoxic ischemic encephalopathy [J]. Int J Mol Sci, 2015,16(9): 22368 - 22401.

第四节　颅内压增高

概述与病理生理

一、定义

颅内压(intracranial pressure, ICP)是颅内容物对颅腔壁的压力。正常成人平静时平卧位颅内压正常范围为 6～15 mmHg,儿童为 3～6.75 mmHg。成人平卧位颅内压持续超过 15 mmHg,可诊断为颅内压增高。按照颅内压升高程度,可分为轻度颅内压增高（15～20 mmHg）、中度颅内压增高（20～40 mmHg）、重度颅内压增高（＞40 mmHg）。颅内压增高（intracranial hypertension，ICH）不是单一性疾病，而是一综合征，常继发于颅脑外伤、颅内出血、急性脑梗死、心搏骤停等疾病。颅内压增高可导致颅内血流减少，引起脑组织缺血缺氧性损害，严重时甚至发生脑疝，危及生命。

二、颅内压的调节机制

正常情况下，成人颅腔内容物包括脑组织（约1 400 g）、脑脊液（约 75 ml）和血液（约 75 ml）。这 3 种颅内容物均不能被压缩，但在一定范围内可以相互替换。所以三者中任何一种体积的增加，均可导致其他一种或两种内容物体积代偿性的减少，从而使 ICP 维持在相对平稳的状态，不致有很大的波动。此外，颅内压还受到血压变化和呼吸运动的影响。目前认为，因为呼吸运动会影响回心血量，进而影响了心排血量。由于血压和心排血量的变化，导致脑血管的搏动变化，传导到脑组织作用于无弹性的颅骨壁上而形成颅内压的变化。

三、病理生理机制

正常成人颅骨已经完全融合，颅内容积基本固定，颅内压取决于颅内容物的体积。由于脑组织在急性颅内压增高时不能被压缩或排到颅外，颅内压的调节主要依靠控制脑脊液量与脑血容量。脑脊液是调节颅内压最主要的成分，当发生颅内压增高时，首先通过减少脑脊液分泌，增加吸收和部分被压缩出颅以缓解颅内压升高，继之再压缩脑血容量，减少脑脊液最大约可代偿颅内容积的 5.5%。在不严重影响脑组织供氧情况下，脑血容量可被压缩的容积占颅腔容积的 3% 左右。因此，通过调节脑血容量和脑脊液量，可缓解颅内压增高的代偿容积约为颅腔容积的 8.5%。

如果患者出现颅骨凹陷性骨折、颅内出血、脑组织挫裂伤、脑水肿、脑梗死、脑积水、颅内肿瘤等情况，当其增加体积超过代偿范围后，即会出现颅内压增高。

诊 断 与 分 期

颅内压增高的病程进展中，依据病理生理特点和临床症状，可分为代偿期、早期、高峰期和晚期（衰竭期）4 期，每期均有相应的临床表现和特点。值得注意的是，较多患者的分期并不完全明确。病变位置对临床表现也有重要影响，如前颞叶病灶因受颞窝限制及邻近脑干，可在颅内压较低时（15 mmHg左右）即出现小脑幕切迹疝。

一、代偿期

代偿期已有导致颅内压增高的病变，但尚不严重。由于颅内有占总容积 8.5% 左右的可代偿容积，颅内压的增高被代偿机制所抵消，此时颅内压仍保持在正常范围内。因此也不会出现颅内压增高的临床表现，或仅有头痛、恶心等不典型的表现。代偿期的颅内压增高诊断较为困难。

此期进展的快慢，取决于病变的性质、部位和发展的速度等因素。如良性肿瘤和慢性硬脑膜下血肿，病变发展较缓慢，一般产生的脑水肿也较轻，且慢性颅内压增高，还可通过压缩脑组织代偿，故此时代偿期持续的时间较久，可达数月甚至数年。急性脑外伤、急性颅内出血、脑脓肿和恶性肿瘤因病变发展较快，周围的脑组织也有较为广泛和严重的水肿反应，这种原发性改变可迅速地超过颅腔的代偿容积，所以此期一般都较短。病变位置对颅内压增高临床表现也有重要意义，如前颞叶病灶因受颞窝限制及邻近脑干之故，可在颅内压较低状态（15 mmHg）即出现小脑幕切迹疝。

二、早期

病变发展并超过颅腔的代偿容积，但颅内压低于平均动脉压值 1/3 的同时小于 35 mmHg，此时脑灌注压值为平均动脉压值的 2/3，脑血流量也保持在正常脑血流量的 2/3 左右，为 34～37 ml/(100 g 脑组织·min)，动脉血二氧化碳分压值在正常范围内。脑血管自动调节反应和全身血管加压反应均还保持良好。但脑组织已有早期缺血缺氧和脑血流量减少,血管管径也有明显改变,所以逐渐出现 ICP 增高症状和体征,如头痛、恶心、呕吐,并可因激惹引起 ICP 的进一步增高。还可见到视神经盘水肿等客观体征。在急性 ICP 增高时,尚可出现血压升高、心率变慢、脉压增大、呼吸节律变慢、幅度加深的 Cushing 反应。

三、高峰期

病变已发展到严重阶段,颅内压为平均动脉压值的 1/2,在 35~50 mmHg,脑灌注压也相当于平均动脉压值的一半,脑血流量也为正常的一半,25~27 ml/(100 g 脑组织·min)。如颅内压接近动脉舒张压水平,动脉血二氧化碳分压超过 46 mmHg 而接近 50 mmHg 时,脑血管自动调节反应和全身血管加压反应可丧失,可出现脑微循环弥散性梗死。此时患者有剧烈头痛、反复呕吐、视神经盘高度水肿或出血,神志逐步趋向昏迷,并可出现眼球、瞳孔固定散大或强迫头位等脑疝先兆症状。

四、晚期(衰竭期)

病情已发展到濒危阶段,ICP 增高到相当于平均动脉压,灌注压小于 20 mmHg,血管已接近管腔完全闭塞,脑血流量仅为 18~21 ml/(100 g 脑组织·min),脑代谢耗氧量($CMRO_2$)<0.7 ml/(100 g 脑组织·min)[正常值为 3.3~3.9 ml/(100 g 脑组织·min)],动脉血二氧化碳分压接近 6.6 kPa(50 mmHg),动脉血氧分压下降到 50 mmHg,动脉血氧饱和度<60%。此时患者处于深昏迷,各种反射均消失,出现双瞳孔散大、去大脑强直等现象,血压下降,心跳快弱,呼吸浅快或不规则甚至停止,脑电图上呈生物电停放,临床上可达"脑死亡"阶段。严重的颅内压增高甚至直接导致脑疝,影响生命体征,导致患者迅速死亡。

五、脑疝

一般来说,只有在颅内压较高时,才会发生脑疝,但也受到病变部位的影响,如前文所述的小脑幕切迹疝。

硬脑膜的转折而形成的大脑镰与小脑幕将颅腔分为 3 个腔,即幕上的左右半球区与幕下的小脑区。当颅内压升高超过一定阈值时,脑组织受到压迫发生位移即导致脑疝。可根据发生的部位与疝出组织的不同来分型,如小脑幕切迹疝(天幕疝或颞叶疝)、枕骨大孔疝(小脑扁桃体疝)、小脑幕切迹上疝或倒疝(小脑蚓部疝)、大脑镰或胼胝体池疝(扣带回疝)及蝶嵴疝或侧裂池疝。

临床上以小脑幕切迹疝与枕骨大孔疝最为常见。脑疝加重了脑干、脑神经与脑血管的压迫,同时由于阻断了 CSF 的循环通路,降低了颅内的顺应性,从而引起一系列危及生命的情况,称为脑疝危象。慢性颅内压增高可存在脑疝,但没有发生脑组织嵌顿与脑疝危象,甚至无明显临床症状,行磁共振检查可发现上述情况。

监 测 与 治 疗

一、监测

(一) 颅内压监测的指征

目前比较推荐头部 CT 检查发现颅内异常,如颅内出血、脑挫裂伤、脑水肿等情况,GCS 评分在 3~8 分的患者行有创颅内压监测。如 CT 检查发现上述颅内异常,但 GCS 评分在 9~15 分的患者,可选择性行有创颅内压监测。如 CT 检查未发现颅内异常,且 GCS 评分在 9~15 分的患者,不必行有创颅内压监测。

(二) 颅内压监测的方法

对于急性颅脑创伤颅内高压患者,腰椎穿刺有导致脑疝的危险。所以不推荐作为临床颅内压力监测的方法。无创颅内压监测如采用前囟测压、测眼压、经颅多普勒超声测脑血流、生物电阻抗法、鼓膜移位测试法等,尚处于研究阶段和临床试用阶段,其精确度和稳定性仍然无法判断,临床价值尚需进一步的研究。

目前临床常用的有创颅内压监测,包括脑室内压监测、脑实质内压监测、硬膜下压力监测、硬膜外压力监测4种。临床首选脑室内压监测,此法将导管和探头置入脑室内,操作较简单,精确度高,并且可放出脑脊液,降低颅内压,但对于脑室受压消失的患者无法实施。

(三) 颅内压监测的意义

颅内压监测能早期发现颅内伤情变化,早期予以处理,并能判断脑灌注压与脑血流量,指导临床治疗,有助于提高颅脑创伤患者的治疗效果,降低重型颅脑创伤的病死率。脑室内压监测还有脑脊液引流的作用,从而直接降低颅内压。

二、治疗

颅内压增高治疗的主要目的是尽可能控制颅内压至正常范围,保证有效的脑灌注压与脑的能量供应,防止或减轻脑移位或脑疝,同时积极减轻脑组织代谢和氧耗。并在此基础上积极治疗原发性疾病。

(一) 基础治疗

颅内压增高最基础的治疗是保持平衡的生理状态,维持生命体征稳定。对昏迷患者要特别注意保证呼吸道通畅,呼吸道分泌物较多者要尽早行气管切开与吸痰,以保证氧的吸入。及时排空胃内容物,减少腹胀,防止呕吐物吸入呼吸道。保证血压、血糖、血氧与二氧化碳分压、血 pH、血清电解质均为正常范围。维持正常血容量与血渗透压。控制体温正常。目前主张将脑灌注压(正常为 $70 \sim 100$ mmHg)维持在正常范围的低端,成人为 70 mmHg,小儿以 50 mmHg 为宜。颅内压增高患者保持安静,躁动者可给予镇静剂控制,减少机体对氧的消耗。同时注意抬高上半身 $20° \sim 30°$,以利于静脉回流,有助于降低颅内压。

(二) 药物治疗

颅内压增高患者可给予甘露醇、甘油果糖等药物脱水,这两种药物静脉滴注后主要是通过改变组织间的渗透压而发挥降低颅内压的作用。另有学者主张使用高渗含钠溶液,如高渗盐水、5% 碳酸氢钠等液体,提升血钠浓度到 $145 \sim 155$ mmol/L,增加血浆晶体渗透压来减轻脑组织水肿,从而降低颅内压。还可使用呋塞米等利尿剂,加速水的排除,从而起到脱水降颅内压作用。过去主张使用白蛋白提升胶体渗透压减轻脑水肿,使用糖皮质激素保护脑组织并减轻脑水肿,但近年来,这两种药物争议颇大,对其疗效和副作用存在不同的观点。

(三) 物理治疗

脑室脑脊液引流可快速减少颅内脑脊液的容积,起到降压的效果,并能同时监测颅内压,是一种较有效降低颅内压的措施。亚低温治疗过去认为,能降低组织的代谢率,延缓脑组织的损害,减轻脑水肿,但目前多项研究表明,亚低温对颅内高压患者死亡率和神经系统恢复无明显改善,主流观点已不推荐常规行亚低温治疗,但如患者发热,将体温控制到正常范围是很有必要的。过度通气疗法现仅在很难控制的颅内压增高才考虑应用,其降低颅内压的效果维持时间较短,仅能持续 $30 \sim 120$ min。

(四) 特殊治疗

在其他降颅压措施对颅内压增高无效时,可使用大剂量的硫喷妥钠和戊巴比妥,能使全身麻醉抑制脑的代谢活动,从而导致脑血流量降低与颅内压下降。在治疗的过程中需要较多的、持续的监测措施来防止并发症的发生,其中最常见的是低血压,所以仅能试用于血流动力学较稳定的患者。当前此项治疗仍缺乏明显的改善预后的报道。

对各种原因引起的严重颅内压增高,当其他降压措施仍无效时,减压性颅骨切除术有可能降低病死率。

时至今日,严重颅内压增高患者的预后仍极度不佳。以上各种抗颅内压增高的措施应根据不同的病例及同一例患者的不同阶段选用不同的组合。抗颅内压增高措施使用过度或不足,都难以取得最佳疗效,甚至有害。合理的选用与组合对成功的治疗颅内压增高至关重要。

颅内压增高的诊治流程见图 5-4-1。

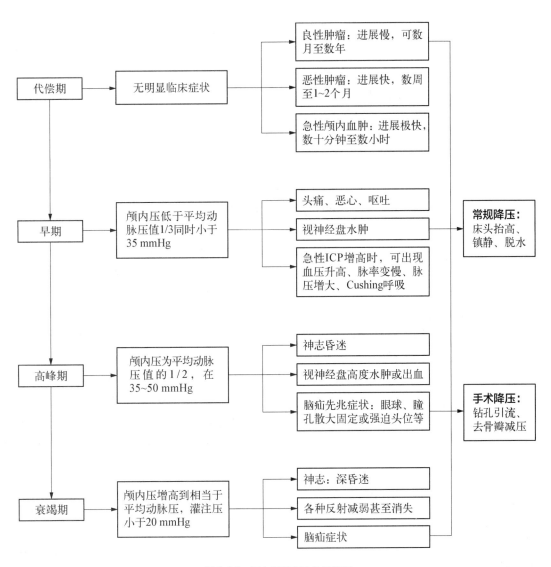

图 5-4-1 颅内压增高诊治流程图

（尚 游）

[1] Dennis LJ, Mayer SA. Diagnosis and management of increased intracranial pressure [J]. Neurol India, 2001,49(1): S37.
[2] Mauritz W, Steltzer H, Bauer P, et al. Monitoring of intracranial pressure in patients with severe traumatic brain injury: an Austrian prospective multicenter study [J]. Intensive Care Med, 2008,34: 1208.
[3] Marik PE, Varon J, Trask T. Management of head trauma [J]. Chest, 2002,122: 699.
[4] Procaccio F, Stocchetti N, Citerio G, et al. Guidelines for the treatment of adults with severe head trauma (part I). Initial assessment; evaluation and pre-hospital treatment; current criteria for hospital admission; systemic and cerebral monitoring [J]. J Neurosurg Sci, 2000,44:1.
[5] Procaccio F, Stocchetti N, Citerio G, et al. Guidelines for the treatment of adults with severe head trauma (part II). Criteria for medical treatment [J]. J Neurosurg Sci, 2000,44: 11.
[6] Davella D, Brambilla GL, Delfini R, et al. Guidelines for the treatment of adults with severe head trauma (part III). Criteria for surgical treatment [J]. J Neurosurg Sci, 2000,44:19.
[7] Hinson HE, Stein D, Sheth KN. Hypertonic saline and mannitol therapy in critical care neurology [J]. J Intensive Care Med, 2013,28:3.
[8] Diedler J, Sykora M, Blatow M, et al. Decompressive surgery for severe brain edema [J]. J Intensive Care Med, 2009,24:168.

第五节　脑　膜　炎

概述与病理生理

一、定义

脑膜炎是中枢神经系统膜层的炎症,可为感染性或无菌性,可为急性或慢性,常伴随脑炎。病原体可为细菌、病毒、分枝杆菌、真菌及寄生虫。

二、流行病学

1. 发病率

(1) 急性细菌性脑膜炎:美国为每年约 2.4/100 000例。

(2) 联合疫苗的应用,儿童流感嗜血杆菌引起的脑膜炎发病率正在下降。

2. 危险因素

(1) 急性细菌性脑膜炎:高龄(虽然其可发生于任何年龄)、免疫功能低下、脾切除、补体缺乏、脑脊液漏、颅脑外伤(包括颅脑手术)、CNS 植入物。

(2) 疾病流行地区旅行(如"脑膜炎带",包括非洲、巴西、印度、中国、中东部分地区)。

三、基因学

肺炎球菌及脑膜炎球菌性脑膜炎的易患性与一些补体缺乏及功能异常有关,包括甘露糖结合凝集素基因突变。Toll 样受体突变可影响对结核性脑膜炎的易患性。

四、综合防治

根据年龄及危险因素推荐使用针对流感嗜血杆菌、肺炎球菌及脑膜炎球菌的疫苗。

对于密切接触脑膜炎球菌及部分流感嗜血杆菌感染患者人群,推荐预防性药物治疗。

五、病理生理

在急性感染性脑膜炎中,细菌首先在黏膜表面定植,之后播散并侵入蛛网膜下腔。宿主对抗病原体导致炎症、水肿、血管炎、氧化应激、血流调节失常。此过程可致神经元死亡、进一步炎症、颅内压升高甚至死亡的恶性循环。

六、病因

1. 感染因素　脑膜炎是脑膜腔隙的感染,病因多样。

(1) 病毒感染:肠病毒、流行性腮腺炎、HSV、HIV、麻疹及流感。

(2) 细菌感染:流感嗜血杆菌、脑膜炎奈瑟菌、肺炎链球菌、单核细胞增生性李斯特菌、无乳链球菌、大肠埃希菌、结核分枝杆菌、苍白密螺旋体、伯氏疏螺旋体及立克次体属。

(3) 真菌感染:球孢子菌、隐球菌。

(4) 寄生虫:福氏耐格里阿米巴、血管圆线虫、类圆线虫。

2. 非感染因素

(1) 新生物。

(2) 药物:抗生素、NSAIDs 及其他。

(3) 胶原血管病变:SLE。

诊断与鉴别诊断

一、诊断

1. 病史

(1) 头痛、发热和颈项强直为典型三联征,但并不是所有患者均存在(2/3 患者存在典型三联征)。

(2) 感觉异常在细菌性脑膜炎中常见(~80%),可出现癫痫(~30%)。

(3) 有在不洁水中游泳经历,应考虑阿米巴性脑膜脑炎。有旅游及食用蜗牛、软体及甲胄动物经历,应当考虑血管圆线虫引起的嗜酸性粒细胞性脑膜炎。

2. 体格检查

(1) 急性细菌性脑膜炎患者中,>50%的病例存在克氏征及布氏征,20%存在局灶性神经功能异常。

(2) 皮疹常见于脑膜炎球菌(瘀点、瘀斑及紫癜)。

(3) 免疫功能低下、粒细胞缺乏、老年人及新生儿患者的临床表现不典型并缺乏典型体征。在该人群诊断时应当充分考虑脑膜炎。

3. 辅助检查

(1) 脑脊液检查是最重要的实验室检查。根据现行指南,一旦怀疑细菌性脑膜炎,在无腰椎穿刺禁忌证(脑脊液放出后可能出现脑疝)的情况下,应急诊行腰椎穿刺及血培养。

(2) 以下情况应等待神经系统影像学检查再考虑腰椎穿刺:免疫功能低下、既往 CNS 疾病、新发癫痫、意识改变、视乳头水肿、局灶性神经功能异常。

(3) 如因神经系统影像学检查延迟腰椎穿刺,应急诊先行血培养。

(4) 脑脊液检查应至少包括:细胞计数、葡萄糖、总蛋白、革兰染色及培养。典型的急性细菌性脑膜炎表现为中性粒细胞升高(500 至 >10 000 个细胞/mm³),

葡萄糖降低,蛋白质水平升高。检查结果分析应结合患者状况(包括年龄)及临床表现。

(5) 其他检查可根据怀疑病原体送检,包括细菌抗原检测、印度墨汁染色、隐球菌抗原、病毒和(或)结核菌 PCR、AFR 培养和染色。

(6) 随访及特殊情况。

1) 记录腰椎穿刺压力。压力大于 20~25 mmHg 及以上可引起脑疝,应立即请神经外科医师会诊,并立即终止腰椎穿刺。

2) 怀疑细菌性脑膜炎检查期间应当立即开始治疗。

(7) 影像学检查:腰椎穿刺前行头颅 CT 平扫排除脑积水/颅内占位。等待 CT 过程中不应当延迟治疗。

4. 诊断性操作/其他

(1) 治疗前应先行血培养。

(2) 脑脊液可送至相关实验室以明确致病微生物种类。

(3) 考虑药物相关非感染性脑膜炎,应间断使用某些药物以明确诊断。

(4) 怀疑肿瘤相关性脑膜炎时应行细胞学检查。

5. 病理学检查

(1) 严重程度不一的脑膜化脓性炎症。

(2) 严重者可见蛛网膜下腔消失及脑积水。

二、鉴别诊断

(1) 脑脓肿。

(2) 脓毒血症。

(3) 癫痫。

(4) 蛛网膜下腔出血。

(5) 脑炎。

治　疗

一、药物治疗

1. 对于社区获得性急性细菌性脑膜炎的 1 个月

至 50 岁患者　指南推荐万古霉素加第三代头孢菌素。

2. 对于怀疑 B 型流感嗜血杆菌引起的儿童脑膜炎患者　指南推荐在第一次使用抗生素之前使用地塞米松(0.15 mg/kg, q6 h,治疗 2~4 日)。

3. 对于怀疑肺炎链球菌引起的成人脑膜炎患者 指南推荐在第一次使用抗生素之前使用地塞米松（0.15 mg/kg，q6 h，治疗 2～4 日）。

4. 对于<1 个月的急性细菌性脑膜炎患儿　推荐使用氨苄西林加头孢噻肟或氨基糖苷类。

5. 对于>50 岁的患者　指南建议万古霉素加氨苄西林加第三代头孢菌素。

6. 对于穿透性创伤及颅脑术后患者，推荐经验性使用万古霉素加假抗单胞菌药物（如头孢吡肟、头孢他啶或美罗培南）。

7. 根据病原体测定及易感体质情况尽量使用窄谱抗生素。

8. 对于 HSV 引起的病毒性脑膜脑炎，阿昔洛韦（无环鸟苷）是最佳选择。

9. 对 β-内酰胺类和（或）头孢菌素类药物过敏的患者可使用氯霉素或喹诺酮类药物。

注意：为突破血脑屏障，药物剂量通常较高。同时根据患者年龄及其他因素，药物推荐剂量也有变化。特殊推荐应参考指南。

二、系统评估

怀疑脑膜炎球菌病的患者需要隔离，暴露于患者口/鼻分泌物的密切接触者，包括护理人员需接受暴露后预防性治疗（参见章节后注意事项）。

1. 会诊　包括传染科、神经内科，甚至神经外科。

2. 其他治疗

（1）在临床专家指导下，采用颅内压监测，及时降低颅内压，患者可能受益。

（2）手术纠正持续性脑脊液漏。

（3）可能需要移除感染的植入物。

3. 初步稳定

（1）对于意识不清和（或）呼吸道缺乏保护的患者，推荐行气管插管。麻醉诱导时要注意怀疑颅内压升高的患者。

（2）对于休克患者，维持血压正常范围对脑灌注至关重要。

4. 入院标准

（1）急性细菌性脑膜炎应入院治疗及观察，甚至包括收治 ICU。

（2）对于神经症状改变、颅内压升高和（或）免疫功能低下的患者，应考虑收治 ICU。

5. 护理　包括神经系统检查及 ICU 水平的护理。

6. 出院标准　根据病原体及患者的临床过程，只有完成静脉抗生素治疗的疗程才能够出院。适当的初步治疗后门诊输液也可行，但在此之前需咨询相关专家。

7. 随访建议

（1）必须随访脑脊液（CSF）检查，包括真菌及 AFB 培养，可能数周才会有结果。

（2）如诊断不明或病情恶化，需要反复行脑脊液检查。

（3）发生后遗症需亚专科医师参与随访。

8. 患者监测。

9. 饮食　无特别限制。

10. 患者教育　根据脑膜炎病因进行宣教。

预　后

（1）根据病原体及年龄不同，急性细菌性脑膜炎的死亡率为 10%～30%（肺炎链球菌感染及婴儿的预后最差）。

（2）20%～50% 的急性细菌性脑膜炎幸存者可发生后遗症。

并　发　症

（1）死亡。

（2）癫痫。

（3）失聪。

（4）认知障碍。

（5）休克。

（6）截肢。

（7）脑积水、脑疝。

注 意 事 项

（1）对于可能接触到脑膜炎奈瑟菌感染患者鼻咽部分泌物的人员，推荐行预防性治疗，包括家属、日间护理人员，以及包括插管及呼吸道护理的医务人员。理想的预防性治疗应在 24 h 内开始，不应迟于 14 日。推荐使用利福平、环丙沙星、头孢曲松，但最近有氟喹诺酮耐药性报道。

（2）对于流感嗜血杆菌，家庭接触者及校内接触者推荐预防性治疗。利福平为最佳选择。

（3）推荐咨询包括公共卫生权威在内的专家，以此决定预防性治疗的人员及药物选择。

脑膜炎的诊治流程见图 5-5-1。

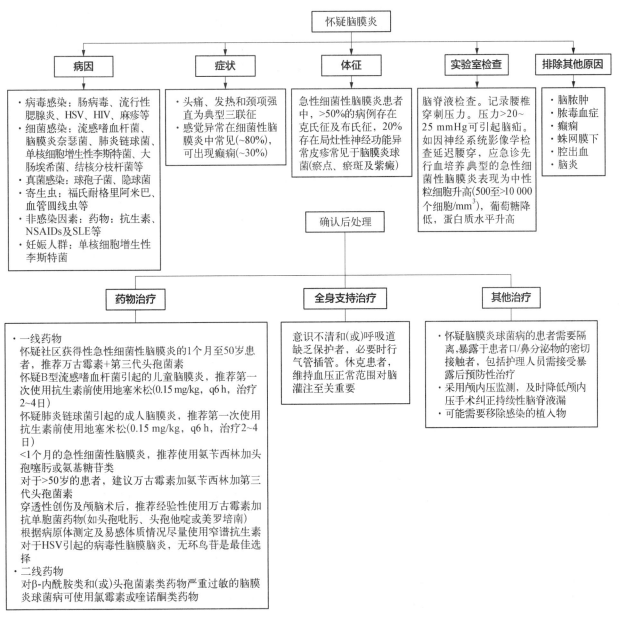

图 5-5-1　脑膜炎诊治流程图

（郭　强）

参 考 文 献

[1] McClelland S 3rd1, Hall WA. Postoperative central nervous system infection: incidence and associated factors in 2111 neurosurgical procedures [J]. J Clin Infect Dis, 2007,45(1):55-59.
[2] Chakor RT, Jakhere S, Gavai BY, et al. Communicating hydrocephalus due to cerebral venous sinus thrombosis treated with ventriculoperitoneal shunt [J]. J Ann Indian Acad Neurol, 2012,15(4):326-328.
[3] Wang Q, Shi Z, Wang J, et al. Postoperatively administered vancomycin reaches therapeutic concentration in the cerebral spinal fluid of neurosurgical patients [J]. J Surg Neurol, 2008,69(2):126-129.
[4] Chiang HY, Kamath AS, Pottinger JM, et al. Risk factors and outcomes associated with surgical site infections after craniotomy or craniectomy [J]. J Neuro Surg, 2014,120(2):509-521.
[5] Lin B, Yang H, Cui M, et al. Surgicel application in intracranial hemorrhage surgery contributed to giant-cell granuloma in a patient with hypertension: case report and review of the literature [J]. J World J Surg Oncol, 2014,21(12):101.

第六节　急性播散性脑脊髓炎

概述与病理生理

一、定义

急性播散性脑脊髓炎(acute disseminated encephalomyelitis, ADEM)是一种广泛累及脑和脊髓白质的急性炎症性脱髓鞘疾病,因病变主要在白质,又称白质脑脊髓炎。一般认为,急性播散性脑脊髓炎是一种免疫介导的中枢神经系统脱髓鞘性疾病。

二、危险因素

本病常在麻疹、百日咳、猩红热、水痘、风疹、天花、流感、腮腺炎或其他病毒感染后数周至数月内出现症状,又称感染后脑脊髓炎,也可发生于预防接种(如流行性乙型脑炎疫苗、狂犬病疫苗、抗破伤风血清)后,总称为预防接种后脑脊髓炎。部分病例因缺乏明确的病毒感染或预防接种史,易被误诊误治。

发病率约为每年0.8/10万,好发于儿童及青壮年。儿童病例男性较多,成人则相反。儿童发病有季节性,冬春季为高峰,可能与上呼吸道感染的高发病率有关。约2/3的儿童和1/2的成人有前驱感染或疫苗接种的临床证据,其后数日或数周出现神经系统症状,潜伏期平均为4~13日,而在所有ADEM患者中疫苗接种后ADEM所占比例小于5%。

三、病理生理

1. 病理改变　脑及脊髓充血、水肿、点状出血,主要病变多弥漫分布在小静脉周围的白质。表现为白质脱髓鞘、水肿及以淋巴细胞和巨噬细胞为主的炎性细胞浸润。病变明显者,在小静脉周围有软化灶,较晚期有星形细胞增生及胶质形成。尽管ADEM与多发性硬化(multiple sclerosis, MS)在多灶性脱髓鞘伴淋巴细胞及巨噬细胞浸润方面存在明显的病理学相似性,但ADEM的脱髓鞘病变局限于静脉周围,而MS为融合性脱髓鞘病变。

急性播散性脑脊髓炎预后好,90%可获得痊愈;急性出血性白质脑炎预后不良,可见免疫复合物沉积在大脑皮质血管壁,并很快导致死亡。

2. 病理生理改变　目前的证据表明,急性播散性脑脊髓炎是自身T细胞激活导致针对髓鞘或其他自身抗原的短暂性自身免疫反应。ADEM病变改变广泛,可累及大脑、小脑、脑干和脊髓的白质,甚至累及深层脑灰质,如基底节、丘脑。ADEM 是一种多灶性中枢神经系统疾病,其多灶性神经缺损表现取决于炎症性脱髓鞘累及部位和严重程度,包括锥体束、大脑半球、锥体外系、小脑、脑干、脊髓等的不同组合。临床可表现为中枢神经系统弥漫受累的症状和体征,若某一部位或几个部位受损则更严重,可出现各种不同的临床综合征,如脑炎综合征、脑膜炎综合征,以脑干、小脑和脊髓损害为主的临床综合征,也可表现为周围神经病。

(1) 脑膜炎型:是所有临床类型的早期表现,故最多见。一些病例可终止于脑膜炎阶段不再进展。

(2) 脑炎型:脑膜炎并发或发展为脑实质受累,表现为脑炎综合征,症状有反复发热、头痛、嗜睡和癫痫样发作。意识障碍一般于发病后数小时内出现,严重病例可进展为木僵、谵妄和昏迷、去大脑强直。局限性运动和感觉缺陷很常见,且多不对称,如不同程度的失语偏瘫和其他局限体征。颅神经麻痹特别是视神经炎或小脑病损的症状和体征,在某些病例可成为主要的临床表现。脊髓损害的症状和体征则更常见,可表现为急性横贯性脊髓炎。

(3) 脊髓炎型:ADEM 累及脊髓比脑干和小脑更常见,脊髓病损可为播散性,但更常见的是急性横贯性脊髓炎。亦可表现为上升性脊髓炎、弥漫性或斑状脊髓炎或局限性脊髓炎。急性横贯性脊髓炎可急性发病,历时几小时;也可亚急性发病,历时 1~2 周。常见部分或完全性迟缓性截瘫或四肢瘫痪、累

及传导束时可见下肢感觉障碍、病理征、尿潴留。高颈段脊髓病变波及脑干时可有呼吸衰竭。

(4) 急性出血性白质脑炎:为暴发性和致死性脑炎综合征,是 ADEM 所有类型中最凶险的类型。临床表现为突发性发热和头痛,随之出现神经系统症状,包括癫痫发作,病情迅速进展,于数小时或数日内从嗜睡进展至昏迷。严重的局限性神经系统体征很常见,提示脑半侧受累更重。全身症状明显,高热和外周血白细胞明显增高。80% 的病例死亡。

(5) 其他类型 ADEM:亦可表现为急性小脑性共济失调,特别是儿童的疹热病。水痘后 ADEM 中 1/2 的病例表现为急性小脑性共济失调,而麻疹和疫苗导致的 ADEM 则多表现为脑和脊髓受累的临床综合征。

四、发病机制

目前认为可能有两种主要的发病机制:①分子模拟理论,微生物(或疫苗)的蛋白质与人体髓鞘蛋白某些肽段结构相似,分享共同抗原,触发自身免疫反应;②炎症瀑布反应理论,微生物引起神经组织损伤,导致封闭抗原通过受损的血脑屏障逸出到外周循环系统,继发自身免疫反应,反过来损害 CNS。ADEM 病例组中人类白细胞抗原 HLA-DRB1 16 和 HLA-DQB1 05 的基因频率显著高于健康对照组,提示可能有遗传易患性。

诊断与鉴别诊断

一、诊断

目前无国际公认的诊断标准。国际儿童多发性硬化研究小组提出的 ADEM 诊断要点中必需包括脑病表现及多部位损伤的临床表现。脑病的表现包括行为异常(如过度兴奋和易激怒)与意识改变(如意识模糊、昏睡、昏迷);多部位损伤的临床表现,如大脑半球、小脑、脑干和脊髓的症状、体征。ADEM 脑病在 MRI 上表现为多发的、大片状脱髓鞘病灶,灰白质均可受累。

1. 临床症状 大多数病例为儿童和青壮年,在

感染或疫苗接种后 1~2 周急性起病,部分患者发病前可无诱发因素,多为散发。起病多为急性或亚急性,也有超急性,或数日到数周逐渐进展的隐匿起病。多数起病除发热、头痛、呕吐等外,常出现广泛性或多处受累的中枢神经障碍,如惊厥、共济失调、行为异常和意识障碍。根据受累部位不同,ADEM 临床症状亦不同,可表现为播散性脊髓炎、脑炎、脑脊髓神经根神经炎等多种类型。另外,急性播散性脑脊髓炎较其他中枢神经系统脱髓鞘疾病更易出现周围神经病,以成年患者较为突出。有研究显示,约 43.60% 的急性播散性脑脊髓炎患者伴周围神经病。

2. 辅助检查

（1）脑脊液检查：无特征性改变。可见轻度淋巴细胞增多，但一般不超过 $20\times10^6/L$；总蛋白含量正常或轻度升高（<100 mg/dl），有时可有球蛋白轻度升高；部分病例脑脊液糖含量正常，不能培养出任何病毒，可有寡克隆区带。

（2）影像学检查：头颅增强 MRI 对 ADEM 的诊断有重要价值，其 MRI 特点为脑白质内多发斑片状病灶，病灶呈大融合，不对称，可累及皮质、基底节、丘脑，同时存在强化及不强化病灶，病灶中心还可出现坏死。

脑和脊髓白质内散在多发 T_1WI 低信号、T_2WI 高信号病灶。

T_2WI、FLAIR 序列表现为片状边界不清的高信号，多发、双侧不对称，病灶累及范围广泛，包括皮下、半卵圆中心、双侧大脑半球灰白质交界区、小脑、脑干和脊髓，以丘脑和基底节最易受累，病灶多不对称，胼胝体和脑室旁白质较少受累，而这些部位病变更易出现在多发性硬化患者。而丘脑病变多见于 ADEM，罕见于 MS，可作为两者的鉴别要点。

CT：初发病时，CT 常阴性，发病后 $5\sim14$ 日才有改变，典型表现为皮质下脑白质的多发性低密度灶，有时病灶会持续性强化。

根据感染或疫苗接种后急性起病的脑实质弥漫性损害、脑膜受累和脊髓炎症状、CSF-MNC 增多、EEG 广泛中度异常、CT 或 MRI 显示脑和脊髓内多发散在病灶等可做出该病临床诊断。

二、鉴别诊断

本病需与乙型脑炎、单纯疱疹病毒性脑炎鉴别。乙型脑炎有明显流行季节，ADEM 则为散发性；脑炎与脊髓炎同时发生可与病毒性脑炎鉴别。

1. 单纯疱疹病毒性脑炎　可散发，发病前或发病过程中可见反复的口唇疱疹，其他前驱症状不明显。以精神症状最突出，有高热和抽搐以及颅内压增高等症状，可很快陷入昏迷，病死率极高。脑脊液中可见出血性改变。可检出特异性 IgM 抗体。脑电图以额叶和颞叶变化为主，可为慢波或癫痫样放电，双侧常不对称，一侧颞叶反复出现更有意义。CT 和 MRI 均可见额叶和颞叶的出血样改变，这些是与急性播散性脑脊髓炎不同之处。

2. 流行性乙型脑炎　呈季节性发病，$7\sim9$ 月居多，虫媒传播。急性起病，表现为高热、头痛、抽搐和高颅压症状，可累及大脑、小脑、脑干和脊髓等多个部位。可表现为全身中毒症状，外周血白细胞增高，以中性粒细胞居多。脑脊液早期以中性多核白细胞为主，$4\sim5$ 日后可转为以淋巴细胞增高为主。发病 2 周以后可检测出特异性抗体。MRI 表现为对称性双侧丘脑、基底节病灶。

3. 急性出血性白质脑病　多数学者认为其是急性播散性脑脊髓炎的暴发类型。起病急骤，病情凶险，病死率极高，多于发病后几日内死亡。脊髓受累的症状较脑部症状少见，或被脑部症状掩盖。周围血和脑脊液可出现白细胞明显增高，以中性粒细胞为主，为免疫系统异常活跃的反映。影像学可在软化灶和坏死灶的内部或周边见到出血灶，亦为弥漫性表现，多为片状分布。有人报道以 MRI 发现从 ADE 逐渐进展到急性出血性白质脑炎的病例。

4. 多发性硬化　急性播散性为本病与 MS 的主要区别，MS 从理论上讲是散在、多发的病灶，而非弥漫性，并且多次发生，有复发-缓解的病程。临床上确有部分 MS 患者起病可比较急，也缺乏复发-缓解的特点，病程也比较短，呈现单时相的病程。这一类型的患者无论从发病机制还是病理以及病理生理上与 ADEM 都是难以鉴别的，有些学者认为这是一个过渡类型。从临床实践的角度来看，脱髓鞘性疾病是其共同的要点，而对于发病比较快、病程进展也比较快的患者，及时采取特异性的治疗措施来挽救濒危组织是最为重要的。

治　疗

1. 一般性治疗措施　包括维持呼吸道通畅、控制血压和血糖、控制体温、维持水电解质及酸碱平衡、营养支持等。

2. 对因治疗　无特异性治疗药物。根据发病机制,主要给予免疫抑制及免疫调节治疗。早期、足量的糖皮质激素被认为是一线治疗药物(1V级证据):但药物种类、剂量和减量方法至今尚未统一。一项回顾性临床研究显示,静脉滴注甲泼尼龙优于地塞米松,应用方法为:20～30 mg/kg(<1 g/d)静脉滴注3～5日,继之以泼尼松1～2 mg/(kg·d)口服1～2周,逐渐减量,直至4～6周停药;若激素减量时间少于3周则增加复发风险。对于不能耐受糖皮质激素治疗、存在禁忌证或治疗效果欠佳的患者,可选择静脉注射丙种球蛋白(IVIg),为二线治疗药物,2 g/kg(总剂量)分2～5日静脉滴注。血浆置换疗法可清除病理性抗体、补体和细胞因子,

用于对糖皮质激素治疗无反应的急性暴发性中枢神经系统脱髓鞘疾病。隔日治疗一次,共5～7次,不良反应包括贫血、低血压、免疫抑制和感染等。其他免疫抑制剂,如环磷酰胺仅适用于对糖皮质激素治疗无反应的成年急性播散性脑脊髓炎患者,500～1 000 mg/m²,一次性静脉滴注或分别于治疗第1、2、4、6和8日时分次静脉滴注;严重不良反应为继发恶性肿瘤、不孕不育、出血性膀胱炎、充血性心力衰竭、免疫抑制、感染、Stevens-Johnson综合征及间质肺纤维化等。

急性播散性脑脊髓膜的诊疗流程见图5-6-1。

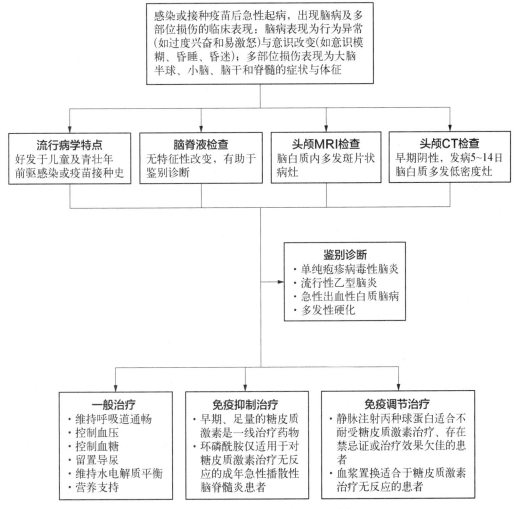

图 5-6-1 急性播散性脑脊髓膜诊疗流程图

(左祥荣)

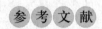

[1] Honkaniemi J, Dastidar P, Kahara V, et al. Delayed MR imaging changes in acute disseminated encephalomyelitis [J]. Am J Neuroradiol, 2001, 22(6):1117-1124.
[2] 刘峥,董会卿.急性播散性脑脊髓炎的研究进展[J].中国现代神经疾病杂志,2013,13(9):816-821.
[3] Tenembaum S, Chitnis T, Ness J, et al. International Pediatric MS Study Group. Acute disseminated encephalomyelitis [J]. Neurology, 2007,68 (16 Suppl 2):S23-36.
[4] 刁泽园,王健.关于急性播散性脑脊髓炎的新认识[J].国际神经病学神经外科学杂志,2013,40(2):184-187.
[5] 王育新,李效兰.急性播散性脑脊髓炎的治疗与预后[J].医学综述,2009,15(15):2325-2327.

第七节　蛛网膜下腔出血

概述与病理生理

一、定义

蛛网膜下腔出血（subarachnoid hemorrhage, SAH）是脑血管破裂出血,血液流入内含脑脊液的蛛网膜下腔,即蛛网膜和软脑膜之间的腔隙。临床上可分为自发性与外伤性两大类,自发性又分为原发性与继发性两种。由各种原因引起软脑膜血管破裂血液流入蛛网膜下腔者,称为原发性 SAH;因脑实质出血血液穿破脑组织流入蛛网膜下腔者,称为继发性 SAH。

美国每年每 10 万人中有 10 人发生非创伤性 SAH。在以下人群中更常见:女性,尤其是绝经后女性;年龄＞50 岁;非洲裔的美国人和墨西哥裔的美国人。

二、危险因素

一般危险因素:个人和(或)家族 SAH 史、违禁药物使用(尤其是可卡因)、吸烟、中度到重度嗜酒、高血压。

遗传危险因素:存在载脂蛋白 E4 等位基因的 SAH 患者不良预后风险增加。

三、一般预防

戒烟,控制血压,SAH 患者进行影像学随访,应该考虑对无症状的亲属进行个体筛查,对高危人群进行筛查的意义尚不确定。

四、病理生理

1. 病理改变　蛛网膜出血发生后数小时内,肉眼可见脑、脊髓表面呈紫红色,脑池、脑沟及蛛网膜下腔内可见较多红细胞沉积。如出血量大,血液凝结后,颅底的血管、神经可被掩盖。部分脑表面也可见薄层血凝块。脑实质出血血肿破入脑室,血量多时可充满全部脑室。脑底大量积血和(或)脑室内积血影响脑脊液循环,30％～70％的患者早期即出现急性梗阻性脑室扩张积水,随着病情恢复多可好转,脑室逐渐恢复正常。约有 5％的患者因蛛网膜颗粒受出血影响发生粘连,影响脑脊液吸收,出现不同程度的正常颅压脑积水。出血 4 h 后,镜下可见软脑膜血管周围有多核白细胞渗出;脑膜可有轻度炎性反应,以后可发生粘连。24 h 后有大量白细胞浸润和吞噬细胞起吞噬作用,还有大量白细胞坏死。48 h

后,由于红细胞破裂和溶解可释出大量含铁血黄素,同时可见局部粘连。72 h 后,各类炎性细胞反应达高峰,尤其淋巴细胞、吞噬细胞增多更明显。1 周后,多核白细胞基本消失,而淋巴及吞噬细胞最活跃;10日后出现机化现象,脑、脊髓表面可有纤维性瘢痕薄膜形成。

2. 病理生理改变　蛛网膜下腔出血后,可引起一系列颅内、外组织器官的病理生理变化,重者可致颅内压增高、脑疝形成致死。

(1) 头痛:血液流入蛛网膜下腔刺激痛觉敏感感受器引起头痛,颅内容积增加使 ICP 增高可加剧头痛。导致玻璃体下视网膜出血,甚至发生脑疝。

(2) 颅内容积增加:脑水肿引起脑体积增加,颅内压升高及脑疝。

(3) 脑血流量下降:颅内压明显升高时,脑灌注压明显降低导致脑血流急剧下降,此外脑血管痉挛、血管壁损伤微血栓形成、血小板聚集等也会导致脑血流量下降。

(4) 化学性炎性反应:因血细胞崩解后,释放各种炎性物质,致化学性炎症,进一步引起脑脊液增多,加重颅内压升高;可诱发血管痉挛导致脑缺血和脑梗死。

(5) 脑血管痉挛:常伴随 SAH 而来,其发病率在 $30\%\sim50\%$。脑血管痉挛导致脑血流量减少,引起缺氧与缺血性脑损害、脑梗死。SAH 后血液的氧合血红蛋白、补体等炎症反应激活及血液释放的血管活性物质如 5-羟色胺（5-HT）、血栓烷 A_2（TXA_2）、组织胺、内皮素（ET）异常,以及血管壁肌细胞与内皮细胞内钙超载等可能是导致脑血管痉挛的关键因素。

(6) 脑积水:血液在蛛网膜下腔或进入脑室内后,发生凝固,堵塞脑脊液循环通道致脑脊液回流受阻,致急性阻塞性脑积水、颅内压增高,甚至脑疝形成。亦可由于血红蛋白和含铁血红素沉积于蛛网膜颗粒,致脑脊液回流缓慢受阻,经相当长的时间后逐渐出现交通性脑积水、脑室扩大。

(7) 丘脑下部功能紊乱:由于颅内压增高、血液及其分解产物直接刺激丘脑下部和脑干,可引起神经内分泌紊乱、血糖升高、发热及自主神经功能亢进,可致心律失常、急性心肌缺血或梗死。

(8) 细胞死亡:有多种形式包括凋亡、坏死、自噬等。大量实验已证实 SAH 时血管内皮细胞、平滑肌细胞、神经细胞和胶质细胞存在凋亡及坏死。

四、发病机制

SAH 通过以下机制降低脑和微血管的灌注。

(1) 增加颅内压（ICP）。

(2) 改变脑血流量的自主调节功能。

(3) 减少 NO 的含量。

(4) 激活微血管胶原酶并活化血小板。

五、病因

(1) 囊性动脉瘤的破裂（20%为多发性）。

(2) 创伤。

(3) 动静脉畸形。

(4) 颅内动脉夹层。

(5) 淀粉样血管病变。

(6) 良性的中脑周围 SAH。

(7) 抗凝治疗。

诊断与鉴别诊断

一、诊断

1. 临床表现　最主要的表现为突然发作的严重的头痛;80%的患者描述为"一生中最严重的头痛"。其他症状包括:恶心和呕吐,77%;意识丧失,53%;新发的癫痫,$6\%\sim20\%$;假性脑膜炎症状,35%。部分患者在发病前数日或数周内会因动脉瘤的扩张而出现先兆性头痛,发生率在 $5\%\sim43\%$,复视通常在后交通动脉瘤破裂时出现。

2. 体格检查　SAH 体格检查可能正常,或出现以下表现:精神状态改变和混乱;局灶性神经功能缺损征象;视神经乳头水肿;眼底视网膜出血;颅内压升高表现。SAH 患者最初的体格检查与最终的预后相关。

3. SAH 的临床分级

(1) 根据患者的临床症状和体征可以将蛛网膜下腔出血分为 5 级(表 5-7-1)。

表 5-7-1 Hunt 和 Hess 分级

级别	临床表现
1 级	轻度的头痛和轻度的颈抵抗
2 级	中度到重度的头痛;颈抵抗;除了颅神经麻痹没有神经功能缺损
3 级	嗜睡;轻度的神经功能缺损
4 级	昏迷;中度到重度偏瘫
5 级	深昏迷;去大脑强直

(2) 根据格拉斯哥昏迷评分(GCS)和有无运动障碍制定的世界神经外科联盟分级(WFNS,5 级)也广泛应用于临床(表 5-7-2)。

表 5-7-2 WFNS 分级

级别	GCS 评分	运动功能障碍
1 级	15 分	无
2 级	13~14 分	无
3 级	13~14 分	有局灶症状
4 级	7~12 分	有或无局灶症状
5 级	3~6 分	有或无局灶症状

4. 辅助检查

(1) 实验室检查:脑脊液检查。均匀一致血性的脑脊液是诊断蛛网膜下腔出血的最重要的诊断依据,其敏感性超过 99%,但要注意排除腰椎穿刺导致的假阳性。但脑脊液黄变或发现吞噬细胞清除红细胞的现象有助于识别头颅 CT 检查阴性的 SAH 患者。当患者出现明显脑膜刺激征,或发病几小时后腰椎穿刺阳性率会明显提高,脑脊液表现为均匀一致、血性、无凝块。绝大多数蛛网膜下腔出血脑脊液压力升高,多为 $200 \sim 300$ mmH$_2$O,个别患者脑脊液压力低,可能是血块阻塞了蛛网膜下腔。糖和氯化物含量一般在正常范围。

(2) 影像学检查:头颅 CT 平扫为首选检查,不建议增强扫描。在发病最初 12 h 灵敏度达 98%,

24 h 后为 90%,1 周后降至 50%。还可以帮助识别脑水肿、脑室出血和颅内出血情况。发病最初头颅 CT 显示的脑出血量与后期血管痉挛风险密切相关。

根据 CT 扫描所示的高吸收区把蛛网膜下腔出血分成 4 级(Fisher 分级),见表 5-7-3。

表 5-7-3 蛛网膜下腔出血头颅 CT 的 Fisher 分级

级别	CT 表现	血管痉挛危险性
1	蛛网膜下腔未见出血	低
2	纵裂、脑岛池等各扫描层面有薄层血液,厚度<1 mm,或血液弥散分布于蛛网膜下腔	低
3	蛛网膜下腔有局限血凝块,或垂直各层面上厚度>1 mm	高
4	脑内血肿或脑室内积血,但基底池内无或有少量弥散性出血	高

MRI:急性蛛网膜下腔出血 MRI 检查效果明显不如 CT,但 1 周后 MRI 显示效果较佳,可用于诊断迟发性 SAH。MRI 对于孕妇为首选。蛛网膜下腔出血后脑血管痉挛导致局限性脑梗死,在 MRI 上表现为长 T_1 与长 T_2 信号,比 CT 诊断效果好。

脑血管造影(诊断金标准):一旦蛛网膜下腔出血被证实,就需要在发病 $1 \sim 2$ 周实施脑血管造影。主要是帮助判断出血的原因,明确病变的大小、形态、数目、部位,指导治疗方法的选择(血管内介入栓塞 vs 手术夹闭)。但有 20% 临床诊断 SAH 的患者血管造影检查结果为阴性。$1 \sim 3$ 周后需要复查血管造影,并发症的发生率<1%。造影术后应卧床休息 6 h 预防再出血。

CTA 和 MRA:无创,逐渐取代有创性 DSA,成为证实脑动脉瘤的首选方法。用于筛查和评估病情不稳定患者的手术方案,对手术夹闭患者的术后随访可能有价值。与传统的血管造影相比,当动脉瘤直径>5 mm 时灵敏度为 98%,而直径<5 mm 时灵敏度为 60%,而在未破裂的动脉瘤中,有 1/3 直径<5 mm。

5. 病理

(1) 动脉瘤是由于动脉壁中膜变薄而形成的。

(2) 动脉瘤通常存在于基底动脉的分叉处,提示剪切力对血管壁的损伤作用。

(3) 20%的患者动脉瘤不止一个。

二、鉴别诊断

鉴别诊断包括脑膜炎、紧张性头痛、偏头痛急性发作、高血压脑病、脑实质内出血、脑室出血、颅内肿瘤等。

监测与治疗

一、生命体征的监测与评估

SAH 患者最初的监测和管理应该在重症监护病房或配置完善的卒中单元进行,并配备具有神经重症专业知识的医护人员。

1. 常规评估 最重要的是气道、呼吸和循环功能评估(ABC 评估)。

(1) A(airway):开放气道。由于 SAH 患者常伴有不同程度的气道梗阻和误吸,故需要严密观察有严重神经功能障碍患者的气道是否通畅,评估气管插管的风险和获益。

(2) B(breathing):保证通气。维持动脉血氧饱和度>94%,一旦出现呼吸困难和(或)氧合障碍,需立即行快速气管插管,减轻缺氧而造成的神经系统损伤恶化。

(3) C(circulation):维持循环。动脉瘤处理前控制血压,防止血压波动造成动脉瘤再次破裂出血,但不必将血压控制过低,否则可能导致脑缺血性损伤。一般动脉瘤处理前可将收缩压控制在 140~160 mmHg,动脉瘤处理后,应参考患者的基础血压,合理调整目标值如高于基础血压的 20% 左右,避免低血压造成的脑缺血。

2. 神经系统评估 详细了解完整的病史并进行全身体格检查,进行神经功能评级。同时综合神经系统评估及 CTA、DSA 等影像资料,决定是否需要急诊对动脉瘤予以处理,或给予降低 ICP 的措施。

3. 常规监护 应包括每小时观察生命体征、神经系统功能评估及相应评分的动态变化;监测体温;推荐留置动脉导管(如桡动脉或足背动脉)监测血压和血气分析;根据患者的具体病情决定是否行头部 CT 的动态复查,动脉瘤治疗前进行持续密切观察,持续心电监护。

4. 神经系统专科监测 有条件的医疗单位,推荐采用神经系统专科监测技术,这些监测提高了对患者脑功能的评估效能,提高了临床处置措施的精确性。

(1) 经颅多普勒超声(TCD)监测:每日或隔日采用 TCD 检测颅内动脉流速、24 h 血流速度变化情况以及颅内外动脉流速比,以提示 ICP 增高、CVS 及脑灌注状态。

(2) ICP 监测:对 SAH 的 ICP 监测和管理。

(3) 脑电监测:对有效治疗后神经功能无改善,或出现不明原因神经功能恶化的 SAH 患者,根据 ICU 的技术条件,可考虑进行持续脑电监测或双频脑电(Bis)监测,以评估病情、指导治疗及预测预后。

(4) 其他:脑氧及代谢、脑温、微透析等监测,可根据 ICU 自身条件,选择性使用。

二、治疗措施

1. 一般治疗

(1) 安静卧床:减少外界对患者的刺激是预防再出血的重要措施。

(2) 抬高床头:头部中立位,抬高 20°~30°,尤其是气管插管或辅助通气的患者。

(3) 镇静、镇痛:对头痛、躁动患者,根据疼痛评分,给予镇静、镇痛治疗,对乙酰氨基酚(扑热息痛)初始剂量为 500 mg,3~4 h 给 1 次;动脉瘤治疗前避免使用阿司匹林。对于严重疼痛,可使用可待因、曲马多(栓剂或静脉注射),或者最后可以用到哌腈米特(肌内注射或静脉注射),镇静时必须注意患者的气道管理。对未经处理的动脉瘤破裂患者,若需要气管插管、导尿等操作,应给予必要的镇静、麻醉等措施,避免引起再出血。

(4) 留置尿管,监测尿量,在最初的 1 周内应每 6 h 计算一次液体平衡情况。

(5) 留置鼻胃管或鼻肠管,监测消化道出血、潜留状况,并给予肠内营养。

(6)防治便秘:入院后应给予患者预防性通便药物,避免患者用力排便及腹胀。

(7)预防深静脉血栓和肺栓塞:对于高危患者下肢使用弹力袜和(或)气囊间歇加压装置。

(8)避免低血容量,纠正贫血:SAH后患者会出现不同程度的血容量调节功能障碍,纠正容量失衡是SAH治疗的重要环节,目的主要是预防和治疗迟发性脑缺血(delayed cerebral ischemia, DCI)。建议将血红蛋白维持到>80 g/L,或红细胞比容在30%～35%。

(9)血糖控制:高血糖是SAH患者的常见现象。极端高血糖不仅是蛛网膜下腔出血严重程度的标志,而且是感染的一项危险因素。但低血糖同样也会产生严重后果。推荐血糖水平维持在8～10 mmol/L,避免较低血糖水平(血糖<4.44 mmol/L)。

(10)控制体温:定期监测体温,如果患者发热,需及时寻找病因和治疗感染。对SAH急性期患者,将体温严格控制在正常范围是合理的;在发生CVS和迟发性脑缺血的高危期,应采用药物和(或)体表降温的方法,严格控制体温。治疗强度可依据发生脑缺血的危险程度调整。亚低温治疗目标温度选择和降温治疗的时程,均应根据ICP变化、CVS的监测等予以调整。一般目标温度为核心温度32～35 ℃,降温时程为3～7日。

(11)维持电解质平衡:SAH最常见的电解质紊乱是低钠血症、高钠血症和低钾血症。SAH后急性期内高钠血症和低钠血症均很常见。处理水钠紊乱最重要的是做出准确诊断,脑盐耗综合征(cerebtal salt wasting, CSW)和抗利尿激素分泌异常综合征(syndrome of inappropriate secretion of antidiuretic hormone, SIADH)均可能发生,CSW更常见,治疗方法是使用高渗高钠液体。首要的是补充足够的水和钠,维持正常血容量和正常血钠水平。尿钠增多可通过使用盐皮质激素,如醋酸氟氢可的松治疗。SIADH治疗的主要方法是限制液体入量。

2. 抗纤溶药物　在动脉瘤处理前可以进行早期、短程的抗纤维蛋白溶解药物治疗(诊断后即开始,持续至处理动脉瘤时),不超过发病后72 h。

3. 脑血管痉挛的防治　尼莫地平为一线药物,预防血管痉挛,剂量为60 mg, po, q4 h连续14～21日。

4. 控制癫痫　之前有过癫痫发作的患者、大脑中动脉动脉瘤、脑内出血梗死和开颅手术后的患者可以服用苯妥英钠(大仑丁)或左乙拉西坦预防性抗癫痫治疗1周。SAH后的癫痫,需治疗半年。

5. 外科手术/其他操作　早期干预(SAH发病72 h内)降低再出血风险,可以通过以下方法:血管内介入栓塞动脉瘤;当动脉瘤不易栓塞时,可选择脑外科手术夹闭,尤其对于大动脉瘤和(或)宽颈动脉瘤。

6. 脑积水的处理　急性期由于大量积血堵塞脑脊液循环途径,引起急性脑积水,导致严重颅内压升高,急性期后转变为慢性脑积水,并发生蛛网膜下腔纤维素粘连、闭塞,形成正常压力性脑积水。急性脑积水的有效方法是脑室外引流。破裂动脉瘤确切处理后有相应临床表现的慢性脑积水患者,可根据患者具体状况,选择分流术(脑室-腹腔分流术、腰大池-腹腔分流术)。

蛛网膜下腔出血的诊治流程见图5-7-1。

(左祥荣)

[1] 徐跃峤,王宁,胡锦,等. 重症动脉瘤性蛛网膜下腔出血管理专家共识(2015)[J]. 中国脑血管病杂志,2015,12(4):215-224.
[2] 中华医学会神经病学分会,中华医学会神经病学分会脑血管病学组. 中国蛛网膜下腔出血诊治指南2015[J],中华神经科杂志,2016,49(3):182-191.
[3] Steiner T, Juvela S, Unterberg A, et al. European Stroke Organization guidelines for the management of intracranial aneurysms and subarachnoid haemorrhage [J]. Cerebrovasc Dis, 2013,35(2):93-112.
[4] 付雄,赵丛海. 动脉瘤性蛛网膜下腔出血后早期脑损伤病理生理的研究进展[J],中华神经医学杂志,2013,12(10):1073-1076.
[5] Connolly ES Jr, Rabinstein AA, Carhuapoma JR, et al. Guidelines for the management of aneurysmal subarachnoid hemorrhage: a guideline for healthcare professionals from the American Heart Association/american Stroke Association [J]. Stroke, 2012,43(6):1711-1737.

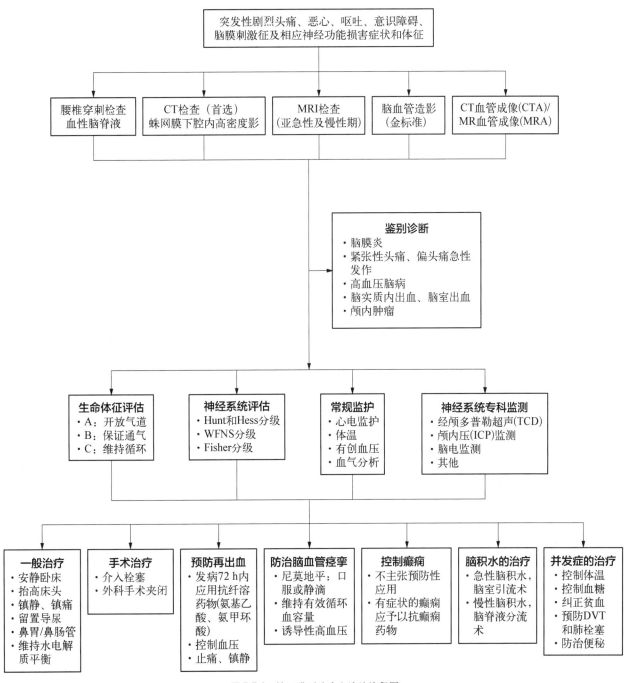

图 5-7-1　蛛网膜下腔出血诊治流程图

第八节 脑 出 血

概述与病理生理

一、定义

脑出血（intracerebral hemorrhage，ICH）是脑实质血管破裂引起的局部出血。

脑出血的好发部位：基底节（40%～50%）、脑叶（20%～50%）、丘脑（10%～15%）、脑桥（5%～12%）、小脑（5%～10%）、脑干部位及其他（1%～5%）。

脑出血发病率仅占脑卒中的 15%，但脑出血是最容易导致残疾的脑卒中类型。

每年每 10 万人中就有 12～15 人发病，每 10 万老龄人口中有 350 人患高血压性脑出血。

二、危险因素

1. 一般危险因素 老年、男性、高血压、酒精摄入增加、药物滥用、创伤。

2. 遗传学危险因素 脑叶出血的独立危险因素包括载脂蛋白 E2 或者 E4 等位基因的表达，以及一级亲属有脑出血病史。

三、病理生理

1. 病理改变 脑出血病灶及其周围脑组织的病理变化：脑出血后 6 h，可见少量环形出血，脑组织水肿较轻，神经细胞肿胀。脑出血后 24 h，环形出血增多，水肿及血管周围炎性渗出明显，神经细胞出现轻度缺血性改变。脑出血后 2～3 日，血肿周围的红细胞开始破坏，水肿及血管周围炎性渗出达到高峰，神经细胞呈明显的缺血性改变。脑出血后 4～7 日，脑水肿仍很严重，环形出血增多，并逐渐融合成片状，弥漫性胶质

细胞增生，出现脱髓鞘改变。脑出血后 2～3 周，出血灶内红细胞破坏，并逐渐吸收，出血灶缩小，周围水肿减退。脑出血后 1～2 个月，坏死的脑组织、血肿等被吞噬细胞清除，周围组织疏松，2 个月可形成中风囊。随着时间的推移，囊壁由薄变厚，中风囊周边脑组织胶质细胞增生明显，髓鞘脱失，神经细胞不同程度坏变。

患者发生脑出血后除了出血的血肿对患者脑部组织有占位性损伤之外，还会因为血液分解释放多种生物活性物质引起血脑屏障受损、血管运动麻痹、代谢紊乱、血液循环障碍等并发症。

从病理角度看，脑出血后的死亡原因包括脑疝形成、丘脑下部损伤、继发性脑干出血和脑室出血。

2. 病理生理改变

（1）脑血肿扩大和占位效应：脑血肿和伴随的脑水肿可能会影响或压迫邻近的脑组织，导致神经功能障碍。脑出血早期血肿扩大可导致患者病情恶化、损伤神经功能并直接影响临床预后。以往多认为患者发生脑出血疾病 1 h 后多会停止出血，但经临床证明患者在发生脑出血后仍然会有继续出血的风险。早期血肿扩大与早期的神经功能恶化、预后不良及死亡密切相关。

血肿继续扩大多发生于以下情况：①年龄轻；②病变部位深，如丘脑、壳核和脑干；③高血压未得到有效控制；④急骤过度脱水治疗；⑤病前服用阿司匹林或其他抗血小板药；⑥血肿不规则。大量血肿引起的占位效应将导致颅内压升高以及脑疝的形成。

（2）脑水肿形成的机制：脑出血发生后，脑水肿可出现在整个病程中的各个阶段。脑出血的病理生理过程复杂，多数学者认为，血肿周围脑组织的继发性损伤尤其是脑水肿，是导致神经功能障碍的主要原因。引起脑水肿的主要机制有：血肿本身的占位

性损伤,周围脑组织的循环障碍、代谢紊乱,血脑屏障受损,血液释放多种活性物质,如凝血酶、血红蛋白、血浆蛋白、血小板、白细胞炎性细胞因子、补体系统和自由基等产生细胞毒性,导致细胞性脑水肿。脑水肿的形成包括 3 个阶段:①超早期,为出血后的最初几小时,与流体静力压和血块收缩有关;②早期,指出血后 2 日,与凝血级联激活和凝血酶的产生有关;③迟发性脑水肿,为出血 3 日以后,与红细胞破坏释放血红蛋白、炎性介质参与及血脑屏障破坏有关。

(3)局部脑血流的变化:脑出血后,血肿压迫周围组织的微循环,从而使血肿周围组织的血流出现短暂下降,其下降程度与血肿大小呈正相关。在出血量相同的情况下,随时间延长,血肿周围局部脑血流(regional cerebral blood flow, rCBF)一般也逐渐下降。缺血在血肿周围局部组织血脑屏障通透性增高和细胞毒性方面都具有重要作用。不完全缺血可以产生早期的细胞毒性脑水肿和后期的血管源性脑水肿。脑出血后血肿周围组织有不同程度的缺血,血肿周围组织 rCBF 下降,其所累及的范围远远大于出血区,且水肿区域与 rCBF 下降范围基本一致,但 rCBF 的变化和水肿严重程度在时间上不同步。rCBF 在脑出血 1 h 急剧进行性下降,4 h 时已呈回升趋势,而脑水肿在 24 h 内进行性发展,脑水肿高峰晚于 rCBF 下降,提示 rCBF 下降是血肿周围组织水肿发生、发展的原因之一。

(4)血脑脊液屏障破坏:血肿形成 24 h 后,同侧大脑半球血脑脊液屏障的通透性明显增高。血脑脊液屏障通透性的明显增高可使脑水肿液明显增多,加重脑水肿。正常动物注入凝血酶可产生程度相同的血脑脊液屏障破坏,提示凝血酶在血脑脊液屏障破坏中起直接作用。但确切机制尚不清楚。

(5)炎性反应:脑出血后出现炎性反应已经得到广泛认可,并且其在脑损伤过程中的作用越来越被重视。脑出血后的炎性反应主要表现在白细胞浸润和小胶质细胞活化。此外,脑出血后激活补体系统,

从而导致炎症的发生,引起脑水肿。脑出血后的炎症介质参与脑损伤的机制主要包括直接损伤脑组织、参与破坏血脑屏障或加重脑水肿。

(6)细胞凋亡:脑出血后的神经细胞死亡可分为坏死和凋亡。坏死以神经细胞肿胀和溶解为特征,包括群体细胞死亡和继发性炎症反应;凋亡是以细胞核皱缩形成凋亡小体为特征,随后固缩坏变,被巨噬细胞所吞噬。脑出血后细胞凋亡现象逐渐出现,研究证明细胞凋亡在继发性脑损伤中发挥了作用。各种动物实验结果均表明凋亡在脑出血后 24～72 h 达高峰。炎症、凝血酶、血肿成分及其降解产物,如血红蛋白、胆红素、铁离子和一氧化氮等的毒性作用也可引起细胞凋亡。但启动细胞凋亡的确切机制目前尚未研究清楚。

四、发病机制

(1)脑血管本身解剖结构特点:豆纹动脉自大脑中动脉呈直角分出,为脑出血的好发部位,外侧支称为出血动脉。脑动脉壁薄弱,肌层/外膜结缔组织较少,缺乏外弹力层。

(2)微动脉瘤又称为粟粒状动脉瘤破裂,是目前公认的高血压脑出血的最可能原因。其常见于灰质结构,尤其是壳核、苍白球、丘脑、脑桥和齿状核等,与高血压脑出血的好发部位一致。

(3)急性高血压(血压突然升高,如活动时、激动时等)易导致血管破裂。

(4)小动脉壁的纸质透明变性。

(5)动脉病变(如淀粉样病变、烟雾病)。

(6)动静脉畸形。

(7)外伤。

(8)凝血功能异常(如血液病、溶栓、抗凝、易出血体质)。

(9)出血性坏死(如肿瘤、感染)。

(10)静脉梗阻(脑静脉血栓形成)。

诊断与鉴别诊断

一、诊断

1. 病史 脑出血的典型临床表现是突发的局灶性神经功能缺失,症状可在几分钟到数小时内不断

进展,伴有头痛、恶心、呕吐、意识障碍和血压升高。

重要的病史:包括年龄大于 70 岁、发病时间、创伤、癫痫。

既往史:既往有卒中事件、高血压、痴呆、肝病、肿瘤、易出血体质。

用药史：肝素、抗血小板聚集药物、抗凝药的使用。吸烟史、可卡因、安非他明等服用史。

2. 体格检查　神经功能的缺失与脑出血的部位相关：大脑半球的大量出血可导致偏瘫；颅后窝的出血可导致小脑或脑干功能缺失（眼球同向偏视或眼肌麻痹、针尖样瞳孔、昏迷）；共济失调是小脑出血最初的临床表现。

3. 辅助检查

(1) 影像学检查。

1) CT：为首选检查，对颅内出血 CT 最敏感，发病后即刻头颅 CT 扫描可见高密度影，不建议增强扫描。头颅 CT 可以确定出血部位、出血量、脑水肿、中线偏移、是否存在外伤。

2) MRI：更有助于发现潜在的结构损伤（如肿瘤）、周围脑组织水肿及脑疝的情况，并且可对脑血管的情况提供更多信息。

(2) 随访及特殊检查：一般来讲，应行 CT 动态观察，了解有无继续出血，特别伴有意识障碍者。DSA、CT 血管造影（CTA）、脑血管成像、磁共振血管成像（MRA）有助于明确有无蛛网膜下腔出血或脑动静脉畸形。

(3) 其他辅助检查：急性脑出血易合并心律失常、脑心综合征，心电图或心电监护可以迅速发现心律失常并及时处理。脑出血患者容易发生呕吐误吸、坠积性肺炎，X 线胸片可以了解肺部感染情况。脑出血患者还容易发生低氧血症及酸碱平衡失调，尤其是呼吸性碱中毒，动脉血气可以及时了解氧合、电解质和酸碱平衡失调情况。

(4) 病理：脑出血周围组织可见血小板聚集并被纤维蛋白包裹。在高血压性脑出血患者的豆纹动脉侧支远端分叉处可见粟粒状微动脉瘤。脑淀粉样病变导致的脑叶出血可见 β-淀粉样蛋白在脑皮质及脑膜小血管壁中层的病理性沉积。

(5) 脑出血评分量表：见表 5-8-1。

表 5-8-1　Hempill 脑出血评分量表

评价指标	评　分
GCS 评分	
3～4 分	2 分
5～12 分	1 分
13～15 分	0 分

（续表）

评价指标	评　分
血肿量	
≥30 ml	1 分
<30 ml	0 分
血肿破入脑室	
是	1 分
否	0 分
血肿源自幕下	
是	1 分
否	0 分
患者年龄	
≥80 岁	1 分
<80 岁	0 分

脑出血为以上各项目得分累加，最低为 0 分，最高为 6 分。由于临床上幕下出血超过 30 ml 之前患者即死亡，故实际最高评分为 5 分。

二、鉴别诊断

1. 脑梗死　临床上由于脑梗死和脑出血的治疗原则截然相反，故对两者进行鉴别非常重要。脑梗死发病前多有短暂性脑缺血发作，发病后意识障碍较轻或无，而局灶性神经体征较明显，脑脊液压力不高且无色透明，CT 检查可见低密度影。

2. 蛛网膜下腔出血　起病急骤，伴有剧烈的头痛、呕吐、一过性意识障碍、伴有明显的脑膜刺激征。很少出现局限性神经定位体征、脑脊液呈血性，CT 特征性地表现为脑池、脑室及蛛网膜下腔高密度出血征，一般鉴别不难。但是当脑出血破入蛛网膜下腔或动脉瘤、动静脉畸形在脑实质破裂后产生局灶性定位体征（如偏瘫、失语时），临床容易混淆。不过，脑出血一般先出现偏瘫，待血液破入脑室和蛛网膜下腔时才出现脑膜刺激征，而动脉瘤或动静脉畸形出血可直接进入蛛网膜下腔，故先出现脑膜刺激征，再出现偏瘫等局灶性体征。但难以鉴别时可考虑脑血管造影。

3. 颅内肿瘤出血　颅内肿瘤尤其是原发性肿瘤，由于生长速度快而出现肿瘤中心部位缺血、坏死、出血，但肿瘤患者病程较长，多在原有症状基础上突然加重，有时也可表现为首发症状。头颅增强 CT 和 MRI 有助于诊断肿瘤出血（表 5-8-2）。

表 5-8-2 脑出血的鉴别诊断

鉴别要点	脑出血	蛛网膜下腔出血	脑梗死	脑栓塞
发病年龄	50～65 岁多见	中青年	50～60 岁以上	35～45 岁
常见病因	高血压、脑动脉粥样硬化	粟粒样动脉瘤、动静脉畸形	高血压、糖尿病	风湿性心脏病、冠心病、心房颤动
起病速度	数十分钟或数小时达到高峰	急，数分钟症状达高峰	缓慢，数小时或 1～2 日达到高峰	起病急骤，数秒或数分钟内达到高峰
血压	通常显著增高	正常或增高	正常或增高	正常或增高
头痛	常见，较剧烈	极常见，剧烈	不常见，不严重	颅内压增高者出现
昏迷	重症患者持续昏迷	常为一过性昏迷	通常意识清楚，重症者出现昏迷	多意识模糊、嗜睡或浅昏迷
局灶体征	偏瘫、失语等局灶性体征	颈项强直等脑膜刺激征，常无局灶性体征	偏瘫、失语等局灶性体征	偏瘫、失语等局灶性体征
眼底	眼底动脉硬化，可见视网膜出血	可见玻璃体下片状出血	眼底动脉硬化	多无异常
头颅 CT	脑实质内高密度病灶	脑池、脑室及蛛网膜下腔高密度出血征	病灶部位低密度影	病灶部位低密度影
脑脊液	洗肉水样	均匀一致血性	多正常	多正常

监 测 与 治 疗

一、监测与评估

脑出血患者最初的监测和管理应在重症监护病房或配置完善的卒中单元进行，并配备具有神经重症专业知识的医护人员。

1. 常规评估 最重要的是气道、呼吸和循环功能评估（ABC 评估）：①开放气道，对昏迷的患者应当及时清除口鼻腔分泌物或呕吐物，侧卧位，头偏向一侧，头部抬高 20°，保持呼吸道通畅。②保证通气，维持动脉血氧饱和度>94%，如患者通气不畅，氧合不佳，对可能发生呼吸衰竭的患者予以气管插管或气管切开，充分给氧。③维持循环，脑出血后一般血压都明显升高，且升高幅度通常超过缺血性脑卒中患者，并与死亡、残疾、血肿扩大、神经功能恶化等风险增加相关。但是脑出血最初几小时内，更严格地控制血压是否能减少血肿扩大且不影响血肿周围组织的灌注，目前还不完全清楚。应当认真分析血压升高的原因，再根据血压情况决定是否进行降压治疗。

当急性脑出血患者收缩压>220 mmHg 时，应积极使用静脉降压药物降低血压；当患者收缩压>180 mmHg 时，可使用静脉降压药物控制血压，根据患者临床表现调整降压速度，160/90 mmHg 可作为参考的降压目标值。在降压治疗期间应严密观察血压水平的变化，每隔 5～15 min 进行 1 次血压监测。最好留置直接动脉测压。脑出血之后采用心电图或心肌酶检查来筛查心肌缺血或梗死是合理的。

2. 神经系统评估 在完成气道、呼吸和循环功能评估后，进行详细的一般体格检查和神经系统体检，评估 ICP 增高的程度，可借助脑卒中量表评估病情严重程度、判断患者预后及指导选择治疗措施。常用的量表有：①格拉斯哥昏迷量表（GCS）；②美国国立卫生研究院卒中（NIHSS）量表；③脑出血评分量表。同时综合神经系统评估及 CT、MRI 等影像资料，决定治疗方案，或给予降低 ICP 的措施。

3. 常规监护 应包括在最初 24 h 内每小时观察生命体征和神经系统评估，特别是脑出血评分量表、GCS 评分的动态变化；监测体温；推荐留置动脉导管(如桡动脉或足背动脉)监测血压和血气分析;在 6~24 h 内重复头颅 CT 平扫,如果有病情恶化应尽早行头颅 CT 检查。

4. 神经系统专科监测　有条件的医疗单位,推荐采用神经系统专科监测技术,这些监测提高了对患者脑功能的评估效能,提高了临床处置措施的精确性。

(1) 经颅多普勒超声(TCD)监测:每日或隔日采用 TCD 检测颅内动脉流速、24 h 血流速度变化情况以及颅内外动脉流速比,以提示 ICP 增高、CVS 及脑灌注状态。

(2) ICP 监测:出现以下情况应考虑 ICP 监测和给予相应处理:脑出血患者 GCS 评分≤8、出现小脑幕疝的临床表现、严重脑室内出血、脑积水。根据脑血流自动调节的情况保持脑灌注压在 50~70 mmHg。

(3) 脑电监测:持续脑电监测或双频脑电(Bis)监测,有助于评估病情、指导治疗及预测预后。

(4) 其他:脑氧及代谢、脑温、微透析等监测,可根据 ICU 自身条件,选择性使用。

二、治疗措施

1. 一般治疗

(1) 绝对卧床休息:原则上一经确诊尽量避免搬动。使患者保持安静,如烦躁不安,可予以苯二氮䓬药物,但剂量不宜太大,以免影响意识状态的观察,禁用抑制呼吸的吗啡类药物。

(2) 谨慎使用镇静剂,但对需要气管插管或其他类似操作的患者,需要静脉应用镇静剂。镇静剂应逐渐加量,尽可能减少疼痛或躁动引起颅内压升高。常用的镇静药物有异丙酚、依托咪酯、咪达唑仑等。镇痛药有吗啡、芬太尼等。

(3) 加强血糖监测,血糖值可控制在 7.7~10.0 mmol/L 的范围内,高血糖和低血糖均应避免。血糖超过 10 mmol/L 时可给予胰岛素治疗;血糖低于 3.3 mmol/L 时,可给予 10%~20% 葡萄糖口服或注射治疗。

(4) 控制体温:脑出血患者早期可出现中枢性发热,特别是在大量脑出血、丘脑出血或脑干出血者。入院 72 h 内发热与病情恶化相关,应该予以泰诺或其他措施控制。有临床研究结果提示经血管诱导轻度低温对严重脑出血患者安全可行,可以阻止出血灶周围脑水肿扩大。但低温治疗脑出血的疗效和安全性还有待深入研究。需注意的是,发病 3 日后,可因感染等原因引起发热,此时应该针对病因治疗。

(5) 对于临床出现抽搐的患者应使用抗癫痫药物,若患者有精神状态改变且脑电图(EEG)显示痫样放电也可应用抗癫痫药物。持续 EEG 监测可被用于神志受抑制程度超过脑损伤程度的脑出血患者,不建议预防性应用抗癫痫药物。

(6) 预防消化道出血:消化道出血是脑出血的一个严重并发症,多称为应激性溃疡。合并消化道出血的患者病死率高达 50%。因此,脑出血患者都应预防消化道出血,可选择质子泵抑制剂、H_2 受体拮抗剂或胶体次枸橼酸铋、胶体铝镁合剂等。

(7) 预防误吸,尽早留置鼻胃管,待病情稳定后通过常规喂养评估语言及吞咽功能。

(8) 预防肺部感染、尿路感染:严重的肺部感染可以危及生命,对重症患者可以预防性使用抗生素。所有患者均需行吞咽困难的筛查,以减少肺炎风险。有尿潴留的患者应当保留导尿,加强护理,防治泌尿系统感染。

(9) 预防压疮:每小时翻身一次,变换体位,保持皮肤清洁、干燥。

(10) 预防深静脉血栓:使用气体加压装置预防深静脉血栓,如果无进一步出血证据,脑出血 3 日后的高危患者可以予以皮下注射肝素抗凝。病情稳定后尽早开始活动。

2. 药物治疗

(1) 纠正凝血功能异常。

1) 服用华法林的患者:维生素 K 10 mg 静脉推注并予以新鲜冰冻血浆(FFR) 10~15 ml/kg;给予 FFR 后即刻和 6~8 h 后复测 INR,如果 INR 仍大于 1.5,考虑追加 FFR。

2) 对使用肝素及低分子肝素抗凝的患者,按照最后一次肝素的剂量予鱼精蛋白按比例中和。

3) 对于先前服用抗血小板聚集药物的患者,没有证据表明血小板输注可以改善脑出血的预后。

4) 对于溶栓相关性的凝血功能异常:停止溶栓药物并输注含有Ⅷ因子的冷沉淀 6~8 U 并输注血小板 6~8 U。重组活化的Ⅶ因子(rFⅦa)可以减少血肿的形成,但是对脑出血后的生存率及神经功能无改善作用,并且它可能增加血栓形成的风险,特别是大剂量时。

（2）控制血压：目标血压依据患者的个体因素，如基础血压、可能的出血原因、年龄和颅内压（ICP）的升高。

大多数医院制定的目标血压是 75 mmHg＜平均动脉压（MAP）＜130 mmHg。

高血压：拉贝洛尔 5～20 mg 负荷量继给予 2 mg/min，静脉滴注（最大剂量 300 mg）或尼卡地平 5～15 mg/h，维持收缩压（SBP）160～180 mmHg，MAP＜130 mmHg。

低血压：SBP＜90 mmHg，判断低血压的原因，补充等张盐水，考虑给予去甲肾上腺素静脉滴注。

（3）控制脑水肿，降低颅内压：脑出血后颅内压立即升高，由于血液的刺激，血肿对周围脑组织的压迫，脑出血后很快发生脑水肿，3～7 日达到高峰。

对于颅内压增高患者，床头应抬高到 30°，予以 1.0～1.5 g/kg 的 20％甘露醇快速静滴，或使用甘油果糖 250～500 ml、高渗盐水、白蛋白、利尿剂等，应用上述药物均应监测肾功能、电解质，维持内环境稳定。同时应予以过度通气维持 PCO_2 在 30～35 mmHg。糖皮质激素对减轻脑水肿并没有帮助，而且可能增加感染并发症，不应该用。

（4）手术治疗：以下情况需考虑神经外科手术：①脑实质出血＞30 ml；②脑室内出血；③脑积水；④颅内压升高的征象；⑤尽管给予充分的内科治疗病情仍快速恶化。怀疑动脉瘤破裂导致的蛛网膜下腔出血时请神经外科医师或神经放射科医师会诊。

（5）出院条件：①神经功能基本稳定；②血压控制良好；③气道保护功能良好，呼吸状况稳定。

3. 进一步治疗

（1）康复治疗：考虑到发生残疾的严重性和复杂性，以及越来越多有关康复治疗有效性的研究，所有 ICH 患者都应接受多学科康复训练。

如果可能的话，康复应该尽早开始并于出院后在社区继续进行，形成良好协作的项目以实现早期出院和以家庭为基础的康复来促进恢复。

（2）预防复发：对患者 ICH 复发风险分层评估将影响治疗策略，ICH 复发风险应考虑以下因素：初发 ICH 的出血部位；高龄；MRI 显示微出血病灶及其数量；正在口服抗凝药物；载脂蛋白 E2 或 E4 等位基因的携带者。

（3）脑出血后的抗凝治疗：①非瓣膜性房颤患者，建议避免长期服用抗凝药物以防增加自发性脑叶脑出血患者的复发风险。②非脑叶性 ICH 患者，可以应用抗凝药物，血栓栓塞风险极高的患者可以在最初脑出血发生后 7～10 日重新使用华法林。所有 ICH 患者都可应用抗血小板药物，尤其是在有应用这些药物的明显指征时。③抗凝药物相关性 ICH 患者，重新开始口服抗凝药物的最佳时间尚不明确。在非机械性瓣膜患者中，至少在 4 周内避免口服抗凝药物。如果有使用指征，ICH 发生后数日可开始阿司匹林单药治疗，尽管其最佳使用时间尚不清楚。④伴有房颤的脑出血患者，使用达比加群、利伐沙班或阿哌沙班减少复发风险的有效性尚不清楚。

（4）患者教育：①血压控制，所有脑出血患者均应控制血压，长期血压控制目标为 130/80 mmHg 是合理的。②生活方式的改变，包括避免每日超过 2 次的饮酒，避免吸烟和药物滥用（如可卡因、酒精、拟交感药物），以及治疗阻塞性睡眠呼吸暂停等可能对预防 ICH 复发是有益的。③知晓卒中的报警症状。

预　　后

预后取决于出血量的大小、发病时的意识水平。30 日病死率在 35％～52％；一半患者的死亡发生在最初 2 日。

脑出血后 1 年的死亡率因出血部位而不同：深部出血为 51％，脑叶出血为 57％，小脑出血为 42％，脑干出血为 65％。

脑积水提示预后较差。

仅 20％的患者有可能在 6 个月时功能恢复。

并　发　症

包括脑疝、脑死亡、神经功能缺失、癫痫、吸入性肺炎和呼吸衰竭、下肢深静脉血栓、肺栓塞、尿路感染。

脑出血的诊治流程见图 5-8-1。

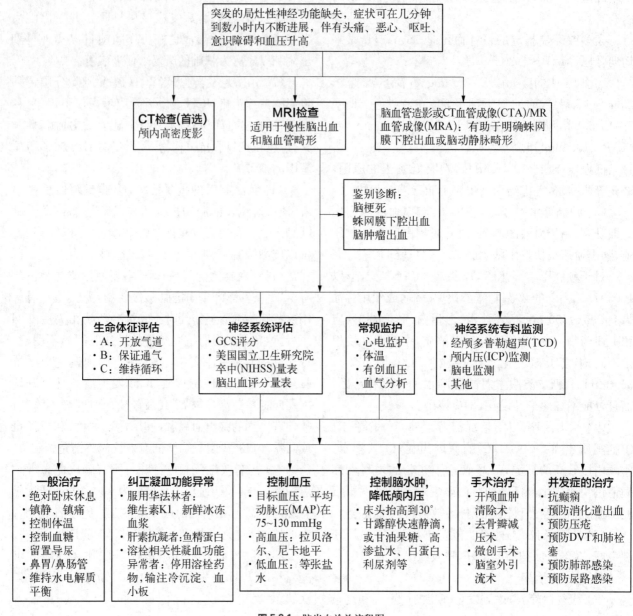

图 5-8-1 脑出血诊治流程图

（左祥荣）

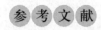

［1］张昱.脑出血的病理改变及病理生理过程［J］.中国现代神经疾病杂志,2005,5(2):75-78.
［2］Brott T, Broderick J, Kothari R, et al. Early hemorrhage growth in patients with intracerebral hemorrhage［J］. Stroke, 1997,28(1):1-5.
［3］中华医学会神经病学分会,中华医学会神经病学分会脑血管病学组.中国脑出血诊治指南(2014)［J］,中华神经科杂志,2015,48(6):435-445.
［4］方琪,许丽珍,包仕尧.脑出血病理生理机制研究新进展［J］,国外医学脑血管疾病分册,2002,10(1):60-62.
［5］赵洪丽.脑出血的临床表现与鉴别诊断探讨［J］,中国现代药物应用,2009,3(22):32-34.

第九节 脑 梗 死

概述与病理生理

一、定义

脑梗死(cerebral infarction，CI)又称缺血性卒中，长期缺血导致的脑细胞或视网膜细胞死亡。每10万美国人中有88～191人新发脑梗死。非洲裔美国人中患病率为3.3%，白种人为2.2%。

二、危险因素

1. 一般危险因素　①年龄>55岁；②男性>女性；③高血压；④吸烟；⑤糖尿病；⑥非瓣膜性房颤；⑦镰状细胞性贫血。

2. 遗传学危险因素　卒中危险因素的遗传易患性；家庭共同的文化、环境因素和生活方式。

3. 一般预防

(1) 控制可变的危险因素。

(2) 并不推荐将阿司匹林用于预防男性的首次卒中发作。

(3) 对于女性高危患者推荐预防性服用阿司匹林。

三、病理生理

1. 病理改变　急性脑梗死灶的中央区为坏死脑组织，周围为水肿区。在梗死的早期脑水肿明显，梗死面积大者，水肿也明显；相反，梗死面积小者，水肿面积相对较小，水肿区脑回变平、脑沟消失。当梗死面积大，整个脑半球水肿时，中线结构移位，严重病例可有脑疝形成。后期病变组织萎缩，坏死组织由格子细胞清除，留下有空腔的瘢痕组织。陈旧的血栓内可见机化和管腔再通。动脉硬化性脑梗死一般为白色梗死，少数梗死区的坏死血管可继发性破裂而引起出血，称为出血性梗死或红色梗死。

2. 病理生理改变　正常情况下脑组织利用了全身总耗氧量的20%以上，葡萄糖的75%左右。但是脑组织的氧合葡萄糖以及糖原储备都很少，一旦脑的血流供应出现阻断，6 s神经元代谢即受到影响，10～15 s出现意识消失，2 min脑电活动停止，5～8 min能量代谢和离子平衡紊乱，ATP耗尽，细胞膜离子泵功能障碍(K^+外流，Na^+、Cl^-和水大量流入细胞内)，脑细胞发生不可逆损害。脑梗死发病后数小时(3～6 h)，梗死区中心部分脑细胞缺血性坏死，难以逆转。但周围的边缘地带为缺血性半暗带或水肿带，如治疗合理，则可能恢复或缓解，使脑梗死区不再扩大，有利于神经功能的代偿与康复。正常人脑血流量为55 ml/(100 g脑组织·min)，当脑血流量降至20 ml/(100 g脑组织·min)时脑电活动衰竭，出现神经症状；降至15 ml/(100 g脑组织·min)左右，脑电活动即消失；当脑流量降至10～12 ml/(100 g脑组织·min)时脑细胞即发生离子失衡，产生能量衰竭。脑缺血中心区局部脑血流量常低于10 ml/(100 g脑组织·min)。脑细胞电活动丧失且发生离子失衡而发生不可逆性损害。围绕缺血中心的脑组织，其脑血流处于电衰竭[15～18 ml/(100 g脑组织·min)]与能量衰竭[10～12 ml/(100 g脑组织·min)]阈值间，称为缺血半暗带，其脑功能失活，但仍保持正常的离子平衡和结构完整，恢复再灌注后有可能恢复。防止"缺血半暗带"的组织进一步梗死的措施能挽救残存的神经功能。

脑梗死发生缺血性脑损伤的病理生理机制如下。

(1) 能量代谢障碍：糖无氧酵解产生的乳酸堆积，

CO_2、H^+等代谢产物堆积,造成细胞内酸中毒和高渗透压,又促进或加剧Na^+、水内流,加重细胞性脑水肿。

(2)兴奋性氨基酸的神经毒性:由于脑缺血、缺氧导致的能量代谢障碍使得细胞外K^+浓度升高,神经元去极化,神经末梢内谷氨酸大量释放。

(3)细胞内Ca^{2+}超载:在兴奋性氨基酸的毒性作用刺激下,电压依赖性Ca^{2+}通道(VDC)和NMDA受体依赖性Ca^{2+}通道(ROC)大量开放,大量Ca^{2+}内流,细胞内Ca^{2+}超载。

(4)磷脂膜降解和酯类介质的毒性作用:Ca^{2+}超载,激活各种降解酶(磷脂酶C和A_2,蛋白激酶C,核酸内切酶),导致神经元磷脂膜、细胞骨架蛋白、核酸等重要结构解体,产生大量花生四烯酸(AA)和血小板活化因子(PAF)、白三烯(LTs),损伤脑血管内皮细胞,使膜通透性增加,血脑屏障开放,加重血管源性脑水肿。

(5)自由基与再灌注损伤:脑缺血、缺氧后可通过线粒体呼吸链损伤、AA代谢、白细胞等途径产生自由基;再灌注后氧供充分亦产生大量自由基,引起瀑布式的自由基连锁反应。自由基使脂质膜损伤,通透性增加,各种细胞器解体,加重细胞毒性脑水肿。另外自由基攻击血管内皮细胞膜,加重血管源性脑水肿。

(6)缺血性脑水肿:脑组织缺血后发生脑水肿,既有血管源性、细胞毒性水肿,也有间质性水肿。一般而言,在脑梗死后数分钟至4 h左右,发生早期脑水肿是细胞毒性水肿。随着病灶区脑组织的进一步破坏,血脑屏障进一步破坏,出现血管源性水肿。水肿压迫周围小血管,使微循环血流受阻,血液淤滞,微血栓形成,脑血流量更加减少,加重脑缺血缺氧。再灌注后缺血灶相对于周围脑组织处于高渗透压、高离子状态,促使大量水分进入缺血灶,加重该区域的脑水肿。如脑水肿区域面积大,甚至可由局部脑水肿发展至全脑水肿,颅内压升高,又使脑静脉回流受阻以及脑动脉灌注阻力增大,这样就形成了脑缺血缺氧、脑水肿、颅内压增高的恶性循环,严重者导致脑疝形成,危及患者生命。

四、发病机制

1. 血管壁病变 动脉粥样硬化、动脉炎(风湿、结核等)、先天性异常(动脉瘤、血管畸形等)、外伤、中毒、肿瘤等。

2. 血液成分病变

(1)血液黏稠度增高:如高脂血症、高血糖、高蛋白质血症、脱水、红细胞增多症、白血病、血小板增多症等。

(2)凝血机制异常:如血小板减少性紫癜、血友病、应用抗凝剂、弥散性血管内凝血等。此外,妊娠、产后、手术后及服用避孕药等可造成易凝状态。

3. 血流动力学改变 如高血压(占非栓塞性脑血管病的55%～75%)、低血压、心脏功能障碍(心力衰竭、冠心病、心房纤颤、传导阻滞)等。

4. 其他 ①血管外因素的影响,主要是大血管邻近的病变(如颈椎病、肿瘤等)压迫,影响供血,导致供血不全。②颅外形成的各种栓子等。

五、病因

(1)颅外大动脉的粥样硬化。

(2)颅内大动脉的粥样硬化。

(3)心源性脑栓塞。

(4)小动脉闭塞(腔隙性梗死)。

(5)其他特殊原因:感染性血管病变、炎症性血管病变、血管痉挛和结缔组织病。

(6)病因未明或不确定的病因。

诊断与鉴别诊断

一、诊断

1. 临床症状

(1)脑梗死通常伴随脑功能的急性丧失(又称为阴性症状)。

(2)出现阳性症状(如肌肉抽搐,进行性加重的刺痛感,闪光的视觉症状)应该高度怀疑脑血管意外。

(3)根据脑梗面积的大小,可以出现以下一种或多种症状:面瘫、黑矇、视野缺失、复视、偏瘫、偏身感觉障碍、失语、构音障碍、共济失调。

（4）其他重要的病史包括:症状发生和持续的时间;最近发作的短暂性脑缺血发作（TIA）、脑卒中、心肌梗死、创伤、手术和出血史;抗凝和抗血小板药物的服用史。

2. 体格检查

（1）神经功能查体以评估卒中严重程度和定位诊断:美国国立卫生研究院卒中量表（NIHSS）有助于量化评估神经功能并利于医疗人员之间的沟通。

（2）心脏检查发现心律失常或杂音可提示心源性栓塞。

（3）颈动脉杂音可提示颈动脉狭窄。

3. 辅助检查

（1）进行生化、血常规、肌钙蛋白Ⅰ、凝血、血脂检验;必要时加做肝功能、血液毒理学检查、血液酒精水平、妊娠试验、C反应蛋白、红细胞沉降率、高凝状态检查、梅毒血清学检查、同型半胱氨酸水平、动脉血气分析。

（2）头颅CT平扫,不建议增强扫描:帮助排除脑出血以及鉴别非血管性病变（如脑肿瘤）,是疑似脑卒中患者的首选影像学检查。

（3）MRI:是首选的影像学方法,尤其在识别急性小梗死灶以及颅后窝梗死方面优于平扫CT。缺点是费用较高,检查时间长,以及患者本身的禁忌证（如有心脏起搏器、金属植入物、幽闭恐惧症、生命体征不稳定）等局限。

（4）血管成像检查:在外科干预和动脉内纤溶酶原激活物（t-PA）溶栓治疗前进行,以明确颅内或颅外血管大的狭窄或闭塞。包括头和颈部的磁共振血管造影（MRA）;头和颈部的CT血管造影（CTA）;传统的数字减影血管造影技术（DSA）。

4. 特殊检查

（1）颈动脉超声多普勒:以明确颈动脉颅外段和（或）椎动脉有无狭窄。

（2）心电图:排除房颤和急性心肌梗死。

（3）经胸或经食管超声:排除心源性血栓。

（4）脑电图:怀疑癫痫时可行脑电图检查。

（5）临床怀疑巨细胞动脉炎时可考虑行颞动脉活检。

二、鉴别诊断

应注意与以下疾病鉴别。

1. 脑出血 详见脑出血鉴别诊断。

2. 脑栓塞 多见于青壮年,起病急骤,症状迅速达到高峰,常有栓子来源。

3. 颅内占位性病变 少数脑肿瘤、慢性硬膜下血肿和脑脓肿也可以起病突然,出现局灶性定位体征,而易与脑梗死混淆,必要时可以行腰椎穿刺、CT等检查。

注意与其他伴先兆症状（视觉、感觉异常及其他）的偏头痛、低血糖、癫痫、晕厥、癔症性躯体障碍等鉴别。

监测与治疗

一、生命体征的监测与评估

所有急性缺血性脑卒中患者应尽早、尽可能收入卒中单元接受治疗。重症患者应转入重症监护病房。

1. 常规评估

（1）气道、呼吸和循环功能评估（ABC评估）:①A（airway）开放气道:要严密观察有严重神经功能障碍患者的气道是否通畅,评估气管插管的风险和获益。气道功能严重障碍者应给予气道支持（气管插管或切开）及辅助呼吸。②B（breathing）保证通气,应维持氧饱和度＞94％,必要时吸氧。无低氧血症的患者不需常规吸氧。③C（circulation）维持循环,脑梗死后24 h内应常规进行心电图检查,根据病情,有条件时进行持续心电监护24 h或以上,以便早期发现阵发性心房纤颤或严重心律失常等心脏病变;避免或慎用增加心脏负担的药物。监测血压,约70％的缺血性卒中患者出现急性期血压升高,多数患者在卒中后24 h内血压自发降低。因此,急性期血压应维持在发病前基础血压的稍高水平。卒中后低血压的患者应积极寻找和处理原因,必要时可采用扩容升压措施。可静脉输注 0.9％氯化钠溶液纠正低血容量,处理可能引起心排血量减少的心脏问题,必要时加用多巴胺、间羟胺(阿拉明)或去甲肾上腺素升压。

(2)监测血糖:约 40％的患者存在卒中后高血糖,对预后不利,应对卒中后高血糖进行控制。卒中后低血糖发生率较低,由于低血糖直接导致脑缺血损伤和水肿加重而对预后不利,故应尽快纠正。

2. 神经系统评估 详细了解完整的病史及进行全身体格检查,所有疑似脑卒中患者以及确诊后溶栓治疗前应进行头颅 CT 平扫、MRI 检查,用卒中量表评估病情的严重程度。常用量表有:①中国脑卒中患者临床神经功能缺损程度评分量表(1995)。②美国国立卫生研究院卒中量表(the National Institutes of Health Stroke Scale,NIHSS),是目前国际上最常用的量表。③斯堪的纳维亚卒中量表(Scandinavian Stroke Scale,SSS)。应进行血管病变检查(Ⅱ级推荐),但在起病早期,应注意避免因此类检查而延误溶栓时机。

3. 常规监护 常规监测应包括每小时观察生命体征和评估神经功能,持续心电监护;监测体温;监测血糖和血气分析;应根据患者的具体病情决定是否行头部 CT 的动态复查。

4. 神经系统专科监测 有条件的医疗单位,可对重症患者采用神经系统专科监测技术,如 ICP、脑电、脑氧及代谢、脑温监测等,这些监测提高了对患者脑功能的评估效能,提高了临床处置措施的精确性。

二、治疗措施

1. 一般治疗

(1)体温控制:对体温升高的患者应寻找和处理发热原因,如存在感染应给予抗生素治疗。对体温>38 ℃的患者应给予退热措施。

(2)控制血糖:应加强血糖监测,血糖值可控制在 7.7～10 mmol/L。血糖超过 10 mmol/L 时可给予胰岛素治疗;血糖低于 3.3 mmol/L 时,可给予葡萄糖口服或注射治疗。

(3)控制血压:准备溶栓者,血压应控制在收缩压<180 mmHg、舒张压<100 mmHg;脑梗死后

24 h 内血压升高的患者应谨慎处理。应先处理紧张、焦虑、疼痛、恶心、呕吐及颅内压增高等情况。血压持续升高,收缩压≥200 mmHg 或舒张压≥110 mmHg,或伴有严重心功能不全、主动脉夹层、高血压脑病的患者,可予以降压治疗,并严密观察血压变化。可选用拉贝洛尔、尼卡地平等静脉药物,避免使用引起血压急剧下降的药物。卒中后若病情稳定,血压持续≥140/90 mmHg,无禁忌证,可于起病数日后恢复使用发病前服用的降压药物或开始启动降压治疗。

(4)营养支持:卒中后由于呕吐、吞咽困难可引起脱水及营养不良,可导致神经功能恢复减慢。应重视卒中后液体及营养状况评估,必要时给予补液和营养支持。口服进食前需要进行吞咽功能筛查。正常经口进食者无需额外补充营养。不能正常经口进食者可鼻饲,持续时间长者可行胃造口管饲补充营养。

(5)维持电解质平衡:防治低钠血症、高钠血症和低钾血症。

(6)预防肺部感染、尿路感染:严重的肺部感染可以危及生命,对重症患者可以预防性使用抗生素。鼓励患者做深呼吸以预防肺炎。有尿潴留的患者应当保留导尿,加强护理,避免长期留置尿管,防治泌尿系统感染。

(7)预防压疮:每小时翻身 1 次,变换体位,保持皮肤清洁、干燥。

(8)预防深静脉血栓:使用气体加压装置或皮下注射肝素抗凝预防深静脉血栓。病情稳定后尽早开始早期活动。

2. 特异性治疗

(1)改善脑血循环。

1)溶栓:是目前最重要的恢复血流措施,重组组织型纤溶酶原激活剂(rt-PA)和尿激酶是我国目前使用的主要溶栓药,现认为有效抢救半暗带组织的时间窗为 4.5 h 内或 6 h 内。

rt-PA:静脉溶栓应该由具有这方面经验的医师进行这项治疗干预。美国、欧盟、加拿大、澳大利亚、中国等 A 级推荐的首选溶栓药物。使用方法:rt-PA 0.9 mg/kg(极量为 90 mg)静脉滴注,给全量的 10％作为负荷剂量,1 min 内静推,余量在 1 h 内静脉滴入。用药期间及用药 24 h 内应严密监护患者。在 rt-PA 治疗 24～36 h 后开始抗凝或抗血小板药物以

维持疗效。静脉应用 rt-PA 可显著改善患者 3 个月和 1 年的临床结局。副作用:血管性水肿、全身性出血、近期心肌梗死者心脏破裂。

尿激酶:只有中国批准尿激酶用于缺血性脑卒中的溶栓治疗。如没有条件使用 rt-PA,且发病在 6 h 内,可参照适应证和禁忌证严格选择患者考虑静脉给予尿激酶。使用方法:尿激酶 100 万～150 万 U,溶于生理盐水 100～200 ml,持续静脉滴注 30 min,用药期间应严密监护。

静脉溶栓的适应证、禁忌证及监护如下。

3 h 内 rt-PA 静脉溶栓的适应证、禁忌证、相对禁忌证见表 5-9-1。

3～4.5 h 内 rt-PA 静脉溶栓的适应证、禁忌证、相对禁忌证见表 5-9-2。

6 h 内尿激酶静脉溶栓的适应证、禁忌证见表 5-9-3。

静脉溶栓的监护及处理见表 5-9-4。

表 5-9-1 3 h 内 rt-PA 静脉溶栓的适应证、禁忌证及相对禁忌证

适应证
有缺血性卒中导致的神经功能缺损症状
症状出现<3 h
年龄≥18 岁
患者或家属签署知情同意书
禁忌证
近 3 个月有重大头颅外伤史或卒中史
可疑蛛网膜下腔出血
近 1 周内有在不易压迫止血部位的动脉穿刺
既往有颅内出血
颅内肿瘤、动静脉畸形、动脉瘤
近期有颅内或椎管内手术
不能控制的高血压:收缩压≥180 mmHg,或舒张压≥100 mmHg
活动性内出血
急性出血倾向,包括血小板计数低于 100×10^9/L 或其他情况
48 h 内接受过肝素治疗(APTT 超出正常范围上限)
已口服抗凝剂者 INR>1.7 或 PT>1.5 s
目前正在使用凝血酶抑制剂或 X a 因子抑制剂,各种敏感的实验室检查异常
血糖<2.7 mmol/L
CT 提示多脑叶梗死(低密度影>1/3 大脑半球)
相对禁忌证
下列情况需谨慎考虑和权衡溶栓的风险与获益(即虽然存在一项或多项相对禁忌证,但并非绝对不能溶栓)
轻型卒中(NIHSS 评分<4 分)或症状快速改善的卒中
妊娠
痫性发作后出现的神经功能损害症状
近 2 周内有大型外科手术或严重外伤
近 3 周内有胃肠或泌尿系统出血
近 3 个月内有心肌梗死史

表 5-9-2 4.5 h 内 rt-PA 静脉溶栓的适应证、禁忌证及相对禁忌证

适应证
缺血性卒中导致的神经功能缺损
症状持续 3～4.5 h
年龄≥18 岁
患者或家属签署知情同意书
禁忌证
同 3 h 内 rt-PA 静脉溶栓禁忌
相对禁忌证
年龄>80 岁
严重卒中(NIHSS 评分>25 分)
口服抗凝药(不考虑 INR 水平)
有糖尿病和缺血性卒中病史

表 5-9-3 6 h 内尿激酶静脉溶栓的适应证及禁忌证

适应证
有缺血性卒中导致的神经功能缺损症状
症状出现<6 h
年龄在 18～80 岁
意识清楚或嗜睡
脑 CT 无明显早期脑梗死低密度改变
患者或家属签署知情同意书
禁忌证
同 3 h 内 rt-PA 静脉溶栓禁忌

表 5-9-4 静脉溶栓的监护及处理

患者收入重症监护病房或卒中单元进行监护
定期进行血压和神经功能检查,静脉溶栓治疗中及结束后 2 h 内,每 15 min 进行 1 次血压测量和神经功能评估;然后每 30 min 进行 1 次,持续 6 h;以后每小时 1 次直至治疗后 24 h
如出现严重头痛、高血压、恶心或呕吐,或神经症状体征恶化,应立即停用溶栓药物并行脑 CT 检查
如收缩压≥180 mmHg 或舒张压≥100 mmHg,应增加血压监测次数,并给予降压药物
鼻饲管、导尿管及动脉内测压管在病情许可的情况下应延迟安置
患者或家属签署知情同意书

2) 血管内介入治疗:包括动脉溶栓、桥接、机械取栓、血管成形和支架术。①静脉溶栓或血管内治疗都应尽可能减少时间延误。②发病 6 h 内由大脑中动脉闭塞导致的严重卒中且不适合静脉溶栓的患者,经过严格选择后可在有条件的医院进行动脉溶栓。③由后循环大动脉闭塞导致的严重卒中且不适合静脉溶栓的患者,经过严格选择后可在有条件的单位进行动脉溶栓,虽目前有在发病 24 h 内使用的经验,但也应尽早进行避免时间延误。④机械取栓

在严格选择患者的情况下单用或与药物溶栓合用可能对血管再通有效,但临床效果还需更多随机对照试验验证。对静脉溶栓禁忌的部分患者使用机械取栓可能是合理的。⑤对于静脉溶栓无效的大动脉闭塞患者,进行补救性动脉溶栓或机械取栓(发病8 h内)可能是合理的。⑥紧急动脉支架和血管成形术的获益尚未证实,应限于临床试验的环境下使用。

3)抗血小板:①不符合溶栓适应证且无禁忌证的缺血性脑卒中患者应在发病后尽早给予口服阿司匹林150~300 mg/d。急性期后可改为预防剂量。②溶栓治疗者,阿司匹林等抗血小板药物应在溶栓24 h后开始使用。③对不能耐受阿司匹林者,可考虑选用氯吡格雷等抗血小板治疗。

4)抗凝治疗:包括普通肝素、低分子肝素、类肝素、口服抗凝剂和凝血酶抑制剂如阿加曲班等。①对大多数急性缺血性脑卒中患者,不推荐无选择地早期进行抗凝治疗。②关于少数特殊患者的抗凝治疗,可在谨慎评估风险-效益比后慎重选择。③特殊情况下溶栓后还需抗凝治疗的患者,应在24 h后使用抗凝剂。④对缺血性卒中同侧颈内动脉有严重狭窄者,使用急性抗凝的疗效尚待进一步研究证实。⑤凝血酶抑制剂治疗急性缺血性卒中的有效性尚待更多研究进一步证实。

5)降纤:很多研究显示脑梗死急性期血浆纤维蛋白原和血液黏滞度增高,蛇毒酶制剂可显著降低血浆纤维蛋白原,并有轻度溶栓和抑制血栓形成作用。常用药物包括降纤酶、巴曲酶、安克洛酶、蚓激酶等。对不适合溶栓并经过严格筛选的脑梗死患者,特别是高纤维蛋白血症者可选用降纤治疗。

6)扩容:对一般缺血性脑卒中患者,不推荐扩容。对于低血压或脑血流低灌注所致的急性脑梗死如分水岭梗死可考虑扩容治疗,但应注意可能加重脑水肿、心力衰竭等并发症。

7)扩血管治疗:对一般缺血性脑卒中患者,不推荐扩血管治疗。

8)其他改善脑血循环药物:①丁苯酞,是近年国内开发的Ⅰ类新药,主要作用机制为改善脑缺血区的微循环,促进缺血区血管新生,增加缺血区脑血流。②人尿激肽原酶,是近年国内开发的另一个Ⅰ类新药,具有改善脑动脉循环的作用。在临床工作中,可选择性应用丁苯酞、人尿激肽原酶。

(2)神经保护:理论上,针对急性缺血或再灌注后细胞损伤的药物(神经保护剂)可保护脑细胞,提高对缺血缺氧的耐受性,但临床试验尚未取得满意结果。

(3)外科及其他治疗。

1)对于存在严重颅外段颈动脉狭窄(>70%)的患者应该考虑在发病2周内行颈动脉内膜剥脱术(CEA)或颈动脉支架治疗。

2)并不常规推荐颅内外血管搭桥术。

3)尽管给予充分内科保守治疗,症状仍复发的颅外段椎动脉狭窄患者,可以考虑行血管内支架治疗。

4)对于有血流动力学变化的颅内血管狭窄,血管内支架治疗的有效性仍不确定,有待进一步研究。

(4)神经系统并发症的治疗。

1)脑水肿与颅内压增高:严重脑水肿和颅内压增高是急性重症脑梗死的常见并发症,是死亡的主要原因之一。处理:①卧床,床头可抬高至20°~45°。避免和处理引起颅内压增高的因素,如头颈部过度扭曲、激动、用力、发热、癫痫、呼吸道不通畅、咳嗽、便秘等。②可使用甘露醇静脉滴注,必要时也可用甘油果糖或呋塞米等。③对于发病48 h内、60岁以下的大脑中动脉梗死伴严重颅内压增高患者,可请脑外科会诊考虑是否行减压术。④对压迫脑干的大面积小脑梗死患者可请脑外科会诊协助处理。

2)梗死后出血(出血转化):脑梗死出血转化发生率为8.5%~30%,其中有症状的为1.5%~5%。心源性脑栓塞、大面积脑梗死、影像学显示占位效应、早期低密度征、年龄大于70岁、应用抗栓药物(尤其是抗凝药物)或溶栓药物等会增加出血转化的风险。处理:对于症状性出血转化,停用抗栓(抗血小板、抗凝)治疗等致出血药物。对需要抗栓治疗的患者,可于症状性出血转化、病情稳定后10日至数周后开始抗栓治疗,应权衡利弊。对于再发血栓风险相对较低或全身情况较差者,可用抗血小板药物代替华法林。

3)癫痫:缺血性脑卒中后癫痫的早期发生率为2%~33%,晚期发生率为3%~67%。但不推荐预防性应用抗癫痫药物;孤立发作一次或急性期痫性发作控制后,不建议长期使用抗癫痫药物;卒中后2~3个月再发的癫痫,建议按癫痫常规治疗进行长期药物治疗;卒中后癫痫持续状态,建议按癫痫持续状态治疗原则处理。

脑梗死的诊治流程见图5-9-1。

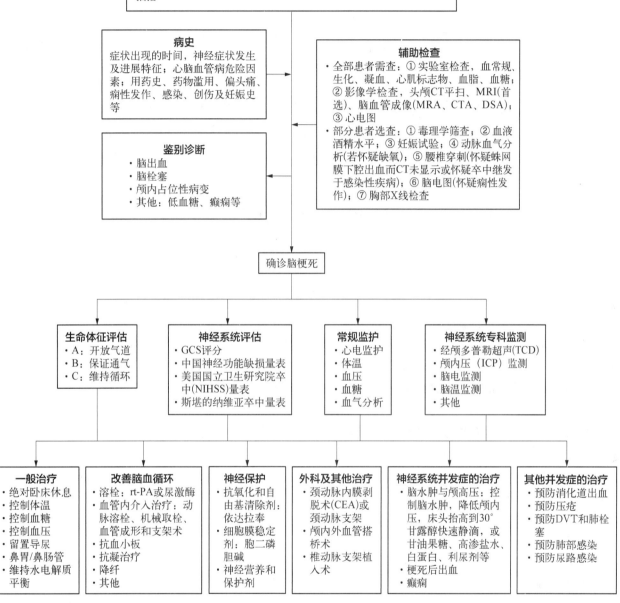

图 5-9-1 脑梗死诊治流程图

（左祥荣）

［1］ 中华医学会神经病学分会,中华医学会神经病学分会脑血管病学组. 中国急性缺血性脑卒中诊治指南 2014［J］. 中华神经科杂志,2015,48(4):246-257.
［2］ 卢德宏,付永娟. 常见缺血性卒中发病机制和病理学特点［J］. 中国现代神经疾病杂志,2015,15(2):87-91.
［3］ Powers WJ, Derdeyn CP, Biller J, et al. American Heart Association Stroke Council. 2015 American Heart Association/American Stroke Association focused update of the 2013 guidelines for the early management of patients with acute ischemic stroke regarding endovascular treatment: a guideline for healthcare professionals from the American Heart Association/American Stroke Association ［J］. Stroke, 2015,46(10): 3020-3035.
［4］ Torbey MT, Bösel J, Rhoney DH, et al. Evidence-based guidelines for the management of large hemispheric infarction: a statement for health care

professionals from the Neurocritical Care Society and the German Society for Neuro-intensive Care and Emergency Medicine [J]. Neurocrit Care, 2015,22(1):146-164.

[5] 中华预防医学会卒中预防与控制专业委员会介入学. 2015 缺血性脑血管病介入治疗抗血小板策略中国专家共识[J],中华医学杂志,2015,95(11):803-809.

[6] 中华医学会神经病学分会,中华医学会神经病学分会神经血管介入协作组,急性缺血性脑卒中介入诊疗指南撰写组. 中国急性缺血性脑卒中早期血管内介入诊疗指南[J]. 中华神经科杂志,2015,48(05):356-361.

第十节　脑血管痉挛

概述与病理生理

一、定义

　　脑血管痉挛是颅内动脉的持续性收缩状态。它常见于蛛网膜下腔出血(subarachnoid hemorrhage,SAH)后3～14日,脑底大容量血管迟发性狭窄,常伴受累动脉远端区域灌注量降低的影像学或脑血流监测证据,通常涉及 Wills 环的大血管,但也可波及小分支血管。脑血管痉挛的诊断主要根据患者的临床症状、体征及脑血管造影的影像,如果仅在血管造影时发现血管处于痉挛状态,患者没有相应的神经功能缺损症状,则称为无症状性血管痉挛;如果患者出现神经功能缺损症状,则称为症状性血管痉挛,又称迟发性缺血性神经功能障碍(delayed ischemic neurological deficits, DIND),是 SAH 患者致死或致残的主要原因。

二、流行病学

　　1. 发病率　SAH 后 20%～70% 的患者出现放射影像学脑血管痉挛,10%～50% 发展为症状性脑血管痉挛,其中又有约 15% 发生卒中甚至死亡。神经外科开颅手术,术后也可能出现脑血管痉挛,发生率在 22%～49%,如果未能及时诊断和治疗,可能导致迟发性脑缺血,严重影响手术疗效及预后。

　　2. 危险因素

　　(1) Fisher Ⅲ级者与 Fisher Ⅰ～Ⅱ级者相比症状性血管痉挛的发生率明显较高。Ⅰ级,蛛网膜下腔未见积血;Ⅱ级,蛛网膜下腔弥漫性薄层积血(厚度<1 mm);Ⅲ级,蛛网膜下腔局限性或弥漫性厚层积血(厚度>1 mm);Ⅳ级,伴脑实质或脑室内积血。

　　(2) 反复 SAH 发作组症状性血管痉挛的发生率比单次 SAH 发作者明显较高。

　　(3) 初始颅脑 CT 显示蛛网膜下腔大量血凝块。

　　(4) 除 SAH 外伴有脑室内或脑实质内出血。

　　(5) 神经系统评分低。

　　(6) 高龄。

　　3. 预防

　　(1) 尼莫地平:为电压门控钙通道阻滞剂,具有神经保护效应,通过增加脑动脉平滑肌细胞内钙离子浓度,选择性舒张脑动脉,可减少 SAH 后的不良结局,降低迟发性脑缺血的死亡率及致残率,但未减少血管造影显示的脑血管痉挛,且未能显著降低全因死亡率。

　　(2) 他汀类药物:通过下调炎症反应和上调 eNOS、NO 的释放以防止脑血管痉挛。

　　(3) 镁剂:静脉给予镁剂使镁离子在 2.4～4.8 mg/dl 水平并维持 14 日,可减少迟发性脑缺血及不良结局。

三、病理生理

1. 炎症反应 脑外伤后,浸泡于血液中的血管壁中巨噬细胞和粒细胞增多,免疫球蛋白和补体水平增高,脑脊液中的氧合血红蛋白氧化成高铁血红蛋白并释放氧自由基造成血管损伤,各种血管活性物质,如 5-HT、儿茶酚胺及花生四烯酸代谢产物的缩血管作用以及血管壁的炎症和免疫反应均可导致脑血管痉挛。

2. NO 是非常有效的血管舒张因子,NO 激活了 cGMP 依赖的蛋白激酶,经一系列信号传递,导致肌球蛋白轻链脱磷酸、钾离子通道激活,伴随电压依赖的钙离子通道的关闭,最终引起血管平滑肌细胞的松弛。SAH 后蛛网膜下腔的血红蛋白与 NO 亲和力很强,使 NO 水平降低。NO 的消耗及其舒血管效应的缺失在脑血管痉挛中起重要作用。

3. ET-1 是内皮细胞在缺血的情况下产生的,同时也可以由神经元胶质细胞和有活性的白细胞产生。ET-1 通过其受体作用于血管平滑肌细胞,介导血管收缩。SAH 患者血液和脑脊液 ET-1 水平会升高,而脑血管痉挛患者其水平会持续升高。

4. 压迫和牵拉 颅脑受力过程中颅内血管的相对位移形成的机械性牵拉、压迫及血液、手术对血管壁的机械性的压迫和牵拉,通过神经反射机制也可引起血管痉挛。

5. 血液高凝状态 颅脑外伤后,由于脱水剂、利尿药的应用和限制液体的入量,血黏滞度增加,脑水肿等因素致颅内压增高,脑灌注压下降,血流缓慢,脑缺血缺氧,引起脑血管痉挛。

四、分类

1. 根据病因,可分为 4 类
(1) 自发性 SAH。
(2) 颅脑损伤性 SAH。
(3) 一些医源性因素,如颅脑手术、脑血管造影,以及血管内介入治疗操作等。
(4) 较少见的原因,如结核性和化脓性脑膜炎。

2. 根据病程可分为两类 早发性脑血管痉挛和迟发性脑血管痉挛。

(1) 早发性脑血管痉挛:多于出血后 24 h 内发生,急诊血管造影可发现,多为破裂动脉瘤附近的单侧局灶性血管痉挛。SAH 后早期(夹闭术前)有超过 50% 的患者发生了节段性的微血管痉挛,血管直径减少可多达 75%,由此引起一系列临床症状,并最终影响临床转归。因此,及时发现微血管痉挛并尽早防治,是提高脑血管痉挛疗效的关键。

(2) 迟发性脑血管痉挛:典型的迟发性脑血管痉挛多在 SAH 后第 3~5 日开始出现,第 7~10 日达高峰,持续 2~3 周后逐渐缓解。

诊断与鉴别诊断

一、诊断

1. 病史 有明确的颅内动脉瘤破裂、颅脑损伤、血管介入治疗、颅脑手术史等,通常出现于 SAH 后 3~4 日,患者有典型的剧烈头痛发作史,<10% 患者会发生 48 h 内的超急性脑血管痉挛。病后 6~8 日脑血管痉挛达高峰,12~14 日缓解。

2. 体格检查
(1) 意识状态恶化。
(2) 局灶性神经功能障碍,如偏瘫、偏身感觉障碍、失语及颅内压增高的表现,除外电解质紊乱(如高钠血症)、脑积水及颅内血肿。

3. 辅助检查
(1) 数字减影血管造影(DSA):是脑血管痉挛诊断的"金标准"。对动脉瘤和脑血管畸形的阳性检出率高,可清晰地显示脑血管各级分支。依据影像结果,将脑血管痉挛分为:①中重度,在动脉瘤近端和远端部分血管狭窄长度达 2 处以上,多处局灶性狭窄,血管直径减少超过 50%;②轻度,血管狭窄长度<2 cm,血管直径减少 25%~50%,单个局灶性狭窄。

(2) 连续 TCD,检测大脑中动脉、大脑前动脉、基底动脉血液流速。若大脑中动脉平均血流速>

120 cm/s 或峰流速>200 cm/s 可诊断脑血管痉挛,若 24 h 内流速增加>50%,需警惕。血流速受贫血、颅内压、体循环血压及容量影响。TCD 的主要优点是无创伤,可连续多次重复检测,可用于动态检测血管痉挛的病程以及评估治疗效果。TCD 检测的特异度较高,敏感度相对较低,其测得数值的准确性与检测的医师经验和技术有关,且一般只能测定某些特定的颅内血管节段。

(3) 颅脑 CT 平扫,对 12 h 之内的 SAH 诊断准确性较高,可排除再出血、水肿、脑血管意外或脑积水。此外,还可行弥散灌注 MRI 及氙气增强 CT 脑灌注检测。

(4) CTA、MRA,能准确地诊断颅内主要血管病变。CTA 可清楚地显示大脑动脉环(Willis 环),以及大脑前、中、后动脉及其主要分支,对闭塞性血管病变可提供重要的诊断依据。可以将缺血性脑血管病的诊断提早到发病后 2 h。

(5) 行 EEG 检查排除昏迷患者癫痫。

此外,颈静脉球血氧饱和度测定、脑微透析检测及脑组织氧饱和度测定也有助于诊断。

4. 病理学检查

(1) 血管内血小板聚集及血栓形成。

(2) SAH 1 周内开始出现血管内膜增生及纤维化。

5. 血管痉挛的诊断标准

(1) 颅脑创伤后 2 周内出现的头痛加重、新发或进行性加重的局灶性神经功能障碍、意识水平下降。症状改变不能以电解质紊乱、低氧等全身情况或颅内血肿增大、迟发性颅内血肿等情况解释。

(2) 采用经颅多普勒超声(transcranial doppler,TCD)判断脑血管是否痉挛,以双侧大脑中动脉为评估脑血管痉挛的靶血管,大脑中动脉破裂时以大脑前动脉或大脑后动脉为靶血管。TCD 检测大脑前、中、基底动脉,记录收缩/舒张流速,计算平均血流速度和 Lindegard 指数,TCD 检查发现大脑中动脉的平均血流速度>120 cm/s,大脑前动脉的平均血流速度>90 cm/s,基底动脉的平均血流速度>60 cm/s,Lindegard 指数>3(Lindegard 指数=大脑中动脉平均血流速度/同侧颈内动脉血流速度);频谱形态改变为收缩峰高尖,频窗消失,舒张期波峰仍存在,声频改变为收缩期可闻及粗糙的涡流声频和射击样杂音。

(3) CT 或 MRI 检查发现可解释临床症状的责任病灶。

(4) 脑血管造影显示脑血管痉挛。

二、鉴别诊断

1. 动脉瘤再出血 可行颅脑 CT 进行鉴别。

2. 非惊厥性痫性发作 进行 24 h 脑电监测,如有局灶性癫痫放电则可确诊为癫痫,如无异常则考虑为脑血管痉挛的可能。CT 或 MRI 检查发现脑内有局灶性非梗死性病灶,也可考虑为癫痫。

3. 感染 如脑膜炎、脑室炎,通过颅脑 CT、脑血管造影及脑脊液穿刺检查以及根据病史,可进行鉴别。

治　疗

一、病因治疗

应在患者就诊后早期行脑血管造影,如为动脉瘤破裂,尽早开颅行动脉瘤夹闭或血管内介入栓塞治疗。早期尽可能清除蛛网膜下腔积血是预防 SAH 后脑血管痉挛的有效手段。可行腰椎穿刺引流血性脑脊液、鞘内注射药物或开颅手术清除蛛网膜下腔血凝块,但疗效不确定。

二、血液动力学治疗

"HHH"治疗:升高血压(hypertensive)、提高血容量(hypervolemic)和血液稀释(hemodilution)。由于脑血管失去自动调节能力,脑血流只能被动地对全身血压及心搏出量起反应,因此"HHH"治疗是脑血管痉挛的有效疗法。

1. 升高血压 通常使用去甲肾上腺素,使 MAP 较基础值相比升高 20%~40%,增加脑灌注。也可利用正性肌力药和(或)IABP 增加心排血量可提高血压,从而逆转血管痉挛。

2. 提高血容量 使用等渗晶体或胶体使 CVP 维持于 10~12 mmHg 或肺毛细血管楔压维持于 15~18 mmHg。

3. 血液稀释 使血细胞比容维持于 28%~32%,改善血液黏度但会降低血液携氧能力。

"HHH"治疗方案的并发症发生率约为 24%。包括:心力衰竭及肺水肿、稀释性低钠血症、脑水肿、颅内压升高、血小板聚集能力降低可诱发再出血及可逆性脑白质病综合征。

三、药物治疗

1. 钙通道阻滞剂 尼莫地平是预防 SAH 后脑血管痉挛的首选药物。应尽早使用,疗程为 21 日,可静脉持续泵注 14 日后,改为口服序贯治疗。体重低于 70 kg 或血压不稳的患者,起始剂量为 0.5 mg/h,如耐受良好,2 h 后可增加至 1 mg/h;体重大于 70 kg 的患者,起始剂量为 1 mg/h,如耐受良好,2 h 后可增加至 2 mg/h。每日静脉给药剂量为 24~48 mg。口服推荐剂量为 60 mg,每 4 h 1 次。

2. 镁剂 硫酸镁起始剂量为 10 mg/kg,静脉滴注,维持剂量为 30 mg/(kg·d)。

3. 激素 用于抑制炎症反应,目前临床疗效并不肯定,且会增加死亡率。

4. 依诺肝素、替拉扎特(21-氨基甾体,脂质过氧化抑制剂) 不能减轻脑血管痉挛。

5. 内皮素-1 拮抗剂 可剂量依赖性地减少造影所示血管痉挛,但对 3 个月临床结局无影响。

四、血管内治疗

1. 球囊血管扩张成形术 对大的近端血管有效,但对 2 级以上的远端分支并不安全。可使 30%~70%患者 DCI 逆转,住院死亡率减少 16%,症状出现 2 h 内开始实施疗效更好。约 5%的患者出现并发症,包括血管破裂及动脉瘤夹脱落。

2. 动脉内血管舒张药 动脉内给予高剂量罂粟碱(0.3%罂粟碱溶液 100 ml 以 0.1 ml/s 速度动脉内灌注)、尼卡地平或维拉帕米,可扩张痉挛脑血管并暂时性改善神经功能障碍。约 5%的患者出现并发症,包括颅内压升高。

五、注意事项

应避免以下情况预防二次损伤,如低血容量、低血压、低镁血症、高血糖、癫痫、颅内高压、低氧、发热及脓毒症等。

六、出院标准

病情稳定且 TCD 流速降低。

脑血管痉挛的诊治流程见图 5-10-1。

(尚　游)

参 考 文 献

[1] Fisher CM, Roberson GH, Ojemann RG. Cerebral vasospasm with ruptured saccular aneurysm: the clinical manifestations [J]. Neurosurgery, 1977,1:245-248.

[2] Heros RC, Zervas NT, Varsos V. Cerebral vasospasm after subarachnoid hemorrhage: an update [J]. Ann Neurol, 1983,14:599-608.

[3] Haley EC Jr, Kassell NF, Torner JC. The international cooperative study on the timing of aneurysm surgery. The North American Experience [J]. Stroke, 1992,23:205-214.

[4] Longstreth WT, Nelson LM, Koepsell TD, et al. Clinical course of spontaneous subarachnoid hemorrhage: a population-based study in King County [J], Washington. Neurology, 1993,43:712-718.

[5] 陈黛琪,张铭. 动脉瘤性蛛网膜下腔出血导致症状性脑血管痉挛的危险因素分析[J].卒中与神经疾病,2015,22(4):243-245.

[6] Kim YW, Zipfel GJ, Ogilvy CS, et al. Preconditioning effect on cerebral vasospasm in patients with aneurysmal subarachnoid hemorrhage [J]. Neurosurgery, 2014,74(4):351-359.

[7] Carr KR, Zuckerman SL, Mocco J. Inflammation, cerebral vasospasm, and evolving theories of delayed cerebral ischemia [J]. Neurol Res Int, 2013,20(13):506-584.

[8] Sehba FA, Schwartz AY, Chereshnev I, et al. Acute decrease in cerebral nitric oxide level after subarachnoid hemorrhage [J]. J Cereb Blood Flow Metab, 2000,20:604-611.

[9] Chow M, Dumont AS, Kassell NF. Endothelin receptor antagonists and cerebral vasospasm: an update [J]. Neuosurgery, 2002,51:1333-1341.

[10] Masaki T. The endothelin family: an overview [J]. J Cardiovasc Pharmacol, 2000,35(4 Suppl 2): S3-S5.

[11] Jung SW, Lee CY, Yim MB. The relationship between subarachnoid hemorrhage volume and development of cerebral vasospasm [J]. J Cerebrovasc Endovasc Neurosurg, 2012,14(3):186-191.

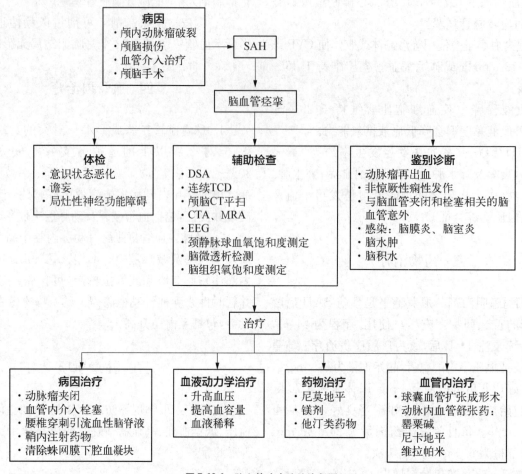

图 5-10-1 脑血管痉挛诊治流程图

第十一节 脑动脉瘤

概述与病理生理

一、定义

脑动脉瘤（cerebral aneurysms）为非真性肿瘤，是脑血管内腔的局部的异常扩大或者囊性膨出，特别是动脉。动脉瘤可有多种形状和尺寸，如囊状或

者浆果样，大的浆果样动脉瘤可扩大至直径＞2 cm。它可发生于脑内任何部位，较好发于组成脑底动脉环（Willis 动脉环）的大动脉分支或分叉部，由于这些动脉都位于脑底的脑池中，所以动脉瘤破裂出血后常表现为蛛网膜下腔出血（subarachnoidhemorrhage，SAH）。其可为囊状或者浆果样（圆形或者袋形），侧

面突起(血管侧壁局限性突起),梭形(整个血管壁向外突起)。

脑动脉瘤的确切发生率不清楚。美国每年约有 3 万例脑动脉瘤破裂引起的 SAH。据统计,2%～5%的人类在一生的某个时间都会有不同程度的脑动脉瘤。脑动脉瘤的直径<7 mm,破裂的概率约为 0.1%;脑动脉瘤的直径>7 mm,破裂的概率为0.5%～1%;脑动脉瘤的直径>2 cm,破裂的概率约为 5%。

二、危险因素

1. 家族史 脑动脉瘤的发生有一定的遗传倾向或家族聚集性,患病年龄较轻,多为对称性和多发性动脉瘤,预后较无家族史患者差。

2. 脑血管发育异常 系先天性脑血管发育异常,临床上有多种类型,其中以动静脉畸形多见。

3. 多囊肾病(polycystic kidney disease, PCKD)基因易感人群 埃莱尔-当洛综合征(Ehlers-Danlos syndrome, EDS)Ⅳ型,主动脉缩窄。

4. 脑动脉瘤破裂风险 创伤;酗酒;镰状细胞性贫血;高血压控制欠佳;使用可卡因;口服避孕药。

三、病理生理与发病机制

脑血管先天畸形或脑血管壁的局部薄弱,随着血液的乱流的不断冲击,引起囊性膨出。

创伤、高血压、感染(细菌性动脉瘤)、肿瘤、动脉粥样硬化、吸烟和使用可卡因均可破坏动脉壁对扩张和炎症损伤引起的完整性的维持,从而引起动脉瘤的形成。

诊断与鉴别诊断

一、诊断

1. 临床症状

(1)非破裂动脉瘤:可为无症状;也可表现为头痛、眼睛痛或颈痛、面部麻木、乏力或瘫痪以及视觉障碍。视觉障碍包括视力、视野和眼底的改变,由于颅内压增高发生视神经乳头水肿或肿瘤直接压迫视神经,可致视神经萎缩而影响视力,造成视力减退甚至失明。

(2)破裂动脉瘤:如蛛网膜下腔出血,可有霹雳性头痛。

(3)性格等改变:脑血管病患者常常会出现与发病前完全不同的性格和特征,如易激动、急躁、妄想、抑郁、强哭强笑等,亦可出现性格、行为的改变。人体的大脑内,有一个专管精神活动情绪变化的高级中枢,我们称之为边缘系统。此外,额叶皮质及下丘脑与边缘系统也有密切联系。这种精神情绪的异常,为动脉瘤引起的大脑的边缘系统、额叶皮质和视丘下部的病变所致。

(4)颅神经症状:是动脉瘤引起的最常见的局部定位症状,以动眼神经、三叉神经、滑车神经和展神经受累最常见。

(5)恶心、呕吐,伴或不伴颈强直:由于颅内压增加刺激延髓呕吐中枢以及迷走神经受到刺激牵拉引起。头痛重时并发呕吐,常呈喷射状。小儿颅后窝肿瘤出现呕吐较早且频繁,这也是脑血管瘤的症状中比较典型的,但经常易误为肠胃疾病。

(6)麻木、无力和(或)瘫痪(破裂出血的对侧)。

(7)癫痫。

(8)当动脉瘤压迫神经或血管时,则出现相应症状:部分巨大动脉瘤会压迫动眼神经、滑车神经、视神经等而造成复视、眼睑下垂、视力障碍等症状。

2. 体格检查 瞳孔对光反射迟钝或无反应,瞳孔散大或缩小,瞳孔大小不等。

3. 辅助检查

(1)腰椎穿刺:脑脊液黄变,提示动脉瘤破裂引起的蛛网膜下腔出血。脑脊液黄变是由于脑脊液中蛋白质含量高或含有红细胞降解产物所致,通常在 SAH 12 h 后出现。检查最好采用分光光度计,避免肉眼检查遗漏。一般在出血后 12 h 至 2 周,脑脊液黄变检出率为100%,3 周后为70%,4 周后为 40%。由于腰椎穿刺为创伤性检查,而且可能诱发再出血和加重神经障碍危险。因此,检查前应衡量利弊和征得家属同意。

(2)脑非增强 CT:主要用于评估出血,可发现动脉瘤破裂。

(3)MRI:在动脉瘤出血急性期应先做 CT 扫

描，MRI 难以查出很早期的急性脑内血肿与蛛网膜下腔出血。但高场强及重度 T_2 加权像时，MRI 也能发现很早的急性出血。对于无症状的有少量渗血而未破裂的动脉瘤，MRI 可以查出并对预测动脉瘤破裂有重要价值。对于蛛网膜下腔出血脑血管造影阴性者，MRI 诊断价值最大，因为这类动脉瘤体积小，属于血栓性动脉瘤，脑血管造影难以充分显影，MRI 却能准确地显示出动脉瘤的位置。怀疑蛛网膜下腔出血而 CT 扫描阴性者，MRI 十分有用，因为亚急性（出血量少）与慢性蛛网膜下腔出血（等密度）后释放的正铁血红蛋白在 T_1 与 T_2 加权像上均呈高信号。对于多发性动脉瘤出血，CT 能显示出血但不能明确出血的具体位置，脑血管造影对判断出血的动脉瘤亦不够准确，而 MRI 则能显示出血的动脉瘤。对于动脉瘤破裂造成的陈旧性蛛网膜下腔出血，MRI 也能显示，表现为脑表面铁末沉积征，即在 T_2 加权像上呈明显的线样"镶边"影。而 CT 则不能明确地显示是否有过蛛网膜下腔出血或动脉瘤是否有过破裂出血。MRI 可直接显示动脉瘤，并可显示动脉内的血流。在 T_1 与 T_2 加权像上。瘤体是无信号，动脉瘤内血栓在 T_1 与 T_2 加权像上呈高信号，瘤壁呈环状低信号。巨大型动脉瘤在 MRI 上呈混杂信号，即血流与涡流呈无信号。钙化呈无信号，血栓呈高信号，含铁血黄素呈低信号等。

（4）血管造影：是金标准，螺旋 CT 血管造影可诊断和治疗脑动脉瘤。血管造影是指将造影剂引入靶血管内，使目的血管显影，从而达到诊断目的。

（5）CT 血管造影（CTA）：最近应用广泛，是将 CT 增强技术与薄层、大范围、快速扫描技术相结合，通过合理的后处理，清晰地显示全身各部位血管细节，具有无创和操作简便的特点，对于血管变异、血管疾病及显示病变和血管关系有重要价值；但只能用于诊断，不可用于治疗。

（6）磁共振血管造影（MRA）：是利用电磁波产生身体二维或三维结构图像的一种检查方法。有时也称为磁共振显像（MRI）。它是断层成像的一种，利用磁共振现象从人体中获得电磁信号，并重建出人体信息。目前在多中心使用，但是检查耗时长，技术困难。

（7）脑电图（EEG）：可用于诊断和排除动脉瘤破裂引起的癫痫，尤其是在临床症状不典型时。

（8）治疗后进行血管造影：可评估充盈缺损或者发现残余动脉瘤。

（9）心电图（ECG）：可显示异常，特别是动脉瘤破裂。

4. 病理学检查　无特异性。

5. 临床分级　Hunt 及 Hess 根据患者的临床表现将颅内动脉瘤患者分为 5 级，用于评估手术的危险性。

Ⅰ级：无症状，或轻微头痛及轻度颈强直。

Ⅱ级：中度至重度头痛，颈强直，除有脑神经麻痹外，无其他神经功能缺失。

Ⅲ级：嗜睡，意识模糊，或轻微的灶性神经功能缺失。

Ⅳ级：木僵，中度至重度偏侧不全麻痹，可能有早期的去皮质强直及自主神经系统功能障碍。

Ⅴ级：深昏迷，去皮质强直，濒死状态。

二、鉴别诊断

1. 颅内肿瘤　①下丘脑或视交叉星形细胞瘤为鞍上占位（没有蝶鞍的球形扩大，缺乏垂体功能低下的表现），但形态不像动脉瘤规则，而且强化不如动脉瘤明显；②垂体瘤，向鞍上生长，常呈葫芦状，动脉瘤可有类似表现，但动脉瘤一般无鞍底下陷，正常垂体结构亦保存；③颅咽管癌，以青少年多见，当为实质性肿块时，与动脉瘤可有类似改变，但其钙化多见，强化常不及动脉瘤明显。

2. 脑血管畸形　一般患者年纪较轻，病变多位于大脑外侧裂，大脑中动脉分布区，出血前常有头痛、癫痫及进行性肢体肌力减退，智力减退，颅内血管杂音及颅内压增高的表现，多无脑神经麻痹的表现。

3. 高血压性脑出血　年龄多在 40 岁以上，有高血压史，突然发病，意识障碍较重，可有偏瘫，失语为特征性表现，出血部位多位于基底节丘脑部。

4. 烟雾病　年龄多在 10 岁以下及 20~40 岁，儿童常表现为脑缺血性症状伴进行性智力障碍，成人常为出血性症状，但意识障碍相对较轻，脑血管造影可见颅底特征性的异常血管网，以资鉴别。

5. 血液病　白血病、血友病、再生障碍性贫血、血小板减少性紫癜、红细胞增多症等引起的蛛网膜下腔出血，往往在发病前即有血液病的临床表现，通过血液检查及骨髓检查不难区别。

6. 脊髓血管畸形　多在 20~30 岁发病，出血前常有双下肢或四肢麻木、无力及括约肌障碍,发病时多无意识障碍,出现剧烈背痛伴急性脊髓压迫症,不难鉴别。

7. 其他疾病　各种结缔组织病、各种炎症、急性风湿热、严重肝病、出血性肾炎、过敏性肾炎、抑郁症等,均可引起蛛网膜下腔出血,但这些病因引起的蛛网膜下腔出血临床上少见,根据这些疾病的临床特征及有关检查不难鉴别。

监 测 与 治 疗

一、药物治疗

1. 一线用药　①尼莫地平是目前唯一被研究证实可减少脑动脉瘤破裂引起的蛛网膜下腔出血发生率的药物;②动脉瘤破裂在治疗前应使用抗高血压药物控制血压以防止进一步出血的发生;③尼卡地平在神经 ICU 应用较为广泛。其他常用药物还有拉贝洛尔和肼屈嗪。

2. 二线用药　①非甾体解热镇痛药控制体温和缓解疼痛;②大便软化剂(多库酯钠、番泻叶)可治疗便秘,便秘可引起颅内压的增高,增加脑动脉瘤破裂的风险。

二、其他治疗

1. 一般措施　①动脉瘤破裂的风险取决于直径大小和部位,额叶血管(大脑中动脉和大脑前动脉)直径<7 mm,破裂风险较小。②脑室外引流(EVD)置管监测和治疗颅内压增高或脑积水。③动脉瘤通常通过栓塞(介入放射学或血管内手术)或者夹闭(颅骨切开干预)预防出血或再次出血。

2. 转诊　取决于症状或者并发症,可能需要多个领域的专家协助治疗。

3. 手术治疗　①开颅夹闭动脉瘤(死亡率为10%～15%);②血管内介入栓塞治疗颅内动脉瘤。

三、住院治疗

1. 入院标准　①动脉瘤破裂需急诊入院行神经外科手术治疗。②有症状的非破裂动脉瘤需入院治疗,紧急程度取决于症状的严重程度。

2. 入院后初始稳定期治疗　①密切监测呼吸道、呼吸和循环。②静脉或动脉内导管用于持续血压监测。

3. 静脉输液

(1) 治疗前:避免过度静脉输液导致液体超负荷,引起血压增高,增加动脉瘤破裂的风险,或者增加已破裂动脉瘤的出血。

(2) 治疗后:血管痉挛期,增加液体输入量以预防血管痉挛,但是确切的液体量并不确定,而且未必有效。

4. 院内护理

(1) 卧床休息。

(2) 连续神经功能监测,特别针对破裂动脉瘤,出血后在 ICU 至少停留 10～14 日,因为这段时间出血动脉瘤的死亡风险最大。

(3) 伴有神经功能缺损的需要日常生活活动能力(activities of daily living, ADL)的协助。

5. 出院标准

(1) 取决于瘫痪的程度。一些人需要专业的身体康复和语言治疗以恢复失去的神经功能,最好进一步行康复治疗。

(2) 其他可以回家康复或者去专业护理机构。

四、持续护理治疗

1. 随访　监测神经功能缺损可提示动脉瘤再破裂的发生。

2. 监护

(1) 治疗后逐渐加大活动量,取决于临床状况。一些患者需要身体康复或专业治疗以恢复失去的神经功能。

(2) 伴有中重度神经功能缺损的患者,需要专业的护理机构帮助。

3. 饮食

(1) 多种多样,取决于临床状况。

(2) 所有动脉瘤破裂出血的患者均需防止误吸的发生。

4. 患者教育

(1) 避免诱发动脉瘤破裂的因素,如吸烟、高血压控制不佳、酗酒、脑外伤。

（2）口服避孕药或使用可卡因。

（3）如果症状再次发生，则应尽快寻求急救中心帮助。

5. 预后

（1）动脉瘤破裂通常是致命的。

（2）约 25％ 的患者在动脉瘤破裂 24 h 内死亡；25％ 在 3 个月内死亡；另外约 50％ 的幸存者伴有永久性瘫痪。

6. 并发症

（1）非破裂动脉瘤在治疗过程中引起的医源性损伤，或非破裂动脉瘤压迫神经和血管。

（2）血管痉挛引起缺血性脑卒中。

（3）身体残疾和心理障碍。

（4）死亡。

预　防

目前仍无确切有效的方法预防动脉瘤形成。

减小动脉瘤破裂的措施：避免吸烟；治疗高血压；对动脉瘤高风险的人群，如家族史或基因易患性，应通过 CT 血管造影（CIA）、磁共振成像（MRI）或磁共振血管造影（MRA）诊治。

脑动脉瘤的诊治流程见图 5-11-1。

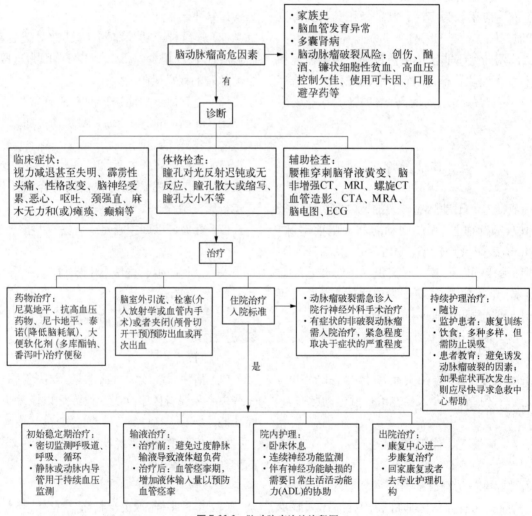

图 5-11-1　脑动脉瘤诊治流程图

[1] Findlay JM, Nisar J, Darsaut T. Cerebral vasospasm: a review [J]. Can J Neurol Sci, 2016,43(1):15 - 32.
[2] Chalouhi N, Hoh BL, Hasan D. Review of cerebral aneurysm formation, growth, and rupture [J]. Stroke, 2013,44(12):3613 - 3622.
[3] Brain aneurysms. Mayo Foundation for Medical Education and Research [EB/OL]. http://www. mayoclinic. org/diseases-conditions/brain-aneurysm/basics/definition/con-20028457.
[4] Cerebral aneurysm fact sheet. National Institute of Neurologic Disorders and Stroke [EB/OL]. http://www. ninds. nih. gov/disorders/cerebral_aneurysm/cerebral_aneurysms.
[5] Ajiboye N, Chalouhi N, Starke RM, et al. Unruptured cerebral aneurysms: evaluation and management [J]. Scientific World Journal, 2015,2015:954954.
[6] Ruan C, Long H, Sun H, et al. Endovascular coiling vs. surgical clipping for unruptured intracranial aneurysm: a meta-analysis [J]. Br J Neuro Surg, 2015,29(4):485 - 492.
[7] Zijlstra IA, Verbaan D, Majoie CB, et al. Coiling and clipping of middle cerebral artery aneurysms: a systematic review on clinical and imaging outcome [J]. J Neurointerv Surg, 2016,8(1):24 - 29.

第十二节　脑　死　亡

概　　述

随着医学的进步和发展,人们对死亡的判定标准也在逐渐进步。1968 年哈佛大学医学院率先提出"脑功能不可逆性丧失",即脑死亡新概念,脑死亡可作为死亡的判定标准(哈佛标准)。1971 年美国两个神经外科医师提出把不可逆的脑干损伤作为判定脑死亡的最主要标准,并指出脑电图不是绝对必需的(明尼苏达标准)。1976 年英国皇家医学院把脑死亡定义为完全的、不可逆的脑干功能丧失,强调了脑干功能在判定脑死亡中的重要性。1981 年美国医学、生物医学和行为学科研伦理问题研究总统委员会(President's Commission for the Study of Ethical Problems in Medicine and Biomedical and Behavioral Research)建议,应依据不可逆的全脑(包括脑干)的所有功能停止,统一立法定义死亡,西方国家脑死亡判定标准大都是在该建议的基础上制定的。

我国学术界早在 1988 年、1989 年、1993 年和 1999 年就已经在北京、上海、南京和武汉等地进行过脑死亡专题讨论。2003 年国家卫生部脑死亡判定标准起草小组发布了《脑死亡判定标准(成人)》(征求意见稿)和《脑死亡判定技术规范(成人)》(征求意见稿),2014 年再次发布了《脑死亡判定标准(成人)》(修订稿)和《脑死亡判定技术规范(成人)》(修订稿)。但直至目前,脑死亡仍未在我国明确立法。

判定标准和步骤

1. 判定的先决条件
(1) 昏迷原因确定。
(2) 排除了各种原因的可逆性昏迷。
2. 临床判定
(1) 深昏迷。
(2) 未观察到自主呼吸。

(3) 脑干反射消失。
以上三项必须全部具备。
3. 确认试验
(1) 正中神经短潜伏期体感诱发电位(SLSEP)显示 N9 和(或)N13 存在,P14、N18 和 N20 消失。
(2) 脑电图(EEG)显示电静息。

（3）经颅多普勒超声（TCD）显示颅内前循环和后循环呈振荡波、尖小收缩波或血流信号消失。

以上 3 项中至少 2 项阳性。

4. 自主呼吸激发试验　通过该试验确认完全无自主呼吸。

5. 判定步骤　患者需满足判定的先决条件，然后进行脑死亡的临床判定，符合脑死亡临床判定的再行脑死亡的确认试验。3 项脑死亡确证试验至少有 2 项符合，再行自主呼吸激发试验。

所有步骤均符合者，方可判定为脑死亡。其中一个步骤不符合者，即可判定为非脑死亡，没有必要进入下一个步骤的判定。

6. 判定时间　临床判定和确认试验结果符合脑死亡判定标准者可首次判定为脑死亡。首次判定 12 h 后再次复查，结果仍符合脑死亡标准者，方可最终确认为脑死亡。

脑死亡判定的技术规范

我国国家卫生部脑死亡判定标准起草小组 2014 年发布的《脑死亡判定标准（成人）》（修订稿）和《脑死亡判定技术规范（成人）》（修订稿）中，将脑死亡定义为包括脑干在内的全脑功能不可逆的丧失。

一、先决条件的判定

1. 昏迷原因明确　包括明确的原发性脑损伤和继发性脑损伤。原发性脑损伤包括颅脑外伤、出血和缺血性脑卒中、颅内肿瘤、颅内感染等。继发性脑损伤主要为心搏骤停、麻醉意外、溺水、窒息等原因导致的缺血缺氧性脑病。需要强调的是，患者必须诊断完全明确，且深昏迷的状态能用明确的诊断和病情解释，昏迷原因不明的患者不能实施脑死亡的判定。

2. 排除各种原因引起的可逆性昏迷　除了明确昏迷的原因，还需要排除所有可能的可逆性昏迷。常见的可逆性昏迷的原因包括：急性中毒、严重休克、内环境紊乱、极低体温等。如不能明确判定深昏迷状态的原因是否可逆，应当采取其他方法来明确或继续延长观察时间，不能实施脑死亡判定。

二、临床判定

1. 深昏迷　患者必须处于深昏迷状态，格拉斯哥（Glasgow Coma Scale，GCS）评分应当为 3 分。

2. 无自主呼吸　检查患者是否有呼吸肌肉运动。绝大部分需要行脑死亡判定的患者均需呼吸机维持呼吸，此时可通过观察呼吸机所监测的呼吸参数，来判断患者是否有自主呼吸。未见自主呼吸者，可暂时判断为无自主呼吸，进入下一步判断脑干反射阶段。

3. 脑干反射消失　在判定脑死亡的流程中，必须检查的脑干的反射包括：瞳孔对光反射、角膜反射、头眼反射、前庭眼反射、咳嗽反射 5 项。如果上述 5 项反射全部消失，可判定为脑干反射消失。如果存在至少一项反射未消失，则认为脑干功能未完全丧失。如果其中有不能判定的项目，应增加确认试验项目。

三、确认试验

1. 正中神经短潜伏期体感诱发电位（median nerve short-latency somatosensory evoked potential，SLSEP）试验　应在 20～25 ℃环境下进行。使用电流分别刺激双侧手腕横纹中点上 2 cm 正中神经走行的部位。如果 N9 和（或）N13 存在，P14、N18 和 N20 消失时，则符合 SLSEP 脑死亡判定标准。

2. 脑电图（EEG）　按国际 10～20 系统安放 8 个记录电极：额极 Fp1、Fp2，中央 C3、C4，枕 O1、O2，中颞 T3、T4。在试验过程中，分别给予双上肢疼痛刺激、耳旁声音呼唤和亮光照射双侧瞳孔，观察脑电图变化。试验至少记录 30 min 脑电活动。脑电图呈电静息，即未出现＞2 μV 的脑电波活动时，符合 EEG 脑死亡判定标准。

镇静、镇痛、冬眠治疗、电极部位及外伤等均可影响 EEG 判定，此时 EEG 结果仅供参考，脑死亡判定应以其他确认试验为据。

3. 经颅多普勒超声（TCD）检查　以双侧大脑中动脉（middle cerebral artery，MCA）为前循环的主要判定血管，以基底动脉（BA）为后循环的主要判定血管。血流信号消失是指反映前循环和后循环的主要血管中，均未见明显血流信号。颅内前、后循环均出现振荡波、尖小收缩波或血流信号三者任意一种消失时，符合 TCD 脑死亡判定标准。

行经颅多普勒超声检查时,需注意如脑室引流、开颅减压术或外周动脉收缩压<90 mmHg 可能影响结果判定,此时 TCD 结果仅供参考,判定脑死亡应以其他确认试验为据。

四、自主呼吸触发试验

除了通过简单地观察胸腹有无呼吸运动和观察呼吸机所监测的呼吸参数,来判断患者是否有自主呼吸外,还需要通过严格自主呼吸触发试验。

患者在行自主呼吸试验前,应肛温≥36.5 ℃;收缩压大于 90 mmHg 或平均动脉压大于 60 mmHg;动脉氧分压大于 200 mmHg;除慢性二氧化碳潴留者外,动脉二氧化碳分压在 35～45 mmHg。

行自主呼吸触发试验时,脱离呼吸机后即刻将输氧导管通过气管插管插至隆突水平,密切观察胸、腹部有无呼吸运动,脱离呼吸机 8～10 min 检测 P_aCO_2。国外有学者认为,也可不脱机,将呼吸机调整为压力支持模式,关闭窒息后备通气,设置合适的呼吸机触发条件,通过呼吸机观察有无自主呼吸触发,以提高观察的准确性。如 $P_aCO_2 \geq 160$ mmHg 或慢性二氧化碳潴留者 P_aCO_2 超过原有水平 20 mmHg,仍无呼吸运动,即可判定无自主呼吸。如查血气 P_aCO_2 未达到标准,可适当延长观察时间。

自主呼吸激发试验过程中,应密切监测患者生命体征变化。试验过程中,可能出现血氧饱和度下降、血压下降、心率加快或减慢、心律失常等,如情况较严重,可能威胁患者安全,应立即中止试验。

判定过程中的注意事项

脑死亡的判定过程中,应该依照规范严格执行。遇到可疑不能确定的情况,应该按照宁可漏判不可错判的原则,做不符合脑死亡标准处理。至少有 2 位以上受过培训的医师参与判定,国际上推荐一位是患者的直接主管医师,另一位则是神经内科或外科医师、麻醉科医师或 ICU 医师,与患者有利害关系的人员、器官移植医师不可参与脑死亡判定。在判定过程中,还应密切注意患者的病情变化,警惕判定程序对患者造成损害。对于儿童的脑死亡判定要更加谨慎,尤其是 5 岁以下儿童,因为儿童的大脑在受到损害后的恢复能力很强。一般来说,5 岁以上儿童可以应用成人的标准,但是观察期要更长。

脑死亡的诊治流程见图 5-12-1。

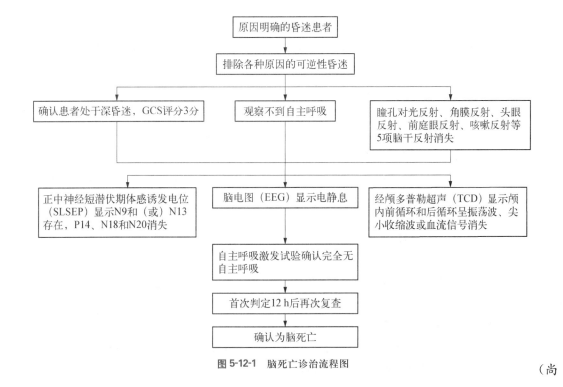

图 5-12-1 脑死亡诊治流程图

(尚 游)

参考文献

[1] Burkle CM, Sharp RR, Wijdicks EF. Why brain death is considered death and why there should be no confusion [J]. Neurology, 2014,83:1464.
[2] Wijdicks EF. Determining brain death in adults [J]. Neurology, 1995,45:1003.
[3] Practice parameters for determining brain death in adults (summary statement). The Quality Standards Subcommittee of the American Academy of Neurology [J]. Neurology, 1995,45:1012.
[4] Guideline three: minimum technical standards for EEG recording in suspected cerebral death. American Electroencephalographic Society [J]. J Clin Neurophysiol, 1994,11:10.
[5] Wijdicks EF. The diagnosis of brain death [J]. N Engl J Med, 2001,344:1215.
[6] Wijdicks EF, Bernat JL. Chronic "brain death": meta-analysis and conceptual consequences [J]. Neurology, 1999,53:1369.
[7] 卫生部脑死亡判定标准起草小组. 脑死亡判定标准(成人)(修订稿)[J]. 实用器官移植电子杂志,2014,2(1):1.
[8] 卫生部脑死亡标准起草小组. 脑死亡判定技术规范(成人)(修订稿)[J]. 实用器官移植电子杂志,2014,2(1):1-6.

第十三节　尿　崩　症

概述与病理生理

一、定义

尿崩症(diabetes insipidus, DI)是由于下丘脑垂体病变使抗利尿激素[antidiuretic hormone, ADH,又称精氨酸加压素(arginine vasopressin, AVP)]产生不足(中枢性尿崩)或肾小管对抗利尿激素反应下降(肾性尿崩)而导致的以多尿为主要临床表现的临床综合征。可以是先天性或者后天获得。

中枢性尿崩的发病率约在 1/25 000,在重度颅脑损伤的患者中约有 15.4% 同时发生中枢性尿崩;也有 33% 的中枢性尿崩患者不能在颅内找到确切的病变部位。12%～30% 的肾性尿崩患者均与用药有关。从发病率上讲,尿崩症没有年龄和性别差异。

二、危险因素

1. 中枢性尿崩　①肿瘤,如颅咽管瘤、淋巴瘤、脑膜瘤、转移瘤等;②缺血缺氧性脑病;③颅脑创伤或手术;④病毒性脑炎;⑤细菌性脑膜炎;⑥自身免疫性疾病等。

2. 肾性尿崩　①高钾血症;②高钙血症;③肾后

性梗阻;④药物影响,如锂、去甲基金霉素、甲氧氟烷等;⑤镰状细胞病;⑥淀粉样变性;⑦妊娠等。同时必须注意到的是,有超过 90% 的先天性肾性尿崩患者为抗利尿激素受体 2(AVPR2)基因发生突变的男性,该病为 X 染色体隐性遗传。

三、病理生理

分泌 AVP 的神经元细胞主要位于下丘脑的视上核和室旁核,通过感受机体渗透压变化来调控分泌,渗透压的上升会引起 AVP 分泌并诱发渴感。不论是永久性还是暂时性的中枢性尿崩往往是潜在病情的反应,因此尿崩症患者并无特异性的病理生理改变。例如,在永久性尿崩患者当中,下丘脑或视上垂体束的损伤较垂体后叶损伤更为常见,尽管其中 15% 的患者的下丘脑 AVP 分泌细胞仍然是完整的。一过性尿崩症患者常与急性损伤导致的神经休克和水肿引发的 AVP 分泌减少相关。家族性神经源性尿崩可能是 AVP 受体 2 或肾集合管水通道蛋白 2 缺失所致。碳酸锂等药物与 AVP 受体结合,使细胞 cAMP 生成障碍,干扰肾对水的重吸收而导致肾性 DI。

四、发病机制

尿崩症的病因多种多样，发病机制也各不相同。中枢性尿崩的发病机制是 AVP 合成受影响致其分泌不足；而肾性尿崩的发病机制则是肾脏对循环中的 AVP 敏感性降低或无反应，继而丧失重吸收水分的能力；妊娠期发生的尿崩可能与代谢率上升、AVP 清除增加有关。最常报道的引起尿崩症的病因是先天性或渐进性的，其中又以颅咽管瘤和前交通动脉破裂最为多见。其他原因还包括无功能垂体瘤、松果体瘤、头部外伤、巨细胞病毒脑炎、甲苯暴露等。

诊断与鉴别诊断

一、诊断

1. 症状和体征　尿崩症的临床表现与病因、发病年龄及 AVP 缺乏的程度相关。但大部分患者会有以下的共同临床表现。

（1）口渴和多饮是尿崩症患者最为明显的临床症状。

（2）不管是 AVP 分泌不足还是受体缺失或反应下降，多尿和夜尿增多是尿崩症的另一突出表现。

（3）水分丢失的增加继而导致高钠血症，患者往往还会伴发脱水，如口唇干燥、皮肤弹性下降等。

（4）渗透压的变化会在部分病患诱发头痛。

（5）许多尿崩症患者合并阻塞性睡眠呼吸暂停。

（6）由于病因不同，部分患者还会有视觉障碍、生长发育迟缓等表现。

2. 辅助检查　是尿崩症重要的诊断和鉴别诊断手段。主要包括以下几方面。

（1）补充外源性 AVP，观察尿量变化，有助于区分中枢性还是肾性尿崩。在中枢性尿崩的患者，应用 AVP 后，尿量会明显减少。

（2）多尿患者尿渗透压 <200 mOsm/kg。

（3）血尿电解质检查会出现高钠血症、尿钠下降。

（4）尿渗透压（正常值为 $600\sim800$ mOsm/L）下降而血浆渗透压（正常值为 $290\sim310$ mOsm/L）上升。

（5）应用兴奋 AVP 释放的刺激试验（如禁水试验、高渗盐水试验等）不能使尿量减少，不能使尿比重和尿渗透压显著增高。

（6）有条件的医院可以直接进行 AVP 水平的检测。正常人血浆 AVP（随意饮水）为 $2.3\sim7.4$ pmol/L（放射免疫法），禁水后可明显升高。完全性中枢性尿崩患者的血浆 AVP 浓度测不到；部分性中枢性尿崩患者则低于正常范围；肾性尿崩患者的血浆 AVP 水平升高或正常。不能直接测量的可以将肽素作为替代指标。

（7）影像学检查：垂体和下丘脑的 MRI 检查有助于发现潜在病灶以明确病因。

二、鉴别诊断

1. 糖尿病　患者有多尿、烦渴、多饮症状，但尿比重和尿渗透压升高，且有血糖升高，尿糖阳性，容易鉴别。

2. 精神性烦渴　临床表现与尿崩症极相似，但 AVP 并不缺乏，主要由于精神因素引起烦渴、多饮，因而导致多尿与低比重尿。这些症状可随情绪而波动，并伴有其他神经症的症状。禁水-加压素试验有助于两者的鉴别。

3. 脑耗盐综合征　是一种以低钠血症和脱水为主要特征的综合征，多由神经系统损伤或肿瘤引起的下丘脑内分泌功能紊乱所导致的肾脏排钠过多导致。血尿电解质水平的监测有助于两者鉴别。

监测与治疗

一、中枢性尿崩症处理

应用去氨加压素替代疗法：口服剂量 0.05 mg，每日 2 次，如有必要的话增至最大剂量 0.4 mg，q8 h；口渴和多尿时可经鼻腔给药（100 μg/ml 的溶液）q12～24 h，起始剂量为 0.05～0.1 ml，q12～24 h，之后可以根据患者反应个体化调整剂量，目标是维持 24 h 尿量在 1.5～2 L。同时必须注意：去氨加压素应用在处于颅内病变术后急性期的患者存在颅内压增高的风险，其过量应用也可以诱发水中毒。

应用低渗液体来纠正脱水，恢复渗透压。

有文献报道可以应用有氯贝丁酯、卡马西平，两者可能通过兴奋 ADH 分泌而使尿量减少。

噻嗪类利尿剂：氢氯噻嗪 25 mg，每日 3 次。

二、肾性尿崩症处理

1. 环氧化酶抑制剂（如分次应用吲哚美辛 100 mg/d） 在肾性尿崩患者伴有高前列腺素 E 综合征时，可使用 NSAIDs 治疗。患者使用 NSAIDs 后，能阻止前列腺素生成，又能改善临床症状。

2. 噻嗪类利尿剂 可使尿量减少一半。其作用机制可能是尿中排钠增加，体内缺钠，肾近曲小管重吸收增加，到达远曲小管的原尿减少，因而尿量减少。与吲哚美辛合用效果更好。

3. 纠正电解质紊乱 维持钾离子、钙离子正常水平。

4. 避免应用可能诱发肾性尿崩的药物。

三、辅助治疗

（1）慢性尿崩有可能导致肾功能不全，因此应加

强对肾功能的监测。

（2）中枢性尿崩患者要注意对原发疾病的治疗，并防止相应并发症。

（3）若为肿瘤患者，应积极评估外科干预的可能及时机。

（4）氯磺丙脲 250～500 mg/d 有助于减轻多尿和多饮症状。

（5）维持液体平衡，避免脱水。

（6）住院患者应每日称重。

（7）加强皮肤和口腔护理。

四、监测随访和宣教

（1）定期随访，最初为 2 周 1 次，病情稳定后可延长为 3～4 个月 1 次。

（2）严密监测电解质、肾功能变化，避免远期并发症。

（3）正常膳食，不必严格限水。

尿崩症的诊治流程见图 5-13-1。

（翟 茜）

[1] JA Jane, ML Vance, ER Laws. Neurogenic diabetes insipidus [J]. Pituitary, 2006,9(4):327-329.
[2] Singer, Oster JR, Fishman LM. The management of diabetes insipidus in adults [J]. Arch Intern Med, 1997,157(12):1293-1301.
[3] Makaryus AN, McFarlane SI. Diabetes insipidus: diagnosis and treatment of a complex disease [J]. Cleve Clin J Med, 2006,73(1):65-71.
[4] Hadjizacharia P, Beale EO, Inaba K, et al. Acute diabetes insipidus in severe head injury: a prospective study [J]. J Am Coll Surg, 2008,207(4):477-484.
[5] Lam KS, Wat MS, Choi KL, et al. Pharmacokinetics, pharmacodynamics, long-term efficacy and safety of oral 1-deamino-8-D-arginine vasopressin in adult patients with central diabetes insipidus [J]. Br J Clin Pharmacol, 1996,42(3):379-385.
[6] Morello JP, Bichet DG. Nephrogenic diabetes insipidus [J]. Annu Rev Physiol, 2001,63:607-630.
[7] Smith D, Finucane F, Phillips J, et al. Abnormal regulation of thirst and vasopressin secretion following surgery for craniopharyngioma [J]. Clin Endocrinol (Oxf), 2004,61(2):273-279.
[8] Crowley RK, Hamnvik OP, O, Sullivan EP, et al. Morbidity and mortality in patients with craniopharyngioma after surgery [J]. Clin Endocrinol (Oxf), 2010,73(4):516-521.
[9] Di Iorgi N, Napoli F, Allegri AEM, et al. Diabetes insipidus — diagnosis and management [J]. Horm Res Paediatr, 2012,77(2):69-84.
[10] Fenske W, Allolio B. Clinical review: Current state and future perspectives in the diagnosis of diabetes insipidus: a clinical review [J]. J Clin Endocrinol Metab, 2012,97(10):3426-3437.
[11] Winzeler B, Zweifel C, Nigro N, et al. Postoperative copeptin concentration predicts diabetes insipidus after pituitary surgery [J]. J Clin Endocrinol Metab. 2015,100(6):2275-2282.
[12] Mavrakis AN, Tritos NA. Diabetes insipidus with deficient thirst: report of a patient and review of the literature [J]. Am J Kidney Dis, 2008,51(5):851-859.
[13] Arima H, Wakabayashi T, Nagatani T, et al. Adipsia increases risk of death in patients with central diabetes insipidus [J]. Endocr J, 2013,61(2):1-6.
[14] Oiso Y, Robertson GL, Nørgaard JP, et al. Treatment of neurohypophyseal diabetes insipidus [J]. J Clin Endocrinol Metab, 2013,98(10):3958-3967.
[15] Behan LA, Sherlock M, Moyles P, et al. Abnormal plasma sodium concentrations in patients treated with desmopressin for cranial diabetes insipidus: results of a long-term retrospective study [J]. Eur J Endocrinol, 2015,172(3):243-250.

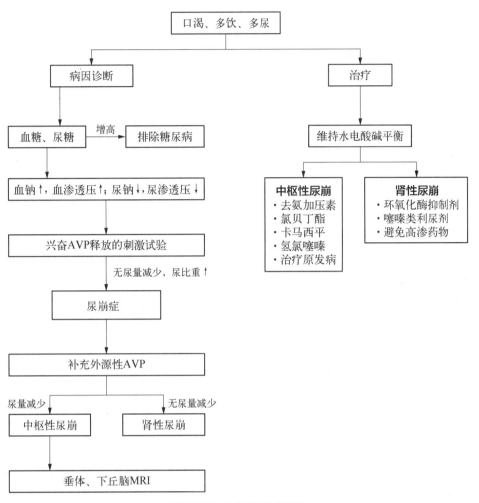

图 5-13-1 尿崩症诊治流程图

第十四节　抗利尿激素分泌异常综合征

概述与病理生理

一、定义

抗利尿激素分泌异常综合征（syndrome of inappropriate antidiuretic hormone，SIADH）为各种原因导致的抗利尿激素或类似抗利尿激素的物质分泌增多，引起水排泄异常、机体水潴留，以稀释性低钠血症、低渗透压、容量过负荷、尿渗透压异常增高为主要特点的一系列临床表现的总称。

本病在老年女性患者的发病率高于男性,医院内发生率为 30%～35%。住院患者低钠血症(Na$^+$<130 mmol/L)发生率的报道不一,介于 2.4%～16%。

二、危险因素

1. 颅脑创伤　可能通过直接影响下丘脑 ADH 分泌功能不受正常机制调控而诱发本病。

2. 肿瘤　很多恶性肿瘤可以产生 ADH,从而引起 SIADH。肺燕麦细胞癌是最常见的引起 SIADH 的恶性肿瘤,其他如胰腺癌、前列腺癌、胸腺瘤、淋巴瘤等也可引起 SIADH。一般来说,在 SIADH 出现时原发肿瘤的表现已很明显。

3. 药物诱发　尤其是某些精神类药物通过促进 ADH 的分泌发挥作用;氯磺丙脲和卡马西平不仅促进 ADH 的分泌,同时也增强肾脏对 ADH 的反应。

4. 高龄　可能与脏器功能减退、对正常调控机制反应力下降有关。

5. 术后　各种手术均有可能引起 SIADH,机制未明。

6. 住院　很多住院患者可以发生 SIADH,尤其多见于肺部疾病,如呼吸衰竭、肺部感染、肺结核、机械通气等。具体机制不明确,但曾有学者在结核性肺组织中发现 ADH 样物质,提示在某些疾病状态下肺组织可以产生 ADH 或类 ADH 样物质。

三、病理生理

当机体出现高渗、血容量下降时,正常的调控机制是垂体后叶会分泌抗利尿激素(ADH),也被称为精氨酸血管加压素(AVP)。AVP 作用于肾脏集合管,引起水分重吸收增加。在各种疾病状态下,ADH 或其类似物发生异常分泌,导致稀释性低钠血症和低渗并细胞外液容量增多。

四、发病机制

1. 中枢神经系统功能异常可以直接影响下丘脑 AVP 分泌和调控机制引起 AVP 异常分泌　常见病因有颅脑创伤或颅骨骨折、硬膜下血肿、蛛网膜下腔出血、原发的颅脑肿瘤或转移瘤、脑炎、脑膜炎、急性精神疾病、颅内血管病变等。

2. 肺部病变部位可以产生 AVP 类似物,诱发 SIADH　常见病因包括细菌、病毒或真菌性肺部感染、肺脓肿、肺结核、正压通气等。

3. 肿瘤组织可以通过直接产生 AVP 或类似物,影响 AVP 调控机制诱发 AVP 异常分泌诱发 SIADH　常见病变为支气管癌、胰腺癌、前列腺癌、肾细胞癌、结肠腺癌、胸腺瘤、骨肉瘤、恶性淋巴瘤、白血病等。

4. 直接增加 AVP 合成的药物　三环类抗抑郁药、单胺氧化酶抑制剂、5-羟色胺再吸收抑制剂、氯贝丁酯抗精神病药。

5. 可以增强 AVP 活性的药物　卡马西平、环磷酰胺、甲苯磺丁脲、非甾体抗炎药、生长抑素及其类似物。

6. 可以导致 SIADH 的其他情况　术后、多发性硬化、急性炎症性脱髓鞘性多发性神经病、急性间歇性卟啉症、应激、疼痛、艾滋病、妊娠(生理性的)。

诊断与鉴别诊断

一、诊断

1. 临床表现　患者除具备原发病相应的症状外,并无特异的临床表现,可显现为厌食、腹痛、恶心、呕吐等消化道症状,严重者可有激惹、思维混乱、幻觉、癫痫、神志昏迷等神经系统表现。

2. 体格检查　临床症状的轻重与 ADH 分泌和水负荷的程度有关。多数患者在限制水分时,可不表现出典型症状。重症患者可有意识状况改变、谵妄,甚至昏迷、惊厥表现。原发病在颅内的患者,查体可发现脑神经麻痹、低体温及呼吸节律的改变(如部分患者可呈现 Cheyne-Stokes 呼吸)。

3. 辅助检查

(1) 基础实验室检查:血清钠降低(常低于 130 mmol/L);血浆渗透压降低(常低于 270 mOsm/L);

尿钠增高常超过 30 mmol/L;尿渗透压超过血浆渗透压;而肾上腺、肾上腺皮质功能正常;直接检测血浆 AVP,会有血浆 AVP 的增高。

（2）限水试验:限水时血浆钠会相应升高。

（3）原发病诊断:首先应考虑恶性肿瘤,可行 X 线、CT 扫描、MRI 等以明确有无肿瘤生长,但造影对原发病诊断帮助不大。其次应排除中枢神经系统疾病、肺部疾病及药物影响等因素。

二、鉴别诊断

1. 等渗性低钠血症　多见于高脂血症或高蛋白血症,通过完善相关辅助检查不难鉴别。

2. 高渗性低钠血症(血浆渗透压超过295 mOsm/kg)　该类患者多同时合并高血糖,有应用甘露醇、山梨醇、甘油、麦芽糖等高渗性药物食物史,或曾经应用造影剂,不存在尿钠增高、尿渗透压上升现象,血浆 AVP 无异常增高,可鉴别。

3. 低渗性低钠血症(血浆渗透压低于280 mOsm/kg)又可分成以下 3 种类型。

（1）低血容量:常有原发疾病及失水表现,血尿素氮常升高。而 SIADH 患者血容量常正常或增高,血尿素氮常降低。个别难诊断者可通过限水试验加以鉴别。该型低钠血症又可按照病因不同分为以下两种情况:肾外因素失钠增加,尿钠低于10 mmol/L,如脱水、腹泻、呕吐;经肾脏失钠增加,尿钠超过 20 mmol/L,可见于应用利尿剂、ACEI、肾病、盐皮质激素缺乏、脑耗盐综合征患者。

（2）等血容量:常见病因包括 SIADH、术后低钠血症、甲状腺功能低下、精神性多饮、过量饮用啤酒、特发性药物反应(噻嗪类利尿剂、ACEI)、耐力训练。除存在原发病相应的临床表现外,完善实验室检查可鉴别。

（3）高血容量:可见于充血性心力衰竭、肝病、极少数肾病综合征以及进展期肾衰竭。原发病病史明确,伴随典型临床表现,诊断难度不大。

监 测 与 治 疗

一、治疗措施

1. 一线治疗

（1）最根本的治疗手段为限制液体摄入。

（2）对于有症状的低钠血症患者,可静脉输注 3% 氯化钠溶液,滴速为每小时 $1\sim2$ ml/kg,使血清钠逐步上升,症状改善。控制血钠升高速度不超过1～2 mmol/(L·h),初始目标为血钠回升至 125 mmol/L左右,患者病情改善,即停止高渗盐水滴注(注意防止肺水肿和维持电解质平衡,避免应用 5% 葡萄糖溶液滴注)。若低钠血症患者已发生明显神经系统症状,血钠提升速度可适当加快。

（3）对于无症状的低钠血症患者,应严格限制每日摄水量不超过 $0.8\sim1.2$ L。当血钠低于 120 mmol/L而容量状况不明确时可以应用生理盐水。

2. 二线治疗

（1）AVP 分泌抑制或(和)活性拮抗药物地美环素(也叫去甲金霉素)可拮抗 AVP 作用于肾小管上皮细胞受体中腺苷酸环化酶的作用,抑制肾小管重吸收水分,尤其适用于对限水依从性差的患者。

（2）锂盐也可阻碍 AVP 对肾小管的作用,但毒性较大,应用时应慎重。

（3）竞争性 AVP-2 受体拮抗剂,可以阻止水分在肾小管的重吸收,目前有口服和静脉制剂可用。

3. 病因治疗和及早治疗原发病　如为药物引起,尽快停用可疑药物。

二、监测

（1）严密监测患者出入量,尤其是摄水量。

（2）监测呼吸状况。

（3）及时评估神经系统功能。

（4）防止跌倒、自伤。

抗利尿激素分泌异常综合征的诊治流程见图 5-14-1。

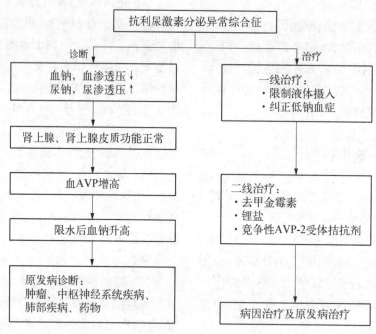

图 5-14-1 抗利尿激素分泌异常综合征诊治流程图

（翟 茜）

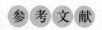

[1] Decaux G, Musch W. Clinical laboratory evaluation of the syndrome of inappropriate secretion of antidiuretic hormone [J]. Clin J Am Soc Nephrol, 2008,3(4):1175 - 1184.

[2] Hannon MJ, Thompson CJ. The syndrome of inappropriate antidiuretic hormone: prevalence, causes and consequences [J]. Eur J Endocrinol, 2010,162: S5 - 12.

[3] Sherlock M, Thompson CJ. The syndrome of inappropriate antidiuretic hormone: current and future management options [J]. Eur J Endocrinol, 2010,162: S13 - 18.

[4] Moritz ML, Ayus JC. Management of hyponatremia in various clinical situations [J]. Curr Treat Options Neurol, 2014,16(9):310.

[5] Adrogue HJ, Madias NE. Diagnosis and treatment of hyponatremia [J]. Am J Kidney Dis, 2014,126(10 Suppl 1):S1 - 42.

[6] Frouget T. The syndrome of inappropriate antidiuresis [J]. Rev Med Interne, 2012,33(10):556 - 566.

[7] Hauptman PJ, Burnett J, Gheorghiade M, et al. Clinical course of patients with hyponatremia and decompensated systolic heart failure and the effect of vasopressin receptor antagonism with tolvaptan [J]. J Card Fail, 2013,19(6):390 - 397

[8] Spasovski G, Vanholder R, Allolio B, et al. Clinical practice guideline on diagnosis and treatment of hyponatraemia. Nephrol Dial Transplant [J], 2014,29 Suppl 2: i1-i139.

[9] Verbalis JG, Adler S, Schrier RW, et al. Efficacy and safety of oral tolvaptan therapy in patients with the syndrome of inappropriate antidiuretic hormone secretion [J]. Eur J Endocrinol, 2011,164(5):725 - 732.

[10] Ellison DH, Berl T. Clinical practice. The syndrome of inappropriate antidiuresis [J]. N Engl J Med, 2007,356(20):2064 - 2072.

[11] Spasovski G, Vanholder R, Allolio B, et al. Hyponatremia guideline development group. clinical practice guideline on diagnosis and treatment of hyponatremia [J]. Eur J Endocrinol, 2014,170(3):G1 - G47.

[12] Hsu CY, Chen CL, Huang WC, et al. Retrospective evaluation of standard diagnostic procedures in identification of the causes of new-onset syndrome of inappropriate antidiuresis [J]. Int J Med Sci, 2014,11(2):192 - 198.

[13] Daniel Shepshelovich, Chiya Leibovitch, Alina Klein, et al. The syndrome of inappropriate antidiuretic hormone secretion: Distribution and characterization according to etiologies [J]. Eur J Intern Med, 2015,26(10):819 - 824.

第十五节　脊髓损伤和马尾神经综合征

概述与病理生理

一、定义

脊髓损伤是指由于直接的外伤(包括穿通伤或钝性损伤)或缺血、感染、肿瘤侵袭等病理因素伤及脊髓从而导致损伤节段以下的神经功能缺陷,是致畸及致残的重要原因。外伤性的脊髓损伤根据暴力作用的方向可分为屈曲型、伸直型、屈曲旋转型和垂直压缩型。发生于腰、骶、尾骨部位的脊神经损伤称为马尾综合征。

脊髓损伤在男性患者中的发生比例明显高于女性患者,男女比例可达 3：1,其中 82% 的男性患者发病年龄在 18~25 岁。

发生脊髓损伤的高危因素包括从事冲浪、潜水、足球、冬季项目、体操、马术等运动项目。在各种交通意外中脊髓损伤患者也不少见。

二、病理生理

脊髓损伤患者的大体病理可以没有明显器质性改变,显微镜下仅有少许水肿,神经细胞和神经纤维未见破坏现象。但脊柱骨折、错位或是受压导致的神经牵拉、传导中断甚至横断可引起相应受损平面节段下的神经功能损伤表现。

脊髓由感觉(上行)和运动(下行)传导束组成:①皮质脊髓束,在髓质交叉,通过脊髓前索下行止于腹侧的前角运动神经元;②脊髓后束,主要为精细触觉、本体感觉和振动,上行并在进入皮质前在髓质交叉;③脊髓丘脑侧束,主要为痛觉和温度觉,上行并在进入脊髓前 3 个节段以上交叉;④自主神经,位于脊髓前内侧,交感神经在 C_7~L_1,副交感神经在 S_2~S_4。

脊髓前动脉负责脊髓前部 2/3 的血液供应,该血管缺血、栓塞会影响皮质脊髓束、脊髓丘脑侧束。脊髓后动脉负责后束血液供应,血供不足会导致后束功能障碍。

1. 脊髓不全性损伤

(1)中央性脊髓损伤综合征:这是最常见的不全损伤,表现为上肢与下肢的瘫痪程度不一,上肢重下肢轻,会伴随损伤节段平面以下的感觉减退。老年患者易发前向的摔倒。常有颈椎硬化病史。有部分恢复可能。

(2)前侧脊髓综合征:可由脊髓前侧受压或中央动脉分支的损伤或被压所致。主要表现为损伤节段平面以下的运动、痛觉、温度觉减退或消失,而位置觉、震动觉正常。在不全损伤中,其预后最差。

(3)脊髓半切综合征:也称 Brown-Sequard 综合征,损伤水平以下,同侧肢体运动瘫痪和深感觉障碍,而对侧痛觉和温度觉障碍,但触觉功能无影响。

2. 马尾综合征　主要病因是腰骶部细长的神经根受损。表现为支配区肌肉下运动神经元瘫痪、感觉丧失,后期膀胱和直肠受累及,出现大小便失禁。患者还会有会阴痛,但无性功能障碍。

3. 脊髓震荡　表现为脊髓损伤后出现短暂性神经功能抑制状态。神经功能可恢复,不遗留任何后遗症。

三、病因

常见病因为创伤、缺血、感染、肿瘤。

(1)在由多发伤导致的脊髓损伤中,颅脑损伤占 25%,长骨骨折占 15%,脊柱骨折占 10%,气胸和胸部外伤占 9%,腹部外伤占 8%。

(2)横突孔骨折和 C_1~C_3 骨折、颈椎半脱位可以导致颈动脉和椎动脉的损伤。

(3)下行交感神经传导通路功能受损导致的神经

源性休克,患者同时可以有心动过缓、血管扩张、血压下降、低体温表现。但 T_6 以下的损伤可以无上述表现。

(4)脊髓休克:脊髓遭受严重创伤和病理损害时即可发生功能的暂时性完全抑制,各种脊髓反射包括病理反射消失及大小便功能均丧失。出现球海绵体反射、肛门反射或足底跖反射是脊髓休克结束的标志。脊髓休克期结束后,如果损伤平面以下仍然无运动和感觉,说明是完全性脊髓损伤。

(5)非外伤因素:包括肿瘤、缺血、感染、栓塞。此外,还包括颈椎脱位、腱鞘炎、寰枢椎半脱位等。

诊断与鉴别诊断

一、诊断

1. 询问病史　询问患者有无过敏史、用药史;既往就医状况,有无肿瘤、脊柱硬化、关节炎、感染史;关注发病前饮食,防止气道梗阻、窒息;追问受伤过程,包括坠落高度、身体哪个部位先着地等细节。

2. 体格检查

(1)初步筛查有无威胁生命的伤情。

(2)仔细进行神经系统检查,并对感觉和运动缺失平面进行标记。数小时后重复检查,并做格拉斯哥评分。

(3)高颈髓损伤(C_5 以上)由于可能累及膈神经,会严重影响患者的膈肌功能,继而引起呼吸衰竭,并因呛咳无力导致肺部感染等并发症,尤其应该引起注意。

(4)检查有无感染、肿瘤、风湿性关节炎、缺血。

3. 辅助检查　是对明确诊断最为重要的辅助检查手段。

对于神志清楚的患者,若没有神经功能缺陷、颈痛表现,而且颈软,可自由活动,可暂不进行影像学检查,加强监测即可。

(1)X 线摄片:常规摄脊柱正侧位,必要时照斜位。

(2)CT 扫描:在多家医院已经取代普通 X 线摄片成为脊柱损伤患者的常规检查,除平扫外还可以进行冠状位和矢状位重建,有助于判定移位骨折块侵犯椎管程度和发现突入椎管的骨块或椎间盘。统计表明,X 线扫描对脊柱损伤的敏感度为 52%,而 CT 扫描可将其提升至 98%。

(3)磁共振检查:MRI 对判定脊髓损伤状况极有价值,可显示脊髓损伤早期的水肿、出血,并可显示脊髓损伤的各种病理变化,脊髓受压、脊髓横断、脊髓不完全性损伤、脊髓萎缩或囊性变等,对于不能进行体格检查的患者或 CT 扫描不能显示的病变尤其具备辅助诊断意义。

(4)若患者病情有反复,必须重复进行影像学检查;必要时可做血管造影。

(5)实验室检查:包括动脉血气、白细胞、PT/PT-INR、APTT、BUN、血肌酐等;同时监测血乳酸水平和碱剩余。

4. 特殊检查　包括 FEV_1、肺活量等肺功能检测,以及肝功能监测。

二、鉴别诊断

脊髓损伤需要和脑卒中、脊髓炎等疾病进行鉴别。结合病史、影像学检查,鉴别诊断应不难。

监 测 与 治 疗

一、常规治疗手段

(1)对于脊髓损伤的药物治疗目前看法不一。有学者认为,损伤早期可以应用大剂量的甲泼尼龙。①受伤 3 h 内,以 30 mg/kg 一次给药,15 min 静脉注射完毕,休息 45 min 后,在之后 23 小时以 5.4 mg/(kg·h)剂量维持应用;②若在伤后 3~8 h 开始应用激素,冲击治疗后维持应用 47 h;③受伤 8 h 后开始治疗,不再应用冲击疗法。但更多的学者认为甲泼尼龙可以作为治疗的选择之一,而不应成为标准治疗。

(2)在脊髓损伤的急性期可以应用脱水药以减轻脊髓水肿。常用的药物为甘露醇。

(3)甲钴胺是一种辅酶型维生素 B_{12},可以增强神经细胞内核酸和蛋白质的合成;促进髓鞘主要成分卵磷脂的合成,有利于受损神经纤维的修复。因此,常在脊髓损伤的患者中作为神经营养药物使用。

（4）保持呼吸道畅通,维持血液循环稳定,避免二次伤害。轴位翻身,高危患者应用颈托固定。

（5）高颈髓损伤者应早期行气管切开,并留置肠内营养管。

（6）尽快完成评估,有手术指征者联系外科。

二、住院患者内科治疗策略

（1）容量复苏。

（2）必要时可以应用血管活性药物以维持 SBP>90 mmHg。

（3）心动过缓的患者可以应用阿托品,顽固者安装心脏起搏器。

（4）必要时给予正压通气,纤维支气管镜清理呼吸道。

（5）预防血栓栓塞:可根据病患状况选择应用加压泵、弹力袜、低分子肝素或血管滤器。

（6）预防应激性溃疡。

（7）实施 VAP 预防的集束化方案。

（8）置尿管。

（9）脊髓损伤后第一个 48 h 内避免应用琥珀胆碱。

预　　后

颈髓损伤常伴随死亡率的上升,$C_1 \sim C_3$ 损伤会使死亡率上升 6.6 倍;$C_4 \sim C_5$ 上升 2.5 倍;$C_6 \sim C_8$ 上升 1.5 倍。除此之外,伤后 72 h 仍未恢复的功能缺陷往往是不可逆的。

除神经支配节段以下的运动感觉异常外,脊髓损伤伴发的严重后遗症有睡眠呼吸障碍、慢性疼痛,其他常见的并发症有自主反射障碍、冠状动脉疾病、膀胱功能异常、泌尿系统感染、性功能异常、体温调节异常、膀胱输尿管反流、骨质疏松、脊髓空洞症等。

脊髓损伤和马尾神经综合征的诊治流程见图 5-15-1。

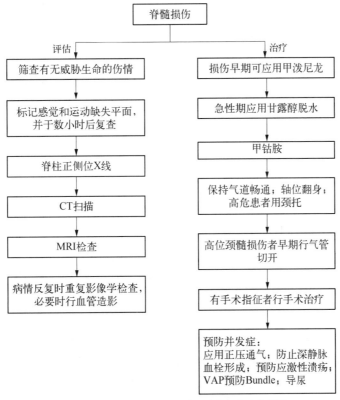

图 5-15-1　脊髓损伤和马尾神经综合征诊治流程图

（翟　茜）

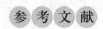

［1］ Holmes JF, Akkinepalli R. Computed tomography versus plain radiography to screen for cervical spine injury: a meta-analysis ［J］. J Trauma, 2005,58(5):902-905.
［2］ La Rosa G, Conti A, Cardali S, et al. Does early decompression improve neurological outcome of spinal cord injured patients? appraisal of the literature using a meta-analytical approach ［J］. Spinal Cord, 2004,42(9):503-512.
［3］ Consortium for Spinal Cord Medicine. Early acute management in adults with spinal cord injury: a clinical practice guideline for health-care professionals ［J］. J Spinal Cord Med, 2008,31(4):403-479.
［4］ Stiell IG, Clement CM, McKnight RD, et al. The Canadian C-spine rule versus the NEXUS low-risk criteria in patients with trauma ［J］. N Engl J Med, 2003,349(26):2510-2518.
［5］ Sankari A, Bascom A, Oomman S, et al. Sleep disordered breathing in chronic spinal cord injury ［J］. J Clin Sleep Med, 2014,10(1):65-72.
［6］ Sankari A, Martin JL, Bascom AT, et al. Identification and treatment of sleep-disordered breathing in chronic spinal cord injury ［J］. Spinal Cord, 2015,53(2):145-149.

第十六节　重 症 肌 无 力

概述病理生理

一、定义

重症肌无力(MG)是一种自身免疫性疾病,表现为自身抗体和乙酰胆碱受体(AChR)的抗原表位反应,当患者发展为呼吸肌乏力及呼吸衰竭时称为肌无力危象。它为神经肌肉接头最常见的原发性病变。重症肌无力为单纯运动神经症状,表现为波动性骨骼肌无力。感染常为诱因,典型病史为多年的轻度反复发作,但也可能突发且病情严重。某些药物能够加重 MG 病情,如氨基糖苷类药物、大环内酯类药物、利多卡因、普罗奈尔、奎尼丁和硫酸镁。

二、病理生理

MG 是典型自身免疫性疾病。胸腺产生对抗肌细胞抗体(AChR)攻击神经肌肉接头,T 细胞依赖性抗体在神经肌肉接头突触后膜攻击 AChR/受体相关蛋白,产生与酪氨酸相关的 MuSK(肌肉特异性酪氨酸激酶)抗体。AChR 阴性患者病情更易复发。

重症肌无力常见的影响肌群包括眼外肌、咽肌、面肌和呼吸肌。重症肌无力临床类型分为眼型和全身型:①眼型 MG(15%),局限于眼睑和眼外肌乏力。50%的患者以眼睑下垂或复视为首发症状。以眼部症状为首发症状的患者中,50%在 2 年内发展为全身性 MG。②全身型 MG(85%),眼肌影响常见,同时也包括延髓、近端肢体及呼吸肌。

三、流行病学

发病率为每年 10/10 万~20/10 万,任何年龄均可发生,多发于 20~40 岁(女性多见)和 60~80 岁(男性多见)。肌无力危象的死亡率为 4%。

家族性 MG:5%的病例存在家族易患性。

其他自身免疫性疾病:SLE、Sjogren 病、多发性肌炎、自身免疫性甲状腺疾病等。

先天性 MG 是一种罕见的遗传性疾病,非免疫介导,由于神经肌肉接头成分突变所致。

出生时或童年早期便有症状表现。它为常染色体隐性遗传。一过性新生儿 MG,患 MG 母亲所生新生儿中 10%~20%可患病,因乙酰胆碱受体抗体穿过胎盘所致,可在数周至数月内缓解。患儿并无远期或长期 MG 发病风险。

四、病因

全身型 MG 患者大部分存在抗 AChR 抗体,眼型 MG 患者中约 60% 存在抗 AChR 抗体,60%~70% 的 MG 患者存在胸腺增生,10%~15% 的 MG 患者有胸腺瘤,3%~8% 的 MG 患者存在自身免疫性甲状腺疾病,还常见其他自身免疫性疾病(如 SLE、多发性肌炎、Sjogren 病)。

诊断与鉴别诊断

一、临床表现

1. 临床表现

(1) 逐渐发生的复视,眼睑下垂,言语困难,远端肢体无力。

(2) 呼吸急促、呼吸乏力、呼吸困难,甚至出现通气功能障碍、呼吸衰竭。

(3) 肌无力症状在 1 日内有波动。

(4) 晨间症状较轻并逐渐加重。

(5) 运动后劳累加重。

(6) 休息后好转。

(7) 间断性症状,可数日或数周无症状。

(8) 随着 MG 发展无症状时间缩短最后消失,症状在轻度及重度中波动。

2. 体格检查

(1) 常见特征性体征:眼睑下垂、垂直凝视时出现"窗帘现象"(眼睑下垂加重)、波动性复视、口咽部肌肉的明显乏力、吞咽困难、构音困难、言语间断、咀嚼肌乏力、鼻咽部肌肉乏力、发音困难、颈部无力、近端肢体乏力(臂>腿)、明显运用胸锁乳突肌和肋间肌辅助呼吸、非同步,反常呼吸。

(2) 非特异性体征:心动过速,烦躁不安,大汗淋漓。

3. 辅助检查

(1) 一般检查:包括血细胞计数、电解质、血气分析、甲状腺功能、血或体液培养、胸部 X 线摄片、CT 和心电图。

(2) 特殊检查。

1) 检测相关抗体:AChR 抗体滴度和疾病严重程度关系不大,MuSK 抗体在 40%~50% 的全身型 MG 血清阴性患者中可检出。

2) 肌电图:反复神经刺激(RNS)对全身型 MG(75%)及眼型 MG(50%)中度敏感。

阳性表现为在 3 Hz 时反应下降(>10%),高敏感性(90%~95%),但特异性较低。

3) 呼吸功能检测:肺活量 FVC 临界值 15~20 ml/kg,吸气负压(NIF)或称吸气峰压。

临界值在 $-30~-40$ cmH$_2$O,呼气峰压临界值为 40 cmH$_2$O。

4) 影像学检查:前纵隔 CT 或 MRI 检查评估胸腺情况。

5) 病理学检查:肌肉组织电镜显示受体折叠,突触间隙增宽,免疫荧光显示 IgG 受体和受体膜结合。

二、诊断

(1) 滕喜龙试验:初始剂量为 2 mg,静脉注射,之后每分钟予以 2 mg,最大剂量为 10 mg,注射后 30 s 内症状改善视为阳性,敏感性为 80%~90%。相对禁忌证为心脏病和支气管哮喘,可能诱发胆碱危象,一旦诱发胆碱危象可予以阿托品 0.4~0.6 mg 静脉注射拮抗。

(2) 冰袋试验:可用于对滕喜龙试验有禁忌证的眼睑下垂患者。将冰袋敷于眼睑 60 s 能够改善症状,敏感性为 80%。

(3) 检测抗 AChR 抗体。

(4) 肌电图:反复刺激后的肌电图检查。

三、鉴别诊断

需要排除其他单纯运动神经障碍的神经肌肉性疾病。

治　疗

1. 药物治疗

(1) 一线药物:抗胆碱酯酶药物。

1) 新斯的明:初始剂量为 0.5 mg,皮下注射或肌内注射,q3 h,直至发挥作用。

2) 吡斯的明:初始剂量为 30 mg,每日 3 次,口服。

增加药量至最大疗效和最小副作用,最大剂量为 120 mg,q3～4 h。

(2) 二线药物。

1) 糖皮质激素:可能会加重乏力。

2) 免疫抑制剂:咪唑硫嘌呤、环磷酰胺、环孢素。

2. 其他治疗

(1) 静脉注射 γ 球蛋白(IVIG):总剂量为 2 g/kg,通常分 2～5 日静脉注射。

(2) 血浆置换:标准治疗方案为 7～14 日内行 5 次置换(每次 3～5 L 血浆),可在血浆置换后使用 IVIG。

两种治疗方式通常在 1 周内起效,疗效可维持 3～6周。

3. 通气支持

(1) 无创通气采用 BiPAP,在高碳酸血症发生前使用。

(2) 机械通气。

4. 手术/其他操作　年龄<60 岁患者行胸腺切除术有效,但需待肌无力危象稳定后进行。术前多次行血浆置换。

并　发　症

(1) 肺不张、误吸及肺炎引起的急性和慢性呼吸功能不全。

(2) 胆碱危象。

重症肌无力的诊治流程见图 5-16-1。

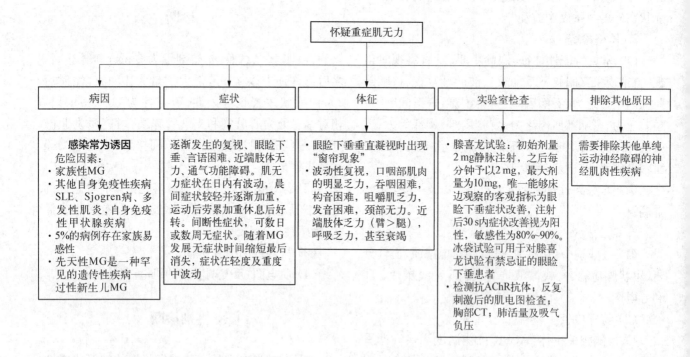

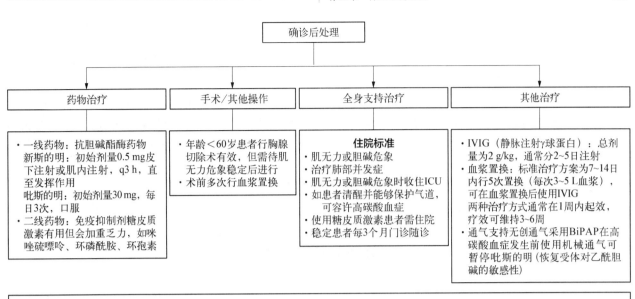

图 5-16-1 重症肌无力诊治流程图

（郭　强）

[1] Suzuki S, Utsugisawa K, Nagane Y, et al. Clinical and immunological differences between early and late-onset myasthenia gravis in Japan [J]. J Neuroimmunology, 2011,230(1－2):148－152.
[2] Wang WW, Hao HJ, Gao F. Detection of multiple antibodies in myasthenia gravis and its clinical significance [J]. J Chin Med J, 2010,123(18):1555－2558.
[3] Huang CS, Li WY, Lee PC, et al. Analysis of outcomes following surgical treatment of thymomatous myasthenia gravis: comparison with thymomatous and non — thymomatous myasthenia gravis [J]. J Interact Cardio Vascular Thorac Surg, 2014,18(4):475－481.
[4] Somashekar DK, Davenport MS, Cohan RH, et al. Effect of intravenous low-osmolality iodinated contrast media on patients with myasthenia gravis [J]. J Radiology, 2013,267(3):727－734.
[5] Suzuki S. Autoantibodies in thymoma-associated myasthenia gravis and their clinical significance [J]. J Brain Nerve, 2011,63(7):705－712.

第十七节　肌　　病

概述与病理生理

一、定义

肌病是指肌肉的原发性结构或功能性病变,中枢神经系统(CNS)、下运动神经元、末梢神经及神经肌肉接头处所致继发性肌软弱等都包括在内。根据临床和实验室检查特征,可对肌病与其他运动神经元疾病进行鉴别。临床上肌病可分为遗传性和获得性两大类。

二、病因

多数学者认为其是一组遗传性肌肉变性疾病。多为隐性遗传。除此之外尚有细胞膜性自身免疫诊断、血管源性神经源性等学说。近年来多数学者认为,本病是由遗传性肌细胞的某种代谢缺陷致使细胞膜的结构与功能发生改变。

三、病理生理

1. 神经肌肉接头病变　包括突出前膜病变导致乙酰胆碱合成和释放障碍;突触间隙中乙酰胆碱酶含量异常;突触后膜乙酰胆碱受体异常。

2. 肌肉疾病　包括肌细胞膜电位异常、能量代谢障碍及肌细胞膜病变。

诊断与鉴别诊断

一、诊断

1. 临床症状　本病多数为中年男性,起病缓慢,主要表现为进行性肌无力和肌萎缩,病变涉及的部位以手部大小鱼际、肩胛肌、骨盆肌、臀肌较为明显,甚可影响全身肌肉,以致患者在站立、蹲位起立、走路、登楼、提物等均感到困难,可见肌纤维颤动,肌电图示非特异性肌病改变,血尿肌酸增高。肌病的严重程度大多数与甲状腺功能亢进的严重程度呈平行关系,甲状腺功能亢进控制后,肌病即好转。按照典型的遗传形式和主要临床表现可将肌营养不良症分为下列类型。

(1) 假肥大型:属最常见的 X 连锁隐性遗传病,根据临床表现又可分为 Duchenne 型和 Becker 型。①Duchenne 型营养不良症(DMD),也称严重性假肥大型营养不良症,仅见于男孩,母亲若为基因诊治携带者,男性子代发病。本病预后差,多数不能行走而卧床不起,常在 20 岁前死于肺炎、心力衰竭或慢性消耗性疾病。②Becker 型(BMD),也称良性假肥大型肌营养不良症,首发症状为骨盆带及股部肌肉力弱,进展缓慢,病程长,不能行走。预后较好。其血清 CPK 升高不如 Duchenne 型显著,肌肉组织化学染色可见ⅡB 纤维,也与 DMD 不同。

(2) 面肩-肱型肌营养不良:属常染色体显性遗传,男女均可发病。起病时首先出现面肌无力,不对称,不能露齿、突唇、闭眼及皱眉。血清酶正常或微增。病程进展极慢,常有顿挫或缓解。

(3) 肢带型肌营养不良症:属常染色体隐性遗传,偶为显性。常散发,两性均可发病。儿童时起

病,首先影响骨盆带肌群及腰大肌,行走困难,不能登楼,步态摇摆,常跌倒。营养不良时,若不属于面-肩-肱型者,应属肢带型。

(4) 其他类型:股四头肌型远端型、进行性眼外肌麻痹型、眼肌-咽肌型(垂睑吞咽困难)等均极少见。

2. 体格检查　在典型病例,肌萎缩及无力呈选择性的肢体-近端型的特殊分布,四肢腱反射低或消失,无感觉障碍。

3. 辅助检查

(1) 血清酶测定。

1) 血清肌酸磷酸激酶(CPK):CPK 增高是诊断本病重要而敏感的指标,在出现临床症状之前已有增高。当病程迁延时,活力逐渐下降,也可用于检查基因免疫携带者。诊断困难时,可皮下或静脉注射氢化可的松后,患者血清 CPK 显著升高。

2) 血清肌红蛋白(MB):在本病早期及诊断基因携带者中多显著增高。

3) 血清丙酮酸酶(PK):敏感。

4) 其他酶:如醛缩酶(ADL)、乳酸脱氢酶(LDH)、谷草转氨酶(GOT)、谷丙转氨酶(GPT)等可增高,但均非肌病的特异改变,也不敏感。但在神经源性肌萎缩中,无假阳性现象,故能与 CPK 和 Mb 的测定起相辅相成作用。此外,细胞膜 Na^+-K^+-ATP 酶活性降低,有助于本病的确诊。

(2) 尿检查:尿肌酸排出增多,肌酐减少。

(3) 肌电图。

(4) 肌活检:可见如前述的病理改变,有条件时可应用 X 线、CT 或磁共振检查技术,能发现肌肉变性的程度和范围,为临床提供肌肉活检的优选部位。

二、鉴别诊断

1. 早年起病者　需要同婴儿型进行性脊髓性肌萎缩症及腓骨肌萎缩症鉴别,肌电图检查具有临床助诊价值。

2. 成年期起病者　需同亚急性或慢性多发性肌炎、重症肌无力症及慢性多发性感染性神经炎鉴别,对肢带型肌营养不良症,还需与线粒体肌病鉴别。

肌肉疾病的诊断流程见图5-17-1。

监 测 与 治 疗

本病无特殊治疗。各种疗法如别嘌醇、硝苯地平(心痛定)、能量合剂、肌苷等,均效果不佳。最近,应用体外反搏治疗,有一定效果;理疗、体疗等支持疗法,以及支架手术、纠正畸形等,可做辅助治疗。

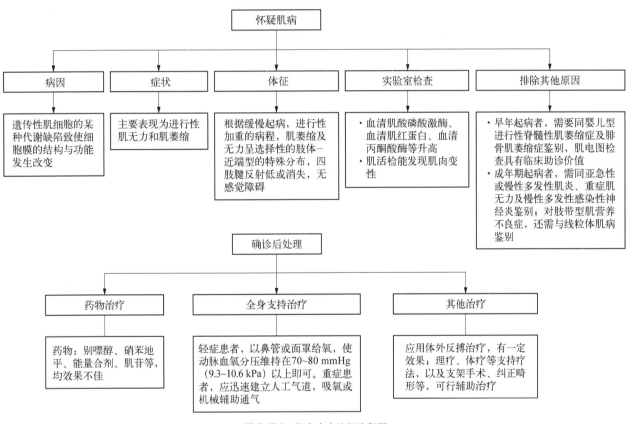

图 5-17-1　肌肉疾病诊断流程图

（郭　强）

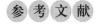

[1] Bing Q, Hu J, Li N, et al. Clinical and skeletal muscle biopsy characteristics of 25 patients with floppy infant syndrome [J]. J Clin Neuropathol, 2013,32(6):471 - 479.

[2] Ortolan P, Zanato R, Coran A, et al. Role of radiologic imaging in genetic and acquired neuromuscular disorders [J]. J Eur J Transl Myol, 2015, 25(2):5014.

[3] Todd EJ, Yau KS, Ong R, et al. Next generation sequencing in a large cohort of patients presenting with neuromuscular disease before or at birth [J]. J Orphanet J Rare Dis, 2015,17(10):148.

[4] Ravenscroft G, Laing NG, Bönnemann CG. Pathophysiological concepts in the congenital myopathies: blurring the boundaries, sharpening the focus [J]. J Brain, 2015,138(Pt 2):146 - 268.

[5] Thaha F, Gayathri N, Nalini A. Congenital myopathies: clinical and immunohistochemical study [J]. J Neurol India, 2011,59(6):879 - 883.

第六章

血液系统重症

第一节　粒细胞减少和粒细胞缺乏

概述与病理生理

一、定义

外周血中性粒细胞绝对计数减少,成人低于 $2.0\times10^9/L$,$\geqslant10$ 岁的儿童低于 $1.8\times10^9/L$ 或 <10 岁的儿童低于 $1.5\times10^9/L$ 时,称为中性粒细胞减少,简称粒细胞减少;中性粒细胞绝对计数低于 $0.5\times10^9/L$,称为粒细胞缺乏。

二、病因

1. 生成减少　①接触细胞毒药物、化学药物及电离辐射;②影响造血干细胞的疾病,如再生障碍性贫血、白血病等;③感染;④异常免疫,如抗造血前体细胞自身抗体等;⑤血小板成熟障碍,如维生素 B_{12}、叶酸缺乏等。

2. 破坏或消耗过多　①免疫因素,如系统性红斑狼疮、类风湿关节炎等;②感染;③脾功能亢进。

3. 分布异常　①粒细胞转移至边缘池,导致循环池的粒细胞相对减少,如异体蛋白反应等;②粒细胞滞留于循环池其他部位,如血液透析开始后滞留于肺部、脾大滞留于脾等。

三、对机体的危害

感染的概率明显增加。

诊断与鉴别诊断

一、诊断

根据血常规的检查即可做出粒细胞减少或粒细胞缺乏的诊断。

二、鉴别诊断

仔细鉴别粒细胞减少和粒细胞缺乏的原因,具体内容如下。

1. 病史

(1) 感染病史。有感染史,数周后白细胞计数恢复正常,需考虑感染引起的白细胞计数下降。

(2) 药物、毒物、放射线接触史。

(3) 结缔组织病病史。

(4) 其他免疫疾病病史。

(5) 家族史。

2. 体格检查

(1) 脾大。

(2) 胸骨后压痛:白血病可能。

(3) 体表淋巴结肿大:白血病、淋巴瘤可能。

3. 辅助检查

(1) 血常规检查:是否合并红细胞和血小板减少。

(2) 骨髓涂片检查。

(3) 肾上腺素试验:肾上腺素可促使边缘池中性

粒细胞进入循环池,用于鉴别假性粒细胞减少。

(4) 中性粒细胞特异性抗体测定:是否存在抗粒细胞自身抗体。

(5) 影像学检查:有无脾大。

治 疗

1. 病因治疗　治疗原发病,去除粒细胞减少的原因。

(1) 立即停止接触可疑的药物、毒物、放射线等。

(2) 控制原发病如感染、自身免疫性疾病、白血病等。

(3) 脾功能亢进者考虑脾切除。

2. 防治感染

(1) 减少出入公共场所,注意皮肤及口腔卫生,去除慢性感染灶。

(2) 粒细胞缺乏者需采取无菌隔离。

(3) 感染患者积极抗感染治疗。

3. 重组人粒细胞集落刺激因子(rhG-CSF)和重组人粒细胞-巨噬细胞集落刺激因子(rhG-MCSF)常规剂量为 $2\sim10\ \mu g/(kg\cdot d)$。

4. 免疫抑制剂　自身免疫性粒细胞减少或免疫机制介导的粒细胞减少可用糖皮质激素等免疫抑制剂治疗,其他原因则不宜使用。

预 后

预后与粒细胞减少的病因及程度、持续时间、进展情况、能否及时去除病因及控制感染等因素有关。

轻度、中度一般预后较好,粒细胞缺乏者病死率较高。

(谢剑锋)

第二节　重　度　贫　血

概述与病理生理

一、定义

贫血是指人体外周血红细胞容量减少,低于正常范围下限的临床症状。临床上常以血红蛋白(Hb)浓度来代替红细胞容量。我国将成年男性Hb<120 g/L、成年女性(非妊娠)Hb<110 g/L、孕妇 Hb<100 g/L 定义为贫血。当 Hb<60 g/L 时则定义为重度贫血。

二、病因

1. 红细胞生成减少　①造血干细胞异常,如再生障碍性贫血、造血系统恶性克隆性疾病等;②造血微环境异常,如骨髓基质和基质细胞受损、造血调节因子水平异常等;③造血原料不足或利用障碍,如蛋白质、维生素 B_{12}、叶酸、铁等微量元素缺少等。

2. 溶血性贫血　红细胞破坏明显增加导致的贫血。

3. 失血性贫血。

三、对机体的危害

（1）神经系统：头昏、头痛、失眠、记忆力减退等。

（2）心血管系统：心悸、心率增快。

（3）呼吸系统：胸闷、气短，甚至端坐呼吸。

（4）消化系统：腹胀、食欲减低等。

（5）泌尿系统：溶血性贫血可出现游离血红蛋白堵塞肾小管，引起急性肾衰竭。

诊断与鉴别诊断

一、诊断

1. 病史　详细询问患者的现病史、既往史、营养史、家族史、月经生育史及危险因素暴露史。了解贫血发生的时间、速度、程度、并发症等。

2. 体格检查

（1）生命体征：体温、心率、呼吸频率、血压。

（2）呼吸困难、端坐呼吸。

（3）皮肤黏膜苍白。

（4）淋巴结：是否存在淋巴结肿大。

3. 辅助检查

（1）血常规检查：Hb 降低。

（2）骨髓检查：观察骨髓细胞的增生程度、细胞成分、比例和形态变化。

二、鉴别诊断

主要对贫血的原因进行鉴别。

1. 病史　同诊断一样需要了解患者的现病史、既往史、营养史、家族史及月经生育史及危险因素暴露史以及明确贫血发生的时间、速度等，以便明确贫血病因。

2. 体格检查

（1）注意有无黄疸、皮肤瘀点及瘀斑。

（2）有无淋巴结肿大。

（3）是否存在心界扩大。

（4）有无肝、脾大及胆系感染。

3. 辅助检查

（1）血常规：监测红细胞相关参数（MCV、MCH 及 MCHC）对贫血根据红细胞形态学分类，为诊断提供依据。

（2）外周血涂片：是否查见疟原虫、异常细胞等。

（3）骨髓检查：骨髓涂片和骨髓活检，反映骨髓细胞及骨髓造血组织的增生程度、细胞成分和形态变化。

（4）发病机制检查：如铁代谢异常及引起缺铁的原发病检查；血清叶酸和维生素 B_{12} 缺乏及导致上述两种物质缺乏的原发病检查；失血性贫血的原发病检查；血清游离和结合胆红素检查等。

综合分析贫血患者的病史、体格检查和实验室检查结果，可以明确贫血的原因。

治　疗

1. 对症治疗

（1）输血，维持血红蛋白＞70 g/L。

（2）脏器功能不全予以支持治疗。

2. 对因治疗　针对贫血发生的原因进行治疗，如缺铁则予以补充铁剂，巨幼细胞贫血则补充叶酸和维生素 B_{12}；失血性贫血则控制出血；溶血性贫血予以糖皮质激素或脾切除术等。

（谢剑锋）

第三节 特发性血小板减少性紫癜

概述与病理生理

一、定义

特发性血小板减少性紫癜（idiopathic thrombocytopenic purpura，ITP）是一组免疫介导的血小板过度破坏所致的出血性疾病，以广泛的皮肤黏膜、内脏出血及血小板减少（$<100 \times 10^9/L$）、骨髓巨核细胞发育成熟障碍、血小板生存时间减少及存在血小板膜糖蛋白抗体等表现为特征。

按照发病时间是否大于6个月分为急性和慢性。

二、发病率

儿童：50/10万人口。

成人：60/10万人口。

65岁以上老年人发病率有逐年增加趋势，男女发病率相近。

三、病因

尚未完全清楚，以自身免疫因素为主。目前认为，自身抗体致敏的血小板被单核巨噬细胞系统过度吞噬破坏是ITP发病的主要原因。在患者血小板表面可以检测到血小板膜糖蛋白特异性抗体。

四、危险因素

（1）年龄：儿童（2～6岁），易发生急性ITP；年龄>50岁，易发生慢性ITP。

（2）性别：女性发病率高于男性。

（3）感染：急性ITP患者，发病前2周常有上呼吸道感染史；慢性ITP患者，常常因感染而病情加重。

（4）脾功能亢进。

（5）抗磷脂抗体综合征。

（6）子痫前期。

（7）HIV感染。

（8）体外循环。

五、对机体的危害

由于血小板减少导致皮肤黏膜以及脏器的出血。

诊断与鉴别诊断

一、诊断

1. 病史

（1）皮肤黏膜、牙龈、鼻、消化道等部位出血。

（2）皮肤出现瘀斑史。

（3）近期感染史。

（4）无其他引起血小板减少的疾病。

2. 体征

（1）皮肤瘀点、瘀斑。

（2）紫癜。

（3）结膜出血。

（4）脾不大。

3. 辅助检查

（1）血小板计数<100×10^9/L。

（2）白细胞计数往往正常，PT 和 APTT 正常。

（3）临床不常规检测出血时间以及抗体。

二、鉴别诊断

本病需要与其他引起血小板减少的疾病鉴别，如再生障碍性贫血、脾功能亢进、多发性骨髓瘤、系统性红斑狼疮、药物性免疫性血小板减少症、过敏性紫癜等。

治　疗

一、紧急处理

当患者血小板<20×10^9/L，出血严重、广泛，怀疑存在或已经发生颅内出血，近期将实施手术或分娩时，需要进行紧急处理。

（1）输注血小板：成人按 $10\sim20$ U/次进行输注，必要时可重复输注。

（2）免疫球蛋白：0.4 g/kg 静滴，$4\sim5$ 日为 1 个疗程，1 个月后可以重复。

（3）糖皮质激素冲击治疗：甲泼尼龙 1 g/d，$3\sim5$ 日为 1 个疗程。

（4）血浆置换：$3\sim5$ 日进行 3 次以上的血浆置换，每次置换 3 000 ml。

二、一般处理

1. 一般处理　出血严重者注意休息，血小板<20×10^9/L 应严格卧床，避免外伤。

2. 糖皮质激素　首选治疗，有效率约为 80%。泼尼松 1 mg/（kg·d），分次或顿服。待血小板上升至正常或接近正常时，逐步减量，最后以 $5\sim10$ mg 维持治疗，持续 $3\sim6$ 个月。病情危重者可以使用等量的静脉激素治疗。

3. 脾切除术　有效性为 $70\%\sim90\%$，即使无效对糖皮质激素的需求也可以减少。

适应证：①正规糖皮质激素治疗无效，病程迁延 $3\sim6$ 个月；②糖皮质激素维持量需要大于 30 mg/d；③存在糖皮质激素使用的禁忌证；④^{51}Cr 扫描脾区放射指数升高。

禁忌证：①年龄小于 2 岁；②妊娠期；③因其他情况不能耐受手术。

4. 免疫抑制治疗　不应作为首选治疗，当糖皮质激素治疗或者脾切除术治疗效果不佳或存在糖皮质激素治疗及脾切除治疗禁忌时采用。此外，与糖皮质激素联合使用时可以提高疗效或减少激素副作用。

主要药物包括长春新碱、环磷酰胺、环孢素等。

预　后

病死率为 $0.5\%\sim5\%$，随着年龄的增加，病死率呈增加的趋势。

（谢剑锋）

第四节　血栓性血小板减少性紫癜

概述与病理生理

一、定义

血栓性血小板减少性紫癜（thrombotic thrombocytopenic purpura，TTP）是一种血栓性微血管危重疾病，特征为弥漫性微循环血栓形成、红细胞碎裂及缺血性脏器功能障碍。本病症状与体征复杂多变，实验室检查特异性差，易造成漏诊及误诊。临床进程急骤凶险，病情反复，早期病死率及复发率较高，早期诊断并及时治疗可显著改善患者的预后。

二、病理生理与发病机制

自从1924年Moschcowtz首次描述TTP以来，人们对本病的认识逐渐加深。目前研究认为TTP的发病与ADAMTS-13缺乏或抑制密切相关。正常情况下vWF多聚体被ADAMTS-13降解，但当ADAMTS-13缺乏或功能缺陷时，大量高分子量的vWF释放，导致血小板异常黏集，栓塞微血管，引发器官缺血性功能障碍。目前临床上将TTP分为遗传性和获得性，获得性TTP又根据有无原发病分为特发性及继发性。遗传性TTP发病率极低，获得性TTP中特发性最常见，继发性TTP异质性较强，病因多为感染、自身免疫疾病、妊娠流产、药物、恶性肿瘤及骨髓移植等。

诊断与鉴别诊断

一、诊断

1. 临床症状　TTP早期临床表现多样，首发症状以皮肤出血及神经异常多见，部分患者起病隐匿，仅表现为发热、乏力、腹痛等非特异性症状，对此应提高警惕，避免延误诊断。大部分患者存在发热、血小板减少、黄疸（有浓茶色或酱油色尿）、神经症状和肾功能障碍的五联征。血小板减少表现与其他原因引发的血小板减少所致出血相似，PLT多数$<20\times10^9/L$，骨髓巨核细胞增生，部分伴成熟障碍，需和特发性血小板减少性紫癜鉴别。微血管病性溶血性贫血亦为TTP患者的一致性表现，其中最具特征性的检验指标为血清LDH及外周血破碎红细胞计数（$>2\%$），特别是外周血破碎红细胞计数对TTP有提示意义，较多TTP患者有神经精神症状，特点为发作性、反复性、多变性，颅脑影像学检查常无阳性结果。发热与组织缺血溶血有关，程度较轻。危重者也可发生肾衰竭，临床中典型五联征仅占50%。临床工作中，对于出现原因不明的血小板减少和溶血性贫血者应怀疑TTP，同时存在神经症状的进一步支持诊断，及早治疗，不必拘泥于五联征。

2. 体格检查　患者有神经精神症状，重症患者表现为昏迷。皮肤黏膜可有出血点和瘀斑等表现；合并发热，可表现为呼吸稍急促；皮肤和巩膜黄染、血红蛋白尿等提示溶血性贫血体征。合并肾功能障碍时可表现为水肿等。

3. 辅助检查

（1）外周血检查：血小板快速下降，外周血涂片检查有典型的红细胞碎片，红细胞碎片比例＞2％。

（2）生化检查：部分患者出现血肌酐水平升高；基本所有患者血清乳酸脱氢酶（LDH）均升高。

（3）尿液检查：常规检查可见有显微镜下血尿和病理管型。

（4）ADAMTS-13 和 ADAMTS-13 抗体检测：目前研究认为 TTP 的发病与 ADAMTS-13 缺乏或抑制密切相关。正常情况下 vWF 多聚体被 ADAMTS-13 降解，但当其缺乏或功能缺陷时，高分子量 vWF 被大批释放，导致血小板异常黏集，栓塞微血管，引发器官缺血性功能。国内仅少数单位检测，在血浆治疗前留置血样检测干扰较少。

（5）其他免疫学检查：大部分患者 Coombs 试验、酸化血清溶血试验、冷凝集试验及微量补体敏感试验为阴性。

4. TTP 分类　现认为有 2 种原因可导致 ADAMTS-13 缺乏：自身免疫性和基因变异（即遗传性）。其中自身免疫性占 90％左右。

（1）自身免疫性 TTP：以出现抗 ADAMTS-13 抗体，使 ADAMTS-13 失去裂解 UL-vWF 功能为特点。抗体结合于 ADAMTS-13 的 S 结构域。临床上主要表现为乏力，皮肤瘀点、瘀斑，头痛，伴或不伴嗜睡等局部神经症状，若不及时治疗，会出现痉挛发作、昏迷等。显著的血小板减少性血栓性溶血性贫血神经症状多，为疾病晚期表现。ADAMTS-13检测有利于早期诊断疾病。多数患者中，抗 ADAMTS-13 抗体产生的原因不明，现认为 HIV 感染噻氯吡啶的应用可能与自身抗体产生相关，氯吡格雷不增加 TTP 的危险性，其他可引起 TMA 的疾病（结缔组织病、转移性恶性肿瘤等）及药物（奎宁钙调磷酸酶抑制剂化疗药物等）并不引起 ADAMTS-13 缺乏。

（2）遗传性 TTP：又称 Upshaw-Schulman 综合征，大多数患者出生时高胆红素血症，可有血小板减少或溶血性贫血，甚至脑卒中（中风）。新生儿期后血小板减少、溶血性贫血等临床症状多由发热、感染、腹泻、外伤、手术及怀孕等诱发，并对血浆输注或血浆置换敏感。现已发现 55 种以上突变，涉及 ADAMTS-13 所有结构域，主要集中在 M-D-T1-C-S 结构域遗传性 TTP，还可合并 H 因子的突变。

5. TTP 与肾脏损害　过去认为 TTP 主要累及

脑，产生痉挛发作等临床表现，现证明 TTP 亦可累及肾，但肾功能损害在 TTP 的频率及严重程度仍存在争议。一般来说，对于自身免疫性 TTP，肾功能损害较轻，少尿、水肿、高血压及需透析治疗者比较少见，如患者出现上述症状，必须重新核实 TTP 诊断，寻找其他可能的病因；对于遗传性 TTP，可并发急性肾功能损害，通过血浆置换等治疗，大多可逆，但反复临床或亚临床微血管性血栓形成，可进展为慢性肾衰竭，因此针对遗传性 TTP，治疗急性肾衰竭的同时应防治不可逆性肾脏损害。

二、鉴别诊断

1. 溶血性尿毒症综合征（HUS）　主要因不同机制导致血管内皮受损，微循环中血栓形成，以微血管病性溶血性贫血（Coombs 试验为阴性）、血小板减少、肾脏损伤（急性肾衰竭）为主要特点，10％～30％的患者亦会出现神经系统症状。HUS 患者血清中 ADAMTS-13 活性正常，也不存在抗 ADAMTS-13 抗体，由此与 TTP 区分。

（1）典型 HUS：又称为 D＋HUS，年发病率为 1/10 万～2/10 万，小于 5 岁儿童中年发病率为 6.1/10 万，主要继发于产志贺毒素大肠埃希菌（STEC）或痢疾志贺菌 1 型感染 STEC 属肠出血型大肠埃希菌（EHEC），主要血清型为 O157：H7，典型临床表现为血性腹泻后 1 周左右出现血小板减少微血管病性溶血性贫血和氮质血症。但也有 25％的患者不会出现腹泻的前驱症状，55％～70％有急性肾衰竭表现，经治疗 70％以上患者的肾功能可恢复。HUS 也可继发于肺炎链球菌感染，其分泌的神经氨酸苷酶裂解红细胞、血小板、肾小球内皮细胞表面的唾液酸残基，使 Thomsen-Freidenreich 抗原（TF 抗原）暴露，产生 IgM，抗原抗体相互作用损伤红细胞血小板及内皮细胞 SPHUS 的 Coombs 试验为阳性。

（2）非典型 HUS（aHUS）：又称 D－HUS，占 HUS 的 10％，年发病率为 2/100 万，所有年龄段均可发病，以成人为主，区别于典型 HUS，aHUS 无明显腹泻的前驱症状。aHUS 总体预后不佳，病死率为 25％，50％左右的患者进展到 ESRD。aHUS 分为家族型和散发型，散发型患者的发病可有诱因，如 HIV 感染、器官移植、怀孕、肿瘤、抗肿瘤药物、免疫抑制剂（环孢素、他克莫司等）、抗血小板药物的使用，但近 50％的散发型者为特发性。现认为无论家族型或散发型 aHUS 多以补体系统蛋白基因突变为基础,50%~60% 的 aHUS 已发现基因突变,这也是现今 TMA 研究的热点之一,其关键为补体旁路途径 C3 转化酶(C3bBb)功能的失调,使该途径过度激活,通过补体依赖的细胞毒作用,损伤血管内皮。突变基因涉及补体调节因子和补体成分,具有多为杂合突变和不完全外显性的特点。

2. 其他 TTP 和 HUS 一些其他疾病也可导致 TMA 的发生,如自身免疫性疾病(SLE 抗磷脂抗体综合征)、HIV 感染、器官移植、转移性恶性肿瘤、怀孕期间的 HELLP 综合征、药物使用(5 种常报道药物:环孢素、他克莫司、丝裂霉素、奎宁和噻氯吡啶)等。原发疾病有些可能为自身免疫性 TTP 或散发性 aHUS 的诱因,但多数病理生理机制尚未明确,需要进一步的临床和实验室研究。根据发病机制的不同,TMA 具体分类见表 6-4-1。

表 6-4-1 TMA 分类

项目	致病因子	致病机制	病因
TTP	ADAMTS-13	抗 ADAMTS-13 抗体	噻氯吡啶、HIV 感染、特发性(占大多数)
		ADAMTS-13 基因突变	遗传性(AR[①])
感染后 HUS			
D+HUS	志贺毒素	细菌感染	产志贺毒素大肠埃希菌或痢疾志贺菌 I 型
SP-HUS[②]	TF 抗原	细菌感染	肺炎链球菌
D−HUS(aHUS)	CFH	CFH 基因突变	遗传性[③](AD[④])
		抗 CFH 抗体	获得性
	MCP	MCP 基因突变	遗传性[③](AD)
	CFI	CFI 基因突变	遗传性[③](AD)
	CFB	CFB 基因突变	遗传性[③](AD)
	C3	C3 基因突变	遗传性[③](AD)
	TM	THBD 基因突变	遗传性
	CFHRI	CFHRI 缺失	遗传性
其他 TTP 和 HUS 未明		未明	自身免疫性疾病、HIV 感染、器官移植、转移性恶性肿瘤、HELLP 综合征、药物等

注:①AR,常染色体隐性遗传;②SP-HUS,肺炎链球菌相关性溶血尿毒症综合征;③不完全外显性;④AD,常染色体显性遗传。

TMA 是一组多系统受累性疾病,自身免疫性疾病、器官移植、转移性恶性肿瘤等引发的 TTP 和 HUS 的发病机制还有待进一步明确。该组疾病临床早期病死率高,需要临床医师早期诊断,早期行血浆置换和血浆治疗。

监测与治疗

血浆置换自 1991 年起便作为 TTP 的一线标准治疗方案,以正常人血浆用于置换,此举的意义在于去除患者体内的 vWF 多聚体和抗 ADAMTS-13 自身抗体,同时提供新的正常的 ADAMTS-1。而血浆输注疗效逊色于血浆置换,可能也是与血浆输注无法去除抗 ADAMTS-13 自身抗体有关。因此,目前公认的 TTP 首选治疗方案为血浆置换。置换次数每日不超过 2 次,每次新鲜冰冻血浆或冷上清用量不超过患者血浆容量 15 倍为宜。至于血浆置换停止指征至今尚未达成共识,目前较为认可的是,至患者神经症状消失、LDH 水平正常、血小板计数大于 $150 \times 10^9/L$ 后 2 日方可停止该治疗。初诊时 ADAMTS-13 活性显著降低者血浆置换显效更快,ADAMTS-13 抗体滴度较高者血浆置换疗程更长,缓解后 ADAMTS-13 活性持续降低者复发率更高。

英国血液学标准委员会 2003 年 TTP 诊疗指南

建议:所有 TTP 患者都应采用辅助性糖皮质激素治疗(Grade B,level Ⅲ),为取得有效的免疫抑制作用并减少由于长期激素使用引起的副反应,建议使用静脉注射甲泼尼松(1 g/d)连续 3 日(Grade C,level Ⅳ)。但是糖皮质激素的疗效可能仅仅局限于由自身抗体介导的 ADAMTS-13 缺陷患者。目前复发或难治性 TTP 的治疗仍是一个难题,针对这类患者的治疗手段,除强化血浆置换疗法(即增加血浆置换频率至每日 2 次),并联用糖皮质激素外,已有少数报道显示,加用其他免疫抑制剂(如长春新碱、环磷酰胺、环孢素等)、丙种球蛋白或脾切除均获得了一定疗效。然而,免疫抑制剂的毒性积累、丙种球蛋白的费用高昂及效果短暂、TTP 活跃期切脾的手术风险,均为这些治疗措施的大规模推广设立了障碍。

近年来研究的热点集中于免疫抑制剂中利妥昔单抗治疗 TTP 的时机疗效以及风险的观察。利妥昔单抗是一种嵌合鼠人的单克隆抗体,该抗体与纵贯细胞膜的 CD20 抗原特异性结合。此抗原位于前 B 淋巴细胞和成熟 B 淋巴细胞,以及表达于 95% 以上的 B 淋巴细胞型的非霍奇金淋巴瘤。利妥昔单抗与 B 淋巴细胞上的 CD20 结合,并引发 B 细胞溶解的免疫反应。细胞溶解的可能机制包括补体依赖性细胞毒性(CDC)和抗体依赖细胞的细胞毒性(ADCC)。在 TTP 患者中,利妥昔单抗通过特异性溶解 B 淋巴细胞,减少抗 ADAMTS-13 自身抗体的生成以及降低 B 淋巴细胞产生抗原,去活化 T 淋巴细胞的效应,从而对体液免疫及细胞免疫都能起到调节作用。利妥昔单抗的这种效用通常可维持 6 个月左右,直至机体逐渐产生和积累新的 B 淋巴细胞,这种长效性正是利妥昔单抗治疗难治性 TTP 有效的关键所在。现已陆续有证据显示,利妥昔单抗治疗在治疗 TTP,尤其是复发或难治性 TTP 上取得了持续性效果。

TTP 的诊治流程见图 6-4-1。

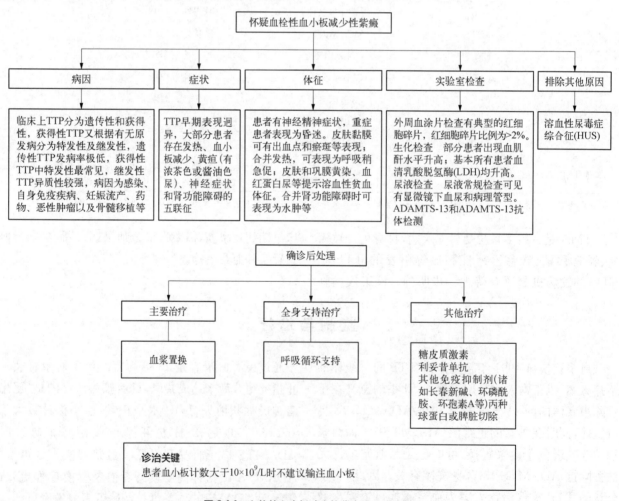

图 6-4-1 血栓性血小板减少性紫癜诊治流程图

(郭　强)

参 考 文 献

[1] Zhan H, Streiff MB, King KE, et al. Thrombotic thrombocytopenic purpura at the Johns Hopkins Hospital from 1992 to 2008: clinical outcomes and risk factors for relapse [J]. Transfusion, 2010,50(4):868-874.
[2] Sadler JE. Von Willebrand factor, ADAMTS13, and thrombotic thrombocytopenic purpura [J]. Blood, 2008,112(1):11-18.
[3] Nangaku M, Nishi H, Fujita T. Pathogenesis and prognosis of thrombotic microangiopathy [J]. Clin Exp Nephrol, 2007,11(2):107-114.
[4] Verbeke L, Delforge M, Dierickx D. Current insight into thrombotic thrombocytopenic purpura [J]. Blood Coagul Fibrinolysis, 2010,21(1):3-10.
[5] Kremer Hovinga JA, Vesely SK, Terrell DR, et al. Survival and relapse in patients with thrombotic thrombocytopenic purpura [J]. blood, 2010, 115(8):1500-1511.
[6] Jin M, Casper TC, Cataland SR, et al. Relationship between ADAMTS13 activity in clinical remission and the risk of TTP relapse [J]. Br J Haematol, 2008,141(5):651-658.
[7] Heidel F, Lipka DB, von Auer C, et al. Addition of rituximab to standard therapy improves response rate and progression-free survival in relapsed or refractory thrombotic thrombocytopenic purpura and autoimmune haemolytic anaemia [J]. Thromb Haemost, 2007,97(2):128-233.

第五节 肝素诱导性血小板减少

概述与病理生理

一、定义

肝素诱导性血小板减少（heparin-induced thrombocytopenia，HIT）的特点为肝素暴露 5～10 日后血小板计数较基线下降 50%，高凝状态，并存在肝素依赖性的激活血小板 IgG 抗体。

二、分类

表 6-5-1　HIT 的分类

Ⅰ型
非免疫介导
因肝素对血小板活力的直接作用引起
肝素治疗 5 日内的良性血小板下降，血小板计数不低于 10 000/mm³，5 日后可恢复正常
一般不需停肝素，无血栓风险

Ⅱ型
免疫介导
因肝素-血小板因子 4(PF4)复合物引起
必须停用肝素及低分子肝素
常有动静脉血栓

注：下文的 HIT 均指Ⅱ型 HIT。

三、危险因素

（1）使用普通肝素时的 HIT 风险是使用低分子肝素的 10 倍。

（2）长期使用普通肝素或低分子肝素。

（3）既往有肝素应用史的患者接受低分子肝素治疗。

（4）外科大手术，如骨科、心脏手术等。

（5）女性。

四、病理生理

（1）网状内皮系统及血栓过早地清除循环中的血小板。

（2）在血小板表面发生针对肝素 PF4 复合物的 IgG 及 IgM 抗体反应，并激活血小板，促进血小板凝聚。

（3）血小板激活导致促血栓血小板微颗粒生成或者促凝血物质释放。

（4）肝素 PF4 复合物导致血管性血友病因子（von Willebrand factor）、细胞因子、黏附因子及组织因子的释放。

进而导致血小板活化、聚集、清除。

五、病因

肝素 PF4 复合物在血小板表面导致抗体形成，

诊断与鉴别诊断

一、诊断

1. 病史　①普通肝素或低分子肝素暴露，尤其是普通肝素。入院前 1～3 个月曾用过肝素，此时循环内仍有抗体；②血小板减少（<150 000/mm³ 或减小到基线的 50％ 以下），一般发生在应用普通肝素或低分子肝素后 5～10 日；③可用 4T 方法进行评估：血小板减少（thrombocytopenia）、血小板计数降低时间（timing of platelet count fall）、血栓（thrombosis）、无其他引起血小板减少的原因（absence of other causes for thrombocytopenia）。

2. 体格检查　①静脉穿刺点及创伤部位过度的瘀斑、出血点。②动静脉血栓征象，肢体静脉性坏疽，脑静脉窦血栓。③肺栓塞相关的呼吸困难、胸痛。④肝素注射点的皮肤坏死。⑤肝素注射引起的过敏反应。

3. 辅助检查

（1）实验室检查：①血小板计数>20 000/μl，中位血小板计数最低 20 000/μl。②血清素释放试验（serotonin release assay，SRA），是 HIT 诊断的金标准，敏感度特异度>95％。但由于操作复杂，常在 ELISA 结果可疑时应用。③免疫学方法，肝素 PF4 复合物抗体的酶联免疫吸附测定（ELISA），敏感度>90％，特异度为 74％～86％；阴性预测值>95％，阳性预测值在 50％～93％。其为临床中最常用的方法。④血小板聚集试验：敏感度低，但是特异度>90％。

（2）影像学检查：超声、超声心动图、MRI 等评估动静脉血栓。

（3）病理学：动静脉血栓形成。

二、鉴别诊断

（1）其他药物引起的血小板减少（血小板膜糖蛋白受体 Ⅱb/Ⅲa 拮抗剂、复方新诺明、丙戊酸等）。

（2）脓毒症。

（3）DIC。

（4）骨髓疾病。

（5）其他免疫病导致的血小板减少（如血栓性血小板减少性紫癜、溶血性尿毒症综合征）。

（6）HELLP 综合征（妊娠期溶血、肝酶升高、低血小板）。

（7）灾难性抗磷脂抗体综合征。

监 测 与 治 疗

一、监测

监测患者的基本生命体征、血常规、凝血等指标。

二、治疗措施

1. 病因治疗　终止所有肝素暴露，包括各种肝素制剂、肝素预冲制导管、肝素涂层留置导管等。

2. 抗凝治疗

（1）采用直接凝血酶抑制剂阿加曲班、来匹卢定、比伐卢定。

（2）阿加曲班，2 μg/（kg·min）静注，APTT 目标为基础值的 1.5～3 倍。肝功能受损及重症患者时剂量应为 0.5 μg/（kg·min）静注，当多器官功能衰竭时，阿加曲班应采用小剂量 0.1 μg/（kg·min）静注。

（3）磺达肝癸钠，临床上已经使用，但美国 FDA 并未批准其用于治疗 HIT。其较长的半衰期及肾脏消除可能适用于 ICU 患者。

（4）预防性输注血小板是禁忌，仅在出血时应用，因为其可引起血栓。

（5）急性 HIT 应避免使用华法林（静脉型下肢坏疽风险）。如果要使用华法林，需保证血小板计数>150 000/mm³，应重叠应用直接抗凝剂及华法林至少 5 日，稳定抗凝直到血小板计数达到稳定的平台状态，华法林初始小剂量（<5 mg/d）。

（6）无血栓事件的患者需持续抗凝 2～3 个月，有血栓事件的患者需抗凝 3～6 个月。

预　　后

HIT 是自限性疾病，但是其可以非常严重甚至危及生命。

HIT 的诊治流程见图 6-5-1。

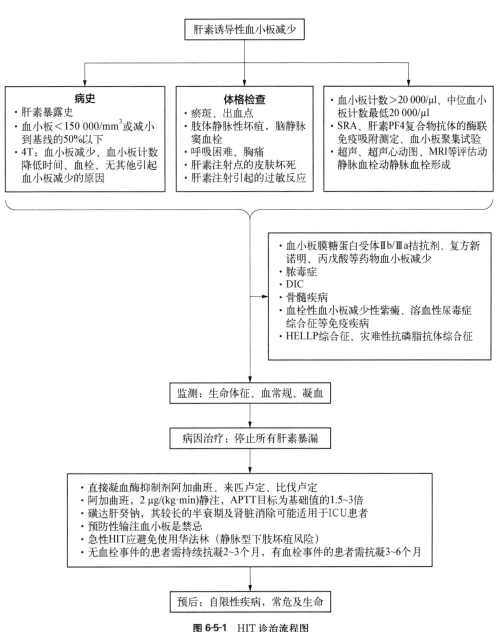

图 6-5-1　HIT 诊治流程图

（周飞虎）

第六节 弥散性血管内凝血

概述与病理生理

一、定义

弥散性血管内凝血(disseminated intravascular coagulation, DIC)不是独立的疾病,它是继发于严重疾病的病理过程,为基于严重原发病的获得性全身性血栓-出血综合征,特点是广泛微血栓形成,伴继发纤溶亢进。

二、病因

(1) 严重感染性疾病。
(2) 病理产科。
(3) 恶性肿瘤。
(4) 外科大手术及严重创伤。
(5) 内科与儿科疾病。
(6) 医源性因素,如药物、手术、肿瘤放化疗、输血溶血、严重输液反应、大量非等渗性液体输入所致溶血等。

三、危险因素

(1) 脓毒症。
(2) 创伤。
(3) 恶性肿瘤。
(4) 产科急症。
(5) 血管疾病,如巨大血管瘤、大型主动脉瘤等。

四、病理生理

(1) 微血栓形成。

(2) 凝血功能障碍。
(3) 微血管病性溶血。

五、分型

按照病理过程分为血栓形成为主型和纤溶过程为主型(表 6-6-1)。

表 6-6-1 血栓形成为主型和纤溶过程为主型 DIC

分类	血栓形成为主型	纤溶过程为主型
病因	感染型 DIC 多见	肿瘤型 DIC 多见
发病时期	早期、中期 DIC	后期 DIC
临床特征	主要为皮肤、黏膜坏死脱落,休克,脏器功能衰竭	主要为多发性或迟发性出血
治疗原则	抗凝,补充血小板及凝血因子	抗纤溶

按照临床过程分为急性型和慢性型(表 6-6-2)。

表 6-6-2 急性型和慢性型 DIC

分类	急性型	慢性型
基础疾病	感染、创伤、手术、病理产科、医源性因素等	肿瘤、变态反应
临床表现	多见微循环障碍、脏器功能衰竭	可无微循环障碍及脏器功能衰竭;轻度、中度以出血为主,早期较轻,中后期严重而广泛
病程	≤7 日	≥14 日
实验室检查	失代偿	代偿或超代偿

诊断与鉴别诊断

一、诊断

1. 病史

（1）存在潜在的诱发疾病。

（2）60%的患者发生出血。

（3）可为急性或慢性过程。

2. 体格检查

（1）动静脉血栓体征：静脉性肢体坏疽、深静脉血栓、肺栓塞、短暂性脑缺血发作。

（2）出血体征：瘀点、瘀斑，手术切口、呼吸道黏膜及消化道黏膜渗血。

（3）精神状态改变：中枢神经出血导致的昏迷或局部神经症状。

3. 辅助检查

（1）实验室检查。

1）血小板减少：$<100\,000/mm^3$，或血小板计数急剧下降。

2）PT 或 APTT 延长。

3）纤维蛋白降解产物及 D-二聚体升高。

4）纤维蛋白原、抗凝血酶Ⅲ、蛋白 C、蛋白 S 降低。

5）凝血因子Ⅴ、Ⅶ、Ⅷ。

（2）病理学：动静脉微血栓形成。

二、鉴别诊断

脓毒症、骨髓疾病、原发性纤维蛋白溶解症、HELLP 综合征、HIT（肝素诱导性血小板减少）、肝病、血栓性血小板减少性紫癜（TTP）、化疗导致的血细胞减少、大量输血、肝素治疗和抗磷脂综合征。

监测与治疗

一、监测

治疗期间监测血小板计数、纤维蛋白原水平、凝血试验（包括 PT、INR、APPT），抗凝治疗时应周期性监测凝血试验，根据临床指征和凝血试验结果调整抗凝剂量。

二、治疗措施

1. 病因治疗　积极并有针对性的治疗原发病。

2. 抗凝及止血治疗　①对于严重的血栓栓塞或暴发性紫癜，可使用普通肝素。②可使用抗凝血酶Ⅲ和蛋白 C 浓缩液。③对于其他治疗无效的出血患者，可使用重组活性因子Ⅶ。

3. 支持治疗　活动性出血或侵袭性操作前，可输注血小板、新鲜冰冻血浆或冷沉淀。

4. 其他　复杂的 DIC 病例需请血液科会诊，影响肢体存活的血栓需请血管外科会诊。

预　　后

（1）预后与原发病严重程度、凝血的异常程度密切相关。

（2）多器官功能衰竭时预后极差。

DIC 的诊治流程见图 6-6-1。

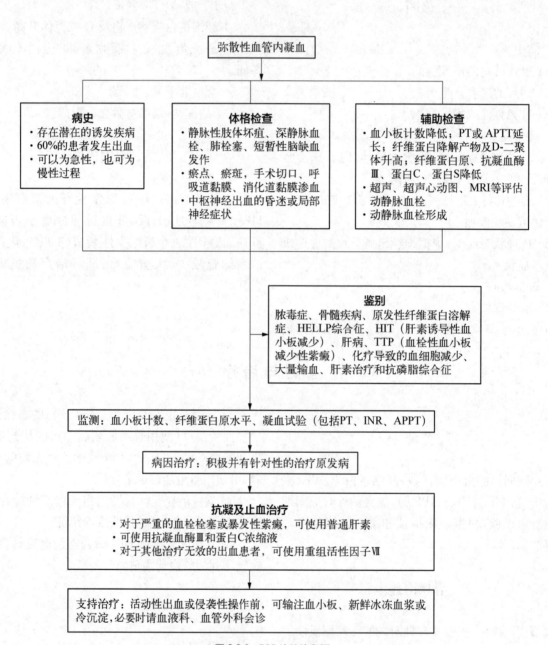

图 6-6-1 DIC 诊治流程图

（周飞虎）

第七节 恶性组织细胞增生症

概述与病理生理

一、定义

肝、脾、骨髓、淋巴结等造血组织系统性肿瘤性增殖，导致致死性转归的疾病，称为恶性组织细胞增生症(malignant histiocytosis，MH)。

二、病因及发病机制

不明。

三、病理生理

异常组织细胞浸润，肿瘤细胞分化程度多样，累及范围广泛，包括肝、脾、淋巴结，以及肺、皮肤、肾、消化道黏膜等。

诊断与鉴别诊断

一、诊断

恶性组织细胞增生症病灶散在呈多发性、不均匀和不规则性，故临床表现多种多样，特异性差，非常容易误诊。

1. 病史及体征

(1) 可见于任何年龄，以15～40岁为主，男女比例约为3∶1。

(2) 起病急，病程短。

(3) 首发症状常为不明原因的发热、持续高热，也有规则热、弛张热、间歇热等其他热型。

(4) 进行性贫血、出血与继发感染。

(5) 后期常出现黄疸。

(6) 肝、脾、淋巴结可因异常组织浸润而逐渐增大，但不一定同时出现。

(7) 也可累及肺、消化道、心、肾、浆膜腔、皮肤等非造血器官，并出现相应系统症状。

2. 实验室检查

(1) 全血细胞减少，尤其是粒细胞缺乏。

(2) 红细胞沉降率升高。

(3) 肝酶、血清胆红素、乳酸脱氢酶升高。

(4) 骨髓涂片见数量不一的各种异常组织细胞和多核组织细胞。由于骨髓病灶散在不均匀，因此需反复多部位穿刺，提高诊断阳性率。

(5) 确诊的关键在于检出的异常组织细胞有阳性细胞标志。恶性组织细胞 CD68$^+$，胞质溶酶菌(＋)，酸性磷酸酶呈强阳性反应，可以被酒石酸所抑制；中性粒细胞碱性磷酸酶染色阳性率和积分明显低于正常，髓系标志包括 POX 染色；α-抗胰(糜)蛋白酶和血管紧张素转换酶呈阳性反应；非特异性酯酶呈弥漫性中度到强阳性，可以被氟化钠抑制。

3. 病理特点 异常组织细胞浸润，瘤细胞分化程度不一，大小不一。内脏受累常表现为斑片状、结节状浸润。

性大细胞淋巴瘤、急性粒细胞白血病等。

二、鉴别诊断

嗜血细胞综合征、反应性组织细胞增多症、间变

监测与治疗

一、监测

监测患者血常规、凝血、肝肾功等指标。

二、治疗措施

目前仍缺乏有效治疗方案。

（1）化疗。化疗方案与非霍奇金淋巴瘤相似。可选方案有：①CHOP，环磷酰胺、多柔比星、长春新碱、泼尼松；②BCHOP，博来霉素、环磷酰胺、多柔比星、长春新碱、泼尼松；③BCHOP，大剂量甲氨蝶呤或依托泊苷与阿糖胞苷联用。

（2）骨髓移植。

预　后

病情凶险，预后极差。

恶性组织细胞增生症的诊治见图 6-7-1。

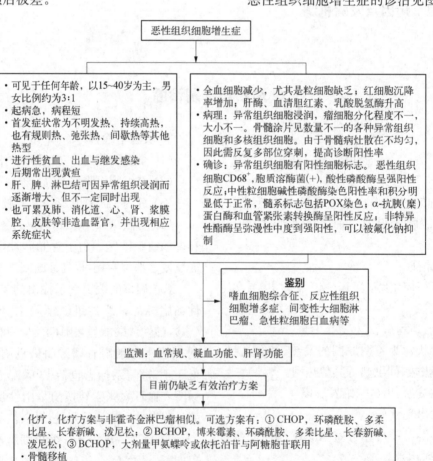

图 6-7-1　恶性组织细胞增生症诊治流程图

（周飞虎）

第八节 嗜血细胞综合征

概述与病理生理

一、定义

嗜血细胞综合征(hemophagocytic syndrome,HPS)是一组因活化的淋巴细胞和组织细胞增生,分泌大量炎症性细胞因子,进而导致的多器官多系统受累的高炎症反应综合征。

二、病因

1. 原发性(家族性)HPS 为染色体遗传性疾病。

2. 继发性 HPS 有多种诱因:感染、恶性肿瘤、自身炎症、自身免疫病、代谢性疾病、获得性免疫缺陷、医源性免疫抑制状态、器官或干细胞移植等。

三、发病机制

活化的 T 细胞刺激巨噬细胞导致其功能失控,产生过量的细胞因子。T 细胞和巨噬细胞的失控活化状态引起异常免疫活动。正常组织和细胞受到攻击,导致多器官多系统功能衰竭。

四、临床分型

临床分型见表 6-8-1。

表 6-8-1 临床分型

原发性(家族性)嗜血细胞综合征(family hemophagocytic syndrome)
常染色体或性染色体隐性遗传性疾病
继发性(反应性)嗜血细胞综合征(secondary hemophagocytic syndrome)
感染相关嗜血细胞综合征(infection-induced hemophagocytic syndrome)
恶性肿瘤相关嗜血细胞综合征(malignancy-induced hemophagocytic syndrome)
伴发于自身免疫病的巨噬细胞活化综合征(macrophage activation syndrome)

诊断与鉴别诊断

一、诊断

1. 病史与临床表现
(1) 起病急,进行性加重。
(2) 高热(持续>38.5 ℃)、寒战、关节肌肉酸痛。
(3) 肝、脾、淋巴结肿大,黄疸。
(4) 瘀斑、紫癜等。
(5) 中枢神经系统症状,脑病、昏迷、癫痫等。
(6) 腹泻、恶心、呕吐、腹痛、胃肠出血。
(7) 咳嗽、呼吸困难等。
2. 辅助检查
(1) 实验室检查。
1) 血常规见外周血细胞减少,可 1～3 系减少。
2) 肝功能损害:血清转氨酶、胆红素升高,甘油三酯增高、LDH>1 000 U/L、铁蛋白增高>1 000 μg/L、糖化铁蛋白百分比降低。

3）凝血功能障碍：凝血酶原时间延长，血浆纤维蛋白原降低（最多可<1 g/L），纤维蛋白降解产物增多。

4）免疫学异常：多数病例周围血液或骨髓 T 细胞及 CD8$^+$ 细胞比例增高，CD4$^+$ 与 CD8$^+$ 细胞比值异常。在疾病活动期，血清 IFN-γ 水平、IFN-α 水平、IL-10 浓度、血浆巨噬细胞炎症蛋白（MIP）-1α 增高，血浆可溶性 CD25≥2 400 U/ml，NK 细胞活性降低或缺乏。

（2）细胞形态或病理学。

1）骨髓涂片：增生减低，组织细胞显著增生，可有明显的吞噬血细胞现象，称嗜血细胞。每个组织细胞吞噬嗜血细胞的数量为 2～10 个，可以是红细胞或有核细胞。

2）淋巴结活检：被膜完整，淋巴细胞数量减少，生发中心区域消失，吞噬性组织细胞增多，累及窦状间隙及髓索。

3. 诊断标准　分子诊断符合，或者符合以下 8 条中 5 条即可诊断。

（1）发热超过 1 周，≥38.5 ℃。

（2）脾大。

（3）两系或三系血细胞减少。

（4）高甘油三酯血症≥3 mmol/L 和（或）低纤维蛋白原<1.5 g/L。

（5）血清铁蛋白≥500 μg/L。

（6）血浆可溶性 CD25≥2 400 U/ml。

（7）NK 细胞活性减低或缺乏。

（8）骨髓、脾或淋巴结发现嗜血细胞现象。

二、鉴别诊断

恶性组织细胞增生症。

监 测 与 治 疗

一、监测

监测患者的基本生命体征、血常规、凝血功能、肝肾功能、血脂、免疫学指标等。

二、治疗措施

1. 病因治疗　积极治疗原发病。

2. 抑制危及生命的过度炎症反应

（1）糖皮质激素，首选地塞米松，因其易透过血脑屏障。

（2）环孢素（CsA），可抑制 T 细胞活化，肝肾衰竭患者应减量，否则增加神经毒性。

（3）免疫球蛋白，对于病毒相关嗜血细胞综合征，静脉大剂量免疫球蛋白有特殊作用。

（4）依托泊苷，在单核细胞和组织细胞活性高时，可明显抑制组织细胞，应尽早使用。对于 EB 病毒相关的嗜血细胞综合征患者，依托泊苷可能部分阻断 EB 病毒。

（5）患者病情稳定后，可行造血干细胞移植预防复发。

预 后

预后与病因相关，恶性肿瘤伴发的嗜血综合征预后差，病毒感染或免疫疾病相关的嗜血综合征预后较好。

嗜血细胞综合征的诊治流程见图 6-8-1。

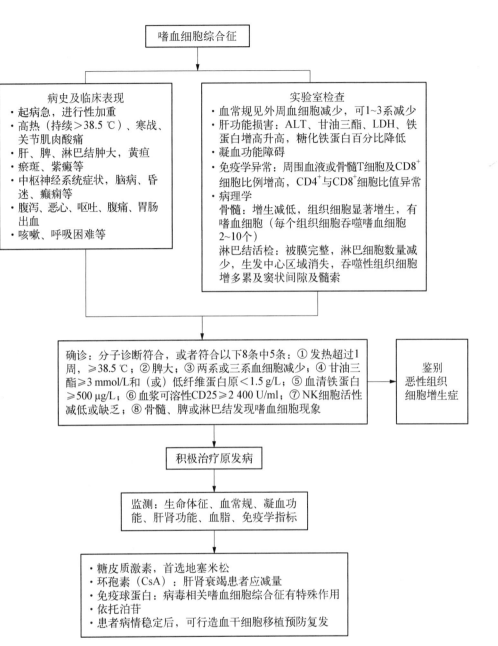

图 6-8-1 嗜血细胞综合征诊治流程图

（周飞虎）

第七章

代谢紊乱

第一节　应激性高血糖

概述与病理生理

一、定义

无糖尿病的患者在应激状态(如感染、休克、缺氧、创伤、手术)下出现的高血糖称为应激性高血糖(stress hyperglycemia)。应激性高血糖是应激状态下糖代谢紊乱的病理现象。应激性高血糖的危害非常大,破坏水、电解质平衡,增加机体感染的概率,促进炎症反应,增加心、脑、肾组织缺血,损坏器官功能,影响患者预后。

二、危险因素

常见的危险因素:①糖尿病史;②重症感染;③肝硬化;④低氧血症;⑤摄入或输入过多糖类;⑥急性胰腺炎;⑦低温;⑧肥胖;⑨老年人;⑩外源性给予儿茶酚胺,如肾上腺素或去甲肾上腺素。

三、发病机制

1. 危重患者应激时内分泌的改变　危重疾病时,应激状态使 HPA 轴和交感-肾上腺髓质轴过度兴奋,使胰岛素反向调节激素(胰高血糖素、生长素、儿茶酚胺、糖皮质激素)分泌增加,而胰岛素的分泌相对减少,胰高血糖素、胰岛素比例失调,导致脂肪组织的脂肪分解和骨骼肌的蛋白质分解作用增强,从而使糖异生的底物(如乳酸、丙酮酸和甘油)增加,促使了肝脏葡萄糖的产生增多而引起血糖升高。儿茶酚胺加速肝糖原的分解和直接增强交感神经介导的糖原分解作用,也促使了高血糖的产生。研究显示在创伤后 3 h 内血糖水平与血浆肾上腺素水平成比例升高。

2. 细胞因子的大量释放　危重疾病状态时,免疫细胞和其他组织如肺释放的多种细胞因子,对应激性高血糖的产生具有十分重要的作用。主要参与的细胞因子有肿瘤坏死因子、白细胞介素-1(IL-1)、白细胞介素-6(IL-6)等。细胞因子作为全身性炎症介质通过刺激反向调节激素的分泌和导致胰岛素抵抗而产生高血糖效应。

3. 胰岛素抵抗　是指胰岛素的外周靶组织(主要为骨骼肌、肝脏和脂肪组织)对内源性或外源性胰岛素的敏感性和反应性降低,导致生理剂量的胰岛素产生低于正常的生理效应。危重患者常发生明显的胰岛素抵抗,且与应激反应的严重程度密切相关。但危重病时发生胰岛素抵抗的细胞和分子机制目前仍不清楚,一般认为可能与胰岛素受体前、受体功能异常、受体后信号转导、葡萄糖转运、细胞内代谢障碍及细胞因子(如 TNF-a 等)因素有关。

4. 产生应激性高血糖的其他因素　高龄、长期卧床和在治疗过程中糖的过多摄入等也可能在应激性高血糖的产生过程中发挥着重要的作用。

诊　　断

应激性高血糖的经典定义为血糖≥11.1 mmol/L。事实上,目前对应激性高血糖水平仍没有一个明确的限定。严格的定义为:入院后随机测定 2 次以上空腹血糖≥6.9 mmol/L,或随机血糖≥11.1 mmol/L 者,即可诊断为应激性高血糖。

治　疗

1. 病因治疗　控制原发病能减轻机体的应激程度,减少应激激素的释放,从而降低血糖水平。对于感染病灶的清除可减少炎症介质的释放,也有助于降低血糖。疼痛也可引起一系列应激激素的释放,并可以引起胰岛素抵抗,而提高葡萄糖的利用率,有利于降低创伤后血糖水平。

2. 支持治疗

(1) 胰岛素强化治疗:2009 年美国糖尿病协会推荐使用输液泵静脉输注胰岛素治疗是危重患者控制和维持血糖的理想治疗方案,建议将患者的目标血糖控制在 6.1～10 mmol/L 为佳。

(2) 正确的营养支持:重症患者通常需要足够的营养支持,营养支持方式不同也会对血糖造成影响。对可能引起高血糖的严重应激患者,提倡低热量营养支持。肠外营养是已知的易引起高血糖和胰岛素抵抗的因素,故只要没有肠内营养禁忌,就应积极使用肠内营养。给予适当的总热量,调整好热氮比、糖脂比,胰岛素微量泵泵入,将血糖维持在 6.1～10 mmol/L。

应激性高血糖的诊治流程见图 7-1-1。

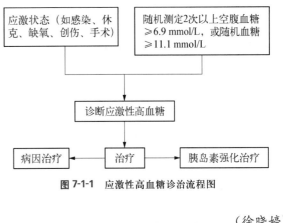

图 7-1-1　应激性高血糖诊治流程图

(徐晓婷)

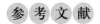

[1] 邱海波,郭凤梅,杨毅.ICU 主治医师手册[M].第 2 版.南京:江苏科学技术出版社,2013.
[2] Van den Berghe G, Wilmer A, Hermans G, et al. Intensive insulin therapy in the medical ICU [J]. N Engl J Med, 2006,354(5):449-461.
[3] Van den Berghe G, Wouters P, Weekers F, et al. Intensive insulin therapy in critically ill patients [J]. N Engl J Med, 2001,345(19):1359-1367.
[4] Arabi YM, Dabbagh OC, Tamim HM, et al. Intensive versus conventional insulin therapy: a randomized controlled trial in medical and surgical critically ill patients [J]. Crit Care Med, 2008,36(12):3190-3197.
[5] NICE-SUGAR Study Investigators, Finfer S, Chittock DR, et al. Intensive versus conventional glucose control in critically ill patients [J]. N Engl J Med, 2009,360(13):1283-1297.

第二节　低 血 糖

概述与病理生理

一、定义

低血糖是指非糖尿病成年患者空腹血糖浓度低于 2.8 mmol/L,糖尿病患者血糖浓度≤3.9 mmol/L。低血糖是多种病因引起的静脉血浆葡萄糖(简称血糖)浓度过低,临床上以交感神经兴奋和脑细胞缺氧为主要特点的一组综合征。低血糖的症状通常表现为出汗、饥饿、心慌、颤抖、面色苍白等，严重者还可出现精神不集中、躁动、易怒，甚至昏迷。

二、病因

临床上反复发生空腹低血糖提示有器质性疾病；餐后引起的反应性低血糖，多见于功能性疾病。

（1）空腹低血糖：①内源性胰岛素分泌过多，常见的有胰岛素瘤、自身免疫性低血糖等；②药物性，如注射胰岛素、磺脲类降糖药物、水杨酸、饮酒等；③重症疾病，如肝衰竭、心力衰竭、肾衰竭、营养不良等；④胰岛素拮抗激素缺乏，如胰高血糖素、生长激素、皮质醇等缺乏；⑤胰外肿瘤。

（2）餐后（反应性）低血糖：①糖类代谢酶的先天性缺乏，如遗传性果糖不耐受症等；②特发性反应性低血糖症；③滋养性低血糖症（包括倾倒综合征）；④功能性低血糖症；⑤2型糖尿病早期出现的进餐后期低血糖。

（3）医源性低血糖：重症患者在胰岛素使用过程中，由于胰岛素给入量过大或输注速度过快导致低血糖。

诊断与鉴别诊断

一、诊断

1. 临床表现　低血糖呈发作性，时间和频率随病因不同而异，症状千变万化。临床表现可归纳为以下两个方面。

（1）自主（交感）神经过度兴奋的表现：低血糖发作时由于交感神经和肾上腺髓质释放肾上腺素、去甲肾上腺素等，临床表现为出汗、饥饿、心慌、颤抖、面色苍白等。

（2）脑功能障碍的表现：是大脑缺乏足量葡萄糖供应时功能失调的一系列表现。初期表现为精神不集中、思维和语言迟钝、头晕、嗜睡、躁动、易怒、行为怪异等精神症状，严重者出现惊厥、昏迷，甚至死亡。

2. 辅助检查

（1）血糖：成人空腹血糖浓度低于2.8 mmol/L，糖尿病患者血糖值低于3.9 mmol/L。

（2）血浆胰岛素测定：低血糖发作时，如血浆胰岛素和C肽水平升高，则提示低血糖为胰岛素分泌过多所致。

（3）48～72 h饥饿试验：少数未察觉的低血糖或处于非发作期以及高度怀疑胰岛素瘤的患者应在严密观察下进行。开始前取血标本测血糖、胰岛素、C肽，之后每6 h测1次。

二、鉴别诊断

低血糖有时可被误诊为精神病、神经疾病（癫痫、短暂脑缺血发作）或脑血管意外等。

（1）低血糖病因的鉴别：磺脲类药物、胰岛素用量过多、胰岛素瘤等。

（2）交感神经兴奋表现的鉴别：甲状腺功能亢进症、嗜铬细胞瘤、自主神经功能紊乱、糖尿病自主神经病变、更年期综合征等。

（3）精神-神经-行为异常的鉴别：精神病、脑血管意外、糖尿病酮症酸中毒昏迷、高血糖高渗状态等。

治　疗

治疗包括两方面：一是解除低血糖症状，二是纠正导致低血糖的各种潜在原因。对于轻中度低血糖，口服糖水、含糖饮料，或进食糖果、饼干、面包、馒头等即可缓解。对于药物性低血糖，应及时停用相关药物。重者和疑似低血糖昏迷的患者，应及时测定毛细血管血糖，甚至无需血糖监测结果，及时给予50%葡萄糖40～60 ml静脉注射，继以5%～10%葡萄糖液静脉滴注。

预　　防

糖尿病患者尤其合并心脑血管疾病的老年患者，应注意预防低血糖。

（1）制订适宜的个体化血糖控制目标。

（2）进行糖尿病教育：包括对患者家属的教育，识别低血糖，了解患者所用药物的药代动力学，宣教自救方法等。

（3）充分认识引起低血糖的危险因素：①定时定量进餐，如果进餐量减少应相应减少药物剂量；②运动前应增加额外的糖类摄入；③酒精能直接导致低血糖，避免酗酒和空腹饮酒。

（4）调整降糖方案：合理使用胰岛素或胰岛素促分泌剂，避免胰岛素用量不合理导致医源性低血糖。

（5）定期监测血糖，尤其在血糖波动大、环境、运动等因素改变时要密切监测血糖。

低血糖的诊治流程见图 7-2-1。

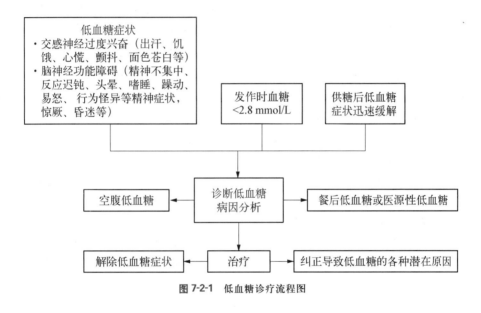

图 7-2-1　低血糖诊疗流程图

（徐晓婷）

参 考 文 献

［1］Cryer PE, Axelrod L, Grossman AB, et al. Evaluation and management of adult hypoglycemic disorders: an endocrine society clinical practice guideline［J］. J Clin Endocrinol Metab, 2009,94(3):709-728.

［2］Fahy BG, Sheehy AM, Coursin DB. Glucose control in the intensive care unit［J］. Crit Care Med, 2009,37(5):1769-1776.

［3］Murad MH, Coto-Yglesias F, Wang AT, et al. Clinical review: drug-induced hypoglycemia: a systematic review［J］. J Clin Endocrinol Metab., 2009,94(3):741-745.

［4］Service FJ. Hypoglycemic disorders［J］. N Engl J Med, 1995,332(17):1144-1152.

第三节 乳酸酸中毒

概述与病理生理

一、定义

乳酸性酸中毒是高阴离子间隙性酸中毒,由大量乳酸在体内堆积所致,是导致代谢性酸中毒最常见的病因。血浆乳酸浓度取决于糖酵解及乳酸被利用的速度,因各种原因致组织缺氧,乳酸生成过多,或因肝脏疾病使乳酸利用减少和清除障碍,则血乳酸浓度升高。正常人静息状态下静脉血乳酸含量为 $0.5\sim1.6$ mmol/L。当血乳酸浓度 >5 mmol/L 时称为乳酸性酸中毒。若血乳酸浓度升高,但动脉血 pH 仍在正常范围,称为高乳酸血症;若血乳酸浓度升高,动脉血 pH 失代偿而低于 7.35,称为乳酸性酸中毒。

二、病理生理

乳酸是葡萄糖无氧酵解的终产物,由丙酮酸还原而成。葡萄糖无氧条件下在胞液中进行酵解,其中间产物丙酮酸在乳酸脱氢酶(LDH)的作用下,经还原型辅酶 1(NADH1)加氢转化成乳酸,NADH 则转变为辅酶 1(NAD^+)。乳酸也能在 LDH 作用下,当 NAD^+ 又转化为 NADH 时氧化而成为丙酮酸,这是由 LDH 催化的可逆反应。而丙酮酸在有氧条件下可进入线粒体进一步氧化,在丙酮酸羧化酶的催化下,生成乙酰辅酶 A,再经三羧酸循环氧化产能分解为 H_2O 和 CO_2。另外丙酮酸还可经丙酮酸羧化支路异生为葡萄糖。

当线粒体因为组织缺氧而功能障碍时,丙酮酸容易积聚在胞质中而转变为乳酸,从而发生乳酸性酸中毒。机体内乳酸的产生部位主要为骨骼肌、脑、红细胞和皮肤;代谢清除的主要部位是肝脏和肾脏,正常情况下,机体代谢过程中产生的乳酸主要在肝脏中氧化利用,或被转变为糖原储存,少量乳酸经肾脏排出。正常肾乳酸阈值为 7.7 mmol/L。

乳酸酸中毒常合并存在伴发情况,包括:①休克(感染性、心源性或创伤性);②低氧;③肠道缺血;④肝脏疾病;⑤ARDS;⑥短肠综合征;⑦HIV 感染和治疗过程中;⑧癫痫;⑨某些药物治疗。

三、分类

乳酸性酸中毒分为先天性和获得性两大类。先天性乳酸性酸中毒因遗传性酶的缺陷造成乳酸、丙酮酸代谢障碍,如缺乏葡萄糖-6-磷酸酶、丙酮酸羧化酶、果糖-1,6-二磷酸酶、丙酮酸脱氢酶,可导致先天性乳酸性酸中毒。

大多数乳酸性酸中毒是获得性的。根据 Cohen 和 Woods 分类修订的结果,获得性乳酸性酸中毒可分为 A 型和 B 型两大类。A 型为继发性乳酸性酸中毒,其发病机制是组织获得的氧不能满足组织代谢需要,导致无氧酵解增加,产生 A 型乳酸性酸中毒。B 型为自发性乳酸性酸中毒,其发病机制与组织缺氧无关。它可进一步分为 3 种亚型:①B1 型,与糖尿病、脓毒血症、肝肾衰竭等常见病有关;②B2 型,与药物或毒物有关;③B3 型,与肌肉剧烈活动、癫痫大发作等其他因素有关。

1. A 型 由组织低氧所致。

(1)组织低灌注各种休克,右心衰竭,心排血量减少。

(2)动脉氧含量下降窒息,低氧血症($PaO_2<4.7$ kPa),一氧化碳中毒,出现危及生命的贫血。

2．B型　并非由组织低氧所致。

（1）常见病：脓毒血症、肝衰竭、肾衰竭、糖尿病、恶性肿瘤、疟疾、伤寒。

（2）药物或毒物：双胍类、水杨酸、甲醇、乙烯乙二醇、氰化物、硝普盐、烟酸、儿茶酚胺、二乙醚、罂粟碱、对乙酰氨基酚(扑热息痛)、萘啶酸、异烟肼、链脲霉素、山梨醇、乳糖、茶碱、可卡因、三聚乙醛及乙醇。

（3）其他：剧烈肌肉活动、癫痫大发作、D乳酸性酸中毒、胃肠外营养、缺乏维生素。

诊断与鉴别诊断

一、诊断

1．病史　乳酸酸中毒症状常与原发病有关。需重点询问以下相关病史：药物使用史、慢性疾病史如糖尿病、癫痫、艾滋病等。

2．体格检查

（1）发热(>38.5 ℃)或体温降低(<35 ℃)。

（2）过度通气。

（3）心动过速。

（4）低血压。

（5）意识改变。

3．辅助检查

（1）实验室检查。

1）动脉血气分析：pH<7.35，HCO_3^-<15 mmol/L，阴离子间隙>15 mmol。

2）血酮体阴性。

3）血乳酸>5 mmol/L。

（2）影像学检查：由临床起始症状决定。

1）肺炎或 ARDS 病例行胸部 X 线或 CT 检查，充血性心力衰竭患者行心脏彩超检查。

2）如果怀疑存在胆囊炎、肠系膜缺血或胰腺炎行腹部 B 超或增强 CT 检查。

二、鉴别诊断

需与糖尿病酮症酸中毒、酒精中毒、肾衰竭、高渗性非酮症糖尿病昏迷、中毒等鉴别。

监 测 与 治 疗

乳酸性酸中毒预后危重，死亡率很高，及早诊断和有效治疗对于挽救患者生命具有重要意义。

一、监测

监测患者的基本生命体征、血糖、尿常规、动脉血气及其他代谢指标。

二、治疗措施

1．病因治疗　寻找和去除诱发乳酸性酸中毒的诱因，停用所有可诱发乳酸性酸中毒的药物及化学物质，治疗原发病是治疗乳酸酸中毒的基本原则和主要措施。同时纠正水电解质紊乱。

（1）休克患者应尽快逆转休克，糖尿病患者应控制血糖。

（2）对于有明确感染的感染源全身性感染，如有外科引流可能，尽可能外科引流。

（3）控制感染。

（4）改善患者的缺氧状态，开始阶段患者呼吸急促，随后可出现呼吸衰竭，应立即予以吸氧，并做好人工呼吸的各种准备。

2．支持治疗

（1）补液扩容：是治疗本症重要手段之一。最好在中心静脉压监护下，迅速大量输入生理盐水，避免使用含乳酸的制剂而加重乳酸性酸中毒，以迅速改善心排血量和组织的微循环灌注，利尿排酸，提升血压，纠正休克。

（2）碱性物质的应用：乳酸性酸中毒对机体损害极为严重，必须及时有效进行纠正。

1）碳酸氢钠：最为常用，但尚存争议，当血pH<7.2 时可考虑使用。开始静脉输注时速度要

慢,不宜过多、过快,否则可加重缺氧及引起高钠血症、高渗透压,加重细胞内酸中毒。HCO_3^- 缺乏量 $= 0.5 \times$ 体重 $\times (24 - HCO_3^-)$,碳酸氢钠补充量为 $1/3 \sim 1/2 \, HCO_3^-$ 缺乏量。当血 pH$\geqslant$7.25 时停止补碱,以避免反跳性碱中毒。因使用碳酸氢钠后可产生二氧化碳,加重呼吸衰竭,所以需维持患者有效肺泡通气量。

2) 二氯醋酸(DCA):是一种很强的丙酮酸脱羧酶激动药,能迅速增强乳酸的代谢,并在一定程度上抑制乳酸的生成,一般用量为 $35 \sim 50 \, mg/kg$,每日量不超过 4 g。

3) 亚甲蓝制剂:是氢离子接收剂,可促使乳酸脱氢氧化为丙酮酸,也可用于乳酸性酸中毒,用量一般为 $1 \sim 5 \, mg/kg$,静脉注射。

4) 三羟甲氨基甲烷、左旋肉碱和核黄素:未显示明确疗效。

(3) 补充胰岛素:糖尿病患者由于胰岛素相对或绝对不足,即可引起乳酸性酸中毒,从而需用胰岛素治疗。如为非糖尿病患者的乳酸性酸中毒,也主张用胰岛素和葡萄糖,以减少糖的无氧酵解,有利于消除乳酸性酸中毒。

(4) 血液净化:用不含乳酸根的透析液进行血液或腹膜透析,可有效促进乳酸的排出,并可清除引起乳酸性酸中毒的药物,常用于对钠水潴留不能耐受的患者,尤其是苯乙双胍引起的乳酸性酸中毒患者。

(5) 其他:注意补钾,防止因降酸过快、输钠过多而引起低血钾和反跳性碱中毒;每 2 h 监测血 pH、乳酸和电解质。

预 后

(1) 预后与潜在的病因、诊断和纠正这种紊乱的能力密切相关。

(2) 临床预后与血乳酸水平呈正相关,当血乳酸 $>10 \, mmol/L$ 时死亡率约为 90%。

(3) 48 h 内不能有效清除乳酸将导致高死亡率。

乳酸酸中毒的诊治流程见图 7-3-1。

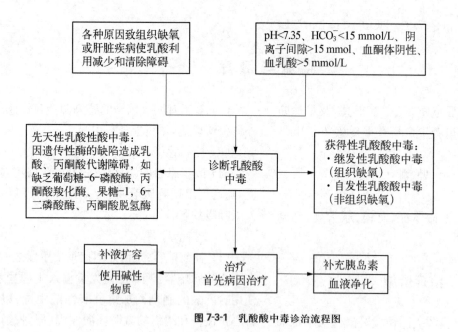

图 7-3-1　乳酸酸中毒诊治流程图

(徐晓婷)

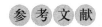

[1] Forsythe SM, Schmidt GA. Sodium bicarbonate for the treatment of lactic acidosis [J]. Chest, 2000,117(1):160-267.
[2] Stacpoole PW, Wright EC, Baumgartner TG, et al. A controlled clinical trial of dichloroacetate for treatment of lactic acidosis in adults. The dichloroacetate-lactic acidosis study group [J]. N Engl J Med, 1992,327(22):1564-1569.
[3] Peterson C. D-lactic [J]. Nutr Clin Pract, 2005,20(6):634-645.
[4] Luft FC. Lactic acidosis update for critical care clinicians [J]. J Am Soc Nephrol, 2001,12 Suppl 17: S15-19.
[5] Otero RM, Nguyen HB, Huang DT, et al. Early goal-directed therapy in severe sepsis and septic shock revisited: concepts, controversies, and contemporary findings [J]. Chest, 2006,130(5):1579-1595.

第四节　代谢性酸中毒

概述与病理生理

一、定义

代谢性酸中毒是指细胞外液 H^+ 增加和(或) HCO_3^- 丢失引起的 pH 下降,以血浆 HCO_3^- 原发性减少为特征一种酸碱平衡失调类型。

二、危险因素

常见的危险因素:①休克;②肾衰竭;③血糖不易控制的糖尿病;④劳拉西泮或丙泊酚持续静脉泵入;⑤药物,如水杨酸制剂、甲醇、乙烯、乙二醇、异烟肼、铁剂、甲苯、二甲双胍、利奈唑胺等;⑥超过3日未进食等。

三、类型的判断

(1) 阴离子间隙(anion gap,AG)指血浆中未测定的阴离子与未测定的阳离子的差值。

(2) 根据正常机体血浆中阴离子与阳离子总量相等,$AG=Na^+-(Cl^-+HCO_3^-)$,正常值为 12 ± 2 mmol/L。目前多以 $AG\geqslant16$ mmol/L 作为判断是否有 AG 增高型代谢性酸中毒的界限。

(3) AG 在低白蛋白血症、锂中毒、溴化物中毒、多发性骨髓瘤中会降低。低白蛋白血症患者校正的 $AG=$ 观察到的 $AG+2.5\times$(正常白蛋白浓度-测量到的白蛋白浓度)。

四、分类

分类见表 7-4-1。

表 7-4-1　代谢性酸中毒的分类

阴离子间隙(AG)增高型代谢性酸中毒
　内源性
　　糖尿病酮症酸中毒;乳酸酸中毒;酒精中毒;饥饿;肾功能不全
　外源性
　　乙二醇、甲醇、水杨酸盐
阴离子间隙(AG)正常型代谢性酸中毒
　胃肠道丢失
　　腹泻:胰瘘、胆瘘、肠外瘘
　　输尿管乙状结肠吻合术
　肾小管酸中毒
　　远端肾小管性酸中毒(Ⅰ型)
　　近端肾小管性酸中毒(Ⅱ型)
　　Ⅳ型肾小管性酸中毒
　高钾血症
　应用乙酰唑胺
　静脉输注或摄入含氯盐溶液;全胃肠外营养;消胆胺;盐酸

五、严重酸中毒(pH<7.20)对机体的危害

(1) 致死性室性心律失常。

(2) 心脏收缩力降低。

(3) 血管系统对儿茶酚胺反应性降低。

(4) 乏力、感觉迟钝;意识障碍,出现嗜睡,甚至昏迷。

(5) 慢性肾功能不全伴酸中毒可影响骨骼发育,发生成人骨软化症。

诊断与鉴别诊断

一、诊断

1. 病史　代谢性酸中毒的症状多为潜在的紊乱。需重点询问以下相关病史。

(1) 全身性感染导致的乳酸酸中毒。

(2) 腹泻引起的胃肠道 HCO_3^- 丢失。

(3) 多尿,过度口渴,上腹部疼痛,呕吐导致的糖尿病酮症酸中毒。

(4) 摄入水杨酸制剂、甲醇、乙二醇等药物或者毒物。

(5) 肾结石引起的肾小管性酸中毒或者慢性腹泻。

2. 体格检查

(1) Kussmaul 呼吸:深大、规律、叹息样呼吸。

(2) 皮肤干燥,苍白,嗜睡,恶臭,扑翼样震颤,心包摩擦音,常见于肾衰竭时。

(3) 视神经乳头水肿和视网膜出血,常见于甲醇中毒时。

3. 辅助检查

(1) 实验室检查。

1) 动脉血气分析:pH 降低,PCO_2 降低,HCO_3^-降低。

2) 代谢方面检查:测量 AG 并对糖尿病酮症患者评估血糖情况。

3) 尿常规:pH>5.5 且合并酸血症的符合 I 型肾小管酸中毒,在乙二醇中毒时会查见草酸钙结晶。

4) 检测尿 Na^+、K^+、Cl^-,方便计算尿 AG。

5) 检测血浆渗透压并计算血浆渗透压间隙。

6) 怀疑药物中毒时要检测药物浓度。

7) 怀疑全身性感染时需要留取血培养。

(2) 影像学检查。

1) 肾脏彩超明确肾衰竭原因。

2) CT 扫描:寻找引起乳酸酸中毒的感染灶或者肠管缺血依据。

(3) 病理学:远端肾小管酸中毒者常可见钙磷盐结石。

二、鉴别诊断

需与急性肾衰竭、慢性功能性肾衰竭、透析并发症鉴别。

监测与治疗

一、监测

监测患者的基本生命体征、血糖、尿常规、动脉血气及其他代谢指标。

二、治疗措施

1. 病因治疗　治疗原发病,去除原因是治疗代谢性酸中毒的基本原则和主要措施。同时纠正水电解质紊乱。

(1) 休克患者尽快逆转休克;糖尿病患者控制血糖。

(2) 对于全身性感染的感染源,如有外科引流可能,尽可能外科引流。

(3) 对于远端肾小管酸中毒的患者(如钙磷盐结石引起)体外冲击碎石是解决病因的方法之一。

2. 支持治疗

(1) 碱性物质的应用:对于 AG 增高型代酸的起始阶段,碳酸氢盐疗法需要谨慎使用(尤其是乳酸酸中毒),pH>7.2 且 $HCO_3^->16$ mmol/L 时碳酸氢钠

可不补或少补,因其可引起高钠血症、高渗透压,加重细胞内酸中毒。对严重的代谢性酸中毒尤其 pH<7.10及水杨酸制剂中毒患者,需静脉补充碳酸氢钠,HCO_3^- 缺乏量 = 0.5×体重×(24 - 实测 HCO_3^-),具体补充量需结合患者的病情、血气结果而定,补碱量宜小不宜大,维持 pH 宁酸勿碱。

(2)血液净化:严重的顽固性代谢性酸中毒和药物/毒物摄入者可以考虑血液透析,重症患者应考虑连续性血液滤过治疗。

预　后

(1)预后与潜在的病因、诊断和纠正这种紊乱的能力密切相关。

(2)当血 pH<7.0 时预后极差。

(黄英姿)

参 考 文 献

邱海波,郭凤梅,杨毅.ICU 主治医师手册[M].第 2 版.南京:江苏科学技术出版社,2013.

第五节　肾小管性酸中毒

概述与病理生理

一、定义

肾小管性酸中毒(renal tubular acidosis,RTA)是由于近端肾小管或(和)远端肾小管功能障碍引起的代谢性酸中毒。其临床特征为高氯性酸中毒和水电解质紊乱。

根据发病部位和功能障碍特点,肾小管性酸中毒可分为 4 型:Ⅰ型,远端 RTA;Ⅱ型,近端 RTA;Ⅲ型,兼有Ⅰ型和Ⅱ型 RTA 的特点;Ⅳ型,高血钾型 RTA。

二、病因和发病机制

1. Ⅰ型(远端)肾小管性酸中毒　远端肾小管性酸中毒是由于远端肾小管功能障碍,不能在管腔液与管周液之间形成高 H^+ 梯度,因而不能正常地酸化尿液,尿铵及可滴定酸排出减少,产生代谢性酸中毒。按病因可为原发性或继发性两大类。

(1)原发性:肾小管功能多有先天性缺陷,可为散发,但大多为常染色体显性遗传,亦有隐性遗传及散发病例。

(2)继发性:主要因自身免疫性疾病、遗传系统性疾病、与肾钙化相关的疾病、药物及毒物导致的小管损伤、小管间质病、慢性肾盂肾炎、梗阻性肾病、高草酸尿、肾移植等疾病导致。

2. Ⅱ型(近端)肾小管性酸中毒　此型 RTA 系由近端肾小管酸化功能障碍引起,主要表现为 HCO_3^- 重吸收障碍。致此障碍的主要机制有:①肾小管上皮

细胞管腔侧 Na^+-H^+ 交换障碍（近端肾小管对 HCO_3^- 重吸收要靠此 Na^+-H^+ 交换）；②肾小管上皮细胞基底侧 Na^+-HCO_3^- 协同转运（从胞内转运入血）障碍。

此型 RTA 也可由先天遗传性肾小管功能缺陷及各种后天获得性肾小管-间质疾病引起。前者以儿童为主，后者以成人为主。近端 RTA 虽可单独存在，但是更常为复合性近端肾小管功能缺陷（Fanconi 综合征）的一个组成。

3. Ⅲ型（混合性）肾小管酸中毒　其特点是Ⅰ型和Ⅱ型肾小管酸中毒的临床表现均存在。高血氯性代谢性酸中毒明显，尿中大量丢失 HCO_3^-，尿可滴定

酸及铵离子排出减少。

4. Ⅳ型肾小管性酸中毒　本病发病机制尚未完全清楚。醛固酮分泌减少（部分患者可能与肾实质病变致肾素合成障碍有关）或远端肾小管对醛固酮反应减弱，可能起重要致病作用，为此肾小管 Na^+ 重吸收及 H^+、K^+ 排泌受损，而导致酸中毒及高钾血症。

本型 RTA 虽可见于先天遗传性肾小管功能缺陷，但是主要由后天获得性疾病导致，包括肾上腺皮质疾病和（或）肾小管-间质疾病。

临 床 表 现

因肾小管受损的部位及严重程度而异，但共同的表现均有不同程度的代谢性酸中毒。

1. Ⅰ型

（1）高血氯性代谢性酸中毒：由于肾小管泌 H^+ 或 H^+ 梯度形成障碍，故患者尿中可滴定酸及铵离子（NH_4^+）减少，尿 pH 上升（＞6.0），血 pH 下降，血清氯离子（Cl^-）增高，但阴离子间隙（AG）正常。

（2）低钾血症：管腔内 H^+ 减少，从而钾离子（K^+）替代 H^+ 与钠离子（Na^+）交换，使 K^+ 从尿中大量排出，致成低钾血症。重者可引起低钾性麻痹、心律失常及低钾血症肾病。

（3）钙磷代谢障碍：酸中毒能抑制肾小管对钙的重吸收，并使 $1,25(OH)_2D_3$ 生成减少，因此患者呈现高尿钙、低血钙，进而继发甲状旁腺功能亢进，导致高尿磷、低血磷。严重的钙磷代谢紊乱常引起骨病（骨痛、骨质疏松及骨畸形）、肾结石及肾钙化。

2. Ⅱ型　与远端 RTA 比较，它有如下特点：

①虽均为 AG 正常的高血氯性代谢性酸中毒，但化验尿液可滴定酸及 NH_4^+ 正常，HCO_3^- 增多。而且，由于尿液仍能在远端肾小管酸化，故尿 pH 常在5.5 以下。②低钾血症常较明显，但是低钙血症及低磷血症远比远端 RTA 轻，极少出现肾结石及肾钙化。

3. Ⅲ型（混合性）　高血氯性代谢性酸中毒明显，尿中大量丢失碳酸氢根，尿可滴定酸及铵离子排出减少。

4. Ⅳ型　多见于某些轻度、中度肾功能不全的肾脏病患者（以糖尿病肾病、梗阻性肾病及慢性间质性肾炎最常见）。临床上本病以 AG 正常的高血氯性代谢性酸中毒及高钾血症为主要特征，其酸中毒及高血钾严重度与肾功能不全严重度不成比例。由于远端肾小管泌 H^+ 障碍，故尿 NH_4^+ 减少，尿pH＞5.5。

诊断与鉴别诊断

1. Ⅰ型　出现 AG 正常的高血氯性代谢性酸中毒、低钾血症，化验尿中可滴定酸或（和）NH_4^+ 减少，尿 pH＞6.0，远端 RTA 诊断即成立。如出现低血钙、低血磷、骨病、肾结石或肾钙化，则更支持诊断。

对不完全性远端 RTA 患者，可进行氯化铵负荷试验（有肝病者可用氯化钙代替），若获阳性结果（尿pH 不能降至 5.5 以下）则本病成立。另外，尿与血二氧化碳分压比值测定、中性磷酸盐试验、硫酸钠试

验及呋塞米试验等，尚能帮助判断本病的发病机制。

2. Ⅱ型　出现 AG 正常的高血氯性代谢性酸中毒、低钾血症，化验尿中 HCO_3^- 增多，近端 RTA 诊断即成立。对疑诊病例可做碳酸氢盐重吸收试验，患者口服或静脉滴注碳酸氢钠后，HCO_3^- 排泄分数＞15％即可诊断。

3. Ⅲ型（混合性）　患者远端及近端 RTA 表现均存在，尿中可滴定酸及 NH_4^+ 减少，伴 HCO_3^- 增

多,临床症状常较重。

4. Ⅳ型 轻度、中度肾功能不全患者出现 AG 正常的高血氯性代谢性酸中毒及高钾血症,化验尿 NH₄⁺ 减少,诊断即可成立。血清醛固酮水平降低或正常,后者见于远端肾小管对醛固酮反应减弱时。

治 疗

对于其他疾病引起的继发性肾小管性酸中毒首先应治疗原发性疾病。如果原发性疾病可得到治愈,肾小管性酸中毒也可随之治愈。对原发性疾病不能根治者,则只能和遗传性肾小管性酸中毒一样采取下列对症治疗。

1. Ⅰ型肾小管性酸中毒 病因明确的继发性远端 RTA,应设法治疗去除病因。针对 RTA 应予下列对症治疗:①纠正酸中毒,应补充碱剂,常用枸橼酸合剂治疗,也可服用碳酸氢钠;②补充钾盐,多服用枸橼酸钾;③防治肾结石、肾钙化和骨病,服枸橼酸合剂后,尿钙将主要以枸橼酸钙形式排出,其溶解度高,可预防肾结石及钙化。对已发生骨病而无肾钙化的患者,可小心试用钙剂及骨化三醇治疗。

2. Ⅱ型肾小管性酸中毒 能进行病因治疗者应予以治疗。纠正酸中毒及补充钾盐与治疗远端 RTA 相似,但碳酸氢钠用量要大(6～12 g/d)。重症病例尚应服氢氯噻嗪,低钠饮食,以减少细胞外容积,促进肾小管对 HCO_3^- 重吸收。

3. Ⅲ型肾小管酸中毒 同近端及远端肾小管酸中毒的治疗。

4. Ⅳ型肾小管酸中毒 除病因治疗外,针对此型 RTA 应予如下措施:①纠正酸中毒,服用碳酸氢钠。纠正酸中毒也将有助于降低高血钾。②降低高血钾,应用低钾饮食,口服离子交换树脂,并口服利尿剂。出现严重高血钾(＞6.5 mmol/L)时应及时进行透析治疗。③肾上腺盐皮质激素治疗,可口服氟氢可的松,低醛固酮血症患者每日服 0.1 mg,而肾小管抗醛固酮患者应每日服 0.3～0.5 mg。

肾小管性酸中毒的诊治流程见图 7-5-1。

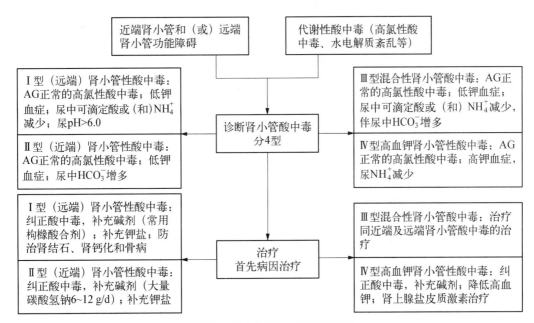

图 7-5-1 肾小管性酸中毒诊治流程图

(徐晓婷)

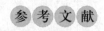

[1] Pereira PC, Miranda DM, Oliveira EA, et al. Molecular pathophysiology of renal tubular acidosis [J]. Curr Genomics, 2009,10(1):51 - 59.
[2] Brown AS. Renal tubular acidosis [J]. Dimens Crit Care Nurs, 2010,29(3):112 - 119.
[3] Rodríguez Soriano J. Renal tubular acidosis: the clinical entity [J]. J Am Soc Nephrol, 2002,13(8):1160 - 2170.
[4] Weisberg LS. Management of severe hyperkalemia [J]. Crit Care Med, 2008,36(12):3246 - 3251.
[5] Ring T, Frische S, Nielsen S. Clinical review: renal tubular acidosis — a physicochemical approach [J]. Crit Care, 2005,9(6):573 - 580.

第六节　呼吸性酸中毒

概述与病理生理

一、定义

呼吸性酸中毒是指肺泡通气功能减弱,不能充分排出体内生成的 CO_2,导致血液的 $PaCO_2$(或血浆 H_2CO_3)升高而引起高碳酸血症。

二、危险因素

1. 呼吸中枢抑制　见于颅脑损伤、脑炎、脑血管意外、麻醉药或镇静药过量等,呼吸中枢抑制使肺泡通气量减少,引起 CO_2 潴留。

2. 呼吸肌麻痹　急性脊髓灰质炎、重症肌无力和脊髓高位损伤的患者,因呼吸动力不足而导致 CO_2 排出减少。

3. 呼吸道阻塞　见于喉头痉挛或水肿、异物阻塞气道等,呼吸道严重阻塞引起急性 CO_2 潴留。

4. 胸部疾病　胸部创伤、气胸、大量胸腔积液或胸廓畸形时,胸廓活动受限导致 CO_2 排出减少。

5. 肺部疾病　严重肺炎、COPD、哮喘或 ARDS 等广泛肺组织病变时,肺泡通气量减少, CO_2 排出障碍。

6. 呼吸机使用不当　呼吸机通气量设置过小,使 CO_2 排出减少。

此外,在通气不良的环境中 CO_2 浓度增加,吸入增多也可导致呼吸性酸中毒。

三、分类

呼吸性酸中毒按照病程可分两类:①急性呼吸性酸中毒,常见于急性气道阻塞、急性心源性肺水肿、中枢或呼吸肌麻痹引起的呼吸骤停,以及急性呼吸窘迫综合征等。②慢性呼吸性酸中毒,见于气道及肺部慢性炎症引起的 COPD 及肺广泛性纤维化或肺不张时,一般指 $PaCO_2$ 高浓度潴留持续达 24 h 以上者。

四、对机体的危害

呼吸性酸中毒的临床表现与其酸碱平衡失调的发展速度和幅度有关,一般表现为:①呼吸系统,气促、呼吸困难、胸闷及换气不足。②中枢神经系统,可导致肺性脑病。早期症状包括头痛、不安、焦虑,进一步发展可出现震颤、精神错乱、嗜睡,甚至昏迷,后者称为 CO_2 麻醉。③心血管症状, H^+ 浓度增加引起心肌收缩力减弱,高血钾导致心律失常。随着酸中毒的加重,可能出现心率增快、血压下降等休克症状。

诊断与鉴别诊断

一、诊断

1. 病史 呼吸性酸中毒需重点询问以下相关病史：①中枢及周围神经系统疾病；②COPD、肥胖性低通气及气道梗阻相关的病史；③使用镇静、镇痛等药物情况。

2. 体格检查

（1）气道堵塞体征：呼吸困难、气喘、呼气时间延长。

（2）缺氧：呼吸急促、口唇发绀等。

（3）呼吸中枢抑制：呼吸节律异常、抽搐等。

3. 辅助检查

（1）实验室检查。

1）动脉血气分析：pH 降低，PCO_2升高，HCO_3^-升高，肺源性呼吸性酸中毒可能出现低氧血症。

2）血常规：慢性缺氧可能引起红细胞增多症。

3）药物检测：怀疑药物中毒时监测阿片类药物及苯二氮䓬类药物浓度。

（2）影像学检查。

1）X 线胸片：排除气道堵塞、肺炎、ARDS、气胸及血胸等。

2）CT 及 MRI：排除脑血管意外、颅脑损伤、脊髓损伤等。

二、鉴别诊断

原发病需要考虑 COPD、哮喘、神经系统疾病及药物中毒等。

监测与治疗

一、监测

监测患者的基本生命体征、意识、动脉血气及其他代谢指标。

二、治疗措施

呼吸性酸中毒的目的是改善肺泡通气，并尽可能使 pH 恢复到接近正常范围，以及防止发生严重的低氧血症和酸血症。但对肾脏代偿后代谢因素也增高的患者，切忌过急使呼吸机使 $PaCO_2$迅速下降到正常，而肾脏对 HCO_3^-升高的代偿功能还来不及做出反应，结果又会出现代谢性碱中毒。

1. 原发病治疗 病因学治疗如去除呼吸道梗阻或痉挛使之通畅，使用呼吸中枢兴奋药或人工呼吸器，对慢性阻塞性肺疾病采用控制感染、强心、解痉及祛痰等处理。

2. 机械通气 降低 $PaCO_2$是纠正酸血症最直接的途径，这需要通过改善通气来达到，而不是依赖碱性药物来纠正。可根据患者情况采用气管插管或气管切开保持气道通畅，并使用呼吸机改善通气和换气功能。如因呼吸机使用不当发生酸中毒时，应调整呼吸机参数，增加有效肺泡通气量。单纯提高吸氧浓度对改善呼吸性酸中毒的帮助不大，反可能抑制呼吸中枢对缺氧的刺激，导致 PCO_2进一步升高。

3. 纠正酸中毒 只有当 pH＜7.1、PCO_2＞100 mmHg，而通气又不能很快得以改善时，才可以进行补碱治疗，否则会加重呼吸性酸中毒。因为 HCO_3^-和 H^+结合生成 H_2CO_3，后者离解为 CO_2和 H_2O，而 CO_2需要从肺排除，呼吸性酸中毒时，从肺排出 CO_2不畅，此时使用碳酸氢钠只能暂时减轻酸血症，长期运用会进一步加重 CO_2蓄积。但如果合并代谢性酸中毒则是明确的补碱指征。

在休克或心肺复苏后，出现 PCO_2升高，即使 pH 下降至 7.1～7.2，此时仍可不必急于以碳酸氢钠治疗，因为这些由 CO_2积聚所致，当通气改善后将自行纠正，而血液过量碱化将加重组织缺氧。

呼吸性酸中毒的诊治流程见图 7-6-1。

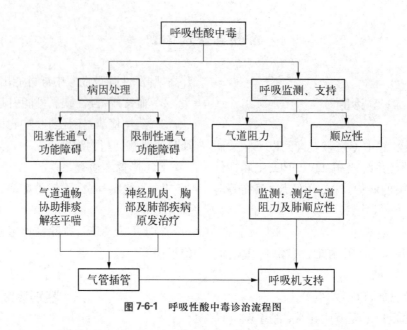

图 7-6-1　呼吸性酸中毒诊治流程图

（郑瑞强）

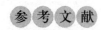

［1］Jose R. The 5-minute ICU consult［M］. USA, Philadelphia：Lippincott Williams & Wilkins. 2012：1 - 512.
［2］邱海波. ICU 主治医师手册［M］. 第 2 版. 南京：江苏科学技术出版社,2013.
［3］Bellomo R, Märtensson J, Eastwood GM. Metabolic and electrolyte disturbance after cardiac arrest：how to deal with it［J］. Best Pract Res Clin Anaesthesiol, 2015,29(4)：471 - 484.
［4］Epstein SK, Singh N. Respiratory acidosis［J］. Respir Care, 2001,46(4)：366 - 383.
［5］Motley HL. Respiratory acidosis［J］. Adv Cardiopulm Dis, 1966,3：44 - 66.
［6］Gonzalez NC, Pauly J, Widener G, et al. Regulation of the acid-base balance during prolonged hypoxia：effects of respiratory and non-respiratory acidosis［J］. Adv Exp Med Biol, 1988,227：301 - 311.
［7］Johnson RA. Respiratory acidosis：a quick reference［J］. Vet Clin North Am Small Anim Pract, 2008,38(3)：431 - 434.
［8］Dean JB. Theory of gastric CO₂ ventilation and its control during respiratory acidosis：implications for central chemosensitivity, pH regulation, and diseases causing chronic CO₂ retention［J］. Respir Physiol Neurobiol, 2011,175(2)：189 - 209.

第七节　代谢性碱中毒

概述与病理生理

一、定义

代谢性碱中毒是指细胞外液 H^+ 减少和（或）

HCO_3^- 增多引起的 pH 升高,以血浆 HCO_3^- 原发性增多为特征一种酸碱平衡失调类型。

二、危险因素

正常肾脏有充分排泄体内过量碳酸氢盐的能力,单纯体内碳酸氢盐增加不足以引起代谢性碱中毒,所以还需要能够保持高碳酸氢盐浓度不被肾脏排出的机制存在。前者称为始动机制,后者称为维持机制。

代谢性碱中毒产生的始动机制包括细胞外液酸性物质丢失和碳酸氢盐过度负荷两种原因。代谢性碱中毒的维持机制则包括有效循环量减少、肾小球滤过率降低、血浆电解质紊乱,以及醛固酮分泌增加。低氯血症是代谢性碱中毒维持机制中的重要因素,且与代谢性碱中毒的治疗密切相关。

1. 消化道丢失 H^+ 见于频繁呕吐及胃肠减压,富含 H^+ 的大量胃液丢失后,肠液中的 HCO_3^- 得不到中和而被吸收入血,以致血浆中 HCO_3^- 浓度升高,发生代谢性碱中毒。

2. 肾丢失 H^+

(1) 低氯性碱中毒:噻嗪类和襻利尿剂通过抑制髓襻升支对 Cl^- 的主动重吸收,使 Na^+ 的被动重吸收减少,远曲小管液中的 $NaCl$ 含量增高,H^+-Na^+、K^+-Na^+ 交换增加,Cl^- 以氯化铵的形式排出,H^+-Na^+ 交换增加使 HCO_3^- 重吸收增加,引起低氯性碱中毒。

(2) 肾上腺皮质激素增多:促使肾远曲小管和集合管 H^+-Na^+、K^+-Na^+ 交换增加,HCO_3^- 重吸收增加,导致代谢性碱中毒和低钾血症,后者又促进碱中毒的发展。

3. H^+ 向细胞内转移 低钾血症时,细胞内 K^+ 向细胞外转移以代偿血钾降低,作为交换,细胞外液中的 H^+ 移入细胞内,造成细胞外碱中毒和细胞内酸中毒。同时,因肾小管上皮细胞缺钾,K^+-Na^+ 交换减少,H^+-Na^+ 交换增加,H^+ 排出增加,HCO_3^- 重吸收增加,造成低钾性碱中毒。

4. 碱性物质摄入过多 口服或静脉输入碳酸氢盐过量可引起代谢性碱中毒。大量输入库存血,库血中的枸橼酸钠在体内氧化产生碳酸氢钠,在肾功能减退时可引起代谢性碱中毒。

三、分类

目前通常按照给予盐水后代谢性碱中毒能否纠正将其分为两类,即盐水反应性碱中毒和盐水抵抗性碱中毒。

1. 盐水反应性碱中毒 主要见于呕吐、胃液吸引及应用利尿剂时,由于伴随细胞外液减少、有效循环血量不足,也常有低钾血症和低氯血症存在,而影响肾脏排出 HCO_3^- 能力,使碱中毒得以维持,给予等张或半张的盐水来扩充细胞外液,补充 Cl^- 能促进过多的 HCO_3^- 经肾排出,使碱中毒得到纠正。

2. 盐水抵抗性碱中毒 常见于全身性水肿使用利尿剂后、原发性醛固酮增多症、严重低钾血症和血容量减少引起继发性醛固酮增多症,以及 Cushing 综合征等,维持因素是盐皮质激素的直接作用低血容量和低血钾,这种碱中毒患者给予盐水没有治疗效果。

四、对机体的危害

患者常无明显症状,其临床表现主要由原发病引起,而不是高碳酸盐血症或代谢性碱中毒直接的特异性表现。有时原发病的症状与碱中毒的表现混杂在一起,难于区分。尽管如此,代谢性碱中毒的临床表现仍是可能确定的。

1. 中枢神经系统 常有烦躁不安、精神错乱、谵妄、意识模糊等表现,严重时可因脑和其他器官代谢障碍而发生昏迷。四肢表现为严重乏力、感觉异常、四肢抽搐、肌肉痉挛等。

2. 心血管系统 代谢性碱中毒时可因低钾血症或低氧血症诱发各种心律失常,甚至室颤。

3. 呼吸系统 代谢性碱中毒对呼吸功能的影响为抑制呼吸中枢的驱动力,使呼吸变浅、变慢,PCO_2 上升。

4. 代谢方面 代谢性碱中毒对代谢的影响包括低钾血症、低磷血症、低钙血症,以及血红蛋白氧离曲线左移造成组织氧供不足。

诊断与鉴别诊断

一、诊断

1. 病史　代谢性碱中毒的症状多为潜在的紊乱。需重点询问以下相关病史。

(1) 全身容量不足的症状:乏力、肌痉挛、直立性低血压。

(2) 低钾血症:多尿、口渴、肌无力。

(3) 神经系统症状:头痛、抽搐、昏迷。

(4) 心脏表现:心律失常。

(5) 详细询问用药病史。

2. 体格检查

(1) 低钙血症体征:抽搐、Chvostek 征、Trousseau 征。

(2) 评估高血压、心动过速及容量状态。

3. 辅助检查

(1) 实验室检查。

1) 动脉血气分析:pH 升高,PCO_2 升高,HCO_3^- 升高。

2) 电解质:重点关注 CO_2、Cl^- 及 K^+。

3) 检测血浆中肾素和醛固酮水平,排除醛固酮增多症。

4) 监测血浆皮质醇水平,并进行地塞米松抑制试验,排除 Cushing 综合征。

(2) 影像学检查。

1) 肾脏彩超及 MRI:排除肾血管性高血压。

2) 肾上腺 MRI、CT 检查:排除原发性醛固酮增多症。

二、鉴别诊断

需与急性呼吸性酸中毒、慢性呼吸性酸中毒及呼吸性碱中毒鉴别。

监测与治疗

一、监测

监测患者的基本生命体征、血氯、动脉血气及其他代谢指标。

二、治疗措施

治疗原则是恢复肾脏排泄剩余 HCO_3^- 的能力和纠正产生碱中毒的始动因素。针对盐水反应性碱中毒,可输入等渗生理盐水以提供充分容量和氯离子,使肾脏恢复正常排泄 HCO_3^- 的能力;同时监测电解质浓度,及时纠正其浓度失调。

1. 治疗原发病　包括补充血容量、改善组织灌注,保护肾功能,减少胃液丢失,纠正低钾血症等。

2. 纠正代谢性碱中毒　代谢性碱中毒一般是可以预防的。如果发生代谢性碱中毒,一般纠正电解质紊乱能恢复酸碱平衡。与氯化物不足有关时必须补充足量的氯化物。

对碱中毒比较严重(血浆 HCO_3^- 45~50 mmol/L、pH>7.65)患者,可输入等渗盐酸溶液以帮助恢复 pH 至正常水平。

常用的纠正代谢性碱中毒方法,包括盐酸精氨酸、氯化铵和盐酸。近来有学者认为盐酸精氨酸和氯化铵可能会潜在增加细胞内 pH,因此不提倡使用。应用浓度在 100~200 mmol/L 的盐酸治疗代谢性碱中毒是安全的,根据碱中毒的严重程度和它的影响程度,输注速度在 20~50 mmol/h,但必须通过中心静脉输注,必须每小时监测动脉血 pH。

可采用以下公式计算补给的酸量。

需要补给的酸量(mmol/L)＝[测得的 HCO_3^-(mmol/L)－目录 HCO_3^-(mmol/L)]×体重(kg)×0.4。

需要补给的酸量(mmol/L)＝[Cl^- 的正常值(mmol/L)－Cl^- 的测得值(mmol/L)]×体液量(体重的 60%)×0.2。

第一个 24 h 内一般可给予计算所得补给量的一半,以后根据复查血气结果和临床表现酌情补给。纠正碱中毒不宜过于快,一般也不要求完全纠正。在治疗过程中,可以经常测定尿内氯离子含量,如果尿内有多量的氯,表示补氯量已足够,不需要继续补氯。

代谢性酸中毒的诊治流程见图 7-7-1。

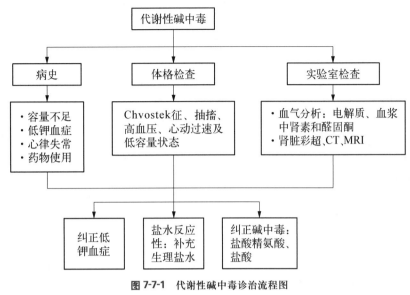

图 7-7-1 代谢性碱中毒诊治流程图

（郑瑞强）

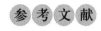

[1] Mæhle K, Haug B, Flaatten H, et al. Metabolic alkalosis is the most common acid-base disorder in ICU patients [J]. Crit Care, 2014,18(2):420.
[2] Peixoto AJ, Alpern RJ. Treatment of severe metabolic alkalosis in a patient with congestive heart failure [J]. Am J Kidney Dis, 2013,61(5):822 – 827.
[3] Feldman M, Alvarez NM, Trevino M, et al. Respiratory compensation to a primary metabolic alkalosis in humans [J]. Clin Nephrol, 2012,78(5):365 – 369.
[4] Tripathy S. Extreme metabolic alkalosis in intensive care [J]. Indian J Crit Care Med, 2009,13(4):117 – 220.
[5] 邱海波. ICU 主治医师手册[M]. 第 2 版. 南京:江苏科学技术出版社,2013.

第八节　呼吸性碱中毒

概述与病理生理

一、定义

呼吸性碱中毒是指每分钟通气量增加导致 $PaCO_2$ 降低,并继发血液 pH 增高、HCO_3^- 中等程度降低的一种病理过程。由于体内 CO_2 仅由肺排出,所以过度通气是引起呼吸性碱中毒的唯一原因。

二、危险因素

1. **低氧血症**　引起低氧血症的病因有吸入的氧张力过低、高原地区、V/Q 失调、低血压、严重贫血等。

2. **精神、神经系统疾病**　包括癔症出现的过度通气、焦虑-过度通气综合征和中枢神经系统疾病（如脑血管意外、感染、创伤及肿瘤）等。

3. 肺疾病　如间质性肺部疾病、急性呼吸窘迫综合征（ARDS）、肺炎、肺梗死等肺部疾病均可引起呼吸性碱中毒。

4. 药物因素　能引起呼吸性碱中毒的药物有水杨酸类、尼古丁、二硝基苯酚、黄嘌呤族、黄体酮、安宫黄体酮、加压激素（肾上腺素、去甲肾上腺素）等。

5. 其他　如妊娠、肝功能衰竭、革兰阴性杆菌败血症、过度机械通气、代谢性酸中毒恢复等均可能引起呼吸性碱中毒。

三、分类

呼吸性碱中毒按照发病时间分为急性呼吸性碱中毒和慢性呼吸性碱中毒。

1. 急性呼吸性碱中毒　常见于人工呼吸机过度通气、癔症、高热和低氧血症时，一般 $PaCO_2$ 在 24 h 内急剧下降而导致 pH 升高。

2. 慢性呼吸性碱中毒　常见于慢性颅脑疾病、肺部疾病、肝脏疾病、缺氧和氨兴奋呼吸中枢引起持久的 $PaCO_2$ 下降而导致 pH 升高。

四、对机体的影响

呼吸性碱中毒的临床表现根据其发生、发展的速度不同而表现不同。

1. 急性呼吸性碱中毒　$PaCO_2 < 25$ mmHg 时可能出现四肢感觉异常、胸部发紧、口周麻木感、严重时有头晕和意识模糊，全身抽搐，并可能诱发心律失常。此外，急性呼吸性碱中毒使脑血流减少，引起一系列神经系统症状。重症患者出现急性呼吸性碱中毒常常提示预后不良。

2. 慢性呼吸性碱中毒　常无明显症状。短时间（3～6日）在高原地区停留引起呼吸性碱中毒，心率增快，心排血量增加，血管阻力下降，血压无明显改变。然而如果停留时间延长（1～4周），持续出现低碳酸血症，使心排血量接近正常，心率加快，脑血流量逐渐恢复正常。

诊断与鉴别诊断

一、诊断

1. 病史　临床表现取决于原发疾病及疾病的严重程度，主要需重点询问以下相关病史：①低碳酸血症使脑血管收缩引起的眩晕、意识模糊、嗜睡等症状；②电解质紊乱导致的肢体抽搐。

2. 体格检查

（1）中枢神经系统：发热、易怒、脑灌注减少引起的神经系统体征。

（2）呼吸系统：呼吸急促、肺部听诊湿啰音、发绀等。

（3）心脑血管系统：心动过速、低血压等。

3. 辅助检查

（1）实验室检查。

1）动脉血气分析：pH 升高，$PaCO_2$ 降低，HCO_3^- 降低。

2）甲状腺功能及肝功能检测。

3）尿毒物检测。

（2）影像学检查。

1）X 线胸片及胸部 CT：了解肺部疾病情况。

2）头颅 CT：排除颅内病变。

3）心电图：注意 ST 段及 T 波改变。

二、鉴别诊断

需要与代偿的代谢性酸中毒、水杨酸盐过量进行鉴别。

监测与治疗

一、监测

监测患者的基本生命体征、意识状态、动脉血气及其他代谢指标。

二、治疗措施

病因学治疗：去除引起过度通气的相关因素，如改善缺氧导致的呼吸频率过快；纠正癔症患者的精神、心理因素;调整相关药物的应用等。

在减少 CO_2 排出、增加 $PaCO_2$ 方面,可采取的措施包括:①为提高血液 $PaCO_2$,可用纸袋或长筒袋罩住口鼻,以增加呼吸道无效腔,减少 CO_2 的呼出和丧失。②也可给予患者吸入含 5% CO_2 的氧气,有时也可起到对症治疗的作用。③如系呼吸机使用不当,

造成通气过度时,通过调整呼吸机的参数(频率、压力或潮气量等)后可解除。④精神原因造成的呼吸性碱中毒,则需进行心理治疗才能得到根本的治愈。⑤手足抽搐患者静脉注射葡萄糖酸钙。

呼吸性碱中毒的诊治流程见图 7-8-1、酸碱平衡的诊断流程见图 7-8-2。

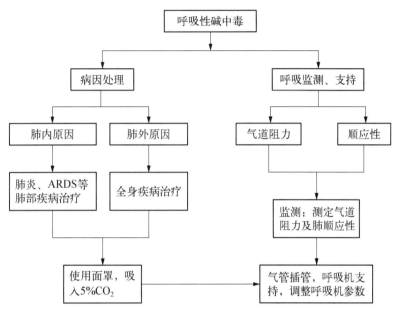

图 7-8-1 呼吸性碱中毒诊治流程图

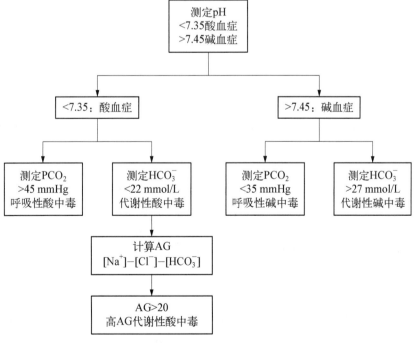

图 7-8-2 酸碱平衡诊断流程图

(郑瑞强)

参 考 文 献

[1] 邱海波. ICU主治医师手册[M]. 第2版. 南京：江苏科学技术出版社，2013.
[2] Palmer BF. Evaluation and treatment of respiratory alkalosis [J]. Am J Kidney Dis, 2012,60(5)：834-838.
[3] Johnson RA. Respiratory alkalosis: a quick reference [J]. Vet Clin North Am Small Anim Pract, 2008,38(3)：427-430.
[4] Foster GT, Vaziri ND, Sassoon CS. Respiratory alkalosis [J]. Respir Care, 2001,46(4)：384-391.
[5] Jose R. The 5-minute ICU consult [M]. USA, Philadelphia: Lippincott Williams & Wilkins, 2012：1-512.

第九节 高 钾 血 症

概述与病理生理

一、定义

血清钾浓度高于 5.5 mmol/L 称为高钾血症。诊断时应注意排除假性高钾血症。假性高钾血症最常见的原因为静脉穿刺不当或标本溶血。

二、病因

高钾血症是由于摄入增加或排出减少，或由于细胞内钾离子向细胞外转移造成的。

1. 摄入增多　在肾功能正常的情况下，高钾饮食一般不会引起高钾血症，只有在静脉补充钾过多、过快，特别是肾功能低下时，才可能引起高钾血症。

2. 排出减少　是引起高钾血症的主要原因，常见于以下情况。

（1）肾衰竭：急性肾衰竭少尿期和慢性肾衰竭的少尿或无尿期，由于肾小球滤过率下降和肾小管排钾功能障碍，可发生高钾血症。

（2）盐皮质激素缺乏：醛固酮分泌减少或作用减弱时，肾远曲小管和集合管对钾的排泄降低，发生高钾血症。见于艾迪生病、肾上腺皮质激素合成所需

要的酶缺乏、使用血管紧张素转换酶抑制剂类药物等情况。

（3）原发性肾小管泌钾障碍：见于Ⅳ型肾小管酸中毒，是由于远曲小管对钾的分泌障碍造成的。

（4）药物：保钾利尿剂抑制远曲小管和集合管对钾的分泌，洋地黄类药物抑制细胞膜 Na^+-K^+-ATP酶，造成高钾血症。

3. 细胞内钾离子向细胞外大量转移　可能发生在细胞大量分解、酸中毒、组织缺氧、家族性高钾性周期性麻痹和胰岛素缺乏等情况。

三、对机体的影响

1. 对神经肌肉的影响　轻度高钾血症肌肉兴奋性增强，可出现肌肉轻度震颤，手足感觉异常，但不明显；重度高钾血症（血清钾浓度超过 7 mmol/L），出现弛缓性麻痹，常先累及四肢，然后向躯干发展，甚至累及呼吸肌肉。

2. 对心脏的影响　高钾血症可出现严重的心动过缓、房室传导阻滞甚至窦性停搏。轻度高钾血症（5.5～6.0 mmol/L）时心电图表现为 T 波高尖；而血钾继续升高时，PR 间期延长，P 波消失，QRS 波群增宽，最终心脏停搏。

诊断与鉴别诊断

一、诊断

1. 病史 高钾血症的临床症状表现不典型,且经常被原发疾病的症状所掩盖,询问病史时应注意有无肾功能障碍,长期应用保钾利尿剂或含钾药物等。

2. 体格检查 高钾血症早期可出现肌无力,严重者腹壁反射消失、肌肉麻痹,甚至呼吸肌肉麻痹。

3. 辅助检查

(1) 实验室检查。

1) 血清电解质:监测钾、镁及磷。

2) 肾功能:监测肌酐及尿素氮。

3) 血气分析:包括 K^+、Mg^{2+}、Na^+、Ca^{2+},以及 pH、HCO_3^- 等指标。

4) 尿:检测尿 pH、Na^+、K^+、Cl^-、肌酐,以及渗透压。

5) 心电图:轻度高钾血症出现 T 波高尖;而血钾继续升高时,PR 间期延长,P 波消失,QRS 波群增宽,心率减慢,严重者甚至心室纤颤导致心跳停搏。

(2) 影像学检查。

1) 泌尿系统彩超:排除泌尿系统梗阻。

2) 腹部 CT:如怀疑后腹膜出血行腹部 CT 检查。

二、鉴别诊断

1. 假性高钾血症 标本溶血,或者从输注钾的静脉管道中抽取样本。

2. 实验室检测误差。

监 测 与 治 疗

一、监测

监测患者的基本生命体征、肾功能、尿常规、动脉血气及其他代谢指标。

二、治疗措施

1. 促进钾的排泄 应用呋塞米或其他襻利尿剂治疗可以使肾脏发挥最大的排钾作用。口服或直肠应用小剂量聚苯乙烯磺酸钠可以排出钾。严重威胁生命的高钾血症(血清钾大于 6.5 mmol/L)需要行血液透析治疗。

2. 使钾转移到细胞内 ①通过钙来改变自律细胞的兴奋性,能够立即保护心脏免受高钾血症对传导系统的损害,一般给予 10% 葡萄糖酸钙静脉注射。②10% 葡萄糖加入普通胰岛素配成 10 U/L 的溶液以 250～500 ml/h 速度静脉滴注。③输注碳酸氢钠纠正酸中毒。具体药物的剂量、给药途径、起效时间和药物维持时间见表 7-9-1。

表 7-9-1 高钾血症的药物治疗

药物	剂量	给药途径	起效时间	作用维持时间
葡萄糖酸钙	1～2 g	静脉推注 5～10 min	1～2 min	10～30 min
碳酸氢钠	50～100 ml	静脉推注 2～5 min	30 min	2～6 h
胰岛素	5～10 U	与 50 ml 50% 葡萄糖注射液,静脉推注	15～45 min	2～6 h
50% 葡萄糖注射液	50 ml	静脉推注 5 min 以上	30 min	2～6 h
10% 葡萄糖注射液	1 000 ml	静脉推注 1～2 h	30 min	2～6 h
呋塞米	20～40 mg	静脉推注	5～15 min	4～6 h
沙丁胺醇	10～20 mg	雾化 10 min 以上	30 min	1～2 h
血透	2～4 h	—	立即	—

高钾血症的诊治流程见图 7-9-1。

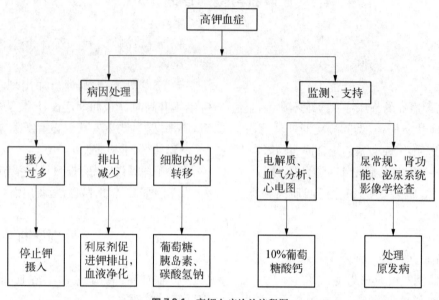

图 7-9-1 高钾血症诊治流程图

（郑瑞强）

[1] Jose R. The 5-minute ICU consult [M]. USA, Philadelphia: Lippincott Williams & Wilkins, 2012:1 – 512.
[2] 邱海波. ICU 主治医师手册[M]. 第 2 版. 南京:江苏科学技术出版社,2013.
[3] Palmer BF, Clegg DJ. Hyperkalemia [J]. JAMA, 2015,314(22):1405 – 2406.
[4] Sarafidis PA, Georgianos PI, Bakris GL. Advances in treatment of hyperkalemia in chronic kidney disease [J]. Expert Opin Pharmacother, 2015, 16(14):1205 – 2215.
[5] Kovesdy CP. Management of hyperkalemia: an update for the internist [J]. Am J Med, 2015,128(12):1281 – 1287.

第十节　低　钾　血　症

概述与病理生理

一、定义

血清钾浓度高于 3.5 mmol/L 称为低钾血症。血清钾 3.1～3.5 mmol/L 者为轻度低钾血症;2.5～3.0 mmol/L 为中度低钾血症;<2.5 mmol/L 为重度低钾血症。缺钾指的是细胞内 K^+ 的缺失,体内 K^+ 总量减少。低钾血症患者体内 K^+ 的总量并不一定减少。

二、病因

危重病患者病情复杂,治疗措施多,经常会发生低钾血症,常见的低钾血症病因有以下几种。

1. 摄入减少 长期不能进食而又没有静脉补充足够的钾,此时尽管钾摄入减少,但肾脏仍持续排泄钾,从而造成钾丢失。

2. 排出增多 ①消化道丢失:腹泻、呕吐、持续胃肠减压等导致大量富含钾的消化液丢失,呕吐造成的代谢性碱中毒也可使肾脏排钾增多。②经肾脏失钾:长期或大量使用排钾利尿剂;急性肾衰竭的多尿期;I型肾小管酸中毒时由于远曲小管泌 H^+ 障碍, K^+-Na^+ 交换增多而导致尿钾增多;盐皮质激素过多时肾脏远曲小管和集合管 K^+-Na^+ 交换增多导致 K^+ 排除增多;一些药物如顺铂和两性霉素 B 可通过影响肾小管而使肾丢失钾。

3. K^+ 从细胞外向细胞内转移 ①碱中毒时 H^+ 从细胞内溢出,相应量的 K^+ 转移到细胞内;②输注葡萄糖和胰岛素,胰岛素促进细胞合成糖原,需要 K^+ 参与,细胞外的 K^+ 随葡萄糖进入细胞内;③甲状腺素周期性瘫痪可能与甲状腺素增强 Na^+-K^+-ATP 酶活性使 K^+ 向细胞内转移有关。

三、对机体的影响

1. 中枢神经系统 早期精神萎靡、神情淡漠,重者反应迟钝、定向力减弱、嗜睡,甚至昏迷。

2. 骨骼肌 四肢软弱无力,甚至出现轻瘫,通常下肢重于上肢。轻者丧失劳动力,重者累及躯干,甚至导致呼吸肌麻痹。

3. 胃肠道 胃肠道运动减弱,轻者食欲不振、消化不良、恶心、呕吐,严重者可出现麻痹性肠梗阻。

4. 心血管系统 各种快速性心律失常,并由于阻力血管收缩不良,可能发生直立性低血压。

诊断与鉴别诊断

一、诊断

1. 病史 注意询问有无恶心、呕吐、腹泻、肢体麻木、肌无力,以及心悸等病史。

2. 体格检查 许多低钾血症患者无任何症状;血压增高可能是发现原发性醛固酮增多症的重要线索。严重低钾血症可能出现房性或室性期前收缩、呼吸衰竭,甚至心搏骤停。

3. 辅助检查

(1) 实验室检查。

1) 血清电解质:检测血清 K^+、Na^+、Mg^{2+},以及 Cl^- 浓度。

2) 肾功能:监测肌酐及尿素氮。

3) 血气分析:包括 K^+、Mg^{2+}、Na^+、Ca^{2+} 以及 pH、HCO_3^- 等指标。

4) 尿:检测尿 pH、Na^+、K^+、Cl^-、肌酐,以及渗透压。

5) 心电图:PR 间距延长,QRS 波群增宽,ST 段压低,T 波低平,出现 U 波,并可能出现各种快速性心律失常。

6) 血浆肾素及醛固酮:顽固性低钾血症或原因不明的低钾血症应检测血清中肾素及醛固酮水平。

(2) 影像学检查:如果怀疑原发性醛固酮增多症,行头颅或肾上腺 CT 检查。

二、鉴别诊断

(1) Cushing 综合征。

(2) 肾小管酸中毒。

(3) 低钙血症。

监 测 与 治 疗

一、监测

监测患者的基本生命体征、肾功能、尿常规、动脉血气及其他代谢指标。

二、治疗措施

低钾血症的治疗原则为积极处理原发病,对症处理,补钾,避免高钾血症。

补钾原则为轻度低钾血症,无临床表现者口服补钾,分次给予 40～80 mmol/d;严重低钾血症患者(胃肠道不能利用、严重低钾 K^+<2.0 mmol/L 或有威胁生命的症状)应立即静脉补钾。初始补钾的速度一般认为 10～20 mmol/h 是比较安全的,有报道认为在监测的条件下,静脉给钾的速度可达 40 mmol/h。若严重低钾伴威胁生命的临床表现,可在短时间内补钾 40～80 mmol,但需注意的以下几点。

(1) 应严密监测血 K^+ 水平,补钾 60～80 mmol 或给予补钾后 1～4 h 内应复查血钾水平。

(2) 若补钾的速度超过 10 mmol/h 应持续心电监护,密切观察心电图的变化,严防威胁生命的高钾血症发生。

(3) 在肾功能障碍患者补钾时速度减为肾功能正常患者的 50%。

(4) 一般认为每日补钾量不宜超过 100～200 mmol,Michael 等报道对于严重低钾患者每日总补钾量可达 240～400 mmol,但需密切监测血清钾的水平,防止高血钾的发生。

(5) 外周静脉输注高浓度钾会刺激静脉壁,产生疼痛和静脉炎,一般认为经外周静脉补钾浓度不应超过 40 mmol/L。Michael 等建议经外周静脉补钾的钾的浓度不超过 80 mmol/L。

(6) 用氯化钠溶液稀释含钾液体,不建议用葡萄糖或低分子右旋糖酐。

低钾血症的诊治流程见图 7-10-1。

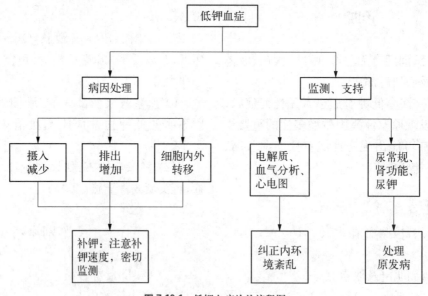

图 7-10-1 低钾血症诊治流程图

(郑瑞强)

参 考 文 献

［1］Jose R. The 5-minute ICU consult［M］. USA，Philadelphia：Lippincott Williams & Wilkins，2012：1-512.
［2］邱海波.ICU 主治医师手册［M］.第 2 版.南京：江苏科学技术出版社.2013.
［3］Viera AJ，Wouk N. Potassium disorders：hypokalemia and hyperkalemia［J］. Am Fam Physician，2015，92（6）：487-495.
［4］Walsh SB，Unwin RJ. Clinical hypokalemia and hyperkalemia at the bedside［J］. J Nephrol，2010，16：S105-S111.
［5］Vacca V. Hypokalemia［J］. Nursing，2009，39（7）：64.

第十一节 高 钠 血 症

概述与病理生理

一、定义

高钠血症是指血清钠浓度超过 150 mmol/L。高钠血症时总是伴有高渗，并导致细胞内液的水向细胞外液转移，使细胞内液缺水。

二、病因

高钠血症的主要病因有以下几种。

1. 水的丢失超过钠的丢失　机体丢失低渗体液，如在发热、过度换气和暴露于高温环境时经呼吸道和皮肤丢失。另外，严重腹泻、呕吐亦可经胃肠道丢失大量低渗体液。

2. 中枢神经系统疾病　这类疾病可影响抗利尿激素（ADH）的分泌或其对肾脏的作用，削弱肾脏重吸收水的能力，导致肾脏排水多于排钠。渗透性利尿也会使肾脏失水多于失钠。丢失大量低渗液体后，如不能及时补充，可发生伴有细胞外液容量不足的高钠血症。此外有研究报道，下丘脑损害可导致促肾上腺激素释放激素（ACTH）的异常分泌，并兴奋醛固酮分泌而保钠排钾，使血钠增高。

3. 钠的摄入超过水的摄入　因摄入过多导致的高钠血症较少见。可见于意外大量口服食盐或海水，医源性因素包括静脉大量输注含钠液体。

三、对机体的影响

1. 中枢神经系统　早期疲乏、步态不稳等，严重时可出现嗜睡，甚至昏迷、死亡。

2. 其他表现　渴感、皮肤潮红、口舌黏膜干燥及体温升高等。

诊断与鉴别诊断

一、诊断

1. 病史　注意询问有无多尿或少尿、恶心、呕吐、大量出汗，以及癫痫或昏迷等病史。

2. 体格检查　高钠血症可能出现口渴、皮肤湿冷、眼球凹陷，以及低血压及心动过速等表现。

3. 辅助检查

（1）实验室检查。

1）血清电解质：检测血清 K^+、Na^+、Mg^{2+}，以

及 Cl⁻浓度。

2）肾功能：监测肌酐及尿素氮。

3）渗透压：监测血、尿渗透压。

（2）影像学检查：胸部 X 线片排除结核、结节病等。严重高钠血症者予以头颅 CT 或 MRI 检查，排除颅内病变。

监测与治疗

一、监测

监测患者的意识、基本生命体征、渗透压、尿常规、电解质等指标。

二、治疗措施

高钠血症的治疗原则是治疗原发病，防止水继续丢失和纠正低血容量。合适的治疗的前提是正确评估高钠血症患者的容量状态，如有效循环血量过多、有效循环血量不足，及时了解血钠升高的水平、升高的速度及高钠血症持续的时间。早期一旦发现高血钠，应立即停用一切含钠液体，改输注低渗液体（0.45% 或 0.225% 氯化钠溶液）或低分子右旋糖酐。水的需要量按下面公式计算。

水补充量(ml) = 4 × 体重(kg) × [血钠实测值(mmol/L) − 血钠正常值(mmol/L)]。

计算所得的补水量不宜在当日一次输入，一般可分在 2～3 日补给。若病情允许应停用高渗利尿剂。肾功能障碍者必要时可行血液透析治疗。

对有症状的急性高钠血症，可快速予以纠正，快速纠正能改善预后而不增加脑水肿的患病风险，但由于血清钠上升过快，脑细胞尚未适应这种不平衡状态，因此这类患者的血清钠水平每小时降低 1～2 mmol/L 是适当的。但在血清钠水平已经下降20～25 mmol/L 或血清钠水平已经降至 148 mmol/L 以下等情况时，应停止快速纠正。

发病时间较长或发病时间不明确时，应减慢血清钠下降的速度，以预防惊厥、脑水肿、膨出，甚至脑疝的发生。这些患者血钠浓度下降速度最大不超过每小时 0.5 mmol/L，以每 24 h 下降 10～12 mmol/L 为宜。若患者出现有效循环血量不足或低血压时，建议可以用生理盐水、复方氯化钠溶液、乳酸钠林格注射液、低渗液体（0.45% 或 0.225% 氯化钠溶液）或低分子右旋糖酐扩容，尽快纠正不稳定的血流动力学状况。

治疗过程中密切监测血清钠水平，早期应 2～4 h 检测 1 次血钠水平，直至症状消失；然后每 4～8 h 检测 1 次，直到血清钠降低到 145 mmol/L。

高钠血症的诊治流程见图 7-11-1。

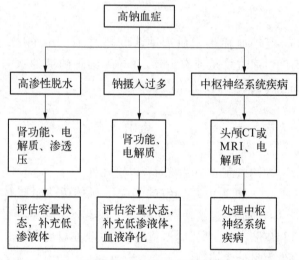

图 7-11-1　高钠血症诊治流程图

（郑瑞强）

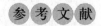

[1] Jose R. The 5-minute ICU consult [M]. USA, Philadelphia: Lippincott Williams & Wilkins, 2012: 1-512.

[2] 邱海波. ICU 主治医师手册[M]. 第 2 版. 南京：江苏科学技术出版社, 2013.

[3] Michael DK, Imad FB, Gordon SS, et al. Treatment of electrolyte disorders in adult patients in the intensive care unit [J]. Am J Health-Syst Pharm, 2005, 62: 1663-1682.

[4] Lipworth BJ, Mcdevitt DG, Struthers AD, et al. Prior treatment with diuretic augments the hypokalemia and electrocardiographic effects of inhaled albuterol [J]. Am J Med, 1989, 86: 653-670.

[5] Sarahian S, Pouria MM, Ing TS, et al. Hypervolemic hypernatremia is the most common type of hypernatremia in the intensive care unit [J]. Int Urol Nephrol, 2015, 47(11): 1817-1821.

[6] Lindner G, Funk GC. Hypernatremia in critically ill patients [J]. J Crit Care, 2013, 28(2): e11-20.

第十二节 低钠血症

概述与病理生理

一、定义

低钠血症是指血清钠≤135 mmol/L,与内分泌及代谢有关,体内的总钠可正常、增高或降低的一种病理生理状态。

二、危险因素

常见的危险因素:①住院;②噻嗪类利尿剂;③手术后状态;④精神异常患者的烦渴;⑤经尿道前列腺切除术;⑥高龄等。

三、分类

1. 假性低钠血症　血渗透压正常。
2. 非低渗性低钠血症　血清含有其他渗透性物质使有效渗透压增加,吸引细胞内的水至细胞外液而导致细胞外液稀释所致低钠血症。其包括等渗性低钠血症及高渗性低钠血症。
3. 低渗性低钠血症　测得的血清渗透压＜275 mOsm/kg常提示为低渗性低钠血症,因为有效渗透压不会高于总的或测得的渗透压。根据血容量分为:①低渗低容量低钠血症;②低渗等容量低钠血症;③低渗高容量低钠血症。

低钠血症的分类见表7-12-1。

表 7-12-1　低钠血症的分类

非低渗性低钠血症
- 等渗性低钠血症
- 高渗性低钠血症:高血糖、甘露醇、山梨醇、甘油、麦芽糖、放射性造影剂

假性低钠血症:高血脂、高蛋白血症

低渗性低钠血症
- 细胞外液减少
  肾性失钠:利尿剂、渗透性利尿剂、肾上腺功能减退、肾病钠丢失、脑病钠丢失、碳酸氢盐尿(肾小管酸中毒、呕吐)、酮尿
  肾外失钠:呕吐、腹泻、失血、出汗过多、第三腔室液体封存(如肠梗阻、腹膜炎、胰腺炎、肌肉损伤、烧伤)
- 细胞外液增加
  充血性心力衰竭、肝硬化、肾病综合征、晚期肾衰竭、妊娠
- 细胞外液正常
  噻嗪类利尿剂、甲状腺功能减退、肾上腺功能减退
  抗利尿激素分泌异常综合征(SIADH):
  ① 肿瘤(肺、纵隔、胸腔外肿瘤)
  ② 神经系统疾病:急性精神病、肿块、炎症、脱髓鞘疾病、脑卒中(中风)、出血、创伤
  ③ 药物:加压素、催产素、尼古丁、前列腺素合成抑制剂、吩噻嗪类、三环素、色胺再摄取抑制剂、阿片衍生物、氯磺丙脲、安妥明、卡马西平、环磷酰胺、长春新碱

(续表)

④ 肺部疾病：感染、急性呼吸衰竭、正压通气
⑤ 其他：手术后状态、疼痛、严重恶心、HIV 感染
摄入过少：过量饮啤酒、茶和食用烤面包
水摄入过多低渗性低钠：原发性烦渴、稀释的婴儿配方、无钠的冲洗剂（宫腔镜、腹腔镜、经尿道前列腺切除术）、摄入大量水的事故（如游泳）、淡水溺水、大量自来水灌肠

五、常见引起低钠血症的疾病

（1）充血性心力衰竭。
（2）肝硬化。
（3）肺炎。
（4）神经系统疾病。
（5）肾衰竭。
（6）肺癌。

诊断与鉴别诊断

一、诊断

1. 病史 临床症状与患者对低钠的敏感性及低钠程度有关。需注意有无以下症状。

（1）因血钠低于 125 mmol/L 所致脑水肿的神经系统症状、恶心和不适、头痛、嗜睡和定向障碍、抽搐和昏迷、呼吸暂停。

（2）缓慢发展的低钠血症（大于 2 日），神经系统症状较少，甚至血钠<115 mmol/L。

（3）慢性低钠血症的临床表现为非特异性，包括乏力、头晕、步态障碍。

（4）需要仔细查询患者的用药史。

2. 体格检查

（1）神经系统体征：深层腱反射降低、巴氏征阳性、脑神经麻痹、Cheyne-Stokes 呼吸。

（2）低容量相关体征：心率快、直立性低血压、黏膜干燥、皮肤干燥，凹眼。

（3）高容量相关体征：颈静脉怒张、腹水、水肿、肺部啰音。

3. 辅助检查

（1）实验室检查。

1）初步的实验室检查：①电解质、血糖、肾功能；②血及尿的渗透压；③尿钠及尿钾。

2）后续的实验室检查：甲状腺功能、皮质醇水平以及促皮质素试验。

（2）影像学检查。

1）X 线胸片：了解肺部疾病。

2）头颅 CT 扫描：SIADH 的改变。

二、鉴别诊断

判断低钠血症是由于失钠、水过多还是正常血容量性，可根据总体水、总体钠来鉴别。

监测与治疗

一、监测

监测患者的基本生命体征、电解质、尿常规及其他代谢指标。

二、饮食

高容量低钠限盐；因过量饮啤酒酒癖、茶和食用烤面包；原发性烦渴：行为调整。

三、护理

卧床休息直至血流动力学稳定,记出入量,预防抽搐。

四、治疗措施

1. 病因治疗 治疗原发病,去除引起低钠血症的原因。

(1) 对噻嗪类药物导致的低钠血症,禁用噻嗪类药物,改用襻利尿剂后监测血钠浓度。

(2) 对细胞外液增加的患者限制液体(如心力衰竭、肝硬化),以达到负溶质自由水平衡。

(3) 限制液体:晚期肾衰竭、SIADH、原发性烦渴。

(4) 纠正高血糖、肾上腺功能不全、甲状腺功能减退及引起 SIADH 的病因。

(5) 肝硬化及充血性心力衰竭使用襻利尿剂。

(6) 如果因皮质醇功能减退或甲状腺功能减退造成的低钠血症,给予激素替代治疗后,血钠可恢复正常,低血钠症状仍未改善,可给予适度补钠,同样需密切监测电解质。

2. 支持治疗

(1) 一线治疗:急性(48 h 内)低钠血症小于 $120\sim125$ mmol/L 并有神经系统症状:3% 盐水,强调了纠钠的临床管理。中、重度低钠血症建议输注 3% 高渗盐水,但血钠纠正幅度过大、速度过快可能会引起中枢性脑桥脱髓鞘病变,故在治疗过程中,注意补钠速度,如下:

1) 治疗 1 h 后血钠升高 5 mmol/L,若症状改善则停止高渗盐水的输注,改用等渗盐水维持血钠浓度稳定,开始病因治疗;若症状未改善,则继续 3% 高渗盐水补充,血钠浓度以 1 mmol/(L·h) 的速度升高为宜,当血钠升高幅度为 10 mmol/L,或达 130 mmol/L 时需停止输注高渗盐水。

2) 第 1 个 24 h 内血钠升高浓度应不超过 10 mmol/L,以后每日补钠不超过 8 mmol/L,直到 130 mmol/L,且浓度趋于稳定。

3) 注意第 6 h、12 h,以后每日复查电解质,直至血钠浓度稳定。

4) 如合并低钾血症,注意纠正低钾血症可能对低钠血症也有一定的改善。

低容量性低钠血症:低渗盐水(B 级)。

容量正常及高容量的低钠血症:考尼伐坦(血管加压素受体拮抗剂),不推荐临床使用加压素受体拮抗剂,儿童使用要慎重。

注意:静脉补液,对低容量起始采用等渗盐水,当纠正后调整为低渗。

(2) 二线药物:SIADH 用脱氧金霉素 $300\sim600$ mg, bid,不良反应多,现临床不推荐使用,SIADH 还可给尿素:$15\sim60$ g/d;精神性烦渴用氯氮平。

3. 会诊

(1) 症状严重、难治性及复杂的病例需要(需使用脱氧金霉素、考尼伐坦、透析)请神经内科会诊。

(2) 难以治疗的充血性心力衰竭、肝硬化、甲状腺功能减退症和肾上腺功能不全请心血管、肝病及内分泌会诊。

4. 注意 血钠在 24 h 内不应升高 $10\sim12$ mmol/L,48 h 内不应升高 18 mmol/L;快速纠正低钠血症(大于 20 mmol/L 在第一个 24 h)可引起渗透性脱髓鞘综合征(ODS),导致不可逆脑损害。

ODS 可表现为无力性麻痹、发音困难、吞咽困难、抽搐、昏迷,甚至死亡;临床症状可在 $2\sim6$ 日后才出现;CT 或 MRI 可发现脱髓鞘改变,但一般 $4\sim6$ 周后才有阳性结果;没有有效的治疗方法,重在预防。

肝衰竭、低钾血症、营养不良、绝经前妇女均可增加导致 ODS 的风险。

高渗盐水、肾上腺功能不全补充糖皮质激素、突然停用噻嗪类利尿药均可导致血钠快速上升。

预　后

低钠血症可增加患者的死亡率。

并 发 症

脑水肿导致不可逆脑损害、脑疝、死亡。

低钠血症的诊治流程见图 7-12-1、图 7-12-2。

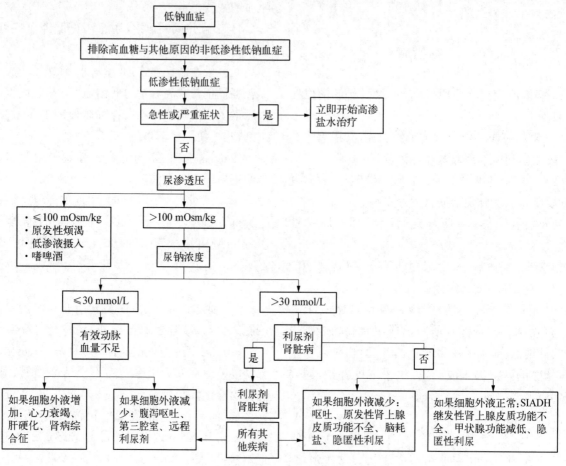

图 7-12-1　低钠血症诊治流程图

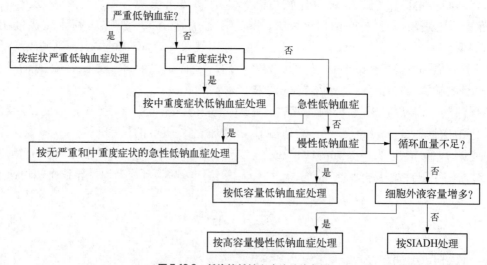

图 7-12-2　低渗性低钠血症诊治流程图

（徐远达）

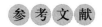 参 考 文 献

［1］张劭夫.2014 欧洲低钠血症诊疗临床实践指南解读［J］,中国呼吸与危重症监护杂志,2015,(1):103-106.
［2］陈珑.不同剂量高渗盐水治疗颅脑损伤时对血生化及渗透压的影响研究［J］.中国医学创新,2013,10(7):132-133.
［3］Verbalis JG, Goldsmith SR, Greenberg A, et al. Hyponatremia treatment guidelines 2007: expert panel recommendations［J］. Am J Med, 2007, 120:S1-S21.
［4］Shelock M, Thompson CJ. The syndrome of inappropriate antidiuretic hormone: current and future management options［J］. Eur J Endocrinol, 2010,162(suppl 1): S13-S18.

第十三节　高 钙 血 症

概述与病理生理

一、定义

高钙血症是指因甲状旁腺功能亢进导致钙离子病理性地向细胞外转移或血清钙离子>2.625 mmol/L (10.5 mg/dl)。

二、分类

轻度或慢性:血清钙<3 mmol/L (12 mg/dl);中度:血清钙 3～3.5 mmol/L (12～14 mg/dl);重度>3.5 mmol/L (14 mg/dl)。

三、病因

原发性甲状旁腺功能亢进、终末期肾病、肉芽肿性疾病或恶性肿瘤。院外患者常见病因为原发性甲状旁腺功能亢进,住院患者常见为恶性肿瘤相关性,如乳腺癌、肺癌、多发性骨髓瘤。

病因见表 7-13-1。

表 7-13-1　病因的分类

骨吸收增加
- 甲状旁腺功能亢进
  原发性甲状旁腺功能亢进(腺瘤、增生或肿瘤)、继发甲状旁腺功能亢进
- MEN I 型或 II 型
- 恶性肿瘤
  鳞状细胞癌产 PTH-rP、乳腺癌或前列腺癌骨转移
- 甲状腺功能亢进
- 佩吉病
- 妊娠或泌乳期相关的分泌 PTH-rP

肾脏排泄减少
- 噻嗪类利尿剂
- 家族性低尿钙高钙血症(FHH)

肠道吸收增加
- 口服钙过多
  乳碱综合征
- 肾衰竭患者摄入维生素 D 补充剂
- 肉芽肿性疾病
  结节病、麻风病、结核、铍中毒、组织胞浆菌病、矽肺、播散性念珠菌病、韦格纳肉芽肿、猫爪病、滑石肉芽肿病、霍奇金或非霍奇金肉芽肿
- 药物所致
  噻嗪类利尿剂、乳腺癌的雌激素或抗雌激素治疗、局部使用卡泊三醇、高维生素 A 血症、高维生素 D 血症

其他可能的病因
- 嗜铬细胞瘤
- 肾上腺皮质功能不全
- 横纹肌溶解
- 球孢子菌病

注:PTH,甲状旁腺激素;PTH-rP:甲状旁腺激素相关肽;继发性甲状旁腺功能亢进指在继发性甲状旁腺功能亢进基础上发生具有自主分泌 PTH 的甲状旁腺结节或腺瘤。

诊断与鉴别诊断

一、诊断

1. 病史　高钙血症的病因多种多样,家族史、用药史亦是诊断中不可缺少的资料;临床表现不一,可有以下临床表现。

(1) 神经系统:低迷、乏力、沮丧、混乱、昏迷、出汗、震颤或痛阈降低。

(2) 心血管系统:心悸。

(3) 呼吸系统:肺,咳嗽。

(4) 消化系统:恶心、呕吐、厌食、便秘或近期体重下降。

(5) 血液系统:易淤血。

(6) 泌尿系统:口干、多尿、夜尿、血尿、肾区疼痛。

(7) 骨骼肌肉系统:骨痛。

2. 体格检查

(1) 神经系统:沮丧、混乱、认知功能障碍或昏迷。

(2) 心血管:高血压、心律不齐。

(3) 消化系统:腹部压痛、腹部膨胀、呕血、黑便或腹膜穿孔表现。

(4) 肾:胁部压痛、肾结石继发性血尿、稀释尿。

(5) 肿瘤:肿块或淋巴结病。

(6) 骨骼系统:骨压痛或病理性骨折。

(7) 皮肤:结节性红斑(提示结节病或结核)。

3. 辅助检查

(1) 实验室检查。

1) 反复测血钙以明确诊断,查白蛋白校正钙白蛋白每降低1.0 g/dl,血清总钙将降低 0.8 mg/dl (0.2 mmol/L)。

白蛋白校正钙:测得的总钙(mg/dl)＋0.8×[4.0－血清白蛋白(g/dl)]。

此公式有助于排除假性高钙血症。

2) 查 PTH 水平:原发性甲状旁腺功能亢进升高、其他疾病:降低;若 PTH 和 PTH-rP 低,测 $25(OH)D_3$ 及 $1,25(OH)_2D_3$。

3) 计算 24 h 尿钙:原发性甲状旁腺功能亢进、恶性肿瘤相关、维生素 D 过多时升高;利尿剂相关、乳碱综合征、家族性低尿钙高钙血症时降低。

4) 测全血细胞计数(CBC)、电解质、血磷、尿素氮、肌酐、碱性磷酸酶。

5) 检测血清电泳。

6) 测甲状腺功能。

7) 查尿蛋白了解有无蛋白泄漏,查本周蛋白了解有无多发性骨髓瘤。

(2) 影像学检查。

1) X 线、双能 X 线吸收法、骨扫描、心电图(QT间期变短)。

2) 甲状旁腺扫描或 B 超以查找单发的肿瘤;CT或 MRI 扫描以确定甲状旁腺腺瘤位置。

3) 考虑恶性肿瘤相关的还需其他检查。

(3) 病理学:对潜在的病变器官的组织活检,病理结果可能提示恶性(实质器官或血液系统相关)、甲状旁腺疾病(腺瘤、增生或肿瘤)或肉芽肿性疾病。

二、鉴别诊断

恶性肿瘤、甲状腺毒症、肉芽肿疾病、使用肠外营养、慢性肾脏疾病、药物所致、甲状旁腺功能亢进得鉴别。

监 测 与 治 疗

一、监测

监测患者的基本生命体征、血钙、血磷、尿钙及其他代谢指标。

二、饮食

摄入足量的水;对乳碱综合征及高维生素 D 血症患者减少钙吸收;原发性甲状旁腺功能亢进患者

避免高钙饮食;限制维生素 D 的摄入,摄入足量的磷。

三、治疗措施

1. 病因治疗　高钙血症病因多且复杂,因积极寻找原发病因,积极治疗原发病。较常见的原发病及处理:①甲状旁腺腺瘤及甲状旁腺增生可行手术治疗;②结节病及韦格纳肉芽肿等肉芽肿性疾病需治疗原发病;③甲状腺功能亢进、嗜铬细胞瘤、肾上腺皮质功能减退及肢端肥大症等所致高钙血症,需积极治疗原发病。

2. 药物治疗　血钙>3.5 mmol/L (14 mg/dl)或>3 mmol/L (12 mg/dl)并有症状时需立即处理。

(1) 一线药物:二磷酸盐(A 级)阻止钙吸收,对恶性肿瘤所致最有效,静脉使用二磷酸盐是迄今为止最有效的治疗方法。

1) 帕米膦酸:单次给药,血钙小于 3 mmol/L (12 mg/dl),30 mg,血钙 3～3.375 mmol/L (12～13.5 mg/dl):60 mg;血钙大于 3.375 mmol/L (13.5 mg/dl),90 mg。

2) 唑来膦酸:复发、难治性高钙血症或骨转移:4 mg或 8 mg 静脉注射,副作用包括发热、关节痛、肌痛、乏力、骨痛、葡萄膜炎、低钙血症、低磷血症、肾功能受损、肾病综合征、下颌骨坏死。

(2) 二线药物。

1) 降钙素 200 U 皮下注射或静脉注射,q8～12 h,2 日:减少破骨细胞对骨重吸收以快速降低血钙,但可导致脱逸现象(重复注射同一剂量的降钙素不能达到首次注射的降血钙效果,即多次注射,作用减弱,不适于长期用药)。

2) 氢化可的松:100 mg,q8～12 h (A 级),减少肠道吸收及肾外骨化三醇,对于实性肿瘤或原发性甲状旁腺功能亢进所致的高钙血症无效。

3) 普卡霉素(金霉素):25 mg/kg 静脉注射每日

超过 4 h,由于其严重的不良反应(肾脏毒性、骨髓抑制),临床上已经很少应用。

4) 硝酸镓:也许可阻止破骨细胞的骨重吸收和 PTH 分泌,主要用于 PTH-rP 或非 PTH-rP 高钙血症。由于其严重的不良反应(肾脏毒性、骨髓抑制),临床上已经很少应用。

5) 氯喹:结节病相关高钙血症用氯喹 250 mg,q12 h,可阻止外周产生骨化三醇。

6) 酮康唑:骨化三醇所致高钙血症可予以酮康唑。

7) 西那卡塞:可用于原发性甲状旁腺功能亢进和有症状的高钙血症但又无法手术治疗时。它是拟钙剂受体刺激剂,模拟高钙,作用于钙敏感受体,减少 PTH 分泌。

8) 狄诺塞麦:为 RANKL 配体的单克隆抗体,可以干扰 RANK-RANKL 通路活化,目前国外已批准治疗骨质疏松以及骨转移。

9) 其他:补充盐水维持血容量,呋塞米可使尿钾增加,和盐水一起治疗存在争议,当足量扩容后可考虑使用。静脉补充晶体液使尿量排出 250～300 ml/h以达到平衡,原理:主要为 Ca^{2+} 和 Na^+ 一起经肾重吸收,减少钠的吸收,可使钙排出增加;必须监测患者的容量及电解质,只短期内有效。对有重症状或对药物反应差的可采取血液透析。

3. 血液透析　严重的顽固性代谢性酸中毒和药物/毒物摄入者可以考虑血液透析,重症患者应考虑连续性血液滤过治疗。

4. 手术治疗　甲状旁腺腺瘤及甲状旁腺增生可考虑手术切除。手术适应证:年龄小于 50 岁;有症状的原发性甲状旁腺功能亢进:肾结石、乏力、昏睡;血清钙大于正常值上限的 0.25 mmol/L (1 mg/dl);尿钙大于 400 mg/d,肌酐清除率降低大于 30%。

5. 会诊　高钙血症的病因多样,必要时请内分泌科、肿瘤科、肾病科会诊。

预　　后

预后与潜在的病因、诊断的能力密切相关,恶性肿瘤相关性预后很差。

并 发 症

骨质疏松、肾结石、肾衰竭、神经系统功能异常（混乱、痴呆和昏迷）、心律不齐。

高钙血症的诊治流程见图 7-13-1。

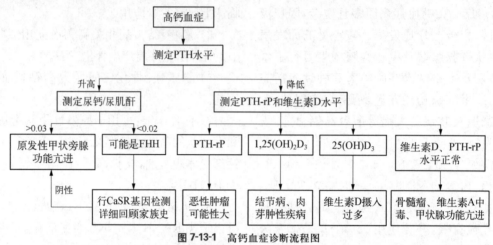

图 7-13-1　高钙血症诊断流程图

（徐远达）

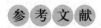

[1] Al-Azem H, Khan A. Primary hyperparathyroidism [J]. CMAJ, 2011,183: E685-E689.
[2] Migliorati CA, Siegel MA, Elting LS. Bisphosphonate-associatedosteonecrosis: a long-term complication of bisphosphonate treatment [J]. Lancet Oncol, 2006,7:508－514.
[3] Stopeck AT, Lipton A, Body JJ, et al. Denosumab compared with zoledronic acid for the treatment of bone metastases in patients with advanced breast cancer: a randomized, double-blind study [J]. J Clin Oncol, 2010,28:5132－5139.
[4] Reagan P, Pani A, Rosner MH. Approach to diagnosis and treatment of hypercalcemia in a patient with malignancy [J]. Am J Kidney Dis, 2014, 63(1):141－147.

第十四节　低 钙 血 症

概述与病理生理

离子钙＜1.0 mmol/L（4 mg/dl）。

一、定义

低钙血症是指血清总钙＜2.0 mmol/L（8 mg/dl），

二、流行病学

1. 发病率　26%的住院患者及88%的ICU患者存在低钙血症。在一系列的500例甲状旁腺功能亢进术后患者,有2%存在永久性的低钙血症。

2. 患病率　据报道60%~85%的内科患者、手术患者、创伤患者存在低钙血症;低钙血症在危重患者中的患病率为15%~20%。

三、危险因素

高龄;脓毒血症、休克;急性肾衰竭;多次输血;营养不良;镁缺乏;胶体溶液复苏。

四、遗传因素

家族性甲状旁腺功能减低的隐性及显性遗传;DiGeorge综合征的22q11.2片段缺失。

五、病理生理

大约99%的钙储藏在骨骼中,0.9%的钙存在于细胞内,0.1%在细胞外;在细胞外液中的钙,50%以结合物的形式存在(大部分和白蛋白结合,少部分和磷及柠檬酸结合),50%为离子钙。

与PTH及维生素D这两种激素有关,骨、肾、小肠这三种器官参与调节钙的平衡。

低钙时刺激甲状旁腺主细胞的钙敏感受体,PTH分泌增加。在骨中,PTH增加钙剂和磷的吸收;在肾中,增加钙的重吸收,减少磷的重吸收,还可促进$25(OH)D_3$活化;维生素D促进小肠对钙及磷的重吸收,减少真正的钙的重吸收;和PTH一起对骨吸收通过破骨细胞以升高钙浓度。

六、病因

常见的病因为:人为低钙、药物及毒素、危重症及慢性病、甲状腺或甲状旁腺手术、维生素D疾病、甲状旁腺发育障碍。

诊断与鉴别诊断

一、诊断

1. 病史　低钙临床表现不一,有如下表现。
(1) 肌肉痉挛、强直收缩。
(2) 支气管痉挛所致气促。
(3) 心绞痛。
(4) 吞咽困难。
(5) 腹泻。
(6) 慢性瘙痒症。
2. 体格检查
(1) 神经肌肉无力:面神经叩击征(Chvostek征)、束臂征(Trousseau)征、知觉异常、手足搐搦或癫痫(局部发作、小发作、大发作)、多肌炎、喉痉挛、支气管痉挛。
(2) 神经系统体征及症状:因基底节钙化所致椎体外束征、颅内压增加、舞蹈手足徐动症、肌张力痉挛。
(3) 心理状态:意识模糊、定向障碍、精神不正常。
(4) 外胚层的变化:毛发粗糙、脆甲症、牙釉质发育不全、迟萌牙、牛皮癣、疱疹样脓疱病。
(5) 累及平滑肌时:胆绞痛、早产、逼尿肌功能紊乱。
(6) 眼科症状:包膜白内障、视乳头水肿。
(7) 心血管:充血性心力衰竭、心肌病。
3. 辅助检查
(1) 实验室检查。
1) 测总钙及离子(使用非肝素的注射器)以明确诊断、查白蛋白校正钙。

$$白蛋白校正钙 = 测得的总钙(mg/dl) + 0.8 \times [4.0 - 血清白蛋白(g/dl)]$$

2) 血磷及血镁。
3) PTH水平(放射性免疫法)。
4) 维生素D代谢水平:$25(OH)D_3$及$1,25(OH)_2D_3$。
5) 鉴别甲状旁腺功能减退和Ⅰ型、Ⅱ型假性甲状旁腺功能减退时查尿环磷酸腺苷(cAMP)。

6）24 h 尿钙及尿镁。

7）肝功能及 ABG 评估酸碱水平。

高 PTH，正常或高磷，镁正常，高肌酐时提示肾衰竭或假性甲状旁腺功能减退。

高 PTH，正常或低磷，镁正常，肌酐正常提示维生素 D 缺乏。

低 PTH，正常或高磷，肌酐正常提示甲状旁腺功能减退或低镁血症。

碱中毒，和白蛋白结合增加减少离子钙。

（2）心电图：QT 间期延长（＞0.4 s），ST 段缩短（50％患者无）；室性心律失常，尖端扭转。

（3）影像学检查。

1）骨骼 X 线：佝偻病、恶性肿瘤骨转移（乳腺、前列腺、肺肿瘤）。

2）CT 扫描：基底节钙化或锥体外束异常（特发性甲状旁腺功能减退）。

（4）病理学：高钙及继发性甲状旁腺功能亢进可有骨炎囊性纤维化及骨软化。

二、鉴别诊断

需与高钙血症、高镁血症、高渗高糖非酮症酸中毒昏迷、甲状旁腺功能亢进症、高磷血症鉴别。

监 测 与 治 疗

一、监测

监测患者的基本生命体征、血钙、血磷、血镁、血钙及其他代谢指标，心电图；氧疗及保护呼吸道。

二、预防

足够的营养；阳光照射；甲状旁腺术前补充钙及维生素 D 1～2 日；对服用可能导致低钙药物者监测血钙浓度；每输注 5 U 红细胞时，补充 1～2 g 葡萄糖酸钙。

三、饮食

钙补充剂及饮食钙大于 1 g/d；在肾衰竭相关的低钙血症，磷的摄入量应在 400～800 mg/d，以防止高磷血症及使用磷黏合剂及补充维生素 D。

四、治疗措施

当危及生命时入住 ICU，高磷血症及有症状的低钙血症可行血液透析，内分泌随诊。

1. 病因治疗 找到及治疗低钙血症的病因；因甲状旁腺切除所致急性低钙血症：10 g 葡萄糖酸钙加入 1 000 ml 溶液中，给药 1 g/h。

2. 支持治疗

（1）一线：没有证据表明肠外钙补充可影响危重

患者的预后；有严重心血管及神经系统症状的低钙需立即处理。

1）补钙：静脉补充，葡萄糖酸钙，10％ 10 ml 含 90 mg 钙离子；氯化钙，10％ 10 ml 含 272 mg 钙离子；补钙速度起始为 0.5 mg/(kg·h)，根据需要，可调整为 2.0 mg/(kg·h)。

A. 钙离子在 1～1.12 mmol/L：2 g 葡萄糖酸钙加入 5％葡萄糖溶液或 0.9％氯化钠 50～150 ml，静滴 2 h 以上。

钙离子＜1.0 mmol/L：4 g 葡萄糖酸钙加入 5％葡萄糖溶液或 0.9％氯化钠 50～150 ml，静滴 2 h 以上。

B. 轻度、无症状或慢性低钙可口服补钙：1 000～2 600 mg/(kg·d)。

C. 因甲状旁腺切除所致急性低钙：10 g 葡萄糖酸钙加入 1 000 ml 溶液中，给药 1 g/h。

在替代治疗期间，钙离子升高至 0.5～1.5 mmol/L，应持续 1～2 日；补钙前测 $CaPO_4$，若大于 60 mg/dl，磷酸钙在角膜、肺、肾、心脏传导系统及血管中析出的风险增加。

2）儿科：葡萄糖酸钙 10～20 mg/kg（1～2 ml/kg）在 5～10 min 内缓慢静推以控制癫痫；然后静脉补充 50～75 mg/(kg·d)大于 24 h。

低钙合并高磷血症时必须纠正高磷血症以免螯合，有症状的低钙血症时通常需考虑血液透析。

纠正严重的代谢性酸中毒时，必须先纠正低钙血症，因为纠正酸中毒可加重低钙血症及沉淀性手足搐搦。

钙替代的禁忌证:肾输尿管结石、低磷血症、肾或心脏疾病、洋地黄中毒。

药物的相互作用:钙补充剂可降低四环素、阿替洛尔、水杨酸、铁盐及氟喹诺酮类药物的疗效;当静脉给药时,可拮抗钙通道阻滞剂的疗效。

注意:当患者使用洋地黄、呼吸衰竭、酸中毒、严重的高磷血症静脉补钙时需严密监测钙浓度,因为其可致心律失常。

纠正电解质紊乱:纠正低镁血症(低镁可减少PTH 的释放及末端器官反应,也可减少钙从骨释放);纠正低镁血症可能恢复正常钙浓度,不需补钙。

(2) 二线:早期补钙及维生素 D;碳酸钙500 mg,咀嚼片 200 mg;碳酸钙 250 mg+维生素 D 125 U/片(OsCal250+D) 100 mg。

药物相互作用:降脂树脂 2 号、矿物油或消胆酸可减少小肠的吸收;噻嗪类利尿剂可增强维生素 D 的功效。

3. 手术 严重继发性甲状旁腺功能亢进及肾性骨营养不良可考虑甲状旁腺切除术(次全切除术或全切除术)。

并 发 症

长期低钙血症可导致骨相关疾病;骨软化症及佝偻病常因维生素 D 缺乏。

预 后

存在低钙血症的患者死亡率更高,但不是独立的危险因素。

没有证据表明肠外钙补充可影响危重患者的预后。低钙血症的诊治流程见图 7-14-1。

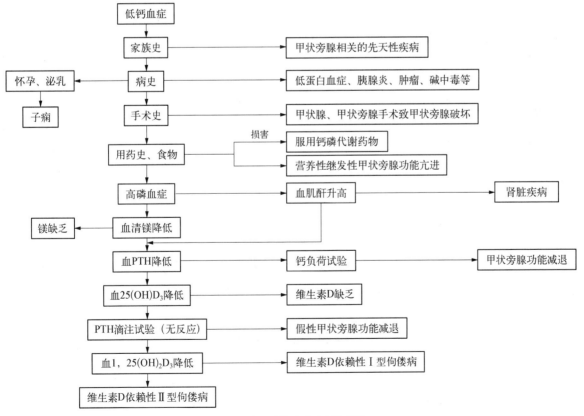

图 7-14-1 低钙血症诊断流程图

(徐远达)

参 考 文 献

[1] Wilson FP, Berns JS. Tumor lysis syndrome: new challenges and recent advances [J]. Adv Chronic Kidney Dis, 2014,21(1):18-26.
[2] Veronika K, Claudine Bl, Christian M, et al. Bisphosphonate induced hypocalcemia — report of six cases and review of the literature [J]. Swiss Med Wkly, 2014,144:w13979.
[3] Forsythe RM, Wessel CB, Billiar TR, et al. Parenteral calcium for intensive care unit patients [J]. Cochrane Datebase Syst Rev, 2008 (4):CD006163.
[4] Dickerson RN. Treatment of hypocalcemia in critical illness: Part 2[J]. Nutrition, 2007,23(5):436-437.
[5] Hastbacka J, Pettilä V. Prevalence and predictive value of ionized hypocalcemia among critically ill patients [J]. Acta Anaesthesiol Scand, 2003,47 (10):1264-1269.

第十五节　低 镁 血 症

概述与病理生理

一、定义

低镁血症是指血清 Mg^{2+} < 0.75 mmol/L（1.82 mg/dl）。

二、流行病学

重症监护室（ICU）患者病情危重，易出现多种电解质代谢异常，研究表明重症患者低镁血症的发生率可高达 65% 以上。

三、遗传性

遗传性低镁血症可能与 3q27-q29 的 CLDN16 及 CLDN19 基因、11q23 的 FXYD2 基因、9q22 的 TRPM6、4 号染色体的 EGF 基因有关。

四、病理生理

大部分的镁储藏在骨骼及细胞内液中，1% 储藏在细胞外液中；镁主要在空肠及回肠吸收；在肾脏中，70%～80% 的镁通过肾小球滤过，大部分重吸收。当镁缺乏或过量，通过严格调节肾对镁的排泄以达到平衡。

镁缺乏通常在低镁血症明显时才发现，然而由于镁主要存储于细胞内，总镁降低可出现在低镁血症前。

五、病因

常见的原因：①酗酒；②小肠吸收不良；③结肠腹泻；④糖尿病；⑤襻利尿剂及噻嗪类利尿剂；⑥肾毒素；⑦表皮生长因子单克隆抗体。

诊断与鉴别诊断

一、诊断

1. 病史　轻微及中度的低镁血症通常无症状。

（1）感觉异常、抽搐、癫痫。

（2）对声及光反应的过强、焦虑、易激动。

（3）心电图改变（T 波改变、U 波、QT 间期延长等，甚至室性心动过速、扭转性室性心动过速、心室颤动);心肌坏死。

（4）低镁血症常伴有低钾血症,大部分低镁血症患者伴有低钙血症。

（5）恶心、呕吐、厌食、腹泻。

2. 体格检查

（1）生命体征:检查血压和脉搏,了解有无低血压和快速性心律失常。测量血压时,将袖带充气至收缩压以上,保留 3 min 后检查有无腕部痉挛（Trousseau 征）。

（2）五官科检查:检查有无 Chvostek 征（叩击面神经产生口和眼的抽搐）,有无眼球震颤。

（3）心脏:检查心率和心律是否规则。

（4）腹部:注意各种临床证据的收集。肠鸣音消失和触痛提示胰腺炎、肝大;水母头、腹水、蜘蛛痣提示慢性肝脏疾病;肝掌提示酒精过度等。

（5）神经系统体检:可出现反射亢进、肌束颤搐、肌无力、癫痫发作及手足抽搐等。戒酒及低钙血症时也可出现反射亢进。

（6）精神状况:可能出现精神病、抑郁症和精神激动症状。

3. 辅助检查

（1）实验室检查。

1）血清镁测定:血清镁<0.75 mmol/L 时可诊断低镁血症,但它并不能作为反映体内镁缺乏的可靠指标。此外,血镁还受酸碱度、蛋白质等多种因素的影响。

2）尿镁测定:如临床估计有缺镁而血镁正常者,应做尿镁测定。24 h 尿镁排出量低于 1.5 mmol 可诊断为镁缺乏症。

3）组织细胞内镁的测定:检查方法复杂。

4）静脉内镁负荷试验:此试验不能应用在有肾功能不全、心脏传导障碍或呼吸功能不全的患者。

5）血清电解质、血糖、血钙和血磷:低镁血症常伴有其他电解质异常,尤其是低钙血症、低钾血症和碱中毒。

6）血 PTH、甲状腺素、醛固酮等。

7）其他:必要时酒精中毒患者可行肝功能检测,可疑胰腺炎患者行血清淀粉酶检测等。

（2）心电图:心电图检查可能提示 PR、QT、QRS 间期延长以及 ST 段压低、T 波改变。心律失常包括室上性心律失常（特别是心房颤动）以及室性心动过速和心室颤动。

（3）影像学检查。

1）B 超了解有无泌尿系统结石,心脏彩超可发现心肌坏死。

2）怀疑急性胰腺炎时可行腹部 CT 检查。

二、鉴别诊断

需与肠吸收障碍、肾脏疾病、甲状腺功能亢进、甲状旁腺功能障碍、原发性难固酮增多症鉴别。

监测与治疗

一、监测

监测患者的基本生命体征、血钙、血磷、血镁、血钾、血糖及其他代谢指标、心电图。

二、治疗措施

1. 控制原发疾病　是防止镁盐过多丢失的根本方法。

2. 镁替代治疗　轻症及无症状的低镁血症是否需要治疗尚不明确,推荐在症状性低镁血症、潜在心脏病或癫痫病、严重的低钾血症或低钙血症、严重低镁血症<0.56 mmol/L 时进行治疗。

（1）轻症无胃肠道吸收障碍者:可用氧化镁（250～500 mg,每日 3～4 次口服）、氢氧化镁 0.2～0.3 g 每日 3～4 次口服;10% 硫酸镁 10 ml 每日 3～4 次口服。口服镁剂特别是高剂量时易发生腹泻。

（2）有口服吸收障碍的患者建议静脉补镁,一般 50% 硫酸镁 2 ml 或 25% 硫酸镁 5～10 ml 加入 5% 葡萄糖中缓慢静滴。

（3）缺镁严重而肾功能正常者可增至每日 1 mmol/kg。可为肌内注射或静滴。

低镁抽搐,给 10% 硫酸镁 0.5 ml/kg 缓慢静滴。完全补足体内缺镁需时较长,需解除症状后持续补镁 1～3 周,常给 50% 硫酸镁 5～10 ml 肌内注射,或稀释后静滴;建议心电图密切监测下执行。血镁正常后应谨慎补镁 1～2 日。

注意：静脉补镁可能因暂时的高镁血症带来不良反应，如脸红、低血压、迟缓性瘫痪。

3. 需纠正代谢紊乱　如低钾血症、低钠血症、低钙血症、低磷血症、酸中毒等。

4. 其他　阿米洛利 10～20 mg 每日 1 次口服可减少部分患者肾镁损耗，具体机制不明。

并　发　症

长期低镁血症患者易发生尿路结石，也可因其导致肌肉能量代谢严重障碍而出现横纹肌溶解，进而导致肾脏损伤。

预　后

因自限性病因导致的缺镁，低镁血症容易纠正。然而，在持续镁丢失，如 Gitelman 综合征，口服治疗很难纠正。但是，这些人倾向于适应慢性低血镁。

低镁血症的诊治流程见图 7-15-1。

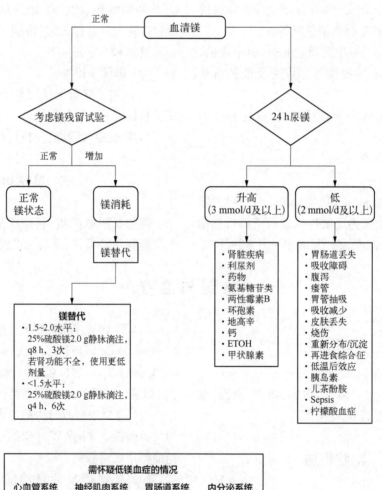

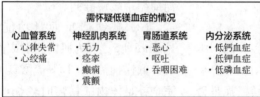

图 7-15-1　低镁血症诊治流程图

（徐远达）

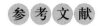 参 考 文 献

［1］ Deheinzelin D，Negri EM，Tucci MR，et al． Hypomagnesemia in critically ill cancer patients：a prospective study of predictive factors ［J］． Braz J Med Biol Res，2000，33(12)：1443－1448.
［2］ FakihM． Anti-EGFR monoclonal antibody — induced hypomagnesaemia ［J］． Lancet Oncol，2007,8(5)：366－367.
［3］ Tong GM，Rude RK． Magnesium deficiency in critical illness ［J］． J Intensive Care Med，2005,20(1)：3－17.

第八章

内分泌系统重症

第一节　糖尿病酮症酸中毒

概述与病理生理

一、定义

糖尿病酮症酸中毒(DKA)是糖尿病的一种危及生命的并发症,临床以代谢性酸中毒、酮症和高血糖为主要表现。DKA 常发生于 1 型糖尿病患者,但某些诱因诱发后 2 型糖尿病患者也可发生 DKA。

二、流行病学

1. 发病率　糖尿病患者 DKA 的发病率高达 0.46%~0.8%,甚至 20%~30% 的 1 型糖尿病患者以 DKA 为首发表现。

2. 危险因素　①胰岛素不适当减量或突然中断治疗;②新发的糖尿病;③感染;④妊娠;⑤心肌梗死;⑥休克;⑦急性胰腺炎;⑧肺栓塞;⑨严重呕吐;⑩使用激素、戊烷脒、拟交感神经兴奋药物、α 受体或 β 受体阻滞剂或利尿剂过量。

3. 糖尿病预防

(1) 糖尿病患者的健康教育。

(2) 评估糖尿病患者对治疗的依从性。

三、病理生理

胰岛素的绝对或相对不足是 DKA 发生的基础。胰岛素缺乏时,伴随着胰高血糖素等升糖激素的不适当升高(胰高血糖素、皮质醇、生长激素、儿茶酚胺类激素)。

DKA 常可导致肝脏、脂肪组织、外周组织及肾脏等组织发生一系列病理生理改变。

(1) 肝脏:胰岛素的缺乏和升糖激素水平的升高会增加肝脏的糖酵解和糖异生,促进脂肪酸氧化、酮体(乙酰乙酸、β-羟丁酸、丙酮)生成。

(2) 脂肪组织:胰岛素缺乏可导致脂肪动员和分解加速,释放更多的游离脂肪酸。

(3) 外周组织:外周组织利用葡萄糖障碍,并出现胰岛素抵抗。

(4) 肾脏:正常肾糖阈为 240 mg/dl,血糖水平过高将导致渗透性利尿,机体明显失水,严重时甚至出现休克。另外,渗透性利尿还会导致低钠血症和低钾血症。

诊断与鉴别诊断

一、诊断

1. 病史　糖尿病酮症酸中毒患者常伴有以下临床表现:①口渴、多尿、体重减轻;②意识障碍;③乏力、精神萎靡;④恶心、呕吐,或腹部疼痛不适;⑤昏迷(约 10% 的患者表现为昏迷);⑥呼吸急促。

2. 体格检查

(1) 血压下降、心率增快、体液丢失导致皮肤黏膜干燥。

(2) Kussmaul 呼吸(呼吸深快)。

(3) 呼气中有烂苹果气味(丙酮酸气味)。

（4）低体温、四肢厥冷。

3. 实验室检查　对于怀疑 DKA 的患者，应完善血糖、钠离子水平、钾离子水平、氯离子水平、肌酐、BUN、血气分析及尿酮体等检查。心电图、尿常规及培养、血培养等检查也应完善。

下列检查结果可协助 DKA 诊断：血糖（BG）＞250 mg/dl（13.8 mmol/L）；pH＜7.30（高 AG 代谢性酸中毒）；血清碳酸氢盐＜15 mmol/L；尿酮体（＋＋＋）；血清酮体阳性（β-羟丁酸和乙酰乙酸盐＞3 mmol/L）。

（1）β-羟丁酸为酮体的前体，其水平的升高可导致酸中毒。

（2）少部分剧烈呕吐或持续胰岛素治疗的 DKA 患者血糖水平可波动在正常范围，此时 β-羟丁酸则有很好的辅助诊断作用。

（3）20％～50％的 DKA 患者存在转氨酶升高，25％～40％的 DKA 伴 MI 患者还存在肌酸激酶水平升高，16％～25％的 DKA 伴急性胰腺炎患者还存在淀粉酶和脂肪酶水平升高。

（4）X 线胸片检查有助于确定诱因或伴发疾病。

二、鉴别诊断

（1）酒精性酮症酸中毒。
（2）饥饿性酮症。
（3）中毒（水杨酸盐、乙二醇、三聚乙醛、甲醛）。
（4）高渗性高血糖状态。
（5）乳酸酸中毒。

监 测 与 治 疗

一、治疗

1. 药物治疗
（1）纠正 DKA 的诱发因素。
（2）积极补液治疗。

1）30～60 min 给予 1 L 生理盐水，若存在血流动力学不稳定，则应在 30～60 min 内给予 1～2 L 生理盐水。

2）随后给予 0.45％氯化钠注射液，以 150～500 ml/h 的速度输注。

3）当血糖降至 250 mg/dl（13.8 mmol/L）时，以 100～200 ml/h 的速度补充 5％葡萄糖注射液。

4）患者酮体完全清除或可经口饮水后方可停止静脉补充 0.45％氯化钠注射液。

（3）胰岛素治疗。

1）短效胰岛素快速静脉给药，初始剂量为 0.1～0.15 U/kg。

2）随后以 0.1 U/（kg·h）的速度持续静脉泵入胰岛素。

3）每小时监测血糖水平，至血糖水平基本稳定后可每 2 h 监测 1 次。

4）血糖下降速度控制在 50～75 mg/（dl·h）。

5）若血糖下降速度＞100 mg/（dl·h），立即将胰岛素泵入速度减半。

6）若血糖下降速度＜50 mg/（dl·h），需将胰岛素泵入速度增至原来泵速的 1.5 倍。

7）当血糖水平＜250 mg/dl（13.8 mmol/L）时，开始补充 5％葡萄糖注射液，维持目标血糖在 150～200 mg/dl（8.3～11.1）mmol/L 直至阴离子间隙恢复至正常范围。

8）若患者的阴离子间隙恢复至正常范围、血清碳酸氢盐＞15 mmol/L 且患者可经口进食，则可停止静脉胰岛素治疗。

9）在停止静脉泵入胰岛素前 1 h，皮下注射短效胰岛素 1 次，或在餐前胰岛素注射后 1～2 h 再停止静脉给药。

10）为避免 DKA 复发，过渡至平时剂量的胰岛素治疗时，应继续胰岛素静脉泵入半小时。

（4）纠正低钾血症。

1）通常情况下第 24～36 h 内需补充 100～200 mmol 的钾离子。

2）若 DKA 患者钾离子＜3.3 mmol/L，静脉胰岛素治疗的同时需给予 40 mmol 的钾离子直至 K⁺＞3.3 mmol/L。

3）若血清 K⁺≥5.5 mmol/L，则无需补充钾离子，但需每 2 h 复测钾离子水平。

4）若血清 K⁺ 在 4～5.4 mmol/L，则静脉补钾 20 mmol。

5）若血清 K⁺ 在 3～3.9 mmol/L，则静脉补钾

40 mmol。

（5）二线治疗。

1）一般无需额外补充碳酸氢盐。

2）若存在下列情况：血 pH＜7、严重酸中毒导致心肌、呼吸抑制、血清碳酸氢盐浓度＜10 mmol/L、严重高钾血症，则在每补充 1 L 0.45％氯化钠注射液的同时给予 44～88 mmol/h。

3）DKA 患者若血清磷酸盐＜1 mg/dl，则需补充磷酸盐，每 24 h 可补充磷酸钾 30～60 mmol；补充磷酸盐可能的并发症包括低钙血症、低镁血症和软组织钙化。

2. 其他治疗

（1）一般其他治疗。

1）存在感染时需给予广谱抗生素。

2）低分子肝素或普通肝素预防 DVT。

（2）住院患者的治疗。

1）存在血流动力学不稳定时需积极补液扩容。

2）需收住入院治疗的标准：血流动力学不稳定、严重腹胀、缺乏气道自洁能力、门急诊无法静脉给予胰岛素治疗、门急诊无法完善血糖监测、其他实验室

检查。

3）若患者大量液体丢失，则补液量可能达到5～8 L。

4）对于住院患者，需密切监测生命体征变化，治疗期间每 1～2 h 监测血糖；根据治疗效果，及时复查电解质、血 pH 水平。

5）患者出院指征：血流动力学稳定，电解质紊乱已纠正，可经口进食。

二、健康护理要点

1. 按时复诊。

2. 患者评估

（1）定期检查 HbA_1c、眼底、下肢血管。

（2）评估患者依从性。

（3）关注患者的情绪、饮食习惯。

3. 糖尿病饮食。

4. 患者教育　加强患者对糖尿病的认识，并强化控制饮食、加强锻炼、药物治疗的重要性。

预　后

DKA 的病死率达 2％～5％，其病死率与年龄、DKA 的严重程度和其他伴随疾病相关。

并 发 症

（1）脑水肿。

（2）ARDS。

（3）霉菌病。

（4）急性胃扩张。

（5）高氯型代谢性酸中毒。

（6）横纹肌溶解，伴或不伴有恶性高热。

（7）静脉血栓。

（8）吸入性肺炎。

（9）低血糖。

（10）电解质紊乱（低钾血症、低磷血症）。

（11）液体过负荷。

小 结

（1）DKA 典型表现包括高血糖、酮症和代谢性酸中毒。

（2）DKA 主要由胰岛素绝对或相对不足、胰高血糖素增加导致。

（3）补液、纠正电解质紊乱和胰岛素降糖治疗为DKA 的重要治疗手段。

（4）预后不佳，需加强对糖尿病患者的教育。

糖尿病酮症酸中毒的诊治流程见图 8-1-1。

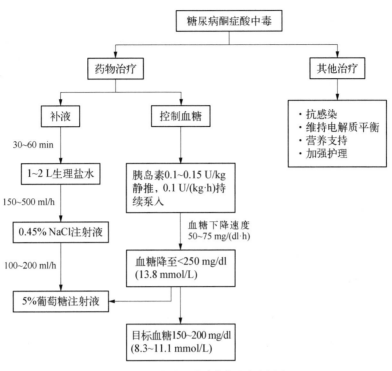

图 8-1-1　糖尿病酮症酸中毒诊治流程图

（李　卿）

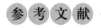

［1］邱海波,郭凤梅,杨毅.ICU 主治医师手册［M］.第 2 版.南京:江苏科学技术出版社,2013.
［2］Dhatariya KK, Vellanki P. Treatment of diabetic ketoacidosis（DKA）/hyperglycemic hyperosmolar state（HHS）: novel advances in the management of hyperglycemic crises（UK Versus USA）［J］. Curr Diab Rep, 2017,17(5):33.
［3］Lenahan CM, Holloway B. Differentiating between DKA and HHS［J］. J Emerg Nurs, 2015,41(3):101-207.

第二节　非酮症性高渗性高血糖昏迷

概述与病理生理

一、定义

非酮症性高渗性高血糖昏迷（HONK）是 2 型糖尿病的一种严重并发症,临床以严重高血糖而无明显酮症酸中毒、血浆渗透压显著升高、失水和意识障碍为特征。HONK 多见于老年糖尿病患者,预后不良。

HONK 典型特征:①血糖≥600 mg/dl(33.3 mmol/L);②血清晶体渗透压＞320 mg/kg;③血清尿素/肌酐值升高、机体脱水;④酮体水平多在正常范围;⑤血清碳酸氢盐＞15 mmol/L;⑥意识状态改变。

二、流行病学

1. 发病率　HONK 的发病率达 1/1 000,尽管其发病率低于糖尿病酮症酸中毒,但病死率高达 11%。60～70 岁的糖尿病患者多发,且女性患者多于男性患者。

2. 危险因素　①年龄;②痴呆;③胰岛素相对不足;④未被诊断的 DM;⑤药物治疗效果不佳的 DM;⑥感染(尿路、蜂窝织炎等);⑦任何原因导致的血容量不足;⑧胰腺炎;⑨心肌损伤;⑩肺栓塞;⑪脑血管意外;⑫库欣综合征;⑬消化道出血;⑭近期可卡因使用史;⑮横纹肌溶解;⑯肢端肥大症;⑰药物暴露史,利尿剂、β受体阻滞剂、抗精神病药、酒精、肠外营养、激素、免疫抑制剂;⑱神经外科、冠状动脉搭桥术后。

3. 高危人群
(1) 存在 DM 家族史的患者。
(2) 生活不能自理的患者。
(3) 胰岛素治疗糖尿病、病情稍加重生活即不能自理的患者。

三、病理生理

(1) 胰岛素不足,但程度较轻,足以抑制脂肪分解和酮体生成。
(2) 升糖激素分泌增加,但增加程度较 DKA 轻。
(3) 血糖不能进入胰岛素敏感的肝脏、肌肉、脂肪细胞。
(4) 高血糖可导致肾脏浓缩功能下降、水分丢失增加。
(5) 细胞脱水。

诊断与鉴别诊断

一、诊断

1. 病史　起病隐匿,一般从开始发病到出现意识障碍需 1～2 周,偶尔急性起病。初始常表现为反应迟钝、表情淡漠、口渴、多饮、多尿。

2. 体格检查
(1) 主要为机体脱水的表现,包括心动过速、低血压、皮肤弹性差及黏膜干燥。
(2) 贫血,体温正常常提示可能存在感染。
(3) 合并酸中毒时常有呼吸频率增快。
(4) 血浆晶体渗透压＞330 mOsm/kg 常伴随淡漠、注意力不集中等精神状态改变。

3. 实验室检查
(1) 高血糖。
(2) 血浆晶体渗透压＞320 mOsm/kg。
(3) 轻度酸中毒(一般 pH＞7.3),若 pH＜7.3,则需明确是否存在其他原因导致的酸中毒。
(4) 血常规中白细胞计数＞25 000/μl,则提示可能存在感染。

(5) HONK 代谢性酸中毒时常合并高钠血症,而胰岛素抵抗和高钾血症常可导致钾离子水平升高,但由于 HONK 同时存在使血钠及血钾升高和降低的多种病理生理改变,因此血钠和血钾高低不一。
(6) 阴离子间隙常≤12 mmol/L。
(7) BUN 和肌酐水平常升高。
(8) 横纹肌溶解和心肌损伤常可导致肌酸激酶水平升高。
(9) 考虑存在感染时,需留取血培养、尿培养。
(10) 尿常规检查常提示尿糖阳性、白细胞阳性,但酮体常阴性。
(11) 容量不足、横纹肌溶解时可导致急性肾损伤。
(12) 每 4 h 监测酸碱情况和电解质情况。
每 4～6 h 监测酸碱情况和电解质水平,并完善 HbA_1c 水平。
(13) 影像学检查:X 线胸片检查可明确是否存在肺炎;头颅 CT 检查明确是否存在其他导致神经系统变化的病变。

二、鉴别诊断

（1）DKA。

（2）饥饿性酸中毒。

（3）尿毒症性酸中毒。

（4）误服甲醇或乙烯。

（5）痴呆。

（6）脑膜炎/脑炎。

（7）酒精性酸中毒。

（8）乳酸酸中毒。

（9）横纹肌溶解。

（10）误服异丙醇。

（11）药物过量（水杨酸盐）。

监 测 与 治 疗

一、治疗措施

1. 药物治疗

（1）一线治疗。

1）若患者存在昏迷，则应立即开放气道和静脉通道，并积极补液。

2）HONK 患者均有严重失水（病情严重的患者液体丢失量可达 10 L 甚至更多）。

初始补充等渗溶液，第 1 h 内补充 1～2 L[15～20 ml/(kg·h)]，存在脑水肿或心功能不全的患者减慢补液速度。

随后继续按照 200～500 ml/h 的速度补充 0.45% 氯化钠溶液，但若钠离子水平下降明显，则继续补充等渗溶液。

若血糖水平降至 200 mg/dl (11.1 mmol/L)，则开始补充葡萄糖注射液。

（2）二线治疗。

1）充分的液体复苏后需静脉使用胰岛素降糖治疗，胰岛素的负荷剂量为 0.15 U/kg，维持剂量为 0.1 U/(kg·h)。

血糖的下降速度控制在每小时 50～70 mg/dl (2.7～3.8 mmol/L)，可根据血糖下降速度调整胰岛素剂量。

2）若钾离子水平<3.3 mmol/L，则补液的同时补钾，钾离子在正常范围后再继续给予胰岛素治疗；

若钾离子水平>5.0 mmol/L，持续胰岛素静脉泵入并每 2 h 复测钾离子水平；若钾离子水平在 3.3～5.0 mmol/L，每 1 L 液体补充 20～30 mmol 钾离子以维持钾离子水平在 4.0～5.0 mmol/L。

2. 其他治疗

（1）维持其他电解质稳定，尤其保证磷<1.0 mg/dl。

（2）当血糖水平<300 mg/dl (16.7 mmol/L) 且血浆渗透压降至正常时，胰岛素泵入速度应减慢。

（3）存在感染时给予广谱抗生素。

（4）筛查是否存在心肌梗死、横纹肌溶解等诱发因素。

所有 HONK 患者均应收住入院治疗，病情严重患者应收住 ICU 抢救。加强对 HONK 患者的护理，监测其生命体征变化。

当患者电解质紊乱已纠正、神志状态改善后，可考虑转出 ICU。

二、健康护理要点

（1）按时复诊。

（2）加强糖尿病患者的看护。

（3）每 3 个月复查 HbA$_1$c。

（4）患者教育。加强患者对糖尿病的认识，并强化控制饮食、加强锻炼、药物治疗的重要性。

预 后

早期诊断和治疗可改善预后，但发病后迅速出现肾功能损害、多器官功能损伤的患者预后不佳。

并 发 症

(1)心肌梗死。

(2) DIC。

(3)脑水肿。

(4)吸入性肺炎/肺炎。

(5)多器官功能衰竭。

(6)肠系膜缺血。

(7)横纹肌溶解。

(8)呼吸衰竭。

(9)静脉血栓形成。

小 结

(1) HONK 病死率高,临床上需警惕其的发生可能。

(2)高血糖而酮体阴性时需考虑 HONK。

(3)血浆晶体渗透压>330 mOsm/kg 提示预后不佳。

(4)充分的液体复苏是治疗的关键。

(5)初始液体复苏后即需给予胰岛素持续静脉泵入治疗。

(6)密切监测电解质水平。

(7)糖尿病患者每 3 个月复查 HbA_1c。

非酮症性高渗性高血糖昏迷的诊治流程见图 8-2-1。

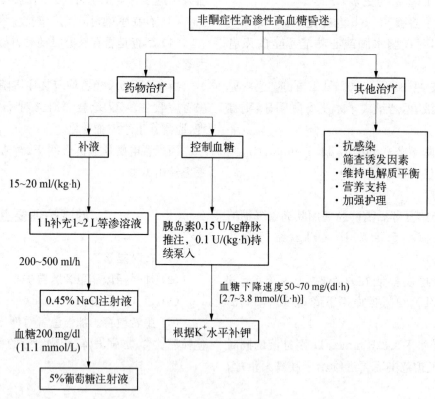

图 8-2-1 非酮症性高渗性高血糖昏迷诊治流程图

(李 卿)

参 考 文 献

[1] 葛均波,徐永健.内科学[M].第7版,北京:人民卫生出版社.
[2] Waldhäusl W, Kleinberger G, Bratusch-Marrain P. Pathophysiology and therapy of diabetic ketoacidosis and of non-ketoacidotic hyperosmolar diabetic coma [J]. Wien Klin Wochenschr, 1984,96(9):309-319.

第三节 甲状腺功能减退危象

概述与病理生理

一、定义

甲状腺功能减退危象是一种严重的代谢失调状态,是甲状腺功能减退未能及时诊治,病情处于恶化阶段的最严重形式。常常因低体温状态、血流动力学不稳定及情绪低落而导致昏迷。

二、流行病学

1. 发病率 甲状腺功能减退危象较罕见,通常发生于老年人,冬季多发。

临床甲状腺功能减退的普通人群发病率为0.3%,而在大于65岁人群中发病率达到1.7%,其中女性发病率明显多于男性(男性:女性为1:8)。

2. 发病诱因 甲状腺功能减退危象有多种发病诱因,包括低体温、神经病学事件、脑血管事件、充血性心力衰竭等心功能不全、药物因素(如麻醉剂、镇静剂、催眠药、胺碘酮、碳酸锂等)、低氧血症、代谢紊乱(低血糖、低钠血症、高碳酸血症、酸中毒、高钙血症等)、尿路感染、创伤、胃肠道出血、甲状腺药物替代未遵医嘱治疗等。

不同的诱发因素决定了患者的临床特点,也同样影响患者的治疗方案,不可忽视。

三、病理生理

甲状腺功能减退可原发于甲状腺功能不全,也可继发于脑垂体功能衰竭。原发性甲状腺功能减退较多见,它是由于原发性甲状腺腺体功能缺陷导致的激素合成减少所致。碘缺乏是原发性甲状腺功能减退最常见的病因,其他病因还包括:①桥本甲状腺炎(慢性免疫)伴或不伴甲状腺肿大,伴有细胞介导的腺体损伤及腺体抗体损伤、碘过量可引起短暂的甲状腺功能减退;②注射碘剂或胺碘酮的Wolff-Chaikoff碘阻滞效应;③放射性碘治疗或辐射后的青春期甲状腺功能减退;④甲状腺部分或全切除术后甲状腺功能减退;⑤药物因素甲状腺功能减退(如胺碘酮、锂剂、乙硫异酰胺等);⑥渗透性疾病如板样甲状腺炎、肉瘤病、血色素沉着病、白血病及硬皮病等;⑦结核分枝杆菌、卡氏肺孢子虫等感染性疾病。

中枢性甲状腺减退的病因包括脑垂体或下丘脑功能减低或缺失分别导致TSH及TRH的减少、继发于脑垂体疾病(如肿瘤、出血、坏死、渗透性紊乱及脑垂体卒中等);下丘脑性疾病导致的甲状腺功能减退是中枢性甲状腺减退的第三大病因。

甲状腺功能减退危象的病理生理机制复杂,至今尚未完全阐明。可能的机制有:①体温调节功能障碍导致体温过度降低不能自行恢复正常,尸检可发现丘脑有黏液性水肿和沉淀物;②二氧化碳潴留,甲状腺功能减退导致呼吸频率慢而弱,二氧化碳分压增高导致昏迷;③脑组织酶系统功能障碍,甲状腺素缺乏可导致脑组织多种酶系统活性下降,脑功能障碍,患者开始表现为反应迟钝,进而可发展为昏迷;④糖代谢障碍,甲状腺功能减退可影响糖原储存能力和组织细胞对葡萄糖的利用,引起能量代谢障碍;⑤低血钠和水中毒,甲状腺功能减退患者可出现钠的慢性丧失及稀释性低钠血症,可能伴有抗利尿激素分泌增多,低血钠和水中毒可导致脑功能障碍甚至昏迷。

诊断与鉴别诊断

一、诊断

1. 临床表现　甲状腺受体广泛分布于人体绝大多数器官系统,因此甲状腺素缺乏会导致多器官的功能受损。其主要机制是代谢减少以及蛋白质基质黏多糖在不同组织沉积。各个器官功能受累时的临床表现如下。

(1) 中枢神经系统:认知功能减退,肌腱反射松弛阶段的延迟,嗜睡,活动减少及昏迷;亦可出现癫痫发作。

(2) 代谢紊乱:低体温、低钠血症、低血糖。

(3) 呼吸系统:呼吸驱动减低以及重症患者的肌肉功能减低可导致通气障碍。胸腔积液可导致肺膨胀受限,而水肿性巨舌可阻塞气道和加重潜在的睡眠呼吸暂停,因此临床常常表现为低氧、高碳酸血症,甚至二氧化碳麻醉。

(4) 心血管系统:心动过缓,舒张期高血压,脉压降低,心包积液伴或不伴心包摩擦;重症患者可出现心脏扩大、QT 间期延长、扩张型心肌病、低血压等表现。

(5) 胃肠道系统:糖异生作用减少,便秘,胃肠道运动减低,胃弛缓,恶心,粪便嵌塞。重症患者可出现肠梗阻及巨结肠。

(6) 肾脏:肌酐清除率减少,自由水清除率减少,重症患者可出现急性肾衰竭。

(7) 内分泌系统:抗利尿激素过量释放导致水潴留。部分患者合并肾上腺功能不全,尤以中枢性甲状腺功能减退患者更常见。

(8) 皮肤系统:毛发粗糙,皮肤干燥,非凹陷性水肿,巨舌。

2. 实验室检查

(1) 初步实验室检查:常规的初步实验室检查通常是异常的,但较少具有确诊价值。一般检查可发现以下特点。

1) 轻度贫血:正细胞正色素性。

2) 低钠血症、低血糖、低氯血症、血肌酐升高。

3) 血浆抗利尿激素水平升高。

4) 肌酐、磷酸激酶及乳酸脱氢酶升高。

5) 血浆胆固醇升高。

6) 动脉血气分析可出现呼吸性酸中毒及低氧血症。

(2) 确诊实验:甲状腺功能试验检查,如 TSH 升高,且 T_3、T_4 减低具有诊断意义。中枢性甲状腺功能减退患者 TSH 可正常或轻度增高,推荐 4～6 周后重复甲状腺功能试验。应用血管加压素(多巴胺)及类固醇也可能引起 TSH 正常及低 T_4 的表现,临床需注意排除。

3. 影像学检查　放射性检查可用于排除其他导致或加重本病进程的疾病。

4. 临床诊断

(1) 临床诊断:符合临床表现、病史及体格检查者应疑为该诊断,若高度相似,可不进行确诊试验,直接进行治疗。

(2) 诊断程序:不需要特殊的诊断程序,但建立中心静脉通路、机械通气、建立动脉通路以进行血流动力学监测是必要的支持治疗。

二、鉴别诊断

需与不同病因所致脑病、感染性休克、低体温症、淀粉样蛋白病等进行鉴别。

监 测 与 治 疗

一、治疗措施

1. 药物治疗　甲状腺素激素替代治疗可改善生存率。

（1）T_3 是具有活性的甲状腺素。

（2）T_4 在外周组织通过脱碘酶转化为 T_3，严重甲状腺功能减退患者该酶活性可被抑制。

（3）若应用 T_4 治疗，静脉注射的推荐负荷剂量为 $250\sim500\ \mu g$，维持剂量为 $50\sim100\ \mu g$，静脉注射治疗直到患者可口服药物。

（4）T_3 可单独亦可与 T_4 同时使用，其常用剂量为第一个 24 h 内 10 μg q8 h 或持续至患者可口服药物。

（5）治疗过程中需警惕心脏并发症及潜在冠状动脉疾病的出现，尤其是使用 T_3 治疗患者更容易发生。

2. 支持治疗

（1）低血压：必要时可应用液体治疗或血管加压药，使用血管加压药时需警惕心律失常。

（2）常需应用机械通气治疗高碳酸血症或低氧血症。

（3）采取血培养、X 线胸片等方法检查隐性的感染。

（4）应用氢化可的松 100 mg q8 h 直至肾上腺功能不全得到改善或可排除。

（5）积极纠正电解质紊乱。

（6）低体温应采取被动复温治疗，主动复温产生的血管舒张作用可加重低血压。

3. 手术/其他治疗　若有需要必须进行紧急手术时，补充甲状腺素及氢化可的松治疗应同时持续进行。

4. 住院患者注意事项

（1）首先是稳定病情治疗。

1）应包括基本的 ABC 评估。

2）患者可表现为呼吸衰竭、低血压、低体温，应采取支持治疗。

3）进一步的稳定治疗包括纠正血容量不足及任何主要的电解质紊乱。

4）高钙血症、低氧血症或无法保护气道的患者应早期气管插管。

（2）收入 ICU 标准：住院患者如可疑严重甲状腺功能减退或黏液性水肿性昏迷者均应收入 ICU 实施治疗。

（3）液体治疗。

1）低血压及低灌注时需要有效液体复苏及血管加压药应用。

2）老年患者治疗过程尤其需要密切监测心律失常及心肌缺血的体征。

二、随访及远期治疗

1. 随访建议

（1）4～6 周后复查甲状腺功能是必要的。

（2）注意监测血浆胆固醇水平，通常 3～6 个月后恢复到正常水平。

（3）查明并治愈导致甲状腺功能减退的诱因。

2. 健康教育

（1）患者及其家属应意识到治疗依从性的重要性。

（2）绝大部分患者需要终身治疗。

（3）警惕疾病症状：甲状腺毒症或感染的体征。

预　　后

（1）若发现及时，预后较好。在黏液水肿性昏迷阶段，死亡率通常 >20%。

（2）APACHE Ⅱ 评分较高，Glasgow 昏迷程度较高，伴有心血管疾病的患者预后不良。

（3）老年人、潜在心血管疾病、意识减弱者提示预后不良。

并 发 症

（1）充血性心力衰竭。

（2）呼吸衰竭。

（3）肠梗阻。

（4）低钠血症。

（5）低体温。

（6）感染和脓毒症。

（7）肾上腺功能不全。

（8）凝血功能障碍。

（9）对药物、镇静剂、麻醉剂敏感性增强。

（10）多器官功能衰竭。

甲状腺功能减退危象的诊治流程见图 8-3-1。

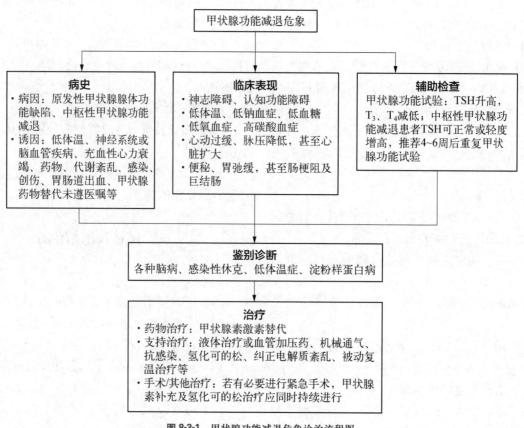

图 8-3-1　甲状腺功能减退危象诊治流程图

（张丽娜）

第四节 甲状腺危象

概述与病理生理

一、定义

甲状腺危象又称甲亢危象,是因外伤、感染、精神刺激、突然停服抗甲状腺药物及^{131}I治疗等因素诱发,导致严重甲状腺功能亢进和机体代偿机制衰竭,以高热、大汗、意识障碍、心律失常、严重呕吐及腹泻等为特征的综合征。

二、流行病学

1. 发病率

(1) 甲状腺危象比较罕见,在因甲亢入院的患者中发病率<10%。

(2) 一旦发生,病死率高达20%以上。

(3) 白色人种和西班牙人的发病率相对于黑色人种偏高。

2. 危险因素

(1) 全身性因素:感染、非甲状腺的创伤、手术应激、精神创伤、分娩、心肌梗死或其他内科急症等。

(2) 甲状腺特异性因素:^{131}I治疗、服用含有高剂量碘的化合物(如含碘照影剂)、停用抗甲状腺药物治疗、甲状腺损伤、使用胺碘酮等。

三、病理生理

1. 甲状腺激素的生成 下丘脑产生促甲状腺激素释放激素(TRH),刺激垂体前叶分泌促甲状腺激素(TSH),进而刺激甲状腺释放甲状腺激素;甲状腺释放的甲状腺激素(T_4,又称四碘甲腺原氨酸)在肝脏、肾脏通过初步的脱碘作用转化为具有生物活性的三碘甲腺原氨酸(T_3);仅少量T_3直接由甲状腺产生;甲状腺激素通常受循环游离激素的负反馈调控,当T_3/T_4增加时血浆促甲状腺激素常无法检测到。

2. 甲状腺危象时血中游离甲状腺激素增加 甲状腺激素急性释放可导致循环中激素水平迅速增高;感染、甲状腺以外手术等应激状态下,血中甲状腺激素结合球蛋白和甲状腺激素结合前白蛋白浓度下降,与其结合的甲状腺激素解离,血中游离甲状腺激素水平增高。

3. 甲状腺危象时组织对甲状腺激素的敏感性增强及机体对甲状腺激素的耐量减低。

4. 血中游离甲状腺激素增加的效应 刺激心脏和神经系统的儿茶酚胺激素受体数目增加,儿茶酚胺作用增强,导致患者出现心动过速、心律失常;可使迷走神经张力增加,胃排空和肠蠕动速度加快,小肠吸收功能不良,从而导致顽固性腹泻;还可直接或通过增加儿茶酚胺使脂肪分解加速,由于大量ATP消耗,将脂肪分解产生脂酸再脂化,在此过程中氧耗增加,并产生大量热量,导致高热。

诊断与鉴别诊断

1. 病史与临床表现

(1) 有甲状腺疾病病史或碘剂摄入史(包括胺碘酮)。

(2) 有神经精神症状:焦虑、意识模糊、精神错乱,甚至昏迷。精神状态的改变是建立诊断的关键。

(3) 胃肠道症状:小肠运动增加导致频繁排便或腹泻。

(4) 心血管症状:心悸、胸痛、呼吸困难。

(5) 全身症状:脂肪分解增加,导致体重减轻。

(6) 生殖系统症状:月经减少、性欲减退。

(7) 眼科症状:复视、眼部刺激症状等。

2. 体格检查

(1) 主要特征包括精神状态和神志的改变、发热及与发热程度不成比例的心动过速。

(2) Graves 病的皮肤红斑表现(面部、颈部红斑样改变,触之褪色)、弥漫性甲状腺肿、眼征、肌病、老年患者的淡漠状态。

(3) 皮肤温暖潮湿,脉压增宽,存在休克。

(4) 可用于确诊的甲状腺危象评分系统。

1) 体温(37.2~40.0 ℃):5~30 分。

2) 中枢神经系统反应(躁动—昏迷):10~30 分。

3) 胃肠道功能紊乱(腹泻—黄疸):10~20 分。

4) 心动过速(99~140 次/分):5~25 分。

5) 充血性心力衰竭(踝关节水肿、心房颤动):5~10 分。

6) 病史(否—是):5~10 分。

总分>45 分,高度提示诊断;总分在 25~44 分,支持诊断;总分<25 分,不支持该诊断。

3. 诊断试验与注意事项

(1) 初步实验室检查。

1) 实验室检查结果回报之前需启动治疗,因此常具有不确定性。

2) 实验室检查结果升高程度与甲状腺危象的出现相关性很小。

3) 甲状腺危象的游离 T_4 和 T_3 升高与甲状腺功能亢进没有显著差别,常伴有促甲状腺激素降低($<0.05~\mu U/ml$)。

4) 由于内源性皮质醇代谢加速及储存减少,肾上腺皮质功能会受到影响。

5) 可表现为白细胞增多、转氨酶增加、高血糖、高钙血症。甲状腺功能亢进性周期性麻痹(TPP)可见低血钾。

(2) 影像学。

1) X 线胸片:可确定肺水肿或继发肺部感染。

2) 心电图:窦性心动过速最常见,也可见心房颤动,罕见完全性心脏阻滞。

3) 甲状腺核素扫描:Graves 病患者弥散性摄取,毒性结节性甲状腺炎局部性摄取。

治 疗

一、一线药物治疗

(1) 治疗的主要目的在于减少激素合成,阻断其释放以及阻止外周的 T_4 转化为 T_3。

(2) 丙硫氧嘧啶(PTU):可阻止酪氨酸碘化,并抑制外周 T_4 转化为 T_3,应作为首选药物。

成人:600~1 200 mg 负荷剂量,后续 200~250 mg,口服,q4~6 h;儿童:6~10 岁,50~150 mg/d,口服;>10 岁,150~300 mg/d,口服;尚不建议<6 岁儿童使用;治疗效果可即刻出现,但治疗疗程通常需 4~12 周。

(3) 甲巯咪唑:亦可抑制甲状腺激素的合成,半衰期更长,可避免频繁用药;成人起始剂量为 20~25 mg 口服 q6 h。

(4) 碘造影剂:在最初使用的 1~3 周可抑制甲状腺激素合成及外周 T_4 向 T_3 转化;应在丙硫氧嘧啶应用后 1 h 后使用;第一个 24 h 内 1 g 口服 q8 h,随后 500 mg 口服 q12 h。

(5) 碘剂:阻断甲状腺释放 T_3、T_4;饱和碘化钾溶液:成人/儿童:5 g 口服 q6 h。

(6) 合并肾上腺功能亢进症状可应用 β 受体阻

滞剂:普萘洛尔(心得安)可减少外周 T_4 向 T_3 转化,因此为首选药;改善由于甲状腺毒性心动过速或心肌抑制导致的心力衰竭;成人:60～80 mg 口服 4 h 或80～120 mg 口服 q6 h。

二、二线治疗药物

糖皮质激素:出现低血压或怀疑潜在的肾上腺功能不全时应用;大剂量氢化可的松或地塞米松亦可抑制激素合成及外周 T_4 向 T_3 转化;成人:氢化可的松 200～300 mg/d 或地塞米松 2 mg 口服/静脉q6 h。

三、其他治疗

1. 一般措施　严格检查及治疗任何隐性的感染;提供支持治疗,积极补液;使用对乙酰氨基酚治疗发热。

2. 可选的补充治疗

(1) 碳酸锂:用于硫代酰胺或碘剂治疗禁忌者,亦可阻断甲状腺激素的释放及合成。成人:300 mg 口服 q8 h,定期监测使其维持在 0.6～1.0 mmol/L 水平。

(2) 高氯酸钾:与硫代酰胺联合用于Ⅱ型胺碘酮诱发的甲状腺毒性作用,抑制甲状腺摄碘。成人 1 g 口服 q24 h。

(3) 考来烯酸(消胆胺):与硫代酰胺联合使用,减少肝肠循环中甲状腺激素的再摄取。成人 4 g 口服 q6 h。

(4) 难治性甲状腺危象患者可使用血液净化,活性炭血液灌注法及血浆置换迅速降低甲状腺激素水平。

四、住院患者治疗的注意事项

(1) 初始需要稳定患者病情:启动 ABC 评估,严重精神状态改变时应加强心电监护和气管插管。

(2) 甲状腺危象是紧急的医疗事件,患者应收入ICU 治疗。

(3) 需积极液体复苏,晶体液量达到 3～5 L/d。

预　　后

未予治疗者常常死亡,早期发现可大大改善预后。治疗后患者死亡率接近 30%,常与潜在疾病有关。

甲状腺危象的诊治流程见图 8-4-1。

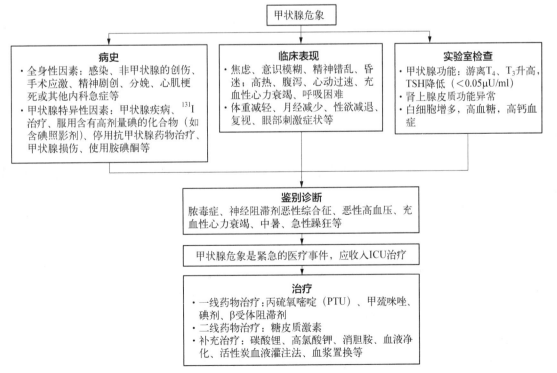

图 8-4-1　甲状腺危象诊治流程图

(张丽娜)

第五节 垂 体 危 象

概述与病理生理

一、定义

腺垂体功能减退症的患者,在感染、呕吐、腹泻、脱水、寒冷、饥饿、创伤、应用安眠药或麻醉剂、终止激素替代治疗等情况下,出现高热($>40\,℃$)、低温($<30\,℃$)、低血糖、循环衰竭、水中毒、谵妄、昏迷等表现。

二、病因

(1) 垂体、下丘脑附近肿瘤:垂体瘤、颅咽管瘤、脑膜瘤、下丘脑或视交叉附近的胶质瘤等。

(2) 垂体缺血性坏死:产后大出血、糖尿病血管病变、动脉粥样硬化等。

(3) 垂体手术、创伤或放射性损伤。

(4) 各种颅内感染或炎症引起垂体破坏。

(5) 空泡蝶鞍。

三、病理生理

腺垂体分泌的激素包括促甲状腺素、促肾上腺皮质激素、黄体生成激素、卵泡刺激素、泌乳素、生长激素、促黑激素、促脂解素、内啡肽等。这些激素进入血液循环,被输送到诸如甲状腺、肾上腺皮质、性腺等外周内分泌腺体,以及乳腺、骨骼、肌肉等器官,刺激相应靶腺分泌特异性激素,并调节相应器官的功能。多种病因造成腺垂体垂体激素分泌不足,导致下游腺体(主要为性腺、甲状腺及肾上腺皮质)功能低下。

临 床 表 现

可以是单纯肾上腺皮质激素缺乏或甲状腺激素缺乏,也可两者同时出现。主要表现为胃肠道、心血管以及中枢神经系统的多系统症状。腺垂体功能减退发病一般较为隐匿,也可在垂体缺血坏死后短时间内发生,在诱发因素作用下数小时至数日内发生垂体危象。

1. 呼吸系统 严重甲状腺激素缺乏的患者因舌体肥大、咽喉部及胸腹壁黏液性水肿、胸腔积液等原因,可出现阻塞性和(或)限制性通气障碍,出现呼吸困难、发绀、意识障碍。

2. 循环系统 重度肾上腺皮质激素缺乏,可使钠大量丢失,出现严重低钠血症,水分向细胞内转移,造成血容量降低,表现为脉搏细弱、皮肤干冷、心率过快或过缓、血压过低,甚至休克。

3. 消化系统 肾上腺皮质激素缺乏可以导致胃酸分泌减少、吸收不良及电解质紊乱,可在原有的厌食、腹胀、腹泻的基础上,发展为恶心、呕吐,甚至不能进食。甲状腺激素缺乏可加重上述症状。

4. 精神神经系统 患者因低钠血症、低血糖、CO_2潴留、高热或低体温出现精神萎靡、烦躁不安、嗜睡、昏迷或谵妄。一般剂量的镇静剂和麻醉药即可使患者陷入长时期的昏睡甚至昏迷。

5. 体温异常 单纯肾上腺皮质激素缺乏的患者因感染可表现为高热,合并甲状腺激素缺乏的患者表现为低体温。

6. 低血糖 可表现为无力、出汗、视物不清、意识模糊,甚至昏迷。

诊断与鉴别诊断

一、诊断

1. 病史

（1）存在腺垂体功能减退病史或存在导致腺垂体功能减退的基础疾病。

（2）存在感染、呕吐、腹泻、脱水、寒冷、饥饿、创伤、应用安眠药或麻醉剂、终止激素替代治疗等诱因。

（3）出现高热（>40 ℃）、低温（<30 ℃）、低血糖、循环衰竭、水中毒、谵妄、昏迷等表现。

2. 体格检查

（1）生命体征：体温、呼吸、心率、血压、指脉氧、神志。

（2）慢性腺垂体功能减退的表现：精神萎靡，反应迟钝，皮肤干燥，阴毛和腋毛脱落，眉毛稀疏，贫血貌，唇舌厚大，声音嘶哑，黏液性水肿。

（3）垂体危象表现：高热（>40 ℃），低体温，休克，严重水肿，谵妄，昏迷。

3. 辅助检查

（1）血常规：合并甲状腺功能减退的患者可出现贫血，合并感染患者白细胞总数和中性粒细胞数明显升高。

（2）生化：严重的低钠血症最为常见，血钠通常低于 120 mmol/L，可出现高钾血症或低钾血症，血糖降低。

（3）激素测定：血促肾上腺皮质激素、血皮质醇、促甲状腺激素、T_3、T_4、游离 T_3、游离 T_4、促卵泡激素、促黄体生成素、雌二醇、睾酮以及 24 h 尿游离皮质醇均降低。

（4）影像学检查：磁共振成像薄层扫描为首选，对于鞍区结构异常的阳性检出率最高。根据病因不同，可表现为下丘脑及垂体的占位病变、弥漫性病变、囊性变或空泡蝶鞍。无条件或不能够做 MR 检查的患者可以选择鞍区 CT 增强扫描，与 MRI 相比，其阳性检出率不高，但对于有鞍底骨质破坏的或垂体卒中急性期的患者，CT 比 MRI 有价值。

二、鉴别诊断

1. 低血糖　降糖药物的不合理使用是低血糖最常见的原因，B 超或 CT 检查可以排除胰岛素瘤以及肝脏肿瘤。

2. 精神疾病　癔症、精神分裂症等精神病患者通常无机体内环境的异常（低血糖、低钠血症）。

3. 休克　常常有明确的细菌感染、过敏性、梗阻性或心源性因素，补液和使用血管加压药，血压容易上升。

4. 低钠血症　需排除心力衰竭、肝硬化、肾衰竭造成的稀释性低钠以及抗利尿激素不适当综合征、脑耗盐综合征等疾病。

监测与治疗

一、监测

（1）监测体温、心率、血压、呼吸频率与节律、指脉氧、神志、尿量、CVP。

（2）生化监测：血糖、电解质、血气、甲状腺激素、皮质醇。

二、治疗措施

1. 纠正低血糖　先静脉注射 50% 葡萄糖 40～60 ml，继以 5% 葡萄糖盐溶液持续静滴，液体中加入氢化可的松，每日 200～300 mg。

2. 纠正低钠血症　在补充肾上腺皮质激素的基础上，补充氯化钠，每小时血钠升高<0.5 mmol/L，>125 mmol/L 时不补钠，以防止脑桥中央髓鞘溶解症。

3. 处理低温　使用电热毯、输注 37 ℃液体使体温逐渐回升至 35 ℃以上，并在补充肾上腺皮质激素的基础上，给予小剂量甲状腺激素（优甲乐12.5 μg/d），意识不清患者需经胃管给予甲状腺素。

4. 循环衰竭的处理　在监测 CVP 和尿量的基

础上,补充5％葡萄糖盐溶液。因糖皮质激素是去甲肾上腺素发挥收缩血管作用的必要条件,对于此类休克患者应在常规静脉补充糖皮质激素的前提下,使用缩血管药物。

5. 合并感染的处理 积极抗感染治疗,高热患者用物理降温,慎用解热镇痛药。

6. 合并尿崩症的处理 经胃管给予去氨加压素

(弥凝)100 μg,q8 h,服药期间应当密切关注患者的尿量,也可暂时给予垂体后叶素 1～2 U/h 泵入。

7. 合并垂体卒中的处理 给予大剂量糖皮质激素和止血剂,颅内压增高的患者给予甘露醇,严重颅内压增高、视力减退、昏迷、病情进行性恶化者,应手术减压。

预　后

病死率约为 9.5％,12.5％的垂体危象患者合并脑桥中央髓鞘溶解症,发生此并发症后病死率显著增高。

垂体危象的诊治流程见图 8-5-1。

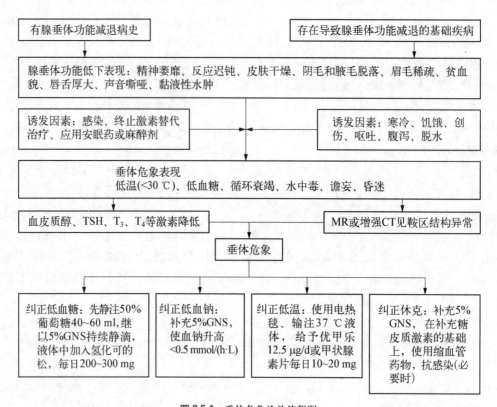

图 8-5-1　垂体危象诊治流程图

(徐昌盛)

[1] 张莹,余琳,陈慧.产后大出血致产妇急性垂体危象 4 例[J].中华围产医学杂志,2013,16(3):179-181.
[2] 牛光清.垂体危象 21 例临床诊治分析[J].职业与健康,2007,23(21):1002-2003.
[3] 胡新艳,吕述军,李云,等.垂体危象并发脑桥中央髓鞘溶解 7 例临床分析[J].南京医科大学学报,2004,24(2):188.

第六节 肾上腺危象

概述与病理生理

一、定义

肾上腺危象又称急性肾上腺皮质功能减退症，是机体在不同诱因下肾上腺皮质激素绝对或相对分泌不足而出现肾上腺皮质功能急性衰竭所致的临床综合征。临床表现为神志障碍、腹痛、发热、脱水、低血压及休克、恶心、呕吐、难以解释的低血糖，常伴有低钠血症、高钾血症、氮质血症、高钙血症等电解质紊乱，是一种危及生命的内分泌急症。而危重病相关性皮质醇不足(CIRCI)是由于重症疾病导致皮质醇激活不足的一种综合征。

二、流行病学

(1) 许多重症患者的 HPA 轴以及皮质醇的释放可能存在受损。

(2) 肾上腺功能不全在重症医学患者中的发生率是 10%～20%。在感染性休克的患者中发生率高达 60%。

(3) 肾上腺危象的发病率为 (5～10)/(100 患者·年)，死亡率约为 0.5/(100 患者·年)。

三、病理生理

肾上腺功能不全主要影响炎症系统应答(过多的炎症)以及心血管功能(低血压)。

CIRCI 的主要发病机制是炎症系统的过度炎症应答，皮质醇不足以调解炎症转录因子的下调，皮质类固醇组织抵抗以及循环中游离皮质醇的不足。

肾上腺危象的主要发病机制是急性肾上腺皮质激素分泌绝对或相对不足。在应激状态下皮质醇分泌量是基础分泌量的 2～7 倍。当肾上腺急性损害或在原有损害的基础上出现应激状态时，就会出现急性肾上腺皮质激素分泌不足，其中主要是盐皮质激素分泌不足，导致肾小管、唾液腺、汗腺及胃肠道钠离子重吸收减少，水分丢失增加，并伴有 K^+、H^+ 潴留。当糖皮质激素分泌不足时，由于糖原异生减少而出现低血糖。由于糖皮质激素也有较弱的盐皮质激素的作用，亦能造成潴钠排钾，当分泌不足时会协同增加失 Na^+、失水及 K^+、H^+ 潴留。

四、病因

1. CIRCI 最常见于严重脓毒症(脓毒性休克)及 ARDS 患者。合并肝病的患者更容易出现肝-肾上腺综合征(AI)。胰腺炎患者也常出现 CIRCI。一部分患者是由于出血或者阻塞所导致的肾上腺腺体结构遭到破坏，而导致长期肾上腺功能紊乱。一些药物的应用也与肾上腺功能衰竭有关。

2. 原发性肾上腺危象 主要病因是急性肾上腺皮质急性损伤，包括严重的急性免疫性疾病累及肾上腺、急性感染(尤其是脑膜炎球菌感染)合并双侧肾上腺出血、全身或肾上腺局部出血性疾病、损伤累及肾上腺的创伤和手术、原发性和继发性肾上腺肿瘤、抗凝药导致肾上腺出血、肾上腺供血血管病变等。

3. 继发性肾上腺危象 主要病因如下。

(1) 在慢性肾上腺功能减退(Addison 病、肾上腺次全切除术及肾上腺结核等)的基础上合并感染、劳累、创伤、手术、分娩以及容量缺乏等应激状态。

(2) 长期应用激素治疗突然停药或减药。

(3) 垂体功能低下的患者未补充激素时应用一

些药物,如苯妥英钠、巴比妥类、利福平以及甲状腺

素或胰岛素等。

诊 断

一、CIRCI

(1) 重症患者肾上腺功能不全的诊断可以基于随机的总血清皮质醇("应激"皮质醇水平)或血清皮质醇对 250 μg 人工合成 ACTH 的反应(ACTH 刺激试验),即所谓的皮质醇增量而确定。

(2) 重症患者肾上腺功能不全的诊断标准最好采用 ACTH (250 μg)刺激后皮质醇增量<9 μg/dl 或随机总皮质醇<10 μg/dl。

(3) 大多数重症患者血中皮质类固醇结合球蛋白水平下降,游离皮质醇的百分比相应增加。而且重症时肾上腺急性刺激产生具有生物活性的游离皮质醇浓度远比总皮质醇浓度增加得明显。因此,重症患者血清总皮质醇水平可能无法准确地反映游离皮质醇水平。尽管测定游离皮质醇水平或许更好,但检测方法目前并没有被广泛应用。

(4) 重症时不推荐常规检测游离皮质醇。尽管游离皮质醇测定优于血清总皮质醇,但游离皮质醇检测更难,而且重症患者游离皮质醇的正常范围目前还不确定。

(5) ACTH 刺激试验并不适用于需要糖皮质激素治疗的感染性休克或呼吸窘迫综合征患者。

(6) 虽然 ACTH 刺激后皮质醇增量<9 μg/dl 已经被证明是一个重要的诊断预测指标和糖皮质激素治疗反应的指标,但 ACTH 刺激试验存在许多局限性。皮质醇增量是衡量肾上腺对 ACTH 刺激后产生皮质醇能力,但它不能评估 HPA 轴的完整性、HPA 轴对其他应激(如低血压、低血糖)的反应,或应激后皮质醇储备水平。而且,ACTH 刺激试验的可重复性差,尤其是在感染性休克患者中。

(7) 诊断 CIRCI 的标准分为单指标标准和多指标标准,ACTH 刺激试验是多指标标准。其他的单指标诊断方法有单独皮质醇水平(包括非应激状态下基础皮质醇水平和应激状态下任意皮质醇水平)、ACTH 水平、生长激素释放激素试验及胰岛素刺激试验等。

二、肾上腺危象

主要根据病史、症状和体征及相应辅助检查做出临床诊断。对于出现难以解释的低血压、休克及相应胃肠和神经系统症状,伴有或不伴有发热的患者都应立即考虑肾上腺危象并开始治疗。对于有慢性肾上腺皮质功能减退病史的患者,当有感染、劳累、创伤、手术、分娩及容量缺乏等应激状态或应用 ACTH、利福平、苯妥英钠等药物时,出现低血压、胃肠症状、神志改变和发热等症状时应考虑为肾上腺危象。

三、诊断检查

1. 基础皮质醇测定　重症患者皮质醇的分泌通常增加,且昼夜节律紊乱,故测定任意时间血清总皮质醇水平即可。美国重症医学会(SCCM)推荐以总皮质醇水平<10 μg/dl 作为 CIRCI 的最佳诊断标准,其特异性高达 100%,阳性预测值为 0.93,但灵敏性很低,仅为 19%。

2. 游离皮质醇测定　大部分皮质醇与皮质醇结合球蛋白(CBG)结合,大约 10% 的皮质醇以具有生物活性的游离形式存在。游离皮质醇水平<2.0 μg/dl作为诊断 CIRCI 的界点,尤其对于白蛋白<25 g/L 的重症患者,动态监测游离皮质醇浓度可减少不必要的糖皮质激素治疗。由于技术和费用的限制,游离皮质醇检测无法广泛使用,有学者提出游离皮质醇指数更适合于评估肾上腺功能,但这些仍有待进一步研究。

3. 标准促肾上腺皮质激素(ACTH)快速兴奋试验(short corticotropin stimulation test,SST)1991 年 Rothwell 等首次提出以 SST 后 Δ_{max}<9 μg/dl作为重症患者 RAI 的诊断标准,随后 Annane 的研究也支持这一观点。美国重症医学会推荐以随机时间皮质醇水平 < 10 μg/dl 和(或)SST 后 Δ_{max}<9 μg/dl作为 CIRCI 最佳诊断标准。然而 250 μg 的 ACTH 剂量远超出生理最大刺激量,容易得出假

阴性结果,因此 2012 年严重脓毒症和脓毒性休克治疗指南中建议脓毒性休克患者应先进行激素治疗,不需要等待 ACTH 兴奋试验结果。

4. 小剂量 ACTH 兴奋试验(low-dosecorticotropin stimulation test, LST) 小剂量 ACTH 更接近于感染性休克患者的 ACTH 生理剂量(100 pg/dl),对早期 CIRCI 有较好的灵敏性。危重患儿中的研究认为,该试验灵敏性为 100%,特异性为 84%。但由于试验剂量小,操作复杂,LST 无法广泛应用,因此 SCCM 尚未推荐使用 LST。

5. 唾液皮质醇测定 唾液中大约 85% 的皮质醇以游离形式存在,唾液皮质醇水平可以间接反映血清游离皮质醇水平,同时排除 CBG 的干扰,但样本采集常遇到困难,如昏迷、机械通气等,且唾液皮质醇含量很少,仅为血清皮质醇的 3%~5%,当患者患有贫血、口腔出血等,也会造成严重干扰,限制了其在重症患者中的应用。

6. 美替拉酮试验 美替拉酮能阻断羟化酶,通过与细胞色素结合,能抑制皮质醇的产生,是非危重患者诊断的金标准。但是这种方法被用于诊断危重症患者之前,尚需更多的临床数据支持。

7. ACTH 刺激试验 不适用于需要糖皮质激素治疗的感染性休克或呼吸窘迫综合征的患者。

治　疗

一、药物治疗

(1) 氢化可的松是感染性休克尤其是对液体复苏和升压药的反应不佳的患者应该考虑的治疗策略。

(2) 小剂量糖皮质激素替代疗法有利于血流动力学的稳定,缩短休克复苏时间,减少大剂量糖皮质激素带来的不良反应,这已得到多项临床试验证实。

小剂量糖皮质激素能显著降低合并肾上腺功能不全脓毒症患者的病死率,至今尚未有关于小剂量糖皮质激素替代疗法会增加脓毒症患者病死率的报道。

小剂量糖皮质激素替代疗法基本以氢化可的松为主,剂量 200~300 mg/d,平均疗程为 5~7 日。

(3) 大剂量糖皮质激素可导致许多并发症,包括

四、临床症状

1. 全身症状 精神萎靡、乏力。大多有高热,体温达 40 ℃ 以上,亦有体温正常或低于正常者。可出现中度、重度脱水,口唇及皮肤干燥、弹性差。原有肾上腺皮质功能减退的患者危象发生时皮肤黏膜色素沉着加深。

2. 循环系统 脉搏细弱、皮肤湿冷,四肢末梢冷而发绀,心率增快、心律不齐,血压下降、体位性低血压,虚脱,严重时出现休克。

3. 消化系统 厌食、腹胀、恶心、呕吐、腹泻、腹痛等。

4. 神经系统 精神萎靡、烦躁不安或嗜睡、谵妄或神志模糊,重症者可出现昏迷。低血糖者表现为无力、出汗、视物不清、复视或出现低血糖昏迷。

5. 泌尿系统 尿少、氮质血症,严重者可表现为肾衰竭。

给予脓毒症休克患者足够的液体复苏及相应的血管活性药物治疗后,仍存在顽固性低血压是脓毒症并发 AI(肾上腺功能不全)最常见的临床表现。

对于存在顽固性低钠血症、低血糖及难以纠正的休克等临床表现时,需要高度警惕是否发生了 RAI(相对肾上腺功能不全),并及时进行血浆皮质醇水平检测。

降低机体抵抗力、增加多重感染机会、损害肝肾功能、增加胃肠道出血的发生率等。但是到目前为止,还鲜有有关小剂量糖皮质激素替代疗法的并发症报道。

(4) 对脓毒症合并 RAI 患者,法国多中心研究推荐其应使用生理剂量的氢化可的松,即 3~5 mg/(kg·d),每日分次输注,以后每 2~3 日减半,持续使用 5~7 日后,逐渐缓慢减量,直至停止使用激素,这样更能提高休克逆转比例,使脓毒症患者的 28 日病死率改善,同时改善其肝肾功能以及急性生理与慢性健康评分。

(5) 对于没有 RAI 的脓毒性休克患者,皮质类固醇治疗并不能降低病死率。

(6) 在重症患者中,氢化可的松、甲泼尼龙和地塞米松是最常用的糖皮质激素类药物,目前尚无研究比较三者的作用差异。

(7) 糖皮质激素治疗期间是否需要同时加用盐

皮质激素仍无明确意见,因为目前尚无研究比较单纯氢化可的松治疗与氢化可的松＋氟氢可的松治疗的作用差异。

(8) 56 例诊断为脓毒症休克的患者中,有 36 例发生了 AI,发生率为 64%,而且在这 36 例患者中,有 27 例(占 75%)使用小剂量糖皮质激素治疗后表现出明显的血流动力学改善。

(9) 感染性休克患者 300 mg/d 氢化可的松可以为机体提供足够的肾上腺盐皮质激素生物学效应,保证肾上腺盐皮质激素水平的增加,使脓毒症患者的预后得到改善。

(10) 低剂量糖皮质激素不仅诱导了肾上腺盐皮质激素的生物学效应(这些效应在应用氢化可的松治疗后的第 2~3 日出现,治疗结束后这些效应也随之结束),而且同时改善了患者的肾脏功能。

(11) 对脓毒症患者体内免疫炎性反应的研究表明,全身炎症反应综合征(SIRS)的早期临床表现及相应的免疫炎性因子是应用激素治疗的标志。

(12) 无论脓毒症患者对 ACTH 刺激试验有何反应,使用糖皮质激素均可受益,推荐在脓毒症发病 8 h 内使用。但在脓毒症早期,患者的感染未得到及时控制时,不建议过早使用糖皮质激素,否则会加重患者的二重感染。所以在治疗脓毒症患者时,应早

期使用抗菌药物及液体复苏;若无效,则应及时给予糖皮质激素,从而提高其生存率。

(13) 氢化可的松的半衰期较短,为 8~12 h,所以使用中、小剂量氢化可的松治疗脓毒症合并 AI/RAI 时,建议静脉持续滴注,不再建议分次给药。

二、注意事项

(1) 使用糖皮质激素的过程中,建议逐渐减量,不主张突然停药,因为骤然停用糖皮质激素容易引起反跳现象或撤药反应。

(2) 如果脓毒症休克患者经过液体复苏和升压药治疗能够纠正脓毒症休克,则不建议静脉应用氢化可的松。若不能则建议静脉给予氢化可的松 200 mg/d。

(3) 感染性休克患者是否需要使用氢化可的松的判断不再建议使用 ACTH 激发试验。

(4) 建议持续静脉滴注小剂量氢化可的松,不再建议每日分 3 次或 4 次推注。

(5) 脓毒症患者在没有出现休克时,临床上不推荐使用糖皮质激素,除非先前就存在 AI。

(6) 当停止使用升压药时,也应该逐渐停止使用激素。

肾上腺危象的诊治流程见图 8-6-1。

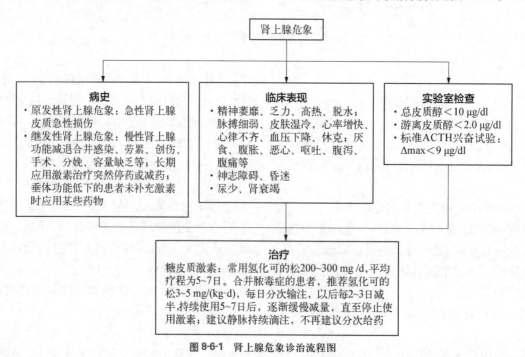

图 8-6-1 肾上腺危象诊治流程图

(张丽娜)

第七节 希恩综合征

概述与病理生理

一、定义

希恩综合征(Sheehan syndrome)是生育期妇女因产后腺垂体缺血性坏死导致的一种或多种垂体激素分泌不足所致的临床综合征,其本质为腺垂体功能减退而导致的一系列病理生理改变。

二、流行病学

(1)发病年龄多在20~40岁生育期,闭经可发生在产后3个月至32年,经产妇多于初产妇。

(2)主要继发于产后大出血,其发生率占产后出血及失血性休克患者的25%左右。希恩综合征不仅可以发生于阴道分娩者,亦可发生于剖宫产术之后。

三、病理生理

(1)妊娠期垂体增生肥大,需氧量增多,因此对缺氧特别敏感。分娩后垂体迅速复旧,血流量减少,其相应分泌的各种激素亦迅速下降。

(2)分娩时发生大出血,引起失血性休克甚或发生DIC时,交感神经反射性兴奋引起动脉痉挛甚至闭塞,使垂体动脉血液供应减少或断绝,垂体前叶组织细胞变性坏死。

(3)垂体前叶及其所支配的靶器官所分泌的各种激素剧烈减少,导致各类激素所作用靶器官的功能过早退化。

(4)病理:垂体前叶呈大片缺血性坏死,严重者仅腺垂体的后上方、柄部、中部与神经垂体无累及,垂体动脉有血栓形成。

诊断与鉴别诊断

一、诊断

1. 病史

(1)垂体前叶的代偿功能较强,大于75%时临床症状极轻微,只有当组织坏死超过90%时才有明显症状。

(2)垂体前叶功能减退时,最敏感的是促性腺激素分泌减少,其后影响促甲状腺激素和促肾上腺激素的分泌。

1)促性腺激素和泌乳素分泌不足:产后无乳,乳腺萎缩,长期闭经与不育为本症的特征,具体表现为毛发脱落,尤以腋毛、阴毛为明显,眉毛稀少或脱落,性欲减退。

2)促甲状腺激素分泌不足:畏寒、食欲减退、精神抑郁、表情淡漠、记忆力减退、行动迟缓。

3)促肾上腺皮质激素分泌不足:极度疲乏,体力软弱,重症病例有低血糖症发作。

2. 实验室检查

(1)下丘脑-垂体-性腺轴功能检查:血FSH、LH及雌二醇。

(2)下丘脑-垂体-甲状腺轴功能检查:T_3、T_4、

FT_3、FT_4、TSH 均低于正常。

（3）下丘脑-垂体-肾上腺皮质轴功能检查：24 h 尿 17-羟皮质类固醇、游离皮质醇及血皮质醇均低于正常，血 ACTH 可降低。

（4）下丘脑-垂体-生长激素轴功能检查：80% 以上患者 GH 储备降低，胰岛素低血糖试验是诊断的金标准。

二、鉴别诊断

与神经性厌食、多靶腺功能减退、西蒙病、遗传性腺垂体功能减退鉴别。

治 疗

一、一般治疗

加强营养，适当运动，补充维生素、钙剂，治疗贫血等，但不宜过度饮水。

二、药物治疗

1. 肾上腺皮质激素 最为重要，且应优先于甲状腺激素的补充，以免诱发肾上腺危象。

口服可的松或氢化可的松，有水肿者，改用泼尼松或地塞米松。当有感染、发热、创伤、手术时，剂量应适当增加。

2. 甲状腺素片 需从小剂量开始，以免加重肾上腺皮质负担，诱发危象。一般在服用肾上腺皮质激素几日之后开始服用。

3. 性激素 可采用人工周期疗法，中年以上者可以不用，青年患者口服己烯雌酚，最后 5 日加用黄体酮，停药 3～7 日后如月经来潮，可在出血后 5 日重复使用。有生育要求者，为促排卵可联合应用 HMG 或 HCG，效果良好。

三、垂体危象的处理

1. 补液 快速静脉补充 50% 葡萄糖溶液 40～60 ml，继以 10% 葡萄糖盐溶液静脉滴注，以纠正低血糖及失水；液体中加入氢化可的松，每日 200～300 mg，或用地塞米松注射液静脉或肌内注射。

2. 低温或高热 低温者热水浴、电热毯复温至体温 35 ℃以上，并给予小剂量甲状腺激素；高热者用物理降温法降温。

3. 水中毒 口服泼尼松 10～25 mg 或可的松 50～100 mg 或氢化可的松 40～80 mg，以后每 6 h 用 1 次；不能口服者用氢化可的松 50～200 mg（地塞米松 1～5 mg）加入 50% 葡萄糖液 40 ml 缓慢静脉滴注。

4. 禁用或慎用吗啡等麻醉剂、巴比妥安眠剂、氯丙嗪等中枢神经抑制剂及各种降血糖药物，防止诱发昏迷。

希恩综合征的诊治流程见图 8-7-1。

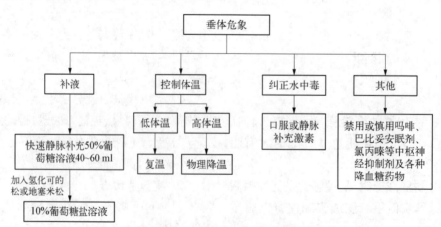

图 8-7-1 希恩综合征诊治流程图

（李 卿）

[1] 葛均波,徐永健. 内科学[M]. 第 7 版. 北京：人民卫生出版社.

[2] 陈灏珠,林果为,王吉耀,等. 实用内科学[M]. 第 14 版. 北京：人民卫生出版社,2013.

[3] Karaca Z, Laway BA, Dokmetas HS. Sheehan syndrome [J]. Nat Rev Dis Primers, 2016,2:16092.

[4] Pierce M, Madison L. Evaluation and initial management of hypopituitarism [J]. Pediatr Rev, 2016,37(9):370 – 376.

[5] Curtò L, Trimarchi F. Hypopituitarism in the elderly：a narrative review on clinical management of hypothalamic-pituitary-gonadal, hypothalamic-pituitary-thyroid and hypothalamic-pituitary-adrenal axes dysfuncti on [J]. J Endocrinol Invest, 2016,39(10):1115 – 1124.

第九章

重症营养

第一节 营养监测与评估

概　　述

营养风险：指疾病或治疗导致的营养不良发生的风险。

营养风险筛查：发现有风险的患者，当给予这些患者营养支持时，临床结局将明显得到改善。临床常用的营养风险筛查及营养状况评估表如表 9-1-1。

表 9-1-1　营养风险筛查及营养状况评估表

<table>
<tr><td colspan="6">营养风险筛查及营养状况评估表</td></tr>
<tr><td>姓名：</td><td>性别：</td><td>年龄</td><td>身高　cm</td><td>现体重：　kg</td><td>BMI：</td></tr>
<tr><td colspan="6">疾病诊断：
住院日期：　　　手术日期：　　　测评日期：</td></tr>
<tr><td colspan="6">**NRS2002 营养风险筛查：**　　　　分</td></tr>
<tr><td>疾病评分：</td><td colspan="5">评分 1 分：髋骨折□　慢性疾病急性发作或有并发症者□　COPD□　血液透析□　肝硬化□　一般恶性肿瘤患者□　肠梗阻、胆石症、腹腔镜手术□
评分 2 分：腹部大手术□　脑卒中□　重度肺炎□　血液恶性肿瘤□　7 日内将行胸/腹部大手术者□
评分 3 分：颅脑损伤□　骨髓移植□　大于 APACHE10 分的 ICU 患者□</td></tr>
<tr><td>营养状态：</td><td colspan="5">1. BMI（kg/m²）　□小于 18.5（3 分）
注：因严重胸腹水、水肿得不到准确 BMI 值时，用白蛋白替代（<30 g/L，3 分）
2. 体重下降>5%是在　□3 个月内（1 分）　□2 个月内（2 分）　□1 个月内（3 分）
3. 一周内进食量：较从前减少　□25%~50%（1 分）　□50%~75%（2 分）　□75%~100%（3 分）　□无或其他（0 分）</td></tr>
<tr><td>年龄评分：</td><td colspan="5">年龄>70 岁（1 分）</td></tr>
<tr><td colspan="6">对于表中没有明确列出诊断的疾病参考以下标准，依照调查者的理解进行评分
1 分：慢性疾病患者因出现并发症而住院治疗。患者虚弱但不需卧床。蛋白质需要量略有增加，但可通过口服补充来弥补
2 分：患者需要卧床，如腹部大手术后。蛋白质需要量相应增加，但大多数人仍可以通过肠外或肠内营养支持得到恢复
3 分：患者在加强病房中靠机械通气支持。蛋白质需要量增加而且不能被肠外或肠内营养支持所弥补，但是通过肠外或肠内营养支持可使蛋白质分解和氮丢失明显减少</td></tr>
<tr><td colspan="6">总分值>3 分：患者处于营养风险，需要营养支持，结合临床，制订营养治疗计划。<3 分：每周复查营养风险筛查
营养状况评估：　　　　　　A□　　　　　　　　B□　　　　　　　　C□</td></tr>
<tr><td>身体成分评价法（BCA）</td><td colspan="2">A 正常营养</td><td colspan="2">B 中度营养不良</td><td>C 重度营养不良</td></tr>
<tr><td>近 3 个月体重下降（%）</td><td colspan="2">□无变化或增加</td><td colspan="2">□<5%</td><td>□≥5%</td></tr>
<tr><td>肱三头肌皮褶厚度（mm）</td><td colspan="2">□>8</td><td colspan="2">□<8</td><td>□<6.5</td></tr>
<tr><td>上臂肌围（cm）</td><td colspan="2">□>26</td><td colspan="2">□<26</td><td>□<22.5</td></tr>
<tr><td>尿肌酐（mg/kg）</td><td colspan="2">□>20（男）　>18（女）</td><td colspan="2">□<20（男）　<15（女）</td><td>□<15（男）　<13（女）</td></tr>
<tr><td>血清白蛋白（g/L）</td><td colspan="2">□35~55</td><td colspan="2">□21~35</td><td>□<21</td></tr>
<tr><td>血清前白蛋白（g/L）</td><td colspan="2">□>0.25</td><td colspan="2">□<0.25</td><td>□<0.2</td></tr>
<tr><td>淋巴细胞总数（个/mm³）</td><td colspan="2">□>2 600</td><td colspan="2">□<2 600</td><td>□<1 800</td></tr>
</table>

(续表)

营养状况评估：	A□	B□	C□
主观综合评价法(SGA)	A正常营养	B中度营养不良	C重度营养不良
近期(2周)内体重变化(%)	□无/升高	□减少<5%	□减少≥5%
饮食改变	□无变化或增加	□减少	□不进食或低热量流食
胃肠道症状(持续2周)	□无/食欲减退	□轻微恶心/呕吐/腹泻	□严重恶心/呕吐/腹泻
活动能力改变	□无/减退	□能下床走动	□卧床
应激反应	□无/低度(长期低热、恶性肿瘤)	□中度(长期发热、慢性腹泻等)	□重度(大面积烧伤、高热、大量出血等)
肌肉消耗(上臂肌围,cm)	□无>26	□轻度 22.5～26	□重度<22.5
三头肌皮褶厚度(mm)	□正常>8	□轻度减少 6.5～8	□严重减少<6.5
踝部水肿	□无	□轻度	□重度

BCA、SGA营养不良评分说明:在中度、重度相应行列中,满5项以上指标者为中、重度营养不良

营 养 监 测

一、临床监测

1. 临床体征　患者情绪;生命体征,如体温、脉搏、血压;水肿或脱水征象;系统的临床检查,如肺、心、腹部等。

2. 营养参数　食欲;经口摄入和通过各种途径摄入总量;胃肠道功能。

3. 人体测量　每日体重(监测体液平衡具有重要作用);每周体重(监测组织生长和BMI的长期变化);每周中臂围和皮褶厚度(体重称量困难时的有用指标)。

4. 功能(这些测定非常有用但不是绝对必需的)　握力测定(测定肌肉力量);呼气流速峰(反映呼吸肌力量);情绪评分;生活质量评估;日常生活互动评分(老年人)。

5. 液体平衡记录表　每日测定体重是评估液体平衡的最好方法,尽管液体平衡记录表本身存在不足,但仍不失为一项监测尿量、瘘的丢失量和胃肠减压等的有效方法。

疾病所有的并发症、治疗或喂养技术都应记录在案。抗生素使用记录是提示存在感染的依据。与上述监测项目一样,住院日数、费用和出院后随访记录,都为今后研究和效价评估提供有用数据,使营养小组能更好地开展工作,显示出它的作用和经济效益。

二、临床营养实验室监测

(1) 氮平衡。

(2) 营养状态的蛋白质标记物。

1) 白蛋白(ALB):半衰期长,不适用于营养支持效果的监测。

2) 转铁蛋白(TRF):受铁剂的影响而不适用于监测。

3) 视黄醇结合蛋白(RBP):测定费用高,且血浆浓度容易受肾功能和维生素A的影响。

4) 前白蛋白(TTR):最适合用于营养支持效果监测的蛋白质。TTR受肝脏疾病、创伤后重新分布和稀释等影响。反映血浆炎症状态的标记蛋白必须和TTR一起测定(如C反应蛋白、α_1糖蛋白酸)等。当CRP稳定时,如果TTR血浆浓度下降,可能是营养状况受损引起(表9-1-2)。

表 9-1-2　血浆 TTR 和 CRP 变化说明

C反应蛋白	前白蛋白	说明
—	↓	营养状况受损
—	↑	营养状况改善
↓	↑	炎症减轻(有无营养状况改善)
↑	↓	炎症反应

注:TTR可反映预后:已经证实,在接受足够营养支持的危重患者中,仍有持续性低水平TTR,预示发生并发症和死亡的可能。血浆TTR应至少每3日检测1次。每日的变化比单个绝对值更为重要。

（3）IGF-1 和其结合蛋白：血浆 IGF-1 及其结合蛋白的水平，尤其是 BP3，随营养状况而变化。具有较高敏感性和相对特异性。

（4）3-甲基组氨酸（3-MH）的排泄值作为肌肉蛋白分解的指标：3-MH 在尿中的排泄可反映肌肉的分解情况，尤其能反映骨骼肌的分解情况（如以 3-MH/肌酐表示）。3-MH/肌酐的正常值是 0.23 ± 0.07，与性别和年龄无关。3-MH 的精确测量主要取决于 24 h 尿收集是否完全。实际上，3-MH 必须 1

周连续测 3 次，其结果每 3 日为 1 组。

（5）免疫学指标：淋巴细胞计数因受疾病影响而缺乏特异性。皮肤敏感性试验对检测短期营养治疗的疗效并不敏感。

（6）微量营养素：根据需要检测微量元素（尤其是锌和硒）和维生素（尤其是维生素 C、维生素 D、维生素 E、维生素 B_6 等）。然而在大多数病例中，缺乏微量元素和维生素的可靠易测的检测标志物。

评估流程见图 9-1-1。

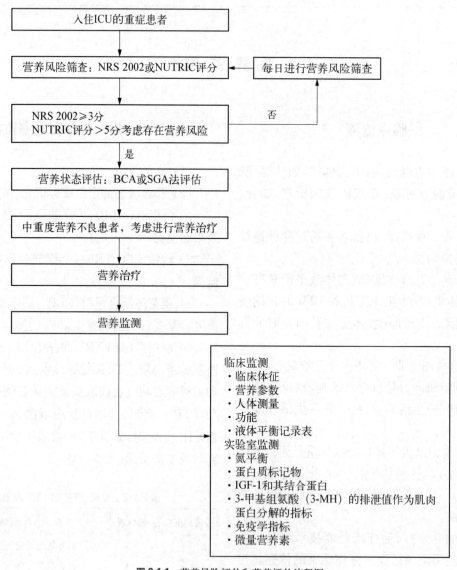

图 9-1-1　营养风险评估和营养评估流程图

（莫　敏）

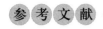

［1］McClave SA, Taylor BE, Martindale RG, et al. Guidelines for the provision and assessment of nutrition support therapy in the adult critically ill patient: Society of Critical Care Medicine (SCCM) and American Society for Parenteral and Enteral Nutrition (A. S. P. E. N.)［J］. JPEN J Parenter Enteral Nutr, 2016,40(2):159-211.

［2］Mendes R, Policarpo S, Fortuna P, et al. Nutritional risk assessment and cultural validation of the modified NUTRIC score in critically ill patients-a multicenter prospective cohort study［J］. J Crit Care, 2017,37:45-49.

［3］Mukhopadhyay A, Henry J, Ong V, et al. Association of modified NUTRIC score with 28-day mortality in critically ill patients［J］. Clin Nutr, 2017,36(4):1143-1148.

［4］Omran ML, Morley JE. Assessment of protein energy malnutrition in older persons, Part Ⅱ: Laboratory evaluation［J］. Nutrition, 2000,16(2):131-140.

［5］Moretti D, Bagilet DH, Buncuga M, et al. Study of two variants of nutritional risk score "NUTRIC" in ventilated critical patients［J］. Nutr Hosp, 2014,29(1):166-172.

［6］Rosa M, Heyland DK, Fernandes D, et al. Translation and adaptation of the NUTRIC Score to identify critically ill patients who benefit the most from nutrition therapy［J］. Clin Nutr ESPEN, 2016,14:31-36.

［7］Kalaiselvan MS, Renuka MK, Arunkumar AS. Use of Nutrition risk in critically ill (NUTRIC) score to assess nutritional risk in mechanically ventilated patients: a prospective observational study［J］. Indian J Crit Care Med, 2017,21(5):153-256.

第二节　肠内营养策略与途径

适应证与禁忌证

一、适应证

如果患者胃肠道功能存在,但不能或不愿进食以满足自身营养需求,就应考虑通过各种途径给予肠内营养。原则上,肠内营养液的输注部位应该是具有吸收功能的胃肠道(GI),但如果胃肠道功能受损,有时可给予特殊的肠内营养制剂,如肽类配方可以克服胃肠道的不耐受,又可避免使用肠外营养。

二、禁忌证

尽管通常应该首先考虑胃肠内给予营养,但以下情况属于肠内营养禁忌证:

(1) 由于衰竭、严重感染及手术后消化道麻痹所致的肠功能障碍。

(2) 完全性肠梗阻。

(3) 无法经肠道给予营养,如严重烧伤、多发性创伤。

(4) 高流量的小肠瘘。

(5) 有可能增加机会性感染的情况则为管饲的相对禁忌证,如上颚-面部手术或抗肿瘤治疗。

(6) 伦理方面的考虑,如临终关怀。

注意:对适应证不确定的病例,可考虑短期使用。

肠内营养的途径

进入消化道的途径很多,如口服、鼻胃管、鼻十二指肠管/空肠管、经皮内镜下胃造口(PEG)、经皮内镜下空肠造口术(PEJ)、术中胃/空肠造口术、管饲营养途径,具体视胃肠道的病理情况、预计应用管饲持续时间和最适合患者的途径而定(图 9-2-1)。

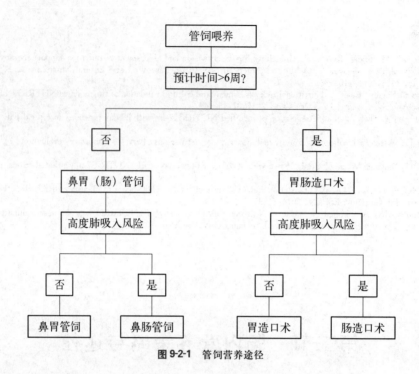

图 9-2-1 管饲营养途径

肠内营养制剂的选择

根据当地的实践经验、习惯和现成的产品,有助于为大多数患者选择适宜的肠内营养制剂。借助于图表(图 9-2-2)和下述的结构式方法(表 9-2-1),我们便能选择出最佳的营养支持方案。

表 9-2-1 正确选择肠内营养制剂的结构式途径

1. 患者胃肠道的功能是否正常?
   是:选用整蛋白配方
   否:选用半要素或要素配方
2. 患者入液量是否要限制和(或)是否需要高能量密度的配方?
   是:选用高能量密度的产品并要考虑是否需专病配方
   否:选用标准配方
3. 患者是否有便秘?
   是:选用含不溶性纤维的配方
   否:可选用标准配方或含可溶性纤维的配方
   注意:由于可溶性纤维的配方具有其他的益处,如控制血糖,故可替代标准配方
4. 患者是否具有某些特殊的饮食限制或有其他营养需要?
   是:可予专病配方或小儿配方
   否:选用标准配方

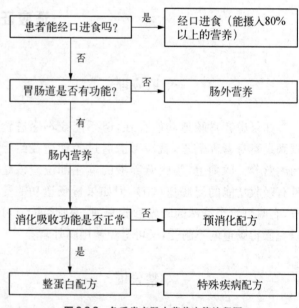

图 9-2-2 危重患者肠内营养决策流程图

商品化的肠内营养制剂的选择范围很广。最合适的营养制剂应该个体化,并且在保证最大的吸收率前提下,输入胃肠道的位置越高越好。

管饲营养的管理

1. 管饲营养的原则

(1) 必须满足所有的营养需求(包括所有的微量元素)。

(2) 输注系统必须能尽量减少被污染的机会(规范的操作、尽可能减少接口等)。

(3) 如要经喂养管注入药物,必须征得药剂师的许可(以避免喂养管堵塞和药物-营养素的相互作用)。

2. 管饲营养制剂的输注方式

(1) 间歇推注法(bolus):<30 ml/min。

(2) 间歇滴注法(intermittent):输注 3 h,休息 2 h。

(3) 夜间输注法(overnight):夜间输注。

(4) 连续输注法(continuous):可长达 20 h。

肠内营养并发症

1. 胃肠道并发症 ①腹泻:是最常见的并发症,发生率较广(2%~63%);②恶心、呕吐;③便秘。

2. 机械性并发症 ①吸入;②喂养管相关并发症;③导管阻塞。

表 9-2-2 肠内营养并发症

胃肠道性(30%～38%)	机械性(2%～10%)
腹痛	鼻炎、耳炎、腮腺炎
腹胀	咽炎、食管炎
恶心和呕吐	肺吸入
食管反流	食管糜烂
腹泻	导管错位
吸收不良	导管阻塞
胃肠道出血	穿孔
肠梗阻	

3. 代谢并发症 常见代谢并发症见表 9-2-3。

表 9-2-3 常见肠内营养代谢并发症

类型	原因	处理方法
低钠血症	水分过多	更换配方,限制液体
高钠血症	液体摄入不足	增加自由水
脱水	腹泻、液体摄入不足	评估腹泻原因,增加自由水摄入
高血糖	能量摄入过量,胰岛素不足	评估能量摄入,调整胰岛素剂量
低钾血症	腹泻,再喂养综合征	纠正钾缺乏,评估腹泻原因
高钾血症	钾摄入过量,肾功能不全	更换配方
低磷血症	再喂养综合征	增加磷摄入,减少能量符合
高磷血症	肾功能不全	更换配方

4. 再喂养综合征 重度营养不良或长期禁食患者再次喂养时可能会出现再喂养综合征。

简易胃肠功能评分方法

简易胃肠功能评分方法见表 9-2-4。

表 9-2-4 肠功能评分量表

评价内容	计分内容			
	0分	1分	2分	5分
腹胀/腹痛	无	轻度腹胀,无腹痛	明显腹胀,或腹痛自行缓解,或腹内压 15~20 mmHg	严重腹胀,或腹痛不能自行缓解,或腹内压>20 mmHg
恶心/呕吐	无或持续胃减压无症状	恶心,但无呕吐	恶心、呕吐(不需胃肠减压),或 GRV>250 ml	呕吐且需胃肠减压,或 GRV>500 ml
腹泻	无	稀便 3~5 次/日且量<500 ml	稀便≥5 次/日且量为 500~1 500 ml	稀便≥5 次/日且量≥1 500 ml

重症患者肠内营养诊治流程见图 9-2-3。

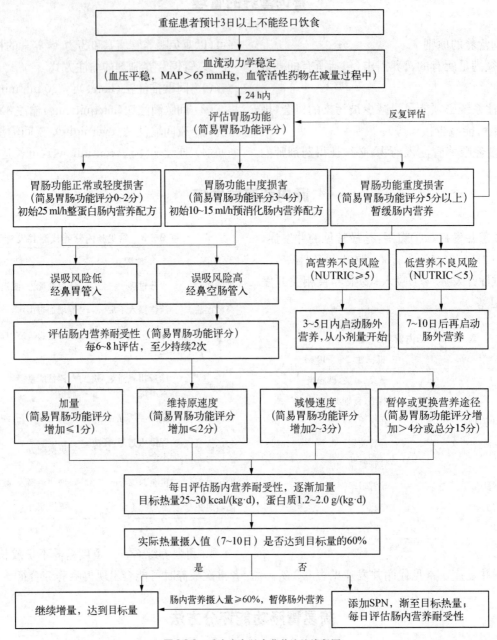

图 9-2-3 重症患者肠内营养诊治流程图

（莫 敏）

［1］ McClave SA，Taylor BE，Martindale RG，et al. Guidelines for the provision and assessment of nutrition support therapy in the adult critically ill patient：Society of Critical Care Medicine（SCCM）and American Society for Parenteral and Enteral Nutrition（A. S. P. E. N.）［J］. JPEN J Parenter Enteral Nutr，2016，40(2)：159－211.

［2］ Reintam Blaser A，Starkopf J，Alhazzani W，et al. Early enteral nutrition in critically ill patients：ESICM clinical practice guidelines［J］. Intensive Care Med，2017，43(3)：380－398.

［3］ Arabi YM，Aldawood AS，Haddad SH，et al. Permissive underfeeding or standard enteral feeding in critically ill adults［J］. N Engl J Med，2015，372(12)：1398－2408.

［4］ Preiser JC，Zanten AR，Berger MM，et al. Metabolic and nutritional support of critically ill patients：consensus and controversies［J］. Crit Care，2015，19(1)：35.

［5］ Zhao XF，Wu N，Zhao GQ，et al. Enteral nutrition versus parenteral nutrition after major abdominal surgery in patients with gastrointestinal cancer：a systematic review and meta-analysis［J］. J Investig Med，2016，64（5）：1061－1074.

［6］ Kreymann KG，Berger MM，Deutz NE，et al. ESPEN guidelines on enteral nutrition：intensive care［J］. Clin Nutr，2006，25（2）：110－223.

［7］ Zanten AR，Sztark F，Kaisers UX，et al. High-protein enteral nutrition enriched with immune-modulating nutrients vs standard high-protein enteral nutrition and nosocomial infections in the ICU：a randomized clinical trial［J］. JAMA，2014，312（5）：514－524.

［8］ Doig GS，Heighes PT，Simpson F，et al. Early enteral nutrition，provided within 24 h of injury or intensive care unit admission，significantly reduces mortality in critically ill patients：a meta-analysis of randomised controlled trials［J］. Intensive Care Med，2009，35（12）：1018－2027.

第三节 肠外营养策略

适应证与禁忌证

一、适应证

（1）胃肠道功能障碍的重症患者。

（2）由于手术或解剖问题禁止适用胃肠道的重症患者。

（3）有尚未控制的腹部情况者，如腹腔感染、肠梗阻、肠瘘等。

二、禁忌证

（1）早期复苏阶段、血流动力学尚未稳定或存在严重的水、电解质与酸碱失衡。

（2）严重肝功能衰竭。

（3）急性肾功能衰竭，存在严重氮质血症。

（4）严重高血糖尚未控制。

肠外营养途径

1. 经外周静脉（PVC） ①短期肠外营养者（PPN 避免中心静脉置管的危险性）。②当中心静脉置管是禁忌证或不能施行时。③导管相关感染或败血症：应避免中心静脉置管数日，以防止中心静脉导管细菌定植。

PPN 适用于那些接受低渗透压（<1 200 mOsm/L H$_2$O）营养液短期治疗，且有较好周围静脉的患者。需高能量和（或）蛋白质、电解质（尤其钾）输入，有液体超负荷危险和（或）长期营养支持者，且没有较好的周围静脉均不适合于 PPN。

2. 经中心静脉（CVC）

（1）常选择的静脉导管穿刺部位：颈内静脉、锁骨下静脉、头静脉、贵要静脉、股静脉。

（2）中心静脉导管置管相关并发症

1）早期技术性并发症：①置管失败；②局部血肿或脓肿；③穿刺点或皮下隧道出血；④导管错置或移位；⑤动脉损伤；⑥导管栓塞；⑦空气栓塞；⑧气道损伤；⑨心律失常；⑩血胸；⑪气胸；⑫心包积液或积血和心脏压塞；⑬中心静脉血栓和（或）血栓栓塞；⑭膈神经、迷走神经、喉返神经和臂丛神经损伤；⑮蛛网膜下腔出血；⑯锁骨或第一肋骨骨炎；⑰胸导管损伤和乳糜胸；⑱化脓性纵隔炎。

2）晚期机械性并发症：血栓形成。

3）感染性并发症。

3. 经周围置中心静脉（PICC）。

肠外营养输注系统

多瓶输注系统(multiple bottle system，MRS)：通常用 0.5～1 L 的输液瓶并联或串联输注氨基酸、葡萄糖和脂肪乳剂。电解质和维生素分别添加在各个输液瓶中，在不同的时间输注。

全合一输注(all-in-one，AIO, 3-in-1)：将所有肠外营养成分混合在一个容器中。

肠外营养方案

全肠外营养(total parental nutrition，TPN)：所有营养素均须经静脉输入，不经肠道摄入。

部分肠外营养：部分食物经胃肠摄入，其余营养素由静脉输注。

肠外营养处方考虑因素

1. 能量　避免摄入过多或不足。可依据基础能量消耗(BEE)的 Harris-Benedict (H-B)公式。BEE 乘以创伤和活动系数能获得总能量消耗值。

2. 氨基酸　健康成人的基本需要量是 0.8～1.0 g/(kg·d)，但是在严重分解代谢、明显蛋白质丢失或重度营养不良时需要增加，可增加至 1.5～2.0 g/(kg·d)。

3. 水和电解质　液体量必须同时将水和电解质计算进去。

4. 葡萄糖和脂肪乳剂　葡萄糖是肠外营养中唯一的碳水化合物。脂肪提供能量应占总能量的 25%～40%。

5. 微量营养素　微量元素和维生素的混合制剂，提供每日所需量。

6. 特殊营养物质添加　如谷氨酰胺、ω-3 脂肪酸等。

肠外营养代谢性并发症

肠外营养代谢性并发症分为亚临床性、急性和慢性(长期)代谢性并发症(表 9-3-1)。

表 9-3-1　肠外营养代谢性并发症

并发症		预防和治疗
营养素缺乏	电解质缺乏：钾、镁、磷、钙	血、尿水平检测，防止缺乏
	微量元素缺乏：铁、锌、铜、硒等	症状监测(皮肤改变、血液系统改变)，足量给予
	维生素缺乏：维生素 B_1、维生素 B_2、维生素 B_6、维生素 B_{12}、维生素 C、叶酸、维生素 A、维生素 E	症状监测，足量给予
	必需脂肪酸缺乏	每周至少提供 20% LCT 500 ml
急性代谢性并发症	水、电解质紊乱	合理调节水、电解质代谢 每日称重和定期生化监测
	高血糖和低血糖	连续 TPN 输注，血糖监测，必要时给予胰岛素
	高血钙	康复治疗，避免维生素 D 中毒
	高甘油三酯	监测血脂和根据耐受性调整脂肪乳剂剂量
	肝脏脂肪变性	减少碳水化合物摄入，避免营养过度，周期性肠外营养支持

（续表）

	并发症	预防和治疗
慢性代谢性并发症	肠外营养相关肝脏疾病（PNALD）	尽早肠内营养，预防细菌过度生长，应用牛磺酸、熊去氧胆酸、胆囊收缩素、维生素 E
	骨病	调整维生素 D 剂量，康复治疗，避免铝中毒

重症患者肠外营养支持流程见图 9-3-1。

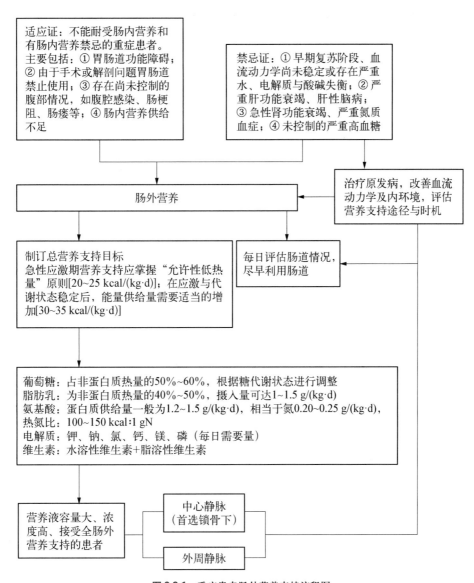

图 9-3-1　重症患者肠外营养支持流程图

（莫　敏）

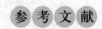

［1］ McClave SA，Taylor BE，Martindale RG，et al. Guidelines for the provision and assessment of nutrition support therapy in the adult critically ill patient：Society of Critical Care Medicine (SCCM) and American Society for Parenteral and Enteral Nutrition (A. S. P. E. N.) ［J］. J Parenter Enteral Nutr，2016，40(2)：159－211.

［2］ Casaer MP，Mesotten D，Hermans G，et al. Early versus late parenteral nutrition in critically ill adults ［J］. N Engl J Med，2011，365(6)：506－517.

［3］ Investigators N-SS，Finfer S，Chittock DR，et al. Intensive versus conventional glucose control in critically ill patients ［J］. N Engl J Med，2009，360(13)：1283－1297.

［4］ Berghe G，Wouters P，Weekers F，et al. Intensive insulin therapy in critically ill patients ［J］. N Engl J Med，2001，345(19)：1359－1367.

［5］ Gunst J，Berghe G. Parenteral nutrition in the critically ill ［J］. Curr Opin Crit Care，2017，23(2)：149－158.

［6］ Radpay R，Kermany M，Radpay B. Comparison between total parenteral nutrition vs. partial parenteral nutrition on serum lipids among chronic ventilator dependent patients：a multi center study ［J］. Tanaffos，2016，15(1)：31－36.

［7］ Preiser JC，Zanten AR，Berger MM，et al. Metabolic and nutritional support of critically ill patients：consensus and controversies ［J］. Crit Care，2015，19：35.

［8］ Oshima T，Heidegger CP，Pichard C. Supplemental parenteral nutrition is the key to prevent energy deficits in critically ill patients ［J］. Nutr Clin Pract，2016，31(4)：432－437.

第十章

重 症 感 染

第一节 高　　热

概述与病理生理

一、定义

由于多种不同原因致人体产热大于散热,使体温超过正常范围称为发热(fever),临床上按体温高低将发热分为低热、中度热、高热及超高热。所谓低热,指腋温为 37.5~38 ℃,中度热 38.1~39 ℃,高热 39.1~40 ℃,超高热则为 40 ℃以上。发热时间超过 2 周为长期发热。

二、病理生理

发热是由于发热激活物作用于机体,进而导致内生致热原(EP)的产生并入脑作用于体温调节中枢,进而导致发热中枢介质的释放而引起调定点的改变,最终引起发热。常见的发热激活物有来自体外的外致热原,如细菌、病毒、真菌、螺旋体、疟原虫等;来自体内的,如抗原抗体复合物、类固醇等。还有一部分源自非致热原,常见于以下几种情况:①体温调节中枢直接受损:如颅脑外伤、出血、炎症等。②引起产热过多的疾病:如癫痫持续状态、甲状腺功能亢进症等。③引起散热减少的疾病:如广泛性皮肤病、心力衰竭等。恶性高热(malignant hyperthermia, MH)属于非感染性发热。

诊断与鉴别诊断

发热原因一般分为急性感染性疾病和非感染性疾病两大类。前者最为多见,如细菌、病毒引起的呼吸道、消化道、尿路及皮肤感染等,后者主要由变态反应性疾病如药物热、血清病以及自主神经功能紊乱和代谢疾病所引起。诊断与鉴别诊断需从病史和体格检查、热型以及辅助检查等多方面综合考虑。

1. 病史与体格检查　详细询问病史(包括流行病学资料),认真系统的体格检查非常重要,如起病缓急、发热期限与体温的高低、伴随症状及对治疗的反应等。

2. 分析热型　临床上各种感染性疾病具有不同的热型,了解热型对于诊断、判断病情、评价疗效和预后均有一定的参考意义。

(1) 稽留热(continued fever):是指体温恒定地维持在 39~40 ℃ 或以上的高水平,达数日或数周,24 h 内体温波动范围不超过 1 ℃。常见于大叶性肺炎、斑疹伤寒及伤寒高热期。

(2) 弛张热(remittent fever):又称败血症热型。体温常在 39 ℃ 以上,波动幅度大,24 h 内波动范围超过 2 ℃,但都在正常水平以上。常见于败血症、风湿热、重症肺结核及化脓性炎症等。

(3) 间歇热(intermittent fever):体温骤升达高峰后持续数小时,又迅速降至正常水平,无热期(间歇期)可持续 1 日至数日,如此高热期与无热期反复交替出现。常见于疟疾、急性肾盂肾炎等。

(4) 波状热(undulant fever):体温逐渐上升达

39 ℃或以上,数日后又逐渐下降至正常水平,持续数日后又逐渐升高,如此反复多次。常见于布氏杆菌病。

（5）回归热（recurrent fever）：体温急剧上升至39 ℃或以上,持续数日后又骤然下降至正常水平。高热期与无热期各持续若干日后规律性交替一次。可见于霍奇金（Hodgkin）病等。

（6）不规则热（irregular fever）：发热的体温曲线无一定规律,可见于结核病、风湿热、支气管肺炎、渗出性胸膜炎等。

不明原因发热（fever of unknown origin, FUO）：①发热时间持续≥3周;②体温多次>38.3 ℃;③经≥1周完整的病史询问、体格检查和常规实验室检查后仍不能确诊。不明原因发热本身是症状诊断,不是疾病诊断。

3. 辅助检查 要根据具体情况有选择地进行结合临床表现分析判断。如血常规、尿常规、病原学检查（直接涂片、培养、特异性抗原抗体检测分子生物学检测等）、X线、B超、CT、MRI、组织活检、骨髓穿刺等。PCT和CRP等有助于对感染的诊断。

必要时检查肥达反应、外斐反应、嗜异性凝集试验、冷凝集试验等,有助于鉴别诊断。风湿热或类风湿病分别进行抗链球菌溶血素O或类风湿因子检查。疑病毒感染有条件者,可行免疫学方面的早期快速诊断检查。免疫缺陷病致反复感染者可做血清免疫球蛋白及细胞免疫与补体测定。血液病宜做骨髓象检查。怀疑结核病需进行结核菌素试验。

监 测 与 治 疗

对高热患者应积极监测生命体征和内环境变化,及时适当降温,以防惊厥及其他不良后果。对既往有高热惊厥史或烦躁不安者,在降温同时给予镇静药。发热待诊者,尽可能查明原因,可暂不给予特殊治疗,否则会改变热型,模糊临床征象,延误诊断。

1. 降温
（1）物理降温：置阴凉、空气流通处。用冷毛巾或冷水袋敷头额、双腋及腹股沟等部位,或用布包裹的冰袋枕于头部或放置于上述部位或应用冰毯。可用乙醇（30%～50%）于四肢、躯干两侧及背部擦浴,也可用冷生理盐水（30～32 ℃）洗胃或灌肠,或者将静脉液体适当降温后输注。

（2）药物降温：对未成熟儿、小婴儿与体弱儿一般不用解热剂降温。

2. 补充水、电解质及器官功能监测 高热时不显性水分丢失增多,加之食欲减退,应及时补充水分和电解质。口服有困难者给予静脉补液,并注意热量的供给。

3. 积极寻找病因及病原处理 对于由感染引起的高热,应根据病情选用有效抗菌药物治疗。对局部感染病灶要及时清除。因非感染性疾病所致的高热,也需根据不同病因采取相应的治疗措施。

附：恶性高热

概述与病理生理

一、定义

恶性高热（malignant hyperthermia, MH）是一种罕见的、常染色体连锁的遗传性肌肉系统疾病。主要是由吸入强效全身麻醉药（氟烷、恩氟醚、异氟醚、七氟醚、地氟醚等）和去极化肌松药琥珀胆碱所触发的骨骼肌异常高代谢状态。恶性高热一旦发生,病情进展迅速,表现为全身肌肉痉挛,体温急剧升高,氧耗量急速增加,二氧化碳大量生成,产生呼吸性和代谢性酸中毒,患者可因多器官功能衰竭而死亡。儿童恶性高热的发病率（1/15 000）明显高于成人（1/50 000）,男性多于女性,多见于先天性疾病患者,如特发性脊柱侧弯、斜视、上睑下垂、脐疝、腹股沟疝等。

二、病理生理

恶性高热属于肌肉系统的代谢性疾病,主要机制为在特异性药物触发下,骨骼肌细胞质中 Ca^{2+} 浓度失控性升高,触发肌纤维持续强直性收缩,并随之出现产热量大量增加、组织缺氧、酸中毒及肌肉细胞坏死、弥散性血管内凝血、心血管功能崩溃等表现。

细胞质中 Ca^{2+} 主要来源于肌质网,系由于离子通道缺陷导致大量 Ca^{2+} 从肌质网释放所致。此外,钙池操纵的细胞外 Ca^{2+} 内流也可能参与了恶性高热的发作。有研究证实,恶性高热患者在疾病非发作期,其骨骼肌细胞质中 Ca^{2+} 水平也高于正常人,这可能暗示恶性高热患者在正常情况下也可能存在较高的 Ca^{2+} 跨膜背景流动。

临 床 表 现

恶性高热可以发生于麻醉中的任何时间及术后早期,以麻醉后 1 h 多见。恶性高热典型的临床表现为"一紧两高",即肌肉强直、体温升高和呼吸末二氧化碳($PetCO_2$)升高。肌肉紧张可表现为咬肌或全身肌肉紧张,可呈现典型的"铁板样"骨骼肌痉挛。体温可在短时间内快速上升至 42 ℃以上,$PetCO_2$ 可达 100 mmHg 以上。

最早出现的征象有心动过速、每分通气量增加而 $ETCO_2$ 浓度升高,伴有肌强直,特别是给予琥珀胆碱后更易出现。体温升高是恶性高热的特征表现,但往往出现较晚。所有接受全身麻醉超过 20 min 的患者都应监测体温。

其他征象包括酸中毒、呼吸急促和高钾血症。

诊断与鉴别诊断

一、诊断

1. 临床诊断 临床诊断标准除典型的临床表现外,还可通过氟烷收缩实验、咖啡因收缩实验和基因检测来对恶性高热进行诊断。目前,临床上最常用的临床诊断标准为北美和欧洲采用的临床高热评分(clinical grading scale,CGS)。它根据性质将临床表现分为七大类,分别计分,每一大类仅计一个最高分。总计分在 50 分以上,临床可基本确诊为恶性高热;35~50 分,恶性高热可能性很大;20~34 分恶性高热可能性较大,见表 10-1-1。

表 10-1-1 CGS 标准

项　　目	评分(分)
肌强直	
全身肌肉强直	15
咬肌痉挛	15
肌肉破坏	
肌酸激酶>20 000 U/L(使用琥珀胆碱)	15

(续表)

项　　目	评分(分)
肌酸激酶>20 000 U/L(吸入麻醉药)	15
咖啡色尿	10
尿肌红蛋白>60 µg/L	5
血清肌红蛋白>170 µg/L	5
血 K^+>6 mmol/L(除外肾衰竭)	3
呼吸性酸中毒	
$PetCO_2$>55 mmHg(控制呼吸)	15
$PaCO_2$>60 mmHg(控制呼吸)	15
$PetCO_2$>60 mmHg(自主呼吸)	15
$PaCO_2$>65 mmHg(自主呼吸)	15
高碳酸血症	15
呼吸急促	10
体温升高	
体温快速升高	15
围手术期体温高于 38.8 ℃	10
心律失常	
窦性心动过速	3
室性心动过速或心室颤动	3
家族史	
略(有家族史者采用)	

项　　目	评分(分)
其他	
动脉 BE<-8 mmol/L	10
pH<7.25	10
使用丹曲洛林后症状控制	5
有家族史	10
静息时血清 CK 升高	10

2. 实验室诊断　目前恶性高热诊断的"金标准"是体外挛缩试验(IVCT),此试验基于机体接触氟烷或咖啡因产生肌纤维挛缩。现已发展成两种广泛应用的试验,分别为欧洲恶性高热研究组(EMHG)制定的试验和北美恶性高热研究组制定的咖啡因-氟烷挛缩试验——CHCT(NAMHG)。在 EMHG 协议中,当个体的咖啡因和氟烷测试结果同时阳性,可诊断恶性高热易感(MHS);同时阴性,可诊断恶性高热正常(MHN);两者之一阳性,可诊断为恶性高热可疑(MHE)。而在 NAMHG 协议中,当个体的咖啡因和氟烷测试结果有一项阳性时,就可诊断 MHS;同时阴性,可诊断 MHN。EMHG 协议的敏感性为 99%,特异性为 94%;而 NAMHG 协议的敏感性为 97%,特异性为 78%。

二、鉴别诊断

麻醉期间的很多异常状态与恶性高热类似,包括脓毒血症、甲状腺危象、嗜铬细胞瘤以及医源性高热。因此,诊断恶性高热前有必要测量 $ETCO_2$,并获得动静脉血气分析结果,以便与上述疾病进行鉴别。对难以解释的 $ETCO_2$ 增加的鉴别诊断包括继发于脓毒血症、医源性高热、通气阀故障、CO_2 排出障碍引起的重复吸入以及通气设备问题。

治　　疗

(1) 停止使用诱发药物:一旦疑诊恶性高热,应当立即停止琥珀胆碱和含氟吸入麻醉药的使用,采用其他静脉麻醉药物维持麻醉状态,并尽快结束手术操作。

(2) 增加每分通气量以降低 $ETCO_2$:对吸入麻醉药诱发的恶性高热,有条件者应更换全新麻醉机和呼吸回路,采用纯氧以正常通气量的 2~4 倍过度通气。有研究认为,在呼吸回路中接入活性炭吸附装置,可以在 2 min 内将吸入麻醉药基本清除干净。评价是否需要继续机械通气。

(3) 如有条件使用丹曲洛林:丹曲洛林是特异性 RYRl 受体拮抗剂,是目前公认的治疗恶性高热发作的特效药,它能够关闭 RYRl 受体的异常开放,迅速减少肌质网释放 Ca^{2+},从而终止恶性高热发作。推荐首次剂量 2 mg/kg 用蒸馏水稀释后静脉注射,每 5 min 可重复,直至临床症状缓解,总量最高可达 20 mg/kg。因牵涉国内药监部门批准事宜,如临床使用注意法律和伦理风险。后续维持 1 次/4~8 h,每次 1.0 mg/kg,持续 24~48 h。

(4) 积极降温:高热时使用冰溶液输注,如腹股沟区、腋窝、颈部使用冰袋;鼻饲管冰盐水灌洗。尽快将体温降至 38.5 ℃以内。

(5) 持续心电监测,动态评价是否需要有创血流动力学监测。由于钙通道阻断剂在治疗恶性高热中有可能加重高血钾和心肌抑制,甚至诱发恶性高热,故不主张钙通道阻断剂用于恶性高热。

(6) 积极补液和利尿,适当碱化尿液,预防肌红蛋白血症并发肾功能损害。

(7) 监测血气、电解质、肌酸激酶及血、尿肌红蛋白;每 6~12 h 检查 1 次凝血情况;积极处理酸中毒和高钾,防治其他器官功能损害。

(8) 条件允许时为患者及其家属联系恶性高热试验中心进行挛缩。

预　　防

(1) 详细地询问麻醉史以明确患者及其家族成员是否有过恶性高热发作史。如怀疑存在恶性高热,其家族成员不应使用强效挥发性麻醉剂以及琥珀胆碱,同时推荐进行恶性高热相关测试。

(2)患者出现任何形式的肌强直时,不可使用琥珀胆碱。

(3)所有接受非短小手术(≥20 min)的全麻患者应当监测体核温度。

(4)年幼患者(年龄<12岁)尽量不选择琥珀胆碱,以避免未明确诊断的肌营养不良患者出现高钾

性反应的可能。

(5)对暴露于高温潮湿环境中的恶性高热易感患者,要警惕发生高热的可能。

综上所述,恶性高热是最严重的麻醉并发症之一。其发病机制尚不完全清楚,发作性质不规律,早期诊断和积极采取应对措施,是成功处理的关键。

高热的诊治流程见图 10-1-1。

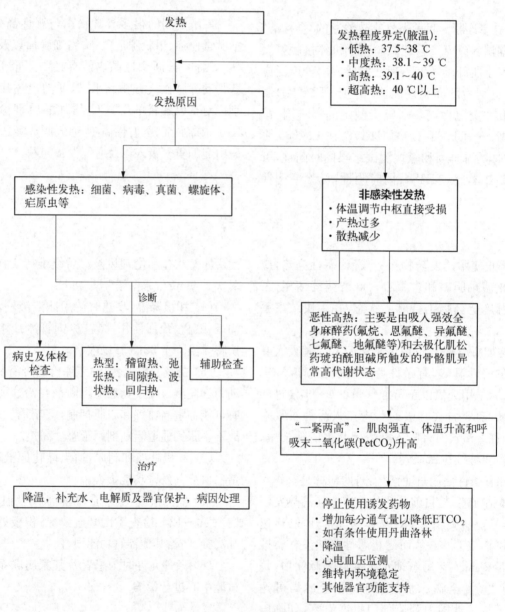

图 10-1-1　高热诊治流程图

（杨从山）

参 考 文 献

［1］ Schuster F，Metterlein T，Negele S，et al. An in-vivo metabolic test for detecting malignant hyperthermia susceptibility in humans：a pilot study ［J］. Anesth Analg，2008，107(3)：909－914.
［2］ Glahn KP，Ellis FR，Halsall PJ，et al. Recognizing and managing a malignant hyperthermia crisis：guidelines from the European Malignant Hyperthermia Group［J］. Br J Anaesth，2010，105(4)：417－420.
［3］ 刘书婷，孙妮，王颖，等. 恶性高热研究进展［J］. 重庆医学，2016，45(6)：836－838.
［4］ Wolvetang T，Hofland J，Takkenberg H. Knowledge on malignant hyperthermia：as rare as the disease？［J］A nation wide survey BMC Anesthesiology，2014，14(Suppl 1)：A18.
［5］ Park JH，Kim DH，Jang HR，et al. Clinical relevance of procalcitonin and C-reactive protein as infection markers in renal impairment：a cross-sectional study［J］. Critical Care，2014，18(6)：640.

第二节 全身性感染和感染性休克

概述与病理生理

全身性感染(sepsis,亦称脓毒症)以及导致的器官功能障碍是重症患者常见的临床问题。尽管诊疗技术不断进步,针对全身性感染的指南不断推出,全身性感染和感染性休克患者的发病率和病死率仍居高不下,感染性休克的病死率仍高达 30%～70%,已成为重症患者死亡的主要原因之一。

"sepsis"这个单词,源自希腊文,指"腐坏、衰败"。在 2700 年前的古希腊诗人荷马的诗中曾提到,希波克拉底描述了一个伤口如果发红、发热,会随着血管散布,在腿会到达鼠蹊部,甚至波及全身而引发死亡。随着 19 世纪巴斯德发现细菌是造成腐败的原因后,20 世纪初定义全身性感染为当细菌或其毒素侵入血液所引发严重且危及生命的症状。

Seymour CW 等研究显示在急诊住院的患者中全身性感染的比例为 3.3/100,已超过传统疾病心肌梗死(2.3/100)和脑卒中(2.2/100)。Fauci AS 等研究说明全球每年有 1 500 万死于感染性疾病,占总死亡人数的 25.5%。有研究提示全身性感染发病人群男性多于女性,非白种人高于白种人。由于经济、地域和卫生政策的原因,各国家和地区全身性感染发病率和感染类型及预后等存在很大差异。

为提高全球对全身性感染和感染性休克的认识,由美国危重病学会(SCCM)、欧洲危重病协会(ESICM)和国际感染论坛(ISF)于 2002 年 10 月在西班牙巴塞罗那的第 15 届 ESICM 年会上共同发起"拯救全身性感染运动(Surviving Sepsis Campaign, SSC)",在 2004 年 SSC 指南首次颁布后,在 2008 年、2012 年、2016 年分别进行了更新,并在近期推出"sepsis 3.0"的概念。2012 年 9 月 13 日也被定为中国首个"世界脓毒症日(WSD)"。中华医学会重症医学分会也制定了《中国严重脓毒症/脓毒性休克治疗指南(2014)》,在严重感染和感染性休克诊断与治疗方面认识不断加深。

诊断与鉴别诊断

一、诊断

最近 10 余年,随着认识的不断深入,全身性感染的概念也在不断改变。

1. sepsis 1.0 1991 年在美国芝加哥召开美国胸科医师学会和危重病医学会(ACCP/SCCM)联席会议,将感染或创伤引起的持续全身炎症反应失控的临床表现命名为全身炎症反应综合征(systemic inflammatory response syndrome, SIRS),并制定了相应的诊断标准(符合下列两项或两项以上)(表 10-2-1)。全身性感染(sepsis)是指由感染引起的 SIRS;严重感染(severe sepsis)是感染合并器官功能障碍;感染性休克(septic shock)是指严重感染出现顽固性低血压(尽管给予充分的液体治疗仍然有低血压存在)。SIRS 标准敏感性过高,特异性差。也有很多明确存在感染和器官功能障碍,但不符合 SIRS 的,导致全身性感染诊断困难。

表 10-2-1　SIRS 的诊断标准

项　目	诊　断　标　准
体温	>38 ℃或<36 ℃
心率	>90 次/分
呼吸	呼吸频率>20 次/分,或动脉血二氧化碳分压($PaCO_2$)<32 mmHg(1 mmHg=0.133 kPa)
白细胞计数	外周血白细胞>$12×10^9$/L 或<$4×10^9$/L 或幼稚杆状白细胞>10%

注:符合 4 项中 2 项或 2 项以上诊断为 SIRS。

2. sepsis 2.0　2001 年国际 sepsis 大会(International Sepsis Definitions Conference)认识到了 SIRS 定义的局限,希望以生物标志物(biomarker)来定义全身性感染,并提出了更多诊断条件,包括一般性指标(体温、心率、呼吸、神志、水肿、血糖的异常),到炎症指标(白细胞、C 反应蛋白及降钙素原)、血流动力学指标(血压、心排血量)、器官衰竭评估指标(sequential organ failure assessment, SOFA)及组织灌注指标(乳酸、毛细血管再充盈)总共 21 项指标协助全身性感染诊断。但由于指标过于繁琐,且无足够科学证据,临床实际应用并不广泛。

3. sepsis 3.0　2016 年第三次国际脓毒症暨脓毒症休克共识会(International Consensus Definitions for Sepsis and Septic Shock),定义脓毒症为宿主对感染的失调反应导致危及生命的器官功能障碍,诊断脓毒症的临床条件为当患者在怀疑或确定感染的前提下,全身性感染相关性器官功能衰竭评分(sequential organ failure assessment, SOFA)超过 2 分。

由于 SOFA(表 10-2-2)多项指标需验血才能得知肝、肾及凝血功能,对非 ICU 的患者评估是否有脓毒症较为不易,专家筛选了 3 项床边即时可获得的指标 qSOFA,即神志改变,收缩压≤100 mmHg,或

呼吸频率≥22 次/分,发现 qSOFA≥2 对非住于 ICU 且怀疑脓毒症患者是否死亡或需要>3 日 ICU 治疗的预测能力(AUROC=0.81;95% CI, 0.80~0.82)与 SOFA(AUROC=0.79;95% CI, 0.78~0.80)预测效力相似,但若用 qSOFA 评估 ICU 患者时,其预测力仅为 0.66(95% CI, 0.64~0.68)。由于 qSOFA 可在 ICU 外快速筛选脓毒症患者的优势,sepsis 3.0 建议当在 ICU 外发现患者符合两个 qSOFA 条件时,即应更积极地治疗或进入 ICU 观察。

sepsis 3.0 主要为在 ICU 外的医护人员制定一个简洁的方法,从而快速筛选出脓毒症患者,转入 ICU 进行积极治疗,同时在进行临床试验及流行病调查时,使用新版的脓毒症定义与我们最关心的终点-病死率有较好的相关性。但也有学者提出不同的意见:①全身性感染新定义特别小组成员未包括中低收入国家的成员,没有广泛的代表性。②在与 qSOFA 的比较中,SIRS 标准虽特异度差,但敏感度高。对于筛查指标而言,应更强调敏感度。③绝大部分全身性感染患者首诊在基层医院,而基层医师对 SOFA 评分系统并不常用。④qSOFA 中的收缩压和呼吸频率的阈值欠妥。如果一个患者的基础血压在 90~100 mmHg,再有焦虑和疼痛使呼吸频率在 22~25 次/分,则该患者会被认为有器官功能障碍。⑤qSOFA 容易被理解为全身性感染的筛查指标,使人产生 qSOFA 阳性的患者都应该按照全身性感染进行治疗的错觉,而忽略了对许多严重疾病(如心源性休克、肺栓塞等)进行鉴别。

4. 感染性休克　既往临床上感染性休克诊断需符合以下标准:①有明确感染灶;②有全身炎症反应存在;③收缩压<90 mmHg,或较原来基础值下降 40 mmHg,经液体复苏后 1 h 不能恢复或需血管活性药维持;④伴有器官组织的低灌注,如尿量<30 ml/h,或有急性意识障碍等;⑤血培养可能有致病微生物生长。

近年来,随着 sepsis 3.0 的颁布,感染性休克定义为经过充分的液体复苏,仍需要血管活性药物以维持平均动脉压≥65 mmHg,且血清乳酸水平>2 mmol/L。研究选取多国资料库,涵盖了 8 150 例感染患者[(SIRS>2)合并有 1 个以上的器官衰竭]。发现当脓毒性休克患者在充分补充血容量的基础上,仍需要升压药物以维持平均动脉压≥65 mmHg,且血清乳酸水平>2 mmol/L(18 mg/dl)病死率显著提高,

表 10-2-2　全身性感染相关性器官功能衰竭评分(SOFA)

器官系统	0	1	2	3	4
呼吸:PaO_2/FiO_2 (mmHg)	>400	301～400	<301(没有呼吸支持)	101～200 (有呼吸支持)	≤100 (有呼吸支持)
(kPa)	>53.2	40.0～53.1	<40.0(没有呼吸支持)	13.4～26.6 (有呼吸支持)	≤13.3 (有呼吸支持)
凝血:血小板 (10^9/L)	>150	101～150	51～100	21～50	≤20
肝脏:胆红素 (mg/dl)	<1.2	1.2～1.9	2.0～5.9	6.0～11.9	>12.0
(μmol/L)	<20	20～32	33～101	102～204	>204
心血管:低血压	MAP>70 mmHg	MAP<70 mmHg	多巴胺≤5.0[剂量单位 μg/(kg·min)] 或任何剂量的多巴胺 或任何剂量的米力农 或任何剂量的左西孟旦	多巴胺>5.0 [剂量单位 μg/(kg·min)] 或肾上腺素≤0.1 或去甲肾上腺素≤0.1 或任何剂量的垂体加压素 或任何剂量的阿拉明 或任何剂量的苯肾上腺素	多巴胺>15.0 [剂量单位 μg/(kg·min)] 或肾上腺素>0.1 或去甲肾上腺素>0.1
GCS 评分	15	13～14	10～12	6～9	<6
肾脏:血肌酐 (mg/dl)	<1.2	1.2～1.9	2.0～3.4	3.5～4.9	>5.0
(μmol/L) 或尿量	<110	110～170	171～299	300～440 或<500 ml/d	>440 或<200 ml/d

若血 Lac>4 mmol/L,病死率为 49.7%;Lac>2 mmol/L 则病死率为 42.3%;Lac≤2 mmol/L 则病死率为 30.1%。对不需要升压药物以维持平均动脉压的患者,血中乳酸浓度>4 mmol/L,病死率为 29.9%;若浓度>2 mmol/L 则病死率为 25.7%。

作为全身性感染的诊断指标,生物标志物在临床上起着重要的作用。然而,生物标志物仅能作为协助诊断的指标,而不能作为明确诊断的指标。Pierrakos 等发现各种研究包括了 178 种不同的全身性感染生物标志物,但是没有一个生物标志物的诊断价值令人满意。生物标志物在不同患者群体,不同疾病以及不同的感染病原体的情况,其意义完全不同:①C 反应蛋白(CRP)内毒素检测较传统的血培养法快速,阳性率高,可用于全身性感染的早期辅助诊断。CRP 主要由肝细胞合成的急性期蛋白质,在炎症反应及组织损伤应答中迅速产生,刺激发生后 24～48 h 血液循环中 CRP 浓度急剧增加,并随着刺激的消失浓度迅速下降。因此,CRP 的血清浓度

成为了炎症反应的可靠指标并被临床广泛关注。许多研究证实了在全身性感染中 CRP 浓度明显升高。但依据 CRP 的变化指导抗菌药物的研究目前仅局限于新生儿,而尚无针对成人的研究。②降钙素原(PCT):PCT 是降钙素的前肽,由 116 个氨基酸组成。正常情况下 PCT 主要由甲状腺滤泡旁细胞分泌,血浆水平较低。PCT 升高主要与内毒素的诱导有关,反映了炎症反应的活跃程度。在全身性感染 2～4 h 内 PCT 即可升高,6～8 h 达到高峰。目前 PCT 作为全身性感染的生物标志物,广泛应用于临床,且研究证实其诊断价值明显优于 CRP。鉴于 PCT 升高主要与内毒素介导有关,因此在细菌感染特别是革兰阴性杆菌感染时其辅助诊断价值更大。③髓系细胞表达的触发受体-1(TREM-1):TREM-1 是免疫球蛋白超家族的成员之一,可选择性表达于中性粒细胞和高表达 CD14 的单核细胞。Bouchon 等首次报道 TREM-1 作为介导脓毒症的关键介质触发并扩大了炎症反应,结果显示机体在感染时中性粒细胞和单核巨噬细胞表面表达 TREM-1 显著

增加。

别。当患者出现循环功能障碍时,应结合病史、辅助检查,包括血流动力学监测,积极与其他类型的休克,如低血容量性休克、心源性休克、梗阻性休克等鉴别。床旁超声有助于休克类型的快速判定。

二、鉴别诊断

诊断全身性感染时需注意与非感染性疾病,如血液系统疾病、结缔组织病、心源性肺水肿等相鉴

全身性感染和感染性休克监测治疗

脓毒症指南建议当怀疑有脓毒症时,要及早筛查辅助诊断,在病因处理基础上积极进行感染灶引流、早期正确地选用抗菌药物治疗、早期血流动力学支持及各重要脏器功能支持与保护等。

1. 感染源筛查和积极引流是治疗根本 及早明确感染源及致病菌有利于感染的控制。应该及时寻找感染源(例如:肺部感染、血流感染、坏死性软组织感染、腹膜炎、胆管炎、肠梗阻),尽可能在抗菌药物使用前留取标本,并进行病原微生物培养+药敏,为目标性使用抗菌药物提供依据。留取标本的部位包括:不同部位的血标本[至少1份外周血和每根导管的导管血(导管留置大于48 h)]和相应可疑感染部位的标本(如尿培养、脑脊液培养、伤口培养、痰培养或引流液)。除了借助临床表现和体格检查,应充分利用床旁B超及影像学检查筛查可疑的感染灶。一旦诊断明确需考虑外科清创引流,如果条件允许,应该在诊断感染后12 h内完成。

2. 早期有效抗菌治疗可明显改善患者预后 早期有效的抗生素治疗能够明显降低严重感染和感染性休克的病死率。一旦发现患者出现严重感染和感染性休克,应在1 h内给予有效的抗菌药物治疗。如果留取标本(如血培养)不应延误抗菌药物使用,应在抗菌药物使用前先留取标本进行培养。早期经验性抗感染治疗不仅需要早期给药,而且覆盖面要广。抗菌药物可以单用或者联合,其抗菌谱应该能够覆盖可疑病原菌。值得强调的是,抗菌药物的选择还需关注其组织穿透能力,保证有足够的组织浓度杀灭感染源的病原菌。患者在治疗过程中,每日都需要对抗菌药物疗效进行评价,以期目标性抗感染治疗以降低细菌耐药、抗菌药物副作用和治疗费用。如果没有感染的依据且PCT不高,应停用经验性抗菌药物治疗。抗菌药物治疗的疗

程为7~10日,但对于存在感染源引流障碍、多药耐药菌、真菌、病毒感染及免疫功能缺陷的患者,抗菌药物疗程需要适当延长。

3. 早期目标性的血流动力学管理是关键 早期目标导向治疗(early goal-directed therapy, EGDT)是指一旦临床诊断为严重感染,应尽快进行积极液体复苏,6 h内达到以下复苏目标:①中心静脉压(CVP)8~12 mmHg;②平均动脉压≥65 mmHg;③尿量≥0.5 ml/(kg·h);④中心静脉或混合静脉血氧饱和度(ScvO_2或SvO_2)≥70%。EGDT可明显降低严重感染和感染性休克患者的病死率。Rivers等组织的一项随机、对照、单中心的严重感染早期目标性复苏治疗研究表明,若能在严重感染发生6 h内实现复苏目标,严重感染的28日病死率能从49.2%降低到33.3%,60日的病死率从56.9%降低到44.3%。提示对严重感染和感染性休克早期实施目标导向治疗具有重要的临床意义。

尽管近年来对EGDT有争议,但感染性休克复苏方案仍需要。在ProCESS研究中(美国31个急诊中心),早期感染性休克患者按照1:1:1原则随机分为3组接受6 h复苏治疗:程序化EGDT组、程序化标准治疗组(不置入中心静脉导管,但应用血管活性药物以及输血)和常规治疗组(在床旁由临床医师决定所需治疗)。结果显示:3组间60日病死率未见显著差异,在90日病死率、1年病死率和器官支持治疗需求等指标上也无显著差异。但这并非表示我们不需要EGDT,阴性结果可能原因在于:①医师们对感染性休克的规范化治疗已形成习惯。②除EGDT外,如及时的诊断,抗菌药物合理及时的应用等可能对预后的影响更大。③作者可能高估了基线病死率和预计的组间差异,导致纳入病例不足。本研究设计时预计病死率为30%~46%,预计病例数1950例,实际纳入1 341例,实际病死率EGDT组21%,

标准治疗组 18.2%,对照组 18.9%。Sohn CH 等对于急诊感染性休克患者回顾性研究则显示如延迟或未执行复苏集束化治疗将导致病死率增加。

为更早更有效地进行感染性休克的早期复苏,与 SSC 2008 6 h 复苏、24 h 管理 bundle 相比,SSC 2012 指南提出 3 h 和 6 h bundle。3 h 之内完成:①测量乳酸水平。②在应用抗菌药物之前留取血培养标本。③及时应用广谱抗菌药物。④对于低血压或乳酸≥4 mmol/L 的患者,应用 30 ml/kg 晶体液进行复苏。6 h 之内完成。⑤对于早期积极液体复苏仍存在低血压的患者应用血管活性药维持平均动脉压(MAP)≥65 mmHg。⑥对于积极复苏后持续低血压或者初始乳酸≥4 mmol/L (36 mg/dl),监测中心静脉压(CVP)和中心静脉氧饱和度(ScvO₂)。⑦如果初始乳酸升高,重新测量乳酸。需要同时满足 $MAP \geqslant 65$ mmHg,$CVP \geqslant 8$ mmHg,$ScvO_2 \geqslant 70\%$,如未达标,再次动态评估容量反应性(如超声、被动抬腿试验)。

4. 不推荐常规应用糖皮质激素 目前指南不推荐常规应用糖皮质激素治疗严重感染或感染性休克。但经充分液体复苏和使用升压药仍不易维持血流动力学稳定的感染性休克患者,推荐静脉使用氢化可的松 200 mg/d。

5. 强化血糖控制 对于连续 2 次血糖≥180 mg/dl 的患者,应当制订血糖控制方案,其目标血糖应控制在 140~180 mg/dl。当患者在接受葡萄糖输注和同步胰岛素泵入时,应当每 1~2 h 监测 1 次血糖,当血糖和胰岛素泵入剂量稳定时,可以每 4 h 监测 1 次。若患者出现低血糖,应当及时调整胰岛素治疗方案。

6. 加强器官支持、避免多器官功能障碍综合征(MODS) 急性呼吸窘迫综合征(ARDS)与机械通气:应给予 6 ml/kg 潮气量机械通气,控制平台压≤30 cm H₂O (1 cmH₂O = 0.098 kPa),中重度 ARDS 应给予高 PEEP 联合肺复张以维持肺泡复张。对于 $PaO_2/FiO_2 < 100$ mmHg 的 ARDS 患者,可以给予俯卧位通气以改善氧合。建议患者床头抬高 30~45 ℃,预防呼吸机相关性肺炎。

预防深静脉血栓形成(DVT):严重感染是 DVT 的高危险因素。若无禁忌证,应使用小剂量肝素或低分子肝素预防 DVT。有肝素使用禁忌证(血小板减少、重度凝血病、活动性出血、近期脑出血)的患者,推荐使用物理预防措施(弹力袜、间歇加压装置)。对于严重感染且有 DVT 史的高危患者,应联合应用药物和物理性措施进行预防。

7. 营养支持及免疫调理 在诊断严重感染或感染性休克 48 h 内,应尽早给予肠内营养,如果肠道完全不能耐受,仅静脉输注葡萄糖补充热量;在诊断严重感染或感染性休克 7 日内,避免在肠道不耐受的情况下,强制给予足热量肠内营养,可以允许肠内营养不超过 500 kcal/d,可采用肠内营养+静脉输注葡萄糖的营养策略,也应尽量避免全肠外营养或肠外+肠内联合营养。

调控炎症反应和免疫功能是防治严重感染导致 MODS 的根本措施。有研究表明多黏菌素 B 血液灌流能改善严重感染患者的预后。

感染性休克治疗及全身性感染诊治流程分别见图 10-2-1、图 10-2-2。

(杨从山)

参 考 文 献

[1] Muckart DJ, Bhagwanjee S. American College of Chest Physicians/Society of Critical Care Medicine Consensus Conference. Definition for sepsis and organ failure and guidelines for the use of innovative therapies in sepsis [J]. Crit Care Med, 1997,25(11):1789-1795.

[2] Martin GS, Mannino DM, Eaton S, et al. The epidemiology of sepsis in the United States from 1979 through 2000 [J]. N Engl J Med, 2003,348 (16):1546-1554.

[3] Levy MM, Fink MP, Marshall JC, et al. 2001 SCCM/ESICM/ACCP/ATS/SIS International sepsis definitions conference [J]. Intensive Care Med, 2003,29(4):530-538.

[4] Dellinger RP, Levy MM, Rhodes A, et al. Surviving sepsis campaign: international guidelines for management of severe sepsis and septic shock: 2012[J]. Crit Care Med, 2013,41(2):580-637.

[5] Seymour CW, Liu VX, Iwashyna TJ, et al. Assessment of clinical criteria for sepsis: for the Third International Consensus Definitions for Sepsis and Septic Shock (Sepsis-3) [J]. JAMA, 2016,315(8):762-774.

[6] Rochwerg B, Alhazzani W, Sindi A, et al. Fluid resuscitation in sepsis: a systematic review and network meta-analysis [J]. Ann Intern Med, 2014,161(5):347-355.

[7] Corrêa TD, Jeger V, Pereira AJ, et al. Angiotensin II in septic shock: effects on tissue perfusion, organ function, and mitochondrial respiration in

a porcine model of fecal peritonitis [J]. Crit Care Med, 2014,42(8): e550-e559.

[8] ProCESS Investigators, Yealy DM, Kellum JA, et al. A randomized trial of protocol-based care for early septic shock [J]. N Engl J Med, 2014, 370(18):1683-1693.

[9] Sohn CH, Ryoo SM, Seo DW, et al. Outcome of delayed resuscitation bundle achievement in emergency department patients with septic shock [J]. Intern Emerg Med, 2014,9(6):671-676.

[10] Maas JJ, Pinsky MR, de Wilde RB, et al. Cardiac output response to norepinephrine in postoperative cardiac surgery patients: interpretation with venous return and cardiac function curves [J]. Crit Care Med, 2013,41(1):143-150.

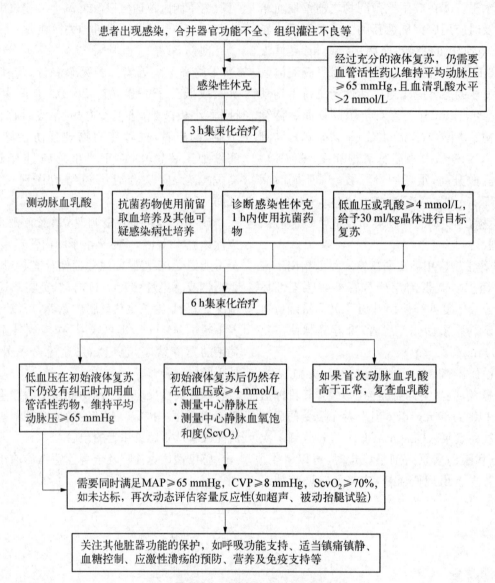

图 10-2-1 感染性休克诊治流程图

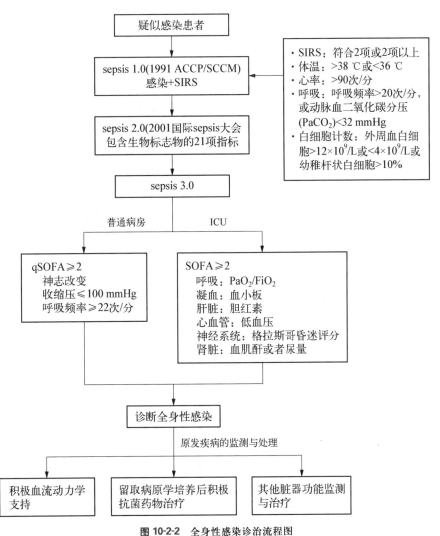

图 10-2-2 全身性感染诊治流程图

第三节 菌 血 症

概述与病理生理

一、定义

菌血症(bacteremia)是指在血液循环中存在细菌,可为自发性,也常与组织感染播散、导管留置(胃管、导尿管、血管内导管等)相关。临床可表现为一过性或持续性、伴或不伴全身炎症反应。

二、流行病学

近年来,由于手术、放化疗、中心静脉置管、泌尿道置管、气管置管等侵入性操作的广泛应用和激素、免疫抑制剂、广谱抗菌药物等的长期使用,菌血症的发病率正逐年增高。全国医院感染监控网数据显示医院内菌血症的发病率在院内感染中的构成比为1.3%(居第 8 位),发病率为 48.56/10 万住院患者。各地区不同阶段报道的病死率在 20%~50%。

三、危险因素

1. 宿主因素　①年龄≥65 岁或者婴幼儿。②合并基础疾病患者,如糖尿病、肝硬化、尿毒症等。③危重疾病患者,APACHE Ⅱ 评分升高。④营养不良患者。⑤免疫缺陷患者,HIV、长期使用免疫抑制剂及激素等。⑥长期使用广谱抗生素。

2. 治疗因素　①侵入性操作:如感染口腔组织的外科手术或者常规的牙科操作、感染的下尿路插管,脓肿切开和引流。②体内留置装置:血管内装置,如中心静脉导管、动脉导管、心内导管;血管外装置,如引流管、造瘘管、导尿管、胃管、气管导管等。

3. 环境因素　ICU 留住时间越长的患者,罹患菌血症风险越高;同时护士患者比例越低,罹患菌血症风险也会越高。

四、发病机制、病原学与病理生理

1. 发病机制

(1) 病原菌的致病能力,与其毒力和数量相关。细菌可分泌内、外毒素,细胞因子和炎症介质,一方面对机体造成直接毒性作用,另一方面可激活免疫、凝血、神经内分泌等机制,造成组织和器官损伤。

(2) 各种原因所致的机体防御功能减弱:如中性粒细胞减少、缺乏;肾上腺皮质激素、广谱抗生素、放疗、细胞毒性药物等的使用;严重的基础疾病等。

(3) 机体生理屏障的破坏:机体生理屏障有抵抗外界细菌入侵的作用,但各种原因造成的生理屏障受损,可成为菌血症发生的重要原因。如:感染的口腔组织的外科手术或牙科操作、感染的下尿路插管、脓肿切开和引流、置入体内仪器的细菌生长等

均可引起短暂的菌血症。菌血症可能不影响健康人,但对免疫受损并伴有严重基础疾病的患者、化疗后的患者以及严重营养不良的患者,可能产生严重后果。

2. 病原学

(1) 革兰阳性球菌:最常见的是葡萄球菌属,包括有耐甲氧西林金黄色葡萄球菌(MRSA)、高度耐药凝固酶阴性葡萄球菌(CNS)、表皮葡萄球菌、溶血葡萄球菌、副溶血葡萄球菌等。其他常见革兰阳性球菌有肠球菌属、肺炎链球菌、化脓链球菌等。

金黄色葡萄球菌是社区获得和医院获得菌血症的主要致病菌之一,目前文献报道的金黄色葡萄球菌菌血症病死率在 20%~40%,MRSA 比甲氧西林敏感的金黄色葡萄球菌(MSSA)引起的菌血症病死率要更高。金黄色葡萄球菌菌血症患者需警惕新发的心脏反流性杂音、心力衰竭和栓塞表现(如眼底、睑结膜、皮肤、四肢出血或红斑等)以排除感染性心内膜炎,心脏超声有助于诊断感染性心内膜炎。

近年来,CNS 分离率和感染率的增加引起了医疗界的广泛关注。国外资料显示,血培养分离出的微生物中,以 CNS 比例为最高,约占院内血液感染的 25.0%,特别是耐药的 CNS 流行,如得不到及时控制,其致死率高达 18.8%~57.0%。2002 年度国家细菌耐药性监测网范围内 MRCNS 的分离率为 74.5%,高于同期 MRSA 的分离率 41.4%。

肺炎链球菌是继 CNS、金黄色葡萄球菌、肠球菌之后最常引起血流感染的革兰阳性球菌。在美国的一项研究中,肺炎链球菌引起的血流感染占总的血流感染的 1.1%,占医院血流感染的 2.2%,尤其多见于儿童,占所有小儿血流感染的 5%~7%。肺炎链球菌血流感染最常见的原发感染灶是肺部和腹腔,尤其是肝硬化腹水继发腹膜炎者。肺炎链球菌引起的血流感染病死率约为 39%。

(2) 革兰阴性杆菌:革兰阴性杆菌所致血流感染的发生率和病死率较革兰阳性球菌高,25%~50%的菌血症是革兰阴性杆菌感染,且近年来革兰阴性杆菌导致的菌血症发病率呈现出逐年上涨的趋势,发病率由 1991~1992 的 4.7% 上升至 2007~2008 年的 40.23%。

革兰阴性杆菌相关的菌血症更容易始发于社区。从细菌的分布来讲,社区来源的菌血症最常见

的病原菌为大肠埃希菌，一项来自美国明尼苏达州的研究对医疗相关感染中社区来源的革兰阴性菌导致的菌血症构成进行分析，发现大肠埃希菌占47.4%。意大利一项对社区始发的革兰阴性杆菌菌血症调查报道的大肠埃希菌的发病比例高达76%。

铜绿假单胞菌为引起血流感染的第4~7位的病原菌，常见于免疫功能低下的人群。20世纪80年代，铜绿假单胞菌占医院血流感染的13.6%，其病死率在27%~48%。在ICU中，由于通常具有广谱抗生素暴露史，革兰阴性杆菌引起菌血症则更多由铜绿假单胞菌引起，并且常常伴随菌株耐药。

近年来，革兰阴性菌构成发生了变化，即肠杆菌科细菌分离下降，而耐药率高的非发酵菌分离率却逐渐上升。鲍曼不动杆菌血流感染发病率逐年增长。韩国一项回顾性研究对2006~2014年间全韩医院内感染监测系统数据进行分析，发现鲍曼不动杆菌的发病率由24.6%上升到32.6%，而耐亚胺培南的鲍曼不动杆菌比例由52.9%上升至89.8%。

（3）厌氧菌：由于抗厌氧菌药物的广泛使用，厌氧菌引起菌血症的发生率从10%~15%下降到5%以下，其中66.7%~75%由厌氧革兰阴性杆菌所致，以脆弱类杆菌最多见。在外科感染中尤其在外科术后感染中厌氧菌感染率高，并往往与需氧菌一起形成混合性感染。厌氧菌血流感染病情复杂多变，易出现败血症休克、多器官功能衰竭等并发症，病死率高。

3. 病理生理　生理情况下，机体完好的皮肤黏膜是防止细菌入侵体内的天然屏障。当局部感染未能及时控制时，感染扩散或体内黏膜屏障受损致病原微生物侵入血液，导致菌血症。

细菌侵入血液对机体危害极大，机体自然会产生各种反应。菌血症的临床表现和转归，取决于机体与病原体及其代谢产物的相互作用和反应过程。

细菌通过各种途径进入血液是否引起血源性感染，与细菌数量、毒力和机体免疫防御能力有关。当大量革兰阴性菌入侵血液时，细胞壁脂多糖(LPS)通过脂质A与LPS结合蛋白(LBP)结合，随后与单核细胞、中性粒细胞等免疫细胞表面受体CD14结合，形成LPS-LBP-CD14复合物，并与Toll样受体(TLR)4结合，进而通过胞内信号转导途径诱导核转录因子-κB(NF-κB)等转录因子活化，最终激活吞噬细胞等免疫细胞合成、分泌白介素(IL)-1、IL-6和TNF-α等促炎细胞因子，继而刺激其他免疫细胞等，产生系列细胞因子、趋化因子及急性期时相反应蛋白等，引起全身炎症反应。与之相类似，革兰阳性菌细胞壁成分如肽聚糖也可作为病原体相关分子模式(PAMP)与免疫细胞表面受体TLR2结合，鞭毛蛋白与TLR5结合，病毒等通过DNA、RNA分别与TLR3、TLR7、TLR9结合，启动NF-κB等转录因子活化和促炎细胞因子合成。细菌亦可通过释放大量毒素及代谢产物等介导毒性效应。失控的全身炎症反应是菌血症发生发展过程中起主导作用的病理生理变化，剧烈炎症反应可通过影响组织器官灌注、缺血缺氧，特别是心脏、血管和肺换气等重要器官的影响，导致组织细胞损伤，介导低血压、休克、急性呼吸窘迫综合征、弥散性血管内凝血和多器官功能障碍综合征等。菌血症不仅诱导全身炎症反应，而且可诱导凝血、纤溶系统调节失控，氧自由基和一氧化氮等释放，进一步加重组织器官损伤。

菌血症所致炎症反应变化在免疫反应性不同的个体存在差异。有的化脓性变突出，有的以全身性反应为主。免疫力低下患者如AIDS、免疫缺陷病、血液系统肿瘤或长期应用免疫抑制剂患者，炎症反应较弱，病变以充血、坏死为主，渗出反应和炎症细胞浸润明显减少。也有的患者以毛细血管渗漏为主，甚至胸腔、腹腔、心包腔都有积液。

诊断与鉴别诊断

一、诊断

1. 临床症状　①有入侵门户或侵袭性操作，有迁徙病灶。②有全身中毒症状而缺乏局部感染灶。③有皮疹或者出血点，肝、脾肿大，血中中性粒细胞增多或明显减少。④有低血压或者休克。

2. 病原学诊断　符合下列两者之一：①血培养和(或)骨髓培养分离出病原微生物；②血液和(或)骨髓培养中检测得到病原体的抗原成分。

3. 对于病原学标本留取时机、送检细节的解释

血培养是诊断菌血症最重要的检查手段,目前作为诊断菌血症的"金标准"。当怀疑菌血症时,应在使用抗生素之前留取血培养。对于免疫功能正常的患者,孤立性发热或白细胞增多不应作为留取血培养的指征,需结合患者全身症状择机留取,如是否合并出现全身炎症反应。

在留取血培养过程中,推荐留取 2~3 套不同部位的血培养标本。双侧采血的优点在于不同部位采血增加了捕捉细菌的机会,因为血液中的细菌不是每时每刻都平均分布于体内各个部位,所以如果仅单侧采血可能降低血培养的阳性率。

另外,获得血中细菌的最佳条件是要有足够的血量,血量和血培养阳性率之间有着直接的关系。在 1975 年即有试验报道分别送检 1 瓶、2 瓶和 3 瓶血培养对 BSI 病原菌的检出率分别为 80.0%、88.0% 和 99.0%。2004 年应用持续检测血培养系统进行类似试验,病原菌检出率分别为 65.0%、80.0% 和 96.0%。研究发现采血量在 2~30 ml 的范围内,病原菌的阳性培养率与血量成正比。建议成人最佳的血标本体积为 20~30 ml。

二、鉴别诊断

菌血症因其临床表现的非特异性,其鉴别诊断的主要目的是区分感染与非感染,以及不同感染部位的感染。

1. 与引起发热的非感染因素的鉴别 包括风湿免疫系统疾病、血液系统疾病、药物热、静脉血栓等。

2. 与引起发热的其他部位感染的鉴别 包括与鼻窦炎、泌尿系统感染、中枢神经系统感染、腹腔感染鉴别,但以上部位感染都可能会并发菌血症,因此在临床上出现菌血症时也需要排查是否存在以上部位的感染。

菌血症的分类

1. 导管相关性菌血症 导管相关性血流感染(catheter-related blood stream infection, CRBSI)是指血管内置管所产生的感染,在患者应用中心静脉导管后 48 h 内出现,且有实验室检查报告确诊血流感染(BSI)或出现临床脓血症,并符合以下 3 项准则之一:①有 1 次或 1 次以上血培养为阳性,且血培养检出的微生物与身体其他部位感染无关。②患者出现临床症状(发热、寒战或低血压),血培养检出的微生物与身体其他部位的感染无关,并且有以下实验室检查报告中的 1 项:血培养显示为皮肤共生菌,或血病原体抗原物质显示为阳性。③患者出现临床症状(发热、寒战或低血压)而没有找出其他原因,血培养为阴性而身体其他部位无明显感染。引起 CRBSI 的途径有 3 种:①在穿刺皮肤时,皮肤表面的细菌会被推至导管内段及尖端成为定植菌;②身体其他部位的感染病原菌通过血流传播至导管成为定植菌;③外在的微生物污染导管接口,导致细菌在管内繁殖,引起感染。而影响感染的因素包括宿主因素、导管位置、微生物与导管的相互作用及导管材料等。CRBSI 的临床表现是突发的寒战和高热。可伴有消化道症状,如恶心、呕吐等,于导管皮下隧道附近偶见红斑、硬结、触痛或化脓。另外,也可以出现低血压、心动过速、持续性细菌血症或真菌血症、败血症休克、中心静脉的化脓性血栓静脉炎、动脉炎、血源性肺部感染和心内膜炎。全美 ICU 每年约有 8 万例中心静脉导管相关性血流感染发生。欧洲 2004~2005 年的检测数据显示,在 ICU 发生的血流感染中,60.0% 为导管相关性。国内有报道称导管相关性感染(catheter-related infection, CRI)占医院获得性菌血症的 20%~30%,居于院内感染的第 3 位。据国外报道,引起导管相关性感染的病原菌主要是凝固酶阴性葡萄球菌、金黄色葡萄球菌和念珠菌。较少见的还包括革兰阴性细菌如假单胞菌、不动杆菌、肠球菌和嗜麦芽窄食单胞菌。

2. 尿管相关性菌血症 导尿管相关尿路感染(catheter-associated urinary tract infection, CAUTI)主要是指患者留置导尿管后,或者拔除导尿管 48 h 内发生的泌尿系统感染。CAUTI 是院内继发菌血症的最主要原因,大约 17% 的菌血症具有尿路感染源,相关病死率约为 10%。CAUTI 最常见的病原体为大肠埃希菌和假丝酵母菌。CAUTI 病原体对抗菌药物耐药的问题日渐突出。在细菌方面,大约 1/4

的大肠埃希菌和1/3的铜绿假单胞菌对氟喹诺酮类耐药,革兰染色阴性菌株对其他抗菌药物如三代头孢和碳青霉烯类药物耐药性也逐渐增多,多重耐药菌(如鲍曼不动杆菌、铜绿假单胞菌、肺炎克雷伯杆菌)的比例增高。在真菌方面,非白色假丝酵母菌属(如热带假丝酵母菌、光滑假丝酵母菌、近平滑假丝酵母菌)所占比例也在逐渐增高。

监测与治疗

患者一旦确诊菌血症,应积极进行治疗,包括感染源的识别与控制,经验性抗生素应用和全身组织灌注、器官功能的维持。

一、监测

菌血症患者病情往往发展迅速,损害可波及各组织和器官,临床表现变化多端。因此需要密切监测生命体征及器官功能,特别是循环、呼吸、肾脏等重要脏器功能。所有菌血症患者均需要持续监测血压、心率、呼吸频率及指脉氧,必要时进行精确的血流动力学监测心功能及心脏前后负荷、氧代谢、周围器官灌注情况。规范进行血培养至关重要,依据病情留取尿液、痰液、脓液及分泌物培养,以评估感染灶。

二、治疗

1. 感染源的识别与控制 首先需要迅速而彻底的查明感染源。创伤性内置物,特别是静脉内和尿路内插管应迅速清除。在获取革兰染色和细菌培养等化验标本后,应立即按经验给予抗生素治疗。某些病例(如内脏破裂,子宫肌层炎伴脓肿,肠或胆囊坏疽)必须手术治疗,大的脓肿必须切开引流,坏死组织应清除。因肺、胆管或尿路感染而使菌血症持续不退者,若无梗阻及脓肿形成,一般用抗生素治疗通常可获成功。若为多器官衰竭,常发现有多种细菌(多菌种性菌血症)则预后不佳。延误抗生素治疗或外科治疗者,死亡率明显增加。

在抗感染治疗开始前,应留取血培养及可疑感染部位培养。如果导尿管已拔除,应在开始抗感染治疗前,留取清洁中段尿做培养以指导治疗;如果为更换导尿管,须自新留置的导尿管留取标本做尿培养以指导治疗。尿培养标本的留取必须规范,将标本污染的可能性降至最低。

2. 抗感染治疗 确诊菌血症患者,在处理感染源、留取培养标本后须尽快开始经验性抗感染治疗。抗菌药物应结合患者病情严重程度、当地流行病学资料、药物在泌尿系统浓度和药效学/药动学参数进行选择。在感染源控制的同时使用抗菌药物。需要根据感染部位、本地流行病学情况等选择抗菌药物应用方案。

对于血培养提示革兰阳性球菌的感染,可以考虑使用万古霉素(15~20 mg/kg q12 h~q8 h)或者达托霉素(6 mg/kg qd),若药敏结果回报,则根据药敏结果调整方案。对于培养报告为 MSSA 的菌血症,可降阶梯至萘夫西林、苯唑西林、头孢唑林。链球菌中草绿色链球菌比例最高,青霉素对非肺炎链球菌耐药率较低(4.7%),仍是治疗草绿色链球菌感染的首选药物。抗菌药物应持续至血培养阴性后 14 日。

对革兰阴性杆菌敏感性较好的药物是碳青霉烯类及第三、第四代头孢菌素和加用酶抑制剂的 β-内酰胺类药物。肠杆菌科细菌对 β-内酰胺类抗菌药物耐药性主要由 ESBLs 和 AmpC 酶引起,碳青霉烯类是对此两类酶最稳定的 β-内酰胺类抗生素。肺炎克雷伯杆菌对碳青霉烯类的敏感性达 98.11%,可作为治疗该菌所致菌血症的首选,但文献报道对碳青霉烯类耐药的肠杆菌科细菌、肺炎克雷伯杆菌检出率有逐年上升的趋势。革兰阴性杆菌对阿米卡星、庆大霉素、妥布霉素敏感性较高,可以作为联合用药选择。

厌氧菌感染首选治疗药物为甲硝唑,也可选用克林霉素、红霉素,革兰阴性菌及厌氧菌混合感染可选用哌拉西林-三唑巴坦、美罗培南或亚胺培南。

预　防

预防与质量控制对减少菌血症发生，尤其是导管相关性菌血症意义重大。导管相关性菌血症的预防措施如下。

1. 严格把控留置中心静脉导管及其他体内导管的适应证　只有在有明确适应证时才进行置管，并且仅在必须的情况下才保持置管状态。

2. 日常维护要点

(1) 手卫生：应采用常规皂液洗手或用 70% 乙醇擦手。洗手或擦手应在下面 5 种情况下执行：接触患者前、接触患者后、接触患者物品后、接触患者血液及体液后、进行有创操作前。

(2) 穿刺导管时提供最大无菌屏障：研究显示，在进行中心静脉导管穿刺时如果没有提供最大无菌屏障，导管相关性菌血症感染率可高达 6 倍。最大无菌屏障是指在进行置管时，无论操作者还是其助手都应严格执行最大无菌屏障，包括洗手、戴帽子、戴口罩、穿无菌隔离衣和戴无菌手套。对患者应采用一整张无菌单从头到脚整个覆盖，只露出穿刺部位。

(3) 使用氯己定消毒皮肤：碘酊是一般最广泛被采用的皮肤消毒剂。但研究显示，采用 2% 氯己定 (2% chlorhexidine gluconate) 消毒皮肤比采用 10% 碘酊或 70% 乙醇消毒皮肤，更能有效地减低导管相关性菌血症的发生率。

(4) 选择最理想的置管位置：研究显示，锁骨下静脉置管感染率和并发症远低于颈内静脉或股静脉所产生的感染率。所以置管位置建议优先选择锁骨下静脉，但也要考虑其他因素，包括舒适度、安全性、无菌维持及患者的具体问题(如血管解剖异常、出血倾向)及是否有超声波做穿刺导向。

(5) 每日检查患者是否需要保留导管：一般中心静脉导管没有明确留置期限，但每日应检查患者是否需要保留导管。因为导管留置愈久，产生导管相关性菌血症的风险愈大。所以，当导管不再需要时应立即拔除。如果置管时没有严格保证无菌操作，则应尽快于 48 h 内更换或拔除。应判断导管是否已成为感染源，若是，应立即拔管；若否，则可保留导管。更换导管时，不应用导丝来更换导管，应在其他部位重新置管。

(6) 敷料选择及更换：研究显示，采用透明敷料或采用纱布敷料来覆盖导管穿刺部分，在导管相关性菌血症发生率上无明显分别，所以在临床上可按需要选择敷料种类。透明敷料易于观察，适用于无渗血的穿刺部位，而纱布敷料则适用于有渗血的穿刺部位，方便吸收渗液。

(7) 导管固定：研究显示，用免缝设计导管固定法比用传统的缝针固定的中心静脉导管，导管相关性菌血症发生率更低。

菌血症的诊治流程见图 10-3-1。

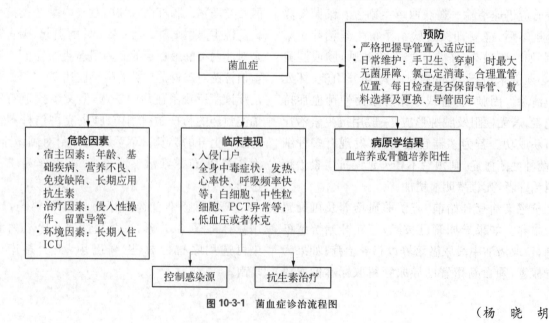

图 10-3-1　菌血症诊治流程图

（杨　晓　胡　波）

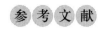

[1] Søgaard M, Andersen JP, Schønheyder HC. Searching PubMed for studies on bacteremia, bloodstream infection, septicemia, or whatever the best term is: a note of caution [J]. Am J Infect Control, 2012,40(3):137 - 240.

[2] Laupland KB, Gregson DB, Zygun DA, et al. Severe bloodstream infections: a population-based assessment [J]. Crit Care Med, 2004,32(4):992 - 997.

[3] Luzzaro F, Vigano EF, Fossati D, et al. Prevalence and drug susceptibility of pathogens causing bloodstream infections in northern Italy: a two-year study in 16 hospitals [J]. E Eur J Clin Microbiol Infect Dis, 2002,21(12):849 - 855.

[4] Sligl W, Taylor G, Brindley PG. Five years of nosocomial Gram-negative bacteremia in a general intensive care unit: epidemiology, antimicrobial susceptibility patterns, and outcomes [J]. Int J Infect Dis, 2006,10(4):320 - 325

[5] Choi JY, Kwak YG, Yoo H, et al. Trends in the distribution and antimicrobial susceptibility of causative pathogens of device-associated infection in Korean intensive care units from 2006 to 2013: results from the Korean Nosocomial Infections Surveillance System (KONIS) [J]. J Hosp Infect, 2016,92(4):363 - 371.

[6] Cockerill FR, Wilson JW, Vetter EA, et al. Optimal testing parameters for blood cultures [J]. Clin Infect Dis, 2004,38(12):1724 - 1730.

[7] Patel R, Vetter EA, Harmsen WS, et al. Optimized pathogen detection with 30-compared to 20-milliliter blood culture draws [J]. J Clin Microbiol, 2011,49(12):4047 - 4051.

[8] Mermel LA, Allon M, Bouza E, et al. Clinical practice guidelines for the diagnosis and management of intravascular catheter-related infection: 2009 Update by the Infectious Diseases Society of America [J]. Clin Infect Dis, 2009,49(1):1 - 45.

第四节 导管相关性血流感染

概述与病理生理

留置血管内导管是救治危重患者、实施特殊用药和治疗的医疗操作技术,对于重症患者,血管内置管往往必不可少。由于病情本身的严重性、皮肤黏膜的破坏、长时间的保留导管等,置管后的患者存在发生感染的危险,可能延长患者住院时间,增加了患者病死率。

一、定义

导管相关性血流感染(catheter related blood stream infection, CRBSI)是指带有血管内导管或者拔除血管内导管 48 h 内的患者出现菌血症或真菌血症,并伴有发热(>38 ℃)、寒战或低血压等感染表现,除血管导管外没有其他明确的感染源。实验室微生物学检查显示:外周静脉血培养细菌或真菌阳性;或者从导管段和外周血培养出相同种类、相同药敏结果的致病菌。

二、流行病学

每年美国有近 700 万根中心静脉导管,400 万根经外周的中心静脉导管,500 万根动脉导管,以及 1.8 亿根外周导管在使用。2007 年 EPICII 研究显示血流感染占 ICU 患者感染性疾病的 15.1%,仅次于肺部感染和腹腔感染,位居第三,中心静脉导管相关性血流感染占 4.1%。金黄色葡萄球菌血流感染患者粗病死率高达 48%,凝固酶阴性葡萄球菌患者粗病死率 28%。来自国际院内获得性感染控制委员会(INICC)多中心流行病学调查包括欧洲、亚洲、拉丁美洲和非洲 36 个发展中国家,2004～2009 年 CRBSI 发生率为 6.8/1 000 中心静脉导管日,而同期美国的 CDC 数据显示仅为 2.0/1 000 中心静脉导管日。近年来有下降趋势,国际上 CRBSI 的发生率在(1～2)/1 000 导管日,并提出了中心静脉导管感染"零容忍"。O'Horo JC 等关于动脉导管所致血流感染的荟萃分析显示,30 841 根动脉导管中发生导管相关感染的 222 例,

CRBSI 发生率为 0.96/1 000 导管日。股动脉置管的感染风险高于桡动脉。国内 14 家三甲医院筛查 2013~2014 年 3、6、9、12 月份收住重症医学科的重症患者，共纳入 4 801 根导管，26 471 导管日，平均留管时间为 5.5 日。2013 年和 2014 年的 CRBSI 发生率分别为 1.9/1 000 导管日和 1.4/1 000 导管日。

CRBSI 目前存在阳性菌检出率下降，但耐药性增加的现象。美国 1997~2007 年关于 MRSA 中心静脉导管相关性血流感染的研究表明，在 1 684 个 ICU，共 33 587 例导管相关性血流感染，2 498 例 MRSA 感染，1 590 例 MSSA 感染。这 10 年里 MRSA 导管相关性感染发生率前后对比降低 49.6%，但 MRSA 的检出比例增加 25.8%。国内 14 家三甲医院 2013~2014 年 42 例 CRBSI 中，11 例革兰阳性球菌感染，26 例革兰阴性杆菌感染，5 例念珠菌感染。阳性球菌中以金黄色葡萄球菌、肠球菌和凝固酶阴性葡萄球菌多见。金黄色葡萄球菌中 MRSA 比例占 60% 以上。

三、发病机制与病理生理

导致血流感染危险因素与患者基础疾病、治疗措施、微生物和环境因素有关。基础疾病包括：血液和非血液恶性肿瘤、糖尿病、维持性血液透析、慢性肝衰竭、免疫功能低下及正常皮肤屏障的破坏（如严重烧伤和压疮）。血管内导管、尿管，手术和引流管等增加 BSI 风险。

血管内导管相关性血流感染的危险因素主要包括：导管留置的时间、置管部位及其细菌定植情况、无菌操作技术、置管技术、患者免疫功能和健康状态等因素。微生物引起导管感染的方式有以下 3 种：①皮肤表面的细菌在穿刺时或之后，通过皮下致导管皮内段至导管尖端的细菌定植，随后引起局部或全身感染。②另一感染灶的微生物通过血行播散到导管，在导管上黏附定植，引起 CRBSI。③微生物污染导管接头和内腔，导致管腔内细菌繁殖，引起感染。其中前两种属于腔外途径，第三种为腔内途径。在短期（<1 周）留置的导管如周围静脉导管、动脉导管和无套囊非隧道式导管中通过腔外途径感染最为常见；在长期（>1 周）留置的导管如带袖套式的隧道式中心静脉导管、皮下输液港和经外周中心静脉导管中腔内定植为主要机制。致病微生物的附着在发病过程中也起着重要作用。

诊　断

血管内导管相关性血流感染是留置导管患者最严重的并发症之一。临床表现常包括发热、寒战或置管部位皮肤红肿、硬结或有脓液渗出。除此以外，还有医院获得性心内膜炎、骨髓炎和其他迁徙性感染症状。

血管内导管相关性血流感染的诊断包括：留置血管内装置的患者出现菌血症，经外周静脉抽取血液培养至少一次结果阳性，同时伴有感染的临床表现（发热、寒战或置管部位红肿、硬结或有脓液渗出），且除导管外无其他明确的血行感染源；同时如

确诊需具备下述条件中的任意一项，可证明导管为血源性感染的感染来源：①1 次半定量导管培养阳性或定量导管培养阳性，同时外周血培养阳性并与导管尖端培养为同一微生物。②菌落计数比：导管血∶外周血≥5∶1。③中心静脉导管血培养阳性出现时间比外周早 2 h。④外周血和导管出口部位脓液培养均阳性，且为同一株病原微生物。

表 10-4-1、表 10-4-2 为保留导管与拔除导管后 CRBSI 的判断方法。

表 10-4-1　CRBSI 的判断方法（保留导管）

中心静脉导管血	外周静脉血	条件	结果判断
+	+	细菌种属相同	CR-BSI
−	+	金黄色葡萄球菌或假丝酵母菌	CR-BSI 可能
+		导管静脉血较外周静脉血报阳性早 120 min	提示为 CR-BSI
+		导管静脉血细菌浓度较外周静脉血高 3~5 倍	
+			不能确定（定植菌或采集血标本时污染）

表 10-4-2　CRBSI 的判断方法(拔除导管)

导管尖端或整根	外周静脉血 1	外周静脉血 2	结果判断
+	+	+	CRBSI(菌谱相同)
+	+	−	
−	+	−	培养为金黄色葡萄球菌或假丝酵母菌且缺乏其他感染的证据则提示可能为 CRBSI
−	+	+	
+	−	−	导管定植菌

监测与治疗

1. 导管的处理　怀疑导管相关感染时,应考虑临床相关因素后再做出是否拔除或者更换导管的决定。周围静脉导管怀疑导管相关感染时,立即拔除导管;中心静脉导管合并可能的感染表现时,应及时判断导管与感染表现的相关性,同时送检导管血与经皮穿刺获得的血标本进行培养。单纯发热,无严重合并症不急于拔管。但如果留置中心静脉导管患者发热同时合并导管血与外周血阳性时间差≥2 h、组织低灌注、严重脏器功能不全、穿刺部位脓肿、严重感染和感染性休克以及不明原因发热时要立即拔管。

2. 抗菌药物治疗　依据患者可能的感染病原学选择初始经验性抗菌药物,并注意不同部位和病原学抗菌药物疗程。反复血培养阳性,尤其阳性菌感染的(如 MRSA)需要进一步筛查有无感染性心内膜炎。如诊断为感染性心内膜炎,疗程至少 4~6 周,且要动态复查血培养和心超影像学变化。

对于凝固酶阴性葡萄球菌引起的非复杂性血管内导管相关感染,或者血液净化用的永久置管,如果无明显的循环功能紊乱,可以考虑早期在抗菌药物全身应用的前提下局部采用抗菌药物封管。有研究显示万古霉素、达托霉素都可以采用一定的浓度给予封管治疗。

3. 器官功能支持　导管相关性血流感染可能导致严重的循环功能、凝血功能障碍等,需针对性进行相应的器官功能支持。如有感染性休克,应按感染性休克的 3 h 和 6 h bundle 积极复苏。严重循环障碍时注意氧合的监测,必要时尽早机械通气。若合并其他器官功能障碍需密切监测、积极器官保护和器官支持治疗(图 10-4-1)。

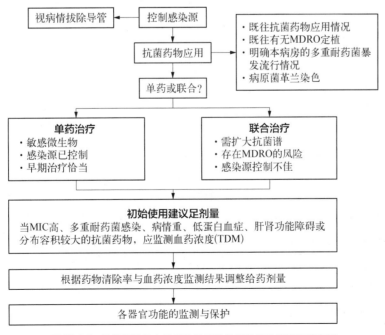

图 10-4-1　导管相关性血流感染的感染控制及抗生素选择流程图

预　防

预防和控制血管内导管相关感染，是降低血管内导管相关并发症、节约医疗资源和改善重症患者预后的主要前提，应引起临床医护人员的高度重视。2011年美国CRBSI预防指南在原来导管置入bundle的基础上加入维护导管的bundle。置管bundle包括导管插入核查表、手卫生、避免股静脉置管、最大化无菌屏障、氯己定(洗必泰)消毒皮肤、严格接口消毒。维护导管bundle包括使用抗菌导管、含氯己定的贴膜、特殊患者应用抗菌药封管、氯己定擦浴(ICU)以及尽早去除不必要的导管。在国内，结合相关研究，可采用如下集束化措施来防控血管内导管相关感染。

1. 严格手卫生　在行各种操作，尤其与血液相关的，严格进行洗手和卫生手消毒。

2. 置管时采取最大的无菌屏障　行血管内置管时，医师洗手后穿无菌隔离衣，戴帽子、口罩、手套，穿刺点周围15cm严格消毒，铺大的无菌治疗巾。

3. 非隧道式导管穿刺点选择尽量避免股静脉　除紧急情况或患者体位受限，对肥胖患者而言(BMI>28.4)，非隧道式中心静脉导管穿刺点选择尽量避免股静脉置管。从降低感染风险角度，宜选择锁骨下静脉(但不推荐用于血液净化置管通路)。

4. 氯己定皮肤消毒　相对于聚维酮碘(碘伏)，优选>0.5%氯己定溶液进行皮肤消毒。

5. 超声辅助下置管　超声辅助(超声定位和超声引导)下置管，尤其超声引导下置管可减少试穿的次数，减少穿刺机械并发症和感染并发症，不过需要经过超声培训的医师协助。

6. 及时去除不必要的导管　每日评估导管局部情况以及导管功能、留置的必要性，及时拔除不必要的导管。

导管相关性血流感染的诊治流程见图10-4-2、图10-4-3。

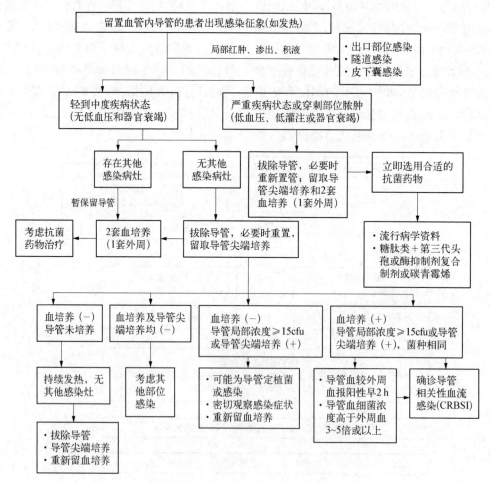

图10-4-2　导管相关性血流感染诊治流程图

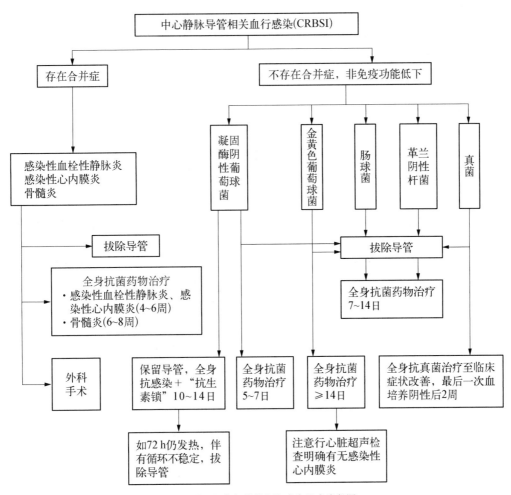

图 10-4-3　导管相关性血流感染治疗流程图

（杨从山）

［1］O'Horo JC，Maki DG，Krupp AE，et al. Arterial catheters as a source of bloodstream infection：a systematic review and meta-analysis［J］. Crit Care Med，2014，42（6）：1334－13393.
［2］Liu C，Bayer A，Cosgrove SE，et al. Clinical practice guidelines by the infectious diseases society of America for the treatment of methicillin-resistant staphylococcus aureus infections in adults and children［J］. Clinical Infectious Diseases，2011，52（3）：e18-e554.
［3］Mermel LA，Allon M，Emilio Bouza E，et al. Clinical practice guidelines for the diagnosis and management of intravascular catheter-related infection：2009 update by the Infectious Diseases Society of America［J］. Clinical Infectious Diseases，2009，49（1）：1－455.
［4］Timsit JF，Soubirou JF，Voiriot G，et al. Treatment of bloodstream infections in ICUs［J］. BMC Infectious Diseases，2014，14：489.
［5］Watson CM，Al-Hasan MN. Bloodstream infections and central line-associated bloodstream infections［J］. Surg Clin N Am，2014，94（6）：1233-1244.
［6］Vassallo M，Dunais B，Roger PM. Antimicrobial lock therapy in central-line associated bloodstream infections：a systematic review［J］. Infection，2015，43（4）：389－398.
［7］胡付品，朱德妹，汪复，等.2014 年 CHINET 中国细菌耐药性监测［J］.中国感染与化疗杂志，2015，15（5）：401－410.

第五节　呼吸机相关性肺炎

概述与病理生理

一、定义

呼吸机相关性肺炎（ventilator associated pneumonia，VAP）指气管插管或气管切开患者在接受机械通气 48 h 后发生的肺炎，撤机、拔管 48 h 内出现的肺炎，仍属 VAP。

根据 VAP 起病时间的不同，可将 VAP 分为早发 VAP 和晚发 VAP。早发 VAP 发生在机械通气 ≤4 日，晚发 VAP 发生在机械通气 ≥5 日。划分两者的主要原因是致病菌的不同，早发 VAP 大部分由抗菌药物敏感的病原菌（如甲氧西林敏感的金黄色葡萄球菌、肺炎链球菌等）引起，而晚发 VAP 主要由多重耐药菌或泛耐药菌（如铜绿假单胞菌、鲍曼不动杆菌）引起。

目前 VAP 的发病率和病死率仍处于较高水平。在使用呼吸机的患者中，VAP 发病率在 5%～52%，病死率在 20%～50%，若病原菌为多重耐药菌或泛耐药菌，病死率可达 76%。同时导致患者 ICU 留治时间与机械通气时间延长，住院费用增加。

二、危险因素

导致 VAP 发生的危险因素，可归结为患者基础状态相关的危险因素和与诊疗相关的危险因素。与患者的基础状态相关的危险因素包括：男性、年龄大于 60 岁、吸烟、肺部基础疾病史、APACHE II 评分高于 16 分。与诊疗相关的危险因素包括：气管内插管、非计划拔管和拔管失败、仰卧位、经鼻胃管进行肠内营养、应激性溃疡预防药物的滥用、深度镇静。

三、发病机制与病理生理

导致 VAP 发生的主要因素包括呼吸道防御机制受损、口咽部定植菌误吸入肺、胃液 pH 改变、胃肠细菌逆行和易位、细菌生物被膜形成和外源性细菌感染等。

1. 呼吸道防御机制受损　人工气道的存在会抑制吞咽活动和咳嗽机制，增加反流误吸的风险，还会使吸入的气体直接越过咽喉部的气道防御屏障；而机械通气过程会抑制气道纤毛的摆动，使其清除细菌的能力下降。

2. 口咽部定植菌误吸入肺　口咽部易出现细菌定植。接受机械通气的重症患者，定植菌会在声门下导管气囊上积聚，而气囊并不能完全封闭气道，定植菌常通过缓慢的微误吸进入肺内，加之气道防御机制减弱，不能清除定植菌，则引起感染。

3. 胃肠定植菌反流　正常胃液 pH 为 1.5～2.0，使用呼吸机的患者临床常应用质子泵抑制剂、H_2 受体拮抗剂以预防应激性溃疡发生，导致胃液 pH 高于正常值（pH＞4）。胃液 pH 改变会极大削弱胃液对胃内细菌的杀灭作用，有利于进入胃内的细菌定植。定植于胃、十二指肠内的细菌通过胃食管反流和肺对胃内容物的误吸进入肺部，引起感染。

4. 细菌生物膜的形成　气管导管表面可形成细菌生物膜，极大增强了细菌的耐药性。机械通气过程中，生物膜碎片易脱落进入肺部引起感染，也是 VAP 病情反复和难以治愈的重要原因。

5. 外源性细菌感染　外源性感染的 VAP 多为医源性，尤其与医院感染控制相关。如：无菌技术操作不严格，病房空气、呼吸机管路与器械消毒不彻底,气道冷凝水收集不规范等都是导致 VAP 外源性细菌感染的重要原因。

致病微生物入侵肺泡和(或)气管后,在局部生长繁殖,并释放各种内、外毒素等。病原体多种成分作为病原体相关分子模式与肺实质细胞和(或)肺泡巨噬细胞等免疫细胞表面模式识别受体如各种 Toll 样受体(TLRs)结合,进而通过胞内信号转导途径诱导核转录因子-κB(NF-κB)等转录因子活化,最终激活肺泡巨噬细胞等免疫细胞及肺泡上皮细胞、血管内皮细胞等产生、分泌白介素(IL)-1、IL-6 和肿瘤坏死因子(TNF-α)等促炎细胞因子及趋化因子,进一步诱导循环中性粒细胞及单核细胞等趋化至感染肺组织,诱导产生系列细胞因子、趋化因子及急性期时相反应蛋白等,以清除入侵病原体,同时引起肺泡壁毛细血管扩张、通透性增加、浆液及纤维素渗出、白细胞浸润等肺部炎症表现。患者因为炎症反应而出现寒战、发热,血白细胞及 C 反应蛋白升高。肺泡腔大量渗出导致患者出现咳嗽、咳痰,查体可闻及湿啰音,影像学可发现肺实质浸润性阴影。由于肺泡腔充满渗出液,可致肺换气功能下降,出现真性静动脉分流等,导致后者出现呼吸困难、发绀和低氧血症等表现,严重者发生急性呼吸窘迫综合征。

诊断与鉴别诊断

因为临床表现和影像学缺乏特异性,VAP 的准确诊断一直是难点。2013 年由中华医学会重症医学分会制定的《呼吸机相关性肺炎诊断、预防和治疗指南》建议主要依据临床表现、影像学改变和病原学进行诊断。而临床肺部感染评分(CPIS)具有良好的可行性,推荐用于临床诊断 VAP。

一、诊断

1. 临床和影像学表现

(1)胸部 X 线影像可见新发生的或进展性的浸润阴影是 VAP 的常见表现。

(2)如同时满足下述至少 2 项可考虑诊断 VAP:①体温>38 ℃或<36 ℃;②外周血白细胞计数>10×10⁹/L 或<4×10⁹/L;③气管、支气管内出现脓性分泌物。需除外肺水肿、急性呼吸窘迫综合征、肺结核、肺栓塞等疾病。

2. 微生物学诊断

(1)对疑诊 VAP 患者须在经验性使用抗菌药物前留取病原学标本进行检查。获取病原学标本的方法包括经气管导管内吸引(endotracheal aspiration,ETA)分泌物、经气管镜保护性毛刷(protected specimenbrush,PSB)和经气管镜支气管肺泡灌洗(bronchoalveolar lavage,BAL)。ETA 的优势在于操作简单、费用低廉,但出现污染菌概率较高;PSB 和 BAL 是更准确的病原学诊断方法,但技术要求较高,临床广泛开展目前尚存在难度。

(2)获取分泌物标本后应快速行革兰染色涂片检查。可在第一时间初步区分革兰阳性菌、革兰阴性菌和真菌,有助于早期抗生素的经验性使用。如在镜下能发现吞噬病原微生物的白细胞,且白细胞所占比例在 2% 以上,以此标准诊断 VAP 具有较高的敏感性和特异性(敏感性为 80%,特异性为 82%)。但相较于涂片阳性,分泌物涂片阴性对除外 VAP 更有意义。

3. 临床肺部感染评分(CPIS) 1991 年 Pugin 等提出了 CPIS,由 6 项内容组成(表 10-5-1)。提出 CIPS 的初表是用于评估是否继续使用抗生素治疗肺部感染,以评分≤6 分作为停用抗生素的标准。

表 10-5-1 临床肺部感染评分(CPIS)

体温(12 h 平均值,℃)	36~38	0 分
	38~39	1 分
	>39 或<36	2 分
白细胞计数(×10⁹/L)	4~11	0 分
	11~17	1 分
	<4 或>17	2 分
分泌物(24 h 吸出物性状、数量)	无痰或少许	0 分
	中~大量,非脓性	1 分
	中~大量,脓性	2 分
气体交换指数(PaO₂/FiO₂,mmHg)	>250	0 分
	<250	2 分
X 线胸片浸润影	无	0 分
	斑片状	1 分
	融合片状	2 分

		(续表)
气管吸取物培养或痰培养	无致病菌生长	0分
	有致病菌生长	1分
	两次培养到同一种细菌或革兰染色与培养一致	2分

2003 年 Luna 等对 CPIS 进行了修订，去除了对痰培养结果的要求，称为简化 CPIS，利于早期评估患者肺部感染程度，以评分≥5 分作为阳性阈值。有研究比较了 CPIS 与病理或 PSB 的诊断价值，显示 CPIS 在 VAP 的诊断强度属于中等。结合 CPIS 简单易行，《呼吸机相关性肺炎诊断、预防和治疗指南》建议应用 CPIS 评分辅助 VAP 诊断。

4. 组织学诊断　经皮肺穿刺活检或开放性肺活检所采集的肺组织和分泌物可做病理学检查、特殊病原学培养，是诊断肺炎的"金标准"。但因为是创伤性检查且不能早期诊断，故一般仅用于初始治疗无效、需明确诊断的患者。

二、鉴别诊断

与其他疾病不太相同的地方是，VAP 因其本身诊断的困难性，其鉴别诊断的主要目的是区分感染与非感染、不同感染部位等。因为这将关系到初始抗生素的使用，而不必要和不恰当的初始抗生素使用不仅会增加耐药菌的出现，还会增加病死率。

1. 与引起发热的非感染因素的鉴别

(1) 活动性的肺纤维化：患者可表现为发热，胸片呈浸润表现，血常规白细胞增高，BALF 中炎症介质水平可显著升高。对于机械通气超过 2 周，胸片无好转、呼吸功能无改善的发热患者应想到肺纤维化可能，但肺纤维化目前只能靠排除其他疾病而确诊。

(2) 另一些引起发热的非感染因素还包括风湿免疫系统疾病、血液系统疾病、药物热、静脉血栓等。

2. 与引起发热的其他部位感染的鉴别　使用呼吸机的患者，临床出现疑似 VAP 的发热，其原因除 VAP 外，还可能是鼻窦炎、导管相关感染、泌尿系统感染、难辨梭状芽孢杆菌性肠炎、腹腔内脓肿、菌血症等。

监 测 与 治 疗

一、监测

VAP 监测包括评估气道分泌物及加强气道管理，氧合及呼吸功能如动静脉血气分析，病原体培养及药敏评估，以及包括组织灌注、乳酸等循环及其他器官功能评估等。当 VAP 患者呼吸功能改善及气道保护能力恢复，同时循环等器官功能基本稳定时，尽早考虑尝试脱机拔管。

二、VAP 的治疗

VAP 一旦确诊，其治疗原则包含三部分：针对感染源的处理、抗生素的使用和增强患者机体免疫力。

1. 针对感染源的处理　VAP 的感染源主要为气管内含有致病菌的分泌物。因此针对感染源的处理就是加强排出气管内的分泌物，可采用的方法包括：胸部物理治疗（如体位引流、胸部叩拍、呼吸锻炼）、吸痰管吸痰、纤维支气管镜吸痰、加强气道温化

湿化等。

2. 抗生素的使用

(1) 初始经验性治疗策略：初始经验性抗感染治疗是指临床诊断为 VAP 的 24 h 内，在病原菌还未明确时即开始抗感染治疗。早期恰当的经验性治疗对降低 VAP 病死率有积极意义，但存在因药物未能覆盖致病菌而导致治疗不当的风险，因此初始抗生素的准确选择尤为重要。选择抗生素应重点考虑下列因素：VAP 发生时间、本地区细菌流行病学监测资料、患者基础状况和是否存在多重耐药（multi-drug resistant，MDR）病原菌感染高危因素。早发 VAP 和 MDR 病原菌感染低危患者，抗菌药物初始经验性治疗时无需选择广谱抗菌药物；晚发 VAP 可能由 MDR 病原菌引起，应选择广谱抗菌药物，必要时联合治疗，以确保疗效，并减少诱发耐药菌产生的机会。

重症感染患者的早期经验性抗感染治疗可考虑降阶梯策略。降阶梯治疗策略可有效提高 VAP 患者初始经验性治疗抗菌药物品种选择合理率并降低肺炎复发率。但须强调的是，早期广谱覆盖 48～

72h后,应及时根据患者临床表现、细菌学监测及药敏试验结果调整为窄谱、安全的药物。

（2）目标性治疗:是在充分评估患者的临床特征并获取病原学培养及药敏结果的前提下,按照致病菌药敏结果给予相应的抗生素进行针对性治疗。如病原菌为对抗生素敏感菌,则依照药敏结果进行选择;如病原菌为MDR,甚至泛耐药(extensively drug resistant,XDR)或全耐药(pan drug resistant,PDR)细菌,则需要制定相应的耐药菌的抗感染治疗策略。依照中华医学会重症医学分会2013年《呼吸机相关性肺炎诊断、预防和治疗指南》,VAP常见耐药菌目标治疗方案见表10-5-2。

表10-5-2 VAP常见病原菌目标治疗的抗菌药物选择

病原菌	可选择的药物
铜绿假单胞菌	头孢菌素类药物(如头孢哌酮、头孢他啶、头孢吡肟) 或碳青霉烯类(如亚胺南南、美罗培南) 或β-内酰胺类/β-内酰胺酶抑制剂复方制剂(如头孢哌酮舒巴坦、哌拉西林他唑巴坦) 可联合使用 抗假单胞菌的喹诺酮类(如环丙沙星、左氧氟沙星) 或氨基糖苷类(如阿米卡星、庆大霉素)
鲍曼不动杆菌	含舒巴坦的β-内酰胺类复方制剂(如头孢哌酮舒巴坦、氨苄西林舒巴坦) 或碳青霉烯类(如亚胺培南、美罗培南) 可联合使用 氨基糖苷类(如阿米卡星) 或四环素类(如米诺环素、多西环素、替加环素) 或喹诺酮类(如左氧氟沙星、环丙沙星) 或多黏菌素E
产ESBLs肠杆菌	β-内酰胺类/β-内酰胺酶抑制剂复方制剂(如头孢哌酮舒巴坦、哌拉西林他唑巴坦) 或碳青霉烯类(如亚胺培南、美罗培南) 或四环素类(如替加环素)
耐甲氧西林金黄色葡萄球菌	利奈唑胺 或糖肽类(如万古霉素、替考拉宁) 或四环素类(如替加环素)

（3）VAP抗感染疗程:一般为7~10日。具体到每个患者,疗程具有个体差异性,需结合患者感染的严重程度、潜在的致病菌、临床疗效等因素做出决定。抗感染疗程是否恰当极其重要,过短的疗程可因未能清除致病菌导致感染复发。临床上如为单一、敏感病原菌感染,患者基础状况及免疫功能无明显降低,则可考虑7日的短疗程治疗;如初始经验性抗感染治疗失败,或为MDR感染,患者免疫状况低下,则疗程可考虑延长至2周,或更长。

除根据患者临床状况和病原学结果经验性判断疗程外,目前还可参考某些血清学指标或评分方法帮助医师判断抗感染疗程,其中的代表就是血清降钙素原(procalcitonin,PCT)和CPIS。

血清PCT在严重细菌感染时水平会明显升高,连续监测可指导抗生素使用的调整,且其阴性预测价值更高。通过抗感染治疗血清PCT<0.25 μg/L或与治疗前相比下降幅度≥80%,结合患者临床表现的改善即可考虑停止抗感染治疗。

CPIS除可用于辅助诊断VAP外,也可用于评估抗感染疗效。VAP患者经治疗后CPIS由>6分下降至6分以内(或者简化CPIS由>5分下降至5分以内)是辅助判断停止抗生素治疗的有效依据。

（4）抗感染治疗需关注的其他几个问题:抗生素的治疗效果除与药物敏感性相关外,还与其在体内的药动学(PK)和药效学(PD)特点相关。目前的药动学和药效学理论都是基于非重症患者临床经验而来,但重症患者在药动学和药效学方面已发生严重改变:药动学方面表现为血药或组织浓度的改变(以降低多见),药效学方面表现为细菌对抗生素敏感性降低。因此,重症患者使用抗生素前应构建患者的生理体征概貌(如体重、性别、肌酐清除率、血清白蛋白浓度、体液过载状态和有无体外循环等),再结合病原菌的MIC值综合制订给药方案。如条件许可,治疗过程中应监测血药浓度以保证其维持在有效的治疗浓度范围内。

VAP的抗感染治疗除静脉应用抗生素外,可以考虑经气道雾化抗生素用药,可有效提高肺组织的药物浓度,同时减少全身用药的相关副作用。但并不是所有抗生素都适于雾化给药,目前最常使用的雾化抗菌药物为氨基糖苷类药物(如妥布霉素、庆大霉素、阿米卡星),可作为对全身用药效果不佳的MDR的辅助治疗措施。

3. 提高患者机体的免疫力 抗感染治疗的效果除与感染源的控制、抗生素效果密切相关外,还与患者自身机体的免疫状况有紧密联系。免疫力低下的患者无论在病死率、住院时间和住院花费上均明显高于免疫力正常的患者。所以针对VAP患者,需明确其免疫功能状况,如存在免疫力低下的表现,需进行免疫支持治疗,包含三方面内容:①针对性处理引起免疫力低下的原因;②良好的营养支持;③免疫调节药物的使用。

VAP 仍是当前抗感染治疗领域的难点,在诊断、预防和治疗等方面都有与其他部位感染的不同之处,还有待进一步的研究帮助临床医师攻克这一难关。

预　防

VAP 有其明确的人工气道置入、呼吸机使用等致病条件,因此针对以上致病因素的多种预防措施可明确降低 VAP 的发病率。从某种意义上而言,预防 VAP 比 VAP 的治疗更为重要。预防措施主要包括:与器械相关的预防措施、与操作相关的预防措施和药物预防措施。

1. 与器械相关的预防措施

(1) 保持呼吸机清洁,按照说明书要求对呼吸机整个气路系统(呼吸回路、传感器、内部回路及机器表面)消毒,所有一次性部件使用后应按照卫生部门相关规定丢弃并保证环境安全。

(2) 呼吸回路在管路破损或污染时应及时更换,但无需依照常规固定的时间间隔更换呼吸回路。

(3) 在选择湿化装置时,应选择含加热导丝的主动湿化罐装置 HHS,不建议选择不含加热导丝的 HHS;模拟人体解剖湿化系统而制造的人工鼻被动湿化装置 HMEs 也可以选择,若使用 HMEs,建议常规每 5～7 日更换 1 次,如果 HMEs 受污、气道阻力增加时应及时更换。

(4) 机械通气患者选择传统开放式吸痰装置或密闭式吸痰装置均可,在 VAP 发病率、病死率及 ICU 留治时间方面均无明显差异。如选择密闭式吸痰装置,除非破损或污染,无须每日更换。

(5) ICU 的纤维支气管镜操作是 VAP 发生的独立危险因素,严格管理纤维支气管镜的消毒、灭菌和维护具有重要的临床意义。

2. 与操作相关的预防措施

(1) 人工气道建立的方法包括经口气管插管、经鼻气管插管和气管切开,须根据临床具体情况进行选择。但在非必需情况下,不选择经鼻气管插管,因为可增加鼻窦炎的发生率,而继发鼻窦炎是 VAP 的高危因素。因需长期机械通气行气管切开的患者,早期行气管切开(机械通气 8 日以内)与晚期气管切开(机械通气 13 日以上)对 VAP 发病率和早期病死率的影响并无明显差别。

(2) 应积极进行有效的声门下分泌物引流,可有效预防 VAP。声门下吸引可分为持续声门下吸引和间断声门下吸引。持续声门下吸引是采用负压吸引装置对气管导管球囊上方分泌物进行持续性引流,优势是引流充分,但可出现局部黏膜干燥、出血、影响局部血供等并发症;间断声门下吸引则是间断进行分泌物的引流,优势是对局部黏膜的损伤相对较小,但如患者分泌物较多时则不能保证充分引流。无论持续吸引和间断吸引声门下分泌物均可明显降低 VAP 的发病率。

(3) 在机械通气患者能耐受的前提下,应抬高床头(30°～45°)保持半坐卧位,可有效预防 VAP,尤其利于行肠内营养的患者,可减少胃内容物反流导致的误吸。目前研究表明,与仰卧位相比,俯卧位通气并不能降低 VAP 的发病率及病死率。

(4) 应定期(q4h)或持续监测气管内导管套囊的压力,使其保持在 20～25 cmH$_2$O,可有效降低 VAP 的发病率。

(5) 严格执行手卫生规范、对医护人员进行宣教、加强环境卫生及保护性隔离均可在一定程度上切断外源性感染途径,降低 VAP 的发病率。

3. 药物预防措施

(1) 机械通气患者不应常规预防性静脉或雾化使用抗生素,因其均不能降低 VAP 的发病率。但如果机械通气患者已明确存在呼吸机相关性气管支气管炎(ventilator-associated tracheobronchitis, VAT),有针对性地使用抗菌药物治疗 VAT,可有效降低 VAP 的发病率。

(2) 以 2％氯己定护理口腔可有效降低 VAP 的发病率。

(3) 机械通气患者可考虑在口咽和胃肠道局部应用不易吸收的抗菌药物,以清除潜在病原体,达到预防 VAP 的目的,称为选择性消化道去污染(selective digestive tract decontamination, SDD)/选择性口咽部去污染(selective oropharyngeal decontamination, SOD)。可选用的药物组合包括:①0.5 g PTA (P,多黏菌素 E;T,妥布霉素;A,两性霉素 B)凝胶涂抹口咽;②2％PTA 糊涂抹口咽,4 次/日;③口服包含 100 mg 多黏菌素 E＋80 mg 妥布霉素＋500 mg 两性霉素 B 的 10 ml 悬液,4 次/日。

4. 制订针对本单位具体情况和条件的预防VAP"集束化"方案（ventilator care bundles，VCB）

对机械通气患者实施VCB的确可有效降低VAP的发病率，但VCB的制定并不是统一固定的。在遵循循证医学原则的基础上，可根据本单位具体情况和条件，制定适合自己的有效、安全并易于实施的VCB。

呼吸机相关性肺炎的诊治流程见图10-5-1。

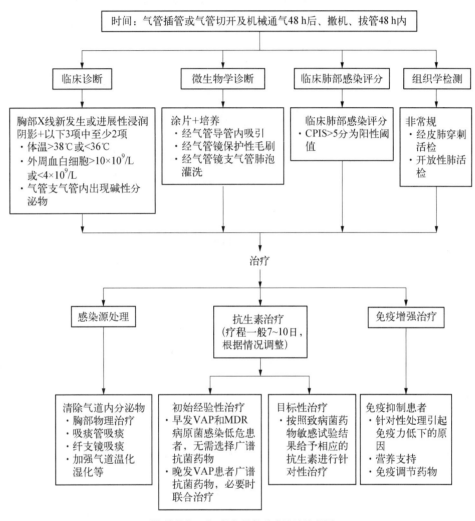

图 10-5-1　呼吸机相关性肺炎诊治流程图

（甘　泉　胡　波）

［1］中华医学会重症医学分会. 呼吸机相关性肺炎诊断、预防和治疗指南（2013）［J］. 中华内科杂志，2013，52（6）：524 – 543.
［2］Joseph NM，Sistla S，Dutta TK，et al. Ventilator-associated pneumonia：a review［J］. Eur J Intern Med，2010，21（5）：360 – 368.
［3］Shorr AF，Chan CM，Zilberberg MD. Diagnostics and epidemiology in ventilator-associated pneumonia［J］. Ther Adv Respir Dis，2011，5（2）：121 – 130.
［4］Restrepo MI，Anzueto A，Arroliga AC，el al. Economic burden of ventilator-associated pneumonia based on total resource utilization［J］. Infect Control Hosp Epidemiol，2010，31（5）：509 – 515.
［5］Shan J，Chen HL，Zhu JH. Diagnostic accuracy of clinical pulmonary infection score for ventilator-associated pneumonia：a meta-analysis［J］. Respir Care，2011，56（8）：1087 – 1094.
［6］Terragni PP，Antonelli M，Fumagalli R，et al. Early vs late tracheotomy for prevention of pneumonia in mechanically ventilated adult ICU patients：a randomized controlled trial［J］. JAMA，2010，303（15）：1483 – 1489.
［7］Lacherade JC，De Jonghe B，Guezennec P，et al. Intermittent subdottic secretion drainage and ventilator-associated pneumonia：a multicenter trail［J］. Am J Respir Crit Care Med，2010，182（7）：910 – 917.
［8］Nseir S，Favory R，Jozefowicz E，et al. Antimicrobial treatment for ventilator-associated tracheobronchitis：a randomized，controlled，multicenter study［J］. Crit Care，2008，12（3）：R62.
［9］Rotstein C，Evans G，Bom A，et al. Clinical practice guidelines for hospital-acquired pneumonia and ventilator-associated pneumonia in adults［J］. Can J Infect Dis Med Microbiol，2008，19（1）：19 – 53.

第六节 导尿管相关性尿路感染

概述与病理生理

一、定义

导尿管相关性尿路感染（catheter-associated urinary tract infection，CAUTI）主要是指患者留置导尿管后，或者拔除导尿管 48 h 内发生的泌尿系统感染。

二、流行病学

临床上 15%～25% 的住院患者可能短期留置尿管，且很多情况下为无指征置管，而在重症医疗机构，导尿管平均使用率可达到 23%～91%，每千插管日 CAUTI 平均感染率在 1.2～4.5。CAUTI 是院内继发菌血症的重要原因，大约 17% 的菌血症具有尿路感染源，相关病死率约为 10%。

三、危险因素

CAUTI 的感染方式主要为逆行性感染，其危险因素主要包括患者和导尿管两方面。患者方面主要有：年龄、性别、基础疾病、免疫力和其他健康状况。导尿管方面主要有：导尿管置入方法、导尿管留置时间、导尿管护理质量和抗菌药物使用。医疗机构和医务人员应当针对危险因素，加强 CAUTI 的预防与控制工作，17%～69% 的 CAUTI 可通过推荐的控制措施被预防。

四、发病机制与病理生理

1. 发病机制　CAUTI 的发病机制包括：①导尿管置入损伤尿道黏膜，从而有利于细菌黏附；②留置导尿管易造成膀胱过度充盈和排尿不全，而残余尿量增多更有利于细菌生长；③留置导尿管为尿路病原菌的定植提供了一个黏附平台，易形成细菌生物膜。生物膜是细菌吸附于生物材料或机体腔道表面，分泌多糖基质、纤维蛋白、脂蛋白，将自身包裹于其中而形成的膜样复合物，不同于单个浮游状态细菌的存在方式。病原微生物在生物膜寄居，不易被抗菌药物杀灭，并对人体防御产生抗性，如果不拔除导管几乎不可能被根除。

2. 病原学　引起 CAUTI 的病原体分为内源性和外源性。内源性主要是来自直肠、阴道的定植菌，外源性则是污染的医务人员手和污染的器械携带的病原体。病原微生物可通过管道外途径（沿尿道内的导管外层表面移行），或管道内途径（从污染的尿液收集袋或导管-引流管连接沿导管内部移行）进入泌尿道。留置尿管引起菌尿的每日危险性为 3%～10%，30 日后几乎为 100%。

CAUTI 最常见的病原体为大肠埃希菌和假丝酵母菌。2006～2007 年美国医疗安全网络（National Health Safety Network，NHSN）报告系统显示，在 CAUTI 的病原体中，大肠埃希菌（21.4%）和假丝酵母菌属（21.0%）占据近一半比例，其次为肠球菌属（14.9%）、铜绿假单胞菌（10.0%）、肺炎克雷伯菌（7.7%）和其他肠杆菌属（4.1%）。

CAUTI 病原体对抗菌药物耐药的问题日渐突出。在细菌方面，大约 1/4 的大肠埃希菌和 1/3 的铜绿假单胞菌对氟喹诺酮类耐药，革兰染色阴性菌株对其他抗菌药物如第三代头孢和碳青霉烯类药物耐药性也逐渐增多，多重耐药菌（如鲍曼不动杆菌、铜绿假单胞菌、肺炎克雷伯杆菌）的比例增高。在真菌方面，非白色假丝酵母菌属(如热带假丝酵母菌、光滑假丝酵母菌、近平滑假丝酵母菌)所占比例也在逐渐增高。

3. 病理生理 正常人前尿道、尿道口周围及女性阴道前庭可有细菌存在,但由于机体泌尿道存在比较完善的防御感染能力,一般不引起感染。危重病患者常由于留置导尿管或尿路器械使用、尿道损伤、尿路梗阻或合并血源性感染、免疫力降低等,导致致病微生物通过逆行性途径或血源性途径到达泌尿系。如通过逆行性途径在残留尿液内生长及繁殖,并侵袭尿道黏膜壁。致病病原体可释放多种成分作为病原体相关分子模式与免疫细胞表面模式识别受体如各种 Toll 样受体(TLRs)结合,进而通过胞内信号转导途径诱导核转录因子-κB(NF-κB)等转录因子活化,合成释放 IL-1、IL-6 和肿瘤坏死因子

(TNF-α)等促炎细胞因子及趋化因子,进一步诱导循环中性粒细胞及单核细胞等趋化至感染组织,诱导产生系列细胞因子、趋化因子及急性期时相反应蛋白等,以清除入侵病原体,同时引起黏膜及黏膜下组织充血、水肿和中性粒细胞等炎症细胞浸润,严重者出现脓肿形成、出血、黏膜溃疡。血源性途径则先累及肾脏,逐渐扩展,并向肾盂蔓延。全身炎症反应可表现为寒战、发热和白细胞升高等。尿道黏膜刺激可表现为尿频、尿急和尿痛等膀胱和尿路刺激征。尿液检查可出现脓尿、蛋白尿、管型尿、血尿和菌尿。若无并发症,患者预后一般良好。伴尿路梗阻、糖尿病或免疫功能障碍患者病情常较严重,可发生脓毒症、菌血症等。

诊断与鉴别诊断

一、诊断

留置导尿管、耻骨上方导尿管或间歇导尿管的患者,出现尿路感染相应的症状、体征,且无其他原因可以解释,同时经导尿管留取标本或拔除导尿管后 48 h 内留取的清洁中段尿标本细菌培养菌落计数≥10^3cfu/ml,可诊断 CAUTI。

1. 临床症状

(1) CAUTI 的症状和体征包括发热、寒战、意识改变、腰痛、肋脊角叩痛、急性血尿、盆腔不适,已拔除导尿管的患者可有排尿困难、尿频、耻骨上方疼痛或压痛。

(2) 对于脊髓损伤的患者,CAUTI 的临床症状可表现为持续痉挛、自主反射障碍或感觉不安。

(3) 仅有脓尿而无临床症状不能诊断为 CAUTI。

2. 病原学诊断 在临床诊断符合的基础上,须符合以下条件之一:

(1) 清洁中段尿或者导尿留取尿液(非留置导尿)培养革兰阳性球菌菌落数≥10^4cfu/ml,革兰阴性杆菌菌落数≥10^5cfu/ml。

(2) 耻骨联合上膀胱穿刺留取尿液培养的细菌菌落数≥10^3cfu/ml。

(3) 新鲜尿液标本经离心应用相差显微镜检查,在每 30 个视野中有半数视野见到细菌。

3. 病原学标本留取时机及送检注意事项 一份及时、合格的尿液标本是早期准确诊断 CAUTI 的关键环节,因此临床医护人员在获取标本时须注意:

(1) 只要有尿路感染的可疑临床征象,就有必要及早进行相应的实验室检查。

(2) 对于留置导尿的患者,不能从引流袋中取尿液,而应该由导尿管口留取。

(3) 为防止细菌的繁殖,尿样须在 1 h 内送至实验室进行检验。如果送检时间大于 1 h,尿样需要冷藏处理。也可使用防腐剂,但更推荐冷藏处理。

(4) 如果怀疑患者存在尿管相关的尿路源性的脓毒症,将尿样进行离心和革兰染色,有助于快速识别病原菌和选择相应的抗感染治疗。

二、鉴别诊断

1. 导尿管相关性无症状性菌尿(catheter-associated asymptomatic bacteriuria, CAASB) CAASB 是指留置导尿管、耻骨上方导尿管或间歇导尿管的患者,单次经导尿管留取标本细菌培养菌落计数≥10^5cfu/ml,且无尿路感染相应的症状。

关于 CAASB 究竟是否属于 CAUTI,一直存在争论,争论的核心在于留置尿管患者出现无症状性菌尿(ASB)到底有无临床意义。研究表明,75%～90%存在 ASB 的患者不会出现炎症反应或其他感染症状体

征;进行 ASB 监测和处理并不能有效预防尿路感染的发生,且大多数尿路感染病例感染前并没有出现 1 日以上菌尿现象;针对 ASB 进行治疗不曾显示有任何临床意义且容易导致产生多重耐药菌。基于此,NHSN 在尿路感染监测的定义标准中,明确移除了 ASB。

2. 导管相关性血流感染　患者有血管内导管置入,置入处皮肤和皮下路径上局部有炎症或化脓征象,可能合并静脉血栓或栓塞的征象,有全身感染的临床表现,根据导管穿刺点的脓性分泌物、导管尖端和导管鞘很可能得到阳性培养结果。通过导管和外周血两次血培养结果、出现阳性结果相隔的时间、定量培养结果可以判断是否导管相关性血流感染。

监 测 与 治 疗

患者一旦确诊 CAUTI,应积极进行治疗,包括导尿管的拔除或更换,经验性抗生素应用和全身组织灌注、器官功能的维持。

一、监测

注意监测患者的尿量、尿色、尿常规及肾功能;留取中段尿培养,必要时留取血培养等,进行病原学监测。鼓励多饮水,勤排尿。有发热等全身炎症反应表现时应卧床休息。每日评估是否有留置导尿管的指征,无需留置导尿管时尽早拔管。有诱发因素者应加以治疗,如尿路梗阻。

二、治疗

1. 导尿管的拔除或更换　确诊 CAUTI 的患者应尽可能拔除导尿管。若因病情需要仍需长期留置导尿管者,应予以更换。

2. 病原学检查　在抗感染治疗开始前,应留取尿培养。如果导尿管已拔除,应在开始抗感染治疗前,留取清洁中段尿做培养以指导治疗;如果为更换导尿管,须自新留置的导尿管留取标本做尿培养以指导治疗。尿培养标本的留取必须规范,将标本污染的可能性降至最低。

3. 抗感染治疗　确诊 CAUTI 的患者,在处理导尿管、留取培养标本后须尽快开始经验性抗感染治疗。抗生素应结合患者病情严重程度、当地流行病学资料、药物在泌尿系统浓度和药效学与药动学参数进行选择。针对细菌,因最常见的是肠杆菌科,所以可经验性选择的抗生素包括第三、四代头孢菌素,β-内酰胺酶抑制剂,氟喹诺酮类及碳青霉烯类药物;真菌感染可能性大时,经验性治疗药物多选择氟康唑,如氟康唑不敏感,则替换药物包括两性霉素 B 及两性霉素 B 脂质体。

CAUTI 患者经抗感染治疗后症状迅速缓解者疗程为 7 日,而治疗反应延迟者疗程为 10～14 日。年龄低于 65 岁的女性患者,如无上尿路感染症状,在拔除导尿管后可考虑抗感染治疗 3 日。

预 防

CAUTI 是一种通过有效预防措施可大大降低发病率的疾病,一半以上的 CAUTI 可通过推荐的控制措施被预防。因此,从某种意义上来说,针对 CAUTI,预防与质量控制比治疗更重要。

1. 严格把控留置导尿管的适应证　需要进行留置导尿管的适应证包括:急性尿潴留或者膀胱出口梗阻;对重症患者尿量精确测量的需要;围手术期必须使用尿管的外科操作;接受泌尿系统手术或其他泌尿生殖道毗邻结构手术的患者;预期手术时间很长(因此原因进行的导管插管必须在麻醉复苏后尽早拔除);辅助治疗有开放骶骨或会阴伤口的尿失禁患者;患者需要长期固定卧床(例如,潜在的不稳定胸椎或腰椎、骨盆骨折等多重外伤);临终关怀需要提高患者生活质量。

只在有明确适应证时才进行泌尿道置管,并且仅在必须的情况下才保持置管状态。存在发生 CAUTI 的高危人群,如妇女、老人和免疫功能受损患者,应尽量避免使用导尿管;在管理尿失禁患者和疗养院人员时,避免常规使用导尿管。

2. 合理选择导尿方法　传统意义上的导尿管放

置是指通过尿道插入到膀胱的引流管,放置于膀胱中并与封闭的尿液收集系统连接的方法,称为内置导尿管。除此之外,还有外置导尿管和耻骨上导尿管放置。外置导尿管是一种装在或者黏附在患者外生殖器上的尿液收集装置,并与尿液引流袋相连,最常用的外置导管是一种软质的套在阴茎上的护套("避孕套"导管),耻骨上导尿管是通过外科手术在耻骨上缘切口将导管插入膀胱。根据导尿的方式不同,可分为持续性导尿和间歇性导尿。

为减少CAUTI的发生,可选择性地对一些患者使用内置持续性导尿的替代方法。如:对配合治疗的无尿潴留或膀胱出口梗阻的男性患者可考虑使用外置导尿管;对长期使用内置导尿管的脊髓损伤患者,考虑使用间歇性导尿替代;因膀胱排空功能障碍而使用内置导尿管或耻骨上导尿管,最好使用间歇性导尿。

3. 治疗目的达到后应尽快移除导尿管 对于留置导尿管的患者,一旦治疗目的达到,则须尽快移除导尿管,降低发生CAUTI的风险。如:对有留置导尿管的手术患者,应在手术后尽快移除导尿管,除非有继续使用的必要,最好在24 h内移除。

4. 日常维护要点 不建议在常规固定的时间间隔更换导管及引流袋,应根据临床指示更换导管和引流袋,如感染、阻塞或当封闭的系统受到损害。不要常规使用全身抗菌药物来防止需要短期或长期插管的患者出现CAUTI。常规清洁(如每日洗澡或淋浴过程中对外阴表面进行清洗)是很必要,但不要因防止发生CAUTI而用消毒剂清洁尿道口周围区域;除非预计会发生阻塞(例如前列腺或膀胱手术后出血导致),不建议常规进行膀胱冲洗。

导尿管相关性尿路感染的诊治流程见图 10-6-1。

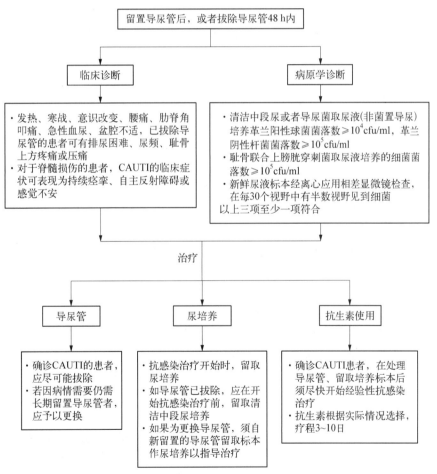

图 10-6-1　导尿管相关性尿路感染诊治流程图

（甘　泉　胡　波）

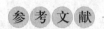

[1] Hooton TM, Bradley SF, Cardenas DD, et al. Diagnosis, prevention, and treatment of catheter-associated urinary tract infection in adults: 2009 international clinical practice guidelines from the Infectious Diseases Society of America [J]. Clin Infect Dis, 2010,50(5):625 – 663.

[2] Weber DJ, Sickbert-Bennett EE, Gould CV, et al. Incidence of catheter-associated and non-cath-eter-associated urinary tract infections in a healthcare system [J]. Infect Control Hosp Epidemiol, 2011,32(8):822 – 823.

[3] Vergidis P, Patel R. Novel approaches to the diagnosis, prevention, and treatment of medical device-associated infections [J]. Infect Dis Clin North Am, 2012,26(1):173 – 186.

[4] Gould CV, Umscheid CA, Agarwal RK, et al. Guideline for prevention of catheter-associated urinary tract infections 2009 [J]. Infect Control Hosp Epidemiol, 2010,31(4):319 – 326.

[5] Chant C, Smith DM, Marshall JC, et al. Relationship of catheter-associated urinary tract infection to mortality and length of stay in critically ill patients: a systematic review and meta-analysis of observational studies [J]. Crit Care Med, 2011,39(5):1167 – 1173.

[6] Cope M, Cevallos ME, Cadle RM, et al. Inappropriate treatment of catheter associated asymptomatic bacteriuria in a tertiary care hospital [J]. Clin Infect Dis, 2009,48(9):1182 – 1188.

[7] Padawer D, Pastukh N, Nitzan O, et al. Catheter-associated candiduria: risk factors, medical interventions, and antifungal susceptibility [J]. Am J Infect Control, 2015,43(7):19 – 22.

[8] Pickard R, Lam T, MacLennan G, et al. Antimicrobial catheters for reduction of symptomatic urinary tract infection in adults requiring short-term catheterisation in hospital: a multicentre randomised controlled trial [J]. Lancet, 2012,380(9857):1927 – 1935.

[9] Joint Commission on Accreditation of Healthcare Organizations. Approved: new infection-related national patient safety goal for 2012: catheter-associated urinary tract infections pose high risk [J]. Jt Comm Perspect, 2011,31(7):6 – 7.

第七节　ICU 相关性 HIV 感染

概述与病理生理

一、定义

获得性免疫缺陷综合征（acquired immune deficiency syndrome，AIDS）即艾滋病，是人类免疫缺陷病毒（human immunodeficiency virus，HIV）所导致的慢性传染病。HIV 属于反转录病毒科慢病毒属，通过性传播、血液传播及母婴途径传播，主要侵犯和破坏人类辅助性淋巴细胞，导致机体细胞免疫功能缺陷。目前，全球有超过 4 000 万 HIV 感染患者，每年有超过 500 万新发感染患者。我国 2014 年度新报告艾滋病感染者和患者 10.4 万例，较 2013 年增加 14.8%。

二、流行病学

随着治疗技术的发展，HIV 患者寿命得以延长、生活质量得以改善，HIV 患者的人数逐年增长，ICU 收治的 HIV 患者也越来越多。目前，ICU 收治的患者主要分为三类：①与 AIDS 相关的严重机会性感染或者恶病质；②高效反转录抗病毒治疗（highly active antiretroviral therapy，HAART）相关的严重不良反应；③免疫功能状态稳定的 HIV 患者出现与 HIV 无关的其他危重疾病。

三、危险因素

HIV 的危险因素与传播方式密不可分，HIV 的传播途径主要包括血液传播、性传播及母婴传播。

四、病原学与发病机制

HIV 属于反转录病毒科慢病毒属中人类慢病毒组，为直径 100～200 mm 的球形颗粒，由核心和包膜两部分组成。核心包括两条单股 RNA 链、核心结构蛋白和病毒复制所必需的酶类，含有反转录酶、整合酶和蛋白酶。核心外面为病毒衣壳蛋白。病毒的最外层为包膜,其中嵌有外膜糖蛋白 gp120 和跨膜蛋白 gp41。HIV 基因组全长约 9.2 kb,变异程度很强,容易导致对抗病毒药物耐药。其中不规范的抗病毒治疗是导致耐药性的重要原因。

HIV 在人体细胞内的感染过程包括:①吸附及传入:HIV-1 感染人体后,选择性地吸附于靶细胞的 CD4 受体上,在辅助受体的帮助下进入宿主细胞。②环化及整合:病毒 RNA 在反转录酶作用下,形成 cDNA,在 DNA 聚合酶作用下形成双股 DNA,在整合酶的作用下,新形成的非共价结合的双股 DNA 整合入宿主细胞染色体 DNA 中。这种整合的病毒双股 DNA 及前病毒。③转录及翻译:前病毒被活化而进行自身转录时,病毒 DNA 转录形成 RNA,一些 RNA 经加帽加尾成为病毒的子代基因组 RNA;另一些 RNA 经拼接而成为病毒 mRNA,在细胞核糖体上转译成病毒的结构蛋白和非结构蛋白,合成的病毒蛋白在内质网核糖体进行糖化和加工,在蛋白酶作用下裂解,产生子代病毒的蛋白和酶类。④装配、成熟及出芽:Gag 蛋白与病毒 RNA 结合装配称核壳体,通过芽生从胞质膜释放时获得病毒体的包膜,形成成熟的病毒颗粒。

HIV 主要侵犯人体的免疫系统,包括 CD4$^+$ T 淋巴细胞、巨噬细胞和树突状细胞等,主要表现为 CD4$^+$ T 淋巴细胞数量不断减少,最终导致人体细胞免疫功能缺陷,引起各种机会性感染和肿瘤的发生。

HIV 进入人体后,在 24～48 h 到达局部淋巴结,5 日左右在外周血中可以检测到病毒成分,继而产生病毒血症,导致急性感染,以 CD4$^+$ T 淋巴细胞数量在短期内一过性迅速减少为特点。大多数感染者未经特殊治疗,CD4$^+$ T 淋巴细胞数可自行恢复至正常水平或接近正常水平。由于机体的免疫系统不能完全清除病毒而形成慢性感染,包括无症状感染期和有症状感染期。无症状感染期持续时间变化较大(数月至数十年不等),平均约 8 年,表现为 CD4$^+$ T 淋巴细胞数量持续缓慢减少(多为 350～800 个/μl);进入有症状期后 CD4$^+$ T 淋巴细胞计数在 350 个/μl 以下,部分晚期患者甚至降低至 200 个/μl 以下,并快速减少。HIV 引起的免疫异常除了 CD4$^+$ T 淋巴细胞数量的减少,还包括 CD4$^+$ T 淋巴细胞功能障碍和异常免疫激活。

诊断与鉴别诊断

HIV/AIDS 的诊断需结合流行病学史(包括不安全性生活史、静脉注射毒品史、输入未经抗 HIV 抗体检测的血液或血液制品、HIV 抗体阳性者所生子女或职业暴露史等)、临床表现和实验室检查进行综合分析,慎重做出诊断。

成人符合下列一项者即可诊断:①HIV 抗体筛查试验阳性和 HIV 补充试验阳性(抗体补充试验阳性或核酸定性检测阳性或核酸定量>5 000 copy/ml);②分离出 HIV。

艾滋病的诊断标准:有流行病学史、实验室检查 HIV 抗体阳性,加下列各项中的任何一项,即可诊断为艾滋病。或者 HIV 抗体阳性,而 CD4$^+$ T 淋巴细胞数<200 个/μl 也可以诊断为艾滋病。①不明原因的持续不规则发热 38 ℃以上,>1 个月。②腹泻(粪便次数多于 3 次/日),>1 个月。③6 个月之内体重下降 10%以上。④反复发作的口腔真菌感染。⑤反复发作的单纯疱疹病毒感染或带状疱疹病毒感染。⑥肺孢子菌肺炎(PCP)。⑦反复发生的细菌性肺炎。⑧活动性结核或非结核分枝杆菌病。⑨深部真菌感染。⑩中枢神经系统占位性病变。⑪中青年人出现痴呆。⑫活动性巨细胞病毒感染。⑬弓形虫脑病。⑭马尔尼菲青霉病。⑮反复发生的败血症。⑯皮肤黏膜或内脏的卡波西肉瘤、淋巴瘤。

治 疗

一、高效抗反转录病毒治疗

高效抗反转录病毒治疗(highly active antiretroviral therapy,HAART)能有效抑制病毒复制、提升 CD4$^+$ 细胞水平,改善 HIV 患者的免疫功能状态,从而延长患者的寿命和提高患者的生活质量。

目前有六大类抗反转录病毒药物,包括核苷类反转录酶抑制剂(NRTI)、非核苷类反转录酶抑制剂

（NNRTI）、蛋白酶抑制剂（PI）、整合酶抑制剂、融合抑制剂（FI）及 CCR5 抑制剂。国内的抗反转录病毒治疗（ARV）药物有 NNRTI、NRTI、PI 和整合酶抑制剂四类。成人初始抗反转录病毒治疗推荐方案为 2 种 NRTI＋1 种 NNRTI，或 2 种 NRTI＋1 种增强型 PI。对于基线 CD4$^+$T 淋巴细胞＞250 个/μl 的患者要尽量避免使用 NVP 的治疗方案，合并 HCV 感染的尽量避免使用含 NVP 的方案。

表 10-7-1　国内现有的常见 HAART 药物

药物名称	缩写	类别	用法与用量	主要不良反应	药物间相互作用和注意事项	备注
齐多夫定（zidovudine）	AZT	NRTI	300 mg/次，2 次/日	1. 骨髓抑制、严重贫血和中性粒细胞减少症 2. 胃肠道不适：恶心、呕吐、腹泻等 3. 磷酸肌酸激酶升高和 ALT 升高；乳酸酸中毒或肝脂肪变性	不能与司他夫定合用	已有国产
拉米夫定（lamividine）	3TC	NRTI	150 mg/次，2 次/日，或 300 mg/d，1 次/日	不良反应少，偶有头痛、恶心、腹泻等不适		已有国产
替诺福韦（tenofovir disoproxil）	TDF	NRTI	300 mg/次，1 次/日，与食物同服	1. 肾脏毒性 2. 轻至中度消化道不适，如恶心、呕吐、腹泻等 3. 代谢异常：低磷酸盐血症、脂肪分布异常 4. 可能引起酸中毒或肝脂肪变性		进口药
恩曲他滨（emtricitabine）	FTC	NRTI	0.2 g/次，1 次/日	1. 头痛、腹泻、恶心和皮疹 2. 皮肤色素沉着		已有国产
奈韦拉平（nevirapine）	NVP	NNRTI	200 mg/次，2 次/日	1. 皮疹，出现严重的致命性皮疹应终身停药 2. 肝损害，出现重症肝损害，应终身停药	引起 PI 类药物浓度下降，与茚地那韦（IDV）合用，应调整 IDV 剂量	已有国产
依非韦伦（efavirenz）	EFV	NNTRI	600 mg/次，1 次/日，睡前服用	1. 中枢神经系统毒性，如头晕头痛、抑郁，可产生长期神经精神作用 2. 皮疹 3. 肝损害 4. 高脂血症和高甘油三酯血症	与 IDV 合用，建议调整剂量；不建议与沙奎那韦（SDV）合用	已有进口及国产药物
洛匹那韦/利托那韦（lopinavir/ritonavir）	LPV/r	PI	2 片/次，2 次/日（每粒含 LPV 200 mg，RTV 50 mg）	主要为腹泻、恶心、血脂异常，也可出现头痛和转氨酶升高	与去羟肌苷（ddI）合用，ddI 应在本要服用前 1 h 或服用后 2 h 再口服	进口药

接受 HAART 的 HIV 患者入 ICU 是否需要继续 HAART，入 ICU 后被诊断 HIV 或者未开始 HAART 的患者何时启动治疗，都需要 ICU 医师考虑。随着重症支持治疗技术的发展和 HAART 的普及，许多文献中报道的 HIV 患者在 ICU 存活率可达到约 70%。尽管 HAART 似乎能影响危重 HIV 患者的预后，但是具体方式尚不明确，如药物本身存在的不良反应。临床医师应充分权衡利弊后，根据不同患者临床情况个体化制订治疗方案。图 10-7-1 提供了对于 ICU 的 HIV 患者 HAART 流程图。未接受 HAART 的患者应使用联合抗病毒治疗，建议方案为 1 种 NNRTI＋2 种 NRTI，或者 1 种 PI（推荐利

托那韦)＋2 种 NRTI。具体药物的选择应基于病毒学的有效性、毒性、药物负荷量、给药频次以及药物-药物间作用和基础疾病情况。

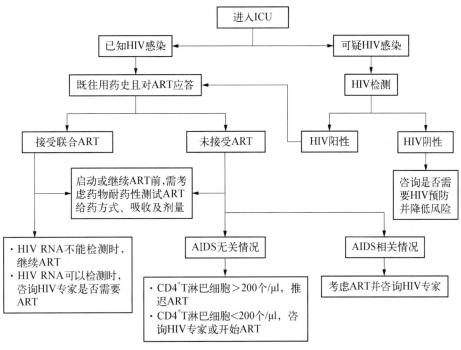

图 10-7-1　HIV 患者 HAART 流程图

在 ICU 进行 HAART 存在许多困难与问题。除齐多夫定有静脉制剂和恩夫韦肽是皮下注射制剂,绝大部分抗反转录病毒药物是口服制剂,而危重患者常合并胃肠道吸收障碍,因而药物吸收情况可能无法预估。其中不稳定的血药浓度可能导致耐药现象的发生。对于无法开放肠内营养的患者则无法进行 HAART。药物的毒性、不良反应及药物间相互作用等也会影响 ICU 医师进行 HAART,常见的不良反应有乳酸蓄积、超敏反应、肝毒性、胰腺炎、肾结石、急性肾小管损伤、骨髓抑制、肌病及神经系统病变。NNRTI 类药物半衰期时间较长,在 ICU 突然停止使用 HAART 的患者,其他抗反转录病毒治疗(antiretroviral,ART)药物可能失效而 NNRTI 药效持续,相当于变成了 NNRTI 的单药治疗,可能引起 NNRTI 的耐药。

合并 HBV 感染者需兼顾 HIV、HBV 两种病毒的抗病毒治疗,更换方案时需要保留对 HBV 有活性的药物。当患者需要抗 HBV 治疗时,无论其 CD4$^+$T 淋巴细胞计数高低,建议尽早开始 HAART。为避免 HBV 相关的 IRIS 的发生和避免单用核苷类所致耐药问题,HIV/HBV 合并感染患者的 HAART 方案核苷类药物选择推荐 TDF＋3TC(FTC)。治疗过程中需要每 3～6 个月监测 HBV DNA。如因为肾功能不全而不能只用 TDF,HAART 方案需家用恩替卡韦。尤其是基线 HBV DNA 大于 20 000 IU/ml,不能使用 1 个对 HBV 有活性的核苷类药物方案,以避免诱导耐药性的产生。

HIV 患者常合并 HCV 感染。有关 HCV/HIV 双重感染的研究表明,HIV 可通过直接或间接方式作用于 HCV,促进肝细胞内的 HCV 大量复制,直接加强了 HCV 在肝内的播散和对肝细胞的破坏,加速 CHC 发展为肝硬化和肝癌的进程,增加病死率,并且引起更多的全身并发症。合并有 HCV 的 HIV 患者应更早启动 HAART,以提升 CD4$^+$T 细胞水平,减缓肝脏疾病进展。对于 HIV/HCV 合并感染患者应避免使用 NVP 药物,如齐多夫定、司他夫定、阿伯卡韦等,有条件可考虑首选含 RAL 的抗病毒方案。尽量避免同时抗 HCV 和抗 HIV,如确需同时治疗需要考虑两种治疗方案间毒副作用的累积以及药物代谢的相互影响。CD4$^+$T 淋巴细胞数＞350 个/μl 可优先抗 HCV 治疗,抗 HCV 结束后再开始 HAART;CD4$^+$T 淋巴细胞数＞200 个/μl,推荐先抗 HIV 治疗,待免疫功能恢复后再适时开始抗 HCV 治疗;当 CD4$^+$ T 淋巴细胞数为 200～350 个/μl 时,如肝功能异常或转氨酶升高(>2 ULN)的患者建议先抗 HCV 治疗,对药物耐受、肝功能好转以后再开始 HAART。

二、机会性感染

1. 肺孢子菌肺炎(PCP)　在尚未广泛普及 HAART 的 HIV 流行的早期,PCP 及其相关的呼吸衰竭是 HIV 患者收治 ICU 最常见的原因。而随着 HAART 的普及,HIV 合并 PCP 的患者生存率显著提升,甚至与同等疾病严重程度的非 HIV 患者病死率相当。PCP 的临床表现为:①亚急性起病、呼吸窘迫。②肺部阳性体征少,或可闻及少量散在的干、湿啰音,体征与疾病症状严重程度往往不呈比例。③胸部 X 线检查可见双肺从肺门开始的弥漫性网状结节样间质浸润,肺部 CT 显示双肺毛玻璃状改变。④血气分析提示低氧血症。⑤血乳酸脱氢酶常>500 mg/dl。⑥确诊依靠病原学检查,如痰液或支气管肺泡灌洗或肺组织活检等发现肺孢子菌的包囊体或滋养体。病原学治疗首选复方磺胺甲噁唑(SMZ-TMP),对于 ICU 重症患者建议静脉用药,甲氧苄啶(TMP)15～20 mg/(kg·d),磺胺甲噁唑(SMZ)75～100 mg/(kg·d),分 3～4 次用,疗程为 21 日。替代治疗:克林霉素 600～900 mg,静脉滴注,每 8 h 1 次,或 450 mg 口服,每 6 h 1 次,联合应用伯氨喹 15～30 mg,口服,1 次/日;联合应用甲氧苄啶 200～400 mg,口服,2～3 次/日,疗程为 21 日。或用喷他脒,3～4 mg/kg,1 次/日,缓慢静脉滴注(60 min 以上),疗程为 21 日。对于中重度患者(P_aO_2<70 mmHg 或者肺泡-动脉血氧分压差>35 mmHg),早期(72 h)可应用激素治疗,泼尼松 40 mg,2 次/日,口服 5 日,改为 20 mg,2 次/日,口服 5 日,改为 20 mg,1 次/日,口服至疗程结束;静脉使用甲泼尼龙剂量为上述泼尼松的 75%。HIV 合并 PCP 患者预后不良的因素有高龄、入 ICU 低氧血症、低血红蛋白、低白蛋白、合并其他感染(如巨细胞病毒或细菌)、高 APACHE Ⅱ评分、ICU 住院>5 日和机械通气发生气胸。HAART 建议于 2 周内启动,以改善病死率。

2. 结核病　多项随机对照研究均提示,早期启动 HAART 对 HIV 合并结核患者病死率并无显著影响,但对于基线 CD4$^+$ T 淋巴细胞<50 个/mm³ 患者,早期 ART 有利。2015 年《中国艾滋病诊疗指南》建议,对于 CD4$^+$ T 淋巴细胞计数<200 个/μl 的患者,建议肺结核患者抗结核治疗 2 周内开始 HAART,而中枢神经系统结核建议抗结核治疗 4 周后再开始 HAART。对于 CD4$^+$ T 淋巴细胞>200 个/μl,肺结核病情较严重者,如低体重指数、低血红蛋白、低白蛋白症以及器官功能障碍,建议在抗结核 8 周内抗病毒治疗,如病情较轻,则可在抗结核 2 周后再开始 HAART。对于 CD4$^+$ T 淋巴细胞>200 个/μl 而患有中枢神经系统结核感染者,应尽早启动 HAART。

3. 巨细胞病毒感染　巨细胞病毒(CMV)感染时 HIV 患者最常见的是疱疹病毒感染。CMV 可侵犯患者多个器官系统,包括眼睛、肺、消化系统、中枢神经系统等,其中巨细胞病毒视网膜脉络膜炎是 HIV 患者最常见的 CMV 感染。津巴布韦的一项纳入了 54 例患者的研究显示,早期(72 h 内)ART 治疗组患者的病死率是推迟 ART(10 周的氟康唑治疗后)的 3 倍,因而不主张早期应用 ART。COAT 研究亦发现早期应用 ART(48 h 内)相较于标准治疗(纳入研究 4 周后)病死率增加。意识障碍改变和脑脊液细胞计数(<5 个/μl)与早期应用 ART 病死率相关。因而建议在抗真菌治疗后 5～6 周开始进行 ART。

4. 弓形虫脑病　临床表现为局灶或弥漫性中枢神经系统损害,增强扫描呈环状或结节样增强,周围一般有水肿带。MRI 表现为颅内多发长 T_1 和长 T_2 信号。正电子发射扫描(PET)检测有助于临床诊断。确诊依赖脑组织活检。弓形虫感染应尽快启动 HAART,同时开始抗弓形虫治疗。第一次乙胺嘧啶 100 mg,2 次/日,口服。此后剂量根据体重变化:体重≤60 kg,乙胺嘧啶 50 mg,口服,1 次/日+磺胺嘧啶 1 000 mg,口服,每 6 h 1 次+甲酰四氢叶酸 10～25 mg,口服,1 次/日;体重>60 kg,乙胺嘧啶 75 mg,口服,1 次/日+磺胺嘧啶 1 500 mg,口服,每 6 h 1 次+甲酰四氢叶酸 10～25 mg,口服,1 次/日。替代治疗:复方磺胺甲噁唑 30 mg/kg,口服,每 12 h 1 次加或者不加克林霉素 600 mg/次,每 8 h 1 次,静脉给药;或者复方磺胺甲噁唑 30 mg/kg,口服,每 12 h 1 次加或者不加阿奇霉素 0.5 g,1 次/日,静脉给药,持续给药 6 周。此外,注意给予降颅压、抗惊厥等对症支持治疗。

5. 真菌感染

(1) 假丝酵母菌感染:口腔假丝酵母菌感染,首选制霉菌素局部涂抹加碳酸氢钠漱口水治疗,疗效欠佳时选用口服氟康唑 100 mg/d,共 7～14 日。食管假丝酵母菌感染:氟康唑 100～400 mg/d,口服,不能耐受口服者静脉注射氟康唑进行治疗,疗程为 14～21 日。或者伊曲康唑 200 mg/d,1 次/日,口服,共 14～21 日。

(2) 新型隐球菌感染:分为诱导期、巩固期和维持期三个阶段进行治疗。诱导期治疗经典方案为两性霉素 B＋氟胞嘧啶。两性霉素 B 从 0.02～0.1 mg/(kg · d) 开始,逐渐增加剂量至 0.5～0.7 mg/(kg · d),两性霉素 B 不良反应较多,需严密观察。不能耐受者可用两性霉素 B 脂质体[3～4 mg/(kg · d)]。氟胞嘧啶 100～150 mg/(kg · d),分 3～4 次口服。诱导治疗期至少 2 周,在脑脊液培养转阴后改为氟康唑(400 mg/d)进行巩固期治疗。巩固治疗期至少 8 周,而后改为氟康唑(200 mg/d)进行维持治疗。维持期至少 1 年,持续至患者通过抗病毒治疗后 CD4$^+$T 淋巴细胞计数>200 个/μl 并持续至少 6 个月时可停药。诱导期替代方案:氟康唑 800～1 200 mg,1 次/日,联合氟胞嘧啶 100～150 mg/(kg · d)(每日分 4 次服用),共治疗 6 周或者单用氟康唑 1 200～2 000 mg,1 次/日,治疗 10～12 周。

(3) 肺隐球菌感染:推荐使用氟康唑,400 mg/d 口服或静脉滴注,疗程 12 个月,如抗病毒治疗后 CD4$^+$T 淋巴细胞计数>100 个/μl 在治疗 1 年后停止氟康唑维持治疗。艾滋病合并隐球菌肺炎的患者应在抗隐球菌治疗 2 周内应尽早进行 HAART。

三、非 HIV 相关危重疾病治疗

1. 肝功能衰竭　合并 HBV、HCV 感染的 HIV 容易导致患者出现肝功能失代偿,对于晚期患者可以考虑肝移植。HIV 的肝移植患者存活率与普通肝移植患者相当。需要注意的是,HIV 的肝移植患者需要常规进行抗机会性感染治疗,在用药过程中需要注意此类药物与免疫抑制剂之间的相互作用。

2. 呼吸衰竭　PCP 等机会性感染可引起严重的呼吸衰竭。虽然 HAART 能改善这些机会性感染的病死率,但是呼吸支持技术的发展,如小潮气量通气策略、高频振荡通气都在改善病死率上起到一定的作用。

3. 心血管疾病　多项研究证实,启动 HAART 的 HIV 患者发生心肌梗死的风险升高,并因此转入 ICU。HIV 患者的动脉粥样硬化可能与 HAART 药物有关,如 NNRTI、PI,可引起机体代谢异常,表现为三酰甘油(甘油三酯)水平升高、高胆固醇血症、高密度脂蛋白水平下降,另一方面病毒本身可能损害内皮细胞功能因而导致血管的病变,此外过度香烟暴露等常见风险因素同样增加 HIV 患者心血管疾病发病风险。对于特定发生急性冠状动脉综合征的 HIV 患者,建议行冠状动脉旁路移植术和心脏移植。HIV 患者行经皮冠状动脉介入治疗术后发生再狭窄的概率较普通人群升高,但目前发病机制尚不明确。

4. 肾脏疾病　继发于 HIV 相关性肾病、合并 HBV 和 HCV 感染,合并糖尿病、高血压的终末期肾病是 HIV 患者常见的死亡原因。在 ICU,常见的处理方法包括透析治疗,对于特定患者,可以采用肾脏移植。由于 HIV 感染时发生 HIV 相关性肾病的主要原因,建议这类患者进行 HAART 以延缓肾损害病程。难治性患者可考虑使用激素治疗。

5. 脓毒症　有 12%～31% 的 HIV 患者因脓毒症转入 ICU。HIV 患者较普通患者更容易发展成为脓毒症及感染性休克,HIV 感染患者发生脓毒症或感染性休克后较对照组病死率更高,HAART 对脓毒症的预后影响尚不明确。

四、免疫重建炎症反应综合征

免疫重建炎症反应综合征(IRIS)是指艾滋病患者在经抗病毒治疗后免疫功能恢复过程中出现的一组临床综合征,主要表现为发热、潜伏感染的出现或原有感染的加重。约 33%HAART 反应患者会发生 IRIS,且常伴结核、鸟分枝杆菌复合体感染、隐球菌脑膜炎和疱疹病毒感染。IRIS 的发病机制尚不清楚,但其相关病变多以炎症反应为特征。与 IRIS 相关的大部分致病原通常只在免疫系统严重受损时才可感染患者,因此接受 HAART 前 CD4$^+$ T 淋巴细胞数越低的患者,患 IRIS 的可能性越大。也有一些观点认为患病危险性与遗传倾向有关。还有研究虽探讨了不同细胞因子与患病危险性的关系,结果表明具有较高白介素-6(IL-6)及可溶性 IL 与受体水平的患者更容易患 IRIS。IRIS 病例有限、表现多样,目前没有比较成熟的治疗方案。最重要的是提高对 IRIS 的鉴别能力,减少延误。免疫重建的特征之一就是恢复了针对机会性致病原的免疫反应,因此除

非有可能威胁患者生命或导致非常高的致残率,都应继续应用 HAART。严重者可短期应用激素或者非甾体消炎药控制。激素避免用于卡波西肉瘤患者以及不确定的 TB-IRIS 患者(即不能排除治疗无效的情况)。CMV 感染患者慎用激素,如需要使用,应当采用短程口服治疗。

预 防

随着 ICU 收治 HIV 患者的增加,ICU 医护人员及其他非 HIV 患者暴露于 HIV 的风险增加。积极预防 HIV 在 ICU 的传播,需要注意以下几点:①提高医护人员医院感染防护意识,落实职业防护的措施,为医护人员提供充足的防护用品。②树立普遍防护的理念,对所有 ICU 患者进行有创性操作均应

佩戴具有防护的面罩。③建立危重 AIDS 患者标准诊疗规范。④一旦发生职业暴露,要严格按照《医务人员艾滋病病毒暴露防护工作指导原则》进行紧急处理和使用齐多夫定+拉米夫定药物预防。

ICU 相关性 HIV 感染的诊治流程见图 10-7-2。

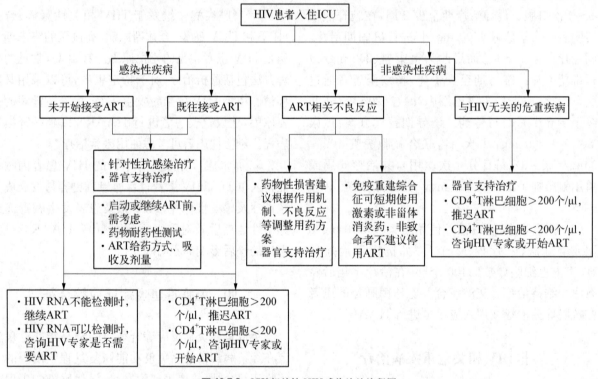

图 10-7-2 ICU 相关性 HIV 感染诊治流程图

（杨　晓　胡　波）

[1] 中华医学会感染病分会艾滋病学组. 艾滋病诊疗指南第 3 版[J]. 中华临床感染病杂志,2015,8(5):385-400.
[2] Corona A, Raimondi F. Caring for HIV-infected patients in the ICU in the highly active antiretroviral therapy era [J]. Current HIV Research, 2009,7(6):569-579.
[3] Operskalski EA, Kovacs A. HIV/HCV co-infection: pathogenesis, clinical complications, treatment, and new therapeutic technologies [J]. Curr HIV/AIDS Rep, 2011,8(1):12-22.

［4］ Thein HH，Yi Q Fau-Dore GJ，Dore Gj Fau-Krahn MD，et al. Natural history of hepatitis C virus infection in HIV-infected individuals and the impact of HIV in the era of highly active antiretroviral therapy：a meta-analysis［J］. AIDS，2008，22(15)：1979 – 1991.

［5］ Ferre C，de Guzmao Bm Fau-Morgades M，Morgades M Fau-Lacoma A，et al. Lack of impact of human immunodeficiency virus infection on the outcome of lymphoma patients transferred to the intensive care unit［J］. Leuk Lymphoma，2012，53(10)：1966 – 1970.

［6］ van Lelyveld SF，Wind Cm Fau-Mudrikova T，Mudrikova T Fau-van Leeuwen HJ，et al. Short- and long-term outcome of HIV-infected patients admitted to the intensive care unit［J］. Eur J Clin Microbiol Infect Dis，2011，30(9)：1085 – 1093.

［7］ Torok ME，Yen Nt Fau-Chau TTH，Chau Tt Fau-Mai NTH，et al. Timing of initiation of antiretroviral therapy in human immunodeficiency virus (HIV) — associated tuberculous meningitis［J］. Clin Infect Dis，2011，52(11)：1374 – 1383.

［8］ Blanc FX，Sok T Fau-Laureillard D，Laureillard D Fau-Borand L，et al. Earlier versus later start of antiretroviral therapy in HIV-infected adults with tuberculosis［J］. N Engl J Med，2011，365(16)：1471 – 1481.

［9］ Tan DH，Walmsley SL. Management of persons infected with human immunodeficiency virus requiring admission to the intensive care unit［J］. Critical Care Clinics，2013，29(3)：603 – 620.

［10］ Medrano J. Mortality of patients infected with HIV in the intensive care unit (2005 through 2010)：significant role of chronic hepatitis C and severe sepsis［J］. Critcal Care，2014，18(5)：475.

第十一章

中毒

第一节 热 射 病

概述与病理生理

一、定义

热射病指在高温、高湿环境中，由于机体大量产热或散热障碍，导致体温显著升高所继发的以中枢神经系统功能障碍为主要表现的多器官功能障碍综合征。

二、流行病学

在美国，热相关疾病的发病率为 $(17.6\sim26.5)/$ 10万，每年至少240人死于热相关疾病。沙漠气候国家发病率可高达250/10万。法国2003年夏季的热浪袭击致1万人死亡。热射病的发生具有地域性、周期性和偶发性，日最高气温大于30℃，相对湿度大于73%，往往中暑患者人数猛增。2013年我国浙江省报告重症中暑288例，主要为壮年和老年人（30~49岁占35.8%，70岁以上占21.9%），其中热射病112例（38.9%）。

三、分类

1. 劳力性热射病 多在高温、湿度大和无风天气进行重体力劳动或剧烈运动时发病，表现为高热和神志障碍，此类患者易发生横纹肌溶解、急性肾衰竭、肝衰竭和弥散性血管内凝血。

2. 非劳力性热射病 主要是在高温环境下体温调节功能障碍引起散热减少，多见于慢性病患者以及不使用空调、电风扇的老年人，直肠温度常在41℃以上，84%以上皮肤干热无汗，常有谵妄或昏迷，可出现抽搐、休克、心律失常、心力衰竭、肺水肿、脑水肿。

四、病理生理

高温导致人体散热障碍是热射病发生的主要原因。缺乏空调或电风扇、行为性体温调节能力下降、肥胖、抗胆碱能药物的使用、硬皮病、大面积烧伤后瘢痕形成、先天性汗腺缺乏均是非劳力性热射病的危险因素。人体产热急剧增加是热射病发生的另一个常见原因，强体力劳动或剧烈运动的人体，产热量可高达 $600\sim900\ kcal/(m^2\cdot h)$，较静息状态增加10倍以上。

热射病患者体温常在41℃以上。超高热对细胞膜和细胞膜内结构造成直接损伤，使机体的结构蛋白和功能蛋白（包括酶和受体）发生热变性，改变细胞膜的流动性，损伤线粒体等，造成包括神经细胞、血管内皮细胞在内的全身组织细胞的广泛损伤，继发炎症介质和细胞因子的释放增多进一步加剧细胞损伤。

五、高温对机体的影响

1. 中枢神经系统 高热能引起大脑和脊髓细胞的快速死亡，常继发脑局灶性出血、水肿、颅内压增高和昏迷。小脑 Purkinje 细胞对高热极为敏感，常发生构音障碍、共济失调和辨距不良。

2. 呼吸系统 高热时呼吸加深加快，会引起呼吸性碱中毒，肺血管内皮损伤可发生急性呼吸窘迫综合征。

3. 心血管系统 热射病早期皮肤血管扩张，心率明显增快,心脏负荷加重。高温引起心肌细胞损伤和坏死,促发心律失常或心力衰竭。

4. 消化系统 高热的直接热损伤和胃肠道血液灌注减少,容易发生消化道大出血。热射病患者,发病 2~3 日后几乎都有不同程度的肝坏死和胆汁淤积。

5. 肾脏 由于严重脱水、横纹肌溶解和休克,易发生急性肾损伤。

6. 血液系统 发病后 2~3 日可出现不同程度的弥散性血管内凝血。

7. 横纹肌溶解 见于劳力性热射病患者,由于肌肉局部温度增加、缺氧和代谢性酸中毒,常发生严重肌损伤,血清肌酸激酶和肌红蛋白显著升高。

8. 脱水和电解质紊乱 大量出汗常引起水、钠丢失,致脱水、电解质紊乱。

诊断与鉴别诊断

一、诊断

1. 病史 在高温高湿的环境中,从事重体力劳动或剧烈运动的青壮年,或未使用空调或电风扇的老人或慢性病患者,出现神志障碍伴体温过高,要怀疑热射病的可能。

2. 体格检查 患者体温常明显升高,常在 41 ℃以上。伴不同程度的意识障碍(昏睡、谵妄、昏迷),皮肤干热,呼吸急促,心率明显增快,可达 180 次/分。

3. 辅助检查

(1) 血常规:血白细胞升高,血小板下降,血细胞比容升高。

(2) 尿常规:尿比重升高,出现镜下血尿和蛋白尿。

(3) 生化检测:血清胆红素、谷丙转氨酶和谷草转氨酶升高。血清尿素氮、肌酐升高。血清肌酸激酶、肌红蛋白以及心肌标志物、淀粉酶、神经元特异性烯醇化酶升高。

(4) 凝血功能:出现凝血酶原时间、活化部分凝血活酶时间和凝血酶时间延长,纤维蛋白原降低。

二、鉴别诊断

1. 中枢神经系统感染 行腰椎穿刺、脑脊液检查多可排除。

2. 脑血管疾病 行头颅 CT 或 MR 检查有助于明确诊断。

3. 菌血症 存在感染征象,血象/PCT 及细菌培养阳性有助于明确诊断。

4. 甲状腺危象 往往有甲状腺功能亢进病史,突眼,甲状腺肿大,双手震颤,甲状腺激素明显升高。

5. 抗胆碱药物中毒 有过量使用阿托品、莨菪碱或饮用曼陀罗药酒史。

6. 恶性综合征 患者往往有服用抗精神病药物史,肌张力增高。

7. 恶性高热 发病前吸入氟烷、安氟醚、异氟醚后出现骨骼肌强直性收缩。

监测与治疗

一、监测

1. 持续监测核心温度 监测部位包括直肠、大血管、膀胱或食管。

2. 其他床旁监测 神志、心率、心律、血压、呼吸频率、指脉氧、尿量。

3. 生化检测 血电解质、肝肾功能、肌红蛋白、肌酸激酶、血小板计数、凝血功能、血气分析。

4. 血流动力学监测 监测中心静脉压、肺动脉嵌压和外周血管阻力,特别是顽固性低血压和老年患者。

二、治疗

1. 积极降温 应在 1 h 内将患者核心温度降至 39 ℃以下。措施包括:①环境降温:使用空调充分降低环境温度。②体表降温：降温毯、电风扇、冰袋、酒精擦浴、冷水浴。③体腔降温：4 ℃生理盐水洗胃或持续膀胱冲洗。⑤血液降温：4 ℃生理盐水，首剂30 ml/kg快速静脉滴注，然后根据患者液体丢失情况和心脏耐受能力，继续补充4 ℃液体。有条件可使用血液净化或血管内降温仪。注意事项：①联合降温：早期应联合使用多种降温措施。②冬眠疗法：降温过程中患者可发生躁动和寒战，应避免寒战，可考虑使用氯丙嗪50 mg＋异丙嗪50 mg＋哌替啶100 mg持续静脉泵入。③镇静疗法：对于烦躁、谵妄的患者，可给予丙泊酚或咪达唑仑持续静脉泵入。

2. 支持治疗

（1）呼吸支持：出现呼吸衰竭时，给予吸氧，主张对于严重患者早期实施气管插管及呼吸机辅助控制通气，注意急性呼吸窘迫综合征的预防和治疗。

（2）循环支持：积极补液，尽量避免使用强烈收缩血管的药物，必要时行心脏超声和血流动力学监测，预防心源性肺水肿。

（3）肝脏：迅速降温是预防肝损伤的主要措施，出现急性肝衰竭时，实施人工肝治疗。

（4）肾脏：纠正低血容量状态，用血管活性药物维持肾脏适当的灌注压。对于横纹肌溶解的患者，应碱化尿液并利尿，出现肾衰竭时实施血液净化。

（5）凝血功能：早期给予肝素或低分子量肝素预防和治疗弥散性血管内凝血，必要时补充凝血因子。

（6）神经：除全身迅速降温外，加强脑部降温，必须维持脑灌注压的正常和纠正缺氧，当出现脑水肿时，给予降颅压治疗。

预　后

体温升高的程度及持续时间与病死率直接相关。2013 年浙江 CDC 报告热射病总病死率为7.1％。劳力性热射病住院病死率为26.1％，弥散性血管内凝血和急性肾损伤是劳力性热射病死亡的独立危险因素，两者同时出现病死率高达94％。75 岁以上非劳力性热射病病死率可达69％。

热射病的诊治流程见图 11-1-1。

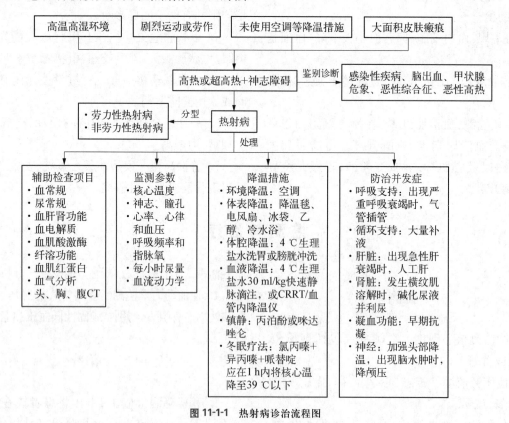

图 11-1-1　热射病诊治流程图

（徐昌盛）

参 考 文 献

[1] 茅志成,振先,杜学利,等.南京市重症中暑发病与气象因素的关系[J].南京铁道医学院学报,1998,17(1):4-7.
[2] 徐昌盛,刘文革.热射病研究进展[J].中华急诊医学杂志,2005,14(7):609-611.
[3] 周飞虎,宋青,潘亮,等.持续血液净化在热射病合并多器官功能障碍综合征治疗中应用[J].生物医学工程与临床,2010,14(2):114-117.
[4] 赵佳佳,周京江,胡婕,等.影响劳力性热射病预后的危险因素分析[J].中华危重病急救医学,2013,25(9):515-518.
[5] Bouchama A, Knochel JP. Heat stroke[J]. N Engl J Med, 2002,346(25):1978-1988.
[6] 全军重症医学专业委员会.热射病规范化诊断与治疗专家共识(草案)[J].解放军医学杂志,2015,40(1):1-7.

第二节　一氧化碳中毒

概述与病理生理

一、定义

一氧化碳(CO)中毒是指吸入过量的 CO 导致机体缺氧引起的以神经系统损害为突出表现的一种中毒急症。

二、流行病学

美国发生一氧化碳中毒的人数约为 1.4 万/年,每年有 400 余人因此死亡。我国缺乏详尽的流行病学资料,根据发表的文献,一氧化碳中毒占所有中毒病例的 14%左右,发病的绝对数是女性高于男性。65 岁以上所占比例最高,达 25%以上。根据上海浦东新区 CDC 报道的资料,一氧化碳中毒主要发生在城乡接合部(45.7%),燃气热水器使用不当是最常见原因(63.9%)。

三、发病机制与病理生理

一氧化碳是无色、无臭、无刺激性的窒息性气体,约占空气的 0.03%,主要由含碳物质不完全燃烧时产生。煤炉产生的气体中一氧化碳含量高达 6%~30%,汽车尾气中一氧化碳含量在 4.5%左右,火灾现场空气中一氧化碳浓度可达 10%。一氧化碳与血红蛋白的亲和力是氧的 240 倍,碳氧血红蛋白(COHb)解离速度是氧合血红蛋白的 1/3 600。一氧化碳中毒不仅与空气中的一氧化碳浓度有关,还与吸入的时间密切相关,吸入含 1%一氧化碳的空气 2 h,血中碳氧血红蛋白的比例可高达 90%;吸入含 0.1%一氧化碳的空气 6 h,血中碳氧血红蛋白的比例可升至 60%。

一氧化碳中毒的主要机制是导致人体缺氧。碳氧血红蛋白的形成使血液失去携带氧气的能力;一氧化碳与含二价铁的肌球蛋白结合,影响氧从毛细血管弥散到细胞内;一氧化碳与还原型细胞色素氧化酶的二价铁结合,抑制细胞色素氧化酶的活性,阻碍对氧的利用。缺氧会导致细胞、组织和器官的功能障碍和结构损害,特别是大脑和心脏。继发的细胞毒性脑水肿和血管源性脑水肿会使颅内压升高,脑血液循环障碍可诱发脑血栓形成、脑细胞缺血性坏死以及广泛的脱髓鞘病变。

四、中毒程度分级

1. 轻度中毒(血液碳氧血红蛋白浓度可高于 10%)　具有以下任何一项表现者:①出现剧烈的头痛、头昏、心悸、四肢无力、恶心、呕吐。②轻度至中度意识障碍,抽搐,但无昏迷者。

2. 中度中毒(血液碳氧血红蛋白浓度可高于30%) 除有上述症状外,出现呼吸困难,意识障碍表现为浅至中度昏迷,经抢救后恢复且无明显并发症者。

3. 重度中毒(血液碳氧血红蛋白浓度可高于50%) 具备以下任何一项者:①意识障碍程度达深昏迷或去大脑皮质状态。②患者有意识障碍且并发有下列任何一项表现者:脑水肿、休克或严重的心肌损害、肺水肿、呼吸衰竭、上消化道出血、大脑局灶损害如锥体系或锥体外系损害体征。

4. 急性一氧化碳中毒迟发脑病 急性一氧化碳中毒意识障碍恢复后,经 2～60 日的"假愈期",又出现下列临床表现之一者:①精神及意识障碍:呈痴呆状态,谵妄状态或去大脑皮质状态。②锥体外系神经障碍:出现震颤麻痹综合征。③锥体系神经损害:如偏瘫、病理反射阳性或小便失禁等。④大脑皮质局灶性功能障碍:如失语、失明等,或出现继发性癫痫。头颅 CT 检查可发现脑部有病理性密度减低区,脑电图检查可发现中度及高度异常。

诊断与鉴别诊断

一、诊断

1. 病史
(1) 有明确或可疑一氧化碳接触史(使用燃气热水器、煤炉、吃火锅、接触汽车废气、火灾以及瓦斯爆炸救援和幸存者)。
(2) 出现头痛、头晕、恶心、呕吐、心悸、乏力、呼吸困难、昏迷、抽搐等。

2. 体格检查 皮肤黏膜呈樱桃红色,呼吸增快、心率增快、血压下降、意识障碍等。

3. 辅助检查
(1) 血液碳氧血红蛋白浓度测定。
(2) 损伤标志物检查:肌酸激酶、乳酸脱氢酶、谷草转氨酶、谷丙转氨酶、肌钙蛋白 I 或 T、肌红蛋白、血肌酐、血淀粉酶、神经元特异性烯醇化酶等。
(3) 血气分析。
(4) 颅脑 CT:轻、中度中毒患者头颅 CT 可有或无异常改变。重度急性一氧化碳中毒患者中 60%～80% 早期表现为脑水肿。
(5) 磁共振:早期双侧苍白球长 T_1、T_2,双侧大脑半球白质等 T_1、稍长 T_2,偶见内囊、大脑脚、黑质、海马异常信号。晚期半卵圆中心、侧脑室周围长 T_1、T_2,脑室扩大、脑沟增宽。
(6) 脑电图:轻度急性一氧化碳中毒可见局部(额叶多见)以慢波增多为主,中、重度患者慢波弥漫性增多、呈广泛中度或重度异常。

二、鉴别诊断

1. 轻度中毒 注意与食物中毒、硫化氢中毒等鉴别。
2. 中度及重度中毒 注意与氰化物中毒、安眠药中毒、脑卒中等鉴别。
3. 迟发性脑病 应考虑与帕金森病、脑血管病、其他精神病等鉴别。

监测与治疗

一、监测

注意监测生命体征、意识状态、碳氧血红蛋白浓度。

二、治疗

1. 迅速移离现场。
2. 氧疗 氧疗是治疗一氧化碳中毒的关键措施。正常大气压下,碳氧血红蛋白释放出半量一氧化碳约需 116 min,吸入纯氧可缩短至 46 min,而吸入 3 个大气压的纯氧则可缩短至 16 min。当患者体内碳氧血红蛋白<3%、临床中毒症状消失时,可终止氧疗。氧疗方法应根据患者病情的轻重、临床状态以及客观条件选择。
(1) 带储氧袋非重复呼吸面罩:吸氧浓度可达 60%～90%,为避免氧中毒,此法吸氧不宜超过 6 h。
(2) 机械通气:适用于重度中毒出现频繁抽搐、

深昏迷或去大脑皮质状态、顽固性低氧血症、休克、上消化道出血的患者,气管插管,通过呼吸机吸入纯氧不应超过 6 h。

（3）高压氧:中国《2012 年一氧化碳中毒临床治疗指南》建议对所有急性一氧化碳中毒患者应尽早给予高压氧治疗,常用压力为 2.0～2.5 绝对大气压（ATA）,1 次/日,舱内吸氧时间 60 min,连续治疗不超过 30 次。美国《2012 年一氧化碳中毒专家共识》建议:高压氧适用于一氧化碳中毒伴随意识丧失、心肌缺血样改变、神经损害、明显代谢性酸中毒、碳氧血红蛋白＞25％者（孕妇和儿童 15％）。首次给予 3.0 ATA,其后症状仍持续的患者可给予 2.0 ATA 治疗,24 h 内治疗可达 3 次,治疗总次数不超过 3 次。

3. 防治脑水肿　昏迷伴球结膜水肿、视盘水肿或监测颅内压增高者,可予 20％甘露醇 125 ml 静脉滴注,呋塞米 20 mg 静脉注射,两者交替使用,6 h 或 8 h 1 次。

4. 控制抽搐　首选地西泮 10～20 mg 静脉注射,根据病情可重复使用,可加用苯巴比妥 100 mg 肌内注射,每 8 h 1 次。抽搐难以控制者可联合异丙酚 1～3 mg/kg 静脉注射后以 4～10 mg/(kg·h)持续泵入,或咪达唑仑 0.2 mg/kg 静脉注射后以 0.05～0.4 mg/(kg·h)持续泵入,必要时吸入麻醉剂如异氟烷等。

5. 其他可能有益的措施　包括亚低温、糖皮质激素、抗血小板药物、依达拉奉、奥拉西坦。

预　后

轻度中毒可完全恢复。中度中毒大部分患者数日内痊愈,个别遗留神经症、周围神经损伤和迟发性脑病。重度中毒大部分患者 1～2 周内恢复,部分遗留神经精神症状,约 0.5％出现迟发性脑病,病死率在 1％左右。

一氧化碳中毒的诊治流程见图 11-2-1。

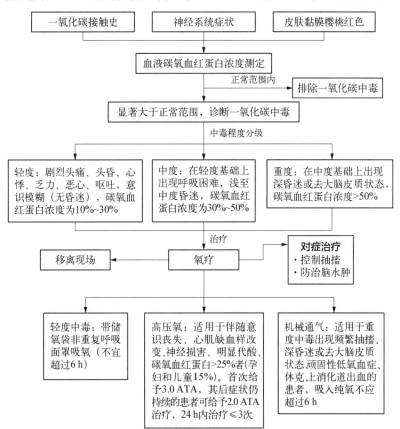

图 11-2-1　一氧化碳中毒诊治流程图

（徐昌盛　罗永朝）

参 考 文 献

[1] 高春锦,葛环,赵立明,等.一氧化碳中毒临床治疗指南(一)[J].中华航海医学与高气压医学杂志,2012,19(2):127-130.
[2] 葛环,高春锦,赵立明,等.一氧化碳中毒临床治疗指南(二)[J].中华航海医学与高气压医学杂志,2012,19(5):315-317.
[3] 高春锦,葛环,赵立明,等.一氧化碳中毒临床治疗指南(三)[J].中华航海医学与高气压医学杂志,2013,20(1):72-74.
[4] Hampson NB, Piantadosi CA, Thom SR, et al. Practice recommendations in the diagnosis, management, and prevention of carbon monoxide poisoning [J]. Am J Respir Crit Care Med, 2012,186(11):1095-1101.
[5] Weaver LK. Carbon monoxide poisoning [J]. N Engl J Med, 2009,360(12):1217-1225.

第三节　急性酒精中毒

概述与病理生理

一、定义

急性酒精中毒是指在短时间摄入大量酒精(乙醇)或含酒精饮料后出现的以意识障碍为主要表现的一种中毒急症,容易继发外伤和其他脏器损害,严重者可致死。

二、流行病学

根据世界卫生组织(WHO)的研究报告,全世界每年因使用酒精导致约 330 万例死亡,占所有死亡数的 5.9%。1989 年 10 月中国城市流行病调查显示我国每年约有 11 万人死于酒精中毒,占总死亡率的 1.3%(不包括因饮酒导致交通事故引起的死亡)。根据发表的文献推测酒精中毒约占急性中毒的 22.8%,每年死于醉酒驾驶的人数在 4 000 人以上。

三、酒精代谢动力学

酒精(乙醇)分子量为 46.07,易溶于水,其密度是0.789 g/cm³(20 ℃)。酒的度数是指在 20 ℃的条件下酒中酒精的体积百分比。口服的酒精约 80% 由十二指肠和空肠吸收,其余由胃吸收。健康成人空腹口服后 30~60 min 内吸收量可达 80%~90%,胃内容物可使完全吸收时间延迟至 4~6 h。吸收后的酒精分布于体内所有含水的组织和体液中,且易透过血脑屏障和胎盘,表观分布容积 0.6 L/kg。

90% 的酒精在肝内代谢,在肝细胞胞液中的酒精脱氢酶的催化下,酒精先氧化为乙醛,然后在乙醛脱氢酶的作用下转化为乙酸,乙酸进一步转化为乙酰辅酶 A,进入三羧酸循环生成 CO_2 和 H_2O。约10% 的乙醇由微粒体乙醇氧化系统氧化,小部分由过氧化氢酶氧化。成人每小时可清除酒精 7 g(100% 酒精 9 ml),血液中酒精浓度每小时下降约为200 mg/L。

四、发病机制与病理生理

酒精具有脂溶性,可迅速透过大脑神经细胞膜并作用于膜上的酶而影响细胞功能。酒精的成人致死剂量为 250~500 g。酒精对中枢神经系统的抑制,随着剂量的增加,由大脑皮质向下,通过边缘系统、小脑、网状结构到延髓。低浓度酒精拮抗 γ-氨基丁酸对脑的抑制作用,使患者出现兴奋症状。随着酒精浓度的增高,作用于小脑引起共济失调,作用于网状结构引起昏睡和昏迷。极高浓度酒精抑制延髓中枢引起呼吸、循环功能衰竭。另外,酒精在肝内代谢生成大量

NADH,使细胞内还原氧化比值(NADH/NAD)增高,因而依赖于 NADH/NAD 正常的代谢可发生异常,如乳酸升高、酮体蓄积、低血糖等。

五、临床分级

1. 轻度中毒　血酒精浓度达 500 mg/L 以上,患者处于兴奋状态,语无伦次,轻度运动不协调,嗜睡。

2. 中度中毒　具备下列之一者(血酒精浓度达 1 500 mg/L 以上):①处于昏睡或昏迷状态或 5 分< Glasgow 昏迷评分≤8 分。②出现躁狂或攻击行为。③意识不清伴严重共济失调。④出现错幻觉或惊厥发作。⑤出现代谢紊乱,如酸中毒、低血钾、低血糖。

⑥出现器官功能受损:如与酒精中毒有关的心律失常(频发期前收缩、心房颤动或心房扑动等)、心肌损伤(ST-T 异常、心肌酶学升高 2 倍以上)或上消化道出血、胰腺炎等。

3. 重度中毒　具备下列之一者(血乙醇浓度达 2 500 mg/L 以上):①处于昏迷状态,Glasgow 评分≤5 分。②出现微循环灌注不足:脸色苍白、皮肤湿冷、口唇发绀、心率加快、脉搏细弱、血压代偿性升高或下降(低于 90/60 mmHg 或收缩压较基础血压下降 30 mmHg 以上)。③出现严重代谢紊乱:pH≤7.2,血钾≤2.5 mmol/L,血糖≤2.5 mmol/L。④出现重要脏器功能不全。

4. 极重度中毒　血酒精浓度达 4 000 mg/L 以上,出现深昏迷,呼吸循环麻痹。

诊断与鉴别诊断

一、诊断

1. 临床诊断　需同时具备以下两点。

(1)明确的过量酒精或含酒精饮料摄入史。

(2)呼出气体或呕吐物有酒精气味并有以下之一者:①易激惹、多语、语无伦次、行为粗鲁或攻击行为、恶心、呕吐等。②出现明显的共济失调、眼球震颤、复视、躁动、感觉迟钝。③出现昏睡或昏迷、颜面苍白、皮肤湿冷、体温降低、血压异常、呼吸节律或频率异常、心率快或慢、二便失禁等。

2. 实验室确诊　血酒精浓度≥500 mg/L。

3. 诊断注意事项　①外伤:急性酒精中毒后外伤常见,特别是脑外伤,延误诊断可致死。②并发症:酒精中毒容易诱发心血管事件,脑出血、窒息、胰腺炎、吸入性肺炎、食管贲门黏膜撕裂症、上消化道出血、横纹肌溶解综合征也时有发生,因此不能忽视并发症的诊断。

二、鉴别诊断

1. 脑血管疾病　神经系统定位体征,以及头颅 CT 或 MR 检查可明确。

2. 低血糖症　患者常有糖尿病病史,床旁血糖监测可明确。

3. 双硫仑样反应　在应用某些头孢菌素类或咪唑类药物过程中饮酒或饮酒后应用此类药物出现的类似服用双硫仑后的反应,往往在饮酒 30 min 内发病,主要表现为面部潮红、头痛、头晕、心慌、胸闷、视物模糊、心率增快、多汗,严重者出现血压下降、意识不清或惊厥。

监测与治疗

一、监测

监测神志、瞳孔、血压、呼吸和指脉氧、肢体运动、血糖、乳酸、血气分析、血酒精浓度和心电图等。

二、治疗

1. 一般治疗　兴奋躁动患者需适当约束并加强看护,昏迷患者需保暖和去枕侧卧位。对于剧烈呕吐者,给予止吐,谨防误吸、食管贲门黏膜撕裂和食管破裂。

2. 毒物清除

(1) 洗胃:仅限于以下情况之一者:①摄入致死量的酒精;②同时存在或高度怀疑其他剧毒物质中毒。对于昏睡、昏迷的患者洗胃前必须气管插管。

(2) 血液净化:经常规治疗病情恶化并具备下列之一者可行血液净化:①血酒精含量超过 4 000 mg/L;②呼吸循环严重抑制的深昏迷;③严重酸中毒(pH≤7.2);④出现急性肾衰竭;⑤复合中毒或高度怀疑合并其他危及生命的中毒。单纯急性中毒首选血液透析,呼吸循环不稳定时选择持续肾脏替代治疗(CRRT)。

3. 解毒剂

(1) 美他多辛:该药能激活乙醛脱氢酶,使乙醛脱氢酶的活性明显增加,从而加速酒精的代谢。另外它还能拮抗酒精中毒引起的乙醇脱氢酶活性下降,提高细胞内还原型谷胱甘肽水平。目前在国内已上市,每次 0.9 g(3 支)加入 500 ml 生理盐水静脉滴注。

(2) 纳洛酮:对中枢抑制的患者可能有一定疗效,能缩短昏迷时间。建议中度中毒时 0.4～0.8 mg 静脉推注,必要时可重复;重度中毒时首剂 0.8～1.2 mg 静脉推注,用药 30 min 神志未恢复可重复一次或以 0.4 mg/h 静脉泵入,直至神志转清。

4. 对症治疗 过度兴奋伴有攻击行为者可用地西泮,躁狂者予氟哌啶醇 5～10 mg 肌内注射。应慎用镇静剂,使用中注意观察呼吸和血压。可给予质子泵抑制剂或 H_2 受体拮抗剂。

预 后

血中酒精浓度>4 000 mg/L,昏迷长达 10 h 以上,或有心、肺、肝、肾病变者预后较差,医院内病死率为 8.3‰。造成死亡的常见原因依次为:颅脑外伤约占急性酒精中毒死因的 1/3,心血管疾病约占死因的 1/4,自发性脑出血、吸入性肺炎和窒息、急性胰腺炎各占死因的 9% 左右。

急性酒精中毒的诊治流程见图 11-3-1。

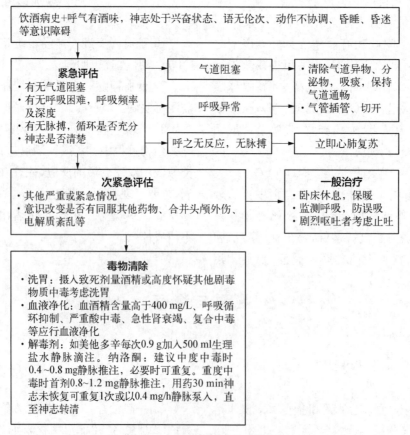

图 11-3-1 急性酒精中毒诊治流程图

(徐昌盛 马绍磊)

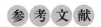

［1］急性酒精中毒诊治共识专家组.急性酒精中毒诊治共识［J］.中华急诊医学杂志,2014,23(2):135-138.
［2］王江挺,罗侠女,余春燕.急性酒精中毒院内死亡回顾性分析［J］.中国急救复苏与灾害医学杂志,2012,7(5):443-444.

第四节　急性有机磷杀虫剂中毒

概述与病理生理

每年有机磷农药导致全世界范围内近 20 万人死亡。中国确切的发病人数未知,根据国内文献报道,急性有机磷杀虫剂中毒的病例数占农药中毒的近 60%。

一、定义

急性有机磷杀虫剂中毒(acute organophosphate pesticide,AOPP)是指有机磷农药短时间内大量进入人体造成乙酰胆碱酯酶(AChE)的抑制,导致乙酰胆碱(ACh)在突触间隙大量积聚,出现的以毒蕈碱样症状和烟碱样症状为主要表现的一种中毒危重症。

二、病因

有机磷杀虫剂品种繁多,引起 AOPP 最常见的毒物为敌敌畏、甲胺磷、氧化乐果、乐果、对硫磷、敌百虫。常用有机磷杀虫剂的分子量在 114~291,除甲胺磷、氧化乐果、敌百虫易溶于水外,其他品种一般不易溶于水,而易溶于多种有机溶剂,遇碱易分解,有机磷农药常用乳油作为溶剂,主要含二甲苯、甲基萘等。

有机磷农药可通过胃肠道、皮肤、呼吸道等途径吸收,吸收后 6~12 h 血中浓度达峰值。吸收后迅速分布全身各脏器,其中以肝内浓度最高,肌肉和脑最少。主要在肝脏代谢,通过氧化、还原、水解、脱胺基、脱烷基及侧链改变等反应形成各种代谢产物。对硫磷通过肝细胞微粒体的氧化酶系统氧化为对氧磷,后者对 AChE 的抑制作用比前者强 300 倍。敌百虫脱去侧链转化为毒性更强的敌敌畏。有机磷杀虫药 48 h 内通过肾脏完全排出。

三、发病机制与病理生理

有机磷杀虫药能抑制多种酶的活力,但对人体的毒性主要在于抑制胆碱酯酶。胆碱酯酶分为真性胆碱酯酶和假性胆碱酯酶两类,真性胆碱酯酶主要存在于胆碱能神经末梢突触间隙,也存在于胆碱能神经元内和红细胞中,水解 ACh 能力最强;假性胆碱酯酶广泛存在于神经胶质细胞、血浆、肝、肾、肠中,水解 ACh 的能力很弱,但能水解丁酰胆碱和琥珀胆碱。

有机磷及其代谢产物与分布在神经突触和神经-肌肉接头处的 AChE 形成磷酰化胆碱酯酶。该酶无水解 ACh 的能力,导致 ACh 在突触间隙大量积聚,从而使胆碱能神经先强烈兴奋后衰竭。分布在胆碱能神经节后纤维所支配的组织(心脏、平滑肌、腺体等)的胆碱受体称为"毒蕈碱敏感性胆碱受体"或"M 胆碱受体";在神经节突触中及骨髓肌运动终板内的胆碱受体,称为"烟碱敏感性胆碱受体"或"N 胆碱受体",相应表现为一系列的毒蕈碱样、烟碱样和中枢神经系统症状。

临床表现

1. 毒蕈碱样表现　迷走神经兴奋导致平滑肌痉挛和腺体分泌增加。表现为恶心、呕吐、腹痛、腹泻、流涕、流涎、气道分泌物增加、大小便失禁、多汗、心率减慢和瞳孔缩小,严重患者出现肺水肿。

2. 烟碱样表现　ACh 在横纹肌神经肌肉接头处过度蓄积,使面、眼睑、舌、四肢和全身横纹肌发生肌纤维颤动,甚至全身强直性痉挛。患者常先有全身紧束和压迫感,而后肌力减退和瘫痪,可出现呼吸肌麻痹。AChE 受抑制后,交感神经节前纤维释放的 ACh 持续刺激节后纤维末梢,使得儿茶酚胺释放增多,部分患者可见血压增高、心率加快和心律失常。

3. 中枢神经系统表现　头晕、头痛、疲乏、共济失调、烦躁不安、谵妄、抽搐和昏迷。

4. 中毒程度分级

(1) 轻度中毒:表现为头晕、头痛,恶心、呕吐、腹痛,多汗,胸闷,乏力,视物模糊、瞳孔缩小。全血 ChE 活性下降到 50%～70%。

(2) 中度中毒:除上述症状外,出现烟碱样症状,全血 ChE 活性下降到 30%～50%。

(3) 重度中毒:除上述症状外,出现昏迷、肺水肿、呼吸肌麻痹和脑水肿,全血 ChE 活性下降到 30% 以下。

5. 特殊表现

(1) 反跳现象:AOPP 患者,特别是乐果和马拉硫磷口服中毒者,经急救好转后,可在数日至 1 周出现病情突发恶化,重新出现上述胆碱能危象,甚至发生肺水肿或突然死亡。

(2) 中间型综合征:指 AOPP 所引起的以肌无力为突出表现的综合征。多在中毒后 24～96 h 发病,主要表现为屈颈肌、四肢近端肌肉以及脑神经所支配的肌肉肌力减退(如睁眼困难、眼球活动受限、复视、吞咽困难、声音嘶哑)。累及呼吸肌时,可引起呼吸肌麻痹。

(3) 迟发性多发性神经病:少数患者在急性重度中毒症状消失后 2～3 周出现感觉神经和运动神经多发性损害,主要表现为肢体末端烧灼、疼痛和麻木,下肢无力、瘫痪和肌肉萎缩。

(4) 局部损害:皮肤接触后可出现过敏性皮炎,甚至剥脱性皮炎。累及眼部可引起结膜充血和瞳孔缩小。

诊断与鉴别诊断

一、诊断

1. 病史　有机磷杀虫剂的接触史。

2. 典型临床表现　毒蕈碱样表现、烟碱样表现和中枢神经系统表现。

3. 全血胆碱酯酶测定　血清 ChE 活性仅占全血 ChE 活性 16%,红细胞内 ChE 约占 84%。全血胆碱酯酶活力不仅是诊断 AOPP 的特异性指标,还能用来判断中毒程度、评估疗效及预后。

二、鉴别诊断

1. 急性胃肠炎　发病前不洁饮食史,粪便常规异常,无瞳孔缩小,全血 AChE 正常。

2. 氨基甲酸酯类杀虫药中毒　毒物接触史不同,全血 AChE 下降不明显。

监测与治疗

一、监测

监测体温、呼吸频率和节律、心率和心律、血压、指脉氧、神志、瞳孔、皮肤潮湿度、肺部湿啰音、肌颤、肌力以及 AChE 活力。

二、治疗

1. 毒物的清除

(1) 洗胃：经口摄入的患者应尽早洗胃,对于口腔内大量分泌物、意识不清或预计病情迅速恶化的患者,洗胃前应先气管插管保护气管。成人使用清水洗胃,儿童应使用生理盐水,在条件允许的情况下,最好使用 2% 碳酸氢钠(敌百虫忌用)。中重度中毒的患者应在第一次洗胃后留置胃管,每 4～6 h 用生理盐水或 2% 碳酸氢钠 1 000 ml 进行胃灌洗,持续约 3 日。对于经口洗胃困难的患者或存在洗胃禁证的患者,可紧急剖腹胃切开洗胃。

(2) 皮肤、毛发和口腔的清洗：对于经皮肤吸收中毒的患者,应立即更换衣物,彻底清洗全身包括毛发和指甲;对于经口中毒的患者,不应忽视口腔的清洗。应保证被褥、床单和床垫绝对无毒物污染。

(3) 吸附与导泻：洗胃完毕后可经胃管给予活性炭(1 g/kg),并同时给予 20% 甘露醇 250～500 ml。

(4) 血液灌流：因有机磷农药脂溶性高,分布容积大,血浆中毒物存留时间很短,大部分进入红细胞和周围组织,实验研究提示分布于血液中的有机磷仅占总量约 1%,单次血液灌流 2 h 清除的有机磷量占体内总量约 3%。国内部分临床研究认为血液灌流可改善预后,有条件可试用。

2. 特效解毒剂

(1) 胆碱酯酶复活剂：肟类化合物吡啶环中的季胺氮带正电荷,能被磷酰化胆碱酯酶的阴离子部位所吸引,而其肟基与磷原子有较强的亲和力,能与磷酰化胆碱酯酶中的磷形成结合物,使其与 AChE 的酯解部位分离,从而恢复 AChE 活力。复活剂能有效解除烟碱样症状,迅速控制肌纤维颤动。常用药物为氯解磷定和碘解磷定,前者肟基含量高,极易溶于水,可供肌内注射,而后者只能静脉注射,两者半衰期分别为 77 min 和 102 min。国内外多项研究提示在给予负荷剂量后采取持续输注的方式可取得最佳治疗效果,具体用法见表 11-4-1。

(2) 抗胆碱药物：此类药物可与乙酰胆碱争夺胆碱能受体,从而阻断 ACh 的作用。临床常用的药物为阿托品和戊乙奎醚,两者均能有效解除毒蕈碱样症状和呼吸中枢抑制。应用阿托品时应尽快达到并维持阿托品化,具体指标为：瞳孔较前散大,口干,皮肤干燥,颜面潮红,肺部啰音消失,心率加快。同时要密切观察,防止阿托品中毒。阿托品中毒表现为高热、瞳孔散大、意识模糊、幻觉、谵妄、抽搐、尿潴留等。戊乙奎醚对心率影响较小,半衰期长,无需频繁给药,还具有拮抗烟碱样作用的特点,能有效解除肌颤和肌肉强直,具体用法见表 11-4-1。

表 11-4-1　AOPP 解毒药的剂量与用法

药名	轻度中毒	中度中毒	重度中毒
氯解磷定	首剂 30 mg/kg 加入 5% 葡萄糖 100 ml 中快速静脉滴注,必要时 2 h 后重复 1 次	首剂 30 mg/kg 加入 5% 葡萄糖 100 ml 中快速静脉滴注,然后以 8 mg/(kg · h) 的速度静脉泵入,疗程 2～3 日	首剂 30 mg/kg 加入 5% 葡萄糖 100 ml 中快速静脉滴注,然后以 8 mg/(kg · h) 的速度静脉泵入,疗程 5～7 日
碘解磷定	首剂 1.0 g 加入 5% 葡萄糖 100 ml 中快速静脉滴注,必要时 2 h 后重复 1 次	首剂 1.5 g 加入 5% 葡萄糖 100 ml 中快速静脉滴注,然后以 0.5 g/h 的速度静脉泵入,疗程 2～3 日	首剂 2.0 g 加入 5% 葡萄糖 100 ml 中快速静脉滴注,然后以 0.5 g/h 的速度静脉泵入,疗程 5～7 日
阿托品	首剂 2～4 mg 皮下注射,随后 1～2 h 重复 1 次。阿托品化后 0.5 mg 皮下注射 q4～6 h	首剂 5～10 mg 静脉推注,随后 1～2 mg 静脉推注 q30 min。皮肤干燥、肺部啰音消失后 1 mg 皮下注射,q4～6 h	重度 10～20 mg 静脉推注,随后 2～5 mg 静脉推注,q10～30 min。阿托品化后 1 mg 皮下注射,q2～4 h
戊乙奎醚	首剂 1～2 mg 肌内注射,45 min 后视情况重复 1～2 mg。皮肤干燥、肺部啰音消失后 1～2 mg 肌内注射,q8～12 h	首剂 2～4 mg 肌内注射,45 min 后视情况重复首剂半量 1～2 次。皮肤干燥、肺部啰音消失后 1～2 mg 肌内注射,q8～12 h	首剂 4～6 mg 肌内注射,45 min 后视情况重复首剂半量 1～2 次。直至皮肤干燥、肺部啰音消失后 1～2 mg 肌内注射,q8～12 h

3. 对症治疗

(1) 呼吸支持：对于重度中毒患者建议早期气管插管,可有效避免分泌物和呕吐物堵塞气管,防止中枢性呼吸衰竭对生命的威胁。发生中间型综合征时早期可使用无创通气。

(2)循环支持:部分重度中毒患者会出现循环衰竭,建议选择去甲肾上腺素调整血管张力,根据心律失常类型给予抗心律失常药物。

(3)其他:给予甘露醇治疗脑水肿,纠正电解质紊乱等。

预　后

目前我国 AOPP 总病死率在 10% 左右,死亡的主要原因是中枢性和外周性呼吸衰竭。出现呼吸、心搏骤停或严重的循环衰竭的患者死亡风险明显增大。

急性有机磷中毒的诊治流程见图 11-4-1。

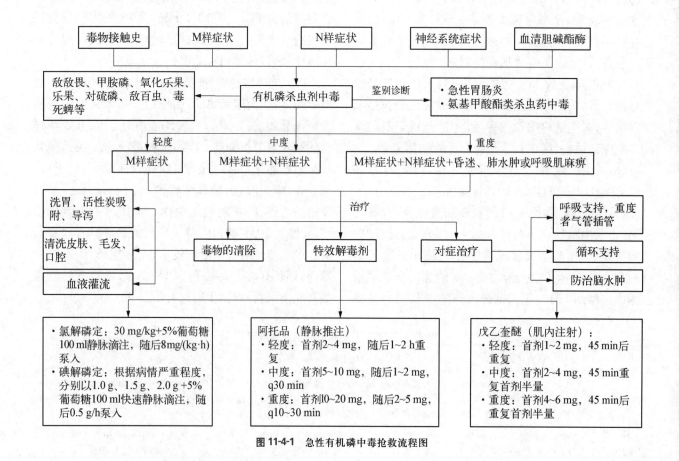

图 11-4-1　急性有机磷中毒抢救流程图

（徐昌盛　黄丽丽）

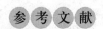

[1] 苑鑫,何跃忠,孙成文,等.活性炭血液灌流对有机磷农药敌敌畏和解毒药阿托品的作用[J].中华急诊医学杂志,2005,14(4):179-281.
[2] 汤雪萍,张锡刚,何跃忠,等.活性炭血液灌流治疗急性重度敌敌畏中毒的实验研究[J].中国急救复苏与灾害医学杂志,2009,4(2):81-84.

第五节　百草枯中毒

概述与病理生理

根据诸多文献报道,目前百草枯中毒已成为最常见的农药中毒之一。自 2000 年以后,中国大陆百草枯中毒人数急剧增加,河南、四川和山东是我国百草枯中毒人数最多的 3 个省份,口服中毒占所有病例的 96% 以上。

一、定义

百草枯中毒是指经消化道等途径摄入一定量的百草枯后,出现以皮肤黏膜损害、不可逆性肺纤维化及顽固性低氧血症为主要临床表现的一种中毒急症。

二、病因

百草枯是一种高效能的接触型除草剂,目前有 120 多个国家和地区在使用百草枯,随之而来百草枯中毒事件频繁发生。

百草枯分子量为 186.3,无色且极易溶于水,遇碱分解失活。其除草机制为干扰植物光合作用及叶绿素生成,自然环境中的百草枯经土壤中的微生物及紫外线降解。经口摄入百草枯,在小肠经载体主动转运吸收,消化道吸收率为 17.6%,2～4 h 达血浆浓度峰值,分布半衰期 5～7 h,消除半衰期 84 h,分布于肺、肾、肝、肌肉等组织,表观分布容积为 1.2～1.6 L/kg。因 Ⅰ 型和 Ⅱ 型肺泡上皮细胞存在多胺主动摄取系统,口服后约 15 h 肺中浓度达峰值,肺内浓度是血浆浓度的 10～90 倍。百草枯在肾小管中不被重吸收,以原形从肾脏排出。

三、发病机制与病理生理

人摄入百草枯后,经微粒体还原型辅酶 Ⅱ、细胞色素 C 还原酶等催化下产生有毒的超氧离子及氧自由基,并导致 NADPH 大量消耗,干扰呼吸链电子传递,使能量合成减少至停止,引起细胞凋亡或坏死。病变早期大量超氧化物能破坏细胞结构,造成肺泡表面活性物质的减少和失衡,继而出现肺水肿及透明膜变性,后期出现胶原沉积、纤维细胞增生,最终导致严重的肺纤维化和低氧血症。除肺之外,百草枯也能导致肝、肾、中枢神经系统及心脏损害。

国内市场销售的百草枯浓度绝大多数为 20%,其中加入蓝色颜料以避免与饮料混淆,还加入臭味剂和催吐剂(三氮唑嘧啶酮)。人口服致死量为 30～40 mg/kg,约等于 20% 百草枯 10 ml。

临床表现

百草枯摄入量越大,临床表现越严重。根据中毒严重程度分级如下。

1. 轻度中毒　百草枯摄入量＜20 mg/kg,恶心、呕吐、腹泻及皮肤、眼睛刺激症状,伴或不伴轻度肝肾功能损害,多数患者能够完全恢复。

2. 中重度中毒　百草枯摄入量 20～40 mg/kg,剧烈呕吐、腹泻伴全身中毒症状,皮肤及黏膜炎症及溃疡形成,1～4 日可出现肝肾损伤、低血压、心动过速,2 周内出现肺损伤,多数在 3 周内死于肺纤维化继发的呼吸衰竭。

3. 极重度中毒 百草枯摄入量＞40 mg/kg,出现严重的消化道及全身中毒症状,迅速出现多器官功能失常(肝、肾、胰、肾上腺、中枢神经系统、心血管、呼吸系统),常见口咽部或食管溃疡,可出现食管穿孔及纵隔炎,数小时至数日内死亡。

诊断与鉴别诊断

一、诊断

1. 病史
(1) 有明确的毒物接触史,催吐可见蓝色液体,伴有特殊恶臭。
(2) 呕吐、腹痛、腹泻,严重者出现胸骨后烧灼感、消化道出血、血尿。
2. 体格检查
(1) 局部皮肤及黏膜可见灼伤、糜烂、溃疡形成或出血。
(2) 呼吸急促、发绀,肺部湿啰音,重者出现肺水肿、气胸及纵隔气肿。
(3) 重者短期内出现昏迷、黄疸、低血压及心律失常。
3. 辅助检查
(1) 毒物检测:血液和尿液百草枯浓度。

(2) 常规检查:可见白细胞、肝酶、肌酐、尿素氮、肌钙蛋白、淀粉酶、尿常规异常。
(3) 血气分析:早期可无明显异常或仅乳酸增高,中晚期可出现明显的 I 型呼吸衰竭。
(4) 胸部 HRCT(薄层 CT):早期可见非特异性渗出及磨玻璃样改变,以中下肺野为著。随着病情加重,2 周内可出现肺实变、间质性及渗出性改变,2 周后表现为纹理粗乱、网格样等肺纤维化表现,并可出现浆膜腔积液、皮下及纵隔气肿。

二、鉴别诊断

1. 其他腐蚀性毒物中毒 强酸、强碱等。
2. 药物导致的肺纤维化 甲氨蝶呤、胺碘酮等。
3. 中毒性肝炎 对乙酰氨基酚、四氯化碳等。

监测与治疗

一、监测

监测基本生命体征及指脉氧,密切注意白细胞、肝酶、肌酐及动脉血气变化,每日检测尿百草枯浓度直至阴性;如有病情加重,及时行 HRCT 检查。

二、治疗

1. 现场处理
(1) 口服中毒者立即催吐,并口服白陶土混悬液 1 000 ml 或活性炭 100 g。
(2) 皮肤接触后予流动清水或肥皂水冲洗至少 15 min,眼污染后予清水冲洗至少 10 min。
2. 清除胃肠道毒物 口服患者需尽早洗胃,予 2%碳酸氢钠溶液洗至彻底清澈无味。洗胃后口服甘露醇导泻,同时加用活性炭 50~100 g 吸附,持续 2~3

日。有条件的可予聚乙二醇电解质溶液 1 500～2 000 ml/h全肠道灌洗至排出物清亮为止。
3. 促使毒物排出
(1) 补液利尿:早期肾功能正常时大量补液和利尿。
(2) 血液净化:尽快开始血液灌流,联合血液透析更有助于毒物的清除。
4. 抗氧化治疗 N-乙酰半胱氨酸能减轻氧自由基引起的损伤,初始可予 150 mg/kg 加入 10％葡萄糖溶液中静脉滴注,此后 300 mg/(kg·d)维持 3 周。谷胱甘肽、依达拉奉、维生素 C 也有类似作用。
5. 糖皮质激素及免疫抑制剂 对中重度百草枯中毒的患者,早期给予甲泼尼龙 1 000 mg/d 共 3 日,联合环磷酰胺 15 mg/kg 共 2 日治疗,根据患者情况再决定是否需要再次行甲泼尼龙联合环磷酰胺的冲击治疗。
6. 对症处理 对频繁呕吐的患者,可用 5-羟色胺受体拮抗剂或吩噻嗪类止吐剂控制症状,避免使用甲氧氯普胺(胃复安)。对疼痛明显的患者可使用吗啡等,同时使用胃黏膜保护剂和抑酸剂等。针对器官损伤给予相应的保护剂,并维持其生理功能。

7. 其他药物　乌司他丁、水杨酸钠、血必净、丹参、银杏叶提取物治疗百草枯中毒均有相关文献报道,其疗效还在探索阶段。

预　后

服毒量是决定百草枯中毒预后的最重要因素。摄入量＜20 mg/kg 的患者均能存活,摄入量 20～40 mg/kg的患者,病死率约 40%,摄入量＞40 mg/kg 的患者常在 1～4 日死于多器官功能衰竭,病死率接近 100%。患者血百草枯浓度可作为预后的重要

预测指标,Hart 等绘制的百草枯血浓度与预后曲线有重要参考价值。尿百草枯定性、定量测定也可作为病情和预后判断指标。

百草枯中毒的诊治流程见图 11-5-1。

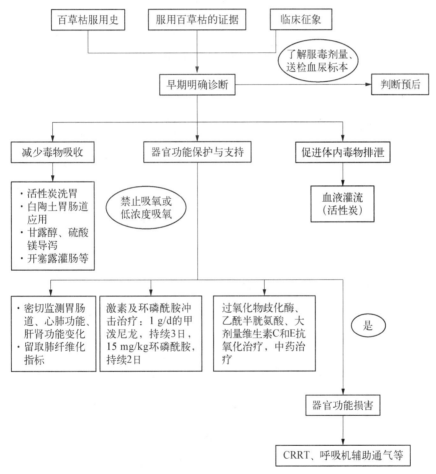

图 11-5-1　百草枯中毒诊治流程图

(徐昌盛　李　伟)

〔1〕 张宝兰,姚朗,欧艺.1991～2008 年我国百草枯中毒文献分析[J].中国急救医学,2010,30(2):139-141.
〔2〕 Hong SY, Yang JO, Lee EY, et al. Effect of haemoperfusion on plasma paraquat concentration in vitro and in vivo [J]. Toxicol Ind Health, 2003, 19(1):17-23.
〔3〕 中国医师协会急诊医师分会.急性百草枯中毒诊治专家共识(2013)[J].中国急救医学,2013,33(6):484-489.
〔4〕 Lin JL, Leu ML, Liu YC, et al. A prospective clinical trial of pulse therapy with glucecorticoid and cyclophesphamide in moderate to severe paraquat-poisoned patients [J]. Am J Respir Crit Care Med, 1999,159(2):357-360.

[5] Lin JL, Lin-Tan DT, Chen KH, et al. Repeated pulse of methyl-prednisolone and cyclophosphamide with continuous dexamethasone therapy for patients with severe paraquat poisoning [J]. Crit Care Med, 2006,34(2):368-373.

第六节 毒鼠强中毒与抗凝血类杀鼠剂中毒

毒 鼠 强 中 毒

概述与病理生理

一、定义

毒鼠强中毒是指人体摄入一定量的毒鼠强后出现的以全身抽搐为主要表现的一种中毒急危重症。

二、流行病学

我国缺乏确切的毒鼠强中毒流行病学资料。综合国内公开发表的文献,推测我国近25年毒鼠强中毒的流行病学特点:①发病率呈现明显下降趋势。自1990年始出现毒鼠强中毒病例,其后逐年增多,2000~2005年中毒病例数达到高峰,2010年以后明显减少。②毒鼠强中毒约占急性中毒的比例为4%。③地域分布相对集中:广西、山东、安徽、河南、湖南、海南、浙江是毒鼠强中毒的高发地区。④儿童中毒比例较高,约占全部病例的50%,部分地区10岁以下儿童中毒比例高达80%以上。⑤投毒导致的群体中毒事件频发。

三、病因

毒鼠强中毒的主要原因为意外中毒(误服)、被投毒和自杀服毒。儿童以误服最多见。

四、毒物代谢动力学

毒鼠强为无味无臭的白色粉末,极难溶于水,化学名称是四次甲基二砜四胺,分子式为$C_4H_8N_4O_4S_2$,分子量为240.25。完整的皮肤不易吸收,可被口咽部黏膜迅速吸收。消化道摄入后迅速吸收,以原形无明显选择性地分布于各组织器官,不与血浆蛋白结合。排出速率缓慢,主要通过肾脏以原形排出,少量可经呼吸道排出或随胆汁排入肠道。家兔经口染毒,排泄半衰期长达265.5 h。

五、发病机制与病理生理

中毒的主要机制是拮抗中枢神经系统抑制物质γ-氨基丁酸(GABA)。GABA对脊椎动物中枢神经系统有强有力而广泛的抑制作用。GABA的作用被毒鼠强非竞争性抑制后,中枢神经系统过度兴奋致惊厥。毒鼠强还可直接作用于交感神经,导致肾上腺素能神经兴奋,通过抑制单胺氧化酶和儿茶酚胺氧位甲基移位酶,使其失去灭活肾上腺素和去甲肾上腺素的作用,进一步导致交感神经兴奋性增强。人体摄入毒鼠强后,常于数分钟至半小时内发病,成人的致死量为5~12 mg。

毒鼠强中毒后,全身各器官均可受累,中枢神经系统首先累及,肾脏常最后累及。组织充血、出血、坏死等变化明显。

临 床 表 现

临床表现、潜伏期长短与接触毒鼠强的量及纯度密切相关。急性中毒者潜伏期短，进食后 5～30 min 即突然发病，少量和慢性中毒者可缓慢起病。主要为神经系统和心血管系统损害表现，可因强制性惊厥导致脑疝、呼吸衰竭而死亡。

中毒严重程度分级可分为以下 3 级：
（1）轻度中毒：出现头痛、头晕、恶心、呕吐和四肢无力等症状，可有肌颤或局灶性癫痫样发作，生物样品中检出毒鼠强。

（2）中度中毒：在轻度中毒基础上，具有下列之一者，即癫痫样大发作、精神病样症状（幻觉、妄想等）。

（3）重度中毒：在中度中毒基础上，出现癫痫持续状态或脏器功能衰竭。

诊断与鉴别诊断

一、诊断

1. 病史　有明确的接触史多可迅速诊断，对不能提供病史或病史不详的，出现下列情况时应怀疑毒鼠强中毒：①进食后数分钟至半小时发病者；②进食后出现恶心、呕吐、抽搐及意识障碍者；③不明原因反复抽搐者。

2. 体格检查
（1）中枢神经系统：全身阵发性强直性抽搐，每次抽搐持续 1～10 min，多可自行缓解，间隔数分钟后再次发作，每日发作可达几十次，严重者呈癫痫持续状态。

（2）消化系统：部分患者出现肝肿大及肝区叩痛。

（3）循环系统：可有心率增快、频发期前收缩等。

3. 辅助检查
（1）毒物检测：血、尿和呕吐物等标本中检出毒鼠强。

（2）生化检查：血肌酸激酶、乳酸脱氢酶、谷草转氨酶、肌红蛋白升高。

（3）脑电图：θ 波阵发性节律伴活动增多，δ 波阵发性分布并有高电位节律性棘慢波综合发放。

二、鉴别诊断

1. 氟乙酰胺中毒　潜伏期为 10～15 h，高度疑似者需行毒物分析鉴别。

2. 癫痫　既往有癫痫发作史。

3. 脑血管疾病　行头颅 CT 或 MR 检查可鉴别。

监 测 与 治 疗

一、监测

监测神志、瞳孔、血压、心率、指脉氧、体温，有条件的可监测血毒鼠强浓度。

二、治疗

急救和治疗原则是维持生命体征，快速控制惊厥发作，尽快清除体内毒物，保护脑、肺、心、肝等重要器官功能。

1. 毒物的清除
（1）洗胃：对于经口中毒＜24 h 的患者需要进行洗胃，洗胃使用清水即可。中度、重度中毒的患者洗胃后需留置胃管，以备反复洗胃和灌入活性炭。

（2）活性炭吸附：轻度中毒患者洗胃后立即给予活性炭 1 次，成人每次 50 g，儿童每次 1 g/kg，配成 10％混悬液经洗胃管灌入；中度、重度中毒的患者洗胃后最初 24 h 内每 6～8 h 使用活性炭 1 次，24 h 后仍可使用。

（3）导泻：洗胃后应用 20％甘露醇 250～500 ml 经胃管内注入。

（4）血液灌流：可快速降低血中毒鼠强浓度。中度、重度中毒患者应早期进行血液灌流，可多次进行，直至抽搐症状得到控制。

2. 镇静解痉　毒鼠强中毒时出现的全身性持续性抽搐和频繁的颅内癫痫性放电可导致呼吸肌痉挛性麻痹或窒息，造成机体严重缺氧和脑水肿，甚至出现横纹肌溶解、超高热，最终可因多器官功能衰竭死亡。因此，尽快彻底地控制抽搐是挽救患者生命、提高抢救成功率的关键。

（1）苯巴比妥：为基础用药，可与其他镇静止痉药物合用。轻度中毒每次 0.1 g，每 8 h 肌内注射 1 次。中度、重度中毒每次 0.1～0.2 g，每 6～8 h 肌内注射 1 次，儿童每次 2 mg/kg，抽搐停止后减量，使用 3～7 日。

（2）地西泮：为癫痫样大发作和癫痫持续状态的首选药，成人每次 10～20 mg，儿童每次 0.3～0.5 mg/kg，缓慢静脉注射，成人速度不超过 5 mg/min，儿童注射速度不超过 2 mg/min。必要时重复使用，间隔时间在 15 min 以上。

（3）其他药物：癫痫持续超过 30 min，连续两次使用地西泮仍不能有效控制抽搐应及时使用静脉麻醉剂，常需气管插管、呼吸机辅助控制通气，可能需要使用血管收缩药，有条件的应持续进行脑电监测。①丙泊酚：负荷量 3～5 mg/kg，输注速度 1～15 mg/(kg·h)。②咪达唑仑：负荷量 0.2 mg/kg，输注速度 0.05～2 mg/(kg·h)。

3. 预防呼吸衰竭和肺部感染　及时清除口咽部分泌物，留置牙垫防止舌咬伤，保持呼吸道通畅，必要时行气管插管或切开以及呼吸机辅助通气，尤其是在应用大量镇静剂时。给予抗生素防止肺部感染。

4. 维护器官功能和防治多脏器功能不全　频繁抽搐者给予甘露醇脱水，治疗脑水肿；出现超高热者，应采取积极降温措施，并注意补液、利尿和碱化尿液，防止肌红蛋白造成的肾损伤；肝功能受损时，静脉滴注谷胱甘肽。

预　后

综合国内文献，毒鼠强中毒病死率为 6％左右，投毒所致的群体性中毒病死率可高达 30％。预后与毒物的摄入量以及中毒的严重程度密切相关。

毒鼠强中毒的诊治流程见图 11-6-1。

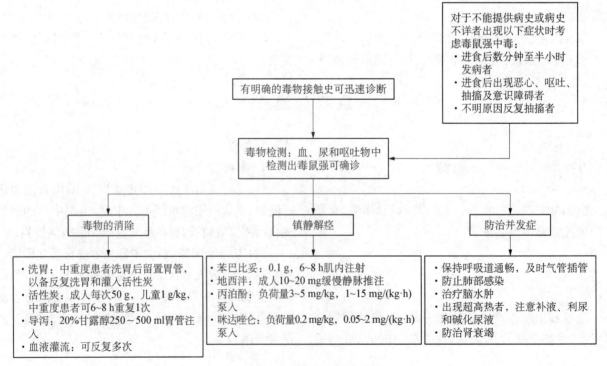

图 11-6-1　毒鼠强中毒诊治流程图

抗凝血类杀鼠剂中毒

概述与病理生理

目前缺乏抗凝血类杀鼠剂中毒的流行病学资料。检索万方数据库仅发现溴敌隆、溴鼠隆和敌鼠钠中毒的文献。目前中毒主要以溴敌隆为主，2000年以后累计报告溴敌隆中毒 436 例，其中 2010 年以后 369 例，占总数的 84.6％。

一、定义

抗凝血类杀鼠剂中毒是指短期内摄入抗凝血类杀鼠剂后引起的以凝血功能障碍为主的一种中毒急症。

二、病因

抗凝血类杀鼠剂主要包括香豆素类和茚满二酮类两种，前者如溴敌隆、溴鼠隆（杀鼠灵）、杀鼠醚、杀它仗等，后者有敌鼠、氯敌鼠、杀鼠酮等。除敌鼠钠溶于热水外，溴敌隆和溴鼠隆均难溶于水。香豆素类抗凝血杀鼠剂吸收后几乎全部与血浆蛋白结合，可分布于肺、肝、脾及肾，溴敌隆和溴鼠隆的半衰期分别为 24 日和 56 日，经肝药酶羟基化失活后自尿液排出。

抗凝血类杀鼠剂中毒途径主要为经口摄入，绝大多数为食源性中毒，如食用抗凝血类杀鼠剂污染的食品和饮料，偶见于鼠药的生产和分装。

三、发病机制与病理生理

凝血因子 II、VII、IX、X 的活化，需要氢醌型维生素 K 作为辅酶，通过 γ-羧化酶将其氨基末端谷氨酸残基羧化成 γ-羧基谷氨酸，羧化后的凝血因子方具有凝血活性。羧化过程完成后，氢醌型维生素 K 变成环氧型维生素 K。正常情况下，环氧型维生素 K 在维生素 K 还原酶的作用下，重新变成氢醌型维生素 K，方能作为 γ-羧化酶的辅酶发挥作用。

抗凝血类杀鼠剂通过抑制维生素 K 还原酶，使得环氧型维生素 K 无法向氢醌型转化，从而阻断维生素 K 的循环利用。其循环受阻导致凝血因子 II、VII、IX、X 的谷氨酸残基无法进行 γ-羧化，使这些因子停留在无凝血活性的前体阶段，从而影响凝血过程。另外，抗凝血类杀鼠剂的代谢产物亚苄基丙酮，可直接损伤毛细血管壁，使其通透性增加而加重出血。

临 床 表 现

表现为不同程度、不同部位出血，以皮肤、黏膜出血为主，严重者表现为内脏出血。

诊断与鉴别诊断

一、诊断

1. 病史　明确或可疑杀鼠剂接触史；出现广泛性多部位出血（咯血、呕血或黑便、肉眼血尿、月经过多）。

2. 体格检查　根据出血的部位、快慢以及出血量，可能出现血压下降、贫血貌、意识障碍、皮肤黏膜瘀点和瘀斑、肺部湿啰音、心率增快、腹部压痛、移动性浊音阳性等体征。

3. 辅助检查

（1）凝血酶原时间、活化部分凝血活酶时间延长，而血小板、肝功能、纤维蛋白原、D-二聚体基本正常。

（2）凝血因子 II、VII、IX、X 的活性减低。

（3）CT 检查：可能发现颅内出血、胸部弥漫性渗出、腹腔积液等。

（4）血液、呕吐物和（或）食物等样品中检出抗凝血杀鼠剂。

二、鉴别诊断

1. 华法林中毒　患者有房颤、瓣膜置换或深静脉血栓病史,近期口服华法林。

2. 先天性凝血障碍性疾病　幼年发病,反复出血不止史,存在阳性家族史。

3. 弥散性血管内凝血　患者常有严重感染、休克、羊水栓塞等基础疾病,血小板和纤维蛋白原常显著降低。

4. 严重肝病　患者肝功能严重异常,肝脏缩小,脾肿大。

5. 维生素 K 缺乏症　长期进食减少,长期使用广谱抗生素如头孢哌酮,阻塞性黄疸,炎性肠病,慢性腹泻等。

监 测 与 治 疗

一、监测

监测患者的生命体征,注意观察皮肤黏膜出血的面积,咯血量和指脉氧,呕血和黑便量及频次,阴道出血量和速度,神志和瞳孔的变化。

二、治疗

1. 毒物的清除　口服中毒6 h 内者催吐、洗胃,大量摄入需导泻和使用活性炭吸附。因香豆素类抗凝血杀鼠剂吸收后几乎全部与血浆蛋白结合,因此有条件者可行血浆置换。

2. 特效解毒剂

(1) 维生素 K_1:大部分患者给予维生素 K_1 治疗

1～2 日后凝血功能可恢复正常。轻度出血者,每日静脉滴注 10～20 mg;严重出血者,每日分次静脉滴注100 mg,出血现象消失、凝血酶原时间正常后可停药。停药后需监测凝血功能,如果再次出现凝血酶原时间延长,可能需要使用维生素 K 6 个月。

(2) 凝血酶原复合物或新鲜血浆:对于急性大量失血、大咯血和颅内出血的患者,在使用维生素 K_1 的前提下,输注凝血酶原复合物(每千克体重输注10～20 U)或新鲜血浆 400 ml,根据出血的严重程度、危险程度以及凝血功能的改善情况,必要时可重复输注。

3. 降低毛细血管通透性　可给予卡巴克络(安络血)、维生素 C、地塞米松等药物。

4. 输血　对于大量出血导致低血压、晕厥或休克的患者,输注适量红细胞悬液。

预 后

及时明确诊断并采取有效治疗,预后佳。住院病死率约为 4.3%,患者往往死于颅内出血或多器官功能障碍综合征。

抗凝血类杀鼠剂中毒的诊治流程见图 11-6-2。

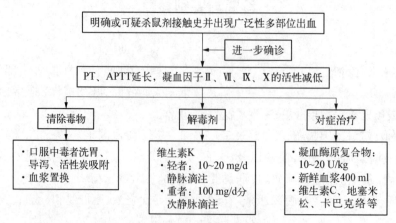

图 11-6-2　抗凝血类杀鼠剂中毒诊治流程图

(徐昌盛　马绍磊)

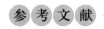

［1］李斌,文亮,朗中兵,等.活性炭和树脂血液灌流救治急性毒鼠强中毒的对比研究［J］.中华急诊医学杂志,2003,12(9):610-612.
［2］张宏顺,孙承业,谢立璟,等.活性炭对急性毒鼠强中毒家兔的疗效研究［J］.中华急诊医学杂志,2005,14(3):104-207.
［3］王力珩,冼明甫,耿文奎,等.影响急性毒鼠强中毒临床疗效的多因素 Logistic 回归分析［J］.中华劳动卫生职业病杂志,2004,22(1):16-28.
［4］中国疾病预防控制中心中毒控制中心.急性毒鼠强中毒的诊断与治疗原则［J］.中华预防医学杂志,2005,39(2):98.
［5］邱泽武,彭晓波.重视抗凝血杀鼠剂中毒全面提高临床诊治水平［J］.中华急诊医学杂志,2014,23(11):1189-1191.

第七节　河豚毒素中毒

概述与病理生理

河豚肉质鲜美,营养丰富,自古以来亚洲的一些国家如中国、日本等便有食用河豚的习俗。据报道我国每年河豚毒素中毒人数>200人,死亡率>30%。

一、定义

河豚毒素(tetrodotoxin,TTX,又称河鲀毒素)是河豚体内一种氨基全氢喹唑啉型化合物,毒性比氰化钠高1250倍,是自然界中发现的毒性最大的神经毒素之一。因误食河豚鱼内脏或被内脏毒液污染的食物可发生河豚毒素中毒。

二、病因

多因为误食引起。河豚体内毒素含量的多少因部位及季节不同而有较大差异,3、5月份是河豚的性腺成熟期和产卵期,鱼体各部位毒力都较同年其他时期强,其中河豚卵巢毒素的毒性最强,0.5mg即可致人死亡。

三、发病机制与病理生理

河豚毒素通过分子内胍基与神经细胞膜钠离子通道上芳香性氨基酸的羧基(COO—)相互吸引,高亲和性地与钠离子通道受体结合,阻碍电压依赖性钠离子通道的开放,由于河豚毒素具有高度选择性,钾离子通道完全不受影响,因而导致细胞内的钾离子、钠离子数量失去平衡,阻滞了动作电位,从而阻止神经冲动的发生和传导,使神经肌肉丧失兴奋性,导致与之相关的生理活动的阻碍。河豚毒素阻塞钠离子通道是一种"全或无"的方式,毒素分子与受体结合也是可逆的,钠、钾、钙等离子可与其竞争受体。河豚毒素对呼吸、心血管、胃肠道及肌肉等功能的抑制是对中枢和外周神经共同作用的结果。

河豚毒素除直接作用于胃肠道引起局部刺激症状外,主要是阻遏神经和肌肉的传导。吸收入血后迅速作用于神经末梢和神经中枢,阻碍神经传导,首先是感觉神经受累,继而引起运动神经麻痹,河豚毒素毒量较大时会累及迷走神经,影响呼吸并造成脉搏迟缓;严重时出现体温和血压下降,最终导致血管运动中枢和呼吸中枢麻痹而死亡。

临 床 表 现

1. **症状** 河豚毒素中毒后症状出现的快慢、严重程度与个体差异和毒素摄入量有关。进食带有河豚毒素的食物后 0.5～3 h 内迅速发病,中毒严重者在发病后 4～6 h 发生呼吸和循环衰竭而死亡。

河豚毒素中毒分 4 级。

Ⅰ级:口唇、舌尖及肢端麻木,伴有恶心、呕吐、腹痛、腹泻等胃肠道症状。

Ⅱ级:不完全运动麻痹如行动蹒跚,乏力,共济失调,肢体及躯干麻木,感觉异常。

Ⅲ级:完全运动麻痹如四肢无力,言语不清、吞咽困难、呼吸困难,出现血压下降和发绀。

Ⅳ级:意识障碍、昏睡、昏迷,严重低血压、呼吸浅表不规则进而呼吸抑制,心律失常及心搏骤停。

2. **体格检查** 体温低、四肢和躯干感觉异常,构音不清,眼睑下垂,腱反射减弱或消失,肌力、肌张力下降,严重者昏睡、昏迷。

3. **辅助检查** 常规检查可出现:白细胞升高,尿蛋白(＋)及粪便隐血试验(＋)。

心电图检查可出现心动过缓、房室传导阻滞、QT 间期延长、ST 段心肌缺血表现等。

诊 断

1. **病史** 起病前曾进食河豚。

2. **典型的临床表现** 主要是神经麻痹,先是感觉神经麻痹,继而是运动神经麻痹,最后呼吸中枢和血管神经中枢麻痹,相应出现感觉障碍、瘫痪、呼吸衰竭、心搏骤停等。

3. **辅助检查** 心电图示不同程度的房室传导阻滞。

监 测 与 治 疗

河豚毒素中毒无特效解毒药,临床治疗的关键是及早发现河豚中毒,并尽快给予各种排毒措施和维持呼吸通畅等对症支持治疗。

1. **清除毒物**

(1) 催吐或洗胃:食用含河豚毒素食物的中毒患者,早期口服 1% 硫酸铜 100 ml 或阿扑吗啡 5～6 mg 皮下注射(呼吸衰竭禁用)催吐。

1:5 000 高锰酸钾或 0.5% 药用活性炭洗胃,再口服硫酸镁 15～30 g 导泻,对胃肠道内残留的有毒物质进行清除。

(2) 促进毒素排出:L-半胱氨酸 200～400 mg/d,加入补液中静脉滴注,同时给予补液、利尿,促进河豚毒素排出体外。

2. **重症病例救治** 对重症患者进行连续生命体征监测、加强护理。肌肉麻痹者以士的宁 2～3 mg 肌内或皮下注射,3 次/日。呼吸衰竭者,保持呼吸道通畅,给予糖皮质激素缓解支气管痉挛,必要时做气管插管建立人工气道接呼吸机辅助通气。房室传导阻滞,宜用 0.5 mg 异丙肾上腺素溶液连续静脉滴注,控制心率在 60～70 次/分。严重低血压及休克者,积极补充血容量,应用血管活性药物维持 MAP＞65 mmHg,尿量＞0.5～1 ml/kg。心搏骤停者,立即启动心肺复苏及电除颤,开放气道及建立静脉通路,予以肾上腺素、阿托品等药物抢救治疗。血液透析或血液灌流,对河豚毒素中毒有较好的临床效果,应尽早应用。

3. **诊治发展方向** 河豚的食用在我国有着悠久的历史,应提高民众的安全意识,做好宣传和普及工作。通过科学方法对河豚安全食用进行研究,指导河豚安全食用,同时做好对河豚毒素中毒的预防和救治工作,使河豚食用文化得以发展。

河豚毒素中毒的诊治流程见图 11-7-1。

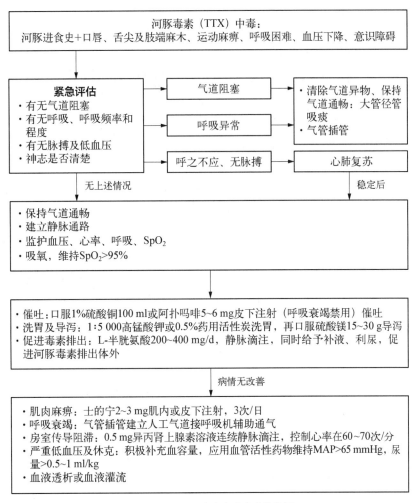

图 11-7-1　河豚毒素中毒诊治流程图

（尹海燕）

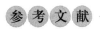

[1] Lago J，Rodríguez LP，Blanco L，et al. Tetrodotoxin，an extremely potent marine neurotoxin：distribution，toxicity，origin and therapeutical uses [J]. Mar Drugs，2015，13(10)：6384 – 6406.
[2] Xu XM，Yu XW，Lu M，et al. Study of the matrix effects of tetrodotoxin and its content in cooked seafood by liquid chromatography with triple quadrupole mass spectrometry [J]. J Sep Sci，2015，38(19)：3374 – 3382.
[3] Jal S，Khora SS. An overview on the origin and production of tetrodotoxin，a potent neurotoxin [J]. J Appl Microbiol，2015，119(4)：907 – 916.
[4] Green PG，Alvarez P，Levine JD. Topical tetrodotoxin attenuates photophobia induced by corneal injury in the rat [J]. J Pain，2015，16(9)：881 – 886.
[5] Wakita M，Kotani N，Akaike N. Tetrodotoxin abruptly blocks excitatory neurotransmission in mammalian CNS [J]. Toxicon，2015，103：12 – 18.
[6] You J，Yue Y，Xing F，et al. Tetrodotoxin poisoning caused by Goby fish consumption in southeast China：a retrospective case series analysis [J]. Clinics，2015，70(1)：14 – 29.
[7] Turner AD，Powell A，Schofield A，et al. Detection of the pufferfish toxin tetrodotoxin in European bivalves，England，2013 to 2014 [J]. Euro Surveill，2015，20(2).
[8] Bane V，Lehane M，Dikshit M，et al. Tetrodotoxin：chemistry，toxicity，source，distribution and detection [J]. Toxins (Basel)，2014，6(2)：693 – 755.
[9] Cole JB，Heegaard WG，Deeds JR，et al. Centers for Disease Control and Prevention (CDC). Tetrodotoxin poisoning outbreak from imported dried puffer fish-Minneapolis，Minnesota，2014 [J]. MMWR Morb Mortal Wkly Rep，2015，63(51)：1222 – 1225.
[10] Tsujimura K，Yamanouchi K. A rapid method for tetrodotoxin (TTX) determination by LC-MS/MS from small volumes of human serum，and confirmation of pufferfish poisoning by TTX monitoring [J]. Food Addit Contam Part A Chem Anal Control Expo Risk Assess，2015，32(6)：977 – 983.

第八节　苯二氮䓬类药物中毒

概述与病理生理

尔、口服避孕药、细胞色素氧化酶 P450 代谢药物。

一、定义

苯二氮䓬类（benzodiazepines，BZD）药物主要用于镇静催眠，减轻焦虑，抗癫痫及肌肉松弛。苯二氮䓬类药物中毒是指此类药物过量服用，引起中枢神经系统抑制表现。

二、病因

常用的苯二氮䓬药物有 20 余种，多为 1,4-苯二氮䓬衍生物。该类药物均具有脂溶性，根据作用时间长短分为短效类（半衰期<12 h），如三唑仑、咪达唑仑；中效类（半衰期 12~20 h），如艾司唑仑（舒乐安定）、阿普唑仑；长效类（半衰期 20~50 h），如地西泮（安定）、硝西泮（硝基安定）。

苯二氮䓬主要作用于中枢神经系统的边缘系统，大剂量时对中枢神经系统有抑制作用。一次误服大量或长期服用较大剂量，可引起苯二氮䓬类药物中毒。近年来，随着新剂型镇静催眠药物研制成功，该类药物的疗效及安全性得到很大提高，药物中毒发生率逐年下降。患者多因误服过量或静脉注射过快而导致中毒。此外，苯二氮䓬类药物中毒的危险因素有：①个体和种族差异；②过量饮酒；③肝肾功能障碍；④药物，如西咪替丁、奥美拉唑、普萘洛

三、发病机制

苯二氮䓬类药物口服或注射后吸收快，主要与中枢神经系统特异性受体——苯二氮䓬受体结合，通过抑制大脑边缘系统的功能而发挥镇静催眠作用。

在神经细胞表面，苯二氮䓬受体与 GABA 受体和 Cl^- 通道构成大分子蛋白复合体：GABA 受体是 Cl^- 通道的门控受体，Cl^- 通道由两个 α 和两个 β 亚单位（$\alpha2\beta2$）构成。在 α 亚单位上有苯二氮䓬受体，苯二氮䓬与之结合时，促进 GABA 与 GABA 受体的结合而使 Cl^- 通道开放的频率增加（不是使 Cl^- 通道开放时间延长或使 Cl^- 流增大），更多的 Cl^- 内流，使神经细胞膜超极化，增强 GABA 能神经传递功能，GABA 是中枢神经系统的抑制性神经递质，因此产生抑制效应。

四、病理生理

中枢神经系统内有高亲和力的特异性结合位点——苯二氮䓬受体，其分布以皮质为最密，其次为边缘系统和中脑，再次为脑干和脊髓。这种分布状况与中枢抑制性递质 γ-氨基丁酸（GABA）的 GABA 受体分布基本一致。

临床表现

1. 症状　根据中枢神经系统受抑制程度不同，苯二氮䓬类药物中毒临床表现程度分为以下几类。

（1）轻度中毒：头晕乏力、疲劳嗜睡、恶心呕吐、语言不清、步履蹒跚、记忆力减退和共济失调等。

（2）重度中毒：呼吸困难、眼球震颤、低血压、心动过缓、严重乏力和意识障碍，甚至出现昏睡、昏迷及呼吸抑制。

（3）戒断症状：可出现兴奋、多语、睡眠障碍甚至幻觉。

2. 体格检查 视物模糊、思维迟缓、肌张力下降，可伴有尿失禁或排尿困难；随着病情进展出现体温降低、血压下降、反射减退；长期大量服用可出现肝功能损害及白细胞减少。

3. 辅助检查

（1）实验室检查：药物浓度测定，取血清、尿液或胃液标本检测苯二氮䓬类药物浓度，但因个体差异较大，药物浓度与病情及预后无关。

（2）影像学检查：胸部 X 线可见肺部渗出。

诊断与鉴别诊断

一、诊断

有过量或长期应用苯二氮䓬类药物史及临床表现可做出诊断。

二、鉴别诊断

1. 急性中毒 昏迷应除外急性脑血管意外、肺性脑病、肝性脑病、尿毒症、糖尿病、低血糖、一氧化碳中毒及酒精、有机溶剂、阿片类或其他镇静催眠药物中毒。

2. 慢性中毒 躁狂状态患者出现疲乏、步态不稳等结合用药史可与躁郁病鉴别。

3. 戒断综合征 与精神分裂症、酒精中毒、癫痫根据既往史、酗酒史鉴别。

治 疗

1. 急症处理

（1）生命体征监测：监测神志、心率、血压、呼吸及指脉氧并积极处理。

（2）保持气道通畅：对于昏迷患者建立人工气道，吸氧，必要时予以机械通气。

（3）建立静脉通道：对低血压患者纠正有效循环血容量不足，静脉输注液体，必要时给予多巴胺初始剂量 $3\sim6~\mu g/(kg \cdot min)$ 和（或）去甲肾上腺素 $0.02\sim0.1~\mu g/(kg \cdot min)$，维持平均动脉压 $>65\sim70~mmHg$。

（4）催醒：纳洛酮 $0.4\sim0.8~mg$ 静脉注射，根据病情每 15 min 重复 1 次，至呼吸抑制缓解或清醒。

2. 促进毒物排出

（1）洗胃：凡经口摄入者，为迅速清除毒物，均应尽早尽快洗胃。

（2）活性炭：反复使用能有效清除消化道内尚未吸收的药物。首剂 $1\sim2~g/kg$，$2\sim4~h$ 后重复 $0.5\sim1~g/kg$，至症状改善。

（3）补液利尿：促进已经吸收的药物排泄。

（4）血液净化：危重症患者可选用血液灌流。

3. 特效解毒药 氟马西尼（flumazenil）为相对特异性苯二氮䓬类拮抗药，作用于中枢神经系统的苯二氮䓬受体，能阻断该受体与苯二氮䓬类药物结合，拮抗苯二氮䓬类药物的中枢抑制作用。用法如下。

（1）逆转苯二氮䓬类镇静作用：推荐剂量 $0.2~mg$ 静脉注射 15 s 以上，如未清醒，60 s 重复 $0.2~mg$，直至总量达 1 mg，偶可达 2 mg。

（2）苯二氮䓬类中毒急救：起始剂量 $0.2~mg$ 静脉注射 30 s 以上，60 s 后重复 $0.3\sim0.5~mg$，有效治疗剂量为 $0.6\sim2.5~mg$，总量可达 $3\sim5~mg$。

（3）症状反复：初始治疗缓解后再出现嗜睡，静脉持续滴注 $0.1\sim0.2~mg/h$，直至达到要求的清醒程度。

4. 并发症治疗

（1）肺炎：翻身拍背，加强吸痰，合理使用抗生素。

（2）肾功能衰竭：纠正休克，维持水、电解质及酸碱平衡，酌情选用肾脏替代治疗。

苯二氮䓬类药物中毒的诊治流程见图 11-8-1。

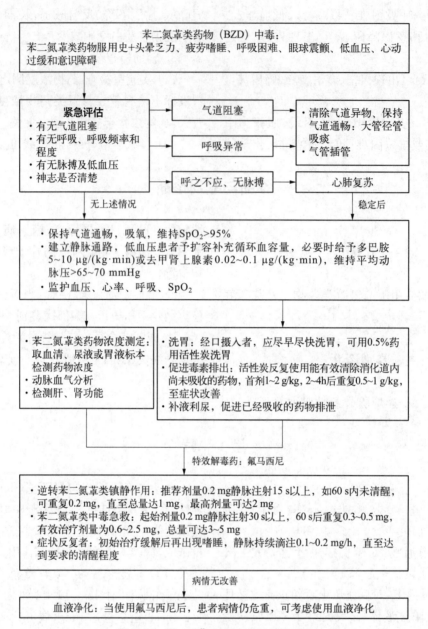

图 11-8-1　苯二氮䓬类药物中毒诊治流程图

（尹海燕）

[1] Inada K. Knowledge regarding proper use guidelines for benzodiazepines [J]. Yakugaku Zasshi, 2016,136(1):73-77.
[2] Fride Tvete I, Bjørner T, Skomedal T. Risk factors for excessive benzodiazepine use in a working age population: a nationwide 5-year survey in Norway [J]. Scand J Prim Health Care, 2015,33(4):152-259.
[3] Gabutti L, Pironi M, Della Bruna R, et al. Choosing wisely: from theory to practice [J]. Rev Med Suisse, 2015,11(491):1973-1977.
[4] Zhang YZ, He HY, She CM, et al. Research progress on forensic toxicology of Z-drugs [J]. Fa Yi Xue Za Zhi, 2015,31(4):193-297.
[5] Kawano T, Inada K. The benzodiazepines use disorder [J]. Nihon Rinsho, 2015,73(9):1506-1510.
[6] Brett J, Murnion B. Management of benzodiazepine misuse and dependence [J]. Aust Prescr, 2015,38(5):152-155.
[7] Calixto E. GABA withdrawal syndrome: GABAA receptor, synapse, neurobiological implications and analogies with other abstinences [J]. Neuroscience, 2016,313:57-72.
[8] Preskorn SH. A Way of conceptualizing benzodiazepines to guide clinical use [J]. J Psychiatr Pract, 2015,21(6):436-441.
[9] Järvinen T, Boyd J. Designer-drug overdose patients treated by Helsinki Emergency Medical Services in 2009-2012[J]. Duodecim, 2015,131(18):1659-1666.

第九节　对乙酰氨基酚中毒

概述与病理生理

对乙酰氨基酚(acetaminophen)是使用最广泛的解热镇痛药。它可以作为单一成分或者与其他药物组成复方药用来治疗感冒、疼痛等。由于容易购得，其毒性、药物副作用和成瘾性正受到全世界的关注。对乙酰氨基酚治疗剂量为 $10\sim15$ mg/kg，儿童口服超过 200 mg/kg、成人口服超过 150 mg/kg 即可产生明显的肝毒性。

一、定义

过量服用对乙酰氨基酚导致中毒，主要导致肝损伤。

二、病因

主要是患者过量或者误食对乙酰氨基酚类药物引起中毒。对乙酰氨基酚的中毒量并非固定值，在一定程度上还取决于下列危险因素：①服药总量，服药至就诊时间；②酗酒者；③肝肾功能障碍；④药物，如异烟肼、利福平、巴比妥类、卡马西平、细胞色素氧化酶 P450 药物；⑤长期禁食、营养不良、艾滋病、慢性呕吐、吞咽功能障碍。

三、发病机制

对乙酰氨基酚自胃肠道吸收迅速，通常在 $30\sim$ 120 min，血浆浓度达到峰值。血浆蛋白结合率 $25\%\sim30\%$，药物半衰期 2 h，90% 经肝脏代谢。其中 $2\%\sim4\%$ 的药物被细胞色素 P450 2E1(CYP2E1)氧化成具有高细胞毒性的代谢中间产物，N-乙酰对苯醌亚胺(NAPQI)。在治疗剂量下，NAPQI 很快会与体内的谷胱甘肽或者含硫醇化合物结合而形成无毒性的代谢产物从尿中排出。但在大剂量服用对乙酰氨基酚后，NAPQI 的量超过了谷胱甘肽的存储量以及肝再生谷胱甘肽的能力，产生非结合状态的 NAPQI。具有高度亲电活性的 NAPQI 与肝脏细胞内大分子共价键结合，启动一系列级联反应，最终引起肝细胞死亡。肾损伤的发病机制，可能由肾脏 CYP 酶介导，或前列腺素合成酶激活引起。极高浓度的对乙酰氨基酚会引起乳酸性酸中毒和精神状态的改变，可能与其所致的线粒体功能损伤有关。

四、病理生理

对乙酰氨基酚中毒导致肝脏的损害首先发生在氧化代谢产物聚集的肝Ⅲ区(小叶中央)，毒性剧烈可导致肝实质发生坏死。对乙酰氨基酚毒性对机体的严重影响主要表现为暴发性肝衰竭而并非对乙酰氨基酚本身对机体的直接作用。其次可出现全身炎症反应综合征、多脏器功能障碍、低血压及脑水肿。

临 床 表 现

1. 临床症状　血清转氨酶升高，肝功能损害是对乙酰氨基酚中毒的主要临床表现之一。

24 h 内:表现为一些轻微的非特异性症状如恶心、呕吐、头晕、纳差、不适、出汗等。

24~48 h 后:患者可有右上腹部疼痛、呕吐和黄疸,提示出现肝功能损害,表现为谷草转氨酶(AST)和谷丙转氨酶(ALT)开始上升。

2~4 日后 AST、ALT 达到高峰,凝血酶原时间(PT)、PT/INR、胆红素也会随着 AST 增高并很快达到峰值。当肝功能损害达到最高峰时,患者会出现暴发性肝衰竭的症状和体征,包括代谢性酸中毒、凝血功能障碍、肝性脑病,最后继发多器官功能衰竭(MOF)。肾功能损害随着肝功能损害的严重程度而进展。

2. 体格检查　偶见皮疹、皮炎、荨麻疹、支气管痉挛等。服药 24 h 内,患者可有轻度厌食、恶心、呕吐和出汗;服药后 24~48 h,可出现右上腹肝区的疼痛和皮肤、黏膜黄染;随着疾病进展出现肝衰竭的体征如食欲极差、极度乏力、烦躁不安、腹胀、明显的出血倾向、性格改变、意识障碍。

3. 辅助检查

(1) 实验室检查。

1) 检测血浆对乙酰氨基酚浓度,中毒后 4 h 浓度 $>150~\mu g/L$。

2) 肝功能检查:中毒后 24 h AST、ALT 异常升高,血浆胆红素升高。

3) 凝血功能:凝血酶原时间(PT)、国际标准化比值(INR)延长。

4) 检测血清电解质如 Na^+、K^+、Cl^- 和血浆葡萄糖。

5) 肾功能检查:可有血肌酐、尿素氮增高。

6) 尿常规:尿中可出现蛋白质、管型、红细胞。

7) 检测血清乳酸浓度,用于判断中毒的严重程度及预后。

(2) 影像学检查:肝脏彩超检查示:肝脏光点增粗等非特异性肝脏损伤表现。

诊断与鉴别诊断

一、诊断

1. 病史　有大剂量或长期对乙酰氨基酚药物服用史。

2. 典型临床表现。

二、鉴别诊断

1. 病毒性肝病　病毒感染相关指标检查可有病毒抗原阳性,定量检测病毒核酸含量,判断病毒感染是否处于活动期。

2. 酒精性肝病　有长期饮酒史,一般超过 5 年,肝脏 B 超或 CT 检查有典型表现。

3. 工业毒素引起的肝损伤　如四氯化碳、三氯乙烯、黄磷,有各类工业毒素的接触史。

4. 其他药物引起的肝损伤　通过患者用药史、中毒史及毒理学检测可以鉴别。

监测与治疗

对乙酰氨基酚中毒的治疗措施包括阻止胃肠道吸收,关键点是在有指征时开始 N-乙酰半胱氨酸(NAC)治疗以抑制对乙酰氨基酚转化为 NAPQI 的过程,以及对症支持治疗。

1. 阻止胃肠道吸收

(1) 催吐、洗胃:由于对乙酰氨基酚在体内吸收迅速,因此催吐、洗胃在对乙酰氨基酚过量的情况下较少使用,只有在近期、同时服用其他威胁生命的药物时才考虑。

(2) 活性炭(AC):可以有效地结合对乙酰氨基酚,但没有任何证据表明使用活性炭可以改善患者预后。

2. N-乙酰半胱氨酸(NAC)　当有使用指征时应尽快给予 NAC 治疗。服药后 6~8 h 以内给予 NAC 是非常有效的。NAC 主要通过降解 NAPQI 来预防对乙酰氨基酚的肝毒性。这一阶段的患者发生肝损伤的危险性小于 4%,死亡率几乎为零。服药后 8~24 h,给予 NAC 也是有效的,但这一阶段患者肝损伤的发生率要明显增加约 30%。

(1) NAC 治疗方案:目前有 3 种 NAC 的治疗推荐。

20~25 h 方案:NAC 总量为 300 mg/kg,起始负荷量 150 mg/kg 静脉输注 15~30 min,随后 50 mg/kg 静脉输注 4~6 h,最后 100 mg/kg 静脉输注 16~18 h。

12~14 h 方案:NAC 总量为 300 mg/kg,起始 100 mg/kg 静脉输注 2~3 h,随后 200 mg/kg 静脉输注 10~12 h,因其可减少呕吐、类过敏反应以及由此引起的治疗中断。

72 h 口服方案:17 倍剂量的 NAC 疗法,首次负荷量 140 mg/kg,随后按 70 mg/kg 每 4 h 口服 1 次,共 17 次。

(2) 如果对乙酰氨基酚已经完全代谢(对乙酰氨基酚浓度<10 μg/ml)并且没有肝功能损害的表现,使用足量时间的 NAC 即可停止。

(3) 口服 NAC 制剂易引起呕吐,可能影响解毒剂的吸收和起效速度,因口服制剂的 NAC 有臭鸡蛋的味道,但可以通过用苏打水或者果汁稀释后减轻。如在服药后 1 h 内出现呕吐需重复给药。可以考虑给药前先给予止吐药如 5-HT$_3$ 受体拮抗剂、甲氧氯普胺(胃复安)等。

(4) NAC 静脉制剂可引起类过敏反应,通常症状轻微,一般于静脉注射后 15~60 min 出现,病情轻者可以使用抗组胺药,而无需停止注射。反应严重者可减慢或者暂停静脉输注,给予抗过敏治疗如补液、苯海拉明、糖皮质激素,极少情况下会需要使用肾上腺素。

(5) 妊娠期使用 NAC 目前推荐持续 72 h 口服疗法。

3. 支持治疗

(1) 血液净化:血液透析可以有效地去除血液中的对乙酰氨基酚,但由于 NAC 解毒治疗效果好,一般不推荐。只在大剂量摄入后,血浆对乙酰氨基酚浓度>1 000 mg/L,并伴有昏迷或低血压时,可以考虑进行血液透析。

(2) 肝移植:当出现急性暴发性肝衰竭,在支持治疗的同时尽早肝移植。

预　后

如果患者及时诊治,并给予积极合理的治疗,一般预后良好,无明显并发症及后遗症。

(1) 当出现肝性脑病、代谢性酸中毒和持续增加的 PT/INR 表明预后较差。

(2) 血乳酸升高越明显,提示预后越差。

(3) 急性生理学与慢性健康评定(APACHE Ⅱ)评分>15 分提示预后差。

对乙酰氨基酚中毒的诊治流程见图 11-9-1。

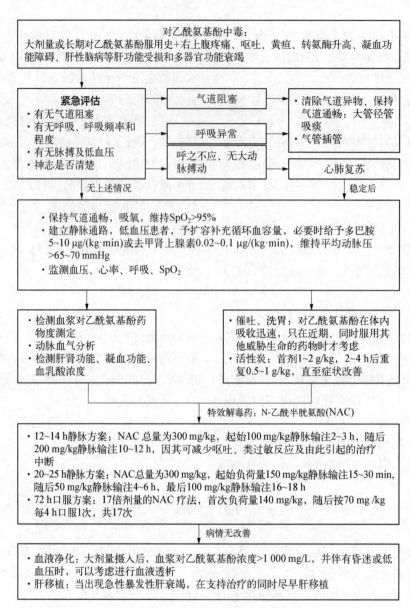

图 11-9-1　对乙酰氨基酚中毒诊治流程图

（尹海燕）

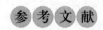

［1］Waring WS. Criteria for acetylcysteine treatment and clinical outcomes after paracetamol poisoning ［J］. Expert Review of Clinical Pharmacology, 2012,5(3):311-318.

［2］Bateman DN. Changing the management of paracetamol poisoning ［J］. Clin Ther, 2015,37(9):1135-2141.

［3］Daly FF, Fountnin JS, Murray L, et al. Guidelines for the management of paracetamol poisoning in Australia and New Zealand — explanation and elaboration. A consensus statement from clinical toxicologists consulting to the Australasian poisons information centres ［J］. Med J Aust, 2008, 188(5):196-301.

［4］Carroll R, Benger J, Bramley K, et al. Epidemiology, management and outcome of paracetamol poisoning in an inner city emergency department ［J］. Emerg Med J, 2015,32(2):155-160.

［5］Yamamoto T, Spencer T, Dargan PI, et al. Incidence and management of Nacetylc ysteine-related anaphylactoid reactions during the management of acute paracetamol overdose ［J］. Eur J Emerg Med, 2014,21(1):57-60.

［6］McQuade DJ, Aknuri S, Dargan PI, et al. Management of acute paracetamol (acet aminophen) toxicity: a standardised proforma improves risk assessment and overall risk stratification by emergency medicine doctors ［J］. Emerg Med J, 2012,29(12):961-964.

［7］Ferner RE, Dear JW, Bateman DN. Management of paracetamol poisoning ［J］. BMJ, 2011,342:d2218.

［8］Bateman DN, Dear JW, Thanacoody HK. Reduction of adverse effects from intravenous acetylcysteine treatment for paracetamol poisoning: a randomised controlled trial ［J］. Lancet, 2014,383(9918):697-704.

［9］Shah AD, Wood DM, Dargan PI. Understanding lactic acidosis in paracetamol (acetaminophen) poisoning ［J］. Br J Clin Pharmacol, 2011,71(1):10-28.

第十节　地　高　辛　中　毒

概述与病理生理

地高辛是中效强心苷类药物,能够增加心肌收缩力和心排血量,用于治疗充血性心力衰竭(左心室收缩功能 NYHA 分级 Ⅲ ~ Ⅳ,左心室射血分数 LVEF<45%)。

近年来,一些新型药物及心室辅助装置等应用于充血性心力衰竭的研究和治疗,地高辛作为治疗心力衰竭药物,临床使用逐年减少,但地高辛中毒的就诊率并没有明显下降。据美国的一项统计,地高辛中毒占门诊患者的 5.5/万。地高辛中毒仍然是药物中毒和导致死亡的常见原因之一。

一、定义

地高辛治疗指数低,治疗剂量与中毒剂量接近,合并存在危险因素时,易导致地高辛血药浓度上升,引起包括视觉、消化、神经和心血管系统异常等一系列中毒症状。

二、病因

误服或大量吞服地高辛可发生致命性中毒,临床治疗应用时因某些危险因素易发中毒。常见危险因素:①心脏疾病:先天性心脏病、缺血性心肌病、充血性心力衰竭、心肌炎。②肾功能损害。③电解质紊乱如低血钾、低血镁、高血钙。④碱中毒。⑤药物,如 β 受体阻滞剂、钙通道阻滞剂、拟交感神经药、奎尼丁、胺碘酮、三环类抗抑郁药等。⑥甲状腺功能减退。⑧高龄、低体重。

三、发病机制

大剂量或长期服用地高辛、合并存在各种危险因素,地高辛血药浓度易超过治疗浓度($0.7 \sim 0.9 \text{ng/ml}$),常大于 2.0ng/ml。通过抑制细胞膜 Na^+-K^+-ATP 酶,影响窦房结、房室结及浦肯野纤维,从而引起包括心律失常、消化系统、神经系统和视觉症状等中毒反应。

四、病理生理

(1)地高辛通过抑制心肌细胞膜 Na^+-K^+-ATP 酶,增加细胞内 Na^+、Ca^{2+} 浓度及细胞外 K^+ 浓度。治疗剂量对血清电解质影响小,中毒剂量时,地高辛因抑制细胞膜 Na^+-K^+-ATP 酶,K^+ 不能向细胞内转移,导致血清 K^+ 浓度升高。

(2)地高辛可直接或间接作用于窦房结和房室结。治疗剂量的地高辛间接增强迷走神经活性,降低交感神经活性。地高辛中毒时直接抑制窦房结产生冲动、阻滞房室结传导,使窦房结和房室结对儿茶酚胺敏感性增加。

(3)地高辛对浦肯野纤维的主要作用:①降低静息电位,减慢 0 期去极化和传导速度;②缩短动作电位持续时间,增加肌纤维对电刺激敏感性;③增强自律性,加快 4 期复极速率,延迟后除极。洋地黄中毒最常见的室性期前收缩,与上述机制有关。中毒加深时浦肯野纤维对机械和电刺激处于超敏状态,出现严重心律失常,如室性心动过速、心室颤动、心搏骤停。

临 床 表 现

1. 临床症状　早期主要表现为胃肠道、神经系统及视觉症状。随着地高辛血浆药物浓度升高,开始出现各种心律失常,症状严重出现呼吸困难,意识消失,甚至心跳停止。

(1) 胃肠道症状:恶心、呕吐、厌食、腹痛、腹泻。

(2) 视觉症状:视物模糊,黄、绿视。

(3) 神经系统症状:疲乏、眩晕、幻觉、意识模糊、定向障碍等。

(4) 心律失常:室性期前收缩、窦性心动过缓、窦性停搏、房室传导阻滞、房性心动过速、室性心动过速等。

2. 体格检查　地高辛中毒体征无特异性,主要表现为:①乏力、纳差、恶心、呕吐、腹泻、腹痛、腹胀。②视物模糊,黄、绿视,短暂性复视、视野缺损。③头晕、头痛、意识模糊、定向障碍、幻视、幻听。

3. 辅助检查

(1) 心电图:可出现室性期前收缩、窦性心动过缓、窦性停搏、房室传导阻滞、阵发性或非阵发性交界性心动过速、阵发性房性心动过速伴房室传导阻滞、心房扑动、心房颤动、室性心动过速、心室颤动等。

(2) 胸部 X 线:可有心脏增大、肺淤血、肺水肿。

(3) 超声心动图:可定量或定性房室内径,心脏几何形态,有无瓣膜狭窄及关闭不全,测量 LVEF,左心室舒张末容积(LVEDV)和左心室收缩末容积(LVESV)。

(4) 实验室检查:检测血清地高辛浓度大于 2.0ng/ml。检测血清电解质:K^+、Ca^{2+}、Mg^{2+}、Na^+、Cl^-。怀疑有肾功能不全者需检测血肌酐、尿素氮、肌酐清除率等。检测心力衰竭标志物脑钠肽前体(NT-proBNP),心肌梗死标志物肌酸激酶同工酶(CK-MB)、肌钙蛋白(cTnI、cTnT)。

诊断与鉴别诊断

一、诊断

1. 病史　大剂量或长期地高辛药物服用史,急、慢性心力衰竭病史。

2. 临床表现。

二、鉴别诊断

1. 心律失常　与心脏基础疾病或其他心脏毒性药物鉴别。

2. 神经系统症状　与药物、毒物、感染、创伤、炎症、代谢紊乱等鉴别。

3. 消化道症状　与胃炎、肠炎、结肠炎鉴别。

监 测 与 治 疗

1. 阻止胃肠道吸收　催吐、洗胃:用于清除胃内残留药物,减少再吸收。由于地高辛在体内吸收迅速,只有急性大剂量服用地高辛的中毒患者才考虑。

2. 阿托品　常用于治疗存在严重心动过缓和高度房室传导阻滞的患者。

3. 起搏治疗　地高辛中毒时,心肌处于超敏状态,心室内起搏可诱发快速型心律失常。近年来体

外无创起搏使用越来越广泛,适应于心动过缓和房室传导阻滞,由于其可以避免对心内膜的损伤,因此对地高辛中毒引起的心动过缓安全有效。

4. 地高辛特异性抗体片段(Fab)　Fab 通过裂解绵羊抗地高辛免疫球蛋白产生,半衰期为 19～30 h,可逆转被地高辛抑制的细胞膜 Na^+-K^+-ATP 酶,降低血浆地高辛浓度,从而改善临床症状。在 30～50 min 即可逆转地高辛的毒性反应,价格

昂贵。

地高辛的血药浓度大于 2.0 ng/ml,并且存在以下指征时优先考虑使用:地高辛中毒引起危及生命的征象,包括缓慢型或快速型心律失常如二度、三度度房室传导阻滞,室性心动过速等;血钾>6 mmol/L;血流动力学紊乱。推荐:急性中毒,首次给予 Fab 80 mg 缓慢推注,必要时重复给予 80 mg 缓慢滴注。慢性中毒给予 Fab 40 mg 缓慢维持推注。

5. 纠正电解质紊乱

(1)急性中毒者:服药 1～2 h 后血钾浓度可迅速升高,因此即使患者存在轻度低钾(3.0～3.5 mmol/L)也不应补钾。血钾浓度高于 5 mmol/L 时,可考虑使用 Fab 治疗或其他降低血钾措施(胰岛素、碳酸氢钠、钙剂)。

(2)慢性中毒者:病情常因为低钾血症加重,因此应将血钾提升至 3.5～4.0 mmol/L。使用利尿剂易出现低镁血症,应注意补充硫酸镁。

6. 抗心律失常　苯妥英钠和利多卡因可用于治疗地高辛中毒诱发的快速型心律失常,苯妥英钠抑制 Ca^{2+} 内流,降低心肌自律性及抑制心房、心室异位节律,负荷量 10～15 mg/kg,继续以 25～50 mg/min 静脉滴注维持;利多卡因可降低心室肌及心肌传导纤维的自律性及兴奋性,负量荷 1～3 mg/kg,继续以 1～4 mg/min 静脉滴注维持。其他抗心律失常药,如 β 受体阻滞剂、钙通道阻滞剂、胺碘酮、异丙肾上腺素、普鲁卡因可加重心律失常,需谨慎选择。

7. 血液净化　对于急性中毒特别是故意服用大剂量地高辛的患者、地高辛血药浓度高、血浆清除率慢以及危及生命的室性心律失常时应选择血液净化治疗。由于地高辛蛋白结合率很高、分布容积大,血液透析和血液滤过的清除解毒效果均差,血浆置换效果较好。

预　　后

高龄、男性、高钾血症、合并心脏病、严重的房室传导阻滞提示预后较差。

地高辛中毒的诊治流程见图 11-10-1。

(尹海燕)

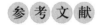

[1] Goldberger ZD, Goldberger AL. Therapeutic ranges of serum digoxin concentrations in patients with heart failure [J]. Am J Cardiol, 2012,109 (12):1818-1821.
[2] Chan BS, Buckley NA. Digoxin-specific antibody fragments in the treatment of digoxin toxicity [J]. Clin Toxicol, 2014,52(8):824-836.
[3] McMurray JJ, Adamopoulos S, Anker SD, et al. Guidelines for the diagnosis and treatment of acute and chronic heart failure [J]. Eur Heart J, 2012,33(14):1787-1847.
[4] Adams KF, Ghali JK, Herbert Patterson J, et al. A perspective on re-evaluating digoxin's role in the current management of patients with chronic systolic heart failure: targeting serum concentration to reduce hospitalization and improve safety profile [J]. Eur J Heart Fail, 2014,16(5): 483-493.
[5] Niemeijer MN, Berg ME, Deckers JW, et al. ABCB1 gene variants, digoxin and risk of sudden cardiac death in a general population [J]. Heart, 2015,101(24):1973-1979.
[6] See I, Shehab N, Kegler SR, et al. Emergency department visits and hospitalizations for digoxin toxicity [J]. Circ Heart Fail, 2014,7(1):18-34.
[7] Digitalis Investigation Group. The effect of digoxin on mortality and morbidity in patients with heart failure [J]. The New England Journal of Medicine, 1997,336(8):525-533.
[8] Rajpal S, Beedupalli J, Reddy P. Recrudescent digoxin toxicity treated with plasma exchange: a case report and review of literature [J]. Cardiovasc Toxicol, 2012,12(4):363-368.

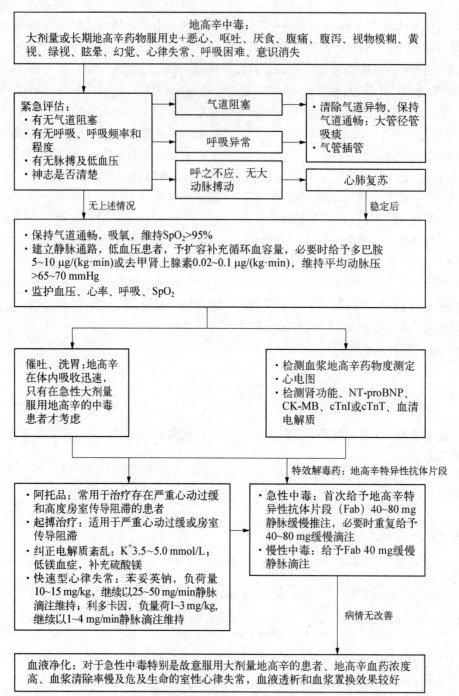

图 11-10-1　地高辛中毒诊治流程图

第十二章

重 症 创 伤

第一节　多发性创伤

概述与病理生理

一、定义

创伤是机械致伤因子导致的组织破坏和功能障碍。多发性创伤不是多处外伤的简单相加，而是一种对全身影响明显、病理生理变化极为显著的创伤症候群，有可能直接威胁生命。

由一个致病因素导致的两个或两个以上解剖部位同时发生的创伤（如头、胸、腹等），且至少有一个部位的创伤可能威胁生命，将这类创伤称为多发性创伤。创伤严重程度评分（ISS）≥16 分者为严重多发性创伤。

复合伤是指两个或者两个以上原因引起的损伤（典型的如原子弹爆炸所致的热烧伤、冲击伤、辐射伤）。多发性创伤应与复合伤、多处伤、联合伤相区别。严重创伤是损害人类生命和健康的三大杀手（心脑血管疾病、肿瘤、创伤）之一。

二、流行病学

多发性创伤的流行病学特征如下。

1. 年龄　青壮年居多，与社会活动和劳动暴露有关。

2. 性别　男性多于女性。

3. 时间　每年的高温炎热季节是创伤的高发期。每日的 14:00～20:00 时段，事故发生率稍高，这可能与疲倦困乏、精神涣散、情绪波动、生物钟紊乱等因素有关。

4. 致伤性质　交通事故伤占 66.5%，致伤能量巨大，致伤形式多为机械性损害。其他为施工事故和高空坠落等。

5. 伤情特点　闭合性损伤居多。各系统损伤发生率依次为运动系统、神经系统、呼吸系统、泌尿生殖系统和消化系统。多以撞击伤、挤压伤、坠落伤、压砸伤为主，而爆炸伤、切割伤、刺扎伤、绞轧伤较少见。

6. 院前时间　由于我国大部分地区急救体系尚不发达，平均院前时间相对较长。

7. 治疗费用　患者平均留院就医时间相对较长。大部分患者需进行生命支持、连续监护、抢救治疗、手术干预、并发症处理或功能重建，因而救治费用巨大。

多发性创伤因为其致残率高（严重创伤达 36.1%），伤后潜在寿命损失年数（years of potential life lost，YPLL）大，医治创伤所需的费用高（美国 2004 年用于创伤的费用包括医疗费用，直接经济损失高达 4 000 亿美元），甚至危及生命，而严重影响社会生产力和社会经济发展。研究显示许多创伤患者由于身体的残缺、残疾、功能障碍和心理原因不能回到原工作岗位和原来的生活状态中。所以，如何预防创伤的发生和提高救治水平是我国乃至全球所面临的艰巨任务。

三、病理生理

多发性创伤患者的病理生理改变取决于休克状态是否出现和逆转、继发微生物感染和最终是否恢复到创伤前的状态。随着各医学学科的发展，对严重多发伤患者的病理生理改变及其机制也有了深入的理解。

最初认为多发性创伤的病理生理改变可以分为三个阶段,低容量阶段、高容量阶段和恢复阶段,这三个阶段反映了机体在应激状态下血管和循环容量的调节反应。多发性创伤并不是简单的对应激的反应过程,而是触发很多复杂的基因分子传导路径,导致全身炎症反应综合征(systemic inflammatory response syndrome, SIRS)和抗炎反应综合征(counter anti-inflammatory response syndrome, CARS),这种炎症反应的本质是机体对损伤和微生物的免疫反应。

(一) 创伤后应激导致神经内分泌系统的改变

创伤患者早期中枢神经系统通过神经内分泌轴的激活而产生一系列反应。疼痛、恐惧、可以通过血脑屏障的代谢产物和脑损伤本身是神经内分泌轴的主要刺激物,通过下丘脑-垂体-肾上腺皮质轴,使肾上腺皮质分泌糖皮质激素增多,从而使得机体抵抗有害刺激。其提高机体抵抗力机制包括:①促进蛋白质分解和糖异生,使应激时肝糖原得到补充,从而将血糖维持在高水平。②有些激素只有在糖皮质激素存在时才能发挥效应,这被称为糖皮质激素允许作用。③稳定溶酶体膜,防止或减轻溶酶体对组织、细胞损害。④抑制中性粒细胞的活化,抑制炎症介质和细胞因子的生成,具有抗炎、抗免疫的自稳作用。

创伤患者大动脉和颈动脉的感受器受到一定刺激,可激活肾素-血管紧张素-醛固酮系统,使血浆中醛固酮增多。血管紧张素Ⅱ具有收缩血管作用,并能作用于下丘脑摄水中枢引起渴感,而醛固酮能促进水钠的重吸收。

创伤应激下导致下丘脑和交感副交感系统激活,肾上腺髓质分泌儿茶酚胺和抗利尿激素,表现为血浆中去甲肾上腺素和肾上腺素浓度迅速升高。交感-肾上腺髓质系统的强烈兴奋主要参与调控机体对应急的急性反应,介导一系列代谢和心血管代偿机制以克服应激源对机体的威胁或对内环境的干扰。交感-肾上腺髓质系统对心脏的兴奋和对外周阻力血管、容量血管的调整维持重要器官灌注。

(二) 创伤后代谢变化

创伤后患者在神经内分泌作用下代谢率明显升高,能量消耗增加,蛋白质分解大于合成,呈现明显负氮平衡、低蛋白血症和高糖血症。

创伤后出现高糖血症。交感-肾上腺髓质系统激活,通过 α 受体抑制胰岛素分泌,通过 β 受体刺激胰高血糖素分泌,升高血糖以增加组织的能源供给,使肝糖原和肌糖原转化为葡萄糖,大量释放于血内,出现高糖血症。严重创伤导致的组织缺氧,使得糖代谢乏氧,进行糖酵解,产生大量乳酸和丙酮酸,出现酸血症,特别是休克伤员,乳酸和丙酮酸比值增高可视为休克的严重表现。

创伤后血浆内的游离脂肪酸大量增加,并且与创伤的严重程度成正比。创伤后体内出现脂血症和血浆脂酶升高,促进脂肪分解加速。伤员禁食后组织代谢所需要的能量 80% 来自脂肪氧化产生的热量。因此体内脂肪消耗增加,体重日渐下降,血浆内非酯化脂肪酸大量增加,即为脂血症,特别是挤压伤、骨折休克或严重烧伤等患者都能引起脂血症。脂血症的发生可能与体内血浆渗透压的下降有关,如给以适量的右旋糖酐和白蛋白,可以推迟脂血症的出现。

创伤后体内蛋白质加速分解,尿中以尿素为主的尿氮排泄增加,同时排出磷、钙、钾、镁和硫等物质,肌肉蛋白日益过度分解,尿素氮排出也逐渐增多,以后持续增加,约 1 周后达到高峰。尿氮的排出与伤员的性别、年龄、伤前营养状态、创伤严重程度、渗出量及合并症(如感染程度等)有一定关系。营养状态良好,身体健壮的患者尿氮排出量多;创伤越严重,尿氮排出也越多。如骨折等严重创伤,每日氮的排出量可达 4～10 g,如持续 2～3 周,伤员处于"负氮平衡"状态,伤员肌肉萎缩,体重下降。如创面合并感染,渗液增加,更加重氮的丢失。临床证明,增加饮食内的蛋白质和糖类的摄入,能减轻"负氮平衡",但不能纠正。

(三) 免疫炎症反应

目前已经充分认识到严重创伤会导致机体出现强烈的免疫炎症反应,发生免疫功能紊乱,反应强度取决于创伤严重程度、疼痛刺激、局部和全身炎症介质释放程度、患者年龄、性别、基因等多项因素。

机体先天性免疫系统对创伤的反应,多形核白细胞、单核细胞、淋巴细胞、自然杀伤细胞的激活、内皮细胞功能障碍和重要脏器实质细胞损伤。白细胞黏附、迁移进一步导致内皮细胞损伤和功能障碍,血管通透性增加,这些反应不光发生在损伤局部,而且可以在远隔器官,特别是肺部,进一步导致白细胞和巨噬细胞募集和扣押,激活凝血过程,激活补体系统和前列腺素系统,导致 SIRS、ARDS 和 MOF。

创伤患者受到刺激后激活一系列信号分子,如抗微生物相关肽(antibacterial peptides)、S100、热休克蛋白(heat-shock proteins)和高迁移率族蛋白-1(high-mobility group box 1, HMGB1)等,根据刺激物的不同分别称为损伤相关分子模式(damage associate molecular pattern, DAMP)和病原体相关分子模式(pathogen associated molecular pattern, PAMP)。这些分子机制激活下游炎症因子的表达在全身炎症反应综合征、多器官功能障碍综合征和感染性休克中均起到重要作用,创伤导致炎症反应、SIRS、MODS 和 MOF 的机制详见图 12-1-1。

炎症介质和相关多肽在创伤患者炎症反应和 MOF 发生过程中起了重要作用。创伤患者在受到创伤刺激后单核细胞、巨噬细胞、T 辅助细胞等可分泌 IL-1、IL-6、IL-8、IL-10,以及 TNF-α 等炎症因子。TNF-α 能导致巨噬细胞和 NK 细胞凋亡,刺激血栓素 A_2、前列腺素、P 选择素、血小板激活因子和细胞间黏附分子的表达。IL-1 是严重创伤患者中激活的另一个主要细胞因子,诱导 T 细胞和巨噬细胞活化,产生级联反应,激活多种炎症因子转录和表达。研究显示阻断 IL-6 可提高实验动物生存率,临床研究显示以 200 pg/dl 为节点可作为创伤患者 SIRS 的诊断和有效预测后期并发症发生的指标。IL-8 是一种趋化因子,在创伤后合成和分泌,能动员淋巴细胞并在损伤区域得到活化。损伤后血浆 IL-8 水平和 ARDS 及 MOF 发生的风险呈正相关,支气管肺泡灌洗液中 IL-8 浓度和 ARDS 患者的死亡率呈正相关。IL-10 由淋巴细胞和单核细胞合成,主要作用是抑制单核巨噬细胞系统来源的 TNF-α、IL-6 和 IL-8。在脓毒性腹膜炎动物模型,使用 IL-10 能提高生存率,使用抗 IL-10 的抗体能增加死亡率。IL-10 作用于脂多糖刺激兔肺泡巨噬细胞,能减少参与 ARDS 过程炎症介质的合成。损伤的内皮细胞产生的前列腺素和血栓素,以及组织胺和缓激肽等进一步加重内皮细胞功能障碍和组织水肿,导致局部组织损伤,同时导致远隔器官功能障碍。

创伤的病理生理改变还受到多种因素的影响,研究显示性别因素和性激素在创伤患者免疫炎症反应中起了一定作用,雄性动物在创伤失血后免疫炎症反应明显强于雌性动物。另外,临床研究还显示创伤患者炎症反应程度、并发症的发生率和患者基因型有关。

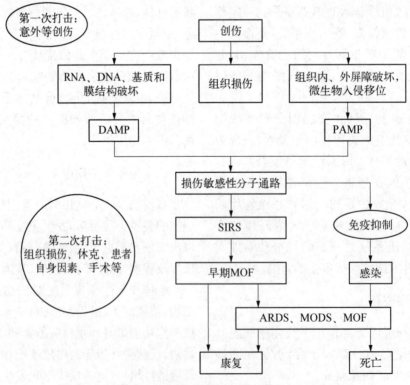

图 12-1-1 创伤通过分子通路导致炎症反应、SIRS、MODS 和 MOF

（四）严重创伤后免疫功能紊乱

从机体受到创伤开始直到愈合，整个病程的发生发展都与免疫系统功能状态密切相关。研究发现严重创伤后发生免疫功能紊乱或失调，尤其是 T 淋巴细胞介导的细胞免疫功能受到显著的抑制，使机体防御感染的免疫功能明显减弱，导致机体发生感染、MOF 的易感性增加。

神经内分泌激素对中枢和外周淋巴器官的分泌功能和免疫细胞对外源抗原的反应及应答非常重要。下丘脑-垂体-肾上腺轴和下丘脑-垂体-甲状腺轴分泌产物可以直接或间接地影响淋巴细胞和免疫系统的上皮细胞。创伤后应激激素的产生，如甲状腺素、胰高血糖素、糖皮质激素升高，导致免疫系统的激活。目前研究认为，影响创伤后巨噬细胞抗原提呈能力及活性因子分泌水平与应激状态下产生的具有免疫抑制作用的激素和神经肽释放增加有关，如糖皮质激素、促肾上腺皮质激素、雄激素、β-内啡肽等。严重创伤后免疫应答存在着性别上的差异，女性比男性更能抵抗休克、创伤和脓毒血症诱导的免疫功能紊乱和器官损伤。

新近研究表明炎症级联反应的激活在严重创伤后免疫功能紊乱的发生发展中起重要作用。巨噬细胞是炎症介质、活性氮介质、IL-6、TNF-α 的主要来源，在免疫反应中扮演关键作用，可以上调或下调宿主的防御机制。严重创伤后巨噬细胞过度激活，导致致炎因子的释放大量增加，这在严重创伤后免疫功能紊乱的发生发展中起主要作用。严重创伤引起巨噬细胞功能改变，细胞因子（IL-1、TNF-α、IL-6、TGF-β）、RNI 和 PGE_2 合成增加，导致机体全身炎症介质水平显著升高。针对巨噬细胞过度激活增加严重创伤后脓毒血症的易感性，Deitch 提出了"二次打击"学说，严重创伤第一次打击主要是引起机体表现为异常反应（如炎症介质释放增加），二次打击（如感染）可导致 MOF 和死亡。

Th1/Th2 细胞因子在严重创伤后免疫功能紊乱中具有重要作用。T 淋巴细胞是先天性免疫反应的一部分，其功能紊乱是严重创伤后免疫功能紊乱的诱发因素。严重创伤后免疫功能紊乱主要发生在 T 淋巴细胞介导的免疫，导致 Th1 反应抑制，Th2 型细胞因子合成增加或不变。严重创伤后全身炎症反应综合征（SIRS）中细胞因子的合成也可能影响 Th 亚群的分布和随后的免疫反应。IL-12 具有很强的免疫调节特性，包括免疫细胞溶细胞活性的活化以及诱导 T 细胞和 NK 细胞合成 IFN-γ，有助于 Th1 反应，支持细胞介导免疫反应。IL-12 也能作为致炎细胞因子和免疫调节剂，导致先天性免疫和获得性免疫反应。

（五）多发性创伤患者易发生 MODS

创伤早期反应主要是局部组织损伤（骨折、软组织损伤等），早期直接的器官功能障碍（脑、肺等），以及疼痛等触发的减少出血和维持重要器官功能的反应。出血导致的休克、肺损伤导致的低氧、低容量状态、脑损伤和低体温是早期威胁多发性创伤患者生命的主要问题。因此，创伤早期应特别关注这几种威胁患者生命的情况。早期准确的伤情评估和分类有助于给患者后续处理提供有益的指导，特别是面对一群多发性创伤患者的时候更为关键。还需要特别关注特殊人群，如青年人和运动员，对休克的耐受能力强，可以在出现休克很长时间以后才出现血压的突然下降。

创伤患者早期休克未能得到逆转，可能继发创伤性凝血病，激活蛋白酶 C 途径。全身炎症反应导致的内皮细胞损伤进一步加重凝血功能障碍。约有 1/4 的多发性创伤患者随着创伤性凝血病出现低体温和酸中毒，这三种同时出现的情况被称为死亡三角（lethal triad），是创伤患者死亡的重要原因，早期控制出血和防治热量丢失是防止死亡三角出现的关键。

多发性创伤患者各部位的创伤具有不同临床表现和危险后果。原发性和继发性脑损伤，导致患者神经系统损害，致残率和病死率高。面颈部创伤者有出血窒息的危险。胸部创伤由于直接的肺损伤可导致创伤性湿肺、血气胸等，进而继发呼吸衰竭、休克等；直接心脏损伤者可导致患者短时间内死亡。腹部实质性脏器出血出现休克，空腹脏器破裂导致腹膜炎。长骨骨折、骨盆骨折、腹膜后血肿患者休克发生率高，低血容量性休克多见。多发性创伤患者后期感染发生率高，多为混合感染。

多发性创伤患者在休克基础上合并感染、手术等二次打击，极易发生 MOF。多发性创伤患者遭受创伤打击后，激活先天性免疫和炎症反应，导致远隔器官损害,常常累及肺,出现 ARDS。直接创伤导致实质细胞损伤,引起细胞结构和通透性的改变。此外,尚可通过激活补体途径和诱导细胞因子的产生而致肺内皮细胞损伤。微血管内皮细胞表面黏附分子的表达促进白细胞的黏附与聚集,对肺毛细血管、肺泡组织产生毒性作用,导致广泛微血栓形成、微循环障碍,出现肺水肿甚至肺功能不全。同时,内毒素可直接激活单核巨噬细胞系统,合成、释放多种细胞因子(如 TNF-α、IL-1 等),作用于微血管内皮细胞,进一步加剧肺损害。近年来研究发现,胃肠道功能在早期就受损,胃肠道是全身最大的细菌和内毒素库,肠屏障功能受损可引起肠道细菌移位和门静脉内毒素血症,从而激活肝脏单核巨噬细胞系统,启动全身炎症反应。随着病情进展,常可相继出现肝、肾衰竭,而循环或血液系统衰竭通常是 MODS 的终末表现。

诊断与鉴别诊断

一、多发性创伤的救治模式

在多发性创伤的急诊救治中,需改变常规的诊疗模式,由原来"诊断→治疗"模式转变为"抢救→诊断→治疗"模式。详细的诊断和确定性治疗必须在抢救工作获得一定成效后再进行,决不能因诊断而延误抢救时机。伤后 60 min 是决定患者生死的关键时刻,属危重抢救阶段,被称为抢救的"黄金时间",即"黄金一小时"。应及时而准确地全面估计伤情,有全局、整体观念,及时处理危及患者生命的器官损伤,要突出"快、准、及时、高效"的急救原则。

二、多发性创伤患者的检查

多发性创伤危重患者到达急诊科后,接诊医师首先应注意患者的神志、面色、呼吸、血压、脉搏、体位、出血、伤肢姿态,有无大小便失禁、衣服撕裂和血迹、呕吐物的性状等情况。这些征象可反映患者的全身情况及有无危及生命的致命伤。尤其应注意患者有无呼吸道梗阻、心跳及呼吸骤停、休克、大出血等致命征象。

对危重患者接诊后,应立即脱去衣物,迅速进行全身检查,主要检查呼吸道是否畅通、有否出血、有否休克等。为了不至遗漏重要伤情,建议急诊医师应牢记"CRASH PLAN"以指导检查,以便尽可能达到不漏诊。C＝心脏(cardiac),R＝呼吸(respiration),A＝腹部(abdomen),S＝脊柱、脊髓(spine),H＝头颅(head),P＝骨盆(pelvis),L＝四肢(limb),A＝动脉(arteries),N＝神经(nerves)。

实验室检查与特殊检查项目包括:查血型和交叉配血、动脉血气分析、测定血红蛋白含量、血细胞比容、白细胞计数、肝功能、电解质、血糖、尿素氮、血肌酐及尿常规。如患者伤情稳定,可及时行 ECG、X线、B超、CT 等检查。对伤情不稳定的患者,可进行床旁 ECG、床旁 X 线摄片、床旁 B 超等检查。

某些隐蔽的深部损伤初期临床表现常不明显,必须反复检查、动态观察。反复检查的重点包括腹膜后十二指肠破裂,胰、肾、部分结肠损伤以及有无延迟性腹内、胸内、颅内出血和迟发的气胸等。

必须要警惕的是不能因为检查而丧失了抢救机会,多发性创伤患者检查需要注意以下事项。

(1) 发现危重情况如窒息、大出血等,必须立即抢救,不能单纯为了检查而耽误抢救时机。

(2) 检查步骤尽量简捷、询问病史和体格检查可同时进行。检查动作必须谨慎轻巧,切勿因检查而加重损伤。

(3) 重视症状明显的部位,同时应仔细寻找比较隐蔽的损伤,如肋骨骨折合并肝、脾破裂。

(4) 接收批量伤员时,不可忽视异常安静的患者。因为有窒息、深度休克或昏迷者已不能呼唤呻吟。

(5) 一时难以诊断清楚的损伤,应在对症处理过程中采用 B 超等无创或微创手段密切观察,争取尽早确诊。

三、多发性创伤的诊断标准

多发性创伤的诊断标准见表 12-1-1。

表 12-1-1 多发性创伤的诊断标准*

受伤部位	损伤脏器
颅脑损伤	颅内血肿、脑挫裂伤及颅底骨折
颈部损伤	颈椎损伤(不论有无神经损伤)
颜面损伤	开放性骨折,伴大出血
胸部外伤	气胸、血胸、气管和支气管破裂、连枷胸、横膈膜疝、心脏大血管损伤和纵隔气肿(不论有无肋骨骨折)
腹部损伤	腹腔内脏器损伤
骨盆骨折	伴有后腹膜血肿而致休克
上肢	肩胛骨或长骨骨折
下肢	长骨骨折
软组织损伤	伴有广泛的挫伤、出血

* 表中有 2 项或 2 项以上合并存在时,即为多发性创伤;但仅有上肢和下肢骨折合并者,为多发性骨折,不诊断为多发性创伤。

监 测 与 治 疗

一、多发性创伤的治疗策略

多发性创伤患者死亡有 3 个高峰期:①伤后数秒至数分钟内,多因颅脑、高位脊髓、心脏或大血管损伤而立即死亡。②伤后数分钟至数小时内,多因窒息、呼吸循环功能不全、未能控制的大出血而早期死亡。③伤后数日至数周内,因器官功能衰竭或感染等而晚期死亡。因此,完善的院前急救和急救网络的快速反应是提高多发性创伤患者生存率的首要条件。

多发创伤、骨折、脏器破裂、血管损伤引起的难以控制的大出血,患者多在伤后 1～2 h 内死亡,因此,应抓紧伤后 1 h 的"黄金时间"进行救治,做到迅速、准确、及时而有效。而伤后 1 h 的"黄金时间"内,前 10 min 是决定性的时间,被称为"白金 10 分钟",这段时间内如果患者的出血被控制,并能预防窒息、缺氧的发生,则可避免患者早期死亡。"白金 10 分钟"期间的抢救应以避免发生心搏骤停为目标,为后续的抢救赢得时间。

早期失血性休克的治疗是以抢救生命为主,采取先救治后诊断或边救治边检查诊断的方式进行抗休克治疗,也可将失血性休克的早期救治概括为 ABCD 阶段:首先保持呼吸道通畅(airway)及充分供氧(breath);液体复苏(circulation),保证脏器灌注;

紧急控制出血,尽早手术止血或应用介入、微创等手段止血,积极进行脏器功能支持,防治多器官功能障碍(dysfunction)。

通过积极的液体疗法恢复有效血容量是复苏的关键环节,但对于严重胸、腹部创伤患者,内出血尚未得到控制之前,并不主张"充分"输液和快速提升血压至正常水平,以免加重出血和血液过度稀释(血红蛋白<70 g/L 或血细胞比容<0.20)。将收缩压暂时维持在满足重要脏器灌注的水平,手术止血后再按需要扩充血容量,可以降低死亡率,延长生存时间,这就是所谓的"限制性复苏"。其目的是寻求一个复苏平衡点,既可以通过液体复苏适当地恢复组织器官的血流灌注,又不至于过多地扰乱机体的代偿机制和内环境。动物实验及临床研究结果表明,限制性液体复苏对于非控制性出血休克效果优于积极复苏(aggressive resuscitation)。但限制性复苏具体控制多高血压,维持多少时间,尚需进一步确证。有学者认为若没有合并颅脑损伤,收缩压可控制在 90 mmHg,若合并颅脑损伤,为保证脑组织有足够血液灌注,收缩压应维持在 100 mmHg 以上。

为了保证脏器灌注,防止器官功能障碍,应尽快采取控制出血的措施,尽量缩短限制性液体复苏的持续时间,有效的处理后尽快进行积极的液体复苏。

二、多发性创伤的现场抢救

多发性创伤患者的有效救治须从受伤现场开始,但不可把现场急救的目标定得过高。在救治条件好的城市或郊区,现场急救的任务应限定为:发现危重患者并将其移离险恶环境,进行最初步的紧急处理,如清除阻塞气道的口咽部异物、加压包扎制止外出血、肢体骨折的简单固定、建立静脉通道以便运转途中输液等。以上操作应在 10 min 内完成。迅速将患者运送到有条件的医疗机构,最好是创伤急救中心。

临床研究证实,在现场进行过多的急救治疗不但可能无益,而且可能是有害的,任何时间上的拖延都会加大风险,影响患者的预后。而在救治条件较差的边远地区,或同一时间有大批患者不可能立即全部转运时,则须就地进行较长时间的救护。

三、多发性创伤的急诊抢救

患者送抵医院(急诊室或创伤中心)后,即由接诊医师迅速进行概要的检查。在伴有休克或呼吸功能障碍的危重患者,收集病史及查体应与复苏同步进行,目的是尽快查明危及生命的严重损伤。诊断要求快、准,尽量少搬动患者,并应在最短时间内明确脑、胸、腹是否有致命性的损伤。

近年来,多发性创伤的诊断技术虽有进步,但在急诊情况下,仔细、准确和反复的检查仍是判明伤情的重要手段。危重患者的衣服必须全部去除以保证充分暴露,但要注意保暖。首先是查明有无对患者生命迫在眉睫的威胁、需要立即处理的伤情,如果有气道阻塞、张力性气胸、开放性气胸等,必须及时解决,否则患者将很快死亡;其次,休克复苏、控制明显的外出血和解除可能导致脑疝发生的颅内高压也是需要完成的紧急任务。

待生命体征初步稳定后,应对患者按系统进行全面检查。必要的辅助检查也应在此时进行,如 X 线摄片、头颅和躯干 CT、腹部 B 超等,但仍以少搬动患者为原则。创伤患者出血的控制和输血可根据患者凝血功能状态进行调整,及时纠正凝血功能紊乱和止血。

严重多发性创伤抢救的程序可归纳为"VIPC"。

V=ventilation,要求保持呼吸道通畅并充分通气供氧。在处理多发性创伤患者,特别是头、颈、胸部伤患者时,首先应保持呼吸道通畅。对颅脑外伤者,及时清除口腔血块、呕吐物,痰及分泌物,必要时做气管内插管,进行机械通气。对颌面外伤、颈椎外伤、喉部外伤,应早期行经皮穿刺气管切开套管置入术或气管切开术。

I=infusion,指输液、输血扩充血容量及细胞外液。多发性创伤者休克主要的病理变化是有效血容量不足,微循环障碍。因此,在抢救严重多发性创伤患者时,恢复血容量的重要性不亚于纠正缺氧。Buris 等提出了延迟(限制性)液体复苏的概念,即对创伤失血性休克,特别是活动性出血患者,不主张给予快速大量的液体复苏,而主张手术彻底止血前,给予少量平衡盐液,维持机体基本需要,手术止血之后再根据血流动力学和氧代谢监测进行复苏。

P=pulsation,指对心泵功能的监测。多发性创伤患者的休克除低血容量休克和创伤性休克外,亦要考虑到心源性休克,特别伴有胸部外伤的多发性创伤,可因心肌挫伤、心脏压塞、心肌梗死或冠状动脉气栓而致心泵衰竭。有时低血容量性休克、创伤性休克和心源性休克可同时存在。在严重多发性创伤抢救中要监测心电图及必要的血流动力学的变化,如中心静脉压、平均动脉压和心排血量等。

C=control bleeding,是指在多发性创伤抢救中紧急控制明显或隐蔽性出血。多发性创伤应边抢救抗休克边完善相关检查,明确各处损伤的严重程度,尽早行损伤控制手术,颅脑、胸、腹部创伤是处理的重点,解决危及生命的出血和其他损伤,如颅内高压等,之后进入 ICU 严密监护和防治多器官功能障碍综合征(MODS),病情稳定后再行确定性手术,改善损伤脏器功能以及康复治疗。

四、多发性创伤手术时机与方式的选择

严重多发性创伤的处理重点和先后顺序十分重要。应区别轻重缓急,优先处理危及生命的损伤。颅脑、胸、腹部损伤是处理的重点。广泛脑挫裂伤、颅内血肿应迅速开颅减压。同时伴胸腔或腹腔大出血者,开颅应与开胸或开腹同时进行。胸部、腹部同

时受伤,可根据严重程度确定先后顺序。胸部重伤者先开胸;腹部伤重者做胸腔闭式引流后先开腹;胸部、腹部伤均很严重时,应同时分别开胸和开腹,尽量避免做胸腹联合切口。不累及大血管的肢体骨折,有条件者可以在颅脑、胸、腹创伤处理后及时手术固定,但若伤情危重,则应待患者病情进一步稳定后再处理。

对于严重创伤患者,应实施损伤控制性手术治疗原则。在特别严重的多发性创伤,常表现为顽固性低体温(体温<35 ℃)、顽固性代谢性酸中毒(pH<7.30,血乳酸>5 mmol/L)和凝血障碍(凝血酶原时间或部分凝血活酶时间超过正常的50%),称为"死亡三角"。此类患者多不能耐受常规的确定性手术治疗,必须给予特殊的处理,把手术目标局限在控制创伤损害上,根据损伤控制外科(damage control surgery,DCS)的原则施行"损伤控制性手术"(damage control operation,DCO),目的是挽救生命;主要任务是通过最简单快捷的方法止血(填塞或缝合)和控制污染源(破裂肠管外置、缝合,不做吻合),迅速结束手术,送ICU进一步复苏,病情稳定后再行确定性手术。

五、多发性创伤的后期救治

在多发性创伤救治全过程中,早期治疗集中在抢救生命、复苏,中期则旨在确定性手术、防治多器官功能衰竭和感染,后期主要进行矫正、治疗各种后遗症、畸形和康复。此三个阶段是紧密相连的,救治的每一步骤都要想到下一步可能会出现的问题并予

以预防,如休克期复苏要防止灌注不足导致肾衰竭等多器官功能障碍,因而要快速输液提升血压,防止低血压时间过长;大量输液抗休克又要防止输液过量引起肺水肿、急性呼吸窘迫综合征(ARDS)、脑水肿和腹腔间隔综合征等。

进行抢救手术前、手术中都要注意无菌操作,预防感染,防治弥散性血管内凝血(DIC)等。术后定期测定血(尿)电解质变化、血常规、肝肾功能、凝血和纤溶功能,必要时做血培养和可疑感染部位的涂片和培养,根据检查结果,调整输液种类和输液量,必要时改变抗生素的种类和剂量。长期卧床者还须防治深静脉血栓、急性肺栓塞。在不能经口进食或口服营养不足时,应静脉补充氨基酸、脂肪乳剂、各种维生素和微量元素。禁食较长时间者,早期应用全胃肠外营养。

严重多发性创伤救治的时效性与整体性是提高创伤救治水平的根本保证,创伤专业化、ICU的加强监护和快速、整体化治疗模式可明显提高多发性创伤救治的成功率,提高多发性创伤的救治水平。

多发性创伤的诊治要点是先抢救生命,边诊断,边治疗,必须有动态、整体观念,高度重视应激导致的炎症反应和免疫抑制,加强营养支持,预防感染等二次打击,防治器官功能衰竭。另外,建立创伤急救新模式是未来我国多发性创伤救治的必要条件,加强急救复合型人才和创伤专业化人才培养是关键,创立区域化、多功能的创伤治疗中心是未来我国创伤救治的趋势。

多发性创伤的诊治流程见图12-1-2。

(刘松桥)

参 考 文 献

[1] Lenz A, Franklin GA, Cheadle WG. Systemic inflammation after trauma [J]. Injury, 2007,38(12):1336-1345.
[2] 吴岳嵩. 多发伤的早期处理[J]. 中华创伤杂志,1997,(1):66-67.
[3] 曹同瓦. 多发性创伤的急诊处理原则[J]. 中华急诊医学杂志,2005,(10):86-88.
[4] Hans-Christoph Pape, Roy Sanders, Joseph Borrelli. 多发性创伤骨折处理:多学科综合救治策略[M]. 马信龙,马宝通,译. 北京:人民军医出版社,2015.
[5] Nolan J. Fluid resuscitation for the trauma patient [J]. Resuscitation,2001,48(1):57-69.
[6] Spahn DR, Bouillon B, Cerny V, et al. Management of bleeding and coagulopathy following major trauma: an updated European guideline [J]. Crit Care, 2013,17(2):R76.
[7] Burris D, Rhee P, Kaufmann C, et al. Controlled resuscitation for uncontrolled hemorrhagic shock [J]. J Trauma, 1999,46(2):116-223.
[8] 黎沾良. 多发性创伤的救治策略[J]. 临床外科杂志,2005,(6):329-330.
[9] 邓勇,韩庆,白卫东. 创伤急救模式对救治水平的影响[J]. 中华创伤杂志,2004,(11):46-48.

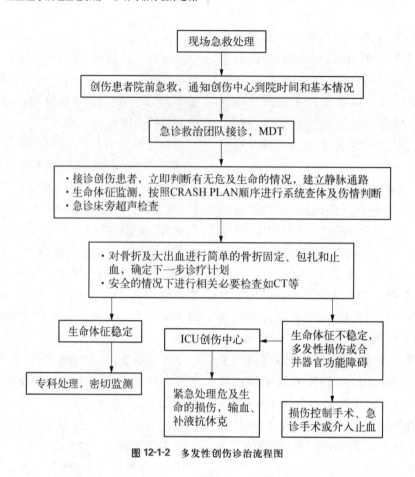

图 12-1-2　多发性创伤诊治流程图

第二节　重症胸部创伤

概述与病理生理

一、定义

胸部创伤在平时及战时均很常见。胸部所占体积大,目标明显,容易受伤。胸内脏器最主要的为肺和心脏大血管,创伤后容易发生呼吸和循环功能障碍。胸部创伤在多发性创伤致死原因中居第一位。平时胸部创伤占全身各种创伤的 $10\%\sim25\%$,大多数为交通事故伤,其他为意外受伤或故意伤害。在

一些大的自然灾害(如地震)造成的创伤中,胸部伤可达 11.6% 。战时胸部伤占战伤伤员总数的 $6\%\sim8\%$,但在阵亡者中 $25\%\sim27\%$ 死于胸部伤。

二、致伤原因与受伤机制

胸部伤的致伤原因分为钝性伤和穿透性伤两大类,钝性伤多由减速性、挤压性、撞击性或冲击性暴力所致,损伤机制复杂。穿透性伤包括刃器伤、枪弹

伤和弹片伤,多由火器或锐器暴力致伤,损伤机制较清楚,损伤范围直接与伤道有关。就人体受伤机制可归纳为三大类:①急剧减速和加速;②挤压;③高速撞击(亦含枪弹伤)。所造成的胸部伤分为闭合性伤和开放性伤。开放性伤中穿透胸膜或纵隔者称为穿通性开放伤,又称胸腔伤;仅伤及胸壁者称为非穿通性开放性。无论穿通性或非穿通性伤均可有贯通伤和盲管伤。

三、胸部创伤特点

一般说来,钝性胸部伤的特点为:①平时多见,一般引起闭合性伤,偶可造成开放性伤。②体表看受伤面积大,且常伴有其他部位的合并伤。③依据暴力的轻重不同,钝性伤造成损伤的深度和严重程度有很大的不同,从单纯胸壁软组织挫伤到严重胸内脏器伤。战时的钝性伤伤情往往严重。穿透性胸部伤的特点为:①战时多见,且由于现代火器的高速度、高能量和高杀伤力的特点,常造成多发、多部位的开放伤。平时穿透性伤约占95%,发生于打闹、斗殴和行凶时,致伤物多为刃器,导致切割和锐器刺伤,极少数为火器伤。②体表看伤口范围局限。③可根据穿透方向来估计哪些结构和脏器可能受伤。

四、病理生理

胸部遭受创伤后,损伤程度一方面取决于致伤原因的种类和能量,另一方面组织和脏器愈靠近外表者愈容易受伤,体积愈大者愈容易受伤。胸部创伤所引起的病理生理变化与下列因素有关。

(一)疼痛和胸壁稳定性破坏

胸廓是由肋骨、胸骨、胸椎与肋间肌构成的具有一定活动性和弹性的框架,既对胸内脏器和部分腹内脏器起保护作用,又通过膈肌的运动配合呼吸肌活动改变胸腔容量大小来完成呼吸动作。胸廓的稳定性和保护作用又为与之紧密相连的锁骨、肩胛骨和多层强大肌肉所加强。胸部创伤造成胸壁组织损伤、肋骨骨折和胸骨骨折等,除引起疼痛、造成神经刺激和限制呼吸动度以外,胸腔内容积改变可使胸廓运动的对称性和协调性被破坏,从而导致通气功能障碍,并可能伴随胸内和腹内脏器损伤。

(二)失血

胸腔内有心脏和大血管,胸壁和胸内脏器血管丰富,损伤后出血一方面可引起胸膜腔内或心包腔内积血,造成压迫,另一方面可使血容量减少,心排出量降低,严重时导致失血性休克。

(三)肺与纵隔受压

胸腔主要为左右两个闭合的胸膜囊及其中的肺脏所占据,内含数毫升浆液起着润滑作用。由于胸腔大和肺脏富有弹性回缩能力,故而胸膜腔内发生大量积血和积气(1 500～2 000 ml 及以上),造成压迫性肺不张和纵隔向对侧移位。

(四)胸腔负压受损

胸膜腔内为负压且两侧相等而使纵隔保持中位。若创伤使一侧胸膜腔负压受损,压力升高(血胸或气胸),不但伤侧肺受压萎陷,而且纵隔受压移向对侧,使对侧肺受压,心脏大血管亦受压和扭曲。若胸膜腔压力为正压时(张力性气胸),导致静脉回心血量受阻,甚至心搏骤停。若胸壁缺损使胸膜腔与外界直接相交通(开放性气胸),大气压可使伤侧肺萎陷和纵隔向健侧移位,对侧胸膜腔内仍为负压且仍随呼吸而周期性增减,致使纵隔随呼吸而左右来回移位,称为纵隔摆动,心脏大血管也受压和来回扭曲,静脉回心血流受障碍,心排血量下降,加上纵隔和肺门神经丛受刺激,可迅速导致休克,称为胸膜肺休克。

(五)肺损伤

创伤所致肺损伤包括浅层的肺破裂、深达中层(含细、小支气管)的肺裂伤以及肺全层损伤如肺挫伤和肺爆震伤。肺损伤后可引起气胸、血胸和血容量减少,肺毛细血管通透性的改变和表面活性物质丢失,通气和换气功能障碍,通气/灌注比值失调等,导致全身血流动力学变化,缺氧和酸中毒,全身细胞免疫和体液免疫功能降低,炎症介质释放等,这些全身性反应影响着肺损伤后的病理生理演变,甚至导致 ARDS。

(六)膈肌功能受损与膈肌破裂

胸廓下方为穹窿状膈肌所封闭。膈下毗邻重要的腹内脏器。膈肌不仅将胸腹腔分隔开,且是主要的呼吸肌,平静呼吸时承担 2/3 呼吸做功。在下胸部钝性或穿透性创伤时,可致膈肌破裂,形成胸腹联合伤,一方面影响呼吸功能,另一方面当膈肌裂口较大时,腹内脏器可疝入胸腔,造成对肺和纵隔的压迫,引起呼吸和循环功能障碍。

(七)气道阻塞

创伤后呼吸道和肺出血或有误吸可致气道阻塞。

(八)纵隔和心脏压塞

纵隔位于两侧胸膜囊之间,在此狭小区域内有许多器官和结构,在严重创伤之下受到的损伤往往严重,死亡率高。纵隔内发生气肿和出血时容易沿其间的疏松结缔组织扩散,引起心脏和大血管受压(心包外心脏压塞)。心脏是纵隔内最大的器官,较其他结构更易遭受创伤。心包由浆膜层和纤维层构成,弹性较差,心包腔内快速积血 50 ml 即可使心脏舒缩功能受限,回心血量和心排血量锐减,引起急性心脏压塞,积血 150~200 ml 就足以引起严重休克,中心静脉压 20 cmH$_2$O 为危险临界水平,若迅速抽出 30 ml 积血即可明显改善症状,则有挽救生命的机会。

诊断与鉴别诊断

根据患者的情况进行相应的处理,病史询问,诊断和抢救应同时展开。病史主要采集要点是:受伤时间、部位、现场状况,导致损伤的暴力类型及具体的致伤武器,致伤情况及具体背景,伤后的治疗经过。同时写明患者的主要痛苦(清醒者最好自述)、接诊时间。

初步检查应在抢救同时并使之稳定后进行。重点是损伤的范围及程度,胸廓是否对称,胸壁有无反常运动,颈部有无延突性皮下气肿,腹部有无腹膜刺激的体征,如股动脉搏动和下肢血压异常,通常为主动脉损伤的早期体征。如有严重休克和呼吸困难者,应先急救处理。待全身情况稳定后再做全面检查或特殊检查。在个别病例中,穿刺既是诊断又是缓解病情的手段,如血气胸时。在检查中,应注意胸部以外的合并伤,尤其是颅脑、脊柱及腹部的严重并发损伤。

除生命体征外,应首先明确损伤类型,如是开放伤还是闭合伤。如果是开放伤,应进一步搞清是胸壁伤还是胸腔伤。如果是穿入伤,更须判明是盲管伤还是贯通伤,以及内脏损害的具体部位、程度(如纵隔破裂、肺破裂等)。伤口较大而又与外界敞通时,大气正压必然自伤口侵入。

严重的胸部损伤早期多有呼吸或循环障碍,如呼吸困难、发绀、休克现象。临床常见的快速致命伤有心脏压塞、气道梗阻、进行性或大量血胸、张力性气胸、开放性气胸、连枷胸和心脏大血管损伤。应及时发现和处理潜在致死性创伤,包括食管破裂、膈肌破裂、肺挫伤、心脏钝挫伤、胸腔感染等。对于张力性气胸、心脏大血管损伤等危急生命的情况,要及时采取必要果断的处理,如闭式引流、开胸探查或脏器修复等。

X 线和 CT 影像学检查是胸部创伤的重要检查手段,主要观察心、肺、膈的形态、位置及大血管阴影,注意有无胸膜积液和肥厚,有无异物残存。一般仅需摄拍 X 线后前位及侧位片或急诊 CT 扫描。

近年来超声检查在多发性创伤患者的早期床旁评估中的作用越来越显著。床旁快速超声检查(focussed assessment sonography trauma,FAST)对胸腹部闭合性创伤患者检查时间显著优于 CT 检查时间,尤其适用于不宜搬动进行 CT 检查的患者,对胸腔积液积血、心脏大血管损伤、腹部出血等有较好的敏感性和特异性,但超声检查准确性也受到操作者熟练程度的影响。

监 测 与 治 疗

胸部伤的救治原则在于及早纠正呼吸和循环功能紊乱,包括:①恢复胸壁的完整性和呼吸运动功能;②保持呼吸道通畅;③补充血容量和止血;④解除胸膜腔和心包腔内的压力;⑤适时进行开胸手术。

多发性创伤包括胸部创伤患者的救治采用VIPCO程序:V（ventilation）指保持呼吸道通畅、通气和给氧;I（infusion）指输血、补液扩容以防治休克;P（pulsation）指维护心泵功能,监护心脏搏动以及进行心肺复苏;C（control）指控制出血;O（operation）指开胸手术。需要紧急处理而不容许进行更多检查（包括 X 线胸片）的伤情包括:①呼吸道阻塞;②浮动胸壁的反常呼吸运动;③开放性气胸;④张力性气胸;⑤大出血;⑥急性心脏压塞和心脏大血管损伤。

清除呼吸道梗阻,建立通畅稳定的呼吸道。呼吸道梗阻的原因包括喉部损伤或水肿,气管为黏液或血淤积阻塞,有时患者存在意识障碍舌体后坠阻塞咽喉部。症状显著者,可见吸气时锁骨上窝下陷,应立即清理呼吸道,或紧急气管插管。

张力性气胸时可见患侧呼吸运动减弱,纵隔向健侧移位,颈部可触及气管移向健侧,患侧高度鼓音,心界缩小并向对侧偏移,听诊可见呼吸音极微以至消失。同时伴有胸壁皮下气肿或出现纵隔气肿延至颈部。胸穿可明确诊断,并使高压气体排出,以缓解气体对心、肺的压迫,改善休克及缺氧症状,紧急情况下不必等待影像学检查以免贻误抢救时机。

无论闭合伤或开放伤,严重的血胸一方面压迫肺及纵隔,另外还有失血导致的循环障碍,局部体征大致与气胸相似,如经引流等治疗而出血未见停止者,必要时外科开胸手术治疗。

严重的撞击、挤压,不仅造成单纯胸部损伤,亦可导致膈疝及损伤性窒息或支气管不同程度的损伤。由于爆炸,气浪、震动、冲击所导致的爆震伤患者并无明显外部伤,但患者多呈昏迷或休克状态,呼吸高度困难、发绀,同时可有血性泡沫状分泌物由口鼻流出。

急性心脏压塞及心脏破裂是紧急状况,必须分秒必争,在检查中可根据损伤的性质、伤态、奇脉、心率搏动减弱及对低血压治疗无效者,均应怀疑急性心脏压塞或破裂。预后极为不良,若情况允许,应紧急施行开胸探查及心脏缝合术以免失去抢救时机。

重症胸部创伤的诊治流程见图 12-2-1。

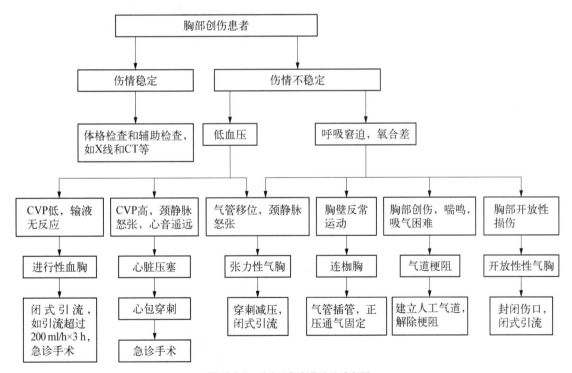

图 12-2-1 重症胸部创伤诊治流程图

（刘松桥）

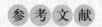

[1] 潘铁文,徐志飞.多发伤中的胸部创伤救治[J].中华创伤杂志,2008,24(11):865-867.
[2] 张玲,张进军,王天兵,等.严重创伤院前救治流程:专家共识[J].创伤外科杂志,2012,14(4):379-381.
[3] 刘朝普,蔡平军,陈凤,等.1162例严重胸部创伤的院前急救分析[J].创伤外科杂志,2015,(4):349-351.
[4] 中华医学会创伤学分会创伤危重症与感染学组,创伤急救与多发伤学组.胸部创伤院前急救专家共识[J].中华创伤杂志,2014,30(9):861-864.
[5] Lockey DJ, Healey B, Crewdson K, et al. Advanced airway management is necessary in prehospital trauma patients [J]. British Journal of Anaesthesia, 2015,114(4):657-662.
[6] Vafaei A, Hatamabadi HR, Heidary K, et al. Diagnostic accuracy of ultrasonography and radiography in initial evaluation of chest trauma patients [J]. Emergency, 2016,4(1):19.
[7] Dhillon TS, Galante JM, Salcedo ES, et al. Characteristics of chest wall injuries that predict postrecovery pulmonary symptoms: a secondary analysis of data from a randomized trial [J]. Journal of Trauma & Acute Care Surgery, 2015,79(2):186-187.

第三节 脊髓损伤

概述与病理生理

脊髓损伤是脊柱损伤最严重的并发症,往往导致损伤节段以下肢体严重的功能障碍。脊髓是中枢神经的一部分,位于脊椎骨组成的椎管内,呈长圆柱状,人的脊髓全长41~45 cm(图12-3-1)。上端与颅内的延髓相连,下端呈圆锥形随个体发育而有所不同,成人终于第1腰椎下缘或第2腰椎上部(初生儿则平第3腰椎)。

与每对脊神经前后要相连的一段脊髓称为一个脊髓节段,脊髓分为31个节段:8个颈段(C),12个胸段(T),5个腰段(L),5个骶段(S)和1个尾段(Co)。脊髓功能包括:反射功能、运动功能、感觉功能、传导功能、调节功能等,脊髓任一节段受损均可导致相应节段支配的功能受损伤。

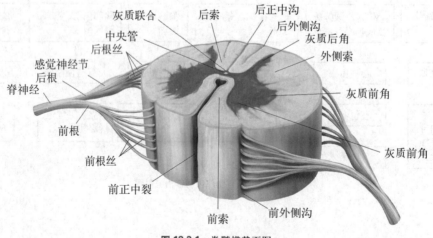

图12-3-1 脊髓横截面图

脊髓损伤评估与诊断

一、纵向节段定位

根据运动、感觉、反射和自主神经功能障碍的平面来判断损伤的节段。临床中较为常用的定位节段如图 12-3-2 所示。

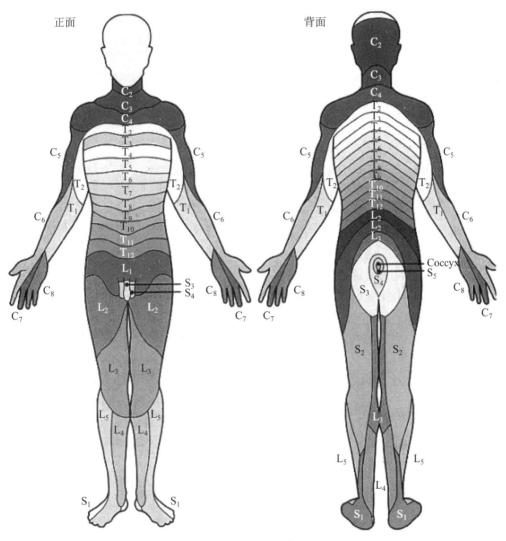

图 12-3-2　脊髓节段定位图

二、横向定位

1. 中央性脊髓损伤综合征　是最常见的不全损伤,多表现为:上肢与下肢的瘫痪程度不一,上肢重下肢轻,或者单有上肢损伤。在损伤节段平面以下,可有感觉过敏或感觉减退,上肢反射减退,下肢反射亢进,尿潴留;也可能出现触觉障碍及深感觉障碍。

2. 脊髓半切综合征　也称 Brown-Sequard 综合征,损伤水平以下,同侧肢体运动瘫痪和深感觉障碍,而对侧痛觉和温度觉障碍,但触觉功能无影响。由于一侧骶神经尚完整,故大小便功能仍正常。如第1至第2胸脊髓节段受伤,同侧颜面、头颈部可有血管运动失调征象和Horner综合征,即瞳孔缩小、睑裂变窄和眼球内陷。此种单侧脊髓的横贯性损害综合征好发于胸段,而腰段及骶段则很少见。

3. 前侧脊髓综合征 可能与脊髓前侧被骨片或椎间盘压迫有关,也可由中央动脉分支的损伤或被压迫所致。脊髓灰质对缺血较白质更敏感,在损伤、压迫或缺血条件下,前角运动神经细胞较易发生选择性损伤。好发于颈髓下段和胸髓上段。若损伤在颈髓,主要表现为四肢瘫痪,在损伤节段平面以下的痛觉、温觉减退而位置觉、震动觉正常,会阴部和下肢仍保留深感觉和位置觉。在不全损伤中,其预后最坏。

4. 脊髓后方损伤综合征 多见于颈椎于过伸位受伤者,系脊髓的后部结构受到轻度挫伤所致。脊髓的后角及脊神经的后根亦可受累,其临床症状以感觉丧失为主,亦可表现为神经刺激症状,即在损伤节段平面以下对称性疼痛和烧灼感。

5. 马尾-圆锥损伤综合征 由马尾神经或脊髓圆锥损伤所致,主要与胸腰结合段或其下方脊柱的严重损伤有关。临床特点:①支配区肌肉下运动神经元瘫痪,出现弛缓性瘫痪;②支配区所有感觉丧失;③骶部反射部分或全部丧失,膀胱和直肠呈下运动神经元瘫痪,出现大小便失禁。马尾损伤程度轻时可和其他周围神经一样再生,甚至完全恢复,但损伤重或完全断裂则不易自愈。

三、神经功能评估

根据支配主要肌肉群损伤情况评估见表12-3-1。

表 12-3-1　评估脊髓损伤的主要肌肉群(ASIA)

脊髓	肌群	脊髓	肌群
C_5	肘屈肌	L_2	髋屈肌
C_6	腕伸肌	L_3	膝伸肌
C_7	肘伸肌	L_4	踝关节背屈肌
C_8	指伸肌	L_5	趾长伸肌
T_1	指外展肌	S_1	踝关节趾屈肌

脊髓损伤分级见表12-3-2。

表 12-3-2　脊髓损伤分级(ASIA)

分级	描述
ASIA A	完全性损伤,损伤平面以下,包括$S_{4\sim5}$无感觉和运动功能
ASIA B	不完全性损伤,损伤平面以下,包括$S_{4\sim5}$有感觉功能,但无运动功能
ASIA C	不完全性损伤,损伤平面以下存在运动功能,平面以下一半以上关键肌肌力<3级
ASIA D	不完全性损伤,损伤平面以下存在运动功能,平面以下至少一半以上关键肌肌力≥3级
ASIA E	正常,感觉和运动功能正常

四、其他

1. 脊髓休克 脊髓遭受严重创伤和病理损害时即可发生功能的暂时性完全抑制,临床表现以迟缓性瘫痪为特征,各种脊髓反射及大小便功能均丧失。其全身可有低血压或心排血量降低、心动过缓、体温降低及呼吸功能障碍等。

脊髓休克在伤后可立即发生,可持续数小时至数周。儿童一般持续3~4日,成人多为3~6周。脊髓损伤部位越低,其持续时间越短。

2. 脊髓震荡 脊髓损伤后出现短暂性功能抑制状态。大体病理无明显器质性改变,显微镜下仅有少许水肿,神经细胞和神经纤维未见破坏现象。临床表现为受伤后损伤平面以下立即出现迟缓性瘫痪,经过数小时至2日,脊髓功能即开始恢复,且日后不留任何神经系统的后遗症。

五、辅助检查

1. X线 简便、迅速,多可发现脊椎骨折,但脊髓损伤的诊断准确性较差。

2. CT 创伤后需进行全脊柱CT扫描,必要时可进行脊柱的二维和(或)三维重建,便于明确脊髓损伤的情况。

3. MRI 与CT相比,对脊髓损伤的评估准确性相对较高,但由于其检查需要的时间长,对于病情危重的患者而言存在局限性。

治 疗

1. 固定 一旦怀疑脊髓损伤则需立即给予妥善固定,避免继发器官功能损害的出现。

2. 外科治疗 有手术指征者则需尽早行手术治疗,便于后期器官功能的恢复及管理。

3. 内科治疗

(1)减轻脊髓水肿:维持循环的情况下可给予甘露醇或呋塞米(速尿)进行脱水治疗。需要给予甲泼尼龙冲击疗法,每千克体重 30 mg 剂量一次给药,15 min静脉注射完毕,休息 45 min,在以后 23 h 内以 5.4 mg/(kg·h)剂量持续静脉滴注。本法只使用于受伤后 3 h 内者。而对于受伤 3~8 h 的患者,甲泼尼龙维持时间需延长至 47 h。

(2)保证灌注:维持血压在平素水平,甚至高于平素水平,具体根据临床情况而定。

(3)营养神经。

(4)并发症处理:①呼吸系统:气道管理,必要时可开放气道,机械通气。②循环系统:有时可伴发休克,需评估容量状态,必要时可加用血管活性药物,维持血压,保证灌注。③消化系统:多可出现应激性溃疡等胃肠道功能障碍,早期可给予抑酸治疗,待功能改善,可尽早给予肠内营养支持治疗,保持肠道通畅。④泌尿系统:继发泌尿系损伤时,需监测尿量及性状,同时关注肾功能水平,必要时可给予血液净化治疗。⑤其他:肢体康复锻炼等。

脊髓损伤的诊治流程见图 12-3-3。

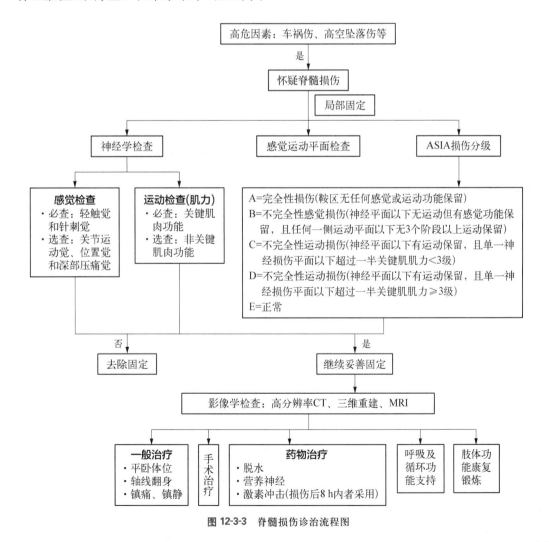

图 12-3-3 脊髓损伤诊治流程图

(郭兰琪)

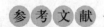

[1] Gelb DE, Hadley MN, Aarabi B, et al. Initial closed reduction of cervical spinal fracture-dislocation injuries [J]. Neurosurgery, 2013,72:73 - 83.
[2] 美国脊髓损伤协会,国际脊髓损伤协会.脊髓损伤神经学分类国际标准(2011 年修订)[J].李建军,王方永,译.中国康复理论与实践,2011,17(10): 963 - 972.
[3] 曹在民,冯琳,马宁,等.创伤性颈椎脊髓损伤患者临床 MRI 表现及预后分析[J].创伤外科杂志,2016,18(9):555 - 557.
[4] 汪靖宇,刘天健,王琳琳,等.急性脊髓损伤临床治疗进展[J].中华急诊医学杂志,2017,26(4):470 - 472.
[5] Grasner L, Wute EC, Klein B, et al. Early decompression (<8 h) after traumatic cervical spinal cord injury improves functional outcome assesed by spinal cord independence measure after one year [J]. J Neurotrauma, 2016,33(18):1658 - 1666.
[6] Fehlings MG, Vacaro A, Wilson JR, et al. Early versus delayed decompression for traumatic cervical spinal cord injury: results of the Surgical Timing in Acute Spinal Cord Injury Study (STASCIS) [J]. PLoS One, 2012,7(2): e32037.

第四节　重症腹部创伤

概述与病理生理

一、定义

重症腹部创伤(sTAI)是指因各类原因所导致的腹壁与腹部脏器的严重损伤,重症腹部创伤大多合并全身多发伤如颅脑损伤、胸部损伤、脊柱四肢损伤等。

二、病因

可由锐器伤、火器伤、钝性暴力伤所导致。

三、分型

根据腹壁有无伤口可分为开放性和闭合性腹部创伤;根据有无腹内脏器伤分为单纯腹壁伤和腹内脏器伤。腹内脏器伤根据腹内脏器解剖特点又分为实质脏器伤和空腔脏器伤。根据腹内脏器损伤数量分为单脏器伤和多脏器伤以及合并全身各部的损伤等。

临床表现

1. 腹痛　是腹部创伤的主要症状,疼痛部位、性质、范围与受伤部位、致伤作用力的大小和伤情严重程度有关。受伤部位多与损伤的组织和脏器解剖部位相一致。

2. 恶心、呕吐　实质脏器损伤出现低血压时可有恶心和呕吐,空腔脏器损伤引起腹膜刺激症状,也伴有恶心、呕吐。体温升高则提示有腹腔感染。

3. 腹胀　可由实质脏器破裂后大量出血或空腔脏器损伤所致的腹膜炎引起,但常见于腹腔感染、肠麻痹。

4. 便血和血尿　便血或肛门有血液流出者,提示有直肠或结肠损伤。患者有血尿则提示有泌尿系损伤。伤后无尿,膀胱叩诊无实音区,可能为膀胱破裂。

5. 头部伤情　头皮血肿、裂伤、出血、脑脊液漏、五官头面部损伤等。

6. 休克、低血压　可由实质性脏器破裂导致的失血性休克引起或由创伤性休克引起。

7. 其他伤情 如同时合并其他脏器损伤可出现 相应的临床表现。

诊断与鉴别诊断

一、开放性腹部创伤诊断

1. 病史 详细了解受伤经过,时间,受伤时的姿势,伤后有无呕血、便血、尿血等。致伤物及其入口和出口。

2. 体格检查 腹部查体提示腹部压痛、反跳痛和肌紧张等腹膜刺激征,肝浊音界消失,移动性浊音,肠鸣音减弱或消失;同时要注意能否看到内脏和伤口流出物性质,根据后者可判断何种脏器伤。开放性创伤腹壁缺损和伤口较大时,可有内脏脱出,以肠管为多见。

3. 辅助检查

(1) 实验室检查。

1) 血常规及凝血:大量失血可见血红蛋白、血小板降低,凝血功能障碍。合并感染或严重应激可见白细胞及中性粒细胞计数升高。

2) 肝肾功能检查:合并休克或相关脏器损伤可见肝酶、胆红素升高,低蛋白血症,肌酐、尿素氮升高,心肌酶、肌酸激酶升高等。

(2) 影像学检查。

1) X 线平片、CT、MRI 扫描可明确腹腔脏器损伤情况和严重程度。

2) 如合并四肢及胸腹腔脏器损伤,应行 X 线平片、CT 或 MRI 或超声检查明确损伤情况和严重程度。

二、闭合性腹部创伤诊断

诊断较开放伤困难,重点是正确判断有无内脏伤。一般实质脏器伤(肝、脾、肠系膜等),主要临床表现为内出血或出血性休克。其严重程度与出血量有关。空腔脏器伤(胃、肠、胆囊、膀胱等)主要临床表现为腹膜炎。其严重程度与破口大小和内容物流出量有关。但损伤早期,症状和体征可不明显,增加了诊断的困难,需严密观察,以防漏诊。

1. 病史 外伤史详细询问受伤情况、时间、致伤物的速度、性质、方向,伤后有无腹痛、恶心、呕吐、便血、尿血等。

2. 体格检查 腹部查体提示腹部压痛、反跳痛和肌紧张等腹膜刺激征,肝浊音界消失,移动性浊音,肠鸣音减弱或消失。腹腔内出血可出现脉搏进行性加速、血压进行性下降。伤后直肠内诊检查很重要。肛门指检指套有血迹则证实有损伤;膀胱直肠窝饱满、触痛,可为内出血或炎症感染或积液所致;直肠后触及捻发音,表示有腹膜后空腔脏器破裂,肛管直肠有破口则损伤无疑。

3. 辅助检查

(1) 实验室检查:红细胞及血红蛋白检查可了解失血情况、动态观察,又可了解有无继续出血。血细胞比容检查也可了解失血情况,尿常规可了解有无血尿。血清淀粉酶检查有助了解有无胰腺损伤等。

(2) 影像学检查

1) X 线平片:可行立位腹部平片、左侧卧位腹部平片、骨盆正位片等。可了解膈下有无游离气体,膈肌动度,肝、脾阴影有无增大,腹膜后有无积气,肠管积气程度,有无异物存留及其部位,有无骨盆骨折。

2) CT 检查:对实质性脏器损伤及其范围和程度有重要的诊断价值,缺点是对装备要求较高,价格较昂贵,尤其是需要搬动患者时,因此只适用于病情稳定又需要进一步明确诊断者。

3) MRI:对血管伤和某些特殊部位的损伤如膈肌破裂和十二指肠壁间血肿有较高的诊断价值,但比 CT 更不易普及,较少应用。

4) B 超检查:有助于内出血,肝、脾包膜下血肿,肝、脾破裂等诊断。

5) 核素扫描:选择性腹腔动脉造影、腹腔镜检查用于临床难以决定是否需要剖腹的患者,可视患者情况和具体条件选用。

(3) 诊断性腹腔穿刺及灌洗:对闭合性腹部创伤的诊断有很大帮助。诊断性穿刺简单易行,痛苦小,可反复施行,为常用方法。可有假阳性或假阴性。在诊断性腹腔穿刺为阴性而又高度怀疑有腹内严重损伤时,应采用腹腔灌洗检查。该法较穿刺术更可靠。

三、鉴别诊断

诊断明确,一般无需鉴别诊断。

监测与治疗

一、监测

严重腹部创伤患者应进行密切监测。

(1) 每 15～30 min 测定 1 次脉率、呼吸和血压。

(2) 每 30 min 检查 1 次腹部体征,注意腹膜刺激征程度和范围的改变。

(3) 每 30～60 min 测定 1 次红细胞数、血红蛋白和血细胞比容,了解是否有所下降,并复查白细胞是否上升。

(4) 必要时可重复进行诊断性腹腔穿刺术或灌洗术。

二、治疗

1. 开放性腹部创伤的治疗

(1) 首先处理危及生命的外伤(呼吸道阻塞、开放性或张力性气胸、大出血、进展迅速的颅脑外伤等),再处理腹部其他伤。

(2) 投射物引起的腹部穿透伤,应尽早剖腹探查。

(3) 内脏脱出者,因有污染或损伤,切勿即行还纳,可用消毒碗、消毒敷料将脱出的内脏扣住或用消毒敷料包扎,再护送或搬运。

(4) 抗感染,抗休克,及时注射破伤风抗毒素(TAT)。

(5) 手术治疗是最重要的环节,应在积极准备的同时,抓紧实施。手术适应证:休克、腹膜炎体征、腹腔内游离气体、消化道出血或严重血尿。

2. 闭合性腹部创伤的治疗

(1) 首先处理危及生命的外伤(呼吸道阻塞、开放性或张力性气胸、大出血、进展迅速的颅脑外伤等),再处理腹部其他伤。

(2) 抗感染,抗休克,及时注射 TAT。

(3) 诊断明确后应立即手术。术前全面了解伤情、失血量、心血管功能及合并损伤等,必要时配血,建立通畅的输液通道。

(4) 治疗过程中应密切监测,如病情急剧恶化需随时手术剖腹探查。手术探查指征:①明确腹膜刺激征;②有腹腔游离气体;③腹腔穿刺或灌洗发现胆汁污染或肠内容物;④胃肠道出血;⑤持续低血压难以用腹部以外原因解释。

3. 损伤控制手术(DCS)在重症腹部创伤中的应用 由于严重腹部损伤常常导致创伤性休克,并且常常合并严重腹腔感染、大血管损伤、器官破裂出血和腹壁缺损等,势必会引起低体温、代谢性酸中毒和凝血功能障碍三联征为特点的"死亡三角"。因此,早期有效、快速地止血及控制腹腔感染、关腹是纠正病理生理性改变的关键。损伤控制手术通过快速控制伤情、复苏和确定性手术三个阶段能够及时阻断死亡三角的恶性循环,改善重症腹部创伤患者预后。

Asensio 等提出了损伤控制手术的选择原则,包括体温<34 ℃、血清 pH<7.2、碳酸氢根<15 mmol/L、输血量>4 000 ml、输液量达 12 000 ml、明确的术中凝血功能障碍及持续的低血压(收缩压<90 mmHg,时间>60 min)等。

损伤控制性外科的程序包括:①早期迅速、简单、快速手术处理,较确定性手术更有效地减轻对机体的打击,包括控制出血、控制污染及临时关闭腹腔。②术后重症监护:患者通过快速手术处理后进入 ICU 继续复苏和监护,包括维持循环和呼吸功能、保护胃肠功能、纠正代谢紊乱及阻断低体温、凝血功能障碍和酸中毒级联反应等多方面的生命支持,从而提高二次手术的存活率。③确定性手术,主要是去除填塞、实施血管和胃肠道的重建及关闭腹腔。

预 后

重症腹部创伤患者的病死率高达 50%。腹腔严重感染、肺部感染、感染性休克及相继发生的多器官功能障碍综合征(MODS)是重症腹部创伤患者最常见的死亡原因。

重症腹部创伤的诊治流程见图 12-4-1。

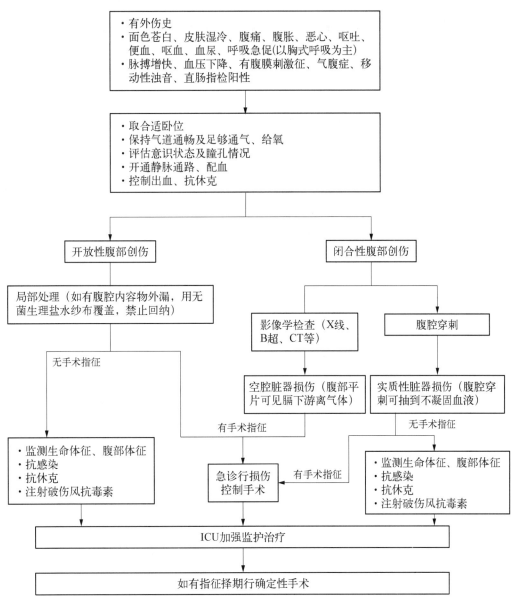

图 12-4-1 重症腹部创伤诊治流程图

（董 亮）

[1] Farhat GA, Abdu RA, Vanek VW. Delayed splenic rupture: real or imaginary? [J]. American Surgeon, 1992,58(6):340 - 345.
[2] Brown RL, Irish MS, McCabe AJ, et al. Observation of splenic trauma: when is a little too much? [J]. Journal of Paediatric Surgery, 1999,34 (7):1124 - 1126.
[3] Lynch JM, Meza MP, Newman B, et al. Computer tomography grade of splenic injury is predictive of the time required for radiographic healing [J]. Journal of Paediatric Surgery, 1997,32(7):1093 - 1096.
[4] Wesson DE, Filler RM, Ein SH, et al. Ruptured spleen: When to operate? [J]. Journal of Paediatric Surgery, 1981,16(3):324 - 326.
[5] Galat JA, Grisoni ER, Gauderer WL. Pediatric blunt liver injury: establishment of criteria for appropriate management [J]. Journal of Paediatric Surgery, 1990,25(11):1162 - 1165.
[6] Amroch D, Schiavon G, Carmignola G, et al. Isolated blunt liver trauma: is nonoperative treatment justified? [J]. Journal of Paediatric Surgery,

1992,27(4):466-468.

[7] Church NG, May G, Sigalet DL. Minimally invasive approach to bile duct injury after blunt liver trauma in pediatric patients [J]. Journal of Paediatric Surgery, 2002,37(5):773-775.

[8] Margenthaler JA, Weber TR, Keller MS. Blunt renal trauma in children: experience with conservative management at a pediatric trauma center [J]. J Trauma, 2002,52(5):928-932.

[9] Wessel LM, Scholz S, Jester I, et al. Management of kidney injuries in children with blunt abdominal trauma [J]. Journal of Pediatric Surgery, 2000,35(9):1326-1330.

第十三章

妇科和产科重症

第一节　子痫前期与子痫

概述与病理生理

一、定义

子痫前期(pre-eclampsia，PEC)是指血压正常的女性在妊娠 20 周后发生的高血压基础上，并发蛋白尿或者其他终末器官(脑、心血管、肺、肝、肾、血液胎盘)功能障碍。母体可并发肺水肿、脑出血、肝衰竭、肾损伤，甚至死亡，也可导致胎儿早产、生长受限、胎儿窘迫甚至死胎，严重威胁母儿生命安全。

子痫(eclampsia)是指在子痫前期基础上新发抽搐、惊厥，可出现在产前、产时或产后，是目前世界范围内威胁孕产妇生命的严重妊娠并发症。

子痫前期与子痫属于妊娠期高血压疾病，妊娠期高血压疾病分为四大类：子痫前期与子痫、妊娠合并慢性高血压、慢性高血压并发子痫前期、妊娠期高血压。

二、流行病学

子痫前期在妊娠妇女中发病率达 2%～8%(轻度约占 75%，重度约 25%)，近 20 年来，美国子痫前期发病率上升了 25%。而子痫的发病率在发达国家妊娠妇女中为 0.04%～0.1%。据统计 2006～2008 年间英国 107 例孕产妇死亡患者中有 22 例死于子痫前期与子痫。可见子痫前期与子痫是导致孕产妇与围生儿高发病率、高死亡率的主要原因之一。

三、危险因素与发病机制

子痫前期的危险因素包括：①初产妇；②子痫前期病史；③慢性高血压和(或)慢性肾病；④血栓性疾病；⑤多胎妊娠；⑥辅助生育技术妊娠；⑦家族子痫前期病史；⑧1 型或 2 型糖尿病；⑨肥胖；⑩自身免疫性疾病；⑪孕产妇年龄≥40 岁；⑫多胎妊娠；⑬存在心血管系统疾病。未予有效治疗的子痫前期患者容易发展为子痫。

目前多认为子痫前期的发病过程主要包括胎盘形成不良和胎盘氧化应激两个阶段，氧化应激的胎盘因子，引起血管内皮细胞受损和系统炎症反应，并最终导致子痫前期的一系列临床症状和体征。

胎盘形成不良主要为绒毛滋养细胞侵蚀不良。生理情况下，胎盘形成过程中，滋养细胞中的中间型滋养细胞(绒毛外滋养细胞)和血管内滋养细胞于妊娠 10 周开始沿螺旋小动脉逆行浸润，逐渐取代血管内皮，使血管腔扩大，阻力下降，血流量明显增加，称为"血管重铸"。子痫前期病变时，由于母体或胎儿因素导致胎盘绒毛外滋养细胞侵袭不足，血管重铸障碍导致管腔狭窄，胎盘血流减少。胎盘的缺血、缺氧可促使胎盘释放因子，引起系统炎症反应，导致氧化应激和全身血管内皮细胞受损。另外如多胎、糖尿病、胎盘水肿等导致胎盘体积增大，使胎盘血流量及灌注相对不足，也可能导致内皮受损。

免疫因素是子痫前期与子痫的另一重要因素。胎儿与母体之间免疫平衡失调即可能诱导排斥反应，导致病理妊娠。子痫前期与子痫患者螺旋小动脉表现出类似急性排斥反应、急性粥样硬化病变和纤维素样坏死，血管周围出现淋巴细胞浸润。流行病学显示，子痫前期与子痫的发生率在初孕和改变配偶后再次妊娠的妇女中相似,而在不改变配偶后再次妊娠的妇女中明显降低,赠卵、赠精子或长期避孕后再次妊娠也与初次妊娠有同样的子痫前期与子痫发病率,这与女方接触男方精子抗原少未能引发免疫耐受有关。

流行病学研究发现子痫前期患者的女儿、孙女、姐妹患病风险增加,同卵双胎女性都发病的风险远远高于异卵双胎女性,说明遗传因素与该病发生有关,但确切的相关基因位点尚不确切。子痫前期可能与遗传与环境交互作用相关。

总之,目前尚无能全面解释子痫前期与子痫的病因。子痫前期与子痫可能在多基因遗传背景和环境因素的影响下,母胎免疫平衡失调,滋养细胞受累,浸润能力下降,胎盘浅表着床滋养细胞缺血缺氧,引发氧化应激,脂质过氧化和氧自由基释放,直接或间接导致血管内皮激活与损伤,引起缩血管物质增加及血管内皮源性舒张因子分泌减少,缩血管物质与舒血管物质平衡失调,引起全身小动脉痉挛,外周循环阻力增加,血压升高。血管内皮损伤又导致促凝因子和抗凝因子平衡失调,血管内微血栓形成,小动脉痉挛及血管内微血栓形成,使全身各系统各脏器血液灌流量减少,从而导致器官病理改变,最终导致子痫前期与子痫。

四、病理生理

血管内皮细胞受损和全身炎症反应可引起血管痉挛和内皮细胞损伤,全身小动脉痉挛和血管壁通透性增加是子痫前期及子痫的基本病变,可导致目标器官的血管损伤、小血管痉挛及重要脏器功能障碍等。

1. 脑 脑血管痉挛,通透性增加,血浆、红细胞渗出到脑血管外间隙中,造成点状出血;受损的血管壁在血压骤升时脑血管内压力增加,极易导致破裂出血;血液黏滞度增高、颅内压增高等均可导致脑血流量减少,形成静脉窦血栓或脑梗死。

2. 肾 肾小动脉痉挛,加之病理性血管病性微血栓形成,出现妊娠期高血压疾病特异性肾损害——肾小球内皮增生,肾小球增大、扭曲及阻塞,并伴囊内细胞肥大。肾小球内皮增生引起肾小球滤过率下降,肾脏血液灌注减少,并出现蛋白尿。

3. 肝 肝小动脉痉挛致肝脏缺血、缺氧、水肿。肝细胞内线粒体膜通透性升高,释放转氨酶,使血浆中转氨酶和碱性磷酸酶升高。严重者可能发生门静脉周围坏死,肝包膜下血肿形成,包膜下出血,甚至肝破裂等。

4. 心血管 血管痉挛导致血压升高,外周阻力升高,心脏后负荷增加,使心排血量减少。另外,血管内皮细胞受损,血管通透性增加,血管内液体进入第三间隙,导致血容量不足。

5. 肺 肺血管痉挛,肺动脉高压,加之肺血管通透性增加,易发生肺水肿,导致严重呼吸衰竭。

6. 血液 血管壁通透性增加,血液浓缩,血细胞比容升高;广泛的血管内皮细胞损伤,激活凝血机制,继而凝血因子消耗,可出现弥散性血管内凝血。当出现血小板减少、肝酶升高、溶血被称为 HELLP 综合征。

7. 内分泌及代谢 妊娠晚期盐皮质激素、去氧皮质酮升高可致钠潴留,同时尿蛋白的丢失、低蛋白血症,使细胞外液超过正常妊娠时。

8. 子宫胎盘血流灌注 胎盘血流减少,可导致胎盘功能下降,胎儿生长受限,胎儿呼吸窘迫。若胎盘床血管破裂可致胎盘早剥,严重时母胎死亡。

临床表现

妊娠 20 周后出现高血压、水肿、蛋白尿,轻者表现为轻度头晕,重者可出现头痛、眼花、恶心、呕吐,持续性右上腹疼痛等,甚至昏迷、抽搐,导致子痫。

子痫是在子痫前期基础上新发抽搐、惊厥或昏迷,严重者可导致各种严重并发症,如胎盘早剥、吸入性肺炎、肺水肿、急性肾衰竭、心跳及呼吸骤停,可导致孕产妇死亡。临床表现、发作时间具有较大的异质性。约 50% 发生在分娩前,20% 在分娩中,30% 在分娩后,发生在分娩后的以分娩后 48 h 内为主,但有的可延长至 4 周。部分患者临床表现不典型,可不伴明显高血压和(或)蛋白尿。

及早发现子痫发生前的先兆症状有利于尽早控制抽搐发作。子痫患者首发症状表现多样,有的以头痛或视力障碍为前驱表现,有的表现为上腹部疼痛,或腱反射亢进,也有部分患者无明显症状,仅存在实验室检查指标的异常,如血细胞比容异常(<30% 或 ≥40%)、血小板<100×10⁹/L、肝酶异常(AST 或 ALT≥70 U/L)、血肌酐≥12 mg/L(106 μmol/L)等。

诊断与鉴别诊断

一、诊断

1. 病史 有高危因素及上述临床表现。注意有无视物模糊、上腹痛、恶心、呕吐、气短、尿量减少及意识改变。

2. 体格检查

(1) 血压:至少出现 2 次间隔 6 h 以上的血压升高(≥140/90 mmHg),如血压较基础血压升高30/15 mmHg,但低于 140/90 mmHg,须严密观察。

(2) 其他:反射亢进、啰音、外周水肿、视盘水肿,而视盘出血更常见于高血压脑病,较少见于子痫。

3. 实验室检查

(1) 血细胞检查:可表现为血液浓缩,血小板减少,溶血。

(2) 肝肾功能检测:转氨酶增加,白蛋白减少、白/球蛋白比值倒置,尿素氮、肌酐升高。尿酸在慢性高血压病者升高不明显,因此可用于本病与慢性高血压的鉴别诊断。

(3) 尿液检查:尿液浓缩,尿蛋白增高。轻度PEC者尿蛋白(+)或 24 h 尿蛋白≥300 mg 但<5 g;而严重的 PEC 者可见尿蛋白(+++)或 24 h 尿蛋白>5 g。

(4) 眼底检查可能有视网膜小动脉的痉挛、视盘水肿、絮状渗出或出血,严重时甚至可发生视网膜脱离。

(5) 有创血流动力学监测:若患者病程中伴有血流动力学波动、低灌注情况时可进行有创血流动力学监测,如监测中心静脉压、肺动脉楔压等。

(6) 其他:通过心电图判断心电活动情况,超声心动图可了解心功能,监测胎心、胎动,了解胎儿发育情况及生命状态,CT 或 MRI 检查有助于明确有无脑出血等。

4. 子痫前期诊断标准

(1) 妊娠 20 周后至分娩后 2 周内出现收缩压≥140 mmHg 和(或)舒张压≥90 mmHg(需测量 2 次,且至少相隔 6 h)。

(2) 伴有下列任意 1 项。

1) 尿蛋白≥0.3 g/24 h。

2) 无蛋白尿但伴有以下任何 1 个:①血小板<100×10⁹/L;②血浆肌酐≥97.24 μmol/L,或无其他肾功能损伤指标时,肌酐浓度升高 2 倍;③肝酶升高 2 倍;④肺水肿;⑤中枢神经系统功能异常或视力障碍。

5. 重度子痫前期诊断标准 子痫前期基础上符合以下任意 1 条标准。

(1) 血压持续升高:收缩压≥160 mmHg 和(或)舒张压≥110 mmHg(需 2 次测量,至少相隔 6 h)。

(2) 存在持续性头痛、视觉障碍或其他中枢神经系统功能异常表现。

(3) 持续性右上腹或上腹部剧烈疼痛。

(4) 肝酶异常:血 ALT 或 AST 水平升高>正常 2 倍。

(5) 肾功能受损:尿蛋白>2.0 g/24 h;少尿(24 h尿量<400 ml,或每小时尿量<17 ml)或血肌酐>106 μmol/L。

(6) 低蛋白血症伴腹水、胸水或心包积液。

(7) 血液系统异常:血小板计数呈持续性下降并低于 100×10⁹/L;微血管内溶血[表现有贫血、黄疸或血乳酸脱氢酶(LDH)水平升高]。

(8) 心力衰竭。

(9) 肺水肿。

(10) 胎儿生长受限或羊水过少、胎死宫内、胎盘早剥等。

二、鉴别诊断

子痫前期导致各个系统功能受损,要注意与导致该器官功能障碍的其他疾病鉴别。常见鉴别疾病包括:

1. 内分泌系统疾病 如嗜铬细胞瘤、高醛固酮症、库欣综合征、甲状腺毒症。

2. 泌尿系统疾病 如狼疮肾炎、急性和慢性肾小球肾炎、间质性肾炎、肾盂肾炎。

3. 消化系统疾病 如妊娠合并急性脂肪肝、妊娠胆汁淤积、胆囊炎、胆管炎、病毒性肝炎、急性胰腺炎、胃炎、胃溃疡。

4. 血液系统疾病 如怀孕所致良性血小板减少、血栓性血小板减少性紫癜、溶血性尿毒症综合征、特发性血小板减少性紫癜、抗磷脂综合征、叶酸缺乏。

5. 呼吸系统疾病 如肺炎、肺栓塞。

6. 心血管系统疾病 如围生期心肌病、心肌梗死或缺血。

7. 神经系统病变 如狼疮脑病、癫痫、脑肿瘤、脑血管意外、高血压性脑病。

8. 眼部疾病 如视网膜动脉或静脉血栓形成、视网膜缺血、视网膜脱离、视网膜血管的持续性痉挛、中央性浆液型视网膜病变。

9. 其他 还要注意与败血症或出血性休克相鉴别。

监测与治疗

子痫前期的治疗原则包括预防抽搐,控制性降压、利尿、镇静,密切监测母胎情况,预防和治疗严重并发症,适时终止妊娠。对于子痫的治疗原则包括控制抽搐和防止抽搐复发,预防并发症和损伤发生;及时终止妊娠。

一、一般处理

1. 休息 建议住院治疗,保证充足的睡眠,取左侧卧位以便减轻子宫对腹主动脉、下腔静脉的压迫,使回心血量增加,改善子宫胎盘血供。

2. 密切监护母胎状态 注意有无头痛、视力改变、上腹不适等症状。每日监测体重及血压,复查尿蛋白。定期监测血压、胎儿发育状况和胎盘功能。不推荐常规进行有创的血流动力学监测,但较为困难的案例可以考虑使用。

3. 间断吸氧 改善全身主要脏器和胎盘的氧供。

4. 饮食 应包括充足的蛋白质、热量,不需特别限制盐和液体,但水肿明显者,可适当限制盐的摄入。

5. 子痫一般处理 子痫一旦发生,要注意避免摔伤和咬伤;保证气道通畅,予以吸氧,防止误吸窒息,必要时开放气道行人工辅助通气;注意严密监测症状、体征及注意评估重要脏器功能,减少并发症发生;同时注意保持安静、避光,轻柔操作,减少刺激诱发子痫发作。

二、降压

降压治疗的目的是预防心脑血管意外和胎盘早剥等严重母胎并发症。未合并严重并发症的子痫前期患者,收缩压<160 mmHg或舒张压<110 mmHg时,暂不应用降压药物治疗;重度子痫前期患者,血压持续升高(收缩压≥160 mmHg或舒张压≥110 mmHg),建议应用降压药物治疗;产后持续性高血压患者,收缩压≥150 mmHg或舒张压≥100 mmHg(2次测量时间至少相隔4~6 h),应用降压药物进行治疗;若收缩压≥160 mmHg或舒张压≥110 mmHg,应在1 h内进行降压治疗。收缩压应控制在130~139 mmHg,舒张压应控制在80~89 mmHg。

降压过程力求血压下降平稳,不可波动过大,避免血压低于130/80 mmHg;需要紧急降压到目标血压范围时,以平均动脉压(MAP)下降10%~25%为宜,24~48 h达到稳定。降压药选择原则:对胎儿无毒副作用,不影响每搏输出量,肾血流量及子宫胎盘灌注良好,避免血压急剧下降或下降至过低水平。

常用口服降压药物有拉贝洛尔、硝苯地平或硝苯地平缓释片等；如口服药物血压控制不理想，可使用静脉用药，如拉贝洛尔、酚妥拉明；孕期一般不使用利尿剂降压，以防血液浓缩、有效循环血量减少和高凝倾向；不推荐使用阿替洛尔和哌唑嗪；硫酸镁不作为降压药使用；妊娠中晚期禁止使用血管紧张素转换酶抑制剂（ACEI）和血管紧张素Ⅱ受体拮抗剂（ARB）。

1. 拉贝洛尔　为α、β受体阻滞剂。用法：50～150 mg 口服，3～4 次/日。静脉注射：初始剂量20 mg，10 min 后如未有效降压则剂量加倍，最大单次剂量 80 mg，直至血压被控制，每日最大总剂量220 mg。静脉滴注：50～100 mg 加入 5％葡萄糖溶液 250～500 ml，根据血压调整滴速，血压稳定后改口服。

2. 硝苯地平　为二氢吡啶类钙通道阻滞剂。用法：5～10 mg 口服，3～4 次/日，24 h 总量不超过 60 mg。紧急时舌下含服 10 mg，起效快，但不推荐常规使用。缓释片 20 mg 口服，1～2 次/日。

3. 尼莫地平　为二氢吡啶类钙通道阻滞剂，可选择性扩张脑血管。用法：20～60 mg 口服，2～3次/日。静脉滴注：20～40 mg 加入 5％葡萄糖溶液250 ml，每日总量不超过 360 mg。

4. 尼卡地平　为二氢吡啶类钙通道阻滞剂。用法：口服初始剂量 20～40 mg，3 次/日。静脉滴注：每小时 1 mg 为起始剂量，根据血压变化每10 min 调整用量。

5. 酚妥拉明　为 α 受体阻滞剂。用法：10～20 mg 溶于 5％葡萄糖溶液 100～200 ml，以 10 μg/min 的速度开始静脉滴注，应根据降压效果调整滴注剂量。

6. 硝酸甘油　作用于氧化亚氮合酶，可同时扩张静脉和动脉，降低心脏前、后负荷，主要用于合并急性心力衰竭和急性冠状动脉综合征时的高血压急症的降压治疗。起始剂量 5～10 μg/min 静脉滴注，每 5～10 min 增加滴速至维持剂量 20～50 μg/min。

7. 硝普钠　为强效血管扩张剂。用法：50 mg 加入 5％葡萄糖溶液 500 ml，按 0.5～0.8 μg/(kg·min) 速度缓慢静脉滴注。孕期仅适用于其他降压药物无效的高血压危象孕妇。产前应用时间不宜超过 4 h，因超过 4 h 使用可能导致胎儿氰化物中毒。硝普钠增加颅内压，诱发甲状腺功能减少和左心室射血减少，应当慎用于新近发生的急性心肌梗死患者。

三、预防和控制抽搐

硫酸镁是重度子痫前期预防子痫发作、控制抽搐及预防子痫复发的首选药物。一旦存在硫酸镁应用禁忌证或者硫酸镁疗效不佳，可推荐使用苯巴比妥和苯二氮䓬类药物。

（1）推荐负荷剂量 4～5 g，20～30 min 内静脉推注，随后维持剂量 1～2 g/h 静脉滴注；或者夜间睡眠前改为 25％硫酸镁 20 ml＋2％利多卡因 2 ml 臀部肌内注射，一般 24 h 总量不超过25 g。

（2）产时及产后可以持续使用硫酸镁，一般首次剂量为 4～6 g，维持剂量 1～2 g/h，剖宫产术中应用要注意监测产妇心脏功能；产后继续使用 24～48 h。

（3）若为产后新发现高血压合并头痛或视力模糊或子痫前期伴严重高血压患者，建议启用硫酸镁治疗。

（4）子痫前期无自觉症状患者，且收缩压<160 mmHg、舒张压<110 mmHg，不推荐给予硫酸镁解痉治疗。

注意：①血清镁有效治疗浓度为 1.8～3.0 mmol/L，超过 3.5 mmol/L 即可出现中毒症状。用药期间可监测血清镁离子浓度，并注意观察患者症状和体征，当出现以下情况时停用硫酸镁：膝腱反射消失；呼吸<16 次/min；尿量<25 ml/h（即<600 ml/d）。镁离子中毒时停用硫酸镁并缓慢（5～10 min）静脉推注 10％葡萄糖酸钙 10 ml。孕妇同时合并肾功能不全、心肌病、重症肌无力等，或体重较轻者，则硫酸镁应慎用或减量使用。②用药期间每日评估病情变化，决定是否继续用药。硫酸镁用于重度子痫前期预防子痫发作以及重度子痫前期的治疗时，为避免长期应用对胎儿钙水平和骨质的影响，病情稳定者在使用 5～7 日后停用硫酸镁或间歇性应用。③要避免和硝苯地平或尼卡地平一起使用，以防导致严重的低血压。

四、镇静

镇静可缓解孕产妇的精神紧张、焦虑症状、改善睡眠、预防并控制子痫。

1. 地西泮　2.5～5.0 mg 口服，2～3 次/日，或

者睡前服用;必要时地西泮 10 mg 肌内注射或静脉注射(>2 min)。

2. 苯巴比妥 镇静时口服剂量为 30 mg,3 次/日;控制子痫时肌内注射 0.1 g。

3. 冬眠合剂 由氯丙嗪 50 mg、哌替啶 100 mg 和异丙嗪 50 mg 三种药物组成。通常以 1/3~1/2 量肌内注射,或以半量加入 5% 葡萄糖溶液 250 ml 静脉滴注。要注意氯丙嗪可能使血压急剧下降,导致肾及胎盘血流量降低,而且对孕妇及胎儿肝脏有一定损害,也可抑制胎儿呼吸,故仅应用于硫酸镁控制抽搐效果不佳者。

五、扩容

子痫前期孕妇一般不主张扩容以避免肺水肿,仅用于严重的液体丢失、血容量相对不足或高凝状态者。

六、利尿剂的应用

不主张常规应用利尿剂,仅当孕妇出现全身性水肿、肺水肿、脑水肿、肾功能不全、急性心力衰竭时,可酌情使用呋塞米等快速利尿剂。

七、纠正低蛋白血症

严重低蛋白血症伴腹水、胸水或心包积液者,应补充白蛋白或血浆,同时注意配合应用利尿剂,严密监测病情变化。

八、促胎肺成熟

孕周<34 周并预计在 1 周内分娩的子痫前期孕妇,均应接受糖皮质激素治疗,以促进胎肺成熟。用法:地塞米松 5 mg 或 6 mg,肌内注射,每 12 h 1 次,连续 4 次;或倍他米松 12 mg,肌内注射,每日 1 次,连续 2 日。如果在较早期初次促胎肺成熟后又经过一段时间(2 周左右)保守治疗,但终止孕周仍<34 周时,可以考虑再次给予同样剂量的促胎肺成熟治疗。

九、分娩时机和方式

子痫前期孕妇经积极治疗,而母胎状况无改善或者病情持续进展的情况下,终止妊娠是唯一有效的治疗措施。

1. 终止妊娠时机

(1)病情未达重度的子痫前期孕妇可保胎治疗至孕 37 周,如妊娠已≥37 周者建议终止妊娠。

(2)重度子痫前期孕妇:①妊娠不足 26 周、孕妇经治疗病情危重者建议终止妊娠。②孕 26 周至不满 28 周患者,根据母胎情况及当地母儿诊治能力决定是否可以行保胎治疗。③孕 28~34 周,如病情不稳定,经积极治疗病情仍加重,应终止妊娠;如病情稳定,可以考虑保胎治疗,并建议转至具备早产儿救治能力的医疗机构。④妊娠≥34 周,母亲病情不稳或胎儿状态不佳,应待病情稳定后立即引产。

2. 终止妊娠指征 要注意评估病情程度,根据病情程度适时地终止妊娠。

(1)重度子痫前期患者发生母胎严重并发症者,需要稳定母体状况后尽早在 24 h 内或 48 h 内终止妊娠,不考虑促胎肺成熟治疗。严重并发症包括子痫、不可控制重度高血压、高血压脑病、脑血管意外、心力衰竭、肺水肿、完全性和部分性 HELLP 综合征、弥散性血管内凝血(DIC)、胎盘早剥和胎死宫内等。

(2)当存在母体器官系统受累时,评估母体器官系统累及程度、发生并发症的严重度以及胎儿安危情况,综合考虑终止妊娠时机。例如血小板计数<100×10^9/L、肝酶水平轻度升高、肌酐水平轻度升高、羊水过少、脐血流反向、胎儿生长受限等,可同时在稳定病情和严密监护之下尽量争取给予促胎肺成熟后终止妊娠;对已经发生胎死宫内者,可在稳定病情后终止妊娠。

3. 终止妊娠的方式 妊娠期高血压疾病孕妇,如无产科剖宫产指征,原则上考虑阴道试产。但如果不能短时间内阴道分娩,病情有可能加重,可考虑放宽剖宫产的指征。

4. 分娩期间的注意事项 ①密切观察自觉症状。②监测血压并继续降压治疗,应将血压控制在 160/110 mmHg 以下。③监测胎心率变化。④积极预防产后出血。⑤产时、产后禁用任何麦角新碱类药物。

十、产后处理

重度子痫前期孕妇产后应继续使用硫酸镁至少24～48 h，预防产后子痫；注意产后迟发型子痫前期及子痫（发生在产后48 h后的子痫前期及子痫）的发生。产后3～6日每日监测血压，如产后血压升高超过150/100 mmHg应继续给予降压治疗。哺乳期禁用ACEI和ARB类降压药。产后血压持续升高要注意评估和排查其他系统疾病的存在情况。

预　防

虽然大量研究者致力于子痫前期的预防工作，但由于其病因复杂，尚无有效、适用于临床的预测方法，因此对子痫前期的预防较为困难。根据2013年ACOG指南建议，下列措施可能有助于子痫前期的预防。

（1）有早发型子痫前期病史或子痫前期反复发作，有胎盘疾病史如胎儿生长受限、胎盘早剥病史，存在肾脏疾病及高凝状况等子痫前期高危因素者，或有妊娠＜34周早产史的孕妇，建议在早孕期末（妊娠12～16周）开始口服小剂量阿司匹林（60～80 mg），到孕28周。

（2）应在孕期补钙，尤其是对钙摄入量低（＜600 mg/d）的孕妇，每日补充1.5～2.0 g的钙。

（3）限盐饮食，口服维生素C或维生素E，卧床休息、限制活动等均无证据表明能预防子痫前期的发生。

预　后

子痫前期可能导致子痫、颅内出血、肝肾功能损伤、呼吸衰竭、弥散性血管内凝血、镁中毒、宫内死胎、胎盘受损等并发症，甚至导致母亲死亡。存活患者子痫前期与子痫（尤其是早期发生的）未来发生高血压病的风险显著增加，使缺血性心脏病、脑血管意外、深静脉血栓、终末期肾病风险轻度增加。

子痫前期诊治流程见图13-1-1。

（刘艾然）

[1] Anthony J, Damasceno A, Ojjii D. Hypertensive disorders of pregnancy: what the physician needs to know? [J]. Cardiovasc J Afr, 2016,27(2): 104 - 110.
[2] Phipps E, Prasanna D, Brima W, et al. Preeclampsia: updates in pathogenesis, definitions, and guidelines [J]. Clin J Am Soc Nephrol, 2016,11 (6):1102 - 1113.
[3] 中华医学会妇产科学分会妊娠期高血压疾病学组. 妊娠期高血压疾病诊治指南(2015)[J]. 中华妇产科杂志,2015,50(10):721 - 728.
[4] ACO Obstetriciansgynecologists. Report of the American college of obstetricians and gynecologists' task force on hypertension in pregnancy. Hypertension in pregnancy: executive summary [J]. Obstet Gynecol, 2013,122(5):1121 - 1131.
[5] Telang MA, Bhutkar SP, Hirwani RR. Analysis of patents on preeclampsia detection and diagnosis: a perspective [J]. Placenta, 2013,34(1):2-8.
[6] Aya AG, Ondze B, Ripart J, et al. Seizures in the peripartum period epidemiology, diagnosis and management [J]. Anaesth Crit Care Pain Med, 2016,35:S13-S21.
[7] Sircar M, Thadhani R, Karumanchi SA. Pathogenesis of preeclampsia [J]. Curr Opin Nephrol Hypertens, 2015,24(2):131 - 138.

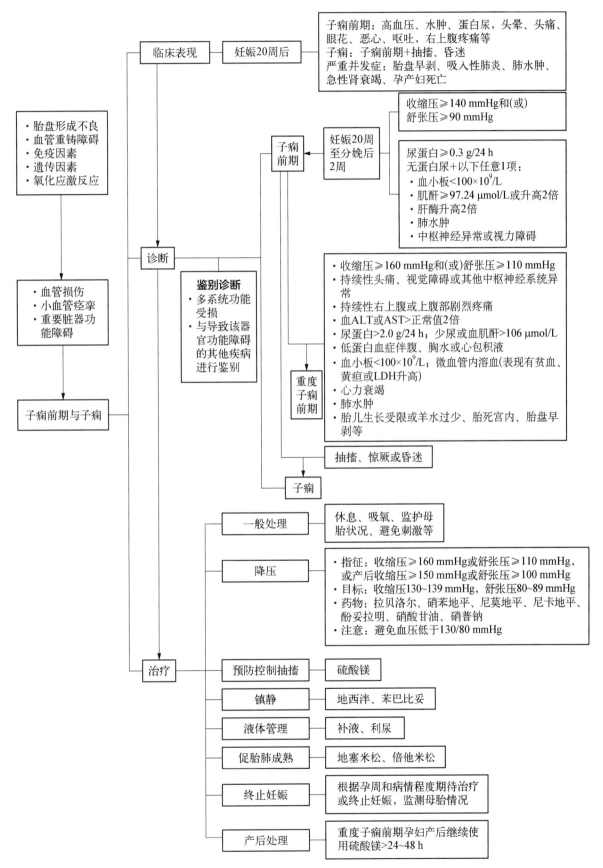

图 13-1-1 子痫前期诊治流程图

第二节　前　置　胎　盘

概述与病理生理

一、定义

前置胎盘(placenta praevia)是指妊娠28周后，胎盘仍附着于子宫下段，其下缘到达或覆盖宫颈内口，位置低于胎先露部的病变。分娩时子宫颈扩张，导致胎盘从其下组织分离，可引起大出血，危及母胎性命，是妊娠晚期严重并发症之一。

据报道，前置胎盘发病率为 $0.15\% \sim 1.5\%$，有研究发现亚洲或太平洋岛屿国家人群的前置胎盘发病率高于白色人种。近年来随着剖宫产手术、流产手术的增多，前置胎盘发生率呈增长趋势。

二、危险因素与发病机制

前置胎盘发生的原因尚不清楚，其危险因素包括:多胎妊娠;瘢痕子宫，包括曾行剖宫产;经产妇;高龄产妇;吸烟;体外受精(IVF)和细胞质内精子注射(ICSI)。

其发病机制目前认为主要包括以下几种。

1. 子宫内膜损伤或病变　多次剖宫、分娩，产褥感染，子宫瘢痕等损伤子宫内膜，使再次受孕时子宫蜕膜血管形成不良，血供不足，为摄取足够营养，胎盘面积增大，伸展到子宫下段。同时剖宫产瘢痕处子宫下段的伸展度差，使胎盘随着妊娠进展在孕晚期很难向宫底方向迁移，最终孕中期的胎盘前置状态发展为前置胎盘。

2. 胎盘异常　多胎妊娠时，胎盘面积增大延伸至子宫下段可发生前置胎盘。另外，副胎盘、膜状胎盘也可能扩展至子宫下段，发生前置胎盘。

3. 胎盘供血减少　高龄孕妇随着年龄增长，子宫肌层动脉壁内胶原蛋白水平增多，血管硬化比例增多，减少了子宫肌层和胎盘的血供，引起胎盘肥大，导致前置胎盘发生。另外，孕妇吸烟或吸毒者，易导致胎盘螺旋动脉闭塞和毁损，血流减少，胎盘慢性缺氧，也能促进前置胎盘形成。

4. 受精卵滋养层发育迟缓　受精卵到达子宫腔时，滋养层尚未发育到能着床的阶段，继续下移着床于子宫下段而形成前置胎盘。

5. 胚胎着床位置偏低　辅助生殖技术胚胎移植时人工送入胚胎于子宫腔的位置偏低，使得胚胎在宫颈管处着床导致低位种植增加和前置胎盘率增加。

三、病理生理

1. 分型　前置胎盘按照胎盘与宫颈内口的关系可分为以下4种类型。

(1) 完全性前置胎盘或中央性前置胎盘:宫颈内口全部为胎盘组织覆盖;当子宫颈扩张时，随之发生出血。

(2) 部分性前置胎盘:宫颈内口部分为胎盘组织覆盖。

(3) 边缘性前置胎盘:胎盘附着于子宫下段，达宫颈内口边缘，不超越宫颈内口。

(4) 低置胎盘:胎盘附着于子宫下段，边缘距宫颈内口的距离 $<20\,mm$。

胎盘下缘与宫颈内口的关系可随子宫增大、子宫颈扩张而改变，诊断均以处理前最后一次检查来确定其分类。

2. 结局 前置胎盘主要导致出血和围产儿不良预后。

（1）出血：妊娠晚期附着于子宫下段及宫颈内口的胎盘不能随子宫峡部及宫颈管的拉伸和退变而相应伸展，使其从附着部位剥离，致血窦破裂出血，可反复出血。完全性前置胎盘出血发生时间较早（妊娠 28 周左右），出血频繁，出血量大，而边缘性前置胎盘出血发生较晚（妊娠末期或临产前），出血量较少。剖宫产时子宫切口无法避免胎盘时出血增多，产后胎盘不易剥离，剥离后因开放的血窦不易关闭发生产后出血。反复失血可致贫血，体质虚弱；前置胎盘剥离面接近宫颈内口，容易导致产褥期感染；大量失血可致休克。

（2）胎盘植入：由于下段蜕膜发育不良，胎盘除了可面积扩大形成前置胎盘还可能增加侵入深度，同时前置胎盘时因胎盘附着于子宫下段，此处内膜较薄弱，绒毛容易侵入子宫下段肌层形成胎盘植入。胎盘植入可使分娩时胎盘剥离不全而发生大出血，当胎盘绒毛穿透子宫肌壁达浆膜面，严重的甚至导致膀胱、尿道、直肠受损，造成子宫破裂，危害极大。对于之前有剖宫产分娩史的患者，前置胎盘极大地增加了胎盘植入的发生率。

（3）胎儿异常：胎盘前置可导致胎位异常，表现为胎先露多高浮，臀位和横位的发生率高，前置胎盘、胎盘植入以及产前出血常导致胎盘纤维化、老化，造成胎儿宫内发生慢性缺氧等致使胎儿出现宫内窘迫、发育迟缓，医源性早产，甚至导致新生儿窒息、死亡。

诊断与鉴别诊断

一、诊断

1. 症状 第三孕期出现无痛性阴道出血，注意询问有无多次刮宫史或多次分娩史。

2. 体格检查

（1）贫血、失血性休克体征：面色苍白，四肢发冷，脉搏细弱，血压下降等。

（2）腹部体征：如果怀疑前置胎盘不要做双合诊检查；子宫大小与孕期相符，子宫软，无压痛，可扪及阵发性宫缩，间歇期可完全放松，可有胎头高浮，臀先露或胎头跨耻征，胎心异常，耻骨联合上方可闻及胎盘血流杂音。

（3）子宫颈局部变化：一般不做阴道检查，禁止行肛门检查。如发现宫颈口已开，短时间可经阴道分娩的可行阴道检查，首先以示指、中指轻轻行阴道穹窿扪诊，如感觉手指与胎先露之间有较厚的软组织，应考虑前置胎盘，如感觉为胎先露，可排除前置胎盘，再轻触子宫颈内有无胎盘组织，确定胎盘下缘与子宫颈内口的关系。

3. 实验室检查

（1）B 超：评估胎盘位置与宫颈口的关系，是目前诊断前置胎盘最有效的方法。首选阴道超声，准确率高，而经腹部超声做出的诊断假阳性率较高。

诊断时要考虑孕龄，中期妊娠时胎盘位置较低的可能性大，妊娠晚期，随着子宫下段形成并向上扩展，可能会使原附着在子宫下段的胎盘随之上移而成为正常位置胎盘。

有前置胎盘的情况，尤其是存在瘢痕子宫的，要注意胎盘-子宫交界以排除胎盘植入。B 超表现为胎盘内多个不规则的无回声区伴丰富血流信号和（或）膀胱壁连续性中断，子宫肌层变薄（厚度<1 mm），胎盘和子宫分界不清。

（2）磁共振检查：可用于确诊前置胎盘，与经阴道超声检查相比，无明显优势。

（3）产后检查胎盘和胎膜胎盘边缘间陈旧性黑色血块附着处为胎盘前置部分。

（4）血常规：有出血但 Hb 和 HCT 正常的，需要输血、补液密切观察。

（5）凝血和纤维蛋白原：要考虑妊娠妇女与非妊娠妇女相比体内的多种凝血因子明显增多，凝血指标中纤维蛋白原增加（680 mg/dl）、PTT 减少（24 s）。

（6）血型和交叉配血。

二、鉴别诊断

1. 胎盘早剥 轻型胎盘早剥主要症状为阴道流血，出血量一般较多，色暗红，可伴有轻度腹痛或腹痛不明显。重型胎盘早剥可出现突然发生的持续性腹痛和·（或）腰酸、腰痛，其程度因剥离面大小及胎盘后积血多少而不同,积血越多疼痛越剧烈。严重时可出现恶心、呕吐,甚至面色苍白、出汗、脉弱及血压下降等休克征象。可无阴道流血或仅有少量阴道流血,贫血程度与外出血量不相符。B超可发现胎盘增厚、胎盘后血肿,胎盘边缘窦破裂时,胎盘位置正常。

2. 帆状胎盘前置血管破裂　主要为胎儿出血,由于血管的位置异常,在胎膜发生破裂时血管也破裂,突然出血,胎儿迅速死亡,但对母亲的危害不大。

3. 子宫颈或阴道损伤或感染　如阴道壁病变、子宫颈癌、宫颈糜烂、息肉,结合病史通过阴道检查、B超检查及分娩后胎盘检查可以确诊。

监 测 与 治 疗

1. 期待疗法　适用于阴道流血量不多、生命体征平稳、胎儿存活、胎龄<36周、胎儿体重不足2 300 g的孕妇。阴道流血者推荐住院治疗。监测阴道流血情况,检测血常规、凝血、备血,监护胎儿情况。

(1) 绝对卧床休息:左侧卧位,定时吸氧,禁止性生活、阴道检查、肛门检查、灌肠。

(2) 抑制宫缩:可选择使用硫酸镁、利托君、沙丁胺醇、硝苯地平。

(3) 促胎肺成熟:检测胎儿宫内生长情况,小于34周妊娠者,地塞米松10 mg每日1次促胎肺成熟。

(4) 纠正贫血:补充铁剂,或少量多次输血,目标Hb>110 g/L, HCT>30%。

(5) 预防感染:可用广谱抗生素预防感染。

2. 终止妊娠

(1) 指征。

1) 紧急剖宫产:一旦前置胎盘发生严重出血危及孕妇生命安全时,不论胎龄大小均应立即剖宫产;如期待治疗中出现胎儿窘迫可考虑行急诊手术;临产时出血量较多的部分性或边缘性前置胎盘,短时间内不能分娩者,可选择急诊剖宫产。

2) 择期终止妊娠:如少量阴道出血者,完全性前置胎盘可在孕36周后、部分性及边缘性前置胎盘可在孕37周后终止妊娠;边缘性前置胎盘满38周后考虑终止妊娠;部分性前置胎盘根据胎盘遮盖宫颈内口情况终止妊娠。

(2) 终止妊娠方式选择。

1) 剖宫产:首选,术前纠正休克、备血、输液,抢救新生儿准备,切口尽量避免胎盘。

2) 阴道分娩:边缘性前置胎盘、低置胎盘,出血不多、枕先露;部分性前置胎盘,宫颈口开大,估计短时间内分娩者可考虑。一旦产程停滞或阴道流血增多者,应立即剖宫产结束分娩。

3. 大出血及失血性休克的处理　监测生命特征和出血情况,监测阴道出血情况以及宫底高度,宫底高度突然升高提示宫腔内出血。

(1) 复苏:诊断一旦确定,要立即开始对母亲进行复苏,输血和血制品。在拿到血之前可以输注平衡盐等晶体液。

(2) 输血纠正凝血功能异常。

(3) 维持组织灌注,监测重要脏器功能。

(4) 产科、重症医学科、麻醉科、手术室、介入科、新生儿科相互协作。

(5) 外科处理:上述情况可以尝试如B-lynch子宫缝合,Bakri气球填塞,以及其他的止血措施。紧急情况下应当行子宫切除。

(6) 介入:如果分娩后持续出血,患者是稳定的且今后希望怀孕的,可考虑介入止血。

(7) 新生儿复苏。

4. 胎盘植入处理

(1) 终止妊娠时机:无症状的前置胎盘合并胎盘植入者推荐妊娠36周后行手术;伴有反复出血症状的前置胎盘合并胎盘植入者促胎肺成熟后提前终止妊娠。

(2) 剖宫产终止妊娠:后壁胎盘或前侧壁胎盘植入者,可行子宫下段剖宫产术;前壁胎盘植入者,行子宫体部剖宫产术。

(3) 胎儿娩出后处理。

1) 子宫切除术:适于植入面积大、子宫壁薄、胎盘穿透、子宫收缩差、短时间内大量出血(数分钟内出血>2 000 ml)及保守治疗失败者,推荐子宫全切除术。

2) 保守治疗:对生命体征平稳、出血量不多、植入范围小者行保守治疗,包括保守性手术、药物治疗、栓塞治疗。

预 后

（1）前置胎盘的预后一般较好。

（2）早产的发生率高,存在输血风险和子宫切除的可能。

（3）如果患者产后低血压,要考虑发展为席汉综合征的可能（产后垂体坏死可能导致广泛垂体功能减退和肾上腺危象）。

（4）大出血可能导致终末器官损伤,包括肾衰竭、肝损伤、急性呼吸窘迫综合征（ARDS）、消耗性凝血障碍、心肌缺血。

前置胎盘的诊治流程见图 13-2-1。

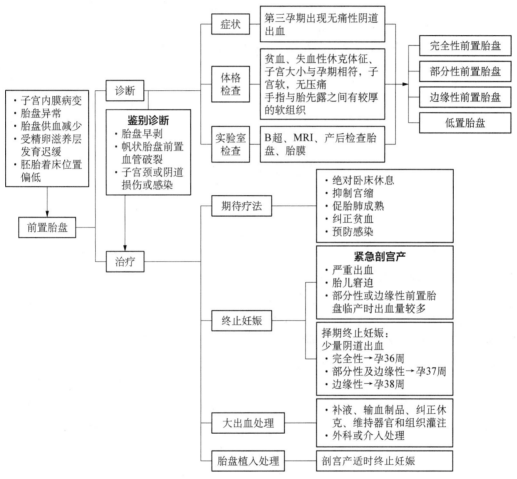

图 13-2-1　前置胎盘诊治流程图

（刘艾然）

［1］ Kollmann M, Gaulhofer J, Lang U, et al. Placenta praevia: incidence, risk factors and outcome ［J］. J Matern Fetal Neonatal Med, 2016,29(9): 1395 – 1398.

［2］ Rosenberg T, Pariente G, Sergienko R, et al. Critical analysis of risk factors and outcome of placenta previa ［J］. Arch Gynecol Obstet, 2011,284(1):47 – 51.

［3］ Yang Q, Wu Wen S, Caughey S, et al. Placenta previa: its relationship with race and the country of origin among Asian women ［J］. Acta Obstet Gynecol Scand, 2008,87(6):612 – 616.

［4］ Matsuda Y, Hayashi K, Shiozaki A, et al. Comparison of risk factors for placental abruption and placenta previa: case-cohort study ［J］. J Obstet Gynaecol Res, 2011,37(6):538 – 546.

［5］ Downes KL, Hinkle SN, Sjaarda LA, et al. Previous prelabor or intrapartum cesarean delivery and risk of placenta previa ［J］. Am J Obstet

Gynecol，2015，212(5)：e1-e6.

[6] D'Antonio F，Bhide A. Ultrasound in placental disorders [J]. Best Pract Res Clin Obstet Gynaecol，2014，28(3)：429－442.

[7] Allahdin S，Voigt S，Htwe TT. Management of placenta praevia and accrete [J]. J Obstet Gynaecol. 2011，31(1)：1－6.

[8] Dahlke JD，Mendez-Figueroa H，Maggio L，et al. Prevention and management of postpartum hemorrhage：a comparison of 4 national guidelines [J]. Am J Obstet Gynecol，2015，213(1)：e1-e10.

[9] Vinograd A，Wainstock T，Mazor M，et al. A prior placenta accreta is an independent risk factor for post-partum hemorrhage in subsequent gestations [J]. Eur J Obstet Gynecol Reprod Biol，2015，187：20－24.

[10] Balayla J，Wo BL，Bédard MJ. A late-preterm, early-term stratified analysis of neonatal outcomes by gestational age in placenta previa：defining the optimal timing for delivery [J]. J Matern Fetal Neonatal Med，2015，28(15)：1756－1761.

[11] Robinson BK，Grobman WA. Effectiveness of timing strategies for delivery of individuals with vasa previa [J]. Obstet Gynecol，2011，117(3)：542－549.

第三节　胎　盘　早　剥

概述与病理生理

一、定义

胎盘早剥是指在胎儿娩出之前胎盘从子宫剥离，病情危急的妊娠晚期出血原因之一，病理为胎盘后出血，进而出现临床症状，随着剥离面增大，病情逐渐加重，病情严重时刻危及胎儿及孕妇生命。因此，早期诊断和正确处理胎盘早剥具有重要的临床意义。

二、病因

1. 血管病变　孕妇并发妊娠期高血压疾病、肾脏疾病，尤其已有全身血管病变者居多。当底蜕膜螺旋小动脉痉挛或硬化，引起远端毛细血管缺血坏死以致破裂出血，血液流至底蜕膜层形成血肿，导致胎盘自子宫壁剥离。

2. 机械性因素　外伤(特别是腹部直接受撞击或摔倒时腹部直接触地等)、胎位异常行外倒转术矫正胎位、脐带过短或脐带绕颈、在分娩过程中胎先露部下降，均可能促使胎盘早剥。此外，双胎妊娠的第一胎儿娩出过快或羊水过多于破膜时羊水流出过快，使子宫内压骤然降低，子宫突然收缩，也可导致胎盘自子宫壁剥离。

3. 子宫静脉压突然升高　妊娠晚期或临产后，孕产妇长时间仰卧位时，可发生仰卧位低血压综合征。此时由于巨大的妊娠子宫压迫下腔静脉，回心血量减少，血压下降，而子宫静脉却瘀血，静脉压升高，导致蜕膜静脉床瘀血或破裂，导致部分或全部胎盘自子宫壁剥离。

4. 胎膜早破　国内外很多研究报道了胎膜早破与胎盘早剥的相关性。胎膜早破孕妇发生胎盘早剥的危险性较无胎膜早破者增加 3 倍，其发生的机制不明确，可能与胎膜早破后伴发绒毛膜羊膜炎有关。

5. 吸烟　吸烟使血管发生退行性变而增加了毛细血管的脆性，尼古丁对血管收缩的影响以及血清中一氧化碳结合蛋白浓度升高均可导致血管痉挛缺血，从而诱发胎盘早剥。近 10 年的研究证实了吸烟与胎盘早剥的相关性，有报道吸烟使胎盘早剥发生危险增加 90%，并随着每日吸烟数量的增加胎盘早剥发生的危险性也增加。

6. 滥用可卡因　有报道指出，在妊娠期间滥用可卡因的 50 例孕妇，其中 8 例死胎是由于胎盘早剥引起的。另有报道 112 例孕妇在孕期滥用可卡因，结果发生胎盘早剥者占 13%。

7. 孕妇年龄及产次　孕妇年龄与胎盘早剥发生有关，但有学者报道产次比年龄更倾向于与胎盘早剥有关。随着产次的增加，发生胎盘早剥的危险性呈几何级数增加。

三、病理生理

胎盘早剥发生内出血时,血液积聚于胎盘与子宫壁之间,由于局部压力逐渐增大,使血液侵入子宫肌层,引起肌纤维分离,甚至断裂、变性。当血液浸渍子宫浆膜层时,子宫表面呈蓝紫色瘀斑,尤其在胎盘附着处更明显,称为子宫胎盘卒中(uteroplacental apoplexy)。由于肌纤维受血液浸渍,收缩力减弱,常出现宫缩乏力性产后出血。

严重的胎盘早剥可能发生凝血功能障碍,主要是由于从剥离处的胎盘绒毛和蜕膜中释放大量的组织凝血活酶(凝血因子Ⅲ)进入母体循环内,激活凝血系统,导致弥漫性血管内凝血(DIC),肺、肾等脏器的毛细血管内也可有微血栓形成,造成脏器的损害。胎盘早剥持续时间越久,促凝物质不断进入母体循环内,DIC 继续发展,激活纤维蛋白溶解系统,产生大量的纤维蛋白原降解产物(fibrin degradation product,FDP),大量 FDP 具有复杂的抗凝作用,干扰凝血酶/纤维蛋白原反应、纤维蛋白多聚作用及抑制血小板功能。由于发生胎盘早剥,使凝血因子大量消耗(包括纤维蛋白原、血小板及 Ⅴ、Ⅷ因子等)及产生高浓度的 FDP,最终导致凝血功能障碍。

诊断与鉴别诊断

一、诊断

1. 高危因素 胎盘早剥的高危因素包括产妇有慢性高血压、血管病变、机械因素、子宫静脉压升高、高龄、多产、多胎、既往有胎盘早剥病史、羊水过多、外伤及接受辅助生育技术助孕等。

2. 早期表现 常常是胎心率首先发生变化,宫缩后子宫收缩欠佳。触诊时子宫张力增大,宫底增高,严重时子宫呈板状,压痛明显,胎位触及不清;胎心率改变或消失,胎盘早剥三级患者病情凶险,可迅速发生休克、凝血功能障碍甚至多器官功能损害。

3. 临床表现

(1)症状:典型症状是阴道出血、腹痛、子宫收缩和子宫压痛。后壁胎盘的隐性剥离多表现为腰背部疼痛,子宫压痛可不明显。

(2)体征。

1)强直性子宫:持续出现子宫收缩状态,无舒张间歇。

2)阴道流血:绝大多数发生在孕34周以后。出血特征为陈旧性不凝血,可见与失血不成比例的低血容量休克。

4. 辅助检查

(1)超声检查:不是诊断胎盘早剥的敏感手段,准确率在25%左右。超声检查无异常发生也不能排除胎盘早剥,但可用于前置胎盘的鉴别诊断及保守治疗的病情监测。

(2)胎心监护:用于判断胎儿的宫内状况,胎盘早剥时可出现胎心监护的基线变异消失、变异减速、晚期减速、正弦波形及胎心率缓慢等。

(3)实验室检查:主要检查产妇的贫血程度、凝血功能、肝肾功能及电解质等。进行凝血功能检测和纤溶系统确诊试验,以便及时发现DIC。

二、鉴别诊断

可与其他原因引起的出血及疼痛的疾病相鉴别,如前置胎盘、子宫破裂、未足月产、非妇产科学原因导致的腹痛。

治 疗

1. 一般处理 监测生命体征,建立血流动力学监测途径,氧疗以降低母体及胎儿缺氧发生率。监测尿量及内环境。完善实验室检查早期发现凝血功能障碍。

2. 纠正休克 根据血流动力学监测指标予以适度液体复苏,针对性输血、补液维持循环系统的稳定,详见低血容量休克章节。

3. 有DIC表现者要尽早纠正凝血功能障碍 使血红蛋白维持在100 g/L,血细胞比容>30%,尿量>30 ml/h。

4. 监测胎儿宫内情况 持续监测胎心以判断胎

儿的宫内情况。对于有外伤史的产妇,疑有胎盘早剥时,应至少行 4 h 的胎心监护,以早期发现胎盘早剥。

5. 终止妊娠

(1) 阴道分娩:胎儿已死亡,在评估产妇生命体征前提下首选阴道分娩。严重的胎盘早剥常致胎儿死亡,且合并凝血功能异常,抢救产妇是治疗的重点。应尽快实施人工破膜减压及促进产程进展,减少出血。缩宫素的使用要慎重,以防子宫破裂。如伴有其他异常,如胎横位等可行剖宫产术。应强调根据不同情况个体化处理。

胎儿存活者,以显性出血为主,子宫口已开打,经产妇一般情况较好,估计短时间内能结束分娩者,人工破膜后可经阴道分娩。分娩过程中密切观察血压、脉搏、宫底高度、宫缩与出血情况,建议全程行胎心电子监护,了解胎儿宫内状况,并备足血制品。

(2) 剖宫产术分娩:孕 32 周以上,胎儿存活,胎盘早剥 2 级以上,建议尽快、果断进行剖宫产术,以降低围产儿死亡率。阴道分娩过程中,如出现胎儿窘迫征象或破膜后产程无进展者,应尽快行剖宫产术。近足月的轻度胎盘早剥者,病情可能随时加重,应考虑终止妊娠并建议剖宫产术分娩为宜。

6. 保守治疗　对于孕 32~34 周 0~1 级胎盘早剥者,可予以保守治疗。孕 34 周以前者需给予皮质类固醇激素促胎肺成熟。孕 28~32 周,以及<28 孕周的极早产产妇,如为显性阴道出血、子宫松弛,产妇及胎儿状态稳定时,行促胎肺成熟的同时考虑保守治疗。分娩时机应权衡产妇及胎儿的风险后再决定。保守治疗过程中,应密切进行超声检查,检测胎盘早剥情况。一旦出现明显阴道出血、子宫张力高、凝血功能障碍及胎儿窘迫时,应立即终止妊娠。

7. 产后出血的处理　详见产后出血章节。

严重并发症及其处理

强调多学科联合治疗,在 DIC 处理方面应重点补充血容量及凝血因子,应在改善休克状态的同时及时终止妊娠,以阻止凝血物质继续进入血管内而发生消耗性凝血。对肾功能不全的处理,在改善休克后仍少尿者(尿量<17 ml/h)则给予利尿剂(呋塞米、甘露醇等)处理。注意监测肾功能,维持电解质及酸碱平衡,必要时行血液透析治疗。

(1) 急性肾损伤。

(2) ARDS。

胎盘早剥的诊治流程见图 13-3-1。

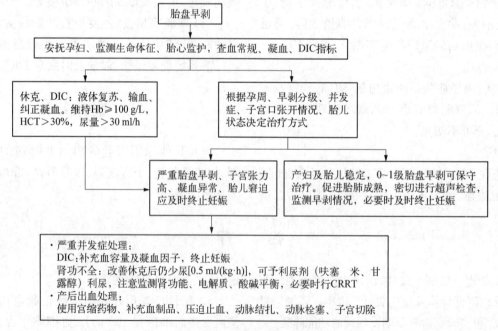

图 13-3-1　胎盘早剥诊治流程图

(陈敏英)

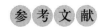

[1] McDonald SD, Vermeulen MJ, Ray JG. Risk of fetal death associated with maternal drug dependence and placental abruption: a population-based study [J]. J Obstet Gynaecol Can, 2007, 29(7):556 - 559.
[2] Sinha P, Kuruba N. Antepartum heamorrhage, an update [J]. J Obstet Gynaecol, 2008, 28(4):377 - 381.
[3] Olyelese Y, Ananth CV. Placental abruption [J]. Obstet Gynecol, 2006, 108(4):1005 - 1016.
[4] De Santis M, Cavaliere AF, Straface G, et al. Inherited and acquired thrombophilia: pregnancy outcome and treatment [J]. Reprod Tox, 2006, 22 (2):127 - 233.
[5] 中华医学会妇产科学分会产科学组. 胎盘早剥的临床诊断与处理规范[J]. 中华妇产科杂志, 2012, 47(12):957 - 958.
[6] 中华医学会重症医学分会. 低血容量休克复苏指南(2007)[J]. 中国实用外科杂志, 2007, 27(8):581 - 587.

第四节　产　后　出　血

概述与病理生理

产后出血(postpartum hemorrhage, PPH)是目前我国孕产妇死亡的首位原因。既往将产后出血定义为:胎儿娩出后 24 h 内阴道出血量≥500 ml,剖宫产出血量≥1 000 ml;难治性产后出血是指采取子宫收缩药、持续性子宫按摩或按压等保守措施无法止血,需要外科手术、介入治疗甚至切除子宫处理的严重产后出血。2017 年美国妇产科学会对产后出血最新的定义为胎儿娩出后 24 h 内(包括产时)累积出血量达到或超过 1 000 ml 或出血伴血容量减少的症状或体征,与传统定义不同的是不再局限于分娩方式。绝大多数产后出血所导致的孕产妇死亡是可以避免或创造条件可以避免的,其关键在于早期诊断和正确处理。

产后出血的四大原因是子宫收缩乏力、产道损伤、胎盘因素和凝血功能障碍;四大原因可以合并存在,也可以互为因果;每种原因又包括各种病因和高危因素。所有孕产妇都有发生产后出血的可能,但有一种或多种高危因素者更易发生。有学者总结出方便记忆的产后出血病因——"4 Ts":①Tone (uterine atony,宫缩乏力);②Tissus(胎盘组织滞留);③Trauma (软产道损伤);④Thrombin(凝血功能障碍)。

病理生理包括妊娠期间的血容量增加、分娩后子宫肌纤维疲劳造成持续伸展子宫弛缓、子宫肌层中走行的螺旋小动脉开放形成血窦,导致持续出血,进而形成失血性休克。

诊　断

1. 有 PPH 高危因素
(1) PPH 病史。
(2) 月经量过多。
(3) 产程延长伴或不伴绒毛膜羊膜炎。
(4) 双胎妊娠。
(5) 羊水过多。
2. 症状和体征
(1) 产后阴道活动性出血。

(2) 有宫缩乏力表现:子宫柔软有泥沼感,可触及膀胱扩张,宫颈口和子宫下段充满血凝块。
(3) 产道撕裂:宫颈、宫体、阴道黏膜(皱襞多见)及会阴体的解剖结构不完整。
(4) 胎盘附着:胎盘绒毛穿入子宫肌层无法剥离。
(5) 子宫内翻:蓝紫色团块从阴道脱出;通常可见胎盘附着。

(6)凝血紊乱:常规方法治疗 PPH 出血无效,穿刺点出血。

(7)血容量不足:体位性低血压,面色苍白,心动过速,尿少,低血压,急剧的血流动力学恶化。

3. 诊断性检查和实验室检查

(1)血常规:查红细胞计数、血红蛋白、血细胞比容(HCT)、血小板计数。HCT 下降 10% 提示明显出血。

(2)出凝血指标延长、纤维蛋白原降低。

(3)组织灌注指标:血乳酸升高。

4. 影像学检查　子宫超声提示胎盘滞留,可见团块状回声取代内膜条纹影。

治　疗

原则上在积极对症处理的同时尽快寻找病因并有效解决。

一、支持疗法

在寻找出血原因的同时进行一般处理,建立双静脉通道或中心静脉通路,积极补充血容量;进行呼吸管理,保持气道通畅,必要时给氧;监测出血量和生命体征,留置尿管,记录尿量;通知血库和检验科做好准备,交叉配血;进行基础的实验室检查(血常规、凝血功能、肝肾功能等)并行动态监测。

二、病因治疗

病因处理是最根本的治疗,检查宫缩情况、胎盘、产道及凝血功能,针对出血原因进行积极处理。

1. 宫缩乏力

(1)机械刺激法:子宫按摩或压迫法,可采用经腹按摩或经腹经阴道联合按压,按摩时间以子宫恢复正常收缩并能保持收缩状态为止,应配合应用宫缩剂。

(2)宫缩剂。

1)缩宫素:一线药物最常用的种类,10 U 肌内注射、子宫肌层或宫颈注射,此后将 10~20 U 缩宫素加入 500 ml 晶体液中静脉滴注,给药速率根据患者的反应调整,常规速率为 250 ml/h,约为 80 mU/min。

缩宫素应用相对安全,但大剂量应用时可引起高血压、水中毒和心血管系统不良反应;快速静脉注射未稀释的缩宫素,可导致低血压、心动过速和(或)心律失常,禁忌使用。因缩宫素有受体饱和现象,无限制加大用量反而效果不佳,并出现不良反应,故 24 h 总量应控制在 60 U 内。

2)米索前列醇:系前列腺素 E 的衍生物,可引起全子宫有力收缩,在没有缩宫素的情况下也可作为治疗子宫收缩乏力性产后出血的一线药物,但是具有不需冷藏、口服用药方便、吸收迅速、半衰期较长及费用低廉等优点,适合产后出血和孕产妇死亡发生率最高而且卫生条件最差的非洲和南亚国家。

应用方法:米索前列醇 200~600 μg 顿服或舌下给药。但米索前列醇不良反应较大,恶心、呕吐、腹泻、寒战和体温升高较常见;活动性心、肝、肾疾病及高血压、肾上腺皮质功能不全者慎用,青光眼、哮喘及过敏体质者禁用。

其他:甲基前列腺素 f2-α(欣母沛/卡波前列素)250 μg 肌内注射或子宫肌内注射每 15 min 1 次,最大达 2 mg(8 次);麦角生物碱(甲基麦角新碱)0.2 mg 肌内注射/SC,2~4 h 可重复。

(3)止血药物。

1)氨甲环酸:如果宫缩剂止血失败,或者出血可能与创伤相关,可考虑使用止血药物。该药具有抗纤维蛋白溶解作用,氨甲环酸是一种可以静脉内或口服给予的抗纤维蛋白溶解剂。WOMAN 试验是一项大型、随机、国际临床试验,它将静脉注射 1 g 氨甲环酸与同等剂量安慰剂在产后出血治疗效果上进行了比较。虽然氨甲环酸的使用并不能降低子宫切除术后或其他导致死亡原因的主要临床终点,但是由产科出血所致死亡的死亡率却明显降低(氨甲环酸和安慰剂分别为 1.5% 和 1.9%)。已经在许多小型研究中显示,预防性使用氨甲环酸可适度减少产科失血,并可作为产后出血治疗的一部分。另外,在手术中使用氨甲环酸其血栓形成风险与对照组没有差异,并且女性在接受氨甲环酸治疗后血栓形成风险没有升高,这在 WAMAN 临床试验中也得到证实。用量用法:每次 1 g 静脉滴注或静脉注射,0.75~2 g/d。

2)重组活化Ⅶa 因子:因子Ⅶ是维生素 K 依赖性丝氨酸蛋白酶,在凝血中发挥关键作用。美国食品药物监管局(FDA)批准的重组因子Ⅶ仅用于治疗患有血友病 A 和 B 的患者。重组因子Ⅶ在原发性产后出血中的作用是有争议的。据报道，重组因子Ⅶ可以显著提高出血性产科患者的止血效果，但有 2%～9% 的概率可能导致致命性的血栓形成。重组因子Ⅶ不是公认的一线治疗药物，只能在大量输血准则之后，以及参考本院会诊和该领域大出血专家共识后使用，以减轻病情。

（4）手术治疗：以上疗法效果不佳时，需要考虑选择手术。

1）宫腔填塞：可使用宫腔水囊压迫和宫腔纱条填塞术。

2）背带式子宫缝合法（B-Lynch 缝合）：缝合目的是对子宫血管和肌肉施加连续的垂直压力，达到迅速止血的效果。

3）盆腔血管结扎：三步血管结扎术法，即双侧子宫动脉上行支结扎，双侧子宫动脉下行支结扎，双侧卵巢子宫血管吻合支结扎。

4）经导管动脉栓塞术：适用于经保守治疗无效的各种难治性产后出血（包括宫缩乏力、产道损伤和胎盘因素等），患者生命体征稳定。

5）子宫切除术：适用于各种保守性治疗方法无效者，一般为次全子宫切除术。如前置胎盘或部分胎盘植入子宫颈时，则行子宫全切除术。

2. 胎盘因素的处理

（1）胎儿娩出后，尽量等待胎盘自然娩出。

（2）胎盘滞留伴出血：对胎盘未娩出伴活动性出血者可立即行人工剥离胎盘术，并加用强效宫缩剂。对于阴道分娩者术前可用镇静剂，手法要正确、轻柔，勿强行撕拉，以防胎盘残留、子宫损伤或子宫体内翻的发生。

（3）胎盘残留：对胎盘、胎膜残留者应用手或器械清理，动作要轻柔，避免子宫穿孔。

（4）胎盘植入：胎盘植入伴活动性出血，若为剖宫产可先采用保守治疗方法，如盆腔血管结扎、子宫局部楔形切除、介入治疗等；若为阴道分娩应在输液和（或）输血的前提下，进行介入治疗或其他保守性手术治疗。如果保守治疗方法不能有效止血，则应考虑及时行子宫切除术。

（5）凶险性前置胎盘：即附着于子宫下段剖宫产瘢痕处的前置胎盘，常常合并胎盘植入，出血量大。此处将其单独列出以引起重视。如果保守治疗措施如局部缝扎或楔形切除、血管结扎、压迫缝合、子宫

动脉栓塞等无法有效止血，应早期做出切除子宫的决策，以免发展为失血性休克和多器官功能衰竭而危及产妇生命。对于有条件的医院，也可采用预防性髂内动脉球囊阻断术，以减少术中出血。

三、凝血功能障碍处理

目标是维持凝血酶原时间及活化凝血酶原时间均 <1.5 倍平均值，纤维蛋白原水平在 1 g/L 以上。

1. 血小板计数   产后出血尚未控制时，若血小板计数低于 50×10^9/L 或血小板计数降低并出现不可控制的渗血时，则需考虑输注血小板，治疗目标是维持血小板计数在 50×10^9/L 以上。

2. 新鲜冰冻血浆   应用剂量为 10～15 ml/kg。

3. 冷沉淀   输注冷沉淀主要为纠正纤维蛋白原的缺乏，如纤维蛋白原水平高于 1.5 g/L 不必输注冷沉淀。冷沉淀常用剂量为 0.10～0.15 U/kg。

4. 纤维蛋白原   输入纤维蛋白原 1 g 可提升血液中纤维蛋白原 0.25 g/L，1 次可输入纤维蛋白原 4～6 g（也可根据患者具体情况决定输入剂量）。

四、损伤控制性复苏

强调在大量输注红细胞时，早期、积极地输注血浆及血小板以纠正凝血功能异常（无需等待凝血功能检查结果），而限制早期输入过多的液体来扩容（晶体液不超过 2 000 ml，胶体液不超过 1 500 ml），允许在控制性低血压的条件下进行复苏。过早输入大量的液体容易导致血液中凝血因子及血小板的浓度降低而发生"稀释性凝血功能障碍"，甚至发生 DIC 及难以控制的出血；过量的晶体液往往积聚于第三间隙中，可能造成脑、心、肺的水肿及腹腔间隔室综合征等并发症。

建议红细胞：血浆：血小板以 1：1：1 的比例（如 10 U 红细胞悬液＋1 000 ml 新鲜冰冻血浆＋1 U 机采血小板）输注。

产后出血极有可能导致孕产妇死亡，医院应急管理系统应考虑涉及以下 4 种关键措施：①时刻准备应对产后出血的患者；②对所有患者做好产后出血的诊断和预防措施；③多学科合作共同应对大量出血；④通过报告和系统学习提高对产后出血的应对能力。

产后出血的诊治流程见图 13-4-1。

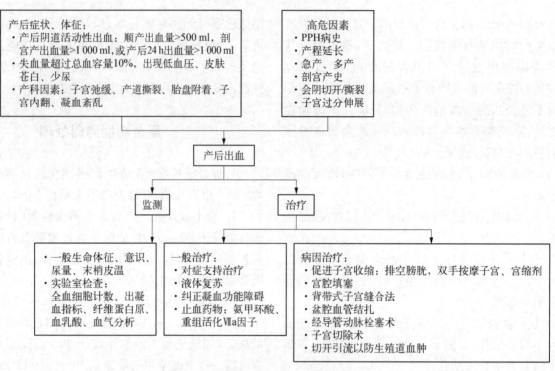

图 13-4-1 产后出血诊治流程图

（陈敏英）

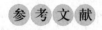

[1] ACO Obstetriciansgynecologists. ACOG clinical management guidelines for obstetrician-gynecologist [J]. Obstetrics & Gynecology, 2006,108(4): 1039.
[2] Anderson JM, Etches D. Prevention and management of postpartum hemorrhage [J]. Am Fam Physician, 2007,75:875 - 882.
[3] Hertzberg BS, Bowie JD. Ultrasound of the postpartum uterus: prediction of retained placenta tissue [J]. J Ultrasound Med, 1991,10(8):451 - 466.
[4] Mousa HA, Alfirevic Z. Treatment for primary postpartum hemorrhage [J]. Cochrane Database Syst Rev, 2003,(1): CS003249.

第五节 羊水栓塞

概述与病理生理

一、定义

羊水栓塞(amniotic fluid embolism, AFE)是妊娠期特有的罕见并发症,起病急骤,可导致母儿死亡等致命性严重后果。熟悉羊水栓塞的发病机制、临床表现,并进行早期诊断及治疗对降低其病死率有极其重要的价值。

AFE 的发病机制主要为高敏感母体对进入母体循环的羊水成分发生炎症介质释放、免疫补体系统激活等类过敏样反应综合征。临床主要表现为低氧、低血压、低凝血功能等,即所谓的"三低"表现。

二、病因

羊水中的有形物质进入母体血循环而引起一系列病理生理变化。羊水中的有形物质包括:扁平上皮、毳毛、胎脂、胎粪、黏蛋白等。

英国产科监测系统(UK obstetric surveillance system,UKOSS)的数据提示高危因素包括:母体因素如年龄大于 35 岁、多次妊娠、吸烟、营养状况、种族等,妊娠因素如既往剖宫产、妊娠高血压综合征、妊娠期糖尿病、前置胎盘、胎盘早剥、羊水过多、孕周、巨大胎儿等,各种引产术如药物引产、刮宫术、人工破膜等,分娩方式及分娩时情况如剖宫产、产钳及胎头吸引等阴道助产术、宫颈裂伤或子宫破裂等。

三、病理生理

胎膜破裂、子宫血管开放和子宫收缩过强导致羊膜腔和母体血循环之间压力差的形成,是羊水进入母体循环诱发羊水栓塞的 3 个基本条件。羊水进入母体血循环后,通过阻塞肺小血管,引起变态反应和凝血机制异常而导致机体发生一系列病理生理变化。

1. 肺动脉高压 高压羊水内有形物质直接形成栓子,经肺动脉进入肺循环阻塞小血管引起肺动脉高压;羊水内含有大量激活凝血系统的物质,启动凝血过程,弥散性血管内形成的血栓阻塞肺小血管,反射性引起迷走神经兴奋,加重肺小血管痉挛。羊水内抗原成分引起 I 型变态反应,反射性地引起肺内小血管痉挛。这种突发的持续肺动脉高压可引起急性右心衰竭,继而导致呼吸循环功能衰竭。

2. 过敏性休克 羊水中有形成分为强烈的致敏原,进入肺循环后直接作用于母体,迅速引起 I 型变态反应。这种类型的过敏性休克多在羊水栓塞后立即出现休克,临床常见孕产妇突发的血压骤降甚至消失,继而迅速出现心搏骤停。

3. 弥散性血管内凝血(DIC) 妊娠后期血液呈高凝状态,含大量促凝物质的羊水成分可激活外源性凝血系统,在血管内产生大量的微血栓,消耗大量凝血因子及纤维蛋白原,促进 DIC 发生。同时,羊水还含有纤溶激活酶,纤维蛋白原下降同时可激活纤溶系统。由于大量凝血物质的消耗和纤溶系统的激活,产妇血液系统由高凝状态迅速转变为纤溶亢进,血液不凝固,发生严重产后出血及失血性休克。

4. 急性肾损伤 继发于休克和 DIC,肾脏血流减少及微血管栓塞,肾脏缺血缺氧从而引起肾小管细胞损伤,很快出现急性肾功能障碍和衰竭。

诊断与鉴别诊断

一、诊断

1. 临床表现 典型的羊水栓塞表现包括三方面:分娩过程中突然出现的低氧血症、低血压、凝血功能障碍。针对那些突然出现心力衰竭或心搏骤停、抽搐、严重的呼吸困难或低氧血症的孕妇和近期分娩的妇女,特别在这些状况出现后不能用其他原因解释的凝血功能异常,均要首先考虑羊水栓塞的可能性。

羊水栓塞可发生在分娩前、分娩中、分娩后。研究数据表明,70%的羊水栓塞发生在分娩时,11%在阴道分娩后,19%在剖宫产后。孕产妇可表现为突然出现寒战、胸痛、惊恐、恶心、呕吐、气短等症状。有的表现为精神上焦虑、激动,甚至有"末日"来临的感觉。随后迅速发展为心搏骤停,无脉搏性的电活动(PEA),心室颤动或无脉性室性心动过速。如果羊水栓塞发生在分娩前,胎心监护将可见胎心减速、变异消失、晚期心动过缓。一旦产程中或产后出现心肺功能异常等表现,在保证基本的呼吸循环支持治疗的同时,充分结合病史、起病特征及胸部 X 线片、心脏超声、凝血功能等辅助检查和实验室诊断,多数情况下做出正确的鉴别并不困难,重要的是能想到羊水栓塞。

超过 83％ 的病例出现 DIC。羊水栓塞的凝血障碍可能与心肺表现协同，出现在心肺复苏刚刚完成，或在极少数情况下仅出现凝血障碍而没有心肺损伤表现。DIC 通常为出血性表现，包括静脉穿刺或手术部位的出血、血尿、胃肠道出血、阴道出血。

总之，羊水栓塞是以临床表现为基本诊断依据的。诊断羊水栓塞并不依赖于母体血液中是否存在羊水有形成分，而是根据产时、产后发生无法用其他原因解释的肺动脉高压、低氧血症、低血压、凝血功能障碍等这几项典型症状的出现。因此，羊水栓塞仍然是一项排除性诊断。

2. 辅助检查及其意义

（1）实验室检查。

1）血气分析：评估低氧状态、机械通气参数设置是否合适。

2）出凝血指标检测：早期可能有一过性高凝状况，迅速转变为低凝，PT、APTT、INR 延长，Fbg 降低。

3）全血细胞计数：血红蛋白、血小板进行性降低。

（2）影像学：①床边胸片：评估肺水肿、心影大小。②12 导联心电图：评估缺血、心律失常。③经胸及经食管超声心动图：能在一定程度上识别梗阻性休克、右心室衰竭。

（3）病理学：死亡者尸解可发现产妇肺血管中有胎儿鳞状上皮细胞及胎儿残留成分。

二、鉴别诊断

1. 呼吸窘迫　肺栓塞、肺水肿、麻醉并发症、窒息。

2. 低血压及休克　感染性休克、失血性休克、过敏性休克、心肌梗死、心律失常。

3. 产程出血异常　DIC、胎盘早剥、子宫破裂、宫缩无力。

4. 神经系统症状（抽搐相关）　子痫、癫痫、脑血管意外、低血糖。

监 测 与 治 疗

发生羊水栓塞时，孕产妇随时出现心跳、呼吸骤停，应迅速进行心肺复苏等高级生命支持治疗。最佳方法推荐包括麻醉、重症医学和母胎医学专家组成的多学科团队参与救治。

一、监测

（1）持续心电监护。

（2）血氧饱和度监测。

（3）血压监测：持续有创的血压监测。

（4）持续胎心监护。

（5）静脉通道：中心静脉通道或肺动脉导管。

（6）尽快转入 ICU。

二、复苏

（1）气道：早期建立安全的人工气道；由于可能存在气道水肿，气管导管型号选择可能需要较非妊娠患者小。

（2）呼吸：低氧血症进展速度快，尽快进行机械通气，实施保护性肺通气策略。

（3）循环：迅速启动有效的心脏按压，由于膈肌抬高及增大的子宫，胸外按压的部位适当上移；有效的复苏不可避免是子宫楔形下移入盆；除颤前移除胎心监护。

（4）如果心肺复苏效果不佳，应在心搏骤停几分钟之内进行剖宫产。

三、低血压处理

低血压主要应给予升压药，如去甲肾上腺素或加压素。推荐当患者有血流动力学指征时提供足够的氧合及通气，在最初治疗羊水栓塞时使用升压药物和正性肌力药物，由于右心室过度扩张，应当避免过量的液体加重右心甚至左心的负担。

四、心力衰竭

最初表现为右心室衰竭，然后以左心衰竭为主。因为过度扩张的右心室，应当避免过量的液体，过多的液体进入增加过分扩张的右心室负担，增加右侧心肌梗死的风险。右心室的过度扩张也会使室间隔向左，由于左心室闭合，进一步影响心排血量。

羊水栓塞的初始阶段主要是右心室衰竭。如果可以，经胸或经食管超声心动图可以提供有价值的信息。超声心动图通常显示右心室明显扩张，右心室功能减退（急性肺心病）与室间隔向左偏移。应尽量避免缺氧和高碳酸血症、酸中毒，因为它们增加肺血管阻力并进一步导致右心衰竭。

右心室输出可以通过使用强心药如多巴酚丁胺和米力农得到改善。这些药物也会导致肺血管扩张。其他旨在减少肺血管阻力的具体干预措施，包括西地那非、前列环素吸入或静脉注射和一氧化氮吸入。

严重心力衰竭肺水肿利尿剂治疗无效时，需要尽早启动血液净化治疗。

五、弥散性血管内凝血

绝大多数羊水栓塞患者出现弥散性血管内凝血（DIC）。DIC 的发生时间不定：DIC 可能立即发生在心肺衰竭后，或较晚阶段。严重出血可能同时需要药物和外科处置。

1. 输血　因为羊水栓塞伴呼吸循环功能衰竭的患者后续会出现凝血功能改变，我们推荐尽早评价凝血功能状态。在大量出血的情况下应尽早补充血制品，不需等待实验室检查结果。输血方案按照红细胞∶冰冻血浆∶血小板比例＝1∶1∶1。目标：维持血小板计数高于 50 000 个/mm³、APTT 及 INR 正常（或接近正常）。

2. 药物　重组活化凝血因子Ⅶ的使用指征不确定。在大出血难以停止、需要大量的血液成分和外科手术干预的时候可考虑使用。但需注意，羊水栓塞患者已经发生 DIC、组织因子水平升高，外源性的重组活化凝血因子Ⅶ有可能加重弥漫性血栓的进展继而出现多器官功能障碍。

抗纤溶药物：羊水中存在着纤溶酶原激活剂和纤溶酶原激活物抑制剂，因此可考虑针对纤溶亢进的治疗，常用药物有氨甲环酸或氨基己酸，有条件时进行床边血栓弹力图监测，以帮助评估疗效。

六、宫缩乏力的处理

宫缩乏力在羊水栓塞患者中常见，应积极治疗。有指征时使用宫缩剂如催产素、麦角衍生物、前列腺素。难治性病例可能需要宫腔纱布填塞或子宫球囊填塞。极端情况下可能需要进行双侧子宫动脉结扎术、B-Lynch 缝合或子宫切除术。剖宫产手术时或术后无法采用外科手术控制的弥漫性出血患者，应当给予盆腔填塞和延期闭合，收治到 ICU 进一步加强治疗。

七、胎儿窘迫的处理

羊水栓塞伴母亲心脏停搏后，推荐对孕周≥23 周的羊水栓塞伴心脏停搏孕妇立即采取措施分娩。不仅可以抢救胎儿的生命，而且在理论上可以解除腔静脉的压迫，帮助产妇复苏。

羊水栓塞的诊治流程见图 13-5-1。

（陈敏英）

参 考 文 献

［1］Moore J，Baldisseri MR. Amniontic fluid embolus［J］. Crit Care Med，2005，33(10 Suppl)：279－285.
［2］American Heart Association. Cardiac arrest associated with pregnancy［J］. Circulation，2005，112：IV150－153.
［3］A Gei，GDV Nankins. Amniotic fluid embolism：an update［J］. Contemporary Ob/gyn，2000，45(1)：53－66.
［4］Tuffnell DJ. Amniotic fluid embolism［J］. Curr Opin Obstet Gynecol，2003，15：119－122.
［5］Clark SL，Hankins GD，Dudley DA，et al. Amniotic fluid embolism：analysis of the national registry［J］. Am J Obstet Gynecol，1995，172(4 Pt 1)：1158－1167.

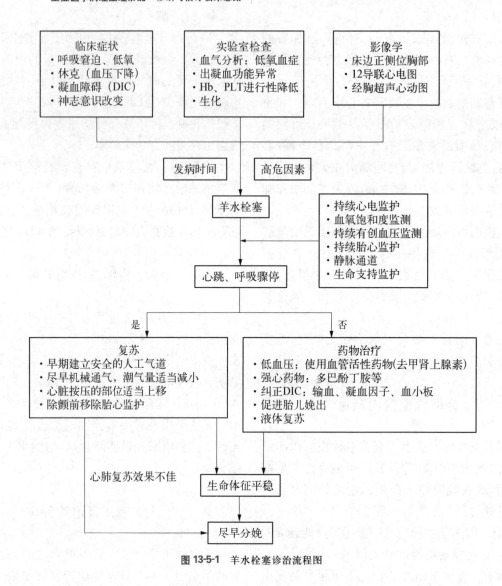

图 13-5-1 羊水栓塞诊治流程图

第六节 围生期心肌病

概述与病理生理

一、定义

围生期心肌病（peripartum cardiomyopathy，

PPCM）是一种发生于妊娠最后 1 个月或产后 5 个月内的以急性心力衰竭起病或出现扩张型心肌病样改变的特发性疾病。

二、发病率

近年来,随着心血管诊疗技术的进展及对本病认识的提高,临床上确诊的患者也越来越多,其发病率有增高的趋势。尽管及时地诊断和治疗可使大部分围生期心肌病患者在 3～6 个月内完全恢复,但由于其发病较为突然,急性期病死率可高达 10%,对孕、产妇的生存及生活质量构成巨大的危害,因此仍然是产科、心内科及重症监护等各学科需要共同关注的重要问题之一。

三、流行病学

一般认为围生期心肌病的总体发病率低于 0.1%,但病死率达 5%～32%。根据人群和单中心研究的资料表明,围生期心肌病发病率在全球不同区域有很大的波动,发展中国家的发病率超过发达国家和地区,例如尼日利亚(1%)或海地(0.33%)的发病率明显超过南非(0.1%)和美国[1/(3 000～4 000)],可能与环境、种族和遗传因素及不同的文化背景有关。资料显示我国初产妇的围生期心肌病病例数高于经产妇(53.3% 比 46.7%),农村患者占

81.5%;产后 3 个月内发生围生期心肌病的比例最高(67.3%),其次是妊娠最后 1 个月内(20.4%)。围生期心肌病患者中合并贫血的比例较高(51.4%),其次是高血压(48.5%)。31.2% 治愈,59.7% 好转,未愈/死亡患者占 9.1%,说明我国的围生期心肌病的诊治现状并不乐观。

四、病因与危险因素

目前尚不清楚围生期心肌病的致病原因和具体的发病机制。文献报道围生期心肌病的危险因素主要包括:初产妇、高龄产妇(＞30 岁)、双胎或多胎妊娠、黑色人种、肥胖、营养不良、高血压病史、先兆子痫及子痫等。也有文献称产前保健较差、母乳喂养、剖宫产术、嗜酒、可卡因滥用、吸烟、硒缺乏、贫血、社会经济条件较差等与围生期心肌病有关。此外,围生期心肌病还可能有家族聚集倾向。

围生期心肌病的发病机制尚不明确,早期的研究认为病毒感染、妊娠相关的自身免疫异常可能是触发围生期心肌病的始动因素,但目前普遍认为围生期心肌病并非单一因素造成,可能是由炎症、遗传、妊娠期血流动力学和营养等多种因素共同作用的结果。

临 床 表 现

患者在孕前常无器质性心脏病或缺乏任何心脏疾病体征。围生期心肌病的发作是以急性心力衰竭或扩张型心肌病样改变为特点,并常伴有栓塞并发症。以产后 3 个月内患者发病率最多,并且多见于长期营养不良的孕产妇、高龄及多胎经产妇。

1. 症状

(1) 乏力和呼吸困难:早期临床表现为乏力、纳差、运动耐量下降、活动后咳嗽和气短、心悸、胸部或腹部不适及体位性低血压。如未及时发现与干预,可快速进展为呼吸急促、水肿、夜间阵发性呼吸困难、端坐呼吸、咳粉红色泡沫痰等典型的左心充血性心力衰竭的症状。

(2) 动脉栓塞:常发生于左心室射血分数<35% 的患者。文献指出 30%～50% 围生期心肌病患者的死亡原因为严重动脉栓塞并发症。全身性动脉栓塞可有短暂性脑缺血发作、偏瘫、肺栓塞、急性心肌梗

死、肠系膜动脉栓塞、肾梗死、脾梗死等表现。周围动脉栓塞中四肢缺血,坏疽已有报道。

(3) 心律失常:各种心律失常如窦性心动过速、房性心动过速、室性心动过速、心房扑动、心房颤动、室性期前收缩、预激综合征等均可见于围产期心肌病患者,室性心动过速导致心搏骤停者也曾有报道。

(4) 器官衰竭:围生期心肌病患者可并发急性肝肾功能衰竭、败血症、多器官衰竭。

(5) 围生期胎儿或婴儿并发症:围生期心肌病孕妇早产的发生率可达 11%～50%,其他还包括低体重儿、胎儿宫内发育迟缓、宫内死胎等。

2. 体征 大部分围生期心肌病患者的纽约心脏协会心功能分级为Ⅲ或Ⅳ级,常见的体征有:颈静脉怒张、肺部啰音、肝大、外周性水肿及浆膜腔积液。心脏查体还可有心尖搏动移位、心动过速、奔马律、

二尖瓣及三尖瓣反流杂音,部分患者可有肺动脉高 压体征。

诊断与鉴别诊断

一、诊断

围生期心肌病为排除性诊断,需排除导致心力衰竭的其他常见病因。目前围生期心肌病的诊断标准包括:①产前最后 1 个月或产后头 5 个月内发生的心力衰竭;②既往无心脏疾病史;③无确切病因;④超声心动图表现为左心室舒张末径＞2.7 cm/m²、左心室短轴缩短率＜30％和(或)左心室射血分数＜45％。心电图、超声心动图、磁共振成像、心内膜心肌活检和心脏生物标志物检查有助于围生期心肌病的诊断和治疗。

1. 心电图 心电图改变不能对围生期心肌病做出明确诊断。最常见的心电图改变是左心室肥厚和 ST-T 段异常。也可见各种心律失常、前间壁导联 Q 波、PR 间期和 QRS 间期延长以及束支传导阻滞。

2. 超声心动图 围生期心肌病常见的超声心动图改变包括左心室收缩功能减低和左心室扩大。超声心动图还可发现附壁血栓、二尖瓣或三尖瓣反流及心包积液。超声心动图除病情评估之外,还可用于随访,研究表明入院时较高的左心室射血分数预示较高的治愈率,且再次妊娠时复发率较低。

3. 磁共振成像 采用 T_2 加权自旋回波序列心脏磁共振成像检查可准确诊断心肌炎、心肌坏死和左心室血栓并可精确测量左心室容积。此外,还可帮助确定心内膜心肌活检的部位。需注意的是产前行磁共振成像检查时应避免使用钆对比剂,因为钆可透过胎盘。

4. 心内膜心肌活检 据报道活检的诊断敏感性为 50％,但特异性可达 99％。由于心内膜心肌活检属于有创性检查,而且围生期心肌病与心肌炎的关系并不十分明确,所以心内膜心肌活检不应作为围生期心肌病的一线诊断检查。当强烈怀疑心肌炎或给予抗心力衰竭治疗 2 周后病情仍无改善时可考虑

行心内膜心肌活检,活检可见炎性细胞因子增加、大量淋巴细胞浸润等,还通过多聚酶链反应(PCR)寻找心肌病毒感染证据。

5. 心脏导管植入和血管造影术 是判定心室收缩功能的"金标准",围生期心肌病患者表现为心室收缩功能失调,心排血量降低,充盈压增高,但冠状动脉压力正常。

6. 心脏生物学标志物 肌钙蛋白以及氨基末端脑钠肽前体(NT-proBNP)等心脏生物标志物水平与左心室功能受损程度呈负相关,对围生期心肌病的诊断和病情评估具有很大帮助。

二、鉴别诊断

需进行鉴别诊断的疾病包括心脏舒张功能不全、肺栓塞和产科并发症,如先兆子痫、子痫以及羊水栓塞。

1. 妊娠高血压综合征 好发于年轻及高龄初产妇,表现为水肿、蛋白尿、高血压,并以肾脏损害为主。当患者血压显著升高时,易出现心力衰竭,但无心脏显著扩大及严重的心律失常。

2. 高血压心脏病 妊娠前患者有高血压病史,超声心动图提示左心室肥厚有利于与围生期心肌病鉴别。

3. 冠心病心力衰竭 多见于高龄孕妇,有典型的心绞痛或心肌梗死病史,结合心电图、超声心动图和冠状动脉造影可明确诊断。

4. 贫血性心脏病 病史长、贫血重,血红蛋白多在 50～60 g/L 以下,肺动脉瓣区杂音听诊最明显,心脏扩大不明显,贫血纠正后心功能可恢复正常。

5. 心室肌致密化不全 主要依靠超声心动图确诊,表现为左、右心室腔内可探及无数凸出增大的肌小梁,错综排列,小梁间见大小不等深陷的间隙,彩色多普勒可探及间隙内有血流与心腔相通。

6. 其他疾病 如血栓性疾病、脚气性心肌病等。

监测与治疗

围生期心肌病如能早期诊断和规范治疗,心脏功能可完全恢复正常。目前围生期心肌病尚无特异性治疗方法,可采取规范化心力衰竭治疗和支持性治疗,与其他急性充血性心力衰竭治疗方法相类似。

一、一般治疗

包括多学科健康管理,低盐饮食,加强营养,补充维生素,限制入液量维持出入量负平衡,限钠摄入 $2\sim4$ g/d 等。不主张心力衰竭患者绝对卧床,否则会增加患者血栓形成的风险,鼓励心力衰竭患者进行规律的有氧运动,以改善运动耐力和心脏功能。

二、心力衰竭的药物治疗

心力衰竭的药物治疗是围生期心肌病治疗的关键,包括利尿剂、血管紧张素转换酶抑制剂、β受体阻滞剂、血管扩张药、洋地黄、抗凝药等以减轻心脏负荷、提高心肌收缩力、防止血栓形成。药物选择除考虑病情需要外,还要注意药物对妊娠和哺乳的影响。

1. 利尿剂 可降低前负荷,因而可用于治疗有肺淤血或外周水肿的围生期心肌病患者。妊娠和哺乳期给予氢氯噻嗪和呋塞米均较为安全。但需注意利尿剂所致的脱水可导致子宫低灌注和代谢性酸中毒,所以应监测碳酸氢盐,必要时给予乙酰唑胺。虽然储钾利尿剂螺内酯已成功地用于治疗心力衰竭,但尚缺乏在围生期时应用的资料,故应慎重用于治疗围生期心肌病。

2. 神经激素拮抗剂 虽然血管紧张素转换酶抑制剂(ACEI)和血管紧张素受体阻滞剂(ARB)是治疗心力衰竭的一线药物并可改善存活率,但因可通过胎盘,有可能造成畸胎或死胎,并可诱发肾衰竭,故妊娠时禁用。此外,这两类药物还可分泌进乳汁,作为产后心力衰竭妇女的主要治疗措施,可在启动治疗前停止母乳喂养。

3. 血管扩张剂 由于妊娠时给予肼屈嗪治疗具有较好的安全性,故其是产前主要使用的血管扩张剂。病情严重的患者可静脉滴注硝酸甘油,剂量从 $10\sim20$ μg/min 逐渐滴定至 200 μg/min。由于硝普钠具有潜在的氰化物毒性作用故不推荐用于治疗围产期心肌病。

4. 正性肌力药物 如多巴胺、多巴酚丁胺和米力农仅用于心排血量严重减低的围生期心肌病患者,一旦血流动力学稳定应尽早停用此类药物;同时分娩前应慎用,因有致子宫收缩的不良反应。近期有报道左西孟坦可降低围生期心肌病患者的肺毛细血管楔压和改善心排血量,但还需要积累更多的证据。

5. 地高辛 适用于纽约心脏病协会心功能分级Ⅲ、Ⅳ级的患者,是妊娠时可安全使用的正性肌力药物。由于缺乏更多可选择使用的正性肌力药物,故围生期心肌病患者给予地高辛治疗较为普遍。孕产妇对洋地黄类药物较敏感,易发生中毒,使用洋地黄类药物应密切观察毒性反应。

6. β受体阻滞剂 适用于心功能Ⅱ~Ⅲ级的围产期心肌病患者,具有明显改善症状、生存情况及左心室射血分数(LVEF)的优势,已常规用于治疗心力衰竭,但对围生期心肌病患者,目前主张β受体阻滞剂仅用于妊娠晚期,因该药可减少脐带血流,引起胎儿生长发育受限。目前临床用药以非选择性的卡维地洛和选择性的美托洛尔为多。围生期心肌病患者在 $6\sim12$ 个月内心脏功能得到恢复时即可停用β受体阻滞剂。

7. 钙通道阻滞剂 当存在子宫低灌注时应慎重给予钙通道阻滞剂。此外,临产前孕妇应避免使用钙通道阻滞剂,因为该药会抑制子宫平滑肌收缩,影响产程。

8. 抗心律失常治疗 心房颤动是围生期心肌病患者最常见的心律失常,围生期时奎尼丁和普鲁卡因酰胺属于相对安全的药物,曾经是一线抗心律失常药物,目前已被β受体阻滞剂和地高辛替代。应用抗心律失常药物或需电复律治疗时无特殊禁忌。电复律很少对胎儿心肌造成损伤,也不易诱发子宫收缩。

9. 硫酸镁 妊娠高血压患者可应用硫酸镁缓解全身小血管痉挛,预防和控制子痫。

10. 抗凝治疗 心力衰竭和妊娠是血栓栓塞的独立危险因素,妊娠期凝血因子Ⅱ、Ⅶ、Ⅷ、Ⅹ和血浆纤维蛋白原浓度升高使血栓并发症风险增加，并持续至产后 6 周，特别是对于左心室射血分数＜30％的围生期心肌病患者易并发血栓形成。妊娠期间低分子量肝素是第一选择，因其不透过胎盘屏障，不良反应小；为了预防出血，分娩前可停止使用。由于肝素和口服抗凝药均不通过乳汁分泌，产后可给予普通肝素或低分子量肝素和华法林进行抗凝治疗。要注意华法林可通过胎盘，具有致畸可能，故产前应避免使用。

11. 机械性循环支持　常规药物治疗效果不佳的严重的围生期心肌病患者可能需要机械性循环支持，甚至心脏移植。已有报道主动脉内球囊反搏和左心室辅助装置用于治疗围生期心肌病患者。由于大部分围生期心肌病患者在产后 3～6 个月可以得到恢复，所以左心室辅助装置可作为暴发性围生期心肌病患者至恢复时的过渡性治疗。

三、靶向药物治疗

除了传统的抗心力衰竭药物治疗外，新的治疗选择层出不穷。除了传统的 ACEI 和 β 受体阻滞剂治疗外，近年来免疫疗法治疗围生期心肌病的报道不断出现。

1. 免疫抑制剂　围生期心肌病患者是否给予免疫抑制剂治疗目前尚存争议。由于心肌炎并非发生于所有围生期心肌病患者和免疫抑制剂可能发生的不良反应，故不推荐围生期心肌病患者常规给予免疫抑制剂治疗。但对经心内膜心肌活检证实的活动性心肌炎患者，免疫抑制剂可作为一种治疗选择。

2. 免疫球蛋白　静脉给予免疫球蛋白治疗具有改善围生期心肌病患者心功能的作用。有研究结果表明免疫球蛋白可改善左心室射血分数＜40％的围生期心肌病患者的心功能。

3. 己酮可可碱　作为免疫调节药物，己酮可可碱治疗可降低围生期心肌病患者血中 TNF-α 水平，改善预后。

4. 溴隐亭　催乳素抑制剂溴隐亭（用法：2.5 mg 每日 2 次，共使用 6 周）联合传统抗心力衰竭疗法可使围生期心肌病患者的左心室射血功能明显改善，但仍需要进一步的大型研究证实。

四、产科治疗

围生期心肌病患者应兼顾产科相关指征做相应处理。重症心力衰竭患者应在控制症状后尽早终止妊娠。妊娠后 3 个月内的心力衰竭患者应早期引产。如胎儿死亡或放弃胎儿可尽早应用 β 受体阻滞剂和血管紧张素转换酶抑制剂。产前 1 个月内发生的心力衰竭，心功能 Ⅱ 级以上或估计不能胜任产程应尽早行剖宫术。术前、术中、术后应禁用前列腺素或麦角新碱类药物，这些药物可加重心力衰竭。围生期心肌病患者产后心脏扩大者应避免再孕，否则有复发倾向，且患者病死率高。

总之，围生期心肌病是一类特殊疾病，总体发病率虽然较低但病死率较高，对产妇和胎儿的危害性较大，值得重症医学、心内科、妇产科和免疫学医师共同关注。围生期心肌病的治疗以纠正心力衰竭、降低心脏负荷为主，同时兼顾药物的毒副作用、产科治疗及免疫辅助治疗。如能有效纠正病情并逆转心力衰竭，大部分患者可在发病后 3～6 个月内恢复。

（黄　伟）

[1] Selle T, Renger I, Labidi S, et al. Reviewing peripartum cardiomyopathy: current state of knowledge [J]. Future Cardiol, 2009,5(2):175-189.
[2] Cruz MO, Briller J, Hibbard JU. Update on peripartum cardiomyopathy [J]. Obstet Gynecol Clin North Am, 2010,37(2):183-303.
[3] 岳晓辉,刘楠,薛晓艳. 我国围产期心肌病流行病学特点及转归荟萃分析[J]. 中国妇产科临床杂志,2011,12(5):359-363.
[4] Ramaraj R, Sorrell VL. Peripartum cardiomyopathy: causes, diagnosis, and treatment [J]. Cleve Clin J Med, 2009,76(5):189-296.
[5] Welenta BK, Kleiner HD, Sliwa K. Peripartum cardiomyopathy: update 2012 [J]. Curr Opir Crit Care, 2013,19:397-403.
[6] 孙璨贤,范中杰. 围产期心肌病诊治进展[J]. 心血管病学进展,2010,31(3):399-402.
[7] 赵梦华,石建平,徐宝元. 围产期心肌病[J]. 中国循证心血管医学杂志,2014,6(4):506-508.

第七节　妊娠期急性脂肪肝

概述与病理生理

一、定义

妊娠期急性脂肪肝（acute fatty liver of pregnancy，AFLP）是妊娠晚期一种罕见的严重并发症，其发病率国外报道为 1/7 000～1/1 600，国内为 3/1 000 000～1/13 000。该病起病急，早期症状不典型，病情进展凶险，以肝细胞脂肪浸润、肝功能衰竭和肝性脑病为主要特征，常伴多器官损害，母婴死亡率高。既往有报道称其孕产妇及围产儿死亡率分别为 75％和 85％。近年来随着对该病的认识程度的提高和早期诊断、治疗的不断完善，死亡率已大大降低。

二、危险因素

AFLP 常发生于妊娠晚期，没有明确的危险因素，但多见于初产妇、男胎、多胎妊娠，可复发。

三、发病机制

AFLP 的发病机制目前尚不清楚，可能与线粒体脂肪酸氧化途径中酶缺陷、孕妇妊娠后体内激素水平的变化、脂类蛋白质代谢发生变化、遗传、病毒感染、药物应用及子痫前期、子痫等的发生有关。

1. AFLP 与线粒体脂肪酸氧化途径中酶缺陷　AFLP 可能是急性营养障碍引起促脂肪氧化物质缺乏，与脂肪转化活动有关的酶系统功能受损引起脂肪代谢障碍。导致脂肪代谢功能障碍的原因之一是线粒体脂肪酸氧化途径中酶缺陷。目前研究认为，与 AFLP 关系最密切的是长链-3-羟酰辅酶 A 脱氢酶（long-chain 3-hydroxyacyl-CoA dehydrogenase，LCHAD）缺陷。LCHAD 是脂肪酸 β-氧化途径中线粒体三功能蛋白之一，可催化长链脂肪酸 β-氧化途径。LCHAD 缺乏，将导致长链脂肪酸的堆积，对肝脏产生高毒性。胎儿线粒体 LCHAD 缺陷，可致母亲发生 AFLP。

2. AFLP 的发生可能与雌、孕激素有关　妊娠后孕妇体内雌激素、生长激素、促肾上腺皮质激素等明显增加，动员体内脂肪组织的脂肪酸，使其含量迅速增加，损害脂肪酸氧化作用，引起微血管脂肪酸代谢紊乱，刺激肝脏合成大量三酰甘油，从而引发高脂血症；直至妊娠后期，这种作用仍随着雌激素水平的增加而逐渐加重，使游离脂肪酸堆积于肝、脑、肾、胰腺等诸多脏器，并对其造成损害，在此基础上若有营养障碍等因素，则极易诱发 AFLP。

3. AFLP 的发生可能与子痫前期、子痫有关　有人认为子痫前期与子痫、HELLP 综合征和 AFLP 可能为疾病从轻微到严重以致威胁生命的多系统功能障碍的谱系改变，似乎可以解释 AFLP 患者并发妊娠期高血压疾病较多。AFLP 是妊娠晚期所特有的引起肝功能代谢紊乱的并发症，肝细胞的微小脂肪浸润易引起急性肝衰竭、凝血功能障碍及肝性脑病等。AFLP 患者因肝脏内醛固酮灭活能力下降，致使妊娠期高血压的发病率增加。

四、病理生理

AFLP 的病理特点是肝细胞内有大量的脂质聚集，肝活检染色示肝小叶中心肝细胞急性脂肪变，在肝细胞内可见大小不等的脂肪滴，肝细胞肿胀拥挤，肝窦隙狭窄，胞质呈泡状。正常肝脏的脂肪含量约占5%,而 AFLP 患者肝脏脂肪含量可高达13%～19%。从大体上看,典型 AFLP 的肝脏特征为小黄肝,往往由肝细胞溶解和萎缩引起。

临 床 表 现

一、临床症状

AFLP 常发生于妊娠晚期,多在妊娠28～40周,平均35周左右,但也有发生在妊娠23周的报道。该病多急性迅猛,临床表现变化多样,早期症状非特异性。发病前1周左右,可出现如全身不适、疲乏无力等类似上呼吸道感染的前驱症状,而后出现恶心、呕吐(70%)、乏力、厌油、上腹部不适或腹痛(50%～80%)等消化道症状。腹痛主要为右上腹痛,也有弥漫性腹痛者。此阶段的 AFLP 极易误诊为急性胃肠炎或消化不良。消化道症状出现1～2周内患者可出现发热、黄疸等 AFLP 的典型症状。黄疸呈进行性加重,不伴有皮肤瘙痒。如继续妊娠则病情快速进展,可出现全身皮肤瘀点、瘀斑、牙龈出血等凝血功能障碍表现,进一步发展则出现弥散性血管内凝血(DIC)。疾病中晚期患者可出现暴发性肝功能衰竭,并可合并肾脏、凝血等多器官功能障碍和衰竭、持续低血糖状态、肝性脑病等,短期内迅速死亡。有些患者还可伴有高血压,水肿等子痫前期症状。多数患者在产后1～4周症状好转。

二、体格检查

可发现右、中上腹触痛,肝脏缩小不可触及。

三、辅助检查

1. 实验室检查

(1) 血常规:外周血白细胞升高(≥$15×10^9$/L),血小板减少,可见幼红细胞和嗜碱性点彩红细胞。

(2) 肝功能异常:AFLP 患者实验室检查多表现为肝脏合成、分泌、代谢功能降低,肝炎病毒标志物多为阴性。血清转氨酶(ALT 或 AST)多为轻、中度升高(300～500 U/L),最高可达1 000 U/L,严重者出现"胆酶分离"现象。血清胆红素中至重度升高,以直接胆红素为主,血清白蛋白降低。

(3) 凝血功能异常:凝血酶原、部分活化凝血酶时间延长,纤维蛋白原水平下降。

(4) 血糖:肝糖原分解障碍导致低血糖,可出现持续性严重低血糖。

(5) 肾功能异常:血尿素、肌酐、尿酸水平升高,不过尿酸的增高程度与肾功能损害程度不成比例,有时高尿酸血症可在 AFLP 临床发作前即存在。

(6) 尿常规:既往认为尿胆红素在本病中始终阴性,但近年来已不再强调。

2. 影像学检查

(1) 正常肝脏含有5%的脂肪,AFLP 晚期时脂肪含量可增加到50%,此时超声检查显示肝脏弥散性密集光点及反射增强,呈雪花状,强弱不均,有"亮肝"之称。伴肝萎缩者可见肝脏缩小。

(2) CT 扫描显示肝脏缩小、肝脏大量脂肪浸润、肝实质密度减弱。但据报道,超声、CT 和 MRI 等影像学检查在诊断 AFLP 方面的敏感性较差,超声检查的诊断率仅为25%～50%,CT 检查为45%～50%。

3. 病理学检查 肝穿刺活检是诊断 AFLP 的"金标准",提示肝细胞胞质内有脂肪小滴,弥漫性微滴性脂肪变性,炎症、坏死不明显,肝小叶完整。需要强调的是,虽然肝穿刺活检为本病诊断的"金标准",但由于患者常合并凝血功能障碍、弥散性血管内凝血,肝活检风险较大,较多患者及家属难以接受,且本病进展较快,常迅速恶化,等待病理结果明确再行治疗可能错过最佳的抢救时机,影响母婴生存率,故肝穿刺活检的实际临床应用受到限制。目前认为,随着对 AFLP 认识的提高及诊疗技术的进步,可根据病史、临床表现及实验室、影像学等检查,做出临床诊断,积极进行抢救治疗。

诊断和鉴别诊断

一、诊断

目前常用的 AFLP 诊断标准为:妊娠晚期突发不明原因的恶心、呕吐、厌食、乏力、上腹痛和进行性黄疸。实验室检查显示纤维蛋白原降低和凝血时间延长、高胆红素血症(总胆红素＞17.1 μmol/L)、血清谷丙转氨酶或谷草转氨酶 300～500 U/L。排除病毒性肝炎、药物性肝炎、中毒和妊娠并发其他肝病。

2002 年提出的 Swansea 诊断标准为目前国外常用的 AFLP 诊断标准,具体为:①呕吐。②腹痛。③烦渴/多尿。④脑病。⑤总胆红素＞14 μmol/L。⑥血糖＜4 mmol/L。⑦尿素氮＞340 μmol/L。⑧外周血白细胞计数＞11×10^9/L。⑨腹部超声示腹水或"亮肝"。⑩ AST 或 ALT ＞42 U/L。⑪血氨＞47 μmol/L。⑫肾脏损害:血肌酐＞150 μmol/L。⑬凝血功能障碍:凝血酶原时间＞14 s,活化部分凝血活酶时间＞34 s。⑭肝组织活检显示微泡脂肪变性。符合≥6 项者可诊断为 AFLP。研究表明,以肝穿刺活检作为诊断"金标准",Swansea 诊断标准敏感性为 77%～100%,特异性为 20%～88%。

二、鉴别诊断

1. HELLP 综合征　是妊娠高血压疾病的严重并发症,发病率较 AFLP 高。多数发生在产前,以溶血、肝酶升高和血小板减少为主要特点,临床中较少发生弥散性血管内凝血,无低血糖。典型的临床表现为乏力、右上腹疼痛及恶心、呕吐,体重骤增,脉压增宽。大约 85% 的患者出现轻至中度的高血压和蛋白尿,但少数患者高血压、蛋白尿临床表现不典型。诊断主要依据实验室异常指标:微血管性溶血性贫血;血涂片示特征性碎裂红细胞;血小板计数＜100×10^9/L;总胆红素＞20.52 μmol/L、AST＞70 U/L、血清乳酸脱氢酶(LDH)＞600 U/L;凝血酶原时间及部分凝血活酶时间延长,纤维蛋白原多在正常范围;肝脏病理检查示非特异性炎症反应。而 AFLP 肝脏损害程度较 HELLP 综合征显著,以明显的凝血功能障碍和低血糖为主。两者临床表现有时十分相似,故有学者将 AFLP、妊娠合并血栓性血小板减少性紫癜、溶血性尿毒综合征、弥散性血管内凝血、HELLP 综合征等疾病统称为妊娠血管性微血管病,鉴别较困难,但两者的产科处理基本一致,均为加强监测和尽早终止妊娠。

2. 妊娠合并急性重症肝炎　重症肝炎发病时肝炎病毒的抗原和抗体检测往往阳性,血清转氨酶极度升高(常＞1 000 U/L),白细胞多正常,"尿三胆"阳性(尿胆素原、尿胆红素、尿胆素),尿酸很少升高,低血糖较少见,肾功能异常出现较晚,肝性脑病较明显,影像学检查多有肝脏缩小,肝组织病理学检查提示肝细胞广泛坏死。

3. 妊娠期肝内胆汁淤积症(ICP)　常发生在妊娠中晚期,首发症状为轻到重度不等的皮肤瘙痒症状,之后 2～4 周逐渐出现黄疸,同时瘙痒和黄疸为 ICP 的突出表现。瘙痒贯穿于整个病程,分娩后很快消失。临床较少发生恶心、呕吐、腹痛等消化道症状,对胎儿预后有不良影响,并发早产、胎儿窘迫、死胎是正常妊娠人群的 5 倍之多,母亲预后多良好。实验室检查见血清胆汁酸升高,肝酶水平为正常或轻中度升高,血清胆红素一般不高于 6 mg/dl。较少发生弥散性血管内凝血、肝衰竭及多脏器损害等。

监测与治疗

由于 AFLP 的发病机制尚不清楚,目前尚无特殊治疗,AFLP 发病至分娩在 1 周内患者 100% 能存活,而 2 周以上者 1/3 为疾病晚期,30% 在分娩当日或次日即死亡。故目前认为最有效的治疗手段是迅速终止妊娠,最大限度的综合治疗,保证血容量和正常血糖及电解质平衡,纠正弥散性血管内凝血。如病情恶化,及时转入 ICU 抢救治疗。AFLP 为妊娠特发性肝病,患者在终止妊娠和相关治疗后,其引起的急性肝衰竭是可逆的,多数患者的病情在终止妊娠后5~7日有好转,2~3周痊愈。

一、产科处理

AFLP一旦确诊或高度怀疑时,无论病情轻重,病程早晚,均应尽快终止妊娠。及时终止妊娠有利于母婴预后。因经阴道分娩过程中孕妇可能消耗过多体力,加重肝脏代谢压力,使原有并发症如凝血功能异常、肾功能损伤等进一步恶化,并易发生宫缩乏力和产后出血,故分娩方式选择上一般首选剖宫产。手术麻醉最好选择局部麻醉或硬膜外麻醉,慎用全身麻醉,以免加重肝肾负担。虽然全身麻醉可能增加AFLP产后并发症风险,但也不能绝对避免,酌情分析,权衡利弊,保证患者的最大利益。对于出现凝血功能障碍者,术前应输冰冻血浆、血小板、冷沉淀或纤维蛋白原,降低产后出血的发生率,减少子宫切除。值得注意的是,由于凝血功能障碍,手术创面广泛渗血,术后腹腔引流液呈血性,临床上常误导医师试图通过再次开腹止血,但实际上再次开腹手术不但不能有效止血,反而加重对患者的创伤,从而形成一个恶性循环,应引以为戒。

二、综合治疗

由于多数AFLP患者出现弥散性血管内凝血、肝肾功能衰竭、肝性脑病等严重并发症,综合支持治疗是抢救成功的关键。一般综合治疗包括加强抗感染(使用对肝肾功能损伤小的广谱抗生素)及支持治疗;密切监测凝血功能,及时补充凝血物质;纠正低血糖和低蛋白血症;防止水、电解质、酸碱平衡紊乱;改善微循环,提供充足热量,保肝治疗等。

三、特殊治疗

若经产科积极处理和综合治疗,病情继续发展,合并多脏器功能衰竭,需行专科性极强的特殊治疗。包括肾功能衰竭行血液透析,肝功能衰竭行人工肝治疗。人工肝支持系统是通过血浆置换、分子吸附循环系统(MARS)清除血液循环中因肝功能衰竭而产生的大、中、小分子有害物质,纠正酸碱平衡及电解质紊乱,使肝功能得到一定程度的保护,为机体创造一个平稳的内环境,为肝细胞再生赢得时间,为心、肾功能恢复和凝血因子再生创造条件。MARS利用人白蛋白作为分子吸附剂,通过吸附、透析、再循环的高通量透析系统,选择性地清除蛋白结合终末代谢产物。血浆置换是目前临床应用人工肝支持系统中应用最为广泛、疗效最佳的方法,是通过分离肝功能衰竭患者血浆,利用正常人新鲜血浆代替重症肝病患者体内含有大量毒性物质的血浆,从而去除体内毒性物质。同时补充肝功能不全患者所缺乏的凝血因子、调理素、白蛋白、免疫球蛋白等多种生物活性物质,为肝功能的恢复及肝组织的再生创造条件。但每次人工肝治疗需2 000~3 000 ml血浆,需要强大的经济支持,有时患者家属难以承受。

由于AFLP为可逆性围生期肝功能衰竭,不应过早考虑肝移植,只有经各种方法治疗无效,造成不可逆肝损害时,才考虑肝移植。

妊娠期急性脂肪肝的诊治流程见图13-7-1。

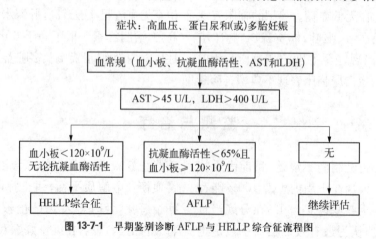

图13-7-1 早期鉴别诊断AFLP与HELLP综合征流程图

(黄　伟)

参考文献

［1］ Ibdah JA. Acute fatty liver of pregnancy：an update on pathogenesis and clinical implications ［J］. World J Gastroenterol，2006，12（46）：7397 - 7404.

［2］ Minakami H，Morikawa M，Yamada T，et al. Differentiation of acute fatty liver of pregnancy from syndrome of hemolysis, elevated liver enzymes and low platelet counts ［J］. J Obstet Gynaecol Res，2014，40（3）：641 - 649.

［3］ Kaplan MM. Acute fatty liver of pregnancy ［J］. N Engl J Med，1985，313（6）：367 - 370.

［4］ 常青. 妊娠期急性脂肪肝的诊断和治疗［J］. 实用妇产科杂志，2010，26（4）：152 - 253.

［5］ Ko H，Yoshida EM. Acute fatty liver of pregnancy ［J］，Can J Gastroenterol，2006，20（1）：15 - 30.

第八节　HELLP 综合征

概述与病理生理

一、定义

HELLP 综合征以溶血（hemolysis，H）、肝酶升高（elevated liver enzymes，EL）和血小板减少（low platelets，LP）为特点，是妊娠高血压的严重并发症之一，常危及母婴生命安全。

HELLP 综合征常常发生在严重的子痫前期患者中，但要注意 HELLP 综合征也可以发生在无血压升高或血压升高不明显，或者没有蛋白尿、水肿等子痫前期临床症状出现之前，为诊断带来了困难。

二、流行病学

妊娠妇女 HELLP 综合征的发生率为 0.5%～0.9%，大约 70% 的 HELLP 综合征发生在分娩前，以妊娠的 27～37 周常见；约 30% 的 HELLP 综合征发生在分娩后，多数为分娩 48 h 后发生，有的甚至出现在分娩后 7 日。这类患者与分娩前发生的 HELLP 综合征相比，引起肾脏衰竭和肺水肿的风险更高，患者预后更差。

三、发病机制

目前 HELLP 综合征发病机制尚不完全清楚，主要包括：

（1）血管内皮损伤可引起管腔内纤维蛋白沉积，微血管内皮细胞受损，胶原组织暴露，血小板与之接触、黏附并被激活；血小板被激活而释放出缩血管物质，血小板凝集和聚集，更加重血管内皮损伤，从而使前列环素产生减少，血栓素 A_2 和前列环素平衡失调，又激活血小板，形成恶性循环。

（2）由于血液黏度增加，血流缓慢，红细胞通过狭窄的微血管时破碎变形发生溶血；另外，妊娠高血压疾病脂质代谢异常，红细胞膜成分改变，也增加了溶血的易感性。

（3）血管舒缩因素失常是导致局部血流异常的原因。如 HELLP 综合征患者内皮素-1 升高可引起肝脏血管痉挛、肝细胞局灶性缺血坏死；血管内皮受损后，一氧化氮合酶活性降低，内源性一氧化氮合成减少，小动脉平滑肌痉挛，引起胎盘灌注不足。

（4）肝脏血管痉挛，血管内皮损伤和纤维素沉积使肝窦内血流受阻，肝血管淤血，肝内压力增高，导致肝细胞肿胀、坏死，细胞内酶释放至血循环导致肝酶升高。

（5）免疫因素在 HELLP 综合征发生的作用近年来受到重视，母胎免疫耐受机制的破坏（如人类白细胞抗原 G、凝血酶敏感蛋白 1 等）导致母体对胎儿的免疫排斥反应可能是 HELLP 综合征发病的主要原因。

（6）隐性遗传性脂肪酸氧化障碍及过量的固有脂肪酸氧化失调与 HELLP 综合征发生有关。表现在短链、中链及长链羟酰基辅酶 A 脱氢酶缺乏，PPARγ/RXRα 紊乱，使胎盘形成过程中，细胞滋养层和合胞滋养层的分化异常，从而使 HELLP 综合征患者胎盘功能失调。研究证实在抗磷脂综合征（APS）患者中，HELLP 综合征发病率高，与抗磷脂抗体的效价升高密切相关。

四、病理生理

本病的主要病理改变与妊娠高血压疾病相似。认为其在妊娠高血压全身小血管痉挛基础上，引起血管内皮损伤，造成血小板聚集、激活与消耗，从而出现血小板减少和微血管病性溶血，纤维蛋白沉积，血管痉挛收缩，使组织缺血、缺氧和终末器官缺血。

诊断与鉴别诊断

一、诊断

HELLP 综合征多数发生在产前，典型症状为全身不适、全身乏力、右上腹疼痛、体重骤增、水肿、脉压增大，可有恶心、呕吐等消化系统表现，但高血压、蛋白尿表现可能不典型。对产前检查有高血压的孕妇，如在妊娠第 24～34 周伴有上腹部疼痛、恶心、呕吐的妊娠高血压病患者应保持高度警惕，密切观察。确诊主要依靠实验室检查。

1. 诊断标准

（1）血管内溶血：外周血涂片见破碎红细胞或见三角形、头盔形、球形红细胞；胆红素≥20.5 μmol/L（即 1.2 mg/dl），以间接胆红素升高为主；血红蛋白下降 60～90 g/L。

（2）血清肝酶水平升高：血清 AST≥70 U/L，LDH>600 U/L。

（3）血小板计数减少：血小板计数<100×10^9/L。要注意妊娠期血小板计数下降趋势，对存在血小板计数下降趋势且<150×10^9/L 的孕妇应进行严密追查。

2. 病情严重程度分级　根据血小板数量将 HELLP 综合征进行分级，有利于评估疾病严重程度，予以分层监管处理。

1 级：血小板≤50×10^9/L，孕产妇严重并发症发生率为 40%～60%。

2 级：血小板（50～100）×10^9/L，孕产妇严重并发症发生率为 20%～40%。

3 级：血小板>100×10^9/L，孕产妇严重并发症发生率为 20%。

3. HELLP 综合征严重并发症　HELLP 综合征后期由于凝血因子、血流动力学和肝肾功能的严重紊乱，可导致母胎严重并发症。70% HELLP 综合征发生在分娩前，而 30% 发生在分娩后，HELLP 综合征孕产妇并发症主要包括弥散性血管内凝血（21%）、胎盘早期剥离（16%）、急性肾衰竭（7.7%）、肺水肿（6%）、被膜下肝血肿（0.9%）、视网膜脱离（0.9%）；因胎盘供血供氧不足，胎盘功能减退，可导致胎儿生长受限、死胎、死产、早产、围生儿死亡率明显增高。胎盘早期剥离与弥散性血管内凝血、急性肾衰竭、肺水肿的发生显著相关，临床需密切监测相关指标；肺水肿的发生与急性肾衰竭显著相关，产后发生的 HELLP 综合征更易发生肺水肿与肾衰竭，提示临床对于此类患者，产后更应重点加强对肺水肿与肾衰竭的防治。

HELLP 综合征最严重的并发症为肝包膜下出血破裂或部分肝实质发生梗死，一旦发生肝包膜下出血破裂，会引起大出血及凝血机制障碍，往往因来不及手术止血而导致孕产妇死亡。CT 和 MRI 可很好地识别肝包膜下出血，超声检查也有利于诊断。

二、鉴别诊断

诊断 HELLP 综合征时要注意与血栓性疾病、血栓性血小板减少性紫癜、溶血性尿毒症综合征、妊娠急性脂肪肝、抗磷脂综合征、系统性红斑狼疮等鉴别。因为这些疾病与 HELLP 综合征有相似的临床特征和实验室结果，而且孕产妇死亡率较高，治疗方法不同。当针对 HELLP 综合征的处理和终止妊娠后仍无明显临床效果时，应当注意再次仔细排查上述可能情况。

1. 妊娠急性脂肪肝（AFLP） 典型的 AFLP 一般在妊娠 30～38 周发生，发病前 2 周内可能有全身不适、厌食、恶心、呕吐、中上腹或右上腹痛、头痛和黄疸，但高血压和蛋白尿常缺乏。实验室检查可发现血液黏稠度增高、代谢性酸中毒、白细胞增多、尿酸增高、肌酐增高、低血糖、血浆凝血酶原时间延长而血小板计数正常或轻度减少。严重时可发生胆酶分离现象，可并发弥散性血管内凝血和肝衰竭。肝脏超声提示回声增强，CT 表现肝脏缩小和密度衰减。肝脏活组织检查是确诊 AFLP 的手段。

2. 溶血性尿毒症性综合征（HUS）和血栓性血小板减少性紫癜（TTP） 两者与 HELLP 综合征一样都具有血管内皮损伤、血小板聚集和（或）活化、微血栓形成、血小板减少和贫血等血栓性微血管病变特点。但 HUS 主要为肾脏的微血管内皮损伤，临床有明显的肾衰竭；而 TTP 主要特点是神经系统功能失调、发热和出血。血中 LDH/AST 升高及生血管因子标志物可溶性血管内皮生长因子受体-1（sFlt-1）和可溶性 Endoglin（sEng）降低有助于鉴别。

3. 抗磷脂综合征 是抗磷脂抗体阳性合并微血管血栓形成或病理妊娠的一系列临床特征的总称。常因动静脉血栓形成造成血小板消耗性减少，其抗磷脂抗体阳性，有助于鉴别。特别注意 HELLP 综合征伴有抗磷脂综合征时，易发展为灾难性抗磷脂综合征。

监 测 与 治 疗

由于 HELLP 综合征母胎死亡率及并发症发生率高，且病情演变较快，处理要点为早期诊断、早期治疗、积极终止妊娠、预防及控制并发症。美国 Mississippi 大学提出处理 HELLP 综合征的 12 条最佳原则，包括：①早期诊断；②评估母体状况；③评估胎儿状况；④控制血压；⑤硫酸镁预防抽搐；⑥保持水、电解质平衡；⑦积极使用肾上腺皮质激素；⑧适时终止妊娠；⑨选择合适的麻醉方式；⑩加强围产儿救治；⑪加强产后处理；⑫警惕多器官功能衰竭。

一、解痉

一般用硫酸镁预防抽搐，静脉给予 4～6 g 负荷量，然后 1～2 g/h 维持。如果患者血压稳定，可逐渐停用硫酸镁，密切监测产前情况直到分娩。产后仍有抽搐风险，继续使用硫酸镁至产后 24～48 h。

二、降压

抗高血压治疗并维持稳定的目标血压是期待治疗得以持续的重要一步，目标血压小于 160/110 mmHg。应选择不减少肾脏和胎盘血液灌注、对胎儿影响小的药物，可选用肼屈嗪、拉贝洛尔或硝苯地平等。

三、糖皮质激素

HELLP 综合征机制与妊娠期免疫有关，使用糖皮质激素可能有抑制自身免疫抗体作用，减少免疫复合物沉淀，同时糖皮质激素还能促进胎肺成熟、血小板生成，降低毛细血管通透性，减少出血及渗血，可能取得良好疗效。

但研究发现糖皮质激素与安慰剂比较并不能明显改善孕妇及胎儿的死亡率，只是减缓孕妇病情，但有助于提高血小板水平，尤其是产前即开始接受治疗的妇女。

具体用法：产前可以应用地塞米松 10 mg 静脉注射，12 h 1 次。产后血小板持续低或产后 HELLP 综合征，产后继续用地塞米松 10 mg 静脉注射，12 h 1 次，共 2 次，以后 5 mg 静脉注射，12 h 1 次，至血小板计数≥100×10^9/L 及 LDH 下降。

关于用药方面，研究发现倍他米松与地塞米松疗效相似，但前者使用更安全且在保护胎儿未成熟大脑方面更优。

如果药物治疗 8～12 h 后，其临床症状无改善，实验室指标提示病情加重，应尽快终止妊娠。

四、血液制品应用

HELLP 综合征患者血小板<$20×10^9$/L,无论是否分娩均推荐输入血小板;血小板($20\sim49$)×10^9/L,拟剖宫产的患者,推荐在剖宫产前输入血小板,经阴道分娩的患者如果有活动性出血,已知的血小板功能障碍,血小板计数下降迅速或伴有凝血功能障碍的在分娩前考虑输入血小板;血小板≥$50×10^9$/L 的患者,只有当患者有活动性出血,已知的血小板功能障碍,血小板计数下降迅速或伴有凝血功能障碍时,才考虑在剖宫产或经阴道分娩前输入血小板或红细胞。要注意每个产科中心要根据当地从申请血小板到拿到血小板的一般时间提前做好准备。

五、肝包膜下血肿的诊治

肝被膜部分肝实质出血破裂为 HELLP 最严重的并发症,可致孕产妇死亡,治疗要注意以下几点。

(1) 准备足够量的新鲜血浆、血小板、红细胞等。

(2) 请普外科或血管外科会诊。

(3) 避免对肝脏的直接或间接操作。

(4) 监测血流动力学状态。

(5) 给予静脉应用硫酸镁预防子痫。

如血肿未破裂,可在 CT 或超声动态监测的条件下给予保守治疗,如血肿破裂或血流动力学状态不稳定,应在大量输血的同时立即开腹手术。

如出血较少,可观察或采取闭式引流;如出血多,可采用明胶海绵压迫或包括受累肝段在内的肝动脉栓塞或手术结扎出血的肝段。

六、视网膜脱离的诊治

发生 HELLP 综合征的重度子痫前期或子痫孕妇发生视网膜脱离的可能性高于未发生 HELLP 综合征者将近 7 倍。此外,继发于低蛋白血症的渐进性水肿会加重视网膜脱离,尤其是合并 HELLP 综合征的患者。一旦发生,部分视网膜脱离可在产后 $2\sim12$ 周内痊愈,不必一定施行外科手术,建议对 HELLP 综合征患者进行眼科检查以早期发现视网膜脱离。

七、血浆置换

严重的 HELLP 综合征,出现威胁生命的微血管病变迹象,如 HELLP 综合征(1 级)或 HELLP 综合征的病情持续到产后 72 h 以上者,考虑行血浆置换,清除患者体内毒素、免疫复合物、血小板聚集因子,降低血液黏稠度,补充缺乏的凝血因子。可在 2 h 内置换新鲜血浆 $2.5\sim3$ L,同时监测实验室指标的变化。

八、产科处理

1. 终止妊娠时机　孕龄≥34 周应立即终止妊娠;孕龄在 $27\sim34$ 周,母胎病情稳定,应考虑对症处理,给予糖皮质激素促胎肺成熟 $24\sim48$ h 后分娩。如产妇使用药物后血压仍然>160/110 mmHg 或孕妇临床症状持续恶化,或出现肾衰竭、胎盘早剥、肺水肿、子痫等,无论孕周多大都应选择终止妊娠;如胎儿不能成活,应在病情稳定后立即终止妊娠。

2. 分娩方式　有研究表明 HELLP 综合征孕妇无论阴道产还是剖宫产,母胎结局并无不同,分娩方式依产科因素和各个医院的条件而定,也可根据临床症状及血小板计数等适当放宽剖宫产指征。如母胎情况稳定,阴道产条件合适,可在严密监测母胎情况下引产,否则剖宫产是更好的选择。

3. 产后处理　大多数产妇产后血小板计数仍然会持续下降,直到 3 日后才会逐渐增加。大约 30% HELLP 综合征产妇产后病情会继续发展,主要在产后 48 h 内,但是从产后数小时到产后 7 日内都可能继续发生 HELLP 综合征,要注意持续监测病情变化,不能放松警惕。

HELLP 综合征的诊治流程见图 13-8-1。

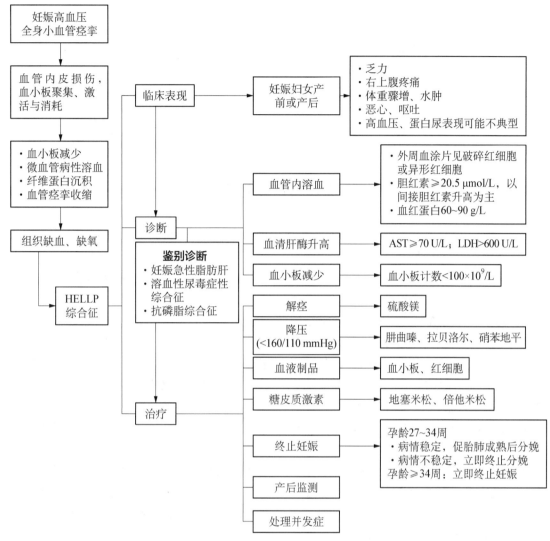

图 13-8-1　HELLP 综合征诊治流程图

（刘艾然）

［1］Dusse LM，Alpoim PN，Silva JT，et al. Revisiting HELLP syndrome［J］. Clin Chim Acta，2015，451（Pt B）：117 - 120.

［2］Abildgaard U，Heimdal K. Pathogenesis of the syndrome of hemolysis，elevated liver enzymes，and low platelet count（HELLP）：a review［J］. Eur J Obstet Gynecol Reprod Biol，2013，166（2）：117 - 123.

［3］Martin JN，Brewer JM. HELLP syndrome and composite major maternal morbidity：importance of Mississippi classification system［J］. Matern Fetal Neonatal Med，2013，6（12）：1201 - 1206.

［4］Carpani G，Bozzo M，Ferrazzi E. The evaluation of maternal parameters at diagnosis may predict HELLP syndrome severity［J］. J Matern Fetal Neonatal Med，2003，13（3）：147 - 151.

［5］Wallace K，Martin JN Jr，Tam Tam K，et al. Seeking the mechanism（s）of action for corticosteroids in HELLP syndrome：SMASH study［J］. Am J Obstet Gynecol，2013，208（5）：e1-e8.

［6］Fitzpatrick KE，Hinshaw K，Kurinczuk JJ，et al. Risk factors，management，and outcomes of hemolysis，elevated liver enzymes，and low platelets syndrome and elevated liver enzymes，low platelets syndrome［J］. Obstet Gynecol，2014，123（3）：618 - 627.

［7］Martin JN. Milestones in the quest for best management of patients with HELLP syndrome（microangiopathic hemolytic anemia，hepatic dysfunction，thrombocytopenia）［J］. Int J Gynaecol Obstet，2013，121（3）：102 - 207.

第九节 盆 腔 炎

概述与病理生理

一、定义

由于女性生殖器的自然防御功能减低,病原体易于侵入并引起女性内生殖器及其周围的结缔组织和盆腔腹膜而发生炎症。盆腔炎症性疾病(pelvic inflammatory disease, PID),简称盆腔炎,就是一组由女性上生殖道炎症引起的疾病,包括急性盆腔炎和慢性盆腔炎,前者包括急性子宫体炎、子宫内膜炎、输卵管炎、盆腔腹膜炎、急性附件炎[输卵管卵巢脓肿(tubal ovarian abscess, TOA)],后者表现为输卵管炎性积水、输卵管卵巢囊肿。无论急性或是慢性盆腔炎,输卵管与卵巢的炎症常常合并发生,临床难以将两者区分。

盆腔炎为妇科常见病,主要在年轻和性生活活跃的女性中多见。延误对盆腔炎的诊断和有效治疗都可能导致后遗症,如输卵管因素不孕(20%)、异位妊娠(9%)和慢性盆腔疼痛(18%),其他并发症还包括脓肿穿孔、肠梗阻等。

二、病因

引起盆腔炎的致病微生物多数是由阴道上行而来的,且多为混合感染,性传播感染(sexually transmitted infection, STI)的病原体如淋病奈瑟菌、沙眼衣原体是盆腔炎主要的致病微生物。一些需氧菌、厌氧菌、病毒和支原体等也参与盆腔炎的发生。文献报道,80%~90%的生殖道支原体感染和10%的淋球菌感染者是无症状的。若未经治疗,10%~20%的上述患者将发生盆腔炎。

三、侵袭途径

盆腔炎的病原微生物主要通过以下途径侵入。

1. 腹腔内途径 病原体经子宫颈、子宫内膜和输卵管到达腹腔,可引起子宫内膜炎、输卵管炎、输卵管卵巢脓肿和盆腔腹膜炎。淋病奈瑟菌、沙眼衣原体及葡萄球菌多沿此途径扩散。

2. 淋巴途径 细菌、病原体等经外阴、阴道、子宫颈及宫体创伤处的淋巴管侵入盆腔结缔组织、子宫旁组织或内生殖器其他部分,是产褥感染、流产后感染及放置宫内避孕器后感染的主要传播途径,多见于链球菌、大肠埃希菌、厌氧菌感染。

3. 血行途径 病原体先侵入人体的其他系统,再经血循环感染生殖器,为结核菌感染的主要途径,较为罕见。

4. 直接蔓延 腹腔其他脏器感染后,直接蔓延到内生殖器,如阑尾炎可引起右侧输卵管炎。

四、危险因素

盆腔炎的危险因素包括:年龄≤25岁、初次性交年龄≤15岁、多性伴者、使用非屏障避孕法(特别是避孕环或口服避孕药)、有症状的性伙伴、既往盆腔炎史(阴道炎、子宫颈炎、子宫内膜炎、卵巢炎等)或性传播感染病史、近期宫内避孕器置入等,阴道冲洗可能也是危险因素。

临 床 表 现

盆腔炎患者的症状和体征因炎症的轻重和累及范围不同而不同,从无症状到因输卵管卵巢脓肿出现致命的感染性休克均可出现,其中下腹痛的症状最为常见。不过目前并没有敏感性和特异性都足以诊断盆腔炎的单独症状、体格检查或实验室检查,盆腔炎的诊断主要依靠临床症状和体征的评估,并结合实验室检查综合决定。由于治疗延误可能导致不良后果,临床医师可以不必等待实验室和影像结果,仅依赖临床判断即可启动治疗。临床诊断盆腔炎的敏感性为87%,特异性为50%;与腹腔镜比较,对症状性患者而言,盆腔炎临床诊断的阳性预计值在65%～90%,这取决于对研究人群的危险因素评估。

1. 症状 可有下腹痛伴发热,若病情严重可有寒战、高热等。若出现腹膜炎,则可有恶心、呕吐、腹胀等症状。若有脓肿形成,可有下腹肿物或局部刺激症状;肿物位于前方可有尿路刺激症状,若位于后方则有腹泻、里急后重及排便困难等直肠刺激症状。

2. 体征

(1) 全身症状:呈急性病容、体温升高、心率增快,下腹可有肌紧张、压痛、反跳痛。

(2) 妇科检查。

1) 可见子宫颈内有大量脓性分泌物,穹窿有明显触痛,后穹窿可能饱满,有液动感提示可能有盆腔脓肿存在。

2) 子宫颈充血,举痛明显。子宫颈举痛阳性不仅是腹腔内出血的一个特有体征,也是盆腔感染时的一个非常重要的体征,有半数以上的盆腔炎患者有此体征,值得关注。

3) 宫体有压痛,活动受限。子宫两侧明显,若为单纯输卵管炎,可触及输卵管增粗,明显压痛,若为输卵管卵巢脓肿,可触及压痛明显的肿物,有波动感。宫旁结缔组织炎时,可触及宫旁一侧或两侧有片状增厚,或两侧宫底韧带高度水肿,增粗,压痛明显。

3. 辅助检查

(1) 血常规:可出现白细胞计数和中性粒细胞的增加。

(2) C反应蛋白、红细胞沉降率(血沉):在急性感染状态下,可增高。

(3) 阴道清洁度:盆腔炎时多伴有分泌物中白细胞的大量增加。如果下腹痛的女性患者阴道分泌物清洁度正常几乎可以排除盆腔炎的诊断。

(4) 子宫颈分泌物检查:子宫颈分泌物涂片中革兰染色镜检多形核白细胞数≥15个/HP,或油镜下见每视野多形核白细胞>10个提示有子宫颈感染,为诊断黏液脓性宫颈炎的指标之一。

(5) 淋病奈瑟菌检查:凡在多形核白细胞内见到革兰阴性双球菌者,则为淋病奈瑟菌感染,但涂片阴性不能除外淋病的存在,确诊需做淋病奈瑟菌培养。

(6) 支原体、衣原体的检查:目前临床常用酶联免疫吸附法(ELISA)测定。

(7) 超声检查:是一种既安全又可靠的非损伤性辅助检查方法,应广泛利用。目前临床主要以B超检查为主,对于识别主要来自输卵管、卵巢及肠管粘连一起形成的包块和脓肿有85%的准确性。但轻度和中度的盆腔炎很难在B超中显示出特征。经阴道超声是理想的措施,对探查输卵管脓肿也很有意义,但依赖于操作者的经验和手法,并不作为常规检查。新近出现的多普勒超声成像技术对检出输卵管充血有较高的敏感性,常提示输卵管炎的存在。超声显示盆腔积液并不意味着就是盆腔炎,正常妇女(例如排卵前后)也会有少许的盆腔积液,因此单凭盆腔积液超声结果并不能诊断盆腔炎。但如果同时有其他的盆腔炎症状和体征,则盆腔炎的诊断把握性将会增加。

(8) 阴道后穹窿穿刺:并非盆腔炎常规检查,多在临床诊断有困难时协助诊断。如能抽出脓液,不仅有助于诊断,又可通过培养直接查清病原体。但只适用于位置较低的脓肿,对于位置较高的脓肿既不易成功,也不够安全。

(9) 腹腔镜检查:是集诊断与治疗为一体的先进方法,适用于诊断困难的病例。如果不是弥漫性腹膜炎且患者一般状况良好,腹腔镜可以在盆腔炎或可疑盆腔炎及其他急腹症患者中施行。腹腔镜不但可以明确诊断和鉴别诊断,还可以对盆腔炎的病变程度进行初步判定,更重要的是可以直接从病损部位获取病原学检查。但腹腔镜也有自身缺陷,如患者接受度不高、对轻微的输卵管炎症敏感性不好和无法诊断内膜炎。

诊断与鉴别诊断

一、诊断

根据中华医学会妇产科学分会感染性疾病协作组 2014 年颁布的《盆腔炎症性疾病诊治规范（修订版）》，盆腔炎的诊断可分为：

1. 盆腔炎诊断的最低标准　在性活跃期女性及其他存在性传播感染风险者，如排除其他病因且满足以下条件之一者，应诊断盆腔炎并给予盆腔炎经验性治疗：①子宫压痛；②附件压痛；③子宫颈举痛。下腹痛同时伴有下生殖道感染征象时，诊断盆腔炎的可能性增加。

2. 盆腔炎诊断的附加标准　①口腔温度≥38.3 ℃；②子宫颈或阴道脓性分泌物；③阴道分泌物显微镜检查有白细胞增多；④红细胞沉降率升高；⑤C 反应蛋白水平升高；⑥实验室检查证实有子宫颈淋病奈瑟菌或沙眼衣原体感染。大多数盆腔炎患者都有子宫颈脓性分泌物或阴道分泌物镜检白细胞增多。如果子宫颈分泌物外观正常，并且阴道分泌物镜检无白细胞，则诊断盆腔炎的可能性不大，需要考虑其他可能引起下腹痛的病因。如有条件，应积极寻找致病微生物，尤其是与性传播感染相关的病原微生物。

3. 盆腔炎的特异性诊断标准　①子宫内膜活检显示有子宫内膜炎的组织病理学证据；②经阴道超声检查或 MRI 检查显示输卵管管壁增厚、管腔积液，可伴有盆腔游离液体或输卵管卵巢包块；③腹腔镜检查见输卵管表面明显充血、输卵管水肿、输卵管伞端或浆膜层有脓性渗出物等。

二、鉴别诊断

应与卵巢子宫内膜异位囊肿、卵巢囊肿扭转、陈旧性宫外孕、阑尾炎或阑尾周围脓肿相鉴别。

1. 卵巢子宫内膜异位囊肿　卵巢子宫内膜异位囊肿的肿块与盆腔炎，尤其是输卵管卵巢脓肿的肿块相似之处是与子宫和周围器官粘连，不活动，有触痛。在病史中也都有下腹痛、不孕和低热等。但卵巢子宫内膜异位囊肿的腹痛，与月经关系密切，主要发生在经前、经时及经后 1～2 日，且进行性加剧，常伴月经失调及性交痛等。妇科检查除可触及附件区肿块外，还可触及子宫后位，固定，子宫后壁有触痛性结节，宫骶韧带增厚变粗，有时可触及散在的结节。B 超显像的特点是囊肿壁光滑，边界清晰或不清。囊肿多为中等大小，直径一般不超过 10 cm，液黏稠。有时团块中有实质部分，表现为混合性肿块。腹腔镜检查可准确诊断。

2. 卵巢肿瘤扭转　良性卵巢肿瘤多为囊性、单侧、活动，恶性卵巢肿瘤多为双侧非活动性实性肿物，伴有腹水，与输卵管卵巢脓肿不易混淆。卵巢肿瘤扭转，特别是扭转后发生感染时，需要与输卵管卵巢脓肿进行鉴别。卵巢肿瘤扭转可有下腹包块史，突然发生剧烈腹痛，常伴有恶心、呕吐，甚至休克。可有发热，白细胞升高，腹肌紧张，压痛及反跳痛。妇科检查于盆腔一侧触及张力较大、边界清楚的肿块，触痛明显，特别是子宫角部触痛更为明显。超声检查可在子宫一侧显示边缘清晰的液性暗区，若液性暗区中出现明显的间隔反射，则为多房性囊腺瘤。发生扭转的卵巢肿瘤中，最常见的是囊性畸胎瘤，由于其内容特殊，声像的特点是边界清晰，虽为液性暗区，但出现杂乱光团，有牙齿等组织回声。

3. 陈旧性宫外孕　输卵管妊娠流产或破裂后，内出血停止。病情稳定，胚胎已死亡或吸收。但盆腔血肿依然存在，可机化变硬，并与周围组织粘连。肿块大者可有压迫症状。妇科检查可于子宫后方或一侧触及边界较清的硬性包块，不活动，触痛轻微。仔细询问病史，曾有过短暂性停经，突然发生下腹一侧剧痛，伴有阴道流血及自觉头晕等症状。血常规化验可有血红蛋白低于正常。超声检查有助于鉴别诊断。

4. 阑尾炎或阑尾周围脓肿　病史中有轻微的中上腹部疼痛，并伴有恶心、呕吐或便秘等症状，疼痛逐渐加重，之后转移至右下腹部，呈持续性。在疼痛稍加缓解之后又变得剧烈。体温升高，白细胞计数也随之增加。检查时可有腹肌紧张、压痛、反跳痛，肿块位于右髂凹处或盆腔内，不活动，有触痛。与子宫关系不密切。

治　疗

一、治疗原则

以抗菌药物治疗为主,必要时行手术治疗。根据经验选择广谱抗菌药物以覆盖可能的病原体,包括淋病奈瑟菌、沙眼衣原体、支原体、厌氧菌和需氧菌等。①所有的治疗方案都必须对淋病奈瑟菌和沙眼衣原体有效,子宫内膜和子宫颈微生物检查无阳性发现并不能除外淋病奈瑟菌和沙眼衣原体所致的上生殖道感染。②推荐的治疗方案抗菌谱应覆盖厌氧菌。③诊断后应立即开始治疗,及时合理地应用抗菌药物与远期预后直接相关。④选择治疗方案时,应综合考虑安全性、有效性、经济性,以及患者依从性和药物敏感等因素。⑤给药方法:根据疾病的严重程度决定静脉给药或非静脉给药及是否需要住院治疗。

二、抗菌药物治疗

(一)静脉药物治疗

1. 静脉给药 A 方案

(1)单药治疗:第二代头孢菌素或第三代头孢菌素类抗菌药物静脉滴注,根据具体药物的半衰期决定给药间隔时间,如头孢替坦 2 g/12 h,静脉滴注;或头孢西丁 2 g/6 h,静脉滴注;或头孢曲松 1 g/24 h,静脉滴注。

(2)联合用药:如所选药物不覆盖厌氧菌,需加用硝基咪唑类药物,如甲硝唑 0.5 g/12 h,静脉滴注。为覆盖非典型病原微生物,可加用多西环素 0.1 g/12 h,口服 14 日;或米诺环素 0.1 g/12 h,口服 14 日;或阿奇霉素 0.5 g/d,静脉滴注或口服,1~2 日后改为口服 0.25 g/d,5~7 日。

2. 静脉给药 B 方案　氧氟沙星 0.4 g/12 h,静脉滴注;或左氧氟少星 0.5 g/d,静脉滴注。为覆盖厌氧菌感染,可加用硝基咪唑类药物,如甲硝唑 0.5 g/12 h,静脉滴注。

3. 静脉给药 C 方案　氨苄西林钠舒巴坦钠 3 g/6 h,静脉滴注;或阿莫西林克拉维酸钾 1.2 g/(6~

8 h),静脉滴注。为覆盖厌氧菌,可加用硝基咪唑类药物,如甲硝唑 0.5 g/12 h,静脉滴注。为覆盖非典型病原微生物,可加用多西环素 0.1 g/12 h,口服 14 日;或米诺环素 0.1 g/12 h,口服 14 日;或阿奇霉素 0.5 g/d,静脉滴注或口服,1~2 日后改为口服 0.25 g/d,5~7 日。

4. 静脉给药 D 方案　林可霉素 0.9 g/8 h,静脉滴注;加用硫酸庆大霉素,首次负荷剂量为 2 mg/(kg·8 h),静脉滴注或肌内注射,维持剂量 1.5 mg/(kg·8 h),两种药物均可采用每日 1 次给药。

(二)非静脉药物治疗

1. 非静脉给药 A 方案　头孢曲松 250 mg,肌内注射,单次给药;或头孢西丁 2 g,肌内注射,单次给药。单次肌内给药后改为其他第二代或第三代头孢菌素类药物,如头孢唑肟、头孢噻肟等,口服给药,共 14 日。如所选药物不覆盖厌氧菌,需加用硝基咪唑类药物,如甲硝唑 0.4 g/12 h,口服;为治疗非典型病原微生物,可加用多西环素 0.1 g/12 h,口服(或米诺环素 0.1 g/12 h,口服);或阿奇霉素 0.5 g/d,口服,1~2 日后改为 0.25 g/d,5~7 日。

2. 非静脉给药 B 方案　氧氟沙星 0.4 g/12 h,口服;或左氧氟沙星 0.5 g/d,口服。为覆盖厌氧菌感染,可加用甲硝唑 0.4 g/12 h,口服,共 14 日。

(三)给药注意事项

(1)静脉给药者应在临床症状改善后继续静脉治疗至少 24 h,然后转为口服药物治疗,共持续14 日。

(2)如确诊为淋病奈瑟菌感染,首选静脉给药 A 方案或非静脉给药 A 方案,对于选择非第三代头孢菌素药物者应加用针对淋病奈瑟菌的药物。选择静脉给药 D 方案者应密切注意药物的耳、肾毒副作用。此外,有报道发现林可霉素和庆大霉素联合应用偶尔出现严重神经系统不良事件。药物治疗持续 72 h 症状无明显改善者应重新确认诊断并调整治疗方案。

三、手术治疗

1. 手术指征

(1) 药物治疗无效:输卵管、卵巢脓肿或盆腔脓肿经药物治疗 48～72 h,体温持续不降,感染中毒症状未改善或包块增大者,应及时手术。

(2) 肿块持续存在:经药物治疗 2 周以上,肿块持续存在或增大者,应及时手术。

(3) 脓肿破裂:腹痛突然加剧,寒战、高热、恶心、呕吐、腹胀、腹部拒按或有感染中毒休克表现,应疑诊脓肿破裂。若脓肿破裂未及时诊治,患者死亡率高。因此,一旦怀疑脓肿破裂,需立即在抗生素治疗的同时行手术探查术。

2. 手术方式 可根据情况选择经腹手术或腹腔镜手术。手术范围应根据病变范围、患者年龄、一般状况等全面考虑。原则是以切除病灶为主。年轻妇女应尽量保留卵巢;对年龄大、双侧附件受累或附件脓肿屡次发作者,可行子宫全切除术＋双侧附件切除术;对极度衰弱的危重患者须按具体情况决定手术范围。若盆腔脓肿位置低、凸向阴道后穹窿时,可经阴道切开引流。

四、中医中药及物理治疗

中医中药和物理治疗在盆腔炎的治疗中具有一定作用。在抗菌药物治疗的基础上,辅以康妇消炎栓、桂枝茯苓胶囊、红花如意丸等中药治疗,可以减少慢性盆腔后遗症的发生。

五、妊娠期盆腔炎的治疗

由于妊娠期盆腔炎可增加孕产妇死亡、死胎、早产的风险,可疑盆腔炎的妊娠妇女建议住院接受静脉抗菌药物治疗。妊娠期和哺乳期妇女禁用四环素类及喹诺酮类药物。

六、性伴侣的治疗

盆腔炎患者出现症状前 60 日内接触过的性伴侣很可能感染淋病奈瑟菌及沙眼衣原体,应进行检查及相应治疗。如盆腔炎患者检测出性传播感染相关病原微生物,性伴侣需要同时接受治疗。

在女性盆腔炎患者治疗期间,必须避免无保护性交。

七、盆腔炎治疗后的随访

对于药物治疗的盆腔炎患者,应在 72 h 内随诊,明确有无临床情况的改善,如退热、腹部压痛或反跳痛减轻、子宫及附件压痛减轻、子宫颈举痛减轻等。如果未见好转则建议进一步检查并调整治疗方案。

对于沙眼衣原体和淋病奈瑟菌感染的盆腔炎患者,还应在治疗结束后 4～6 周重新检查上述病原体。

八、预防

对高危女性的子宫颈分泌物进行沙眼衣原体感染复查和治疗能有效减低盆腔炎的发生率。

(黄　伟)

参 考 文 献

［1］中华医学会妇产科学分会感染性疾病协作组. 盆腔炎症性疾病诊治规范(修订版)[J]. 中国妇产科杂志,2014,49(6):401-403.
［2］Crossman SH. The challenge of pelvic inflammatory disease [J]. Am Fam Physician, 2006,73(5):859-864.
［3］Gradison M. Pelvic inflammatory disease [J]. Am Fam Physician, 2012,85(8):791-796.
［4］Osborne NG. Tubo-ovarian abscess: pathogenesis and management [J]. J Natl Med Assoc, 1986,78(10):937-951.
［5］Krivak TC, Cooksey C, Propst AM. Tubo-ovarian abscess: diagnosis, medical and surgical management [J]. Compr Ther, 2004,30(2):93-100.

第十四章

其他重症

第一节 破 伤 风

概述与病理生理

一、定义

破伤风是破伤风梭状芽孢杆菌经由皮肤或黏膜伤口侵入人体,在缺氧环境下生长繁殖,产生毒素而引起阵发性肌痉挛的一种特异性感染。破伤风潜伏期通常为 7～8 日,大多数患者在伤后 2 周内发病,可短至 24 h 或长达数月、数年。潜伏期短者,预后越差,一般来说,病死率在 20%～40%。

二、病因

破伤风梭状芽孢杆菌在体外内以芽孢状态生存,往往由生锈的利器损伤皮肤或黏膜深部引起感染。由于利器的锈迹使利器表面积增加,能够为破伤风芽孢提供生存的空间,并且利器对皮肤或黏膜产生较深的伤口后将芽孢传播到人体,并为其产生厌氧环境,促进其在人体内的繁殖。此外,破伤风还可污染毒品,通过血液注射传播。

三、病理生理

破伤风毒素主要影响自主活动的横纹肌,比如骨骼肌等,而心肌由于其自主电活动特性,破伤风毒素往往不会影响其功能。破伤风毒素首先同外周神经末梢结合,然后通过轴突和神经突触转运到中枢神经系统。在中枢神经系统中,破伤风毒素能快速地通过内吞作用与抑制性运动神经元突触前膜的神经节苷酯结合,进而抑制抑制性神经元递质,比如甘氨酸和 γ-氨基丁酸的释放,进而引起破伤风特异性的肌肉痉挛表现。

临 床 表 现

1. 病史　患者有外伤或外伤后导致局部较深的伤口形成局部缺氧环境,利于破伤风芽孢的生长。

2. 症状与体征

(1) 潜伏期:一般在 10 日左右,短者 1～2 日,长者半月至 2 个月不等。脐带染毒多在 5～7 日发病,故又称七日风。潜伏期越短,病情越重,预后越差。

(2) 前驱期:时间较短,仅 1～2 日,表现为乏力,头晕,头痛,全身不适,咀嚼无力,畏寒低热,烦躁不安,下颌稍感紧张,张口略感困难,反射亢进。创面多无脓,周围皮肤暗红,有疼痛感和牵制感。

(3) 发作期:典型发作症状是肌肉强直性痉挛和阵发性抽搐。肌肉强直性痉挛,最初是咀嚼肌,依次为面肌、颈项肌、腹背肌、四肢肌群、膈肌和肋间肌。患者开始感到咀嚼不便,张口困难,随后牙关紧闭,口角向外上方牵引,前额出现皱纹,双眉举起,呈苦笑面容。继而颈项强直,头向后仰,痉挛向四肢延伸,呈现不能坐起,头后仰不能前屈,腰部前凸,称为角弓反张(图 14-1-1)。膈肌和肋间肌痉挛,可出现呼吸困难,甚至窒息。直肠和膀胱痉挛可引起便秘和尿潴留。

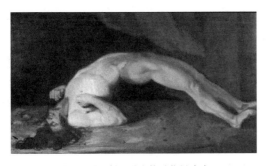

图 14-1-1　角弓反张的破伤风患者

Painting by Sir Charles Bell, 1809

发作性抽搐是指病情严重者,在肌肉强直性痉挛中又出现全身肌肉阵发性抽搐,呈自发性、阵发性发作。抽搐间歇期患者的肌肉也呈痉挛状,为本病抽搐的特点。亮光、声音、风吹、饮水、触动等都可引起抽搐发作。每次抽搐可持续数分钟至数十分钟。患者面色苍白,口唇青紫,汗出淋漓,流涎,口吐白沫,牙齿有摩擦声,呼吸气促。

非典型发作的,仅出现破伤部位局部的肌肉强直,不延及全身。

(4)病变后期:患者由于长期肌肉强直、痉挛、抽搐及摄入不足,导致体力消耗,面色苍白,营养不良,水、电解质紊乱,酸中毒,可出现肺部感染,或呼吸肌麻痹引起窒息,心肌麻痹引起死亡。

3. 辅助检查　发作期血白细胞增高,创口脓液培养有破伤风杆菌生长。

诊断与鉴别诊断

一、诊断

由于没有特异性的血液检验指标并且培养阳性率很低,破伤风的诊断主要依据患者的病史和特异性的临床表现。

"压舌板试验"是诊断破伤风的一个简单方法。使用压舌板刺激患者的咽喉壁,观察患者的反应。试验阳性为患者出现下颌不自主的收缩即咬压舌板的表现,试验阴性即为患者出现咽反射的表现,即为恶心、呕吐。

二、鉴别诊断

破伤风在临床上往往需要与中枢神经系统感染及狂犬病相鉴别。

1. 化脓性脑炎　化脓性脑膜炎与破伤风一样会出现颈项强直、角弓反张等表现,但化脓性脑膜炎无阵发性抽搐,还有剧烈头痛,高热,喷射性呕吐,易嗜睡、昏迷。脑脊液检查有大量白细胞。

2. 狂犬病　狂犬病有被犬、猫咬伤皮肉的病史,但狂犬病患者呈兴奋、恐惧状,看见或听到水声,便发生吞咽肌痉挛,称"恐水病"。可因膈肌收缩产生大声呕逆,如犬吠声。

预　防

1. 主动免疫　注射破伤风类毒素作为抗原,使人体产生抗体以达到免疫目的。采用类毒素基础免疫通常需注射 3 次。首次在皮下注射 0.5 ml,间隔4~6周再注射 0.5 ml,第二针后 6~12 个月再注射 0.5 ml,此三次注射称为基础注射。以后每隔 5~7 年皮下注射类毒素 0.5 ml,作为强化注射。免疫力在首次注射后10 日内产生,30 日后能达到有效保护的抗体浓度。

2. 被动免疫　该方法适用于未接受或未完成全程主动免疫注射,伤口污染、清创不当以及严重的开放性损伤患者。破伤风抗毒血清(TAT)是最常用的被动免疫制剂,但有抗原性可致敏。常用剂量是1 500 U肌内注射,伤口污染重或受伤超过 12 h 者,剂量加倍,有效作用维持 10 日左右。注射前应做过敏试验。TAT 于皮内试验过敏者,可采用脱敏法注射。

治　疗

凡能找到伤口,伤口内存留坏死组织、引流不畅者,应在抗毒血清治疗后,在良好麻醉、控制痉挛下进行伤口处理、充分引流。对于已经愈合的伤口,应仔细检查痂下有无窦道或无效腔。

1. 轻度的破伤风

(1) 静脉或肌内注射破伤风免疫球蛋白。

(2) 甲硝唑静脉输注。

(3) 口服或静脉使用地西泮以控制肌肉痉挛症状。

2. 重度破伤风

(1) 重度破伤风患者应收入重症医学科治疗。

(2) 静脉或肌内注射破伤风免疫球蛋白,一些患者可给予破伤风免疫球蛋白鞘内注射以病因治疗。

(3) 气管插管往往会刺激患者出现肌肉痉挛,重度破伤风患者需要积极气管切开机械通气,以利于气道管理,防止继发性肺部感染的发生。

(4) 硫酸镁可用于缓解肌肉痉挛,地西泮可持续静脉泵入以控制痉挛,对于痉挛症状严重的患者,在充分镇痛镇静的基础上给予机械通气,并使用肌松剂控制肌肉痉挛的症状。

(5) 破伤风引起的自主神经效应往往难以控制,比如血压的骤变和体温的变化,可静脉使用拉贝洛尔、硫酸镁、可乐定和硝苯地平控制。

(6) 抗菌药物可选用大剂量青霉素联合甲硝唑静脉滴注,持续7~10日。如伤口有混合感染,依据病情严重程度和培养结果调整。

(7) 对于重度破伤风患者应保证足够的营养支持和维持水、电解质平衡。

(潘　纯)

参 考 文 献

[1] Bunch TJ, Thalji MK, Pellikka PA, et al. Respiratory failure in tetanus: case report and review of a 25-year experience [J]. Chest, 2002,122(4): 1488-1492.
[2] Thwaites CL, Farrar JJ. Preventing and treating tetanus [J]. BMJ, 2003,326(7381):117-118.
[3] Rodrigo C, Samarakoon L, Fernando SD, et al. A meta-analysis of magnesium for tetanus [J]. Anaesthesia, 2012,67(12):1370-1374.
[4] Okoromah CN, Lesi FE. Diazepam for treating tetanus [J]. Cochrane Database Syst Rev, 2004,(1): CD003954.
[5] Ergonul O, Egeli D, Kahyaoglu B, et al. An unexpected tetanus case [J]. Lancet Infect Dis, 2016,16(6):746-752.
[6] Chun P, Yingzi H, Yi Y, et al. Titration of high dose sedation is effective in severe tetanus: a case report [J]. Cases J, 2009,2:6865.

第二节　烧　伤

概述与病理生理

一、定义

烧伤是一种主要由高温引起,或由辐射、放射、电、摩擦或接触化学品而导致的皮肤或其他器官组织的损伤。

二、病因

引起灼伤的各种外部因素,可大致分为热力因素、化学药品、电及辐射。

三、病理生理

根据烧伤病理生理特点,一般将烧伤临床发展过程分为四期,各期之间可相互重叠。

(一) 体液渗出期

伤后迅速发生的变化为体液的渗出。体液渗出速度一般以伤后 6~12 h 内最快,持续 24~36 h,严重烧伤可延至 48 h 以上。

体液的渗出主要因为毛细血管通透性增加所致。烧伤后机体会释放多种血管活性物质,如组胺、5-羟色胺、激肽、前列腺素类、儿茶酚胺、氧自由基、内皮素、肿瘤坏死因子、血小板活化因子、白三烯和溶酶体酶等,是引起烧伤后微循环和毛细血管通透性增加的重要因素。此外,烧伤后大量炎症因子的释放也会造成心肌功能的抑制,从而成为休克发生和发展。

小面积浅度烧伤,体液的渗出量有限,通过人体的代偿,不致影响有效循环血量;烧伤面积大而深者,由于体液的大量渗出及血流动力学的变化,可急剧发生休克。烧伤早期的休克属于低血容量休克,但与一般急性失血不同之处在于体液的渗出是逐步的,伤后 2~3 h 最为急剧,8 h 达高峰,随后逐渐减缓至 48 h 渐趋恢复,渗出于组织间的水肿液开始回收,临床表现为循环趋向稳定,组织灌注改善,尿量开始增多。

(二) 急性感染期

休克期之后感染的发生是对烧伤患者的另一威胁。严重烧伤导致全身性感染的原因有:①皮肤黏膜屏障功能的损伤;②机体免疫功能受损;③机体易感性增加。早期的休克期是患者继发感染的重要因素。此期感染的来源可能是创面、肠道、呼吸道及静脉导管等。

(三) 创面修复期

创面修复在伤后不久即开始发生。创面修复时间与烧伤深度、是否存在感染等因素相关。一般无严重感染的浅Ⅱ°和部分深Ⅱ°烧伤可以自愈,但Ⅲ°和发生严重感染的深Ⅱ°烧伤,由于无残存上皮或上皮被毁,创面只能由创缘的上皮扩展覆盖。Ⅲ°烧伤和发生严重感染的深Ⅱ°烧伤溶痂时,大量坏死组织液化,适于细菌繁殖,感染机会增多,并且脱痂后大片创面裸露,成为开放创面,不仅利于细菌入侵,而且由于体液和营养物质的丢失使机体抵抗力和创面修复能力降低,成为发生全身性感染的又一重要原因。此期的关键是加强营养,积极消灭创面和防治感染。

(四) 康复期

患者进入康复期后会面临如下的问题:①深度创面愈合后形成瘢痕会影响外观和功能,往往需要锻炼和整形等治疗逐渐恢复。②器官功能及心理创伤也需要逐渐恢复。③深Ⅱ°和Ⅲ°烧伤创面愈合后会形成残余创面,往往需要较长时间恢复。④严重大面积深度烧伤愈合后,由于汗腺被损毁,机体散热调节体温能力下降,常需要很长时间调整适应。

诊　断

1. 病史　患者有热力、腐蚀性化学药品、电及辐射接触的病史。

2. 体格检查　医师首先要关注烧伤患者的神志、血压、心率及尿量,结合血流动力学指标评价患者的容量状态,警惕早期休克的发生和发展。

烧伤可以按深度、损伤机制、严重程度及合并伤进行分类。最常用的分类法是根据损伤的深度。烧伤的深度通常是通过体检确定,但也可以用切片检查。由单次检查可能很难精确地确定灼伤深度,因此几日后进行重复检查可能是必要的。对那些感觉头疼或头晕而且是被火灼伤的患者,应该考虑合并一氧化碳中毒或氰化物中毒。

(1) 烧伤面积的估算:有 4 种估算方法:中国九分法、中国新九分法、十分法、手掌法。所谓九分法即按体表面积 9% 的倍数来估计体表解剖分区的面积。手掌法是按伤员自身手掌并指面积作为体表面积的

1‰来估计。目前多采用中国新九分法和手掌法相结合估计烧伤面积。值得注意的是儿童因头部较大而下肢较小，因此在估算其头颈部和下肢面积时，应在成人估计的基础上加以校正，具体方法见表14-2-1。

表14-2-1　中国新九分法估计成人及儿童体表面积

部位	成人各部位面积(%)	小儿各部位面积(%)
头额	9×1=9(发部3,面部3,颈部3)	9+(12-年龄)
双上肢	9×2=18(双手5,双前臂6,双上臂7)	9×2=18
躯干	9×3=27(腹侧13,背侧13,会阴1)	9×3=27
双下肢	9×5+1=46(双臀5,双大腿21,双小腿13,双足7)	46-(12-年龄)

注意:成人女性双臀和双足各占6%。

（2）烧伤深度判断：一般采用三度四分法，即将烧伤深度分为Ⅰ°、浅Ⅱ°、深Ⅱ°和Ⅲ°，一般讲Ⅰ°、浅Ⅱ°称为浅度烧伤，深Ⅱ°和Ⅲ°称为深度烧伤（图14-2-1）。

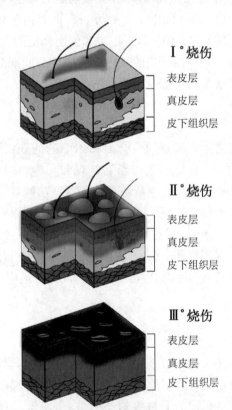

图14-2-1　热烧伤深度分层

Ⅰ°烧伤：表皮层除基底细胞以外受损，表现为皮肤发红，可有轻度肿胀，疼痛明显，但不起水疱。伤后2～3日红肿痛消失，不留瘢痕。

浅Ⅱ°烧伤：包括表皮和真皮乳头层损伤，其特点是表皮与真皮之间有血浆样液体积聚，形成水疱。由于神经末梢裸露，疼痛明显。伤后14日由皮肤附件上皮增殖愈合。

深Ⅱ°烧伤：损伤已达真皮深层，移去分离的表皮后可见基底微湿，较苍白，基底坚韧，感觉较迟钝，有淡红色小点，于伤后12～24 h最明显，形成红白相间的基底。伤后3～4周由残余的皮肤附件上皮在肉芽组织创面增殖愈合，留有瘢痕。

Ⅲ°烧伤：皮下组织受累，也可深达肌肉、骨骼，有焦痂形成。皮肤呈皮革状，为蜡白、焦黄或炭黑色。创底干燥，无水疱。表浅静脉支有静脉栓塞，呈树枝状，局部疼痛消失。

对烧伤深度的估计，目前也有"四度五分法"，与三度四分法的区别在于将其Ⅲ°烧伤中损伤达深筋膜以下的烧伤，称为Ⅳ°烧伤。

（3）烧伤严重程度。

1）轻度烧伤：Ⅱ°烧伤面积10%以下。

2）中度烧伤：Ⅱ°烧伤面积11%～30%，或有Ⅲ°烧伤但面积不足10%。

3）重度烧伤：烧伤总面积31%～50%；或Ⅲ°烧伤面积11%～20%；或Ⅱ°、Ⅲ°烧伤面积虽不到上述比例，但患者已发生休克等并发症，或存在较重的吸入性损伤、复合伤等。

4）特重烧伤：烧伤总面积50%以上；或Ⅲ°烧伤20%以上。

（4）吸入性损伤：热力不仅会引起患者皮肤黏膜损伤，而且燃烧时烟雾中还含有大量的化学物质，比如一氧化碳、氰化物等，若患者吸入这类物质会引起肺局部损伤或全身中毒。所以在封闭的火场，死亡原因往往是窒息多于皮肤的烧伤。严重的吸入性损伤患者仍为烧伤救治中的难题。

吸入性损伤的诊断依据：①密闭室内发生的烧伤；②面颈部和前胸部烧伤，特别是口、鼻周围深度烧伤；③鼻毛烧焦，口唇肿胀，口腔、口咽部红肿有水疱或黏膜发白者；④刺激性咳嗽，痰中有炭屑；⑤声音嘶哑、吞咽困难或疼痛；⑥呼吸困难和（或）哮鸣；⑦纤维支气管镜检查发现气道黏膜充血、水肿，黏膜苍白、坏死、剥脱等，是诊断吸入性损伤最直接和准确的方法。

（5）烧伤休克：是严重烧伤的常见并发症，主要为烧伤局部或远隔部位毛细血管通透性增加导致液体丢失，烧伤后心肌的损伤导致心脏功能的抑制也是休克发生发展的重要因素。

烧伤休克主要表现为：①心率增快、脉搏细弱，听诊心音低弱。②血压的变化，早期脉压减小，血压下降。③呼吸浅快。④尿量减少。⑤口渴难忍。⑥烦躁不安。⑦周围静脉充盈不良，肢端凉。

3. 辅助检查

(1) 实验室检查。

1) 血常规：白细胞及中性粒细胞一般会明显升高。如果患者存在大量液体丢失会出现血液浓缩的表现，比如血红蛋白及血细胞比容（红细胞压积）升高。

2) 生化检查：患者由于创面渗出往往存在低蛋白血症，休克及感染的打击会导致肝功能及肾功能的损伤，出现转氨酶、肌酐及尿素氮的升高。

3) 凝血功能：患者由于创面毛细血管的损伤往往会出现凝血功能的异常，凝血时间、凝血酶原时间、部分凝血活酶时间延长，纤维蛋白原降低。

4) 血气分析：由于患者存在休克，血气往往提示代谢性酸中毒合并呼吸性碱中毒；如果患者存在严重的组织灌注不足，可出现血乳酸升高及中心静脉血氧饱和度降低。

5) 电解质：早期出现急性肾损伤的患者需要警惕高钾的发生；后期随着患者尿量的增加，也需要积极纠正低钾低镁血症。

6) 处于感染期的患者，需要密切监测创面培养、深静脉导管及血培养的结果。

(2) 影像学检查：定期复查胸片及胸部CT，明确肺部感染的进展状况。

监 测 与 治 疗

一、监测

1. 心率和尿量 维持尿量>0.5 ml/(kg·h)（成人），>0.5~1 ml/(kg·h)（体重低于30 kg的儿童）；心率<110次/分提示有效循环血量充足，若心率>120次/分或有创动脉压力波形狭窄提示容量不足。

2. 有创动脉监测 桡动脉或股动脉的有创动脉监测可以更准确及时地反映血压的变化。

3. 血乳酸 尽管血乳酸升高提示患者预后不良，但血乳酸达标不能作为指导烧伤患者终止液体复苏的指标。

4. 其他实验室监测指标 血常规中白细胞、中性粒细胞、血红蛋白、血细胞比容，生化检查中白蛋白、肝功能及肾功能，电解质，血气分析中酸碱平衡需要密切监测。此外，感染相关指标，比如降钙素原、C反应蛋白及血培养也需要密切监测。

二、治疗

(一) 休克的防治

补液是防治烧伤休克最重要的措施。一般根据患者的烧伤面积和体重按照如下公式计算补液量。

伤后第一个24 h补液量：成人每1% Ⅱ°、Ⅲ°烧伤面积每千克体重补充胶体液0.5 ml和电解质液1 ml，广泛深度烧伤患者与小儿烧伤其比例可改为1:1，另加生理需要量2 000 ml。伤后前8 h内输入一半，后16 h输入另一半。伤后第二个24 h补液量：胶体及电解质均为第一个24 h的一半，水分补充仍为2 000 ml。补液中应密切观察患者尿量[应维持在1 ml/(kg·h)]、神志、皮肤黏膜灌注、血压、心率和血细胞比容等指标，也可通过监测肺动脉压、肺动脉嵌顿压、中心静脉压及心排血量指导容量管理。

对于未能及时补液或补液不足，入院时已有明显休克的延迟复苏患者，需要的补液量往往多于立即补液治疗的患者，可在有创血流动力学指标检测下，按照以下公式进行快速补液。

伤后第一个24 h补液量：成人每1% Ⅱ°、Ⅲ°烧伤面积每千克体重补充胶体液和电解质液各1.3 ml，另加生理需要量2 000 ml。伤后前8 h内输入一半，后16 h输入另一半。伤后第二个24 h补液量：成人每1% Ⅱ°、Ⅲ°烧伤面积每千克体重补充胶体液各0.5 ml，另加生理需要量2 000 ml，于24 h内均匀补入。

(二) 创面的处理

创面处理的目的是使烧伤创面尽快融合。

1. 水疗法 患者伤后即用氯己定（洗必泰）或温水清洗全身，以清除坏死皮肤并且保留新生的上皮组织。

2. 局部抗感染药物的使用 创面局部使用磺胺嘧啶银能够防止细菌的生长和真菌的定植。

3. 切痂和自体皮肤移植　有皮肤全层烧伤的患者,尽早地切痂和自体皮肤移植有助于创面的恢复并改善患者的预后。

(三) 吸入性损伤的治疗

烧伤患者合并存在气道吸入性损伤是预后不良的主要因素。

1. 液体复苏　气道吸入性损伤患者往往需要更多的液体量进行复苏治疗,而且复苏液体量并不与皮肤烧伤程度相符。

2. 积极开放气道　20%～33%气道吸入性损伤患者在住院治疗过程中会出现急性上呼吸道梗阻,当患者存在喘鸣,需紧急气管插管;当患者在封闭环境中烧伤、烧伤中有意识障碍、痰中有炭屑、声音改变、自觉喉部肿胀、碳氧血红蛋白＞10%或患者复苏液体量与烧伤伤情不符等,往往提示患者存在气道吸入性损伤,是需要气道开放的高危患者。

3. 评估气道烧伤严重程度　入院 24 h 内的纤维支气管镜检查并不有助于评价吸入性烧伤的严重程度。

4. 机械通气设置　选择合适的模式维持患者氧合,使平台压力＜35 cmH₂O,必要时可适当允许稍高的 PaCO₂,选择合适的 PEEP 维持肺泡开放。

5. 肺部感染的预防　床头抬高 30°,每 2 h 翻身,每 6 h 口腔护理,胃肠道的去污染。不建议使用抗生素预防肺部感染的发生。

6. 体位膜氧合治疗　对于常规治疗不能改善氧合的患者,可实施体外膜氧合治疗措施。

(四) 并发症的预防

1. 低温　为防止患者热量的丢失并降低代谢率,应保持患者室内温度为 30～32 ℃,必要时给予加温毯、输注加温的液体等。

2. 腹腔高压综合征和骨筋膜室综合征　大量液体复苏往往会导致腹腔高压综合征。全身烧伤面积＞30%的患者应常规检测膀胱内压。维持合适的血容量、体位、积极地镇痛镇静、胃肠减压治疗和烧伤部位切痂术是减轻腹腔压力改善腹壁顺应性的重要治疗方法。若患者四肢存在环形全层烧伤、四肢末梢循环充盈差、感觉异常、疼痛增加等,需要警惕四肢骨筋膜室综合征的发生,需要尽早施行切痂术和(或)筋膜切开术。

3. 深静脉血栓　烧伤患者应早期给予深静脉血栓的预防。

4. 应激性溃疡　烧伤患者应常规给予药物预防应激性溃疡的发生。

5. 肾上腺皮质功能不全　虽然高达 36%的患者存在肾上腺皮质功能不全,但目前尚无证据表明重度烧伤患者需要给予激素替代治疗。

(五) 感染的控制

烧伤患者由于长期慢性炎症反应的存在,诊断感染的发生往往不能依靠体温、白细胞、心率和呼吸频率的增快,而患者对补液量需求增加、伤后血小板计数降低大于 3 日、意识状况的变化、胃肠道功能的障碍、呼吸和肾脏功能的恶化往往提示感染的加重。导管相关性血流感染是烧伤患者常见的感染来源,所以积极更换导管和穿刺位置可以避免导管相关性血流感染的发生。此外,目标使用抗生素尽可能短疗程,全身预防性使用抗生素并不能降低烧伤患者感染的发生率。

(六) 代谢和营养的调理

1. 营养治疗　烧伤患者由于基础代谢增加,所以肠内营养治疗应尽早实施。营养支持可经胃管或空肠管。

2. 血糖的控制　血糖控制在 130～150 mg/dl 能够改善烧伤患者预后。

3. 合成激素的使用　氧甲氢龙有助于患者蛋白质合成、维持正氮平衡、促进骨骼肌生长、减少创面愈合时间。

4. 维生素 C 的使用　临床研究证实大剂量维生素 C 的使用能够减少烧伤患者复苏的液体量、烧伤组织的水含量和机械通气时间。

(七) 其他治疗

1. 镇痛镇静　由于烧伤患者需要接受反复的有创操作和伤口处理,所以患者需要给予积极的镇痛治疗。持续静脉泵入阿片类、瑞芬太尼和舒芬太尼等药物能够有效地镇痛。当给予患者更换伤口敷料或切痂术时,可临时给予氯胺酮镇痛治疗。若患者烦躁,可给予右美托咪定持续静脉泵入镇静治疗,必要时可联合丙泊酚泵入。

2. 康复治疗　烧伤患者早期的活动、力量的锻炼和运动耐受性练习可促进创面的恢复。

烧伤液体复苏的评估流程见图 14-2-2。

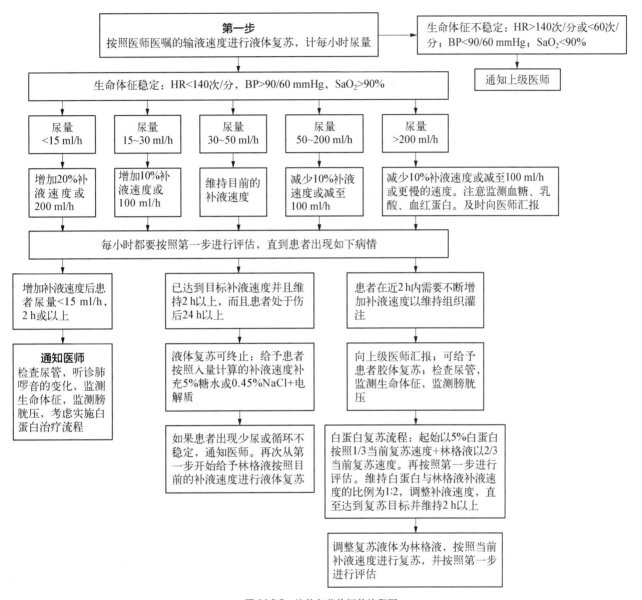

图 14-2-2　液体复苏的评估流程图

（潘　纯）

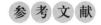

［1］Rex S. Burn injuries［J］. Curr Opin Crit Care, 2012,18(6):671-676.

［2］Kompoti MG, Michalia MG. Critical care of the burn patient: the first 48 hours［J］. Crit Care Med, 2010,38(5):1391.

［3］Jeschke MG. Clinical review: glucose control in severely burned patients-current best practice［J］. Crit Care, 2013,17(4):132.

［4］Mason SA, Nathens AB, Byrne JP, et al. Burn center care reduces acute health care utilization after discharge: a population-based analysis of 1895 survivors of major burn injury［J］. Surgery, 2017,17(4):132.

［5］Porter C, Tompkins RG, Finnerty CC, et al. The metabolic stress response to burn trauma: current understanding and therapies［J］. Lancet, 2016,388(10052):1417-1426.

［6］Oosterwijk AM, Mouton LJ, Schouten H, et al. Prevalence of scar contractures after burn: a systematic review［J］. Burns, 2017,43(1):41-49.

［7］Winearls J, Reade M, Miles H, et al. Targeted coagulation management in severe trauma: the controversies and the evidence［J］. Anesth Analg, 2016,123(4):910-924.

第三节　上腔静脉综合征

概述与病理生理

一、定义

上腔静脉综合征(superior vena cave syndrome，SVCS)又称上腔静脉阻塞综合征或纵隔综合征，是上腔静脉或其周围的病变引起上腔静脉完全或不完全性阻塞，导致经上腔静脉回流到右心房的血液部分或全部受阻，从而表现为上肢、颈和颜面部瘀血水肿，以及上半身浅表静脉曲张的一组临床综合征。

二、病因

1. 恶性疾病　癌瘤直接浸润和压迫所致的上腔静脉综合征占90%以上。①支气管肺癌(尤其是小细胞肺癌)：发生率为3%～15%，占70%～85%(46%)。②恶性淋巴瘤：发生率为2%～8%，占10%～15%。③胸内转移肿瘤(多为原发于乳房和睾丸的肿瘤)：占3%～7%。

2. 非恶性疾病　①胸骨后甲状腺腺瘤、胸腺瘤

及支气管囊肿和结节病等。②慢性纤维性纵隔炎：常见于组织胞浆菌病、结核病、放疗后继发。③血栓性静脉炎：常见于心内起搏器，深静脉高营养及化疗用的静脉导管，中心静脉导管等。④主动脉瘤压迫。

三、病理生理

(1) 上腔静脉周围被较硬的器官组织包绕，有胸腺、主气管、右支气管、主动脉、头臂动脉、肺门及气管旁淋巴结。这些结构的任何一部分膨胀均可压迫上腔静脉。

(2) 上腔静脉是头、颈、上肢、上胸部血液回流的主干。当该血管受压时可导致这些区域静脉压升高和淤血，继而发生上肢水肿，胸腔和心包渗出，甚至气管水肿，脑水肿，以及心排血量减小，伴有意识改变、视力下降、头痛等症状。

(3) 若上腔静脉受压过久，则可导致局部血栓形成，以及中枢神经系统损害。在缓慢的受阻过程中，可发生乳房内侧、脊柱、奇静脉、胸廓的侧支循环形成，表现出特征性胸壁浅静脉怒张。

临 床 表 现

上腔静脉综合征的临床表现与上腔静脉阻塞的部位、范围、程度、发展速度及侧支循环建立的完整与否有关。

1. 静脉回流障碍表现

(1) 头颈部及上肢出现非凹陷性水肿，护肩状水肿及发绀，平卧时加重，坐位或站立时症状减轻或缓解，常伴有头晕、头胀。当阻塞发展迅速时，上述症

状加剧，水肿可涉及颜面、颈部，甚至全身，有时还可并发胸腹水及心包积液。

(2) 上腔静脉出现急性阻塞后，阻塞部位在奇静脉入口以上者，血流方向正常，颈胸部可见静脉怒张；阻塞部位在奇静脉入口以下者，血流方向向下，胸腹壁静脉均可发生曲张。

(3) 如上腔静脉和奇静脉入口均阻塞时，侧支循

环的建立与门静脉相通,则可出现食管、胃底静脉曲张。

2. 气管、食管及喉返神经受压表现　咳嗽、呼吸困难、进食不畅、声音嘶哑及 Horner 综合征。

3. 神经功能受损表现　如导致不可逆性静脉血栓形成,长期可引起神经系统损害(脑水肿、椎弓根压迫甚至颅内压增高等)表现。

诊断与鉴别诊断

一、诊断

(一) 病史及临床表现

患者存在上腔静脉综合征的高危因素或相关疾病,伴有上腔静脉综合征典型或不典型的症状和体征。

(二) 辅助检查

(1) 上、下肢静脉压测量:上肢常可达 1.6 kPa(正中静脉为 0.49~1.47 kPa),而下肢正常。

(2) 上腔静脉造影:了解阻塞部位及其分支受累的程度和侧支循环情况等。

(3) 胸片、多普勒超声、CT 或 MRI 检查:鉴别上纵隔(右侧占 75%)肿块,纵隔和气管旁淋巴结肿大,胸水(右侧多见)。

(4) 放射性核素血管造影。

(5) 内镜:纤维支气管镜、纵隔镜。

(6) 细胞学或病理学检查:手术活检(锁骨上淋巴结、剖胸探查),痰、支气管镜灌洗液、胸水等细胞学检查。

二、鉴别诊断

临床应与原发性上腔静脉血栓形成等相鉴别。

治　　疗

上腔静脉综合征往往需及时处理,诊断初步确定后,不必等待组织病理学诊断即可进行。目的是为了防止颅内压增高,改善压迫症状,减少并发症。

(一) 病因治疗及综合治疗

应根据上腔静脉综合征的病因,合理地、有计划地应用现有治疗手段,不仅要改善上腔静脉综合征的症状,而且要力图治愈原发疾病。

(二) 对症及支持治疗

(1) 半坐卧位或高枕卧位、吸氧,能减少心排血量和静脉压力。

(2) 限制液体及钠盐摄入量,低盐饮食,适当应用利尿剂。

(3) 抗凝治疗既能防治血栓,但也有引起出血的潜在危险,因而需有实验室检查配合,控制凝血时间及凝血酶原时间延长 1.5~2 倍。

(4) 糖皮质激素:大剂量使用,一般 3~7 日,能暂时减轻呼吸困难,缓解与肿瘤坏死和放疗有关的水肿和炎症反应,进而改善阻塞情况,且对小细胞肺

癌和淋巴瘤有协同治疗作用。

(5) 镇痛镇静治疗,可能减轻胸痛及呼吸困难而导致的焦虑与不适。

(三) 对原发肿瘤的化疗及放疗

1. 放射治疗　短时间、大剂量治疗,一般开始用大剂量 2~4 次,每次 3~4 Gy,后改为 1.5~2 Gy/d,总量 30~40 Gy。放疗野应包括纵隔、肺门和一切邻近肺实质病变。

2. 化学治疗　主要针对恶性淋巴瘤、肺小细胞未分化癌和生殖细胞肿瘤。

(四) 手术治疗

(1) 良性肿瘤或由良性病变引起上腔静脉综合征,内科治疗无效。

(2) 恶性肿瘤引起,估计能将原发病灶与受累的上腔静脉一并切除。

(3) 尽可能改善生活质量和延长生存期,力求根治。

预　后

预后取决于原发病变的性质、治疗效果和侧支　循环的建立情况。

（董　亮）

[1] Rice TW, Rodriguez RM, Light RW. The superior vena cava syndrome: clinical characteristics and evolving etiology [J]. Medicine (Baltimore), 2006,85(1):37-42.
[2] Nguyen NP, Borok TL, Welsh J, et al. Safety and effectiveness of vascular endoprosthesis for malignant superior vena cava syndrome [J]. Thorax, 2009,64(2):174-178.
[3] Fagedet D, Thony F, Timsit JF, et al. Endovascular treatment of malignant superior vena cava syndrome: results and predictive factors of clinical efficacy [J]. Cardiovasc Intervent Radiol, 2013,36(1):140-149.
[4] Dinkel HP, Mettke B, Schmid F, et al. Endovascular treatment of malignant superior vena cava syndrome: is bilateral Wallstent placement superior to unilateral placement? [J]. J Endovasc Ther, 2003,10(4):788-797.
[5] Lanciego C, Chacón JL, Julian A, et al. Stenting as first option for endovascular treatment of malignant superior vena cava syndrome [J]. AJR Am J Roentgenol, 2001,177(3):585-593.
[6] Gwon DI, Ko GY, Kim JH, et al. Malignant superior vena cava syndrome: a comparative cohort study of treatment with covered stents versus uncovered stents [J]. Radiology, 2013,266(3):979-987.
[7] Boardman P, Ettles DF. Cardiac tamponade: a rare complication of attempted stenting in malignant superior vena caval obstruction [J]. Clin Radiol, 2000,55(8):645-647.
[8] Da Ines D, Chabrot P, Motreff P, et al. Cardiac tamponade after malignant superior vena cava stenting: two case reports and brief review of the literature [J]. Acta Radiol, 2010,51(3):156-259.
[9] Jean-Baptiste R, WilliamsDM, Gemmete JJ. Successful treatment of superior vena cava rupture with placement of a covered stent: a report of two cases [J]. Cardiovasc Intervent Radiol, 2011,34(3):667-671.

第四节　移植物抗宿主病

概述与病理生理

一、定义

移植物抗宿主病（graft-versus-host disease, GVHD）是由移植物中的特异性淋巴细胞识别宿主抗原而发生的一种反应。Billingham 认为 GVHD 发生必须具备下列条件：①移植物中需含有免疫活性细胞成分。②宿主必须具备供者移植物不存在的异体移植抗原，这些异体移植抗原被移植物中的免疫活性细胞视为异体抗原而发生反应。③宿主必须对移植物缺乏有效的免疫反应能力，致使移植物有足够的时间组织其免疫反应，并放大、扩展此反应。④效应细胞必须迁移至靶组织。

二、危险因素

根据移植种类、GVHD 的预防方案以及疾病本身等因素，急性移植物抗宿主病（aGVHD）的发生率为35%～70%。主要组织相容性抗原（HLA）差异是引发 aGVHD 的主要因素，其他相关的因素包括年龄、性别、次要组织相容性抗原、干细胞的来源和数量、预处理的强度、GVHD 的预防以及移植物处理的方式如 T 细胞除去等。能够预测 GVHD 的因素见表 14-4-1。

表 14-4-1　GVHD 的危险因素

供体	受体
HLA 相容性（亲缘/非亲缘）	年龄
性别不合（女性供给男性）	预处理方案
异基因免疫性（妊娠史、输血史）	GVHD 的预防
干细胞的来源（PBSC>BM>CB）	CMV，微生物的环境
NK 细胞的同种异体反应性	遗传素质

三、类型

根据 GVHD 发生的时间，可分为超急性、急性（aGVHD）和慢性（cGVHD）三类。一般移植 10 日以内发生的 GVHD 称为超急性 GVHD，100 日以内发生的为 aGVHD，100 日以后发生的为 cGVHD，但 cGVHD 也可在 100 日以内发生，aGVHD 也可迟至移植后 4～6 个月发生。aGVHD 可直接演变为 cGVHD，没有明确的间隔期，亦可在 aGVHD 完全缓解一段时间后出现 cGVHD；没有 aGVHD，也可单独出现 cGVHD。

临 床 表 现

一、aGVHD 临床表现

通常 aGVHD 发生在移植后 100 日以内，aGVHD 发生早，提示预后差。aGVHD 所累及的靶器官主要为皮肤、肠道和肝脏，有时可侵犯关节。

1. 皮肤　皮肤最早和最常累及。表现为手掌和脚掌的斑丘疹，是 aGVHD 发生的标志，伴有瘙痒和（或）疼痛，皮疹范围扩大可以累及全身。严重者皮肤显著充血，类似阳光灼伤样改变，皮肤疼痛，甚至表皮坏死、皮肤剥脱和水疱形成，严重者发生皮肤广泛大疱性表皮松解坏死。

2. 肺脏　肺作为 aGVHD 靶器官仍存在一定争议。肺部并发症在移植后非常常见，其中有不到 50％其实不是感染性的，aGVHD 导致的特发性肺炎综合征（IPS）就是突出的表现，发病率为 3％～5％，多数表现为间质性改变，肺泡损失，病理上可以见到大量淋巴细胞浸润；肺泡灌洗液以单核细胞（淋巴细胞）为主。

3. 肝脏　肝脏是另一个最易受损的脏器，主要是肝胆管系统，常见为胆汁淤积性肝病，伴有或不伴有黄疸，转氨酶的升高是非特异性改变。由 aGVHD 引起的肝功能衰竭和肝性脑病少见，由于 aGVHD 时小肠黏膜蛋白渗漏和负氮平衡，可出现低蛋白血症。肝脏活检显示肝胆管损害，是 aGVHD 的特征性改变。

4. 胃肠道　肠道 aGVHD 常在皮肤 aGVHD 出现后一至数周内发生，最常见的表现为腹泻，常为墨绿色水样便，严重者为血水样便，伴腹部痉挛性疼痛、恶心、呕吐、厌食，严重者可累及整个消化道。小肠远端和结肠的 aGVHD 症状包括大量腹泻、肠道出血、腹部痉挛性疼痛和肠梗阻，腹泻外观为黄绿色水性黏液与脱落的细胞混合，口服止泻剂无效。钡餐检查可见黏膜及黏膜下层水肿，排空加速，结肠袋皱襞消失。

5. 其他表现　aGVHD 眼睛受损可出现畏光、结膜出血、伪膜形成和兔眼，其他表现可有低丙种球蛋白血症、出血性膀胱炎、血小板减少症、贫血。微血管性溶血性尿毒症性综合征、溶血可见于环孢菌素治疗的严重的 aGVHD 患者。

aGVHD 的严重度分级是以器官受累类型和临床征象确定的。目前采用的标准为西雅图 Glucksberg 分级系统，见表 14-4-2、表 14-4-3。

表 14-4-2　aGVHD 的临床分期标准

分期	皮肤	肝脏胆红素（mg/dl）	肠道
＋	斑丘疹<25％体表面积	2～3	腹泻，500～1 000 ml/d，或持续恶心
＋＋	斑丘疹占 25％～50％体表面积	3～6	腹泻，1 000～1 500 ml/d

（续表）

分期	皮肤	肝脏胆红素(mg/dl)	肠道
＋＋＋	全身红皮病	6~15	腹泻，>1 500 ml/d
＋＋＋＋	脱皮和大疱	>15	腹痛和(或)肠梗阻

表 14-4-3　aGVHD 的临床分级

分级	皮肤	肝脏	肠道	功能丧失
0(无)	0	0	0	0
Ⅰ(轻度)	＋~＋＋	0	0	0
Ⅱ(中度)	＋~＋＋＋	＋	＋	＋
Ⅲ(重度)	＋＋~＋＋＋	＋＋~＋＋＋	＋＋~＋＋＋	＋＋
Ⅳ(威胁生命)	＋~＋＋＋＋	＋＋~＋＋＋＋	＋＋~＋＋＋＋	＋＋＋

二、cGVHD 临床表现

表 14-4-4 列出了 2005 年 NIH 的 cGVHD 共识中的主要临床表现。虽然受累器官的功能衰竭是死亡原因之一，但患者最主要的死因往往是 cGVHD 本身和治疗所造成的免疫缺陷而诱发的感染。皮肤、口腔、肝脏和眼睛是 cGVHD 最易受累的器官。

表 14-4-4　cGVHD 的临床表现

器官/部位	诊断性征象*	典型征象*	其他征象*	共有症状*
皮肤	皮肤异色病 扁平苔藓样特征 硬化特征 硬斑病样特征 苔藓硬化样特征	褪色	汗腺损伤 鱼鳞癣 毛发角化症 色素减退或沉着	红斑 斑丘疹 皮疹瘙痒症
指甲		异位 纵向隆起、裂开或易脆 甲癣 翼状胬肉 指甲缺失(常为对称性，大部分受累)		
头皮/头发		新出现瘢痕秃头症 丘疹鳞屑样损害	头发稀疏，典型斑秃，粗糙无光泽 早灰白头	
口腔	苔藓样特征 角化过度症 硬化致张口困难	口腔干燥 黏液囊肿 黏膜萎缩 白膜、溃疡		牙龈炎 黏膜炎 红斑 疼痛
眼睛		眼干、沙眼或疼痛 瘢痕性结膜炎 角膜结膜炎或干燥 点状角膜病融合区	畏光 眼周色素沉着 眼睑炎(眼睑水肿区红斑)	
阴道	扁平苔藓样特征 干燥或狭窄	糜烂 裂开、溃疡		

（续表）

器官/部位	诊断性征象	典型征象	其他征象	共有症状
胃肠道	食管蹼 食管上 1/3 狭窄或变窄		胰腺分泌不足	厌食、恶心、呕吐、腹泻、体重下降、生长缓慢（儿童）
肝				胆红素、AKP＞2 倍正常值，ALT、ASTP＞2 倍正常值
肺	闭塞性细支气管炎 结合活检诊断	闭塞性细支气管炎 结合肺功能和放射诊断		闭塞性细支气管炎肺炎
肌肉 韧带 关节	筋膜炎 关节僵化或由硬化所致挛缩	肌炎或多肌炎	水肿 肌肉抽搐 关节痛或关节炎	
造血和免疫系统			血小板减少症、红细胞增多症、淋巴细胞减少症、丙种球蛋白增多或减少、自身抗体（AIHA 和 ITP）	
其他			心包或胸膜腔积液、腹水、周围神经病、肾病综合征、肌无力、心脏传导异常或心肌病	

* 诊断性征象，可以确诊；典型征象，cGVHD 特有，但尚不足确诊；共有征象，aGVHD 和 cGVHD 共有。

诊断与鉴别诊断

一、aGVHD 的诊断

（一）病史及体格检查

aGVHD 是一组累及皮肤、肝脏和肠道的临床病理综合征，移植后早期特征性病理发现（如皮肤嗜酸性小体、肝脏胆管的损害、肠道隐窝细胞的坏死）与预处理放化疗的毒性作用难以鉴别。连续动态病理检查和观察有助于 aGVHD 和 aGVHD 严重程度的诊断。实际工作中仍以临床表现和病理为基础，常规的鉴别手段，比如粪常规、CMV-PP65、各类培养等以除外其他因素，包括感染、肝静脉阻塞病（VOD）、药物等，进行综合分析也是非常重要的。

（二）辅助检查

1. 实验室检查　血液中与 aGVHD 密切相关的因子水平，如 IL-2Rα、TNFR1、IL-8、HGF（肝细胞生长因子）等单独应用的敏感性和特异性都不好，联合起来构成相应的检测套餐会有利于提高准确性。

近来发现单核细胞趋化因子 CCL-8 与 aGVHD 的发生明显相关，值得探索。

2. 影像学检查

（1）常规 CT 检查对肠道 aGVHD 没有太大的帮助，仅能观察到局部肠壁的水肿、增厚，近端扩张，都是非特异表现。内镜能观察到黏膜充血水肿、局部出血、溃疡等表现，检查也存在出血等风险。

（2）PET-CT 诊断 GVHD 的敏感性为 82%，特异性为 100%。PET-CT 的结果与病变范围有很好的相关性，治疗前后 PET-CT 复查还可以用来反映疗效，有可能成为一种不错的非创伤性检查手段，值得大样本的研究验证。

3. 病理学　aGVHD 的病理诊断很重要，但毕竟是一种损伤性的方法，实施起来有一定的难度。目前可采取在病变组织留取组织活检，但观察到的严重程度与临床表现往往并不一致。

二、cGVHD 的诊断

据 NIH 建议，cGVHD 诊断至少要有一个

cGVHD 诊断性征象，或者一个特有表现（即典型征象），并具有组织活检、实验室检查和影像学依据等。NIH 的标准摒弃了原有按照时间的划分，认为即使超过移植过后 100 日，特别是停用免疫抑制剂后出现的 GVHD，仍是 aGVHD，为 aGVHD 延缓发生，包括持续、复发和迟发型 aGVHD。aGVHD 和 cGVHD 典型特征同时具备时则为重叠型 cGVHD。

三、鉴别诊断

GVHD 需与以下疾病鉴别。

1. 皮疹　要排除药物性皮疹和病毒感染，C 反应蛋白、病毒学检查和皮肤活检有助于鉴别。

2. 腹痛、腹泻、恶心　药物毒副作用、病毒感染和 GVHD 都可以引起，需做消化道内镜检查以及病毒检查。

3. 肝脏的 aGVHD 需要与下列疾病鉴别　肝静脉阻塞病（VOD）、感染以及药物毒性。由于环孢素所导致的肝脏毒性可引起孤立性高胆红素血症，药物调整后症状可改善。

监 测 与 治 疗

一、aGVHD 的治疗

Ⅱ度 aGVHD 是开始治疗的指征之一，应结合患者发生 GVHD 的高危因素及白血病复发的危险因素综合决定。应尽快尽早治疗，早期治疗与预后良好相关。

（一）免疫抑制治疗

1. 一线治疗　甲泼尼龙是 aGVHD 治疗的首选药物，剂量为 2 mg/(kg·d)，联合环孢素，治疗 2 周，有效后逐渐减量。如何减量和停药尚无统一意见，依临床医师经验判断。aGVHD 对一线治疗的反应对预后的判断具有重要意义。甲泼尼龙增加剂量不能提高疗效，且易导致感染率增高，长期生存率降低。初步研究显示口服倍氯米松（靶器官局部）联合全身系统使用皮质激素治疗可有效降低死亡率，不增加感染率。甲泼尼龙合并使用免疫抑制剂仍在探索中。

一线治疗治疗失败包括：①3 日后疾病进展；②治疗 7 日病情无改善；③治疗 14 日治疗无完全反应。

2. 二线治疗　一线治疗无效的患者应接受二线治疗。二线治疗的有效率为 35%～70%，由于感染并发症和 GVHD 复发，患者 6～12 个月的存活率较低。糖皮质激素无效的难治性 aGVHD 可以接受不同的拯救性方案，包括：联合他克莫司（FK506），替换环孢素、吗替麦考酚酯（MMF）；高剂量的甲泼尼龙，单克隆抗体，如 OKT3、抗 IL-2 受体、抗 TNF-α、ATG 等。然而没有一种方案是持续有效的，需要新的治疗手段提高治疗效果。西罗莫司、单抗（如抗 CD3、CD25、CD52、CD147）、细胞因子阻断剂等的疗效还需要进一步评价。

（二）细胞治疗

细胞治疗关注最多的是间充质干细胞（MSCs）。目前最大例数的多中心Ⅱ期临床研究共有 55 例患者入组，共回输 92 次 MSCs。55 例患者中，30 例患者完全缓解，9 例患者部分缓解，未观察到明显的不良反应，值得更大样本进行研究。

（三）其他治疗

如腺苷脱氨酶抑制剂、吗替麦考酚酯＋环孢素或他克莫司、体外光免疫疗法（ECP）等可能有效，但还需要进一步评价。

（四）对症支持治疗

支持治疗至关重要，包括营养支持，维持水、电解质及内环境稳定，有效镇痛、感染的预防及脏器功能保护等对症支持治疗。尽管如此，病毒、细菌、真菌感染仍然是重度 aGVHD 患者最常见的死亡原因。

二、cGVHD 的治疗

亚临床型和局限型 cGVHD 通常不需要治疗，

或仅需给予局部对症治疗措施。广泛型 cGVHD 无自发改善的可能,需要系统性治疗,治疗方案可参照 aGVHD。由于 cGVHD 的损害是一长期的过程,因此免疫抑制剂及对症支持治疗的原则应该长疗程,不能在临床表现改善后快速减量、撤药。鉴于感染是 cGVHD 患者最主要的死因,预防性抗感染治疗应贯穿治疗的始终。除此之外,对 cGVHD 患者应加强支持对症治疗,这包括静脉补充丙种球蛋白、生长激素替代治疗、物理康复治疗、人工眼泪替代、外出佩戴墨镜等。

预　后

病毒、细菌、真菌感染仍然是重度 GVHD 患者最常见的死亡原因。下列一些因素决定 GVHD 的预后:GVHD 的严重程度、发病的时间、对治疗的反应。

移植物抗宿主病的诊治流程见图 14-4-1。

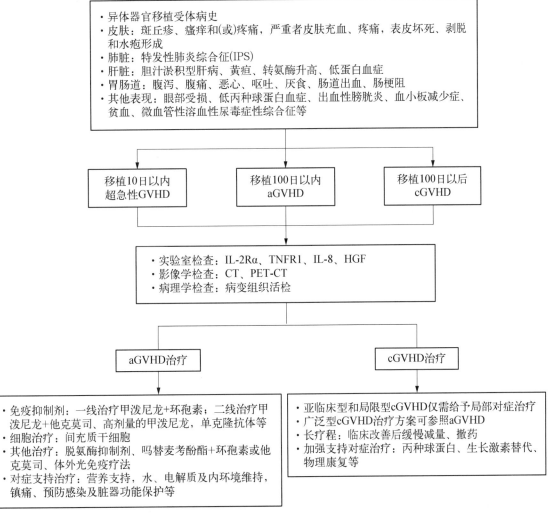

图 14-4-1　移植物抗宿主病诊治流程图

（董　亮）

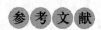

[1] Jaksch M, Mattsson J. The pathophysiology of acute graft-versus-host disease [J]. Scand J Immunol, 2005,61(5):398 - 409.

[2] Kolb HJ, Schmid C, Barret AJ, et al. Graft-versus-leukemia reactions in allogeneic chimeras [J]. Blood, 2004,103(3):767 - 776.

[3] Lin M. -T, Storer B, Martin P J, et al. Relation of an interleukin-10 promoter polymorphism to graft-versus-host disease and survival after hematopoietic-cell transplantation [J]. N Engl J Med, 2003,349(23):1201 - 2210.

[4] Lee SJ. New approaches for preventing and treating chronic graft-versus-host disease [J]. Blood, 2005,105(11):4200 - 4206.

[5] Ho VT, Kim HT, Li S, et al. Partial CD8$^+$ T-cell depletion of allogeneic peripheral blood stem cell transplantation is insufficient to prevent graft-versus-host disease [J]. Bone Marrow Transplant, 2004,34(11):987 - 994.

[6] Suzuki Y, Adachi Y, Minamino K, et al. A new strategy for treatment of malignant tumor: intra-bone marrow-bone marrow transplantation plus CD4-depleted donor lymphocyte infusion [J]. Stem cells, 2005,23(3):365 - 370.

[7] Taylor PA, Lees CJ, Blazar BR. The infusion of ex vivo activated and expanded CD4＋CD25＋ immune regulatory cells inhibits graft-versus-host disease lethality [J]. Blood, 2002,99(10):3493 - 3499.

[8] Yuji Miura, Thoburn CJ, Bright EC, et al. Association of Foxp3 regulatory gene expression with graft-versus-host disease [J]. Blood, 2004,104 (7):1187 - 2193.

[9] McMilan ML, Couriel D, Weisdorf DJ, et al. A phase 2/3 multicenter randomized clinical trial of ABX-CBL versus ATG as second therapy for steroid-resistant acute graft-versus-host disease [J]. Blood, 2007,109(6):1657 - 2662.

[10] Shlomchik WD, Lee SJ, Couriel D, et al. Transplantation's greatest challenges: advances in chronic graft-versus-host disease [J]. Biol Blood Marrow Transplant, 2007,13(1):1 - 10.

第十五章

复　苏

第一节 心 肺 复 苏

概述与病理生理

一、定义

心肺复苏（CPR）是针对呼吸、心跳停止的急症危重患者所采取的抢救关键措施，即胸外按压形成暂时的人工循环并恢复自主搏动，采用人工呼吸代替自主呼吸，快速电除颤转复心室颤动，以及尽早使用血管活性药物来重新恢复自主循环的急救技术。

二、流行病学

发达国家发生院外心搏骤停的概率为每年36/10万～128/10万，实施了心肺复苏术的患者约占86%，成功率达17%～49%。

我国心搏骤停的发生率为每年41.8/10万，院外心跳骤停患者初始的心肺复苏成功率约为39%（13%～59%）。

三、病因

心搏骤停和呼吸骤停均可由于各自不同的原因而先发生，由于呼吸系统和循环系统在维持生命中关系非常密切，任一系统衰竭均可迅速导致另一系统的衰竭。引起心搏骤停的原因可分为心脏原发性因素和继发性因素。

1. 心搏骤停原发性因素

（1）心脏电活动紊乱。

（2）心泵机械衰竭。

2. 心搏骤停继发性因素

（1）呼吸衰竭。

（2）缺氧。

（3）休克。

（4）药物中毒。

（5）水电解质紊乱。

（6）酸碱失衡。

3. 心搏骤停时心电图的3种表现及其常见原因

（1）心室颤动：心肌呈不规则颤动，心电图上出现心室颤动波，常见原因如下。

1）急性心肌梗死。

2）急性心肌缺血。

3）低血钾。

4）多源性室性期前收缩。

5）室性心动过速。

6）药物中毒。

7）触电早期。

（2）心室静止：心室完全丧失电活动而处于静止状态，心电图出现直线或仅有心房波，常见原因如下。

1）高血钾。

2）心室率慢的室性自主心律。

3）病态窦房结综合征。

4）高度或完全性房室传导阻滞。

（3）心电机械分离：心电图上虽有较完整的QRS波群，但宽而畸形且频率较慢，不产生有效的心肌机械性收缩。常见原因如下。

1）广泛的心肌损害。

2）其他原因引起的心脏破裂。

3）心脏压塞。

4）严重休克。

4. 呼吸骤停原发性因素

（1）气道梗阻。

1）舌后坠阻塞气道。

2）分泌物、呕吐物、血液或异物阻塞气道。

3）气道本身炎症、痉挛、水肿、肿瘤及创伤。

（2）呼吸中枢抑制。

（3）呼吸肌衰竭。

5. 呼吸骤停继发性因素 循环系统衰竭。

四、病理生理

1. 心脏停搏

（1）血氧浓度均显著降低。

（2）动脉血氧分压急剧下降。

（3）全身组织器官均处于缺血缺氧状态。

（4）葡萄糖无氧酵解增加。

（5）酸性代谢产物积聚，二氧化碳潴留和呼吸性酸中毒，各组织器官处于酸性环境中，细胞内线粒体

功能障碍和多种酶功能失活。

2. 自主循环恢复产生缺血再灌注损伤

（1）大量自由基产生。

（2）多种炎症介质释放。

（3）钙离子超负荷。

（4）脂质过氧化。

（5）功能细胞凋亡。

3. 缺血缺氧时间长，损伤就会不可逆 一般认为，常温下各脏器耐受缺血缺氧时间如下。

（1）大脑：4～6 min。

（2）小脑：0～15 min。

（3）延髓：20～30 min。

（4）脊髓：45 min。

（5）交感神经节：60 min。

（6）心脏和肾脏：30 min。

（7）肝脏：2 h。

（8）肺：时间更长些。

临 床 表 现

1. 心搏骤停将依次出现

（1）心音消失、脉搏扪不到、血压测不出。

（2）意识突然丧失或全身短阵抽搐。

（3）叹息样呼吸、间断呼吸。

（4）随后呼吸停止，同时出现进行性发绀、瞳孔散大固定。

2. 呼吸停止或严重缺氧将依次出现

（1）进行性发绀。

（2）意识丧失。

（3）心率逐渐减慢。

（4）随后心跳停止。

治 疗

一旦确认患者出现心跳呼吸骤停，应立即实施心肺复苏术。完整的心肺复苏应包括基本生命支持、高级生命支持和复苏后生命支持。

（一）基本生命支持

1. 突发心脏骤停的识别

（1）突然意识丧失。

（2）大动脉搏动消失。

2. 紧急反应系统的启动

（1）早期心肺复苏（CPR），按 C—A—B 顺序。

1）胸外按压（Circulation）：按压速度 100～120

次/分；成人按压深度大于 5 cm，小于 6 cm；避免倚靠在患者胸上；尽可能减少胸外按压次数；按压-通气比率为 30：2；对于婴儿和儿童，双人 CPR 时可采用 15：2 的比率。

2）开放气道（Airway）：仰头抬颏法、推举下颌法。

3）人工呼吸（Breath）：持续吹气 1 s 以上，保证有足够量的气体进入并使胸廓起伏；在建立了高级气道后，每 6～8 s 进行 1 次通气。

（2）AED 除颤。

（二）高级生命支持

（1）继续进行 CPR。

（2）心电监护。

（3）识别和治疗心律失常。

（4）建立有效的通气。

1）气道控制：包括气管内插管、环甲膜穿刺和气管切开。

2）呼吸支持。

（5）建立有效的静脉通路。

（6）使用药物和电学方法等治疗和保持心肺功能。

1）一旦确立室颤或室速心律，应在最短时间内给予首次除颤。

2）肾上腺素：对因不可电击心律引发心脏骤停后，应尽早给予肾上腺素。

3）利多卡因：室颤/无脉性室性心动过速者，恢复自主循环后，考虑尽早使用。

4）β受体阻滞剂：室颤/无脉性室性心动过速者，考虑尽早使用。

（7）治疗原发性疾病。

（8）复苏有效指标

1）自主呼吸及心跳恢复：可听到心音，触及大动脉搏动，心电图示窦性、房性（房颤、房扑）交界性心律。

2）瞳孔变化：散大的瞳孔回缩变小，对光反射恢复。

3）按压时可扪及大动脉搏动（颈动脉、股动脉）。

4）收缩压达 60 mmHg 左右。

5）发绀的面色、口唇、指甲转为红润。

6）脑功能好转：肌张力增高、自主呼吸、吞咽动作、昏迷变浅及开始挣扎。

（9）复苏终止指标。

1）复苏成功：自主呼吸及心跳已恢复良好，转入下一阶段治疗。

2）复苏失败：自主呼吸及心跳未恢复，脑干反射全部消失，心肺复苏 30 min 以上，心电图成直线，医师判断已临床死亡。

（三）复苏后生命支持

1. 重症监护项目

（1）临床体征：包括意识水平、血压、脉搏、体温、有无脑外伤和胸外伤、有无抽搐等。

（2）持续监测心电、氧饱和度、动脉血气（包括血氧气和二氧化碳分压、pH、剩余碱）。

（3）电解质水平、血、尿渗透压。

（4）呼吸频率、潮气量、气道压力监测。

（5）呼出气二氧化碳监测。

（6）有条件者可做颅内压监测和颅脑氧饱和度监测。

2. 维持内环境和生命体征稳定

（1）保证收缩压≥90 mmHg，或平均动脉压≥65 mmHg。

（2）血糖控制在 8～10 mmol/L。

3. 亚低温治疗

（1）目标设定在 32～36 ℃，维持 24 h 以上。

（2）亚低温治疗后注意预防发热。

4. 多脏器功能不全的处理　复苏后全身的所有组织器官均经历了 1 次缺血再灌注的损伤过程，多个脏器可同时或相继出现功能障碍，需要多器官功能支持治疗。

（1）急性肾功能不全：如果是肾前性肾功能不全，通过补充有效血容量、改善微循环和扩张肾动脉可能可逆；如果已发生急性肾小管坏死，则要严格限制出入量，防治高血钾，必要时实施连续肾脏替代疗法。

（2）急性心功能不全：联用多巴胺和多巴酚丁胺等正性肌力药物支持心脏功能，可根据情况并应用酚妥拉明减轻后负荷；也可使用米力农或氨力农改善心肺复苏后的心功能。当药物治疗无效时，可考虑 IABP、ECMO 等心脏辅助支持治疗。

（3）急性呼吸功能不全：应强化呼吸管理，继续进行有效的人工呼吸。机械通气治疗过程中应遵循肺保护性通气策略。

（4）急性胃肠功能不全：维持有效循环和增加氧供应，早期鼻饲肠内营养改善胃肠功能；积极预防急性胃肠黏膜病变；如果出现上消化道出血，则应积极止血、制酸、抗休克，必要时紧急胃镜直视下止血。

（张丽娜）

第二节　自主循环恢复后的综合治疗

概述与病理生理

一、重要概念

1. 自主循环恢复　指经心肺复苏后,心搏骤停的患者建立自主循环并维持 20 min 以上。

2. 心搏骤停后综合征　指自主循环恢复后,缺血缺氧、再灌注损伤、代谢产物蓄积、凝血功能障碍等因素造成的组织细胞损伤,常发生多器官功能不全或衰竭。

3. 缺血再灌注损伤　指在缺血的基础上,恢复血液灌注后使缺血所致的组织器官损伤进一步加重的现象。

4. 心肌顿抑　指短暂缺血的心肌在恢复正常的血流后,其机械功能需数小时至数日才能完全恢复的现象。

二、病理生理

(一) 自主循环恢复后的脑损伤

自主循环恢复后的脑损伤主要与下列因素有关。

1. 脑组织低灌注　当平均动脉压低于 60 mmHg 时,脑血流量就会显著减少。自主循环恢复后常出现严重的低血压,造成脑组织低灌注,脑组织仍然呈缺血缺氧状态,造成神经细胞的结构和功能损害。

2. 脑组织微循环障碍　心搏骤停期脑组织血管内形成的微血栓造成脑组织持续性缺血和灶性梗死。

3. 再灌注损伤　自主循环恢复后,神经元兴奋毒性、钙离子失衡、自由基形成、病理性蛋白酶级联反应、细胞死亡信号传导通路的激活,均可导致神经细胞进一步的损伤甚至死亡。

4. 脑水肿　血管内皮细胞损害所致的血管通透性增加以及血压的显著升高和脑血管自身调节机制的受损所致的脑灌注压突破,均会造成血管源性脑水肿;低灌注、微循环障碍和再灌注损伤所致的神经细胞损伤,会造成细胞毒性脑水肿。自主循环恢复后,常常出现严重的颅高压。

(二) 自主循环恢复后的循环功能障碍

自主循环恢复后,患者的血流动力学常处于不稳定状态,表现为低血压和心律失常。其发生机制如下。

1. 心脏收缩和舒张功能障碍　在急性心肌梗死、扩张性心肌病、各种病因引起的收缩性心力衰竭等疾病基础上发生的心搏骤停,心脏原先就存在收缩和舒张功能障碍,加之自主循环恢复后出现的心肌顿抑,患者可能出现严重的泵衰竭。

2. 低血容量与血管扩张　大量失血失液造成有效血容量的丢失,中毒、过敏介质的大量释放、严重酸中毒均可导致外周血管的扩张甚至麻痹。

3. 心律失常　自主循环恢复后交感神经的强烈兴奋、心肌再灌注、酸中毒、高钾或低钾、心脏传导系统的缺血等是心律失常的常见原因。

(三) 自主循环恢复后的多器官功能障碍

心搏骤停后全身组织的严重缺血、自主循环恢复后的休克和微循环障碍导致肝、肾、胃肠道等器官组织的持续低灌注以及再灌注损伤是造成多器官功能障碍的主要原因。自主循环恢复仅仅是循环功能的部分恢复。

诊断与鉴别诊断

一、诊断

(一) 病史

(1) 明确的心跳、呼吸骤停。

(2) 接受过胸外按压、电除颤、人工呼吸等措施。

(二) 体格检查

(1) 意识不清,重者昏迷,瞳孔对光反射迟钝或消失。

(2) 自主呼吸消失或存在,呼吸减慢,呼吸节律不规则。

(3) 低血压,心音低,心率过快或过慢,心律不齐。

(三) 辅助检查

1. 常规检查　可见血白细胞、血红蛋白、肝酶、肌酐、尿素氮、肌钙蛋白、神经元烯醇化酶、淀粉酶升高,尿常规异常。

2. 血气分析　呼吸衰竭,呼吸性酸中毒,代谢性酸中毒,血乳酸增高。

3. 心电图　ST 段提高或压低,各种类型心律失常,$S_I Q_{III} T_{III}$ 征。

二、鉴别诊断

1. 未发生心跳、呼吸骤停的各类心血管疾病　急性心肌梗死、肺栓塞。

2. 未发生心跳、呼吸骤停的代谢性脑病　尿毒症、肝性脑病、肺性脑病。

3. 未发生心跳、呼吸骤停的内环境紊乱　重度低钠血症、内分泌危象。

监测与治疗

一、监测

1. 呼吸功能监测　自主呼吸频率和节律,指脉氧、中心静脉血氧饱和度、动脉血气,床旁胸片,有条件者监测二氧化碳波形图。

2. 循环功能监测　心电、血压、中心静脉压、肺动脉楔压、外周和肺动脉血管阻力、心排血指数,测定心肌标志物和 BNP 或 NT-proBNP,有条件者行床旁超声心动图。

3. 脑功能监测　神志、瞳孔、眼底、脑干反射和肢体运动,测定血或脑脊液神经元特异性烯醇化酶和 S100B 蛋白,必要时测脑干诱发电位,有条件者监测视频脑电。

4. 其他监测　体温、每小时尿量、出入量、血常规、血乳酸、血糖、肝肾功能、电解质。

二、治疗

(一) 病因治疗

1. 积极寻找和处理可逆的心搏骤停原因　病因治疗是最终复苏成功的必要条件,包括 6H(低氧血症、低血容量、低体温、低血钾/高钾、酸中毒、低血糖)和 5T(中毒、心脏压塞、张力性气胸、冠状动脉或肺动脉栓塞、创伤)。包括开放气道、氧疗、扩容、复温、调钾、纠酸、补充葡萄糖、心包和胸腔穿刺引流、清除毒物和使用特效解毒剂、处理活动性出血等措施。

2. 急性心肌梗死相关的心搏骤停　对于所有 ST 段抬高的患者以及无 ST 段抬高但血流动力学和心电不稳定疑似心血管病变的患者,紧急冠状动脉血管造影,有指征者行冠状动脉支架植入。对急性 ST 段抬高心肌梗死患者,如果无经皮冠状动脉介入治疗(PCI)条件并排除溶栓绝对禁忌证的情况下,可选择溶栓治疗。具体方案：①阿替普酶：首先静脉推注 15 mg，随后 0.75 mg/kg 在 30 min 内持续静脉泵入（最大剂量不超过 50 mg），继之 0.5 mg/kg 于 60 min 持续静脉泵入（最大剂量不超过 35 mg）。②尿激酶：150 万 U 溶于 100 ml 生理盐水，30 min 内静脉滴注。溶栓结束后 12 h 皮下注射普通肝素 7 500 U 或低分子量肝素，共 3～5 日。

3. 肺血栓栓塞症相关的心搏骤停　对于已知或高度疑似肺血栓栓塞症的患者进行溶栓治疗（重组组织型纤溶酶原激活剂 50～100 mg 或尿激酶 20 000 U/kg 持续静脉泵入，维持 2 h），对溶栓治疗失败或有溶栓绝对禁忌证的患者，可考虑行导管碎栓术、抽吸术或外科取栓术。

（二）循环功能支持

自主循环恢复后常常出现血流动力学的不稳定，如心律失常、低血压、低心排血量。心律失常的治疗包括充分镇静、供氧、维持电解质水平、电复律、临时起搏和药物（胺碘酮、利多卡因、阿托品、异丙肾上腺素、硫酸镁等），对心肌梗死后顽固性室性心动过速或心室颤动的患者可试用艾司洛尔[负荷量 0.5 mg/kg，1 min 内静脉注射，0.05～0.2 mg/(min·kg)持续静脉泵入维持]；低血压和低心排血量的治疗应根据血流动力学监测的结果，采取补液扩容、强心（多巴酚丁胺、米力农、左西孟旦）和血管加压药（肾上腺素、去甲肾上腺素、多巴胺、血管加压素或垂体后叶素）。在药物治疗无法维持合适血压和氧供的情况下，酌情使用体外膜肺、左心室辅助装置或主动脉内球囊反搏。治疗目标在于维持平均动脉压≥65 mmHg 或收缩压≥90 mmHg。

（三）呼吸功能支持

对昏迷患者进行气管插管呼吸机辅助控制通气，调整呼吸机相关参数，维持 $PaCO_2$ 40～45 mmHg 或 $ETCO_2$ 35～40 mmHg。通过胸部 X 线检查确定气管内导管的位置，发现心搏骤停的原因和胸外按压的并发症，明确肺部炎症浸润或水肿的情况。维持动脉血氧饱和度≥94％～96％，一旦指脉氧达到 100％，应适当降低吸入氧的浓度，目的在于减轻自主循环恢复后的缺血再灌注损伤。

（四）脑保护

昏迷患者应持续监测脑电图，发现抽搐或痫性放电时，使用地西泮、咪达唑仑、丙戊酸钠、丙泊酚等药物控制。对昏迷患者实施目标温度管理，使用食管体温计或肺动脉导管测温装置持续监测中心体温，通过体表降温或血管内导管降温装置，结合使用镇静剂或神经肌肉阻滞剂对抗寒战，将中心体温降至 33～36 ℃并维持至少 24 h，注意降温的潜在并发症（凝血异常、心律失常和高血糖），24 h 后以 0.25 ℃/h 缓慢复温，并积极预防复温后的体温升高。对于自主循环恢复后 48 h 内自发性的亚低温昏迷患者，不要复温。

（五）维持内环境的稳定

1. 纠正代谢性酸中毒　如果患者通气功能良好，对于 pH<7.1 的代谢性酸中毒的患者，可以使用碳酸氢钠。另外，对于代谢性酸中毒作为心搏骤停的直接原因或三环类抗抑郁药物中毒时发生的心搏骤停，可以使用碳酸氢钠。

2. 调控血糖　将血糖控制在 8～10 mmol/L。

3. 调控血钾和血镁　将血钾和血镁维持在正常水平。对于心源性猝死的患者，建议维持血钾水平在 4.0 mmol/L。

预　后

由于缺乏标准化的心肺复苏登记系统，国内无全面详尽的心肺复苏预后资料。国内个别地区采用国际通行的乌斯坦因模式进行心肺复苏登记，资料显示医院内心搏骤停患者的自主循环恢复率为 47％，存活出院率为 13.5％；医院外心搏骤停患者的自主循环恢复率仅为 16.7％，存活出院率为 4.7％。急性心肌梗死所致心搏骤停患者自主循环恢复率为 35.4％，存活出院率达 29.2％。脑复苏成功未遗留严重的脑功能障碍的比例仅为 1.4％～3.2％。心源性心搏骤停、可除颤心律、CPR 持续时间≤15 min 是出院存活和出院神经功能良好的预测因素。如果患者持续深昏迷、脑干反射全部消失和自主呼吸消失，提示患者已经脑死亡，但必须排除各种原因导致的可逆性昏迷，如急性中毒、严重低温、严重低钠、代谢性脑病及内分泌危象。部分患者呈植物状态，主要表现为患者完全失去对自身及周围环境的认知，但有睡眠-觉醒周期，下丘脑及脑干的功能完全或部分保存。

心肺复苏诊治流程见图 15-2-1。

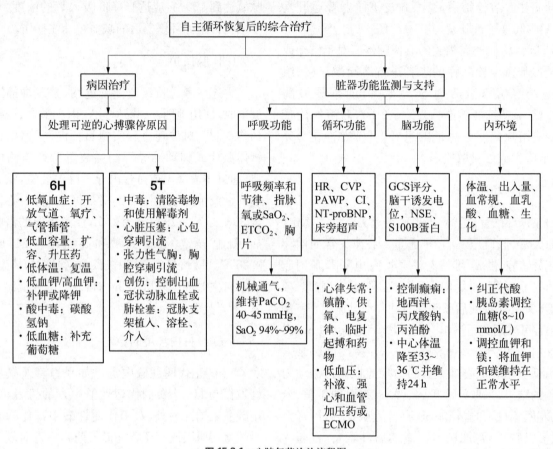

图 15-2-1 心肺复苏诊治流程图

（徐昌盛　胡宗风）

［１］宋维,陈实,刘元税,等.基于乌斯坦因模式的心肺复苏研究报告[J].中华急诊医学杂志,2012,21(9):1003－1005.
［２］黎敏,宋维,吕雪,等.心肺复苏 Utstein 模式注册登记研究:急性心肌梗死导致心脏骤停的流行病学调查研究[J].中华急诊医学杂志,2014,23(12):1385－1388.
［３］万健,李国民.3 796 例院内心肺复苏患者的回顾性分析[J].中华急诊医学杂志,2005,14(9):746－749.
［４］薛继可,冷巧云,高玉芝,等.急诊科心搏骤停患者心肺复苏预后的影响因素[J].中华急诊医学杂志,2013,22(1):18－34.